국시원 새 출제기준에 맞춘

안경광학총론 Ⅲ

요약 및 문제 해설

안경사국가시험문항연구회

청구문화사

머리말

안경사는 시광학 이론, 시광학 응용, 시광학 실무, 의료관계법규 등의 이론과 실기를 일정 수준이상 습득한 후 국가시험에 합격하여 안경사 면허증을 취득한다.

안경사의 사명은 대국민 시력보호 관리와 쾌적하고 편안한 시생활(視生活)을 항상 제공할 수 있도록 그 시력 측정의 기술 능력과 고객을 가족처럼 그 정성을 다 하는데 있다.

현재 안경사 국가시험은 제4세대를 맞이하고 있다. 제1세대는 1989년 제1회(89년 10월)부터 제10회(98년 2월)까지 국립보건원에서 관장하였고, 제2세대는 제11회(98년 3월)부터 제22회(2010년 2월)까지 한국보건의료인 국가시험원에서 주관하면서 콘택트렌즈 10문항이 추가되어 180문항으로 출제되었다. **제3세대는 제23회(2010년 12월)부터 100문항이 증가된 280문항으로 출제되었으며 제4세대는 제27회(2014년 12월)부터 30문항 축소된 250문항으로 출제되었다.**

1998년부터 **한국보건의료인 국가시험원**에서 주관한 후 기존의 문제들을 대부분 폐기하고 수정 및 개발 등의 작업이 활발하게 진행되어 왔다. 이때부터 2010년까지는 A형과 K형 문항 형태로 출제되어 오다가 최근에는 K형보다는 A형 문항의 비중이 아주 높아져 K형의 문항은 없어졌고 A**형 문항 중에서도 단순 암기형은 지양하고 해석형과 해결형의 문항 출제 비율이 높아지면서** R**형**(확장결합형)의 **문항도 출제되고 있으며 부정형 문항 출제는 지양하고 긍정형 문항 출제를 적극 권장하고 있는 실정이다.**

본 문제집에서는 현 안경사 국가시험에 적극적으로 권장하는 A형 문항 형태 중에서 **해석형과 해결형의 문항**을 보다 많이 출제하였고 **부정형 문항은 일부 출제하여 수험생들이 긍정형 문항으로 전환할 수 있는 능력을 향상하도록 하였다.**

다음 몇 가지 사항에 유의하면서 각 교과목의 문제들을 개발하여 출제하려고 노력하였다.

첫째, 현재 시행되고 있는 안경사 국가시험 과목을 **대과목(시광학 이론, 시광학 응용, 시광학 실무, 의료관계법규) 및 각 세부 과목**으로 분류하여 수록하였다.

둘째, 안경사 국가시험 전 교과목의 각 단원마다 기초이론과 기본공식을 토대로 한 요약정리 후 **이해력, 사고력, 응용력을 평가할 수 있는 문항**으로 구성하였다.

셋째, 대부분의 문제에 상세한 해설을 전개하여, 수험생뿐만 아니라 **안경광학을 공부하는 모든 안경광학도**에게 좋은 참고서로 활용할 수 있도록 하였다.

넷째, 안경사 국가시험에 출제되었던 문제들을 분석하여, 각 단원에서 출제 가능성이 높은 문항들을 개발하여 게재하였다.

이상의 문항개발 원칙에 의거하여 저술된 졸고의 문제집이 **'국가 공인 안경사'**로 업그레이드 하기 위해서 피땀을 흘리는 수험생 및 안경광학도들에게 작은 등대 역할이 되었으면 한다.

끝으로 본 문제집 출판에 인내심을 발휘한 청구문화사 이상태 대표님께 감사드리며, 출판에 협조해 주신 모든 분들에게 심심한 사의를 표하는 바이다.

2015년 4월
안경사국가시험문항연구회

안경사국가시험 출제 문항 수(2014년, 27회 ~)

<table>
<tr><td colspan="4">23회(2010년) ~ 26회(2013년) ; 280 문항</td><td colspan="5">27회(2014년) ~ ; 250 문항</td></tr>
<tr><td colspan="2">시험과목</td><td>세부과목</td><td>문항수</td><td colspan="2">시험 과목</td><td>세부과목</td><td>문항수</td><td>비고</td></tr>
<tr><td rowspan="14">필기 (220)</td><td rowspan="3">안경학 (80)</td><td>안경조제가공</td><td>30</td><td rowspan="14">필기 (190 문항)</td><td rowspan="8">시광학 이론 (85 문항)</td><td>안경광학</td><td>18</td><td>2문항 축소</td></tr>
<tr><td>안경학개론 (2014년 과목 삭제)</td><td>10</td><td>기하광학</td><td>12</td><td>3문항 축소</td></tr>
<tr><td>안경재료학(안경렌즈(12), 테(8), 콘택트렌즈(20))</td><td>40</td><td rowspan="2">물리광학</td><td rowspan="2">5</td><td rowspan="2"></td></tr>
<tr><td rowspan="4">안광학 (75)</td><td>안경광학 (안경광학 (20), 굴절검사(20), 양안시검사(10)</td><td>50</td></tr>
<tr><td>기하광학</td><td>15</td><td>안질환</td><td>13</td><td>2문항 축소</td></tr>
<tr><td>물리광학</td><td>5</td><td>시기해부학</td><td>13</td><td>2문항 축소</td></tr>
<tr><td>안경광학기기</td><td>5</td><td>시기생리학</td><td>14</td><td>1문항 축소</td></tr>
<tr><td rowspan="6">안과학 (45)</td><td>시기해부생리학</td><td>15</td><td>안경재료학</td><td>10</td><td>실기로 이관</td></tr>
<tr><td rowspan="4">시기능이상</td><td rowspan="4">15</td><td rowspan="5">시광학 응용 (85 문항)</td><td>안경조제가공</td><td>30</td><td></td></tr>
<tr><td>콘택트렌즈</td><td>20</td><td></td></tr>
<tr><td>굴절검사</td><td>20</td><td></td></tr>
<tr><td>시기능 이상 (양안시 검사)</td><td>10</td><td></td></tr>
<tr><td>안질환</td><td>15</td><td>안광학기기</td><td>5</td><td></td></tr>
<tr><td>의료 관계 법규 (20)</td><td>의료법 (8), 의료 기사등 (12)</td><td>20</td><td>의료관계 법규(20 문항)</td><td>의료법 (8), 의료 기사등 (12)</td><td>20</td><td></td></tr>
<tr><td rowspan="3">실기 (60)</td><td rowspan="3">실기 (60)</td><td>안경조제가공</td><td>25</td><td rowspan="3">실기 (60 문항)</td><td rowspan="3">시광학 실무 (60 문항)</td><td>안경조제가공</td><td>24</td><td>1문항 축소</td></tr>
<tr><td>상품지식에 관한것 (안경테(3),안경렌즈(4), 콘택트렌즈(8)</td><td>15</td><td>상품지식에 관한 것 (안경테(5), 안경렌즈(7), 콘택트렌즈(7)</td><td>19</td><td></td></tr>
<tr><td>안광학기기 기초동작 (굴절검사 (13), 양안시기능검사(5), 추가검사 (2))</td><td>20</td><td>굴절검사(12), 양안시기능검사(5)</td><td>17</td><td></td></tr>
</table>

Contents

제 1 편

시광학이론

제 1 장

❖ 시기해부학

제 1 장 시기해부학

1 눈의 구조

기 본 정 리

- 안구
  (1) 외막 : 앞쪽 1/6 각막, 뒤쪽 5/6 공막
  (2) 중막 : 혈관막, 포도막 - 홍채, 섬모체, 맥락막
  (3) 내막 : 망막 - 시각에 가장 중요한 역할, 투명한 신경조직
  (4) 눈 내용물 : 수정체, 유리체, 방수

- 눈 부속기관
  안와, 결막, 눈물기관, 외안근, 신경, 혈관조직, 눈꺼풀

1) 눈알

안축 : 전극에서 후극을 잇는 가상의 선
전극 : 각막의 중앙
후극 : 공막 뒷면의 중앙
성인의 안축 길이 : 평균 24 mm, 눈알 용적 : 약6.5 ml

(1) 외막 ; 무혈관성 섬유층

① 각막 : 각막가장자리에서 공막과 연결
기능 : 눈알을 보호하는 방어막 역할. 빛을 굴절시켜 망막에 이르게 하는 창 역할
* 굴절력 ; +43 diopter
성인 각막 두께 ; 주변부 -0.7 mm, 중심부 -0.5 mm
지름 : 세로 -10.8 mm, 가로 -11.4 mm
구조 : 5개의 층으로 이루어진 조직

a. 각막상피 : 5 ~ 6층 세포, 지용성 통과, 재생, 실질적인 보호층
b. 보우만층 : 세포가 없는 투명한 아교질섬유, 재생 불능, 손상되면 흉터 남음
c. 각막기질 : 각막두께의 90%, 투명, 아교원섬유, 40 ~ 60층 층판 구조, 수용성 통과
d. 데스메막 : 투명, 탄력성 막, 미세원섬유, 박테리아에 강함, 진균에 약함
e. 각막내피 : 단층의 편평한 6각형의 세포로 구성, 제한적 재생

각막의 투명성 유지

a. 균일한 구조
b. 무혈관성
c. 조직의 상대적 건조
내피세포 파손 : 각막의 현저한 부종, 투명성 상실
상피세포 손상 : 일시적, 국소적 부종
영양공급 : 각막가장자리의 풍부한 혈관망, 방수, 눈물
산소공급 : 대기로부터 각막표면을 통해 공급
감각신경 : 삼차신경의 눈신경, 각막상피에 말이집이 없는 신경 말단 분포(눈알 보호)
물질통과 : 상피 - 지용성 물질, 기질, 내피 - 수용성 물질
* 각막통과 : 지용성, 수용성 모두 가진 물질만 통과

② 공막
두께 : 곧은근 부착부위 : 약 0.3 mm(가장 얇음), 시신경 주위 : 약 1 mm(가장 두꺼움)
사상판 : 시신경 섬유가 통과하는 체모양의 구조로 시신경이 눈알 속으로 들어가는 곳
적도의 약4 mm 뒤쪽 : 4개의 또아리정맥 통과
각막가장자리 뒤쪽 4 mm : 7개의 앞섬모체동맥과 정맥 통과
상공막 : 공막의 바깥쪽, 공막의 영양공급, 많은 혈관
불투명하고 희게 보이는 원인
- 아교질섬유의 크기 다양, 불규칙적인 배열
- 수분 함량 65 ~ 70%로 이보다 많거나 적으면 투명해짐
갈색판 : 공막의 가장 안쪽, 멜라닌세포
영양공급 : 상공막의 혈관, 맥락막의 혈관망
섬모체신경에 연결된 신경이 풍부하게 분포 : 염증이 발생하면 통증이 심함

정리문제

〈A 형 문항방식〉

※ 아래 각 문항의 물음에 대한 옳은 답 하나를 ① ~ ⑤ 에서 선택하시오.

01 눈알에 대한 설명으로 옳은 것은?

① 생후 3년간 매년 약 0.1 mm씩 길어진다.
② 성장기가 끝나면 성인의 크기에 도달한다.
③ 출생 시에는 대부분이 +1.00 D 이하의 원시이다.
④ 눈알의 용적은 약 6.5 cc이다.
⑤ 출생 시의 안축의 길이는 17.8 mm 정도이다.

02 각막의 5개의 층중에서 박테리아에는 가장 강하고 진균에는 장벽이 되지 <u>못하는</u> 층은?

① 상피 ② 보우만막 ③ 데스메막 ④ 실질 ⑤ 내피

03 각막에 대한 설명 중 옳은 것은?

① 각막의 두께는 중심부에서 가장 두껍고 주변으로 갈수록 얇아진다.
② 5층으로 구성되며 이중 데스메막은 손상 후 7일 후에 재생된다.
③ 각막 내피 세포는 6각형의 세포로 이루어진 2 ~ 3개의 층으로 구성된다.
④ 각막 조직의 탈수상태는 투명성 유지에 중요하며 특히 내피의 역할이 중요하다
⑤ 각막 상피는 단층의 세포로 규칙적인 배열을 이루고 있다.

☞ 각막은 중심부가 얇고 주변부가 두껍다. 각막상피는 5 ~ 6층, 각막 내피는 단층의 6각형 세포

04 각막에 대한 설명으로 옳은 것은?

① 굴절력은 +19 D의 렌즈와 같다.
② 성인 각막의 두께는 중심부가 0.7 mm, 주변부가 0.5 mm이다.
③ 오전에 가장 두껍고 낮 동안에 얇아진다.
④ 우리나라 정상 성인의 각막 지름은 세로 11.4 mm, 가로 10.8 mm이다.
⑤ 투명한 혈관성 조직이다.

05 각막 내피 조직의 손상 시 주요 임상 증상은?

① 각막 궤양 ② 각막 반흔 ③ 각막 부종
④ 각막 세포 침윤 ⑤ 각막 지각이상

정답

1. ④ 2. ③ 3. ④ 4. ⑤ 5. ③

06 각막에 대한 설명으로 옳은 것은?

① 각막 상피는 수용성 물질이 쉽게 통과한다.
② 각막 내피는 지용성 물질만을 통과시킨다.
③ 각막의 상대적 건조에는 상피가 내피보다 더 중요한 역할을 한다.
④ 각막 구조의 균일성이 투명성과 관계있다.
⑤ 각막 상피는 편평한 육각형의 단층 세포로 이루어져 있다.

☞ 각막이 상대적 건조함을 유지하는 데는 상피보다 내피의 역할이 중요하며, 각막상피는 지단백으로 구성되어 지용성 물질이 통과한다. 각막 기질과 내피 세포는 수용성 물질만을 통과시킨다.

07 각막의 5개 층에 대한 설명으로 옳은 것은?

① 각막 상피는 단층의 세포로 규칙적인 배열을 이루고 있다.
② 각막 상피는 눈알 결막의 상피와 연속된다.
③ 보우만층은 파괴되면 재생은 되나 반흔이 남는다.
④ 각막 기질은 40 ~ 60층의 세포층으로 구성된다.
⑤ 각막 내피는 5 ~ 6층의 편평한 6각형 세포로 이루어져 있다.

08 각막에 대한 설명으로 옳은 것은?

① 각막이 투명한 것은 조직의 상대적 건조가 한 원인이다.
② 각막의 영양공급은 홍채의 풍부한 혈관망으로 유지한다.
③ 산소는 대부분 눈물에서 공급된다.
④ 각막 상피에는 말이집이 있는 신경말단이 풍부하게 분포하고 있다.
⑤ 각막의 감각은 시신경의 지배를 받는다.

09 각막에서 주로 아교질 섬유로 된 것은?

① 보우만층　② 상피층　③ 중피층
④ 내피층　⑤ 데스메막

10 다음 중 각막과 눈물의 친수성 기능을 담당하게 하는 물질은?

① 리소좀　② 리보좀　③ 글로브린
④ 뮤신　⑤ 알브민

11 시신경이 눈알 속으로 들어가는 곳에서 공막이 얇아지고 많은 작은 구멍이 뚫어져 체 같은 모양을 이루는 조직은?

① 시신경 유두　② 사상판　③ 황반
④ 중심오목　⑤ 시신경공

정답 6. ④　7. ②　8. ①　9. ①　10. ④　11. ②

12 공막에 대한 설명으로 옳은 것은?

① 상공막은 멜라닌 세포에 의해 갈색으로 보인다.
② 공막의 영양은 갈색판의 혈관에서 공급받는다.
③ 공막은 많은 수분을 함유한다.
④ 아교질 섬유가 규칙적으로 배열되어 있다.
⑤ 섬유질이므로 통증은 별로 없다.

13 공막에 대한 설명으로 옳은 것은?

① 두께는 직근 부착부위가 약 1 mm, 시신경주위가 약 0.3 mm이다.
② 각막가장자리 후방 4 mm에서 4개의 앞모양체 동맥과 정맥이 지나간다.
③ 적도의 약 4 mm 후방에서 7개의 또아리 정맥이 공막을 통해 나간다.
④ 공막의 외면은 갈색판이다.
⑤ 공막의 영양은 상공막의 혈관과 맥락막의 혈관망에서 공급받는다.

14 공막에 대한 설명으로 옳은 것은?

① 시신경주위에서 가장 얇다.
② 각막 가장자리 뒤쪽 4 mm에서 8개의 앞섬모체 동맥이 지나간다.
③ 긴 뒤섬모체 동맥과 짧은 뒤섬모체 동맥이 시신경을 통과한다.
④ 적도부에서 4개의 또아리 정맥이 통과한다.
⑤ 상공막에는 많은 혈관이 있다.

정답
12. ③ 13. ⑤ 14. ⑤

(2) 중막 ; 혈관막, 포도막

① 홍채

기능 : 눈으로 들어오는 광선양 조절

조직 구조

a. 앞경계층 : 홍채기질의 색소세포, 결합조직, 불연속적인 층

b. 홍채기질 : 섬유아세포, 색소세포, 교원섬유, 혈관풍부

c. 확대근 : 동공확대근 - 홍채뿌리와 동공가장자리 사이 방사상으로 배열,
수축하면 동공확대, 교감신경 지배

동공조임근 - 약 1 mm 폭의 동공을 둘러싸는 평활근, 수축하면 동공수축,
부교감신경 지배

d. 뒷상피층 : 2층 배열, 멜라닌 색소 함유

혈액공급 : 홍채큰동맥고리 - 2개의 긴뒤섬모체동맥, 7개의 앞섬모체동맥
홍채작은동맥고리

② 섬모체

위치 : 맥락막의 앞쪽 끝에서 홍채뿌리, 직각삼각형 모양

기능 : 섬모체근 - 조절, 섬모체돌기 - 방수의 생산과 배출

구조 : 주름부, 평면부

섬모체근 : 부교감 신경 지배
바깥쪽 - 세로섬유, 중간층 - 방사상섬유, 안쪽 - 원형섬유

조절 : 섬모체근 수축 → 쉴렘관 열림 → 모양소대 이완 → 수정체 두꺼워짐

③ 맥락막

위치 : 교감신경 분포, 망막과 공막사이 위치, 0.1 ~ 0.2 mm 두께의 혈관막

기능 : 망막 바깥족 1/3 부분의 대사 주관
공막을 통해 들어오는 광선 차단

혈액공급 : 여러 개의 짧은뒤섬모체동맥, 2개의 긴뒤섬모체동맥, 7개의 앞섬모체동맥

정 리 문 제

〈A 형 문항방식〉

※ 아래 각 문항의 물음에 대한 옳은 답 하나를 ① ~ ⑤ 에서 선택하시오.

01 홍채에 대한 설명으로 옳은 것은?

① 홍채는 섬모체와 맥락막 사이에 위치한다.
② 홍채의 앞면은 편평하다.
③ 홍채 뿌리는 가장 얇은 부위이다.
④ 동공 가장자리와 평행한 잔고리는 신경에 의해 나타난다.
⑤ 체성 신경계에 의해 지배된다.

02 홍채에 대한 설명으로 옳은 것은?

① 섬모체의 앞쪽 연장이다.
② 홍채 뿌리부가 가장 두꺼운 조직이다.
③ 동공 확대근은 부교감 신경의 지배를 받는다.
④ 동공 조임근은 교감 신경의 지배를 받는다.
⑤ 동공 가장자리 가까이에 신경 때문에 나타난 원형의 잔고리가 있다.

03 홍채에 대한 설명으로 옳은 것은?

① 홍채큰동맥고리의 작은 혈관들로부터 혈액이 공급된다.
② 동공 조임근은 색소 상피층의 앞부분의 변형이다.
③ 동공확대근은 폭이 약 1 mm인 동공을 둘러싸는 평활근이다.
④ 뒷면의 상피층에는 많은 혈관이 분포되어 있다.
⑤ 동공 조임근과 동공 확대근은 표면 외배엽에서 유래한다.

☞ 동공 조임근과 동공 확대근은 신경 외배엽에서 유래한다.

04 섬모체에 대한 설명으로 옳은 것은?

① 섬모체 평면부에서 수정체 현수인대가 시작한다.
② 섬모체 평면부에서 약 70개의 모양체 돌기가 위치한다.
③ 혈액공급은 홍체 작은 동맥고리에서 받는다.
④ 섬모체근이 이완되면 쉴렘관이 열린다.
⑤ 세로 섬유, 방사상 섬유, 원형 섬유의 근섬유로 구성된다.

☞ 섬모체 주름부에는 약 70개의 섬모체 돌기가 돌출되어 있고 이 돌기 사이의 함몰부에서 섬모체 소대가 시작한다. 홍채큰동맥 고리에서 혈액 공급을 받고 또아리 정맥으로 유출된다.

정답
1. ③ 2. ① 3. ① 4. ⑤

05 섬모체에 대한 설명으로 옳은 것은?

① 운동 신경은 부교감 신경의 지배를 받는다.
② 혈액 공급은 홍채 작은 동맥고리에서 받는다.
③ 섬모체근이 수축하면 쉴렘관이 닫힌다.
④ 섬모체근이 이완하면 수정체가 두꺼워진다.
⑤ 섬모체 상피 세포는 바깥쪽의 무색소 상피층과 안쪽의 색소 상피층으로 되어 있다.

☞ 혈액공급은 홍채 큰동맥고리에서 받는다. 섬모체근이 수축하면 쉴렘관은 열리고 수정체는 두꺼워진다.

06 섬모체에 대한 설명으로 옳은 것은?

① 횡문근과 혈관으로 구성되어 있다.
② 섬모체근은 세로섬유, 방사상섬유, 원형섬유로 구성되어 있다.
③ 섬모체 평면부에서 섬모체 소대가 시작한다.
④ 섬모체근은 방수의 생산과 배출의 기능을 가진다.
⑤ 섬모체 뒤쪽은 많은 주름이 있다.

☞ 섬모체 돌기는 바깥쪽의 색소 상피층과 안쪽의 무색소 상피층으로 이루어져 있으며 여기서 방수를 생산한다.

07 맥락막의 기능에 대한 설명으로 옳은 것은?

① 눈으로 들어오는 광선의 양을 조절한다.
② 망막에 정확한 상이 맺히게 한다.
③ 안구의 형태를 유지한다.
④ 망막의 바깥1/3의 대사주관 한다.
⑤ 각막에 영양 공급을 한다.

08 다음 가까이 볼 때 일어나는 작용에 대한 설명으로 옳은 것은?

① 수정체 굴절력 증가된다.
② 섬모체 근육의 이완된다.
③ 섬모체 소대 섬유가 팽팽해진다.
④ 수정체 전면 중심부의 만곡도 감소한다.
⑤ 수정체 두께가 줄어든다.

☞ 섬모체근이 수축하면 섬모체 소대가 이완되고 수정체가 두꺼워지며 수정체의 전면 중심부의 만곡도가 증가하면서 굴절력이 증가되어 가까운 곳을 볼 수 있게 된다.

정답 5. ① 6. ② 7. ④ 8. ①

09 다음 맥락막에 대한 설명으로 옳은 것은?

① 맥락막의 기능은 망막의 바깥 2/3부분의 대사를 주관한다.
② 0.1 ~ 0.2 mm 두께의 혈관으로 이루어진 막이다.
③ 밖으로 브루크막과 접해 있다.
④ 부교감 신경이 분포한다.
⑤ 톱니둘레에서 망막으로 바뀐다.

☞ 맥락막 안쪽으로 브루크막이 접해 있고, 교감 신경이 분포하며 톱니둘레에서 섬모체로 바뀐다.

10 포도막의 기능에 대한 설명으로 옳은 것은?

① 아교질 섬유다발로 구성되어 있다.
② 원뿔 세포와 막대 세포의 높은 밀도로 분포하고 있다.
③ 눈알의 형태 유지에 관여한다.
④ 눈알내로 들어가는 광선의 양을 조절한다.
⑤ 방수와 유리체에 의해 영양을 공급받는다.

11 다음 섬모체에 대한 설명으로 옳은 것은?

① 맥락막의 작용에 의해 수정체의 형태가 변화되어 조절력이 형성된다.
② 섬모체근이 수축하면 쉴렘관이 닫힌다.
③ 섬모체의 혈액공급은 홍채 큰동맥고리에서 이루어진다.
④ 약 70개의 섬모체소대가 분포한다.
⑤ 운동신경은 교감신경의 지배를 받는다.

☞ 섬모체근이 수축하면 쉴렘관이 열리고 섬모체소대가 이완되어 수정체가 두꺼워진다. 운동신경은 부교감 신경의 지배를 받는다. 약 70개의 섬모체 돌기가 눈알 안으로 돌출되어 있다.

정답 9. ② 10. ④ 11. ③

(3) 내막 ; 신경층, 망막

① 망막의 조직 구조

a. 색소상피층 : 6각형의 단층세포, 세포내 멜라닌 과립 많음
b. 광수용세포층 : 광선을 감각하는 부분
- 원뿔세포 : 황반부와 중심오목에 가장 많음
- 막대세포 : 주변부 망막에 많음, 중심오목에 없음
c. 바깥경계막
d. 바깥핵층 : 시세포의 핵
e. 바깥얼기층 : 시세포의 축삭, 두극세포, 수평세포의 가지돌기
f. 속핵층 : 두극세포, 수평세포, 무축삭세포, 뮐러세포의 핵, 망막혈관
g. 속얼기층 : 두극세포의 축삭, 신경절세포의 가지돌기, 무축삭세포의 섬유, 뮐러 섬유
h. 신경절세포층 : 신경절세포의 핵
i. 신경섬유층 : 신경절세포의 축삭
j. 속경계막

② 시력

a. 주변시력 : 주변망막의 자극으로 인해 나타나며 공간에 관한 정보를 제공
b. 중심시력 : 망막 중심오목의 자극으로 인해 나타나며 형태와 색상을 인지하고 주시

③ 망막의 특수부위

a. 황반 : 시신경유두의 약 3 mm 바깥쪽 약간 아래의 타원형의 함몰부
- 엽황소 색소로 인해 갈색을 띤다.
- 황반 고리반사
b. 중심오목 : 황반부 중앙의 가장 함몰 부위, 점모습반사
뮐러세포나 혈관이 없고 원뿔세포만 존재, 중심시력 형성
c. 시신경 유두 : 시세포 없는 시야검사상 생리적 암점
d. 톱니둘레 : 망막의 앞쪽 끝부분, 톱니와 같은 모양, 시세포가 없음.

③ 망막의 혈관

a. 바깥쪽 1/3 - 맥락막 모세혈관에서 혈액 공급
b. 안쪽 2/3 - 망막중심 동맥의 분지에서 혈액 공급
c. 중심오목 - 맥락막 모세혈관에서 혈액 공급

정 리 문 제

〈A 형 문항방식〉

※ 아래 각 문항의 물음에 대한 옳은 답 하나를 ① ~ ⑤ 에서 선택하시오.

01 다음 조직들이 영양을 공급받는 곳은?

가. 망막의 색소상피층	나. 망막의 광수용세포층
다. 망막의 중심와	라. 공막

① 망막중심동맥　② 맥락막 모세혈관　③ 긴뒤섬모체동맥
④ 짧은섬모체동맥　⑤ 앞섬모체동맥

02 망막에 대한 설명으로 옳은 것은?

① 가장 내층에 색소상피세포가 위치한다.
② 망막혈관이 위치하는 층은 신경절세포층까지이다.
③ 막대세포는 약 600만개, 원뿔세포는 약 1억 2천만개가 있다.
④ 중심오목은 망막중심동맥으로부터 영양공급을 받는다.
⑤ 두극세포는 신경절세포와 무축삭세포에게 정보를 전달한다.

☞ 망막혈관이 위치하는 층은 속핵층까지이다.

03 망막의 조직에 대한 설명으로 옳은 것은?

① 색소상피층은 광수용세포층과의 유착이 강하다.
② 망막색소상피와 광수용세포의 영양공급은 맥락막 모세혈관으로부터 공급된다.
③ 속핵층에는 멜라닌과립이 풍부하다.
④ 바깥핵층에는 두극세포, 수평세포, 무축삭세포, 뮐러세포의 핵이 있다.
⑤ 신경섬유층에는 두극세포의 축삭들이 위치한다.

☞ 색소상피층은 광수용세포층과의 유착은 그리 강하지 않고 멜라닌과립이 많다. 바깥핵층은 시세포의 핵으로 구성되고 신경섬유층에는 신경절세포의 축삭이 위치한다.

04 막대세포에 대한 설명으로 옳은 것은?

① 색각의 기능을 담당한다.　② 높은 조명도하에서 기능을 한다.
③ 중심오목에서 가장 높은 밀도를 보인다.　④ 로돕신이 시색소이다.
⑤ 빨강, 파랑, 초록의 시색소를 갖는다.

☞ 막대세포는 중심오목에서 3 mm부위에 가장 많고 주변부로 갈수록 감소.

정답
1. ②　2. ⑤　3. ②　4. ④

05 다음 막대세포와 원뿔세포에 대한 설명으로 옳은 것은?

① 광수용세포는 색소상피의 탐식작용에 의해 제거된다.
② 막대세포는 망막주변부로 갈수록 많아진다.
③ 시신경유두에는 막대세포만 존재한다.
④ 중심오목에서 약 15만 개의 원뿔세포가 하나의 신경절세포와 연결되어 있다.
⑤ 망막주변부에서 1만 개 정도의 막대세포가 두 배 정도 많은 시신경섬유와 연결되어 있다.

06 다음 설명에 해당하는 안구 조직은?

㉮ 망막의 앞쪽 끝부분	㉯ 톱니와 같은 모양
㉰ 시세포가 없음	㉱ 망막은 여기서 섬모체상피가 되어 홍채뒷면까지 연속

① 삼각주 ② 설렘관 ③ 공막극 ④ 톱니둘레 ⑤ 쉬발베고리

07 망막에서 시자극신호의 전달순서로 옳은 것은?

㉮ 시세포	㉯ 신경절세포	㉰ 시신경	㉱ 두극세포

① 가 → 나 → 다 → 라
② 가 → 라 → 나 → 다
③ 가 → 라 → 다 → 나
④ 나 → 라 → 다 → 가
⑤ 라 → 다 → 가 → 나

08 망막의 시자극 신호가 두 개강 내에 이르기까지의 주행경로로 옳은 것은?

㉮ 시세포	㉯ 신경절세포	㉰ 시신경	㉱ 시신경공
㉲ 시신경교차부	㉳ 시신경관	㉴ 두극세포	

① 가 → 사 → 나 → 다 → 라 → 바 → 마
② 가 → 다 → 나 → 사 → 바 → 라 → 마
③ 나 → 가 → 마 → 사 → 라 → 바 → 마
④ 나 → 가 → 다 → 라 → 사 → 바 → 마
⑤ 다 → 가 → 사 → 나 → 바 → 라 → 마

09 중심시력과 주변시력에 대한 설명으로 옳은 것은?

① 주변시력은 중심망막의 자극에 의해 나타난다.
② 중심시력은 주변망막의 자극에 의해 나타난다.
③ 주변시력은 형태인지에 관여한다.
④ 중심시력은 주시 기능을 한다.
⑤ 주변시력은 색상에 관한 정보를 제공한다.

☞ 주변시력은 주변망막의 자극으로 인해 나타나며 공간에 관한 정보를 제공
중심시력은 망막 중심오목의 자극으로 나타나며 형태와 색상을 인지하고 주시기능

정답
5. ① 6. ④ 7. ② 8. ① 9. ④

10 망막의 신경세포에 대한 설명으로 옳은 것은?

① 막대세포 약 1억 2,500만개이며, 광감수성색소 요돕신을 함유하고 있다.
② 원뿔세포는 중심와에서 가장 밀도가 낮고 막대세포는 중심와에 많다.
③ 두극세포는 망막의 안쪽에 위치하여 중심와에 존재한다.
④ 원뿔세포원반은 주로 밤에 합성된다.
⑤ 신경절세포의 수상돌기는 시신경이 된다.

11 망막의 조직 중 다음과 관계있는 것은?

두극세포의 핵	수평세포의 핵	무축삭세포의 핵	뮐러세포의 핵

① 바깥핵층 ② 바깥얼기층 ③ 속핵층 ④ 속얼기층 ⑤ 신경절세포층

12 망막에 대한 다음 설명으로 옳은 것은?

① 망막의 색소상피는 시색소의 구성성분인 비타민 A가 저장된다.
② 황반에는 혈관이 있어 황색을 띤다.
③ 황반은 시신경유두의 내측 3 mm에 위치한다.
④ 외부로부터 전달된 빛은 신경절세포층에 가장 먼저 분석한다.
⑤ 황반은 시야검사에서 생리적 암점으로 나타난다.

13 시신경유두에 대한 설명으로 옳은 것은?

① 황반의 귀쪽 약 3 mm에 위치한다.
② 직경은 약 3 mm이다.
③ 두극세포가 비스듬한 경사를 이루고 있다.
④ 주위의 망막보다 약간 어두운 색이다.
⑤ 망막중심동맥, 정맥이 통과한다.

14 다음 설명과 가장 관계 깊은 조직은?

지경 약 1.5 mm	망막중심혈관통과	시신경섬유관통	생리적 맹섬

① 시신경유두 ② 사상판 ③ 황반 ④ 중심와 ⑤ 시신경공

15 원뿔세포의 설명으로 옳은 것은?

① 수는 막대세포보다 많다.
② 망막 주변에서 높은 밀도로 분포되어 있다.
③ 어두운 곳에서 주로 기능한다.
④ 색을 구별할 수 있다.
⑤ 로돕신을 포함한다.

정답
10. ④ 11. ③ 12. ① 13. ⑤ 14. ① 15. ④

16 황반에 대한 설명으로 옳은 것은?

① 시신경유두의 약 3 mm 내측 약간 아래에 위치한다.
② 색소상피층의 색소가 다른 부위보다 적다.
③ 중심오목에는 뮐러세포와 혈관이 존재한다.
④ 중앙의 1.5 mm 직경 부위에는 원뿔세포만 존재한다.
⑤ 황반의 시세포와 연결되는 신경섬유는 전체신경섬유의 1/3을 차지한다.

17 황반에 대한 설명으로 옳은 것은?

① 시신경의 유두 중앙에 위치한다.
② 망막의 다른 부위보다 두껍다.
③ 중심부위는 뮐러세포와 혈관이 풍부하다.
④ 황반의 시세포와 연결되는 시신경 섬유는 전체의 2/3 정도를 차지한다.
⑤ 엽황소를 가져 노란 빛을 띤다.

☞ 황반이 갈색을 띠는 이유는 엽황소 색소 때문이다.

18 망막의 대사에 대한 설명으로 옳은 것은?

① 망막의 바깥 2/3은 맥락막모세혈관층에서 혈액을 공급받는다.
② 망막의 혈류는 자가조절로 지배되며 교감신경이 분포한다.
③ 중심오목은 망막중심동맥의 분지에서 혈액을 공급을 받는다.
④ 망막색소상피는 맥락막모세혈관으로부터 영양을 공급받는다.
⑤ 감각신경망막의 외층은 망막혈관으로부터 포도당을 공급받는다.

정답

16. ⑤ 17. ④ 18. ④

(4) 안 내용물

① 수정체 - 혈관이 없는 무색 투명한 구조

두께 : 4 mm, 지름 : 9 mm, 굴절력 : 약 20 디옵터

조직 구조

a. 수정체낭 : 반투과성 막, 수분, 전해질 투과

b. 앞상피 : 수정체 앞면, 단층의 정육면체 모양 세포

c. 수정체 섬유 : 양파껍질 모양의 층, 세포액이 거의 없음

구성 : 65% 수분, 35% 단백질, 적은 양의 미네랄, K+을 많이 함유

기능 : 굴절기관, 조절, 빛 통과하는 매개체

② 섬모체소대 : 조절에 관여

③ 유리체 : 눈알에서 용적이 가장 크며, 투명, 혈관이 없는 겔 상태

성분 : 99% 수분, 1% 콜라겐, 히알루론 산

기능 - a. 눈알형태 유지

b. 투명도 유지

c. 빛이 투과하는 매체

d. 망막을 눈알에 밀착

영양 : 섬모체, 맥락막, 망막에서 공급

④ 방수

a. 각막이 광학적으로 적당한 형태를 유지할 수 있게 한다.

b. 0.2 ml 정도의 용적을 가진 투명한 액체, 80% 앞방, 20% 뒷방

c. 섬모체돌기의 무색소상피에서 생산

d. 혈청보다 삼투압은 높고 pH는 낮다.

e. 배출 경로

섬유수유출(90%) ; 섬모체 → 동공 → 앞방 → 앞방각의 섬유주, 쉴렘관 → 방수정맥

포도막-공막유출(10%)

정 리 문 제

〈A 형 문항방식〉

※ 아래 각 문항의 물음에 대한 옳은 답 하나를 ① ~ ⑤ 에서 선택하시오.

01 다음 기능과 관계있는 눈알 부위는?

㉮ 각막을 광학적으로 적당한 형태로 유지	㉯ 안압을 일정하게 유지
㉰ 수정체와 각막에 영양공급	㉱ 용적은 200 ~ 300 ㎕

① 유리체 ② 눈물샘 ③ 방수 ④ 섬모체 ⑤ 홍채

02 방수에 대한 설명으로 옳은 것은?

① 방수의 용적은 0.2 ml 이다.
② 방수생성에는 정상 안에서 아침 기상시에 가장 낮다.
③ 방수 유출은 대부분 포도막-공막유출로 이루어진다.
④ 방수는 주로 섬모체 평면부에서 만들어진다.
⑤ 정상 안압은 20 ~ 30 mmHg이다.

☞ 방수는 아침 기상 시, 그리고 누워 있을 때 높다.

03 방수의 배출경로순서를 올바르게 나타낸 것은?

㉮ 뒷방	㉯ 동공	㉰ 앞방	㉱ 방수정맥	㉲ 쉴렘관	㉳ 섬모체

① 가→나→다→라→마→바
② 바→가→나→다→마→라
③ 바→다→나→가→라→마
④ 가→나→다→마→라→바
⑤ 라→다→나→가→마→바

04 다음 유리체의 설명으로 옳은 것은?

① 유리체 동맥은 출생 후 1년 뒤에 소실된다.
② 60% 수분을 가지고 30% 콜라겐과 히알루론산이 포함된다.
③ 망막색소상피층과 신경망막의 접착을 지지한다.
④ 유리체와 망막은 단단히 접착되어 있다.
⑤ 유리체는 노화 현상으로 점점 경화된다.

☞ 유리체는 99% 수분과 1% 콜라겐과 히알루론산으로 구성되며 노화현상으로 중심부부터 액화현상이 일어난다.

정답
1. ③ 2. ① 3. ② 4. ④

05 다음 수정체에 대한 설명으로 옳은 것은?

① 백내장 증상이 보이는 수정체는 K+의 농도가 증가되어 있다.
② 수정체 섬유는 균일한 구조를 가지며 수정체낭 세포가 변형된 것이다.
③ 수정체에는 전면과 후면을 둘러싸는 상피세포가 관찰된다.
④ 수정체낭은 탄력성을 가지며 전면이 후면보다 두껍다.
⑤ 50% 수분과 50% 히알루론산을 가진다.

☞ 백내장의 경우 K+의 농도가 감소한다.

06 수정체에 대한 설명으로 옳은 것은?

① 수정체낭은 앞면이 뒷면보다 두껍다.
② 수정체 앞쪽에 거꾸로 된 Y 모양을 볼 수 있다.
③ K+은 신체의 다른 부위보다 적게 함유한다.
④ 수정체에는 교감신경이 지배한다.
⑤ 섬모체에서 영양을 공급받는나.

☞ 수정체의 봉합선은 수정체 앞쪽에서는 바르게 선 Y 모양, 뒤쪽에서는 거꾸로 된 Y 모양이다.

07 수정체의 노화에 대한 설명으로 옳은 것은?

① 고분자의 단백질의 양이 감소한다.
② 수정체의 수분함량이 감소한다.
③ 불용성단백질이 감소한다.
④ 아스코르빈산 함량이 증가한다.
⑤ 산소 소모량이 증가한다.

08 수정체의 전체 굴절력이 높은 이유로 옳은 것은?

① 전체적으로 균일한 구조를 가진다.
② 외면의 굴곡도가 크다.
③ 중심부의 굴절률이 주변부보다 높다.
④ 각 층의 굴절률이 다르다.
⑤ 두께가 두껍다.

정답 5. ④ 6. ① 7. ② 8. ③

09 다음은 방수에 대한 설명으로 옳은 것은?

① 방수의 용적은 2 ml 정도이다.
② 삼투압은 혈청보다 낮다.
③ pH는 혈청보다 높다.
④ 섬모체의 무색소상피에서 분비된다.
⑤ 정상안에서 약 2 ~ 3 μl/sec 로 생산된다.

10 눈의 조직 중에서 연령의 증가에 따라서 그 밀도는 증가하고 단단해지는 것은?

① 망막 ② 수정체 ③ 홍채
④ 동공조임근 ⑤ 공막

11 다음 조직 중에서 함수율이 가장 높은 것은?

① 망막 ② 각막 ③ 포도막
④ 유리체 ⑤ 수정체

12 다음의 설명에 해당하는 안구의 조직은?

> ㉮ 약 65%의 수분과 35%의 단백질로 구성
> ㉯ 적은 양의 광물질 함유
> ㉰ K^+을 많이 함유
> ㉱ 아스코르빈산과 글루타치온이 존재

① 각막 ② 유리체 ③ 방수
④ 수정체 ⑤ 결막

정답 9. ④ 10. ② 11. ④ 12. ④

2) 시신경과 시각경로

(1) 시신경

약 100만 개의 신경절 세포의 축삭으로 구성

① **해부학적 구성**

a. 공막내부 : 0.7 mm
b. 안와내부 : 25 ~ 30 mm, S자형, 공막과 시신경 구멍 사이의 직선거리인 18 mm 보다 길어 눈알이 움직일 때 시신경도 여유 있게 움직일 수 있다.
c. 시신경관 내부 : 4 ~ 9 mm
d. 두 개강 내부 : 10 mm

② **구성 : 시섬유 - 80%, 동공섬유 - 20%**

* 중추 신경계이므로 신경집이 없어 재생능력이 없다.

③ **시신경내부**

: 망막중심동맥 - 눈알 뒤 10 ~ 12 mm 안쪽 아래에서 시신경 내부로 들어간다.
망막중심정맥 - 사상판에서 동맥과 나란히 시신경 내부를 지나 동맥보다 뒤쪽에서 시신경 밖으로 나온다.

(2) 시각경로

시신경유두 → 시신경구멍 → 시신경관 → 시신경교차부 → 시각로 → 가쪽무릎체(80%)
→ 시각로부챗살 → 시피질(Brodmann area 17) ↳ 중간뇌(20%)

3) 눈의 부속기관

(1) 안와

- 구성 : 입천장뼈, 위턱뼈, 이마뼈, 나비뼈, 광대뼈, 눈물뼈, 벌집뼈
  좌우 안와의 내벽 : 평행, 각 안와의 내, 외벽 : 45도, 두 외벽 : 직각
- 안와의 용적 : 30 ml
- 안쪽 벽 : 눈물주머니 오목이 위치하며 이곳에 눈물주머니가 놓인다.
- 위벽 : 바깥쪽에 눈물샘이 자리잡고 있는 눈물샘 오목이 있다.
- 아래벽 : 벽이 얇기 때문에 눈알의 외상으로 인한 골절이 일어나기 쉽다.
- 바깥벽 : 가장 두껍기 때문에 안와를 수술할 때 수술 통로로 이용된다.

① **안와의 개구부**

a. 위안와 틈새 : 위벽과 바깥벽 사이
눈돌림 신경, 도르래신경, 삼차신경의 제1지인 눈신경,

섬모체 신경절의 교감신경지, 위눈 정맥이 통과

b. 아래안와 틈새 : 바깥벽과 아래벽 사이

삼차신경의 제2지인 위턱 신경, 아래눈 정맥, 아래안와 정맥 통과

c. 시신경구멍 : 시신경, 논동맥, 교감신경섬유 통과

② 안와의 내용물

눈알, 외안근, 신경, 혈관, 눈물샘, 눈물주머니, 골막, 테논낭, 지방, 결합조직

* 안와 사이막 : 안와의 앞쪽 경계를 이루는 막, 안와 내용물을 보호하는 방벽의 구실

* 테논낭 : 눈알 주위를 둘러싸는 섬유성 막

(2) 눈꺼풀

기능 - 외부자극으로부터 눈을 보호

광선의 양을 차단 혹은 제한

눈알 표면 위로 눈물을 분포

① 위눈꺼풀의 주름

- 서양인 : 뚜렷, 동양인 ; 없는 경우가 많다. 위눈꺼풀 올림근이 피부에 부착

② 회백색의 선 : 눈꺼풀 수술시 중요한 곳

눈꺼풀을 눈꺼풀판 및 결막으로 된 안쪽층과 피부 및 눈둘레근으로 된 바깥층으로 분리

③ 눈꺼풀의 근육

a. 눈둘레근 : 안와부 - 수의적, 눈꺼풀부 - 불수의적, 얼굴신경 지배

b. 눈꺼풀 올림근 : 눈돌림 신경 지배, 위눈꺼풀을 들어올림

c. 뮐러근 : 교감신경 지배, 검열을 넓게 하는 기능

④ 눈꺼풀의 분비샘들

a. 마이봄샘 - 피지선, 눈물의 지방층 형성

b. 몰샘 - 땀샘

c. 짜이스샘 - 변형된 피지샘, 모낭과 연결

d, 덧눈물샘 - 크라우제샘, 볼프링샘

(3) 결막

구성 : 눈꺼풀판 결막, 구석결막, 눈알결막

눈꺼풀판 밑고랑 : 눈꺼풀테에서 약 2 mm 떨어진 눈꺼풀판 결막에 눈꺼풀테와 평행한 홈으로 이물이 잘 걸림

결막 상피 : 2층 이상의 원주세포, 각막가장자리 5 ~ 7층, 점액분비 술잔세포, 각

막가장자리 근처 바닥 세포층에는 색소 함유
결막 기질 : 아데노이드층(림프조직, 덧눈물샘), 섬유층
신경 : 삼차신경의 제1지인 눈신경, 림프샘 풍부

(4) 눈물기관

눈물샘 : 눈물 분비　　　눈물길 : 눈물 배출

① **눈물**

a. 눈물샘, 덧눈물샘에서 분비
b. 통로 : 눈물샘 → 눈물점 → 눈물소관 → 눈물주머니 → 코눈물관 → 아래콧길
c. 눈물분비 : 부교감신경 지배
d. 눈알의 앞면은 크라우제샘(67%), 볼프링샘(33%)에서 분비되는 눈물로 항상 촉촉한 상태를 유지
e. 눈물샘 : 상처나 질병으로 인한 삼차신경의 자극이나 울음과 같은 정신적 자극으로 인해 눈물을 분비
f. 눈둘레근 수축 - 눈물주머니 확장 - 눈물 배출
g. 눈물의 단백질 : 알부민, 글로불린, 리소자임
h. 눈물의 항균 작용
a) 감마글로불린
ⓐ IgA : 주로 차지하며 농축되어 있고 리소자임과 협동으로 세균을 용해
ⓑ IgE : 알레르기 결막염 같은 과민성 질환이 생기면 증가
b) 리소자임
c) 베타리신 : 리소자임보다 더 강한 항균작용
i. 눈물의 성질
약한 알칼리성, pH 평균 7.4, 등장성, 삼투압 300 mOsm/L
j. 삼차 신경의 눈분지가 눈물의 반사 자극에 가장 민감

② **하스너판 : 하비강으로 개구부, 출생시 이 판이 뚫리게 됨**

(5) 외안근 ; 4개 곧은근, 2개 빗근

* 공동 힘줄고리 : 안와의 시신경 구멍 주위에 4개의 곧은근 힘줄로 이루어진 난원형 구조

① 안쪽 곧은근 : 각막 가장자리에서 5 mm 떨어진 공막에 부착, 2개의 앞모양체 동맥 분포, 눈돌림 신경 지배

② 가쪽 곧은근 : 각막 가장자리에서 7 mm 떨어진 공막에 부착, 1개의 앞모양체 동맥 분포, 가돌림 신경 지배

③ 위 곧은근 : 각막 가장자리에서 8 mm 떨어진 공막에 부착, 광축과 23도 이룸, 2개의 앞섬모체 동맥, 눈돌림 신경 지배

④ 아래 곧은근 : 각막가장자리에서 6 mm 떨어진 공막에 부착, 광축과 23도 이룸, 2개의 앞섬모체 동맥 분포, 눈돌림 신경 지배

⑤ 위 빗근 : 안와 꼭지의 시신경 구멍의 안쪽에서 시작하여 도르래 통과하여 바깥쪽 뒤로 꺽여 위 곧은근의 밑을 지나 눈알적도 뒤 바깥쪽 위 공막에 부착
- 광축과 도르래를 떠난 이근육의 힘줄은 51° 이룸.
- 길이가 가장 길다.
- 도르래 신경 지배

⑥ 아래 빗근 : 눈물 주머니 바깥쪽 아래에서 바깥쪽 뒤로 아래 곧은근 밑을 지나 눈알 뒷부분의 가쪽 곧은근 밑에 부착
- 길이 : 37 mm
- 부착부위 힘줄이 없다.
- 안구의 광축과 51° 이룸
- 눈돌림신경 지배

⑦ 록우드 받침인대 : 아래 빗근과 아래 곧은근의 근육집이 서로 연합, 그물 침대 모양으로 눈알을 밑에서 받치고 있다.

정 리 문 제

〈A 형 문항방식〉

※ 아래 각 문항의 물음에 대한 옳은 답 하나를 ① ~ ⑤ 에서 선택하시오.

01 다음 설명과 관계있는 구조는?

㉮ 얇은 수의근	㉯ 검열과 평행하게 배열된 동심성 근섬유
㉰ 안와부와 눈꺼풀부로 나뉨	㉱ 얼굴 신경이 지배

① 눈꺼풀 올림근 ② 눈둘레근 ③ 뮐러근 ④ 섬모체근 ⑤ 눈꺼풀 판근

정답

1. ②

02 다음의 근육들을 지배하는 신경은?

아래 곧은근,	위 곧은근,	아래 곧은근,	위 빗근,	눈꺼풀 올림근

① 제3뇌신경 ② 제4뇌신경 ③ 제6뇌신경 ④ 얼굴신경 ⑤ 제5뇌신경

☞ 제3뇌신경 ; 눈돌림 신경, 제4뇌신경 ; 도르래 신경, 제5뇌신경 ; 삼차 신경
제6뇌신경 ; 가돌림 신경

03 다음 시신경 경로로 옳은 것은?

① 시신경유두-시신경관-시신경구멍-시신경교차부-시각로-시각로부채살-가쪽무릎체-시피질
② 시신경유두-시신경구멍-시신경관-시신경교차부-시각로-가쪽무릎체-시각로부채살-시피질
③ 시신경유두-시신경관-시신경구멍-시신경교차부-시각로부채살-가쪽무릎체-시각로-시피질
④ 시신경유두-시신경구멍-시신경관-시신경교차부-시각로-시각로부채살-가쪽무릎체-시피질
⑤ 시신경유두-시각로-시신경구멍-시신경관-시신경교차부-가쪽무릎체-시각로부채살-시피질

04 다음은 안와의 부분 중 어느 것을 설명한 것인가?

㉮ 안와 꼭지와 가까운 위벽과 바깥벽 사이에 위치
㉯ 나비뼈의 작은 날개와 큰날개 사이에 위치
㉰ 두개강과의 통로
㉱ 눈돌림 신경, 도르래 신경, 가돌림 신경이 통과
㉲ 눈신경, 섬모체 신경절의 교감 신경지, 위눈 정맥이 통과

① 시신경 구멍 ② 아래 안와 틈새 ③ 위 안와 틈새 ④ 사골공 ⑤ 관골안면공

05 위안와 틈새에 대한 설명으로 옳은 것은?

① 안와꼭지의 난원형의 구멍이다.
② 눈동맥, 시신경이 통과한다.
③ 지름 6 mm 정도의 관이 되어 두개강으로 연결된다.
④ 나비뼈 작은날개 안에 위치한다.
⑤ 동안신경, 활차신경, 외전신경이 통과한다.

☞ 위안와 틈새는 나비뼈 큰날개와 작은날개 사이에 있는 통로로 눈돌림 신경, 도르래 신경, 가돌림 신경, 위눈 정맥, 눈신경 등이 통과한다.

06 다음 설명과 관계있는 조직은?

㉮ 안와의 앞쪽 경계	㉯ 안와 가장자리의 골막에서 시작
㉰ 안와 내용물을 보호	㉱ 위아래 눈꺼풀판까지 퍼져있음

① 골막 ② 테논낭 ③ 눈꺼풀판 ④ 안와 사이막 ⑤ 결합조직

정답
2. ① 3. ② 4. ③ 5. ⑤ 6. ④

07 눈꺼풀에 대한 설명으로 옳은 것은?

① 눈꺼풀은 피부층, 근육층, 눈꺼풀판, 눈알결막의 4층으로 구성된다.
② 눈꺼풀의 피부는 인체에서 가장 두껍다.
③ 눈둘레근은 눈돌림신경 윗가지의 지배를 받는다.
④ 뮐러근은 부교감신경의 지배를 받는다.
⑤ 눈꺼풀올림근은 눈을 뜨는데 관여하는 근육이다.

☞ 뮐러근은 눈꺼풀 결막 안와부 바로 밑에 있는 작은 근육으로 교감신경의 지배를 받는다.

08 눈꺼풀 올림근에 대한 설명으로 옳은 것은?

① 위 눈꺼풀과 아래 눈꺼풀의 피부에 부착되어 있다.
② 눈돌림 신경 아래가지의 지배를 받는다.
③ 수축하면 눈물이 코 눈물관으로 흘러들어가게 된다.
④ 안와 꼭지에서 위곧은근 시작 부위의 바로위에서 시작한다.
⑤ 눈을 무의식적으로 감을 때 사용된다.

☞ 눈꺼풀 올림근은 위눈꺼풀 피부, 눈꺼풀판의 앞면과 윗면, 안쪽과 가쪽 눈꺼풀인대에 부착된다.

09 다음 설명과 관계가 가장 깊은 것은?

Whatman No.41 여과지를 5 * 30 mm로 잘라 한쪽 끝을 5 mm로 접어 환자의 아래 결막낭에 삽입하여 5분 후 눈물로 적셔진 부분의 길이를 측정하여 검사한다.

① 눈물막 파괴시간 ② 쉬르머검사 ③ 안압 측정
④ 세극등 검사 ⑤ 사시 검사

10 안와에 관한 대한 설명으로 옳은 것은?

① 안팎과 위아래 4면을 가진 직육면체이다.
② 두 외벽은 평행이다.
③ 위벽은 두꺼우며 안와의 수술통로가 된다.
④ 안쪽 벽에는 눈물주머니오목이 있다.
⑤ 바깥벽은 얇아서 외상을 입기 쉽다.

☞ 양쪽 안와의 안쪽 벽은 평행하며, 두 외벽은 직각이다. 바깥벽은 가장 두껍기 때문에 안와를 수술할 때 수술 통로로 이용된다.

정답 7. ⑤ 8. ④ 9. ② 10.④

11 눈물기관에 대한 설명으로 옳은 것은?

① 덧눈물샘은 눈꺼풀 올림근의 힘줄에 의해 안와부와 눈꺼풀부로 나뉜다.
② 눈물 기관은 눈물샘과 눈물길로 구성된다.
③ 주눈물샘은 아래,위 구석 결막에 있는 크라우제샘과 볼프링샘이다.
④ 덧눈물샘의 안와 위벽에 있는 눈물주머니오목에 위치한다.
⑤ 평상시에 눈알의 앞면은 눈물샘에서 분비되는 눈물로 도포되어 있다.

☞ 주눈물샘은 눈꺼풀 올림근의 건막에 의해 안와부와 눈꺼풀부로 나뉜다. 덧눈물샘은 위,아래 구석 결막에 있는 크라우제샘과 볼프링샘으로 되어 있다.

12 눈물의 구성성분에 대한 설명으로 옳은 것은?

① IgA는 알러지 염증시 특히 증가한다.
② 알부민은 강력한 항균작용을 한다.
③ 결막염증시 IgE와 IgG가 증가한다.
④ 전기영동법으로 albumin, globulin, lysozyme등 3가지가 발견된다.
⑤ 눈물은 약한 알칼리성으로 pH는 8.5 정도이다.

☞ IgE는 알러지성 염증시 증가. 결막염증시 IgG, IgA가 증가. 눈물은 약알칼리성이며 pH는 평균 7.4 이다.

13 다음 설명과 관계있는 외안근은?

㉮ 안와꼭지의 시신경 구멍의 바로 안쪽에서 시작. ㉯ 근육의 길이는 약 60 mm로 외안근 중에서 가장 길다. ㉰ 눈알의 광학축과 이근육의 힘줄이 이루는 각도는 51°이다. ㉱ 도르래신경의 지배를 받는다.

① 위곧은근 ② 위빗근 ③ 아래곧은근 ④ 아래빗근 ⑤ 가쪽곧은근

14 시신경 유두의 설명으로 옳은 것은?

① 난원형으로 지름이 약 3.5 mm이다.
② 시세포가 존재한다.
③ 망막중심동맥, 정맥이 통과한다.
④ 생리저 맹점은 본인 스스로 자가할 수 있다.
⑤ 중심오목과의 거리는 약 1.5 mm 정도이다.

☞ 시신경 유두는 시신경 섬유로 구성되어 시세포가 전혀 없으며 시야에서 생리적 맹점으로 나타나는데 본인이 자각하지 못한다.

정답 11. ② 12. ④ 13. ② 14. ③

15 눈물막에 대한 설명으로 옳은 것은?

① 눈물막의 중간층은 마이봄샘에서 분비한 지방성분이 대부분이다.
② 지방층은 눈물의 증발을 막는다.
③ 로즈벵갈로 염색된 세포는 세포 분열이 왕성한 상태이다.
④ 표층부는 점액을 함유하며 이 성분은 술잔세포에서 분비한다.
⑤ 각막 표면에 눈물이 잘 분포하도록 지방 성분이 돕는다.

16 안와의 개구부에 대한 설명으로 옳은 것은?

① 아래안와 틈새는 안와의 안쪽 벽과 아래벽 사이에 있다.
② 아래안와 틈새로 3차신경의 제1가지인 눈신경이 통과한다.
③ 위안와 틈새는 안와꼭지 가까이 위벽과 안벽사이에 있다.
④ 위안와 틈새로 위턱신경, 아래눈정맥 등이 통과한다.
⑤ 시신경 구멍으로 시신경, 눈동맥, 교감신경섬유가 통과한다.

17 다음 구조들이 통과하는 안와내의 공간은?

도르래 신경, 앞이마 신경, 눈물 신경, 위눈 정맥, 눈돌림 신경, 가돌림 신경.

① 안와위구멍　② 위안와틈새　③ 안와아래구멍
④ 아래안와틈새　⑤ 시신경구멍

18 다음 설명과 관계 깊은 기관은?

총길이가 약 10 mm 이며 수직 부분과 수평 부분으로 나뉜다. 눈물점에서 수직으로 2 mm, 수평으로 8 mm 정도 주행한다.

① 눈물 소관　② 눈물 주머니　③ 코 눈물관　④ 분비관　⑤ 아래 콧길

19 동공의 크기에 대한 설명으로 옳은 것은?

① 명소시의 동공이 암소시의 동공 크기보다 더 크다.
② 약 60세 전후에 동공의 크기가 제일 크다.
③ 동공의 크기는 2~4 mm 이다.
④ 신생아의 동공은 일생 중 제일 크다.
⑤ 동공의 크기는 체성신경계에 의해서 조절된다.

☞ 동공의 크기는 신생아에서 약 2 mm정도이며 성장함에 따라 점점 커져 약 20세 전후에 제일 커지며 노령에서는 신생아의 동공크기로 작아진다. 동공크기는 자율신경계의 지배를 받는다.

정답
15. ②　16. ⑤　17. ②　18. ①　19. ③

20 결막에 대한 다음 설명으로 옳은 것은?

① 급성 폐쇄각 녹내장에서 결막 충혈을 볼 수 있다.
② 섬모체충혈은 결막의 주변부로 갈수록 심하다.
③ 각막이나 눈 속 기관에 염증이 있을 때 결막 충혈이 심하게 나타난다.
④ 결막충혈은 각막가장자리에서 가장 심하다.
⑤ 광선, 먼지, 연기 등의 자극에 의해 충혈이 발생된다.

☞ 결막 충혈 ; 이물, 세균 등이 원인이 되어 결막자체에 염증이 생기며 결막의 주변부로 갈수록 더 심하다.
섬모체 충혈 ; 각막이나 눈 속의 기관에 염증이 있을 때 나타나며 각막 가장자리에서 가장 심하고 결막 충혈보다 더 심층의 혈관이 충혈된다. 급성 폐쇄각 녹내장에서 보인다.

21 시신경에 대한 설명으로 옳은 것은?

① 시신경은 눈알 속, 안와 속, 시신경관 속, 뇌 속의 4부분으로 구분된다.
② 신경섬유는 중추 신경계이므로 슈반세포가 수초를 형성한다.
③ 시신경 섬유는 20%의 시섬유와 80%의 동공섬유로 되어 있다.
④ 시신경에서 가장 긴 부위는 뇌 속 부분이다.
⑤ 시신경은 두꺼운 연막과 혈관이 풍부하고 얇은 경막으로 싸여있다.

22 외안근에 대한 설명으로 옳은 것은?

① 곧은근의 길이는 약 60 mm이고 각막 가장자리로부터 4 ~ 6 mm에서 시작한다.
② 곧은근 부착부의 넓이는 약 6 mm이다.
③ 안쪽 곧은근은 가돌림신경의 지배를 받는다.
④ 가쪽 곧은근에서 한개의 앞섬모체 동맥이 분지한다.
⑤ 아래 빗근의 길이는 60 mm이며 외안근 중 가장 길다.

☞ 곧은근의 길이는 약 40 mm이고 각막 가장자리로부터 5~8 mm에 종지하며 부착부는 약 10 mm의 넓이이다. 위빗근이 외안근 중에서 가장 길다.

23 안와의 내용물에 대한 설명으로 옳은 것은?

① 눈알은 안와 용적의 5/6를 차지한다.
② 안와 사이막은 안와의 앞쪽 경계를 이룬다.
③ 안와 사이막은 안와꼭지의 골막에서 시작한다.
④ 안와 사이막은 눈알 내용물을 보호한다.
⑤ 테논낭은 앞으로 각막 가장자리와 같은 곳에 부착되어 있다.

☞ 안와 가장자리의 골막에서 시작하여 위 눈꺼풀과 아래 눈꺼풀의 눈꺼풀판까지 퍼져 있는 얇은 막으로서 안와 내용물을 보호하는 방어벽 구실을 한다.

정답 20. ⑤ 21. ① 22. ④ 23. ②

24 눈꺼풀에 대한 설명으로 옳은 것은?

① 눈알 표면 위로 눈물을 확산시킨다.
② 서양인에서는 내측 눈구석 주름이 흔하다.
③ 쉽게 부어오르지만 느리게 회복된다.
④ 위눈꺼풀 주름은 눈둘레근건막이 피부에 부착해서 생긴다.
⑤ 위눈꺼풀 주름은 동양인에게 뚜렷하다.

25 눈둘레근에 대한 설명으로 옳은 것은?

① 얇은 불수의근이다.
② 무의식적으로 감을 때 안와부가 사용된다.
③ 수축하면 눈물이 분비된다.
④ 얼굴 신경이 지배한다.
⑤ 위곧은근 시작 부위의 바로 위에서 시작한다.

26 회백색의 선(gray line)의 안쪽 조직으로 옳은 것은?

① 피부 ② 눈둘레근 ③ 속눈썹
④ 짜이스샘 ⑤ 눈꺼풀판샘

☞ 회백색의 선의 안쪽 층으로 눈꺼풀판과 결막, 바깥층으로는 피부, 눈둘레근으로 이루어진다.

27 눈꺼풀의 근육에 대한 설명으로 옳은 것은??

① 뮐러근은 교감신경의 지배를 받는다.
② 감각은 얼굴신경이 지배한다.
③ 눈꺼풀판은 눈알의 형태를 유지시킨다.
④ 눈둘레근은 눈돌림신경이 지배한다.
⑤ 눈꺼풀 올림근은 눈물 주머니 위에서 시작한다.

28 눈꺼풀샘에 대한 설명으로 옳은 것은?

① 마이봄샘은 눈꺼풀판에 수평으로 배열되어 있다.
② 짜이스샘은 모낭과 연결되어 잇다.
③ 마이봄샘은 땀샘이다.
④ 몰샘은 기름샘이다.
⑤ 볼프링샘은 땀샘이다.

☞ 피지샘인 마이봄샘은 눈꺼풀판에 수직으로 나란히 한 줄로 배열되어 있으며 모낭과 연결되어 있지 않으나 변형된 피지샘인 짜이스샘은 모낭과 연결되어 있다.

정답
24. ① 25. ④ 26. ⑤ 27. ① 28. ②

29 결막의 조직에 대한 설명으로 옳은 것은?

① 결막에는 림프샘이 풍부하다.
② 눈꺼풀판 결막에는 정맥얼기가 발달되어 있다.
③ 결막간질에는 술잔세포들이 있다.
④ 얼굴 신경이 분포한다.
⑤ 섬유층에 덧눈물샘이 있다.

☞ 구석결막에 정맥얼기가 발달해 있으며 상피 세포층에 점액을 분비하는 술잔세포들이 있다. 아데노이드층에는 림프조직과 덧눈물샘인 크라우제샘과 볼프링샘이 있으며 삼차신경의 제1가지인 눈신경이 분포한다.

30 눈물길의 배출에 관하여 옳은 것은?

① 주눈물샘, 덧눈물샘-눈물점-눈물주머니-눈물소관-코눈물관-아래콧길
② 주눈물샘, 덧눈물샘-눈물점-눈물소관-눈물주머니-코눈물관-아래콧길
③ 주눈물샘, 덧눈물샘-눈물소관-눈물점-눈물주머니-코눈물관-아래콧길
④ 주눈물샘, 덧눈물샘-눈물소관-눈물주머니-눈물점-코눈물관-아래콧길
⑤ 주눈물샘, 덧눈물샘-눈물주머니-눈물점-눈물소관-코눈물관-아래콧길

31 눈물의 분비에 대한 설명으로 옳은 것은?

① 눈물 분비는 교감 신경이 지배하며 핵은 제4뇌실의 바닥에 있다.
② 크라우제(33%), 볼프링(67%)에서 분비되는 눈물은 눈알의 앞면을 적신다.
③ 아래콧길의 하스너판은 출생 전 뚫린다.
④ 덧눈물샘은 삼차신경의 자극에 의해 눈물을 분비한다.
⑤ 눈둘레근의 수축은 눈물주머니를 확장시켜 눈물을 빨아들인다.

☞ 눈물 분비를 조절하는 것은 부교감 신경이며 눈알의 앞면은 크라우제샘(67%)과 볼프링샘(33%)의 덧눈물샘에서 분비되는 눈물로 항상 촉촉한 상태를 유지한다. 하스너판은 출생시 뚫리며 눈물샘은 상처나 질병으로 인한 삼차신경의 자극이나 울음같은 정신적 자극으로 인해 눈물을 분비한다.

32 눈물의 구성성분에 대한 설명으로 옳은 것은?

① 눈물의 단백질은 알부민, 글로불린 두 가지가 발견된다.
② 항균 작용은 알부민과 리소자임에 의한다.
③ 알러지 결막염에는 IgE가 증가한다.
④ 리소자임은 IgG와 협동하여 세균을 용해시킨다.
⑤ 눈물은 약한 산성이다.

정답 29. ① 30. ② 31. ⑤ 32. ③

33 제일안위에서의 외안근의 주작용과 보조작용으로 옳은 것은?

① 윗 빗근 - 내회선, 내림, 안쪽돌림
② 아래 빗근 - 내회선, 올림, 가쪽돌림
③ 위 곧은근 - 올림, 외회선, 안쪽돌림
④ 아래 곧은근 - 내림, 외회선, 안쪽돌림
⑤ 가쪽 곧은근 - 가쪽돌림, 외회선

34 외안근에 대한 설명으로 옳은 것은?

① 위 곧은근의 지배 신경은 눈돌림 신경, 광축과의 각도 51도
② 아래 곧은근의 지배 신경은 눈돌림 신경, 광축과의 각도 51도
③ 가쪽 곧은근은 각막 가장자리에서 8 mm 떨어진 공막에 부착한다.
④ 아래 빗근의 지배 신경은 눈돌림 신경, 광축과의 각도 23도
⑤ 위 빗근의 지배 신경은 도르래 신경, 광축과의 각도 51도

35 교통사고로 얼굴 신경이 손상되었다. 일어날 수 있는 증상은?

① 눈꺼풀 처짐
② 조절 이상
③ 동공 부동
④ 내사위
⑤ 개안

☞ 얼굴 신경은 눈둘레근을 지배한다.

36 섬모체 충혈은 다음 어느 부위에서 염증이 일어나는가?

① 각막
② 결막
③ 망막
④ 눈꺼풀
⑤ 시신경 유두

정답
33. ④　34. ⑤　35. ⑤　36. ①

2 눈의 발생

* 눈의 각 조직의 태생학적 기원

기 본 정 리

1) 표면외배엽

수정체, 각막상피, 결막상피, 속눈썹, 마이봄샘, 몰샘, 짜이스샘, 눈물샘, 덧눈물샘, 눈물길의 상피

2) 신경외배엽

신경망막, 망막색소상피, 섬모체상피, 홍채의 상피, 홍채의 동공근, 시신경섬유

3) 중배엽

안와, 외안근, 눈알의 혈관내피세포

4) 신경능선세포

각막기질, 각막, 섬유주의 내피세포, 데스메막, 공막, 홍채와 섬모체의 기질, 섬모체근, 안와골, 시신경집

정 리 문 제

〈A 형 문항방식〉

※ 아래 각 문항의 물음에 대한 옳은 답 하나를 ① ~ ⑤ 에서 선택하시오.

01 다음 조직들의 발생학적 기원은?

신경 망막	망막 색소상피	섬모체 상피	홍채의 상피	홍채의 동공근	시신경 섬유

① 표면 외배엽 ② 신경 외배엽 ③ 중배엽
④ 신경능선 세포 ⑤ 내배엽

02 다음의 눈의 각 조직들의 발생학적 기원은?

상공막	외안근	안와	테논낭

① 표면 외배엽 ② 중배엽 ③ 신경 외배엽
④ 내배엽 ⑤ 신경능선 세포

03 다음 눈의 구조들의 태생학적 기원은?

수정체	각막상피	속눈썹	눈물샘	눈꺼풀판샘

① 표면 외배엽 ② 신경 외배엽 ③ 중배엽
④ 내배엽 ⑤ 신경능선 세포

04 다음 중 중배엽에서 기원하는 구조물로 옳은 것은?

① 상피세포 ② 망막 ③ 수정체
④ 안와 ⑤ 섬모체근

05 눈알의 태생에 대한 설명으로 옳은 것은?

① 황반은 생후 8개월에 형태와 기능이 완성된다.
② 망막에서 시세포가 가장 늦게 분화된다.
③ 시신경의 말이집 형성은 출생 시에 완성된다.
④ 홍채 기질, 각막 기질은 중배엽에서 발생한다.
⑤ 태생 5개월에 위·아래 눈꺼풀이 떨어진다.

정답: 1. ② 2. ② 3. ① 4. ④ 5. ②

제 2 장

❖ 시기생리학

제2장 시기생리학

기 본 정 리

I 타각적 검사

1 외안부 검사

1) 눈알의 위치

; 눈알 돌출여부 - 눈알 돌출계 사용하여 측정.
한국인의 표준치 ; 10 ~ 14 mm, 두 눈의 차이가 2 mm이상이면 병적.

2) 눈물기관

(1) 쉬르머 I 검사 ; 눈물 분비량 검사, Whatman No.41 여과지,
5분 동안 10 mm이하 적시면 분비저하.
(2) 기초 눈물 분비검사 ; 결막에 점안마취를 한 후 쉬르머 I 검사 실시.
(3) 쉬르머 II 검사 ; 코안을 자극해서 반사 눈물분비의 정도를 검사.
(4) 눈물막 파괴시간 BUT ; 점액의 양 측정, 건성안으로 진단.
눈물막 파괴시간 10초 이하이면 비정상. 한국인 평균치는 13초.

3) 눈알 결막

(1) 결막 충혈 ; 이물, 세균 등이 원인이 되어 결막 자체의 염증, 결막의 주변부 심함
(2) 섬모체 충혈 ; 각막이나 눈 속 기관의 염증, 각막 가장자리에서 가장 심함

4) 각막

각막의 지름이 12 mm이상이면 선천 녹내장이나 거대 각막 의심.
placido 각막계를 사용하여 불규칙한 각막 만곡도 검사.

2 세극등 현미경 검사

수한 조명 장치와 현미경으로 구성
* 보통 10배 혹은 16배 확대관찰, 40배까지도 가능.
* 가늘고 긴 빛을 눈에 비추어 각막, 결막, 전방, 홍채, 수정체, 유리체, 망막, 앞방각 관찰.
* 역조명으로 각막 침착물, 수정체 혼탁 등 관찰

3 동공 반사

(1) 직접 대광반사 - 약간 어두운 방에서 환자에게 먼 곳을 주시하게 하고 펜라이트 불빛을 동공에 비추면 동공이 즉시 축소되는 현상
(2) 간접 대광반사 - 반대편 눈에 비추었을 때도 역시 동공이 축소되는 현상
(3) 구심성 동공 운동장애 - 동공의 간접 대광반사는 정상이나 직접 대광반사는 비정상, 눈의 시신경 기능이 저하.
(4) 근접 반사 - 가까운 물체를 볼 때 조절이 일어나고 두 눈이 안으로 모이면서 동공이 작아지는 현상

4 안압 측정 ; 녹내장의 필수검사

(1) 함입 안압계 - 쉬외츠 안압계가 대표적. 간편 측정, 공막경도에 따른 오차가 큰 것이 단점.
(2) 압평 안압계 - 골드만 압평 안압계. 오차가 적음.
이상 두 가지는 전염성 안질환의 감염 주의.
(3) 비접촉 안압계 - 압축 공기를 뿜어 검사.
(4) 정상 안압 - 10 ~ 21 mmHg,
안압이 지극히 낮을 때는 심한 탈수상태, 안구 위축, 망막박리, 맥락막 박리, 안구 천공상 의심.
지극히 높을 때는 급성 녹내장 의심.

5 안저 검사

(1) 직상 검안경 검사

약 15배 확대된 직상 관찰.

(2) 도상 검안경 검사

① +14 ~ +30 D의 볼록렌즈를 통해 안저검사, 약 5배 확대된 도상 관찰.
② 시야가 넓고, 입체시 가능하여 망막 박리, 맥락막, 망막의 종양 등의 판단에 유용.
③ 매체에 약간의 혼탁이 있어도 빛이 강하여 안저검사 가능

(3) 세극등 안저 검사 ; 해상력이 좋다.

선명한 상을 볼 수 있고 입체시 가능, 정밀한 안저 검사 가능, 보이는 범위가 좁다.

6 특수 검사

(1) 앞방각경 검사

* 앞방각 ; 각막 주변부와 섬모체의 앞면 및 홍채 앞면의 주변부가 서로 만나는 곳
방수 배출로의 장애 검사, 녹내장 진단에 필수적인 검사

(2) 초음파 검사

① A-scan ; 거리 측정에 유리, 인공 수정체의 도수를 결정하는 데 필수적
② B-scan ; 조직의 단면을 화면에 투영
③ 장점 ; 해상력 우수, 눈 속 종양의 감별진단, 매체혼탁으로 안저 관찰이 안 될 경우 눈 내부 상태를 판단, 망막박리, 눈 속 이물의 위치 확인하는데 이용

(3) 전기생리학 검사

① 눈 전위도 EOG - 망막 상존전위의 기록, 망막 색소 상피 세포의 기능을 반영
② 망막 전위도 ERG - 광자극에 의한 망막 활동전위의 변화를 기록, 광수용세포, 두극 세포, 뮐러 세포의 이상을 구분하여 망막의 부위별 이상 판별
③ 시유발전위 VEP, VER - 망막이 빛에 의해 자극을 받을 때 대뇌 시피질에서 일어나는 전위변화, 눈에서 시피질로의 전달 과정에 이상 유무 판별

(4) 형광 안저 혈관 조영술

망막 혈관이나 망막 색소 상피세포에 병변이 생겨 망막 조직으로 확산되거나 착색된 형

광색소의 분포상태를 촬영함으로써 혈관 병변 유무 및 특성을 검사

(5) 빛간섭 단층 촬영

빛간섭 현상을 이용한 새로운 영상진단 기법으로 적외선에 가까운 빛을 이용해 눈 속 구조물의 단면을 보는 방법. 초음파 검사보다 훨씬 정밀, 눈알과 기계를 접촉시키지 않아도 영상을 얻을 수 있으며 눈 속 조직의 세밀한 생체 영상과 실측치를 제공

(6) 컴퓨터 단층촬영

눈알 및 안와의 종양, 눈알 돌출, 안와 골절, 천공성 눈외상과 동반된 눈 속 이물 진단

(7) 자기공명 영상

장점 ; 컴퓨터 단층촬영보다 연부 조직의 해상력이 훨씬 우수, 환자가 방사능에 노출되지 않음. 영상이 뛰어남.

단점 ; 자성이 있는 물질이나 장치들의 위치가 변동될 수 있고, 심장 박동조율기 오작동 위험, 눈알 속 금속성 이물이 의심될 때는 금기

정 리 문 제

〈A 형 문항방식〉

※ 아래 각 문항의 물음에 대한 옳은 답 하나를 ① ~ ⑤ 에서 선택하시오.

01 전기생리학 검사에 대한 설명으로 옳은 것은?

① 각막이 음극, 눈알 뒷면이 양극으로 되어있다.
② 시유발전위는 망막 활동전위의 변화이다.
③ 상존전위는 망막 색소상피 세포에서 발생한다.
④ 망막 전위도의 a파는 주로 신경절 세포에서 발생한다.
⑤ 망막 전위도의 b파는 광수용 세포로 인해 생긴다.

☞ 시유발전위는 눈이 빛에 의해 자극을 받을 때 대뇌의 시피질에서 일어나는 전위 변화이다.

02 다음 설명과 가장 관계 깊은 검사법은?

가. 망막조직의 혈액망막 장벽이용	나. 플루오레세인나트륨
다. 망막과 맥락막의 혈관상태 진단	라. 망막 순환계, 맥락막 순환계에 공급

① 망막전위도 ② 시유발전위 ③ 형광안저 혈관조영술 ④ 초음파 검사 ⑤ 검안경 검사

정답
1. ③ 2. ③

03 눈물막 파괴시간 검사에 대한 설명으로 옳은 것은?

① 눈물 생성량을 측정한다.
② 눈물막 파괴시간이 13초 이하이면 비정상이다.
③ 눈물의 배출기능을 검사한다.
④ 정상에서 각막표면이 마르지 않는 것은 눈깜박임의 간격보다 눈물막 파괴시간이 길기 때문이다.
⑤ 정상에서 각막표면이 마르지 않는 것은 눈물의 수성층의 양이 많기 때문이다.

04 다음 설명에 해당하는 눈물 분비 검사법으로 옳은 것은?

> 5 × 30 mm크기의 와트만41번 여과지의 끝을 접어 아래 눈꺼풀 귀 쪽 아래 결막낭에 닿도록 한 후 5분 후 눈물로 젖은 부분의 길이를 측정한다.

① 눈물막 파괴시간 검사 ② 눈물 삼투압 검사 ③ 기초 눈물 분비 검사
④ 쉬르머 Ⅱ검사 ⑤ 쉬르머 Ⅰ검사

05 각막 가장자리 부위의 충혈이 적자색으로 가장 심하게 나타나며 결막 구석부로 갈수록 연해지는 결막의 충혈을 보이는 질환으로 옳은 것은?

① 각막의 염증 ② 결막의 염증 ③ 망막의 염증
④ 눈꺼풀 염증 ⑤ 시신경염

06 각막의 지름이 12 mm이상이면 예상되는 질환으로 옳은 것은?

① 각막 부종 ② 각막 반흔 ③ 개방각 녹내장
④ 안구돌출 ⑤ 선천 녹내장

07 동공의 간접 대광반사는 정상이나 직접 대광반사는 비정상인 경우 생각할 수 있는 질환은?

① 원심성 동공장애 ② 긴장성 동공
③ 구심성 동공장애 ④ 원심성 동공장애와 구심성 동공장애
⑤ 아르길-로버트슨 동공

08 안압이 매우 높을 때 의심되는 질환은?

① 안구 위축 ② 망막 박리 ③ 맥락막 박리 ④ 안구 천공상 ⑤ 급성 녹내장

09 다음 중 정상 안압의 범위에 속하는 것은?

① 5 ~ 15 mmHg ② 10 ~ 17 mmHg ③ 15 ~ 26 mmHg
④ 20 ~ 30 mmHg ⑤ 23 ~ 31 mmHg

☞ 정상안압은 10 ~ 21 mmHg(평균 15 mmHg)이며, 두 눈의 차이는 3 mmHg 이하이다.

정답
3. ④ 4. ⑤ 5. ① 6. ⑤ 7. ③ 8. ⑤ 9. ②

10 안압 측정에 관한 다음 설명 중 옳은 것은?

① 정상 안압의 평균치는 20 mmHg이다.
② 양안의 안압 차이가 2 mmHg는 정상이다.
③ 안압은 연령증가에 따라 낮아진다.
④ 압평 안압계는 공막경성에 의한 영향을 받는다.
⑤ 쉬외츠 안압계는 임상적으로 가장 정확하다.

11 안저 검사에 대한 설명으로 옳은 것은?

① 시신경 유두는 지름 약 1 mm의 난원형이다.
② 망막 정맥은 동맥보다 굵다.
③ 시신경 유두에서 유두지름의 2배만큼 코쪽으로 황반부가 있다.
④ 유두 함몰비(C/D비)가 0.3이면 녹내장의 위험이 있다.
⑤ 황반부의 중심은 약간 융기되어 점상 반사를 볼 수 있다.

☞ 시신경 유두는 난원형으로 지름이 약 1.5 mm, 정상인의 유두 함몰비는 0.4 정도이며, 0.6 이상이면 녹내장을 의심해야 한다. 시신경 유두에서 유두 지름의 2배만큼 귀 쪽으로 가면 지름이 2 mm 인 황반부가 있다.

12 검안경 검사에 대한 설명으로 옳은 것은?

① 직상 검안경은 약 3 ~ 5배의 확대율을 가진다.
② 도상 검안경은 검사법을 습득하기 쉽다.
③ 도상 검안경은 +14 ~ +30 D의 볼록렌즈를 사용한다.
④ 직상 검안경은 입체시로 안저 검사가 가능하다.
⑤ 직상 검안경은 눈 속에 약간의 혼탁이 있어도 검사를 할 수 있다.

13 초음파 검사에 대한 설명으로 옳은 것은?

① B-scan은 눈 속 조직사이 거리 측정에 이용된다.
② B-scan은 인공 수정체 굴절력 결정에 이용된다.
③ B-scan은 눈속 종양의 조직학적 특성을 파악하는데 도움이 된다.
④ B-scan은 유리체 출혈이 있을 때도 눈속 상태를 관찰할 수 있다.
⑤ A-scan은 망막 박리 검사에 이용된다.

14 전기생리학적 진단법 중 눈전위도 검사로서 알 수 있는 것은?

① 망막 색소상피의 상태
② 각막의 상태
③ 시신경 질환
④ 시피질의 상태
⑤ 시력

정답
10. ② 11. ② 12. ③ 13. ④ 14. ①

15 전기생리학적 진단법 중 시유발전위(VEP)에 대한 설명으로 옳은 것은?

① 망막의 기능을 판정한다.
② 망막 색소상피의 상태를 알 수 있다.
③ 명순응과 암순응에서의 안정전위를 측정한다.
④ 시력의 상태를 알 수 있다.
⑤ 탈수초질환이 있는 경우 진폭이 증가한다.

16 안과적 특수 검사에 대한 설명으로 옳은 것은?

① 컴퓨터 단층촬영은 눈알 돌출, 안와 종양 등에 이용된다.
② 자기공명 영상은 방사능에 노출될 수 있다.
③ 자기공명 영상은 해상력이 떨어진다.
④ 빛간섭 단층 촬영은 매체 혼탁시에도 용이하다.
⑤ 빛간섭 단층 촬영은 어린이나 노인에게 이용하기 좋다.

☞ 컴퓨터 단층촬영은 방사능에 노출될 수 있으며, 자기공명 영상은 컴퓨터 단층촬영에 비해 연부조직의 해상력이 우수하다. 빛간섭 단층 촬영은 빛의 통과를 가로막는 매체가 혼탁해진 경우, 즉 각막 혼탁, 앞방염증, 백내장, 유리체 출혈이나 혼탁이 있는 경우에는 영상을 얻기 힘들며, 세밀한 빛간섭 현상을 이용하므로 협조를 얻기 어려운 환자나 눈알이 잘 고정되지 않는 경우에는 좋은 영상을 얻기 어렵다.

정답 15. ④ 16. ①

기 본 정 리

Ⅱ 기능 검사

1 시력

1) 시각

주시하고 있는 물체의 두 점에서 눈알의 교점으로 두 직선이 만드는 각도 - 망막상의 크기를 결정.

① 시력 ; 시각의 역수
② 1분 ; 정상 눈이 식별할 수 있는 두 점의 최소 시각

2) 시력의 단위와 시표

(1) 표준 시표

① 표준 시표 ; 국제안과학회(1909, 1929), 지름 7.5 mm, 폭 1.5 mm의 Landolt ring에 간격 1.5 mm를 둔 것.
② 시력 1.0 ; 5 m 거리에서 그 간격 보다 작은 시표의 방향을 식별하지 못하는 눈의 시력
③ 5 m에서 최소시각이 2분이면 시력은 0.5, 30초면 2.0이 된다.
④ 정상 시력 ; 1.2 ~ 1.5

(2) 스넬렌 시표

여러 가지 크기의 영문 알파벳을 사용. 측정거리 20 feet.

① 시력 표시법 ; 검사 거리 / 시표 번호
② 정상 시력 ; 번호 20(또는 6)의 시표의 문자 폭은 20 feet(또는 6 m)에서 1분의 시각을 가지며, 20 feet에서 알아보면 시력은 20 / 20(6 / 6)으로 정상.
③ 번호 100을 20 feet에서 알아본다면 시력은 20 / 100(또는 6 / 30)으로 표시.

(3) 한글 시시력표 ; 한천석 시시력표, 진용한 시시력표

3) 측정 방법

① 실내 고르게 조명. 시시력표의 조명 ; 200 룩스 표준, 환자의 눈높이 시시력표.
② 피검자는 일정거리(5 또는 6 m), 표와 정면.
③ 좌안 가리고 우안 측정.
④ 큰 시표에서 차차 작은 시표를 읽게, 최소 시표의 옆의 숫자를 본다.
⑤ 소수식이면 그 숫자가 시력. 스넬렌 시력표이면 그 숫자를 분모. 20 또는 6을 분자.
⑥ 0.1도 보지 못하면, 0.1시표를 볼 수 있는 지점과 시력표와의 거리 측정.
시력 = 0.1 × 볼 수 있는 곳까지의 거리(m)/5 m. 예) 0.1 × 2/5 = 0.04
⑦ finger count ; 1 m까지 접근해도 0.1 시표가 보이지 않는 경우; 손가락 수 세기.
예) 손가락세기 50 cm, F.C./50 cm
⑧ hand movement ; 손 흔듦, 흔드는 손의 움직임만 알 수 있을 때.
⑨ light perception ; 빛 느낌 ; 암실에서 광선 점멸, 광선유무를 물음.
light projection ; 빛 방향 알아보기 ; 동시에 광선의 방향을 알 때.
⑩ 맹 ; 빛 느낌도 없을 경우.

4) 근거리 시력

원거리 시력을 측정한 후에 근거리 시력(약 30 cm)을 측정.

5) 시력 장애의 원인

(1) 매체의 이상
(2) 시로의 이상
(3) 안압의 이상
(4) 굴절이상, 조절이상
(5) 기능적 장애
(6) 약시
(7) 일과성 흑암시 ; 목동맥 혈관의 일시적 폐쇄. 일시적인 심한 시력 저하

2 시야

(1) 시야 검사의 의의

중심시, 주변시의 감도 상태 측정 및 망막에서 시피질에 이르는 시각 전달로의 병변의 위치, 범위 등을 추측

(2) 주변시

① 외계 물체의 상호 위치 관계 파악
② 물체의 형태와 색채에는 감도 저하
③ 물체의 움직임에는 예민

(3) 정상 시야

시표의 표시 ; 시표의 지름(mm) / 검사거리(mm), 시표의 색채
(예 : 3/330 흰색 ; 3 mm 직경의 흰색 시표로 330 mm 거리에서 측정한 시야)

(4) 시야 측정법

① 대면 검사 ; 검사자와 환자가 50 ~ 100 cm의 거리를 두고 마주보고 검사. 쉽고 빠르지만 부정확.
② 동적시야 측정
③ 정적시야 측정

3 광각

1) 암순응

처음 5 ~ 6분은 원뿔 세포의 암순응, 다음은 막대 세포가 암순응하면 약 50 ~ 60분 만에 최고에 달달한다.

2) 명순응

어두운 곳에서 밝은 곳으로 가면 처음에 눈이 부시지만 곧 적응되는데 보통 30 ~ 40초 만에 이루어진다.

3) 야맹

암순응이 불량한 상태. 진행성과 정지성, 선천성과 후천성으로 구별.
원인 ; 특발성, 오구치병, 망막색소 변성, 비타민 A 결핍, 맥락막과 망막의 광범위한 병변으로 발생.

4) 주맹

밝은 장소에서보다 어두운 장소에서 시력이 더 양호한 상태.

원인 ; 축성 시신경염, 전색맹, 각막이나 수정체의 동공중앙부 혼탁.

4 색각

가시광선 중 파장의 차이에 따르는 물체의 색을 구별하여 인식하는 능력- 추체의 기능
☞ 가시광선 ; 약 380 ~ 770 nm의 범위에 속하는 부분

1) 색의 혼합

① 원색 ; 단색광 중 적당히 3개의 색을 혼합하면 백색뿐 아니라 모든 단계의 색광을 얻을 수 있는데, 이세가지 색을 원색이라 하며 빨강, 초록, 파랑을 말한다.
② 보색 ; 모든 색광에서 다른 색광과 혼합하면 백색광이 되는 두 색. 빨강과 청록색, 노랑과 자청색 등.

2) 색각 이상

(1) 후천적 색각 이상

① 망막의 추체 손상, 시피질 경로에 이상-시력 저하, 색각 장애 동반.
② 시신경 위축 ; 전반적인 색각 장애
③ 수정체 핵의 착색 ; 청색각 장애
④ 맥락막, 망막 질환으로 시세포 장애 ; 청색각 장애
⑤ 시신경 섬유 질환 ; 적색각 장애

(2) 선천성 색각 이상

① 이상삼색형 색각자

i) 저색약, 제1색약 ii) 녹색약, 제2색약 iii) 청색약, 제3색약
색체에 대한 감각은 다 있으나 색채를 표현하는 각 색광 혼합의 비율이 정상인과 다르다.
조명이 약하고 채도가 낮고 크기가 작으면 색을 정확히 판단하지 못한다.

② 이색형 색각자

i) 적색맹, 제1색맹 ii) 녹색맹, 제2색맹 iii) 청색맹, 제3색맹
시력은 정상, 정지성, 두 가지 원색으로 모든 색채 재현

③ 단색형 색각자

한 가지 종류의 추체만 있다.

a. 추체 단색형 색각 ; 한 가지 색깔의 명암으로만 보인다.
b. 간체 단색형 색각 ; 추체가 완전히 결손. 흑백으로만 인지하는 전색맹.
- 선천적으로 시력 불량(0.1이하), 안진, 눈부심, 주맹, 시야에 중심암점, 암순응은 정상.
- 원인 ; 추체의 결손 or 불완전한 발달

3) 색각 검사법

검사 목적 ; 색각 장애의 정확한 본질 파악. 피검자의 사회활동 가능 여부를 결정.
검사법 ; 구름이 끼어 있을 때의 일광광선이 표준, 백열전구에 corning 주광필터 590호를 끼운 macbeth 주광 전구, 조도는 약 200 ~ 500 lux

① 거짓동색표

여러 가지 색채의 원형점 배경에 비슷한 형태의 점으로 문자, 숫자가 그려져 있음.
종류 ; stilling, ishihara, dvorine, rabkin, hardy-rand-rittle(H-R-R)

② 파른워스-문셀법

100-hue test가 대표적, 우수하나 채점법이 복잡

③ Nagel의 색각경

가장 정확, 조작이 복잡

4) 색시증

색유리를 통해 보았을 때처럼 색이 칠해진 외계가 보이는 현상
적시증 ; 열이 있을 때, 유리체 출혈, 강한 광선에 조사된 후
황시증 ; 산토닌 중독, 황달
청시증 ; 노인성 백내장 수술 후, 망막염
자시증 ; 망막 동맥 폐쇄증이 회복될 때

5 대비 감도 검사

밝음과 어둡의 비율, 완전 흰색과 완전 검은색 사이의 대비 감도가 1(100%)이 된다.
- 대비 감도가 떨어지는 사람은 높은 대비도의 시표에서는 시력이 정상이더라도 낮은 대비도의 시표에서는 정상보다 낮은 시력이 나올 수 있다.
- 정확한 시기능 판단에 도움.

정 리 문 제

〈A 형 문항방식〉

※ 아래 각 문항의 물음에 대한 옳은 답 하나를 ① ~ ⑤ 에서 선택하시오.

01 암순응에 관한 다음 설명에서 옳은 것은?

① 눈의 민감도가 감소한다.
② 동공은 축소된다.
③ 밝은 빛에 노출되면 시색소은 하얗게 된다.
④ 암순응 초기에는 막대세포가 관여한다.
⑤ 30 ~ 45분 후에는 원뿔세포에서 광민감색소가 재생한다.

☞ 암순응은 눈의 민감도가 증가하며 동공은 확대되고 망막은 신경-생화학적으로 변한다.

02 명순응에 관한 다음 설명 중 옳은 것은?

① 민감도가 크게 감소한다.
② 레티날과 옵신이 합성된다.
③ 동공은 확대된다.
④ 생화학적 변화가 망막영역 전체에 일어난다.
⑤ 망막의 pH가 7.0에서 7.3으로 변한다.

☞ 눈이 밝은 빛에 노출되면 민감도는 크게 감소, 로돕신은 하얗게 되고 동공이 수축하며 가장 민감한 광도가 빛 스펙트럼의 황적색으로 이동, 전이하고 망막의 pH는 7.3에서 7.0으로 낮아진다.

03 떨어져 있는 두 점을 두 개로 인식할 수 있는 점의 최소간격으로 눈의 해상력을 나타내는 것은?

① 최소 가시시력 ② 최소 분리시력 ③ 최소 가독시력 ④ 입체시 ⑤ 양안시

04 3 m에서 0.1시표를 읽었다면 이 환자의 시력은?

① 0.03 ② 0.3 ③ 0.06 ④ 0.6 ⑤ 0.1

05 다음 시력 장애의 원인들 중 갑자기 시력 장애가 발생하였다가 짧은 시간 내에 다시 회복되는 것은?

① 매체의 이상 ② 시로의 이상 ③ 기능적 장애 ④ 조절마비 ⑤ 일과성 흑암시

06 시야 검사에 관한 다음 설명 중 옳은 것은?

① 시야는 중심시력을 측정한다.
② 중심시는 물체의 움직임에 예민하다.
③ 주변시는 물체의 형태에 민감하다.
④ 시야 검사로 시로상 병변의 위치를 추측할 수 있다.
⑤ 양안에 공통으로 보이는 부분은 반경이 약 80도 되는 원형이 된다.

정답
1. ③ 2. ① 3. ② 4. ③ 5. ⑤ 6. ④

☞ 주변 시력은 주변 망막의 자극으로 나타나며 공간에 대한 정보를 제공하며 중심 시력은 망막중심오목의 자극으로 인해 나타나며 형태와 색상을 인지하고 주시하는 기능을 한다.

07 정상인의 시야 범위로 옳은 것은?

① 상측 : 최소 외측 : 최대
② 상측 : 최대 외측 : 최소
③ 내측 : 최소 외측 : 최대
④ 내측 : 최대 외측 : 최소
⑤ 하측 : 최소 외측 : 최대

08 검사자와 환자가 마주 보고 하는 시야 검사로 빨리 측정할 수 있으나 정확하지 <u>못한</u> 것은?

① 동적시야 측정
② Goldmann 시야계
③ 정적시야 측정
④ 자동 시야계
⑤ 대면 검사

09 다음 중 야맹의 원인 질환이 <u>아닌</u> 것은?

① 오구치병
② 망막 색소 변성
③ 비타민 A 결핍
④ 축성 시신경염
⑤ 맥락막의 광범위한 병변

10 색각 장애에 관한 원인으로 <u>아닌</u> 것은?

① 원뿔 세포의 손상
② 시신경 위축
③ 수정체핵의 착색
④ 시신경섬유 질환
⑤ 망막 색소 변성

☞ 후천적 색각 이상의 원인으로는 원뿔세포 손상, 시피질 경로 이상, 시신경 위축 등이며, 수정체핵이 착색되어 청색각이 장애를 받기도 하며, 맥락막, 망막 질환 때문에 광수용 세포에 장애가 있으면 청색각이, 시신경섬유 질환이 있을 때는 적색각이 장애를 받는다.

11 전색맹(total color blindness)에 관한 설명이 <u>아닌</u> 것은?

① 시력저하
② 눈떨림
③ 주맹
④ 명암식별
⑤ 암순응 비정상

12 다음 색각검사법 중 가장 정확한 것은?

① 이시하라색각검사표
② H-R-R plate
③ dvorine 표
④ 100-hue test
⑤ nagel의 색각경

13 다음 색시증에 관한 설명 중 옳은 것은?

① 산토닌 중독에 나타나는 청색시증
② 강한 광선에 조사된 후에 오는 황색시증
③ 망막염 때에 오는 적색시증
④ 백내장 수술 후 수정체 제거 후 청색시증
⑤ 시신경염에 오는 황색시증

정답
7. ① 8. ⑤ 9. ④ 10. ⑤ 11. ⑤ 12. ⑤ 13. ④

기 본 정 리

Ⅲ 굴절 · 광학

1 조절

가까운 곳의 물체를 볼 때 망막에 상을 맺게 해서 뚜렷하게 볼 수 있게 하는 눈의 작용

1) 조절 기전

조절 자극은 망막에 흐릿하게 맺힌 상으로부터 유발

2) 조절력

(1) 근점 ; 조절을 최대로 했을 때 명확하게 볼 수 있는 눈에서 가장 가까운 거리의 점
(2) 원점 ; 조절을 전혀 하지 않고 명확하게 볼 수 있는 가장 먼 거리의 점
(3) 조절력 ; 근점과 원점 사이의 거리를 디옵터(diopter)로 표시한 것

3) 노시안

연령 증가에 따른 수정체 탄력성의 감퇴로 조절력이 감소되어 근거리(약 25 ~ 30 cm)에서의 작업이 장애된 상태

* 노시안은 조절 이상, 원시는 굴절 이상
* 증상 및 치료 ; 40대 전후에서 근거리 시력 장애, 시야 흐림, 불쾌감 호소, 최소한의 볼록렌즈로 선명한 근거리 시력을 갖도록 처방.

4) 근접 연합 운동

가까운 물체를 볼 때 조절과 함께 눈모임, 동공 수축이 일어나는 근접 반응.
눈돌림 신경의 아래분지가 분포하는 섬모체근, 안쪽 곧은근, 동공 조임근의 흥분으로 생긴다.

2 굴절 이상

1) 원시

; 무조절 상태에서 눈으로 들어오는 평행광선이 굴절되어 망막 뒤에 초점을 맺은 경우.
축성 원시, 굴절성 원시.

(1) 증상 및 치료 ;

조절피로 증상 - 시력 감퇴, 안통, 두통, 눈의 충혈, 열감, 건조감, 빈번한 눈 깜박거림, 눈물흘림, 내사위, 내사시. 볼록렌즈 처방.

2) 근시

; 무조절시 안축에 평행하게 들어간 빛이 망막면보다 앞에서 초점이 맺히는 경우.
굴절성 근시, 축성 근시.

(1) 종류

① 단순 근시 ; 가장 흔함. 각막과 수정체의 굴절력과 안축장 간의 불균형에 의하여 발생. 5 ~ 10세에 시작, 18 ~ 20세에 멈춘다. 대부분 -6.00 D이하.
- 증상 ; 시력장애, 독서 시 책을 가까이, 외사위, 외사시, 근육성눈피로, 두통, 안통, 눈꺼풀의 자극증상, 눈부심 호소.
- 치료 ; 안경과 콘택트렌즈의 사용 및 수술요법. 정상 시력으로 교정되는 오목렌즈 중 가장 약한 것을 처방.

② 병적 근시 ; 안축장이 과도하게 커서 생기는 축성 근시
- 안저 소견 ; 귀쪽코누스, 맥락망막위축, 푹스 반점, 범무늬 안저, 후공막포도종, 중심와 출혈, 망막 하신생혈관막, 망막열공, 망막 박리, 유리체 액화.

③ 가성 근시 ; 원시가 교정되지 않은 상태로 과도의 근업이 장기간 계속될 때 조절 연축을 일으켜 근시와 같은 상태가 되는 것.
- 특징 ; 오목렌즈로 교정하면 가성 근시 더욱 악화,
눈알 화상, 동공 수축제 점안, 몰핀중독, 히스테리, 근시의 과교정 후 등에서 발견, 조절 마비제 점안하여 굴절 검사를 하면 쉽게 확진.

④ 합병 근시 ; 당뇨병, 초기 백내장, 스테로이드 등 약제 투여 시, 녹내장, 임신초기, 외상 후 섬모체 마비로 일시적인 수정체 굴절력 증가로 근시화.

3) 난시

; 모든 방향의 굴절력이 균일하지 않고 눈의 경선에 따라 굴절력이 동일하지 않아 눈에 들어온 평행광선이 한 점에서 초점을 맺지 못하고 두 점 혹은 그 이상의 초점을 갖는 상태.

(1) 종류

; 규칙 난시, 불규칙 난시, 단순 난시, 복합 난시, 혼합 난시, 직난시, 도난시

(2) 증상 및 치료

; 경도의 원시와 난시는 별 증상이 없음, 난시도가 가벼운 예에서 눈피로가 심함, 근거리 또는 원거리 시력장애, 난시표상 한 방향의 줄은 진하게, 직각 방향은 연하게 보임. 원주렌즈로 교정, 불규칙 난시는 하드렌즈로 교정.

4) 무수정체안

; 수술적 적출이나 편위에 의해 수정체가 시축 내에 없는 상태.

(1) 증상

; 심한 원시와 조절력 소실로 원거리와 근거리에서 심한 시력 저하

(2) 치료

; 인공 수정체 삽입, 볼록렌즈, 콘택트렌즈로 교정.

5) 굴절부등

; 짝 눈, 양안의 굴절력이 2 D 이상 차이가 있는 굴절 이상. 0.5 D의 안경 굴절력은 두 눈에서 상의 크기가 1% 차이. 대부분 5% 이하의 차이는 견딜 수 있다.

(1) 증상 및 치료

; 심한 굴절 부등은 사시, 약시 유발, 유아나 소아에서는 약시를 예방.

정 리 문 제

〈A 형 문항방식〉

※ 아래 각 문항의 물음에 대한 옳은 답 하나를 ① ~ ⑤ 에서 선택하시오.

01 광선이 눈 속으로 들어가는 순서대로 나열된 것은?

㉮ 각막	㉯ 방수	㉰ 수정체	㉱ 망막	㉲ 유리체

① 가→나→다→라→마
② 가→나→다→마→라
③ 가→다→나→마→라
④ 가→다→나→라→마
⑤ 가→마→다→나→라

02 다음 중 노안의 증상에 대한 설명 중 옳은 것은?

① -3.00 D의 근시인 사람에게 노안이 올 경우 -도수를 증가시킨다.
② 근시인 사람은 원용 교정안경을 벗고 책을 보면 더 잘 보인다.
③ 노시도 일종의 굴절이상이다.
④ 책이나 신문을 읽는 거리가 차츰 가까워진다.
⑤ 정시인 사람은 노안증상이 나타나지 않는다.

03 노안에 대한 다음 설명 중 <u>틀린</u> 것은?

① 나이가 들면서 수정체의 조절력이 감소된 것이다.
② 보통 45세를 전후하여 발생한다.
③ 최소한의 볼록렌즈로 선명하고 안락한 근거리 시력을 갖도록 처방한다.
④ 노시안은 조절이상 때문이다.
⑤ 조절력이 계속 감소되어 원거리의 작업이 장애받는다.

04 다음 노안에 대한 설명 중 옳은 것은?

① 근점 거리는 조절력이 작아질수록 눈에서 멀어진다.
② 정시안은 원시안보다 노안이 더 빨리 시작한다.
③ 노안의 증세로 책이나 신문을 읽는 거리가 차차 가까워진다.
④ 보려는 대상이 가까워질수록 눈이 편하고 잘 보인다.
⑤ 오목렌즈로 안경을 처방하는 점은 근시와 같다.

☞ 일반적으로 노안이 오는 순서는 원시, 정시, 근시 순이다.

정답 1. ② 2. ② 3. ⑤ 4. ①

05 다음의 안질환과 가장 관계 깊은 굴절 이상은?

맥락망막위축,	푹스 반점,	후공막 포도종,	
중심와 출혈,	망막 하신생혈관막,	망막 열공,	망막 박리

① 고도 원시 ② 고도 난시 ③ 병적 근시 ④ 합병 근시 ⑤ 사시

06 다음 설명과 가장 관계 깊은 것은?

㉮ 매체의 굴절률 증가	㉯ 안축의 연장
㉰ 백내장 초기	㉱ 각막의 곡률반경 감소

① 원시 ② 난시 ③ 근시 ④ 노시 ⑤ 사시

07 다음 눈에 작용에 대한 설명으로 옳은 것은?

① 암소시는 중심와의 기능이다.
② 크로스실린더를 사용하는 이유는 근시를 찾아내는 것이다.
③ 원시가 교정되지 않은 상태로 과도한 근업을 할 경우 근시와 같은 상태가 된다.
④ 노안이 빨리 생기는 순서는 근시, 정시, 원시이다.
⑤ 원시는 굴절력이 모든 방향에 동일하지 않아 발생된다.

08 굴절 이상에 대한 다음 설명으로 옳은 것은?

① 혼합 난시는 두 경선 모두 근시 또는 원시로 모두 망막면에 초점을 맺지 못한다.
② 굴절력의 증가가 원인이면 원시가 된다.
③ 안축장이 길어지거나 짧아지면 굴절성 비정시이다.
④ 굴절력의 감소가 원인이면 근시가 된다.
⑤ 비정시는 렌즈의 굴절력과 안축장의 불균형에 의해서 발생한다.

☞ 굴절력의 증가는 근시를 유발하고, 감소는 원시를 유발한다.
복합 난시는 두 경선 모두 근시 또는 원시로 모두 망막면에 초점을 맺지 못한다.

09 원시에 대한 다음 설명으로 아닌 것은?

① 시력 감퇴, 안통, 두통, 눈의 충혈, 열감, 건조감, 눈깜박임, 눈물 흘림 등의 증상.
② 과도한 조절로 내사위 또는 내사시가 생긴다.
③ 소아에서는 책을 가깝게 하려는 경향이 있다.
④ 경도의 원시는 대부분 자각 증상이 없다.
⑤ 원시가 교정되지 않은 상태로 근업작업을 계속하면 난시와 같은 상태가 된다.

정답 5. ③ 6. ③ 7. ③ 8. ⑤ 9. ⑤

10 굴절 이상에 대한 다음 설명으로 옳은 것은?

① 원시를 가진 소아는 망막상을 크게 하기 위하여 책을 멀리하는 경향이 있다.
② 단순 근시는 정상시력으로 교정되는 오목렌즈 중 가장 강한 것을 처방한다.
③ -4 D 이하의 근시는 근거리 시력이 정상이다.
④ 가성 근시는 근시가 교정되지 않은 상태로 장기간의 과도한 근업이 원인이다.
⑤ 근시나 원시가 있으면 원주렌즈로 먼저 교정한 후 구면렌즈로 교정한다.

☞ 단순 근시는 정상시력으로 교정되는 오목렌즈 중 가장 약한 것을 처방한다.
가성 근시는 원시가 교정되지 않은 상태로 장기간의 과도한 근업이 원인이다.

11 병적 근시에 관한 다음 설명으로 <u>아닌</u> 것은?

① 안축장이 과도하게 커서 생긴 축성 근시이다.
② 성인에 도달한 후에는 정지한다.
③ 눈알의 후방 2/3이 과도하게 자라 발생한다.
④ 정기적 안저 검사를 통해 망막박리 조기 진단이 필요하다.
⑤ 중심오목 출혈, 푹스 반점, 뒤포도종이 합병할 수 있다.

☞ 병적근시는 안구가 성인의 크기에 도달한 후에도 계속 길어지게 된다.

12 근시에 대한 다음 설명으로 <u>아닌</u> 것은?

① 단순 근시는 가장 흔한 유형이다.
② 독서시 망막상을 크게 하기 위해 책을 가깝게 하려 한다.
③ 안구의 후방 2/3가 과도하게 자라서 생기는 병적 근시가 있다.
④ 눈을 가늘게 떠서 망막에 선명한 상을 맺게 하려는 행동을 한다.
⑤ 정상 시력으로 교정되는 오목렌즈 중 가장 강한 것을 처방한다.

13 다음 굴절 이상과 관계된 설명으로 옳은 것은?

① 근시가 교정되지 않은 상태로 과도의 근업이 지속되면 가성 근시가 생길 수 있다.
② 불규칙 난시는 각막 반흔, 원추 각막에서 볼 수 있다.
③ 임상에서 양안 굴절력이 4 D이상 차이가 있는 굴절이상안을 굴절 부등이라 한다.
④ 출생시 대부분 근시 상태이다.
⑤ 근시는 노시안 현상을 빨리 느끼게 된다.

정답 10. ③ 11. ② 12. ⑤ 13. ②

14 무수정체안에 대한 다음 설명으로 옳은 것은?

① 수술적 적출이나 편위에 의해 수정체가 시축내에 없는 상태를 말한다.
② 안경 교정을 할 경우는 상의 확대율이 10%이하이다.
③ 모든 환자에서 조절력은 정상인과 같다.
④ 콘택트렌즈로 교정 할 경우는 상의 확대율이 2%이다.
⑤ 반대쪽 눈이 정상이라면 안경 착용이 좋다.

☞ 무수정체안에서 콘택트렌즈를 사용할 경우 상의 확대가 10%, 인공 수정체는 2%이하로 감소된다. 반대쪽 눈이 정상이라면 부등상시 때문에 안경을 착용할 수 없다.

15 70세 노인이 바늘에 실을 뀔 때 돋보기가 필요 없다면 추측되는 증세는?

① 정시 상태로 근거리 물체가 잘 보일 것이다.
② 굴절이상은 없으며 백내장이 진행되어 있을 것이다.
③ -3디옵터 이상의 근시가 있을 것이다.
④ 원거리 시력이 우수할 것이다.
⑤ 조절력이 정상인과 같을 것이다.

16 다음 교정 방법에 대한 설명으로 <u>아닌</u> 것은?

① 나안 시력이 나쁘지 않다면 약도의 굴절 이상은 굳이 안경을 착용시킬 필요 없다.
② 원시 안경 처방시 조절마비 굴절검사 값의 1/2이나 2/3 정도의 도수로 안경을 처방할 수 있다.
③ 근시 안경 처방은 일반적으로 시력이 잘 나오는 도수 중 강한 도수의 렌즈를 처방한다.
④ 협조가 안 되는 소아환자는 조절마비 굴절 검사를 시행한다.
⑤ 측정된 난시정도와 축은 정확하게 처방하는 것이 원칙이다.

17 가성 근시에 대하여 옳은 것은?

① 볼록렌즈로 교정하면 가성 근시는 더 악화된다.
② 오목렌즈로 교정한다.
③ 원시의 과교정과 관련이 있다
④ 조절마비제를 점안하면 안 된다.
⑤ 원시가 교정되지 않은 상태에서 과도한 근업이 지속될 때 흔히 발생한다.

☞ 가성 근시는 조절마비제를 점안하여 굴절검사를 한다. 오목렌즈로 교정하면 거짓 근시는 더욱 악화된다.

18 굴절 이상을 동반한 사위의 치료에 대한 설명으로 <u>아닌</u> 것은?

① 삼복 사시라고 하기도 한다.
② 내사위에서 원시는 전교정하고 근시는 부족하게 교정한다.
③ 난시는 반만 교정한다.
④ 외사위에서 근시는 전교정하고 원시는 부족하게 교정한다.
⑤ 내사위 3 ~ 4 △ 이상이면 눈피로를 가져온다.

정답
14. ① 15. ③ 16. ③ 17. ⑤ 18. ③

19 다음은 원시가 생길 수 있는 조건들이다. 해당되지 **않는** 것은?

① 각막의 만곡상태가 너무 편평할 때.
② 무수정체안.
③ 망막 종양으로 인해 망막이 앞쪽으로 편위될 때.
④ 안축장이 조절력에 비해 너무 길 때.
⑤ 망막 뒤에 초점이 맺히는 경우.

20 근시안에 해당되지 **않는** 것은?

① 안축이 일반적으로 길다.
② 외사시 및 외사시가 될 수 있다.
③ 조절하지 않은 상태에서 평행광선이 망막 전방에 결상된다.
④ 각막, 수정체의 굴절력이 강해 생긴 근시를 굴절성 근시라 한다.
⑤ 신생아는 대부분 근시이다.

☞ 출생시는 대부분이 +2 −3 D의 원시상태이며 안축장은 16.8 mm정도이다.

21 안정 피로를 가장 **적게** 일으키는 것은?

① 노안　② 원시　③ 근시　④ 난시　⑤ 부동시

22 −2 D의 근시가 조절력이 4 D일 경우, 근점은?

① 17 cm　② 25 cm　③ 50 cm　④ 66 cm　⑤ 1 m

☞ 4 D + 2 D = 6 D, 1/6 = 17 cm

23 다음 증상들에 적합한 처방은?

시력의 저하,	조절 피로,	안구운동의 불균형

① 오목렌즈
② 볼록렌즈
③ 오목 원주렌즈
④ 볼록 원주렌즈
⑤ 평면렌즈

24 과도한 근업이 장기간 계속될 때 조절 연축을 일으켜 근시와 같은 상태가 되었을 경우, 옳은 것은?

① 볼록렌즈로 교정한다.
② 오목렌즈로 교정한다.
③ 눈알 화상, 동공 수축제 점안으로 발생할 수 있다.
④ 원시의 과교정시 발견된다.
⑤ 단순근시의 증상이다.

25 다음 중 가장 많이 분포되어 있는 난시로서 옳은 것은?

① 단순 난시　② 복합 난시　③ 혼합 난시　④ 직난시　⑤ 도난시

정답

19. ④　20. ⑤　21. ①　22. ①　23. ②　24. ④　25. ④

기 본 정 리

IV 외안근과 사시

1 외안근의 기능

1) 한 눈 운동

☞ 제일 안위에서의 외안근의 작용

외안근	주작용	보조작용
안쪽 곧은근	안쪽 돌림	
가쪽 곧은근	가쪽 돌림	
아래 곧은근	내림	외회선, 안쪽 돌림
위 곧은근	올림	내회선, 안쪽 돌림
아래 빗근	외회선	올림, 가쪽 돌림
위 빗근	내회선	내림, 가쪽 돌림

* 쉐링톤의 법칙 : 한 눈 운동을 할 때 한 근이 자극되면 그 대항근은 동시에 같은 강도로 억제된다.

2) 두 눈 운동

(1) 동향 운동

① 동향근 ; 동향 운동에서 서로 협력하는 근
② 헤링의 법칙 ; 두 눈 운동시에는 두눈의 동향근에 동시에 같은 강노의 신경 흥분이 전달.

(2) 이향 운동

☞ 동향 주시 반사 : 생후 4주에 발달, 4~6개월 사이에 정상이 된다.

2 두 눈 보기

☞ 주시 ; 시선을 물체 쪽으로 돌려 물체를 가장 선명하게 볼 수 있도록 하는 기능, 생후 3 ~ 6개월 사이 나타나는 반사 작용.

☞입체시 ; 3 ~ 4개월경에 시작하여 8세까지 발달

1) 두 눈 감각기능

(1) 대응점 ; 양안 망막에서 시방향이 같은 점을 망막 대응점
(2) 생리적 복시
(3) 입체시
(4) 융합

2) 감각이상

사시가 있을 경우의 감각 이상들
(1) 복시 (2) 억제 (3) 약시 (4) 이상망막 대응 (5) 중심외 주시

3 사시

* 사시 ; 양안시 불가능, 내사시, 외사시, 상사시, 하사시, 내회선 사시, 외회선 사시, 서양인은 내사시가 동양인은 외사시가 많다.

* 사위 ; 양안시 가능, 융합을 방해할 때, 피로할 때, 아침에 일어났을 대, 열이 날 때, 공상을 할 때 등에 사시 유발. 수직 사위는 상측으로 편위된 눈을 기준으로하기 때문에 하사위는 없고 상사위란 용어만 사용. 사위는 양안시선의 상대적 위치 표시하므로 좌우안 구별 안함.

1) 검사

(1) 문진 ; 가족력, 발생 연령(예후 판단에 가장 중요한 요소), 발생 상황, 사시의 상태, 주시
(2) 시력 및 굴절검사
(3) 시진 ; 사시가 단안인지, 교대성인지, 간헐성인지 관찰. 우세안, 눈꺼풀 처짐, 머리의 위치, 내측 눈구석 주름 등 관찰.

(4) 한 눈 보기와 두 눈 보기 검사
① 한 눈 주시검사 ; 정면 앞 약 30 cm 거리, 작은 광점주시, 각막 반사 위치 관찰
② 두 눈 주시검사 ; 양안으로 정면 30 cm 앞의 작은 광점을 멀리 또 가까이 하여 각막반사 위치 관찰.

(5) 사시각 측정
① 가림 검사 ; 한 눈 가림 검사, 교대 가림 검사, 프리즘 가림 검사
② 객관적 검사 ; 환자가 비협조적, 중심외 주시가 있을 때 타각적 검사
a. 각막 반사법 : 각막 반사점의 위치가 각막 중심에서 1 mm 떨어지면 7°, 동공 가장자리에 있으면 15°, 동공 가장자리와 각막 가장자리의 가운데 있으면 30°, 각막 가장자리에 있으면 45°의 편위가 있다
b. 프리즘 반사법

(6) 한 눈 운동 검사 ; 6개의 기본 방향의 운동범위 관찰
(7) 두 눈 동향운동 검사 ; 안전 30 cm, 광점 6개의 기본 방향으로 이동, 두 뉴의 운동상태, 근의 기능항진, 기능저하 유무 검사
(8) 눈모음 검사 ; 눈모음근점 - 한쪽 눈이 외전, 물체가 둘로 보일 때, 정사치는 5 ~ 9 cm
(9) 감각기능 검사
① 입체시 검사 ② 억제 검사(워트4등 검사) ③ 이상망막 대응 검사
(10) 카파각 측정 ; 정상인은 양성 카파각이 많으며 5도 이하가 정상
① 안축 ; 동공중앙에서 눈의 교점과 안구 회전중심을 통과는 수직선
② 시축 ; 주시점과 중심와를 연결하는 선
③ 카파각 ; 안축과 시축이 눈의 교점에서 만드는 각, 주시물체에서 각막과 안축과의 교차점으로 연결한 선과의 각을 측정
④ 양성 카파각 ; 각막 반사가 동공 안쪽, 각이 크면 외사시
⑤ 음성 카파각 ; 각막 반사가 동공 가쪽, 각이 크면 내사시

2) 사시의 종류

(1) 사위 ; 잠복 사시

① 내사위 ; 4 ~ 5 △이상시 눈피로 호소
* 치료 ; 원시, 난시는 전교정, 근시는 부족 교정한다. 굴절 교정안경, 1/2 ~ 1/3의 프리즘안경, 기저를 코쪽으로 하는 프리즘 눈벌림 증강법, 안쪽 곧은근 후전술등

② 외사위 ; 10 △이상 비정상
* 난시는 전교정, 근시는 전교정 혹은 과교정, 원시는 교정하지 않거나 부족 교정, 프리즘 안경, 기저를 귀쪽으로 하는 프리즘, 입체경, 약시경으로 눈모음 운동, 15 △이상 가쪽 곧은근 후전술.

③ 상사위 ; 3 ~ 4 △이상 증상 호소, 프리즘 착용, 수술.

(2) 일치사시

① 내사시 ; 양안의 시축 교차, 소아에서 흔함

a. 영아내사시 : 생후 6개월 이내에 발생. 40 △ 이상의 큰 사시각. 굴절 이상은 +2 D이하로 가벼우며 융합 기능이 없다. 일정한 사시각을 보이면 즉시 수술. 약시가 동반된 경우 좋은 눈 가림치료를 시행해 교대주시를 만든 후 2세 이전에 수술. 8세까지 정기적 굴절 검사가 필수적.

b. 조절 내사시 ; 보통 2 ~ 3세경에 나타나며 소아내사시 중 가장 많다. 초기에는 아침에 일어나자마자, 피곤, 늦은 오후에 교대성으로 혹은 근거리 주시 때만 나타난다.

(a) 굴절 조절 내사시 ; +2.50 D 이상의 원시가 교정되지 않았을 때 근거리 작업시 조절과다로 인한 눈모음 과다로 발생, 적절한 원시안경 착용, 수술은 불필요, 경한 경우 사춘기 때 사라짐.

(b) 비굴절 조절 내사시 ; 굴절 이상은 +2.5 D 미만, 조절성 눈모음량의 과다로 근거리에서만 내사시 발생.

(c) 부분조절 내사시 ; 조절 내사시와 비조절 내사시가 동반

c. 후천 비조절 내사시 ; 생후 6개월 이후 나타남. 굴절 이상과는 관계가 없다.

② 외사시

a. 간헐 외사시 ; 한국, 일본, 중국 등 동양인에 많고 2 ~ 3세 후 발생, 아침에 일어나거나 피로하거나 TV를 보거나 열이 날 때, 근거리에서는 정상, 원거리에서 발생. 햇빛이 비치는 밝은 날 밖에서 한쪽 눈을 감거나 몹시 눈부셔 한다. 시력은 양호, 예후는 좋음.

b. 외사시 ; 간헐 외사시가 진행하는 경우가 대부분, 출생 직후 외사시는 선천적인 외안근의 비정상 부착이나 신경 이상.

③ 수직 사시 ; 선천적 혹은 후천적으로 발생.

* 증상 ; 복시, 머리 및 턱의 올림 혹은 내림, 머리 기울임

④ 거짓 사시

; 눈은 정위이나 외견상 사시같이 보이는 경우. 위, 아래 눈꺼풀의 안쪽 눈구석 주름으로 내사시 같이 보임.

(3) 마비 사시

; 외안근 마비로 눈알 운동의 불일치를 보이는 사시.

① **마비 사시의 특징적 증상**

a. 마비근의 작용 방향에서 안구운동의 제한

b. 복시 ; 마비 - 내사시, 동측 복시 내직근 마비 - 교차 복시, 외사시

c. 마비안으로 주시할 때의 사시각이 정상 눈으로 주시할 때의 사시각보다 크다.

d. 이상머리 위치

e. 방향 오인

3) 사시의 치료

(1) 목적

① 정상 시력으로 발달

② 두 눈 단일시의 획득, 유지

③ 안구의 위치를 정상으로 하여 외관상 보기 좋게 하는 것

④ 소아의 시력과 융합기능은 8세에 완성, 그 이전에 치료.

⑤ 선천 내사시는 생후 4~5개월경부터 수술이 가능, 늦어도 2세 이전에는 수술을 해야 효과적.

4) 특수형 사시

(1) A 및 V 증후군

수평 사시에서 위쪽 주시와 아래쪽 주시의 수직 방향에서 사시각의 상당한 차이를 나타내는 경우. 수평 사시의 약 10%.

① A형은 위로 볼 때 눈이 모아지고 밑으로 볼 때 벌어지며 V형은 그 반대.

② A형은 위로 볼 때와 아래로 볼 때 사이의 사시각 차이가 10 △ 이상, V형은 15 △ 이상일 때 기준

③ 종류 ; A형 및 V형 내사시, A형 및 V형 외사시

④ 원인 ; 빗근의 기능항진 혹은 저하, 위·아래 곧은근 또는 안쪽·가쪽 곧은근의 이상, 안와 이상, 근육 부착부 이상 등

4 약시

안저에는 이상 없이 시력 장애가 있고 안경으로 1.0의 정상 시력으로 교정되지 않는 경우.

* Noorden의 분류

(1) 사시 약시 ; 4세 이전, 복시를 피하기 위한 사시안의 황반 기능의 억제로 발생

(2) 폐용 약시 ; 눈을 사용하지 않아서 생기는 약시, 눈꺼풀 봉합술, 눈꺼풀 처짐, 백내장, 각막 혼탁, 가림 치료에 의한 약시.

(3) 굴절 이상 약시 ; 근시, 원시, 난시가 심한 경우 약시 발생.

(4) 굴절 부등 약시 ; 양안의 굴절력에 차이가 있어 망막상의 크기와 선명도가 달라 발생. 조기 발견시 안경착용과 좋은 눈 가림법으로 예방과 치료가 가능

(5) 기질 약시 ; 망막 다음의 시신경과 시각 경로의 각 부분에 이상이 있는 경우. 치료 불능.

정 리 문 제

〈A 형 문항방식〉

※ 아래 각 문항의 물음에 대한 옳은 답 하나를 ① ~ ⑤ 에서 선택하시오.

01 제1안위에서 주작용이 내회선, 보조작용이 내림과 가쪽 돌림인 근은?

① 위 빗근 ② 아래 빗근 ③ 아래 곧은근 ④ 안쪽 곧은근 ⑤ 위 곧은근

02 각 외안근의 주작용과 보조작용의 연결이 맞는 것은?

외안근	주작용	보조작용
① 아래 곧은근	내림	내회선, 안쪽 돌림
② 위 곧은근	올림	내회선, 가쪽 돌림
③ 위 빗근	내회선	내림, 안쪽 돌림
④ 아래 빗근	외회선	올림, 가쪽 돌림
⑤ 아래 곧은근	내회선	

03 다음 증상들에 적합한 처방은?

시력의 저하,	조절 피로,	안구 운동의 불균형,	조절 내사시

① 오목렌즈 ② 볼록렌즈 ③ 오목 원주렌즈
④ 볼록 원주렌즈 ⑤ 평면렌즈

☞ 원시로 인한 조절 내사시의 증상이다.

정답 1. ① 2. ④ 3. ②

04 각막 반사법에서 각막 반사점의 위치와 편위도 설명으로 <u>아닌</u> 것은?

① 동공 가장자리에 있으면 15도.
② 각막 중심에서 1 mm 떨어지면 7도의 편위.
③ 동공 가장자리와 각막 가장자리사이는 20도.
④ 각막가장자리에 있으면 45도.
⑤ 환자에게 약 30 cm 앞 광점을 주시하게 한다.

☞ 각막 반사점의 위치가 각막 중심에서 1 mm 떨어지면 7도, 동공 가장자리에 있으면 15도, 동공 가장자리와 각막 가장자리의 가운데 있으면 30도, 각막 가장자리에 있으면 45도의 편위가 있다고 본다.

05 약시에 대한 설명으로 <u>아닌</u> 것은?

① 눈이나 시로에 기질적인 병이 없는데도 정상 시력이 안 나오는 눈을 말한다.
② 조기 발견에 조기에 치료해야 한다.
③ 8세 이후에 치료해야 입체시 기능이 회복된다.
④ 양안이 정상 시력이 안 나올 경우.
⑤ 스넬렌 시표에서 두 눈의 시력이 두 줄 이상 차이가 있을 때

06 눈알이 광축에서 23도 벌어질 때 위 곧은근과 아래 곧은근의 작용 방향으로 옳은 것은?

	위 곧은근	아래 곧은근
①	올림	내림
②	올림	외회선, 안쪽 돌림
③	내림	하전
④	내림	외회선, 안쪽 돌림
⑤	내회선, 안쪽 돌림	내림

07 다음 사시에 대한 설명으로 옳은 것은?

① 외사위는 프리즘 기저를 코쪽으로 하는 프리즘으로 눈모음 운동을 실시한다.
② 7세의 남아가 내사위가 되어 왔을 때 가장 의심이 되는 것은 난시이다.
③ 주시가 습득되는 시기는 생후 1년이다.
④ 제1안위에서 주작용이 내회선, 보조 작용이 내림과 가쪽 돌림인 근은 위빗근이다.
⑤ 입체시는 3세에 완성된다.

☞ 주시 기능은 4～6개월 사이에 정상이 된다.
외사위는 프리즘 기저를 귀쪽으로 해 눈모음 운동을 실시한다.

정답 4. ③ 5. ③ 6. ① 7. ④

08 다음 사시에 대한 설명으로 아닌 것은?

① 유아기의 조절성 내사시는 안경으로 교정할 수 있다.
② 사시를 검사할 때 가장 중요한 요인은 발생 연령이다.
③ 프리즘 처방은 양안 어느 쪽에 가해도 된다.
④ 주시는 생후 6개월경에 정상이 된다.
⑤ 소아 내사시 중 비조절 내사시가 가장 많다.

☞ 조절 내사시가 소아 내사시 중 가장 많다.

09 다음 사시, 사위 설명 중 옳은 것은?

① 내사시는 유아기에 원시로 인해 유발되기 쉽다.
② 내사위는 외사위보다 편위각도가 커도 증상이 없는 경우가 많다.
③ 사시 약시는 사시 수술 후에 시력을 교정한다.
④ 내사시는 근시를 완전 교정한다.
⑤ 소아의 시력과 융합 기능은 5세가 되어야 완성된다.

☞ 외사위는 10프리즘 이상이면 비정상이고 내사위는 4프리즘 이상이면 눈피로를 가져온다.
소아의 시력과 융합 기능은 8세가 되어야 완성된다.

10 다음 눈의 기능에 대한 설명으로 옳은 것은?

① 두 눈의 굴절력에 차이가 나는 것을 동공 부등이라 한다.
② 물체의 존재와 형태를 인식하는 능력을 시각이라 한다.
③ 눈모음과 눈벌림은 동향 운동이다.
④ 사시에서 억제를 일으키는 것은 황반이다.
⑤ 거짓 근시의 진단에 사용되는 약은 조절 마비제이다.

☞ 사시에서 복시를 없애기 위해 시피질이 작용한다.

11 한 눈 운동에 대한 설명으로 옳은 것은?

① 제1안위에서 안쪽 곧은근과 가쪽 곧은근의 근면은 수평면으로 광축과 일치한다.
② 제1안위에서 위 곧은근과 아래 곧은근의 근면은 광축과 51도의 각도를 이룬다.
③ 제1안위에서 위 빗근과 아래 빗근의 근면은 광축과 23도의 각도를 이룬다.
④ 정면 눈 높이의 원거리 물체를 주시하고 있을 때의 눈의 위치를 제2안위라 한다.
⑤ 올림, 내림, 모음, 벌림을 제3안위라 한다.

정답 8. ⑤ 9. ① 10. ⑤ 11. ①

12 한 눈 운동에 대한 설명으로 <u>아닌</u> 것은?

① 한근의 작용을 다른 근이 돕는 경우 협동근이라 한다.
② 올림 작용시 위 곧은근의 협력근은 위 빗근이 된다.
③ 한근의 작용과 반대 방향으로 작용하는 근을 길항근이라 한다.
④ 제1안위에서 위 곧은근과 아래 곧은근의 근면은 광축과 23도의 각도를 이룬다.
⑤ 아래 빗근의 주작용은 외회선이다.

☞ 올림 작용시 위 곧은근의 협력근은 아래 빗근이 된다.
제일 안위에서 위 곧은근과 아래 곧은근의 근면은 광축과 23도의 각도를 이룬다.

13 한 눈 운동에 대한 설명으로 옳은 것은?

① 헤링의 법칙
② 올림 작용시 위 곧은근과 위 빗근은 협력근이다.
③ 내림 작용시 아래 곧은근과 아래 빗근은 협력근이다.
④ 아래 빗근의 주작용은 외회선이고 보조 작용은 내림, 안쪽 돌림이다.
⑤ 한 근이 자극되면 그 길항근은 동시에 동일 강도로 억제된다.

14 두 눈 운동에 대한 설명으로 <u>아닌</u> 것은?

① 두 눈 운동에는 동향 운동과 이향운동이 있다.
② 오른쪽 눈 위 곧은근의 동향근은 왼쪽 눈 아래 빗근이다.
③ 모든 방향으로의 눈알운동에는 6개의 외안근이 모두 관여한다.
④ 오른쪽 눈 아래 곧은근의 동향근은 왼쪽 눈 아래 곧은근이다.
⑤ 오른쪽 눈 안쪽 곧은근의 동향근은 왼쪽 눈 가쪽 곧은근이다.

15 두 눈 운동에 대한 설명으로 옳은 것은?

① 오른 쪽 아래 빗근의 동향근은 왼쪽 눈 아래 곧은근이다.
② 두 눈 운동은 생후 4~6개월 사이에 정상이 된다
③ 동향 운동에는 눈 모음과 눈 벌림이 있다.
④ 두 눈 운동시에는 두 눈의 길항근에 동시에 같은 강도의 신경 흥분이 전달된다.
⑤ 입체시는 3세까지 충분히 발달한다.

16 회선 작용을 할때 왼쪽 눈 아래 빗근의 대항근으로 옳은 것은?

① 왼쪽 눈 안쪽 곧은근
② 왼쪽 눈 바깥 곧은근
③ 왼쪽 눈 위 빗근
④ 왼쪽 눈 아래 빗근
⑤ 왼쪽 눈 위 곧은근

정답 12. ② 13. ⑤ 14. ④ 15. ② 16. ⑤

17 두 눈이 오른쪽 위를 바라볼 때 작용하는 외안근은?

① 오른 쪽 눈 위 곧은근과 왼쪽 눈 아래 빗근
② 오른 쪽 눈 안쪽 곧은근과 왼쪽 눈 가쪽 곧은근
③ 오른 쪽 눈 위 빗근과 왼쪽 눈 안쪽 곧은근
④ 오른 쪽 눈 위 곧은근과 왼쪽 눈 위 곧은근
⑤ 오른 쪽 눈 아래 빗근과 왼쪽 눈 아래 곧은근

18 양안 운동과 양안시의 발달에 대한 설명으로 아닌 것은?

① 생후 4주에 대부분 동향 주시반사를 할 수 있다.
② 생후 4 ~ 6개월 사이에 동향 주시반사는 정상이 된다.
③ 주시 기능은 생후 3 ~ 6개월 사이에 획득된다.
④ 입체시는 생후 3 ~ 4개월이면 할 수 있다.
⑤ 6개월 후에 양안의 시선이 맞지 않으면 정밀 검사가 필요하다.

☞ 입체시는 3 ~ 4개월경에 시작하여 8세까지 발달한다.

19 다음 중 양안 감각 기능으로 옳은 것은?

① 억제 ② 생리적 복시 ③ 이상망막 대응
④ 중심외 주시 ⑤ 복시

☞ 두 눈 감각 기능은 망막 대응점, 생리적 복시, 입체시, 융합이다.

20 사시 검사 시 문진 중에서 사시의 예후를 판단할 때에 가장 중요한 것은?

① 사시의 상태 ② 주시 ③ 가족력
④ 발생 연령 ⑤ 발생 상황

21 73세 된 내사시 환자에서 검사에 협조가 잘 안될 시 검사법으로 옳은 것은?

① 마독스 간 검사 ② 프리즘 반사검사 ③ 한 눈 가림검사
④ 눈모음 검사 ⑤ 워트4등 검사

22 다음은 각막반사법에 관한 설명이다. 아닌 것은?

① 환자에게 약 30 cm 앞의 광점을 주시하게 한다.
② 각막 반사점이 각막 중심에서 1 mm 떨어지면 10도의 편위가 있다.
③ 각막 반사점이 동공 가장자리에 있으면 15도 편위가 있다.
④ 각막 반사점이 동공 가장자리와 각막가장자리 사이에 있으면 30도 편위가 있다.
⑤ 각막 반사점이 각막 가장자리에 있으면 45도의 편위가 있다.

정답
17. ① 18. ④ 19. ② 20. ④ 21. ② 22. ②

23 눈모음 근점에 이르렀을 때 일어나는 현상으로 아닌 것은?

① 동공 확대 ② 억제 ③ 복시
④ 눈알 운동의 일시적 정지 ⑤ 눈 벌림

24 다음 눈의 감각 기능 검사 중 억제 검사와 가장 관계가 깊은 것은?

① 랑검사 ② 티트무스 파리검사 ③ 워트 4등검사
④ 잔상검사 ⑤ 바골리니선상 렌즈검사

25 다음 양안시에 대한 설명으로 아닌 것은?

① 주시는 생후 3 ~ 6개월 사이에 습득되는 반사 작용이다.
② 입체시를 할 수 있는 기능은 6세까지 발달한다.
③ 망막의 부위를 자극하는 외계 물체의 방향을 망막의 시방향이라 한다.
④ 양안 망막에서 시방향이 같은 점을 망막 대응점이라 한다.
⑤ 주시점보다 앞의 물체는 비교차복시를 일으킨다.

26 양안 감각 기능에 대한 설명으로 아닌 것은?

① 대표적인 망막 대응점은 중심와이다.
② 양안으로부터 오는 두 개의 상을 하나로 인식하는 기능을 융합이라 한다.
③ 주시점보다 앞의 물체는 교차복시, 원거리 물체는 비교차 복시를 일으킨다.
④ 망막의 부위를 자극하는 외계 물체의 방향을 공간가라 한다.
⑤ 복시는 시피질이 작용하여 물체 상을 의식하지 못하게 한다.

☞ 주시점보다 앞의 물체는 교차 복시, 원거리 물체는 동측 복시를 일으킨다.

27 양안시에 대한 설명으로 옳은 것은?

① 한 물체를 주시하고 있을 때 이보다 원거리 또는 근거리의 물체는 두개로 보이는데 이를 복시라 한다.
② 사시안에서 억제 현상으로 복시가 발생할 수 있다.
③ 사시안에서 복시를 없애기 위하여 황반의 억제 작용이 있다.
④ 사시안에서 중심와 이외의 부위가 주시안의 중심와와 대응점을 이루는 것을 이상 망막대응이라 한다.
⑤ 사위는 한쪽 눈의 시선이 항상 편위되어 있어 양인시가 불가능하다.

☞ 사시안에서 복시를 없애기 위하여 시피질의 억제 작용이 있다.

정답
23. ② 24. ③ 25. ⑤ 26. ⑤ 27. ④

28 사시에 대한 설명으로 옳은 것은?

① 사시는 양안시가 가능하다.
② 수직 사위는 상측으로 편위된 눈을 기준으로 하므로 상사위는 없다.
③ 사위는 양안시가 가능하다.
④ 사시는 좌우안의 구별을 하지 않는다.
⑤ 서양인에게는 와사시가 많다.

29 외사위에 대한 설명으로 옳은 것은?

① 외사위는 편위 각도가 작아도 증상이 심하다.
② 5 △이하이면 정상이다.
③ 근시는 부족교정한다.
④ 난시는 부족교정한다.
⑤ 프리즘 기저를 코 쪽으로 하는 프리즘으로 눈모음 운동을 한다.

30 사시에 대한 설명으로 <u>아닌</u> 것은?

① 사위는 한눈을 가려 융합을 방해할 때 사시를 보일 수도 있다.
② 서양인은 내사시가 많고 동양인은 외사시가 많다.
③ 사시는 남자보다 여자에 많다.
④ 사위는 양안 시선의 상대적 위치를 표시하므로 좌우안의 구별을 하지 않는다.
⑤ 마비 사시는 일치 사시이다.

31 다음 사시안에 대한 설명 중 옳은 것은?

① 사시는 융합은 불가능하지만 입체시는 가능하다.
② 눈꺼풀 처짐에서 가성 내사시 증상이 나타난다.
③ 사위는 수술로서만 치료가 가능하다.
④ 주시안을 가리고 사시안으로만 물체를 주시시킬 때 중심외 주시가 일어난다.
⑤ 교대 사시는 외안근이 마비되어 눈알 운동의 불일치를 보인다.

☞ 사시는 융합이 불가능하므로 입체시가 불가능하다.
사위는 증상이 없으면 치료하지 않고 증상이 심하면 수술해 준다.

32 다음 사위에 대한 설명으로 <u>아닌</u> 것은?

① 상사위와 회선 사위는 미세한 정도에서도 심한 증상을 호소한다.
② 외사위의 굴절 이상은 난시는 전교정하고 근시와 원시는 부족 교정한다.
③ 내사위의 굴절 이상은 원시와 난시는 전교정하고 근시는 부족 교정한다.
④ 사위는 가성 사시라고도 하며 증상이 없으면 치료하지 않는다.
⑤ 잦은 피로감, 충혈, 시력 장애, 복시 등을 호소할 수 있다.

정답: 28. ③ 29. ② 30. ⑤ 31. ④ 32. ②

33 다음 사위에 대한 설명으로 아닌 것은?

① 피곤하거나 공상을 할 때 사시가 보인다.
② 안피로가 심하면 수술해 준다.
③ 수평 사위는 각도가 크지 않으면 증세가 없다.
④ 사위의 원인은 사시와 다르다.
⑤ 4프리즘 이상의 내사위는 눈피로를 가져온다.

☞ 수평 사위는 각도가 크지 않으면 증세가 없으나 상사위와 회선 사위는 미세한 정도에서도 심한 증상을 호소한다.

34 내사시에 대한 설명으로 아닌 것은?

① 양안의 시축이 교차하는 경우이다.
② 소아에서 가장 흔하다.
③ 사시각은 원거리 주시 때보다 근거리 주시 때 더 크다.
④ 교대성인 경우에는 시력은 좋은 편이다.
⑤ 조절 내사시는 대개 생후 6개월 이내에 발생하는 일치 사시이다.

35 조절 내사시에 대한 설명으로 옳은 것은?

① 비굴절 조절 내사시 굴절 이상은 +3.50 D 이상이다.
② 굴절 조절 내사시는 +2.50 D 이상의 원시가 교정되지 않았을 때 나타날 수 있다.
③ 굴절 조절 내사시는 적절한 수술로 교정될 수 있다.
④ 사시각은 원거리 주시 때보다 근거리 주시 때 더 작다.
⑤ 간헐 외사시는 서양인에게 흔하다.

☞ 비굴절 조절 내사시 굴절 이상은 +2.50 D 미만으로 가볍다.

36 조절 내사시에 대한 설명으로 아닌 것은?

① 소아내사시 중 가장 많다.
② 굴절 조절 내사시는 적절한 원시 안경으로 교정된다
③ 비굴절 조절 내사시는 근거리에서만 내사시가 생긴다.
④ 굴절 조절 내사시는 사춘기에 원시가 사라지면 사시도 사라진다.
⑤ 굴절 조절 내사시의 근거리 주시때 크게 나타난다.

☞ 굴절 조절 내사시 시시각은 원거리나 근거리에서 같다.

정답 33. ④ 34. ⑤ 35. ② 36. ⑤

37 비조절 내사시에 대한 설명으로 옳은 것은?

① 영아 내사시는 너무 어리므로 생후 2세 이후에 수술하여야 좋다.
② 수술 후 4세까지 정기적인 굴절 검사가 필수적이다.
③ 후천성 비조절 내사시는 굴절 이상과 관계가 있다.
④ 유아 때 백내장, 시신경 질환, 선천 고도 근시 등으로 후천성 비조절 내사시가 발생할 수 있다.
⑤ 영아 내사시는 굴절 이상이 대개 +3 D 이상이다.

38 유아 내사시에 대한 설명으로 아닌 것은?

① 생후 6개월 이전에 발생하는 내사시.
② 40 △이상의 큰 사시각이 많다.
③ 치료는 수술이다.
④ 수술은 2세 이후에 한다.
⑤ 융합기능이 없다.

☞ 유아 내사시의 수술은 2세 이전에 하는 것이 좋다.

39 외사시에 대한 설명으로 아닌 것은?

① 간헐 외사시는 동양인에서 가장 많은 사시이다.
② 간헐 외사시는 2 ~ 3세 후에 나타난다.
③ 외사시는 간헐 외사시가 진행되는 경우가 대부분이다.
④ 간헐 외사시에서 시력은 불량하다.
⑤ 원거리에서 억제가 나타나지만 근거리에서는 육합가 시력이 양호하다.

40 다음은 외사시에 대한 설명으로 옳은 것은?

① 간헐 외사시보다 발생빈도가 높다.
② 적절한 원시 안경을 착용하면 교정된다.
③ 조절 내사시가 진행하여 발생한다.
④ 약시와 이상 망막 대응이 자주 나타난다.
⑤ 청년기 이후 외사시는 한 쪽 눈의 시력상실 때문에 나타난다.

☞ 약시와 이상 망막 대응은 드물게 나타난다.

41 +205 D 이상의 원시가 조절을 과도하게 하여 내사시가 되는 경우는?

① 영아 내사시 ② 굴절 조절 내사시 ③ 비굴절 조절 내사시
④ 부분조절 내사시 ⑤ 후천 비조절 내사시

정답
37. ④ 38. ④ 39. ④ 40. ⑤ 41. ②

42 영아 내사시에 관한 다음 설명 중 아닌 것은?

① 굴절 이상이 심하다.
② 40 △ 이상의 사시각이 많다.
③ 치료는 수술이다.
④ 약시를 치료한 후 2세 이전에 수술한다.
⑤ 안진이 흔히 동반된다.

43 다음은 외사시에 관한 설명이나. 아닌 것은?

① 간헐 외사시는 동양인에서 가장 많은 사시이다.
② 간헐 외사시는 근거리에서는 정상이며 주로 원거리에서 나타난다.
③ 외사시는 간헐 외사시가 진행되어 발생되는 경우가 대부분이다.
④ 간헐 외사시는 햇빛이 비치는 밝은 날에 눈부셔한다.
⑤ 보통 2~3세 전에 나타난다.

44 마비사시의 증상이 아닌 것은?

① 복시
② 마비안 수시의 사시각이 정상안 주시의 사시각보다 크다
③ 이상 머리위치
④ 방향 오인
⑤ 정상안의 작용 방향에서 눈알 운동 제한

45 일치 사시에 대한 설명으로 아닌 것은?

① 수직 사시의 선천적 원인은 외안근의 부착 및 인대 이상, 선천적 결손 및 근마비 등이다.
② 가성 사시는 눈은 정위이나 외견상으로는 사시같이 보인다.
③ 가성 사시는 한국인, 일본인, 중국인 같은 몽골인종에서 많이 볼 수 있다.
④ 가성 사시는 안경으로 교정해야 한다.
⑤ 성양인은 외견상 외사시로 보이는 경우가 많다.

☞ 가성 사시는 자라면서 콧대가 서고 얼굴의 살이 빠지면 없어지므로 치료가 필요 없다.

46 마비 사시에 대한 대한 설명으로 옳은 것은?

① 외안근 마비로 안구 운동의 일치를 보이는 사시이다.
② 외안근 마비로는 제6신경 마비가 가장 흔하다.
③ 마비근의 작용 반대방향에서 안구 운동의 제한이 있다.
④ 외직근 마비에서 외사시가 나타난다.
⑤ 정상눈으로 주시할 때보다 마비안으로 주시할 때 사시각이 크다.

☞ 외직근 마비시에 내사시가 된다.

정답
42. ① 43. ⑤ 44. ⑤ 45. ④ 46. ②

47 사시의 치료에 대한 설명으로 아닌 것은?

① 사시 치료의 목적은 양안 단일시의 획득에 있다.
② 안구의 위치를 정상으로 하는 것을 목적으로 한다.
③ 선천성 내사시는 늦어도 2세 이전에 수술해야 효과가 크다.
④ 수술은 사시안에 행해야 효과가 있다.
⑤ 사시를 빨리 치료하면 시력도 증진된다.

☞ 사시에 대한 수술은 어느 쪽에 행해도 효과는 같다.

48 사시의 치료에 대한 설명으로 옳은 것은?

① 융합 기능이 완성된 후에 사시 치료가 효과적이다.
② 외관상으로 보기 좋게 하는 것이다.
③ 사시로 인한 약시는 사시 수술 후에 시력 교정을 한다.
④ 수술은 사시안에 해야 한다.
⑤ 선천 내사시는 2세 이후에 수술을 해야 효과적이다.

49 사시 치료의 목적으로 아닌 것은?

① 입체시 획득
② 양안 단일시 유지
③ 눈알의 정위치
④ 안질환 예방
⑤ 시기능 손상 예방

50 사시의 치료에 대한 설명으로 옳은 것은?

① 내사시에서는 근시, 난시는 전교정한다.
② 축동제의 장기 점안으로 외사시를 교정할 수 있다.
③ 사시로 인한 약시는 사시 수술 전에 시력 교정을 한다.
④ 수술은 사시안에 실시한다.
⑤ 선천 내사시는 2세 이후에 수술해야 효과적이다.

51 A와 V 증후군에 대한 설명으로 옳은 것은?

① 수평 사시의 약 15%에서 발견된다.
② V형은 위로 볼 때 눈이 벌어진다.
③ A형은 상방과 하방 주시 사이의 사시각 차이가 10 △이하이다.
④ V형은 상방과 하방 주시 사이의 사시각 차이가 15 △이하이다.
⑤ 사시각은 상방 35도, 하방 25도를 볼 때 측정한다.

정답: 47. ④ 48. ② 49. ④ 50. ③ 51. ②

52 A 및 V 증후군에 대한 설명으로 옳은 것은?

① 수평 사시의 약 90%를 차지한다.
② A형은 상방과 하방 주시 사이의 사시각 차이가 15 △ 이상이다.
③ V형은 위로 볼 때 눈이 벌어지고 밑으로 볼 때 모아진다.
④ V형은 상방과 하방 주시 사이의 사시각 차이가 5 △ 이하이다.
⑤ 피곤하거나 무심코 있을 때 눈이 위로 올라간다.

☞ A형은 상방과 하방 주시 사이의 사시각 차이가 10 △ 이상이고 V형은 상방과 하방 주시 사이의 사시각 차이가 15 △ 이상이다.

53 장기간 안대 착용 후 시기능 발육 부진이 원인이 되어 나타나는 약시는?

① 폐용성 약시 ② 굴절이상 약시 ③ 굴절부등 약시
④ 사시 약시 ⑤ 기질성 약시

54 다음은 약시에 대한 설명으로 아닌 것은?

① 굴절 부등으로 약시 발생.
② 눈을 사용하지 않아서 약시 발생.
③ 사시 약시는 4세 이전에 치료.
④ 기질 약시는 안경으로 교정.
⑤ 어린 소아는 원시에서 약시가 더 잘 생긴다.

☞ 기질 약시 ; 선천성 이상이 안구 및 시로의 각 조직에 있는 경우로 치료가 안 된다.

55 조절성 내사시에 대한 설명으로 아닌 것은?

① 보통 2 ~ 3세경에 나타난다.
② 초기에는 피곤한 경우에 간헐성으로 나타난다.
③ 조절성 폭주량의 과다로 나타난다.
④ 시사각은 원거리 주시 때보다 근거리 주시 때 작다.
⑤ 굴절 조절 내사시는 적절한 원시 안경으로 교정이 된다.

☞ 사시각은 원거리 주시때보다 근거리 주시때 더 크다.

56 주맹이 잘 나타나는 실환이 아닌 것은?

① 축성 시신경염 ② 전색맹 ③ 각막 중앙의 혼탁
④ 수정체 중앙의 혼탁 ⑤ 망막 색소 변성

☞ 망막 색소 변성은 야맹증이 발생한다.

정답 52. ③ 53. ① 54. ④ 55. ④ 56. ⑤

57 소아에서 가장 흔한 형태의 사시는?

① 간헐성 외사시 ② 항구성 외사시 ③ 조절성 내사시
④ 비조절성 내사시 ⑤ 수직사시

☞ 조절 내사시는 보통 2～3세경에 나타나며 소아 내사시 중 가장 많다.

58 사시로 인한 약시의 교정방법 중 차안법에 대한 설명으로 옳은 것은?

① 차안법은 나이가 어릴수록 치료 기간이 짧아진다.
② 중심외 주시가 있는 사시에도 적용할 수 있다.
③ 억제성 약시의 치료에는 금기이다.
④ 약시안의 아트로핀 점안을 동시에 실시한다.
⑤ 약시안을 완전히 가린다.

59 안근의 주시 방향이 위 오른쪽일 때 관여하는 외안근은?

① 오른쪽 위 빗근과 왼쪽 아래 곧은근
② 오른쪽 가쪽 곧은근과 왼쪽 아래 빗근
③ 오른쪽 가쪽 곧은근과 왼쪽 안쪽 곧은근
④ 오른쪽 위 빗근과 왼쪽 아래 빗근
⑤ 오른쪽 위 곧은근과 왼쪽 위 빗근

60 간헐성 외사시와 관련 <u>없는</u> 것은?

① 외사시의 반수 이상을 차지한다.
② 가까운 곳을 볼 때 외사시가 더욱 뚜렷해진다.
③ 밝은 곳에 나가면 복시를 피하기 위해 한 눈을 감는다.
④ 눈 모음은 정상이다.
⑤ 근본 치료는 외안근의 수술이다.

정답 57. ③ 58. ① 59. ④ 60. ②

제 3 장

❖ 안질환

제3장 안질환

기 본 정 리

Ⅰ 눈꺼풀

1 감염과 염증

1) 다래끼

(1) 겉 다래끼

원인 ; 포도구균
장소 ; Zeiss gland, Moll gland
증상 ; 급성 화농성 염증,
초기 ; 발적, 소양감 → 종창 → 동통 → 4 ~ 5일 후 통증 감소 → 농양 → 배농
속눈썹 뿌리 감염, 다발성 경향, 재발쉬움
치료 ; 항생제 온열압법(warm compress), 눈꺼풀테와 나란히 절개하여 배농

(2) 속 다래끼

원인 ; 포도구균
장소 ; Meibom gland
증상 ; 급성 화농성 염증, 결막면 노란 농양
치료 ; 겉다래끼와 동일, 눈꺼풀테와 직각 방향으로 절개

2) 콩 다래끼

원인 ; 무균성 만성 육아종 염증, 중심부에 샘 분비물과 괴사 조직이 섞인 지방물질

장소 ; meibomian gland
특징 ; 눈꺼풀테 피부 밑, 팥알 크기의 단단한 결절. 발적 통증과 같은 염증 증상 없음. 환자가 자각하지 못하는 경우가 많다.
치료 ; 결막면을 눈꺼풀테와 직각으로 절개

3) 마이봄샘염

원인 ; 불확실, 중년기 이후에 드물게 나타나는 질환
장소 ; 눈꺼풀 판 샘
증상 ; 만성염증, 양측성, 눈꺼풀 염증이나 결막염 눈꺼풀테와 외측 눈구석 부위에 백색의 비누거품 무균성 분비물, 결막충혈, 눈꺼풀 결막염으로 황백색의 분비물 침체

4) 눈꺼풀테 염증

원인 ; 포도구균, 알레르기 체질, 지루성 피부염
특징 ; 소년기 이후 흔히 볼 수 있는 질환, 눈꺼풀테 충혈
속눈썹에 scale, 눈썹 탈락, 속눈썹 난생
(1) 비가피가 덮힌 작은 농포

5) 구석 눈꺼풀 염증

원인 ; 포도 구균, Morax-Axenfled 균
증상 ; 눈구석 충혈, 짓무르고 가렵고 외측 눈구석이 심함

6) 눈꺼풀 피부염

각종 피부 질환, 안부대상 포진, 접촉성 피부염 (안경테 접촉부위 - 모넬)

2 구조 이상

1) 속 눈썹증

원인 ; 속 눈썹이 눈알 쪽 향해 자람
증상 ; 결막·각막 손상, 2차 세균 감염 우려, 눈부심, 눈물, 이물감
치료 ; 속 눈썹을 뽑거나, 털뿌리 냉동·전기분해, 레이저광 응고술, 눈꺼풀테 교정

☞ 두줄 속 눈썹 : 마이봄샘 구멍에 비정상적으로 속 눈썹이 나는 것

2) 눈꺼풀 속 말림

눈꺼풀이 눈알 쪽으로 말려든 상태
증상 ; 각막 상피, 결막손상 ⇒ 눈부심, 충혈, 눈물흘림
원인 ; 눈꺼풀 연축, 눈꺼풀결막과 눈꺼풀 판의 흉터, 선천 이상, 노년 변화

☞ 덧눈꺼풀
동양인 소아에게 많으며 아래 눈꺼풀의 피부와 눈둘레근이 위쪽으로 밀려 속 눈썹이 수직모양이 되며 아래쪽을 볼 때 속눈썹이 각막에 접촉. 선천 눈꺼풀 속 말림은 항상 속 눈썹이 각막에 닿는다.

3) 눈꺼풀 겉 말림

눈꺼풀이 밖으로 젖혀진 상태, 결막노출
증상 ; 눈물 흘림, 토끼눈(충혈), 시력장애
원인 ; 노년 변화, 얼굴 신경마비, 눈꺼풀 피부 흉터, 기계적 원인 등.

4) 덧 눈꺼풀

5) 안쪽 눈구석 주름

안쪽 눈구석 부위에 위눈꺼풀에서 아래 눈꺼풀로 이어지는 피부가 접힌 것 같은 주름. 거짓내사시 현상

6) 피부 늘어짐

노인, 눈꺼풀 피부 이완, 위 눈꺼풀이 처져서 눈꺼풀 처짐처럼 보일 수 있고, 심하면 동공을 가리고 시력 장애가 올 수 있다.

7) 눈꺼풀 처짐

원인 ; 위 눈꺼풀 올림근의 근육자체나 지배신경 이상으로 위눈꺼풀이 처지고 눈꺼풀 틈새이 작아진 상태. 선천성 (65%), 후천성(25%), 가족 유전성 (1.5%)로 분류
① 선천성 ; 출생시부터 눈돌림 신경 위가지의 장애, 위 눈꺼풀 올림근의 발육 이상, 위 곧은근 작용이 약한 경우 발생
☞ [특징] 이마근 이용 → 눈을 치켜뜨는 버릇으로 주름이 많이 생기고 머리를 뒤로 젖히고 다니는 버릇

단순형 눈꺼풀 처짐이 80%

[증상] 시력발달 저해, 편안인 경우 약시 발생 ⇒ 조기 수술

② 후천성 ; 위 눈꺼풀 올림근 널힘줄의 이상, 신경 이상, 눈꺼풀 종양, 두 개강내의 동맥류의 파열, 머리외상, 당뇨 신경병증, 두개강 내 독성 또는 염증성 질환, horner 증후군(교감 신경 장애로 1 ~ 2 mm 정도의 가벼운 눈꺼풀처짐 발생), 노화현상, 부신피질 호르몬제눈약의 장기사용, 연축성 퇴행위축, 중증근 무력증, 만성 진행성 외안근 마비 등.

[치료] a. 기능이 약간있을 때 ; 위눈꺼풀 올림근 일부를 절제하여 단축

b. 기능이 없을 때 ; 근막이나 다른 재료로 이마근과 연결시킨다.

8) 토끼 눈

눈을 제대로 감지 못하여 안구가 외계에 노출

원인 ; 얼굴 신경마비로 인한 눈 둘레근의 마비

갑상선 질환, 안와 종양에 의한 눈알 돌출, 외상성, 흉터 눈꺼풀 손상

증상 ; 각막·결막 건조 손상, 결막염 발생

치료 ; 취침시 안연고, 셀로판 테이프, 인공누액, 연성C/L 착용, 수술

정 리 문 제

〈A 형 문항방식〉

※ 아래 각 문항의 물음에 대한 옳은 답 하나를 ① ~ ⑤ 에서 선택하시오.

01 눈꺼풀의 짜이스 샘, 몰샘에 대부분 포도알균이 원인으로 발생하는 염증으로 재발이 잦은 질환은?

① 속 다래끼 ② 콩 다래끼 ③ 바깥 다래끼 ④ 마이봄샘염 ⑤ 눈꺼풀테염

02 다음은 바깥 다래끼에 대한 설명으로 옳은 것은?

① 자주 재발하면 악성 종양을 의심해 보아야 한다.
② 마이봄샘의 급성 화농성 염증이다.
③ 염증 증상이 나타나지 않는다.
④ 눈꺼풀테와 직각 방향으로 결막면을 절개한다.
⑤ 대부분의 경우에는 저절로 좋아진다.

☞ 눈꺼풀의 짜이스샘, 몰샘의 급성 화농성 염증.

정답 1. ③ 2. ⑤

03 다음은 바깥 다래끼에 대한 설명으로 옳은 것은?

① 결막면으로 노란 농양점이 나타난다.
② 마이봄 샘과 몰샘의 급성 화농성 염증이다.
③ 눈꺼풀테와 직각 방향으로 결막면을 절개한다.
④ 초기에는 발적, 소양감이 있다.
⑤ 만성 육아종성염증이다.

☞ 초기에는 발적, 소양감이 있다. 피부를 눈꺼풀테와 나란히 절개하여 배농시킨다.

04 다음은 속다래끼에 대한 설명으로 <u>아닌</u> 것은?

① 마이봄 샘의 만성 육아종성 염증이다.
② 눈꺼풀테와 직각 방향으로 결막면을 절개한다.
③ 결막면으로 노란 농양점이 나타난다.
④ 겉 다래끼보다 깊이 있다.
⑤ 포도알 균이 원인이다.

05 다음은 콩 다래끼에 대한 설명으로 옳은 것은?

① 세균과 바이러스가 주요 원인이다.
② 결막면을 눈꺼풀테와 수평으로 절개하여 배농한다.
③ 마이봄 샘의 급성 화농성 염증이다.
④ 대부분의 경우 저절로 좋아진다.
⑤ 발적, 통증과 같은 염증 증상이 없다.

06 마이봄 샘의 무균성 염증으로 발적, 통증이 없는 것이 특징인 질환은?

① 바깥 다래끼 ② 속 다래끼 ③ 콩 다래끼 ④ 마이봄샘염 ⑤ 눈꺼풀테염

07 다음 중 콩 다래끼 절개시 눈꺼풀에 수직으로 절개하는 이유는?

① 눈둘레근을 자르는 것을 피하기 위하여
② 짜이스선의 절단을 피하기 위하여
③ 마이봄선의 절단을 피하기 위하여
④ 눈물선의 분지를 절단하지 않기 위하여
⑤ 눈꺼풀 올림근의 절단을 피하기 위하여

☞ 콩 다래끼나 속 다래끼는 마이봄선의 절단을 피하기 위하여 눈꺼풀에 직각 방향으로 절개한다.

08 다음 눈꺼풀 질환 중 자각 증상이 가장 <u>적은</u> 것은?

① 겉 다래끼 ② 속 다래끼 ③ 속 눈썹증 ④ 콩 다래끼 ⑤ 눈꺼풀 겉말림

정답 3. ④ 4. ① 5. ⑤ 6. ③ 7. ③ 8. ④

09 마이봄선의 급성 화농성 염증으로 결막면으로 노란 농양점이 나타나는 것은?

① 콩 다래끼 ② 바깥 다래끼 ③ 속 다래끼 ④ 마이봄 샘염 ⑤ 눈꺼풀테염

10 다음은 눈꺼풀테염에 대한 설명으로 옳은 것은?

① 눈꺼풀테가 백색 빛을 띤다.
② 합병증으로 눈꺼풀 겉말림이 나타낸다.
③ 포도알균과 지루성 피부염이 원인이다.
④ 중년기 이후에 드물게 나타난다.
⑤ 특별한 자각 증상은 없다.

☞ 가려움, 이물감, 자극 증상, 결막 충혈. 소년기 이후의 어느 연령층에서나 나타나는 질환이다.

11 속 눈썹증 대한 설명으로 아닌 것은?

① 방향이 잘못 자란 눈썹을 뽑아준다.
② 눈물이 나고 이물감을 호소한다.
③ 눈꺼풀테가 결막 밖으로 말려 나온 상태이다.
④ 각막과 결막에 상처를 가져온다.
⑤ 영구적으로 털뿌리를 파괴하는 치료를 하기도 한다.

12 다음은 눈꺼풀 속말림에 대한 설명으로 옳은 것은?

① 주로 위 눈꺼풀에 발생한다.
② 연축성 눈꺼풀 속말림은 위 눈꺼풀 올림근이 지나치게 수축해서 발생된다.
③ 선천 눈꺼풀 속말림은 하방 주시시에만 속눈썹이 각막에 닿는다.
④ 화학 외상, 열상, 수술, 방사선, 트라코마로 인한 흉터로 발생하기도 한다.
⑤ 눈물점이 눈물층과 접촉하지 못해 눈물의 정상적인 배출이 어렵다.

☞ 아래 눈꺼풀에 주로 발생한다. 덧 눈꺼풀은 하방주시시 속 눈썹이 각막에 닿게 되며 선천눈꺼풀 속말림은 항상 속 눈썹이 각막에 닿게 된다.

13 각막 상피의 손상, 결막의 국소 충혈이 있으며, 눈물이 나고 눈이 부시며, 연축성, 반흔성, 선천성, 노년성이 원인인 질환으로 옳은 것은?

① 속 눈썹증 ② 덧 눈꺼풀 ③ 눈꺼풀 겉말림
④ 눈꺼풀 속말림 ⑤ 피부 늘어짐

14 눈물점이 눈물에 잘 접촉하지 못하여 눈물을 흘리는 질환은?

① 속 눈썹증 ② 덧 눈꺼풀 ③ 눈꺼풀 겉말림
④ 눈꺼풀 속말림 ⑤ 피부 늘어짐

정답 9. ③ 10. ③ 11. ③ 12. ④ 13. ④ 14. ③

15 다음은 덧 눈꺼풀에 대한 설명으로 옳은 것은?

① 서양인의 소아에서 많다.
② 상방주시시에 속 눈썹이 각막에 닿게 된다.
③ 아래 눈꺼풀의 피부나 눈 둘레근에 비정상적인 주름이 잡힌다.
④ 가성 내사시 현상을 일으킨다.
⑤ 토끼눈 증상이 나타난다.

☞ 동양인 소아에게 많이 나타난다. 덧 눈꺼풀에서 수직으로 하방주시시 속 눈썹이 각막에 닿는다.

16 눈의 안쪽 흰자위를 가려서 내사시처럼 보이는 질환은?

① 속 눈썹증 ② 덧 눈꺼풀 ③ 눈꺼풀 겉말림
④ 눈꺼풀 속말림 ⑤ 안쪽 눈구석 주름

17 눈꺼풀 처짐에 대한 설명으로 옳은 것은?

① 위 눈꺼풀 올림근의 근육 자체 또는 신경 지배의 이상으로 발생한다.
② 선천성 눈꺼풀 처짐은 얼굴 신경의 장애로 발생한다.
③ 선천성, 후천성, 가족 유전성으로 분류되고 후천성이 가장 많다.
④ 눈꺼풀 피부가 탄력성을 상실하고 늘어진다.
⑤ 선천 눈꺼풀 처짐은 여성이 더 많고 단순성이 80%이다.

☞ 선천성 눈꺼풀 처짐은 눈돌림 신경 위가지의 장애 혹은 위 눈꺼풀 올림근의 발육 이상으로 발생.

18 호르너 증후군, 연축성 퇴행위축, 중증근 무력증, 눈돌림 신경 위가지 장애 등에서 보이는 공통적인 눈의 구조 이상 증상으로 옳은 것은?

① 덧 눈꺼풀 ② 눈꺼풀 겉말림 ③ 눈꺼풀 처짐
④ 안쪽 눈구석 주름 ⑤ 눈꺼풀 속말림

19 다음은 눈꺼풀 처짐에 대한 설명으로 옳은 것은?

① 가족 유전성으로 나타나는 경우가 50%를 차지한다.
② 도르래 신경의 장애 혹은 얼굴 신경의 마비로 나타난다.
③ 한쪽 눈만 쌍꺼풀이 있고 처진 눈에 주름이 없으면 선천 눈꺼풀 처짐을 의심해 본다.
④ 눈꺼풀 피부의 탄력성 상실되어 처진다.
⑤ 선천 눈꺼풀처짐은 대부분 눈돌림 신경 아래 가지의 장애로 발생한다.

☞ 선천 눈꺼풀 처짐은 대부분 윗 눈꺼풀 올림근의 발육 이상으로 발생한다.

정답
15. ③ 16. ⑤ 17. ① 18. ③ 19. ③

20 토끼 눈에 대한 설명으로 아닌 것은?

① 결막이 건조해지고 주로 각막 아랫 부분의 손상을 가져온다.
② 갑상선 질환, 안와 종양으로 인해 발생할 수 있다.
③ 인공 눈물과 소프트 콘택트렌즈를 사용하여 치료한다.
④ 눈꺼풀 올림근 마비로 나타난다.
⑤ 심하면 영구적 또는 일시적으로 눈꺼풀 봉합을 시술한다.

21 다음 중 토끼 눈의 원인으로 옳은 것은?

① 위 눈꺼풀 올림근 마비　② 눈돌림 신경마비　③ 갑상샘 질환
④ 각막손상　⑤ 결막염

22 다음 중 시력 저하의 원인과 가장 거리가 먼 것은?

① 토안　② 선천성 눈꺼풀 처짐　③ 눈물 분비 과다
④ Sjogren syndrome　⑤ 속 눈썹 난생

23 교통 사고로 얼굴 신경이 손상되었다. 일어날 수 있는 증상은?

① 눈꺼풀 처짐　② 조절 이상　③ 동공 부동
④ 내사위　⑤ 개안

24 속 눈썹증과 관계있는 안질환은?

① 각막 궤양　② 포도막염　③ 눈물 주머니염증
④ 망막염　⑤ 백내장

25 다음 중에서 토끼 눈을 일으키지 않는 것은?

① 눈둘레근 마비　② 갑상선 질환　③ 안와 종양
④ 제 3뇌신경 마비　⑤ 얼굴 신경 마비

정답 20. ④　21. ③　22. ③　23. ⑤　24. ①　25. ④

기 본 정 리

Ⅱ 눈물과 눈물 기관

1 눈물 분비 이상

1) 건성안

눈물이 부족하거나 눈물막의 과도한 증발로 눈알 표면 손상과 이물감, 건조감 등을 가져오는 경우를 총칭

(1) 원인 ; 노화로 인한 눈물 분비 저하, 쇼그렌 증후군, 스티븐-존슨 증후군, 눈꺼풀염, 마이봄샘염, 눈깜박임 장애

(2) 치료 ; 인공눈물 사용, 원인 질환 치료, 눈물의 배출을 막음, 특수 안경 작용 눈물 과다 분비

2) 쇼그렌 증후군

(1) 증상 ; 건성 각결막염, 침샘의 종창, 입안 마름증, 류머티스 관절염, 눈의 건조감, 눈부심, 이물감, 작열감 등

(2) 특징 ; 중년 여성에 많다. 심한 증상 없고, 육안적 소견도 별로 없고 세극등 검사상 아래 눈꺼풀테에 눈물띠가 전혀 없거나 군데 군데 소실

3) 눈물 분비 과다

(1) 증상 ; 정상보다 많이 분비

(2) 원인 ; 눈물의 과다 분비, 눈물 배출계의 장애(대부분)

(3) 특징 ; 감별법 fluorescein dye test

- fluorescein을 결막낭에 점안 → 콧속으로 흘러나오면 → 눈물의 과다 분비 진단

(4) 발생 ; 갑상선 질환, 신경의 예민, 각막·눈속 질환, 눈주위 코곁굴, 코안의 알러지성 질환

(5) 치료 ; 원인 질환 제거, 노화시 건성 각결막염 우려됨

4) 눈물 분비 저하

중년이후의 생리현상의 하나
(1) 원인 ; 류머티스 관절염, 쇼그렌증후군, 스티븐스-존슨 증후군, 유사 물집증, 비타민 A 결핍증 등

5) 피눈물

(1) 원인 ; 여성 생리시, 결막 출혈시 2차적 증상
눈물 주머니 종양(터졌다 아물었다 반복), 고혈압 환자 → 코피가 코눈물관 역류

6) 악어 눈물

얼굴 신경 마비의 후유증, 식사할 때 눈물 흘림

2 눈물 배출계의 이상

1) 눈물 주머니 염증

신생아 - 선천 코눈물관 막힘, 40세 이후 여성 - 원발성 후천 코눈물관 막힘.
눈물 주머니에 눈물이 정체되면서 감염

(1) 급성 눈물 주머니 염증

눈물 주머니 부위의 피부에 발적과 종창, 눈물 주머니에 농양
① 원인 ; 황색 포도알균, β-용혈사슬알균
② 증상 ; 심한 통증, 발열감
③ 치료 ; 만성 눈물 주머니 염증과 비슷

(2) 만성 눈물 주머니 염증

① 원인 ; 코눈물관의 폐쇄
② 증상 ; 눈물 흘림, 눈물 주머니 부위를 누르면 눈물점에서 농과 점액이 역류
③ 원인 ; 폐렴 사슬알균

(3) 코눈물관 막힘

① 선천 코눈물관 막힘 : 신생아 경우 비강 개구부(Hasner's velve)가 출생 후에도 열리지 않아서 발생. 정상 신생아의 6.25% 코눈물관이 막힌 채로 출생

- 눈물 흘림, 눈곱, 급·만성 눈물 주머니 염증 합병.

② 후천 코눈물관 막힘 : 대부분 원발성 후천 코눈물관막힘, 코눈물관의 외상이나 종양으로 발생. 40세 이후 중년 여성에서 호발

정 리 문 제

〈A 형 문항방식〉

※ 아래 각 문항의 물음에 대한 옳은 답 하나를 ① ~ ⑤ 에서 선택하시오.

01 눈물 분비 저하가 일어나는 질환은?

① 피눈물 ② 각막 질환 ③ 눈속 질환
④ 비타민 A 결핍증 ⑤ 갑상선 질환

02 눈물 분비 과다를 볼 수 있는 질환은?

① 갑상선 질환 ② 각막 질환 ③ 눈물샘 종양
④ 안와의 염증성 병소 ⑤ 비타민 A 결핍증

03 눈물 분비 이상에 대한 설명으로 옳은 것은?

① 중년 이후에는 정상 생리 현상으로 눈물 분비 과다가 발생한다.
② 건성안은 비타민 A 결핍증 및 쇼그렌 증후군에 동반된다.
③ 결막의 찰과 표본에서 술잔 세포들의 증가가 보인다.
④ 눈물막 파괴 시간이 증가된다.
⑤ 쇼그렌 증후군은 20대 여성에게 많이 발생한다.

04 눈물 분비 저하가 일어나는 원인 중에서 관계가 먼 것은?

① 중년 이후 ② 류머티스성 관절염
③ 스티븐스-존슨 증후군 ④ 유천포창 ⑤ 갑상선 질환

05 피눈물의 주원인이 아닌 것은?

① 월경 ② 혈종 ③ 외상
④ 눈물주머니 종양 ⑤ 토끼 눈

정답 1. ④ 2. ① 3. ② 4. ⑤ 5. ⑤

06 눈물 분비 과다에 대한 설명으로 옳은 것은?

① 눈물 흘림은 대체로 배출 장애로 온다.
② 눈물 흘림이 편측성인 경우 눈물의 과다 분비가 많다.
③ 눈물의 과다 분비와 배출 장애의 감별은 쉬르머 검사가 효과적이다.
④ 치료는 조기에 수술하는 것이 좋다.
⑤ 스티븐스-존슨 증후군에서 자주 발생한다.

☞ 눈물 흘림이 편측성인 경우 과다 분비보다는 배출 장애가 의심되며 감별은 플루레신 색소 검사가 가장 효과적이다.

07 눈물 분비 이상에 대한 설명으로 옳은 것은?

① 중년 이후 정상 생리 현상의 하나로 눈물 분비가 서서히 증가한다.
② 악어 눈물은 눈돌림 신경 마비의 후유증으로 올 수 있다.
③ 피눈물은 여성의 월경 때 나타나는 경우가 있다.
④ 눈물 분비 저하는 갑상선 질환, 신경이 예민한 사람 등에서 많다.
⑤ 비타민 A 결핍증으로 눈물 과다 증상이 나타난다.

☞ 악어 눈물은 얼굴 신경 마비후의 후유증, 눈물 분비 저하는 류머티스성 관절염과 동반하여 오는 경우 스티븐스-존슨 증후군, 유천포창, 비타민 A결핍증 등이 있다.

08 눈물 분비 이상에 대한 설명으로 옳은 것은?

① 쇼그렌 증후군은 중년 이후의 남자에서 많다.
② 로즈벵갈 염색 상태, 쉬르머 검사와 눈물막 파괴 시간 등을 측정해 검사한다.
③ 얼굴 신경 마비의 후유증으로 식사할 때 피눈물을 흘리는 경우가 있다.
④ 눈물 분비 저하는 갑상선 질환 환자, 신경이 예민한 사람 등에서 많다.
⑤ 쇼그렌 증후군은 류머티스 관절염과 눈물 분비 과다를 호소한다.

☞ 중년 이후 정상적인 생리 현상으로 눈물 분비 저하가 올 수 있다. 얼굴 신경마비 후유증으로 식사할 때 눈물을 흘리는 경우가 있다. 피눈물은 여성의 경우 월경 때 나타나는 경우가 있다.

09 눈물 분비 이상에 대한 설명으로 옳은 것은?

① 식사할 때 눈물을 흘리는 경우가 있는데 이를 악어 눈물이라 한다.
② 악어 눈물은 동안 신경 마비후의 후유증이다.
③ 중년 이후 정상 생리 현상으로 눈물의 분비는 증가된다.
④ 눈물 분비 과다는 조기에 수술해 주는 것이 좋다.
⑤ 비타민A 결핍증일 경우 눈물 과다 분비가 일어난다.

정답

6. ①　7. ③　8. ②　9. ①

10 다음은 눈물 주머니 염증에 대한 설명으로 옳은 것은?

① 급성은 눈물 주머니나 눈물 주머니 주위 조직의 급성 염증이다.
② 신생아의 경우 조기 수술할수록 효과가 크다.
③ 정상 신생아의 30%에서 코눈물관이 막힌 채로 출생한다.
④ 대부분 양측성이다.
⑤ 눈물점이 폐쇄되어 나타난다.

☞ 대부분 편측성으로 항상 코눈물관의 폐쇄에 의해 발병된다.

11 다음은 눈물 주머니 염증에 대한 설명으로 아닌 것은?

① 치료는 코눈물관 부지법과 누낭비강 연결술 등이 있다.
② 신생아의 하스너판이 출생 후에도 열리지 않아서 발생한다.
③ 신생아는 수주 혹은 수개월 눈물 주머니를 마사지하면서 기다려 본다.
④ 대개 선천적으로 눈물점 폐쇄에서 온다.
⑤ 신생아와 40세 이후 여성에게 많이 발생한다.

12 눈물 분비 저하의 원인으로 아닌 것은?

① 중년 이후
② 류머티스성 관절염
③ 유천포창
④ Stevens-Johnson 증후군
⑤ 갑상선 질환 환자

☞ 눈물 분비 저하의 원인; 중년 이후 생리 현상, 류머티스성 관절염, 스티븐 - 존슨 증후군, 유천포창, 비타민 A결핍증 등.

13 과도하게 증발하거나 눈물이 부족하여 눈알 표면이 손상되고 눈에 자극 증상을 일으키는 질환의 원인 질환은?

① 갑상선 질환
② 각막 질환
③ 눈꺼풀염
④ 눈속 질환
⑤ 알레지성 비염

14 쇼그렌 증후군에 대한 설명으로 옳은 것은?

① 건성 각결막염, 반복적인 침샘의 종창, 입안 마름증, 류머티스 관절염이 나타난다.
② 10대의 소녀들에서 많이 발생.
③ 대부분 심한 증상을 호소한다.
④ 아침에 통증이 심하다.
⑤ 시력 장애가 별로 없다.

정답 10. ① 11. ④ 12. ⑤ 13. ③ 14. ①

15 쇼그렌 증후군에 대한 설명으로 아닌 것은?

① 시력 장애가 별로 없다.
② 중년 이후의 여자에서 많이 발생.
③ 대부분 심한 증상을 호소하지 않는다.
④ 눈에 육안적인 이상 소견이 별로 없다.
⑤ 건성 각결막염, 반복적인 침샘의 종창, 입안 마름증, 류머티스 관절염이 나타난다.

16 다음은 눈물 주머니 염증에 대한 설명으로 옳은 것은?

① 신생아 또는 40세 이후의 성인 남성에 많이 발생한다.
② 대부분 양측성이다.
③ 항상 코눈물관의 폐쇄에 의해 발병된다.
④ 급성 눈물 주머니 염증의 원인균은 폐렴성 연쇄구균이 대부분이다.
⑤ 진균은 침범하지 않는다.

☞ 눈물 주머니 염증은 신생아 또는 40세 이후의 여성에 많이 발생. 대부분 편측성.
만성 눈물 염증은 폐렴 연쇄구균이 대부분이지만 드물게 진균이 원인이 될 수 있다.

17 다음은 건조안에서 보이는 소견들로 아닌 것은?

① 눈물층 파열 시간의 증가
② 이물감, 소양감, 작열감
③ 눈물 lysozyme의 감소
④ 아래 눈 꺼풀테의 눈물 메니스커스 감소
⑤ 아래 결막낭에 선상 분비물이 관찰됨

18 환자의 증상이 건성 각결막과 눈물의 리소자임 성분이 감소하는 자가 면역 질환은?

① 베세트병 ② 류마티스 관절염 ③ 백색증
④ 쇼그렌 증후군 ⑤ 후천성 면역 결핍증

19 어떤 환자가 평소에 건조안 증상을 자주 유발하는 데 가장 관련되는 비타민 결핍은?

① 비타민 A, C ② 비타민 A, B ③ 비타민 B, C
④ 비타민 A, D ⑤ 비타민 B, E

정답 15. ① 16. ③ 17. ① 18. ④ 19. ②

기 본 정 리

III 안와

1 눈알 돌출

정상 안구 돌출 계치 ; 서양인 12 ~ 20 mm, 동양인 10 ~ 14 mm, 양안 차이 2 mm이상 이면 병적

주요 원인 ; 안와 종양, 염증으로 인한 안와 용적의 증대

☞ 거짓 눈알 돌출 : 고도 근시, 소눈, 눈꺼풀 뒤당김

2 눈알 함몰

원인 ; 가장 큰 원인은 사고로 인한 외상성 눈알 함몰. 노년기의 퇴행성, 선천 이상, 안와염증 발생 후의 흉터나 위축, 안와 종양의 제거로 눈알함몰

3 안와 염증

1) 갑상선 안병증

원인 ; 정확한 병인은 밝혀지지 않았지만 자가 면역 현상으로 인해 나타나는 것으로 알려져 있음.

임상적 양상 ; 20~40대의 여성에서 호발. 안구 돌출

(1) 안구 돌출 ; 양측성, 외안근의 비대, 안와 조직의 부종이 원인

(2) 눈꺼풀 증상

① Dalrymple's sign(눈꺼풀 후퇴) ; 안검열 사이가 확대되어 각막 상부의 공막이 드러남.

② Graefe징후 (눈꺼풀 내림 지연) ; 시선이 아래로 향할 때 위 눈꺼풀이 눈알 운동을 따라가지 못하고 각막 윗부분의 공막이 노출

③ Stellwag's sign ; 눈 깜박임 횟수 감소

④ Gifford's sign ; 위 눈꺼풀 뒤집기 곤란

(3) 눈알 운동 장애

① 눈모음 부족 ; 눈모음 근점 멀어짐

② 외안근 운동 장애 ; 상·하 운동 제한 - 아래 곧은근의 수축 및 섬유화에 의한 현상, 복시 호소.

(4) 시력 장애
시신경을 외안근이 비후해져 압박. 심한 눈알 돌출로 인한 노출 각막염으로 시력 저하.

2) 안와 연조직염

(1) 원인 ; 안와 내 세포 조직 급성 화농성 염증, 외상, 수술로 인한 외인성 감염, 코곁굴, 치아의 감염증, 패혈증, 수막염, 얼굴의 단독에서 전이

(2) 특징 ; 대부분 코곁굴염이 전이되어 발생, 소아의 눈알 돌출의 가장 흔한 원인

(3) 증상 ; 한쪽 눈, 눈꺼풀 충혈, 종창, 눈알 결막의 부종, 눈알 돌출
안구 운동 제한으로 복시, 고열, 동통, 농양 → 배농

(4) 치료 : 안과 응급 질환

정 리 문 제

〈A 형 문항방식〉

※ 아래 각 문항의 물음에 대한 옳은 답 하나를 ① ~ ⑤ 에서 선택하시오.

01 갑상샘 눈병증에 대한 설명으로 옳은 것은?

① 대체로 갑상선 기능 저하증으로 나타난다.
② 안구 운동 장애로 눈 벌림이 제한된다.
③ 외안근의 비대와 안와 조직의 부종으로 안구 돌출이 특징이다.
④ 시력의 장애는 없는 것이 보통이다.
⑤ 안구 함몰 증상이 나타난다.

☞ 안구 운동의 장애로 눈모임 부전과 안근 마비가 있다. 시력이 저하되는 원인은 비후된 외안근들이 시신경을 압박하여 생기는 압박 시신경병증이거나 토끼눈증에 의한 각막 궤양 때문이다.

02 눈알 돌출의 가장 주요한 원인은?

① 고도 근시 ② 안와 종양 ③ 소눈
④ 눈꺼풀 뒤당김 ⑤ 외안근 마비

03 가성 안구 돌출의 원인이 <u>아닌</u> 것은?

① 고도 근시 ② 갑상샘 눈병증 ③ 눈꺼풀 후퇴
④ 소눈 ⑤ 반대편 눈알 함몰

정답
1. ③ 2. ② 3. ②

04 안구 함몰의 원인으로 아닌 것은?

① 외상성 ② 노년기의 퇴행성 ③ 소안구
④ 안와 종양의 제거 ⑤ 소눈

☞ 안구 함몰의 원인은 외상성 안구 함몰, 노년기의 퇴행성 안구 함몰, 소안구, 안와 골 결손, 안와 염증 후의 흉터 및 위축, 안와 종양의 제거 등이다.

05 안구 돌출과 관계된 질환이 아닌 것은?

① 테논낭염 ② 안와 연조직염 ③ 해면정맥동 혈전 ④ 갑상샘 눈병증 ⑤ 안와 골결손

☞ 안구 돌출과 관계된 질환은 갑상샘 눈병증, 안와 연조직염, 염증 거짓 종양, 해면 정맥 동혈전, 테논낭염 등이다.

06 눈알 함몰의 가장 많은 원인은?

① 외상성 ② 퇴행성 ③ 안와 골결손
④ 안와 종양의 제거 ⑤ 안와 염증 발생 후 위축

07 갑상샘 눈병증에 대한 설명으로 아닌 것은?

① 자가 면역 질환으로 생각된다.
② 외안근 운동 장애로 복시가 야기된다.
③ 안구 돌출 증상이 나타난다.
④ 압박 시신경병증으로 시야 장애나 시력 감소가 나타날 수 있다.
⑤ 눈벌림 부족 현상이 일어난다.

☞ 눈모음 근점이 멀어진다.

08 안구 돌출(exophthalmos)때 조심해야 할 합병증은?

① 녹내장 ② 망막 박리 ③ 노출성 각막염
④ 포도막염 ⑤ 시신경 위축

09 다음은 안와 연조직염에 대한 설명으로 옳은 것은?

① 안와내 세포 조직의 만성화 농성염증이다. ② 주로 양측성으로 나타난다.
③ 성인 안구 돌출의 가장 흔한 원인이다. ④ 천천히 경과를 보면서 치료해야 한다.
⑤ 강력한 항생제를 전신적으로 투여한다.

10 갑상선 기능 항진증의 눈소견이 아닌 것은?

① 안구 돌출 ② 안구 운동 장애 ③ 안검열 확대
④ 시신경 유두부종 ⑤ 대개 초기부터 시력장애

정답
4. ⑤ 5. ⑤ 6. ① 7. ⑤ 8. ③ 9. ⑤ 10. ⑤

기 본 정 리

Ⅳ 결막

1 결막염의 원인

세균, 클라미디아, 바이러스, 리케차, 진균, 기생충, 아토피, 화학 제품 등

※ 결막의 자연 방어기전
a. 눈물(희석, 기계적 세척, 효소, 면역 글로블린)
b. 풍부한 림푸 조직
c. 지속적인 결막 상피 탈락
d. 결막낭의 저온 상태
e. 눈꺼풀 깜박임 작용

2 결막염의 증상

1) 자각 증상

통증, 가려움증, 이물감, 발적, 부기, 눈곱

2) 타각 증상

(1) 충혈 ; 모든 결막염에서 발생, 뒤결막 혈관의 확장
a. 섬모체 충혈 - 각막·홍채의 염증, 급성 폐쇄각 녹내장, 적자색, 각막 가장자리의 충혈이 가장 심함
b. 결막 충혈 - 결막 구석부는 선홍색, 각막 가장자리로 갈수록 연함

3 세균 결막염

1) 과급성 세균 결막염

가장 흔한 원인균은 임균. 포도알균, 사슬 알균, 인플루엔자균, 대장균, 녹농균 등이 원인
증상 : 결막염이 수일 내에 급속히 진행하는 것이 특징. 자극감, 심한 충혈, 아침에 황록색의 많은 화농성삼출물로 위.아래 눈꺼풀이 붙게 된다.

2) 급성 세균성 결막염

분비물 다량, 결막 전체의 현저한 충혈, "Pink Eye"
치료 : 스테로이드제제는 사용하지 않는다. 약 2주 후에 대부분 자연 치유

3) 만성 세균 결막염

원인 : 보통 포도알균, 코눈물관 막힘, 만성 눈물 주머니 염증 환자에게 발생. 급성 결막염의 불충분한 치료

4 바이러스 결막염

1) 급성 바이러스 결막염

공통 증상 : 결막 충혈, 눈물 흘림, 귓바퀴 앞림프 절병증

(1) 인두 결막열

원인 : 아데노바이러스 제3형, 제4형, 제7형
증상 : 38.5℃ ~ 40℃의 고열과 함께 목이 아프고 급성 여포결막염, 수영장 전염, 10일 내 자연 치유

(2) 유행 각 결막염

원인 : 아데노바이러스 제8형, 제19형
증상 : 결막염 발생 후 5 ~ 14일 사이에 눈부심을 호소. 이차로 생긴 상피 각막염 때문 전염성이 강하므로 치료보다 예방이 중요, 여름에 특히 유행, 1년 내내 볼 수 있다.

(3) 급성 출혈 결막염

Apolo눈병, 짧은 잠복기(8 ~ 48시간), 경과기간 (5 ~ 7일)이 특징. 효과적인 치료법 없음

(4) 단순 포진 결막염

5 결막의 면역 질환

1) 즉시형 또는 체액성 과민 반응

(1) 계절성 알레르기 결막염

건초열 결막염, 꽃가루, 풀, 동물성 털 등에 대한 알레르기 병력을 가진 자, 갑자기 가렵고 눈물이 많이 나고 눈이 약간 붉어진다. 눈을 비빌 때 끈끈한 점성 분비물이 나온다.

(2) 비계절성 알레르기 결막염

알레르기 결막염 중 7% 정도, 대개 24시간, 계절에 관계없이 발생, 집먼지 진드기, 다양한 곰팡이, 동물 비듬 등이 알레르기 항원으로 작용

(3) 봄철 각결막염

봄과 여름에 양안에 발병, 사춘기 전에 발병되며 소년에게 많고 한대지방에서는 별로 없다. 주로 윗눈 꺼풀결막에 거대유두가 생기며 아래눈 꺼풀결막에는 작은 유두

(4) 아토피 각결막염

아토피 피부염과 습진이 있는 성인 남자에게서 주로 IgE에 의한 아토피 각결막염이 많이 발견된다.

(5) 거대 유두 결막염

콘택트렌즈나 의안을 착용하는 경우 발생. 가려움과 점성 분비물, 충혈이 발생.

2) 지연 과민 반응

(1) 플릭텐 각결막염

결핵균 단백에 대한 과민 반응이 제일 흔한 원인, 플릭텐은 보통 각막 가장자리에 생기고 1 ~ 3 mm 지름의 단단한 회백색 융기.

(2) 접촉성 눈꺼풀 염증에 속발된 결막염

6 화학 또는 자극 결막염

1) 의인 결막염

동공 수축제, 네오마이신 등의 눈약, 방부제가 들어 있는 약물 장기간 점안으로 발생

2) 직업결막염

산성 화상 ; 산이 조직의 단백질을 변성시키기 때문에 증상은 즉시 나타나나 파괴는 표층에 국한

알칼리 화상 ; 단백질을 변성시키지 않으나 빠르고 깊게 조직에 침투, 초기 증상은 산에 비해 경미한 것처럼 보이나 수 시간 또는 수일동안 계속 손상을 입혀 심부조직에도 파괴를 일으킨다.

☞ 가급적 빠른 시간안에 물이나 생리 식염수로 결막 주머니를 충분히 오랫동안 세척, 화학 길항제 금기

7 퇴행 질환

1) 검열반

눈알 결막의 황색 결절. 크기는 별로 증가하지 않음. 별다른 치료가 필요치 않고
미용상 절제
[원인] 자외선, 바람, 먼지, 눈건조증

2) 군날개

야외에서 많은 시간을 보내는 사람에게 많으며 자외선, 먼지, 바람의 자극이 원인으로 생각. 눈알결막에 삼각형의 섬유혈관 조직 증식 각막 침범. 백내장으로 오인.
제거 수술은 미용상 혹은 시력 장애 가능성이 있을 경우 시행.

정 리 문 제

〈A 형 문항방식〉

※ 아래 각 문항의 물음에 대한 옳은 답 하나를 ① ~ ⑤ 에서 선택하시오.

01 결막염의 자각 증상은?

① 가려움증 ② 삼출물 ③ 결막 부종
④ 충혈 ⑤ 유두 비대

02 결막염의 타각 증상에 대한 설명으로 옳은 것은?

① 결막 하출혈은 심한 흉터를 남긴다.
② 결막 충혈은 결막원 개부가 선홍색을 띠며 각막 가장자리로 향할수록 진해진다.
③ 막은 결막 상피의 손상 없이 쉽게 제거할 수 있다.
④ 섬모체 충혈은 각막이나 홍채의 염증, 급성 폐쇄각 녹내장에서 보인다.
⑤ 눈꺼풀 처짐 현상이 나타난다.

☞ 결막 아래 출혈은 대개 2-3주 후면 저절로 흡수된다.

03 결막염의 타각 증상에 대한 설명으로 옳은 것은?

① 가려움증 ② 안압 저하 ③ 충혈
④ 눈꺼풀 겉말림 ⑤ 눈부심

☞ 결막염의 타각 증상 : 충혈, 분비물, 결막 부종, 거짓 눈꺼풀 처짐, 결막 하출혈, 유두 비대, 여포, 가성막 및 막, 육아종, 귀바퀴 앞림프절.

04 다음은 결막염의 타각 증상에 대한 설명으로 <u>아닌</u> 것은?

① 결막 충혈은 구석 결막부가 선홍색을 띠며 각막 가장자리로 향할수록 연해진다.
② 섬모체 충혈은 각막 가장자리 근처가 가장 심하고 구석 결막부로 갈수록 연해진다.
③ 결막 충혈은 미생물, 광선, 먼지, 연기, 축동제 점안, 굴절 이상, 안근 이상 등에서 나타난다.
④ 가성막은 전체 결막 상피를 포함한 응괴로 제거하면 심한 출혈이 나타난다.
⑤ 눈꺼풀이 염증으로 부어서 처지는 증상이 나타난다.

☞ 가성막은 결막 상피 위에 있는 염증성산물의 응괴이며 결막 상피의 손상 없이 쉽게 제거할 수 있으나 막은 전체 결막 상피를 포함한 응괴로 제거하면 심한 출혈이 나타난다.

정답 1. ① 2. ④ 3. ③ 4. ④

05 충혈에 대한 설명으로 옳은 것은?

① 결막 충혈은 구석 결막부가 연하며 각막 가장자리로 향할수록 심해진다.
② 결막 충혈은 광선, 먼지, 연기 등의 자극에 의하여 생길 수 있다.
③ 섬모체 충혈은 구석 결막부가 적자색으로 가장 심하다.
④ 결막 충혈은 폐쇄각 녹내장에서 볼 수 있다.
⑤ 각막이나 홍채에 염증으로 결막 충혈이 나타난다.

☞ 결막 충혈은 미생물에 의한 염증 , 광선, 먼지, 연기 등의 자극, 축동제등의 점안, 굴절 이상이나 안근 이상이 있을 때에도 볼 수 있다.

06 섬모체 충혈은 다음 어느 부위에서 염증이 일어나는가?

① 각막 ② 결막 ③ 망막 ④ 검연부 ⑤ 시신경 유두

07 다음 중 결막염이 빠르게 진행하며 아침에 일어나면 많은 황록색의 화농성 삼출물로 인하여 눈꺼풀이 붙는 것이 특징이고 흔한 원인균으로는 임균을 가지는 질환으로 옳은 것은?

① 급성 세균 결막염 ② 과급성 세균 결막염 ③ 만성 세균 결막염
④ 막결막염 ⑤ 구석 눈꺼풀 결막염

08 다음은 세균 결막염에 대한 설명으로 아닌 것은?

① 가장 흔한 안과 질환 중의 하나이다.
② 이물감, 충혈, 농성 삼출물, 눈꺼풀 부종이 나타난다.
③ 대부분 자연적으로 치유된다.
④ 전염성이 약하다.
⑤ 2주 정도 지속되기도 하지만 적절한 항균제를 사용하면 빨리 치유된다.

☞ 보통 한쪽 눈에서 시작하여 환자의 손에 의해 반대측 눈으로 전염된다.

09 급성 세균 결막염에 대한 설명으로 옳은 것은?

① 열대 지방에서는 폐렴구균이 원인이다.
② 온대 지방에서는 Hemophilus aegyptius균이 원인이다.
③ 일명 'red eye'라 한다.
④ 이물감, 작열감, 눈물 흘림, 눈부심 등을 호소한다.
⑤ 항바이러스제를 자주 점안한다.

☞ 자각 증상으로 이물감, 작열감, 눈물 흘림, 눈부심 등을 호소한다.

정답 5. ② 6. ① 7. ② 8. ④ 9. ④

10 만성 세균 결막염에 대한 설명으로 옳은 것은?

① 보통 폐렴구균에 의한다.
② 일명 'pink eye'라 한다.
③ 양안성이다.
④ 약 2주일 후 대부분 자연 치유가 이루어진다.
⑤ 만성 눈물 주머니 염증 환자에게 발생한다.

☞ 포도구균, 대개 한쪽 눈에 발생, pink eye는 급성 세균성 결막염.

11 거짓막 결막염 및 막결막염에 대한 설명으로 옳은 것은?

① 주로 헤모필루스 이집티우스가 원인이다.
② 성인에 많고 홍역, 성홍열, 농가진에 동반된다.
③ 막이 탈락된 후 눈꺼풀 속말림, 건성안과 같은 합병증을 남긴다.
④ 가성막은 잘 벗겨지지 않으며 벗기면 심한 출혈이 나타난다.
⑤ 결막의 부종은 거짓막 결막임이 막결막염보다 심하다.

☞ 소아에게 많다. 결막 부종은 막결막염이 심하다.

12 다음은 가성막 및 막결막염에 대한 설명으로 아닌 것은?

① 주로 디프테리아균과 연쇄구균에 의한다.
② 소아에 많다.
③ 막은 잘 벗겨지나 약간의 출혈이 동반된다.
④ 막이 탈락된 뒤에는 흉터를 남기며 눈꺼풀 속말림과 같은 합병증을 초래한다.
⑤ 각막 궤양이 잘생겨 이차 감염이 초래되기도 한다.

☞ 막이 탈락된 뒤 흉터를 남기며 합병증으로 눈꺼풀 속말림, 속눈썹 난생, 건성안, 결막 붙음증이 초래될 수 있다.

13 다음 결막염의 종류 중 귓바퀴 앞림프절병 증이 드문 질환으로 옳은 것은?

① 세균 결막염
② 유행 각결막염
③ 트라코마
④ 인두 결막열
⑤ 급성 출혈 결막염

14 인두 결막열에 대한 설명으로 옳은 것은?

① 아폴로(Apollo) 눈병이라고 부른다.
② 38.5℃ ~ 40℃의 고열과 함께 목이 아프다.
③ 아데노 바이러스 제8형과 제19형이 원인이다.
④ 어린이보다 성인에게 더 흔하게 발생한다.
⑤ 강력한 항바이러스제제를 전신으로 사용한다.

☞ 아데노 바이러스 제3형으로 인해 발병된다. 고열과 함께 인후통이 발생한다. 성인보다 어린이에게 더 흔하게 발생하며 염소 처리된 수영장에서도 전염될 수 있다.

정답 10. ⑤ 11. ③ 12. ③ 13. ① 14. ②

15 심한 충혈로 인하여 'pink eye' 라고도 불리는 안질환에 대한 설명으로 옳은 것은?

① 흔한 원인균은 임균이다.
② 가려움이 심하다.
③ 스테로이드제제는 사용하지 않는다.
④ 귀 앞의 림프샘이 커진다.
⑤ 보통 치료가 어렵다.

16 유행각결막염에 대한 설명으로 옳은 것은?

① 엔테로 바이러스 제70형이 원인이다.
② 전염성은 강하지 않다.
③ 어린아이에서 고열, 인후통, 설사 등의 전신증상을 보이기도 한다.
④ 아폴로 눈병이라고도 부른다.
⑤ 짧은 잠복기와 경과 기간이 특징이다.

☞ 치료보다 전염의 예방에 더 신경 써야 한다. 짧은 잠복기와 경과 기간이 특징인 것은 급성 출혈 결막염이다. 유행 각결막염은 아데노 바이러스 제8형과 제19형이 원인이다.

17 다음의 증상을 주로 하는 결막염은?

충혈, 눈물 흘림, 귓바퀴 앞림프 절병증

① 세균성 결막염
② 바이러스 결막염
③ 클라미디마 결막염
④ 알레르기 결막염
⑤ 진균 결막염

18 다음은 급성 출혈 결막염에 대한 설명으로 아닌 것은?

① 자각적으로 갑작스런 동통, 이물감, 눈부심, 다량의 눈물 흘림이다.
② 타각적으로 결막 충혈, 눈꺼풀 종창, 결막 하출혈, 결막 여포를 볼 수 있다.
③ 짧은 잠복기와 경과 기간이 특징이다.
④ 장내 바이러스 제70형이 원인이다.
⑤ 급성 세균 결막염이다.

☞ 바이러스 결막염이다.

19 짧은 잠복기와 경과 기간이 특징이며 장내바이러스 제70형이 원인인 결막염은?

① 인두 결막염
② 유행 각결막염
③ 급성 출혈 결막염
④ 단수 포진 결막염
⑤ 급성 결막염

20 바이러스에 의해 감염되는 질환은?

① 계절성 결막염
② 봄철 각결막염
③ 모반
④ 유행성 각결막염
⑤ 농성 결막염

정답
15. ③ 16. ③ 17. ② 18. ⑤ 19. ③ 20. ④

21 증상으로는 가려움과 점성 분비물, 충혈을 동반하며 콘택트렌즈나 의안을 착용하는 경우 주로 발생할 수 있는 질환은?

① 거대 유두 결막염 ② 플릭텐 각결막염 ③ 급성 세균 결막염
④ 막결막염 ⑤ 아토피 각결막염

22 봄철 각결막염에 대한 설명으로 옳은 것은?

① 주로 IgG가 관여한다. ② 열대 지방에서 별로 없다.
③ 보통 사춘기 이후에 발병한다. ④ 윗눈꺼풀 결막에 거대 유두가 생긴다.
⑤ 스테로이드제재를 장기간 투여한다.

23 아토피 각결막염에 대한 설명으로 옳은 것은?

① 바이러스 결막염이다.
② 봄과 여름에 양쪽 눈에 발병한다.
③ 아토피 피부염과 습진이 있는 성인 남성에게 많이 발견된다.
④ 클라미디아 트라코마티스로 인한 결막염이다.
⑤ 전염성이 강하다.

24 플릭텐 각결막염에 대한 설명으로 옳은 것은?

① 플릭텐은 각막 가장자리에 발생하고 삼각형 모양을 나타낸다.
② 결막 플릭텐은 흉터를 남긴다.
③ 엔테로 바이러스 제70형이 원인이다.
④ 개발도상국에서는 포도알균에 대한 과민 반응의 빈도가 높다.
⑤ 자연 치유되지 않고 수술을 시행한다.

25 쇼그렌 증후군과 합병된 건성 각결막염에 대한 설명으로 옳은 것은?

① 주로 직장인 남성에게 호발 한다. ② 통증이 아침에 심하고 오후에 감소된다.
③ 눈물막이 감소된다. ④ 결핵균이 원인이다.
⑤ 눈물점 폐쇄가 원인이다.

26 의인 결막염에 대한 설명으로 <u>아닌</u> 것은?

① 축동제, iodoxuridine(IDU), 네오마이신 등의 안약이나 방부제가 들은 약물이 유발한다.
② 신생아에서 1% 질산은 용액도 경미한 결막염을 유발한다.
③ 치료는 원인이 되는 약물 사용을 중지한다.
④ 전염성이 강하므로 예방에 주의한다.
⑤ 의사가 쓰는 약이 원인이 된 것이다.

정답

21. ① 22. ④ 23. ③ 24. ① 25. ③ 26. ④

27 실험 중에 알카리성 물질이 눈에 들어갔을 때에 응급 처치는?

① 급히 병원으로 감
② 약국으로 먼저 감
③ 자연 상태로 둔다
④ 대증 요법으로 한다.
⑤ 생리 식염수로 먼저 세척함

28 다음 약품으로 인한 손상에 대한 설명으로 옳은 것은?

① 결막의 산에 의한 화상은 깊게 조직에 침투한다.
② 화학 결막염은 통증, 충혈, 눈부심 등의 증상이 없다.
③ 화학 결막염은 화학길항제를 사용하는 것이 효과적이다.
④ 신생아에서 임균결막염을 예방하기 위한 1% 질산은용액은 경미한 결막염을 일으킨다.
⑤ 알칼리 화상은 조직의 파괴가 표층에 국한된다.

☞ 결막의 알카리에 의한 화상은 빠르고 깊게 조직에 침투하여 초기 증상은 산에 비해 경미한 것처럼 보이나 수시간 또는 수일 동안 계속 손상을 입혀 심부 조직에도 파괴를 일으킨다.

29 검열반에 대한 설명으로 옳은 것은?

① 청소년기에 흔하다.
② 반드시 제거 수술을 한다.
③ 각막 가까이 내측 눈꺼풀틈새 검결막에 약간 융기된 황색의 결절로 나타난다.
④ 자외선, 안건조증, 염증, 바람 및 먼지 등에 의한 것으로 알려져 있다.
⑤ 눈이 뜨겁다고 호소한다.

30 군날개에 대한 설명으로 옳은 것은?

① 실내에서 많은 시간을 보내는 사람에게 많다.
② 플리텐이 가마 윤부에 발생한다.
③ 자외선, 바람과 먼지의 자극 때문으로 생각된다.
④ 결질은 히알린과 노린 탄력 조직으로 되어 있다.
⑤ 수정체 난시가 생길 수 있다.

☞ 검열반의 결절은 히알린과 노란 탄력 조직으로 되어 있다. 군날개는 야외에서 많은 시간을 보내는 사람에게 많이 나타난다.

정답

27. ⑤ 28. ④ 29. ④ 30. ③

31 군날개에 대한 설명으로 옳은 것은?

① 크기는 별로 증가하지 않는다.
② 눈알 결막에 약간 융기된 황색 결절로 나타난다.
③ 각막 난시가 생길 수 있다.
④ 유리질과 노란 탄력 조직으로 구성되어 있다.
⑤ 검열반으로 이행하기도 한다.

32 아래 눈꺼풀에 유두상비대가 있는 것은?

① 유행성 각결막염
② 아토피성 각결막염
③ 급성 출혈성 결막염
④ 인두 결막염
⑤ 봄철 각결막염

33 봄철 각결막염에 대한 설명으로 옳은 것은?

① 한대 지방에 빈발
② 사춘기 이후에 호발
③ 양안에 주로 발생
④ 즉시형 과민 반응과 소양증 호소
⑤ 원인은 아토피성임

34 과민성 피부염과 알레르기 병력이 있는 사람에게 잘 나타나는 결막염은?

① 플릭텐 각결막염
② 아토피성 각결막염
③ 봄철 각결막염
④ 고초열성 결막염
⑤ 결막 칸디다증

정답
31. ③ 32. ② 33. ③ 34. ②

기 본 정 리

V 각막

각막 질환의 주증상 ; 시력 감퇴, 통증, 눈부심

1 각막 혼탁

1) 각막 부종 ; 수분량이 어떤 원인에 의해서 증가된 상태
2) 각막 침윤 ; 염증이 생기면 염증성 부종과 함께 세포침윤이 나타나 혼탁 발생
3) 각막 흉터 ; 각막 간질이나 보우만 막(손상시 재생 불능)의 손상 치유된 후 반흔 생김.

2 각막 혈관 신생

각막 부종이 중요한 역할, 혈관 신생은 각막 질환에 대한 일종의 방어 작용, 병소 치유에 장애가 되거나 시력을 저하시킨다. 혈액 순환이 안 되더라도 일단 생긴 혈관자체는 소실되지 않고 그물처럼 남아있게 된다(빈혈관 ghost vessels).

육아 조직과 동반하면 이를 판누스라고 하는데 이는 트라코마, 프릭텐, 나병 및 각막 변성 때에 잘 나타난다.

3 각막 궤양 및 각막염

1) 중심 각막 궤양

(1) 세균 각막 궤양

① 녹농균 각막 궤양

연성 콘텍트렌즈 착용자에게 호발

점안액(Fluorescein 용액 속에 녹농균의 배양이 잘 된다) 각막 궤양 형성 부위에서 녹농균이 청녹색의 분비물을 생산, 앞방 농축이 다량으로 나타나 각막을 천공시키기도 한다. ☞ 실명 위험 높다.

② **포도알균 각막 궤양**

최근 들어 가장 흔하게 검출

③ **폐렴알균 각막 궤양**

과거에 가장 흔한 세균 각막 궤양

벼, 보리, 풀잎, 모래에 의한 미소한 외상 - 외인성 원인

(2) 진균 각막 궤양

먼지, 이물, 손 및 각종 의복, 수건, 때로는 점안약을 통하여 직접적으로 혹은 혈액 또는 림프샘을 따라 다른 조직에서 전이, 특히 곡물, 직물 등을 취급하는 사람에게 미소한 각막 상피의 외상이 있을 때 감염

☞ 위성 변소 ; 궤양에서 좀 떨어진 곳에 여러 개의 침윤이 위성처럼 발생

☞ 진균은 데스메막을 쉽게 통과하여 앞방 침입하여 앞방 축농, 각막내피반 일으킴

(3) 바이러스 각막 궤양

① 단순 포진 각막염 - 원발형, 재발형(궤양성 각막염을 유발)

type 1 = 입과 눈에 발생, type 2 = 생식기

[원인] 자외선에 과다 노출, 외상, 정신적 스트레스(분노), 월경 및 국소 또는 전신적인 면역저하시

[특징] 나뭇가지 모양의 궤양 발생, 플루레신 용액 검사

[증상] 대개 한쪽 눈, 아토피성 환자, 각막 지각의 저하, 홍채 섬모체염, 원반 각막염 합병증, 앞방 축농이 잘 동반하지 않음, 전형적인 가지 모양 각막염.

[치료] 바이러스를 각막에서 제거, 1/3 가량이 2년 이내 재발, 감기로 인한 발열이나 몸의 피로가 없도록 주의하여 재발 방지.

② **대상 포진 각막염 - 원발형, 재발형**

[증상] 침범된 3차 신경이 지배하는 얼굴 부위에 반점이 생기며 잔물집으로 변하면서 딱지가 생긴다. 각막기질, 홍채, 섬모체까지 침범하는 것이 특징

(4) 가시아메바 각막염

콘택트렌즈가 불결한 생리 식염수나 수영장 물에 오염된 경우, 콘택트렌즈나 렌즈 보관 용기를 오염된 수돗물로 세척하는 경우에 감염될 수 있다.

[특징] 심한 통증, 둥근 고리 모양침윤이 관찰

2) 주변 각막 궤양

(1) 가장자리 각막 궤양

재발이 잘 되는 만성병, 통증이 심함, 일종의 면역관련 각막궤양
계란모양이나 선 모양의 침윤, 각막 가장자리에 투명한 간격을 유지하는 것이 특징

3) 기타 각막 궤양 및 각막염

(1) vitamin A 결핍증 각막 궤양

회색으로 각막 중심에 위치하며 양측성이고 통증이 없으며 주위 각막은 광택이 없어지고 지각이 저하됨

☞ 비토 반점(bitot spot) : 결막 상피가 각화되어 귀 쪽 각막 쪽으로 삼각형의 밑변을 둔 비누 거품 같은 형태의 반점

4 각막 변성증

1) 각막 주변부 변성

(1) 노년환

주로 노인에게 흔하게 나타나는 양성의 각막 가장자리 변성 중의 하나
증상은 없으며 약 2 mm폭의 고리 모양의 흰색 혼탁이 보이며 각막 가장자리와의 사이에 투명한 부분이 있다.

5 유전 각막 이영양증

1) 원추 각막

각막 중앙부가 진행성으로 서서히 얇아져서 앞쪽을 향해 돌출되는 질환

[특징] 사춘기 여성에게 많다. 보통 염색체 열성유전의 양안성(시간차 있음)
데스멕막의 파열과 불규칙적인 혈관 신생

[치료] 초기에는 콘택트렌즈로 시력 교정을 함. 위 방법으로 시력 교정이 안될 정도가 되면 전체층 각막이식을 한다. 악화되면 각막 천공 → 전층 각막 이식
☞ 문슨 징후 Munson's sign ; 환자가 아래 쪽을 보았을 때 아래 눈꺼풀테가 원추상으로 보이는 것

☞ 플라이셔 고리 Fleischer's ring ; 세극등으로 보면, 각막 원추의 밑바닥에 갈색 또는 녹색의 선이 보인다.

정 리 문 제

〈A 형 문항방식〉

※ 아래 각 문항의 물음에 대한 옳은 답 하나를 ① ~ ⑤ 에서 선택하시오.

01 각막 질환의 증상으로 옳은 것은?

① 농성 삼출물 ② 통증 ③ 가려움 ④ 여포 ⑤ 고열

☞ 각막 질환의 주 증상 ; 시력 감퇴, 통증, 눈부심.

02 각막 혼탁을 일으키는 원인으로 옳은 것은?

① 각막 부종 ② 각막 혈관 신생 ③ 각막염 ④ 각막 변성 ⑤ 각막 상피의 손상

☞ 각막 혼탁의 원인 ; 각막 부종, 각막 침윤, 각막 흉터.

03 각막 혈관 신생에 대한 설명으로 옳은 것은?

① 정상 각막에는 상부 혈관은 있지만 하부 혈관은 없다.
② 각막은 혐기성 신진대사를 한다.
③ 각막의 혈관 신생은 질환에 대한 일종의 방어 작용이다.
④ 혈관 신생은 병소 치유에 크게 도움이 된다.
⑤ 혈관 신생은 원인이 제거되면 사라진다.

☞ 각막은 산소로 호기성 신진대사를 한다. 혈관 신생은 병소 치유에 장애가 되거나 시력을 저하시키기도 한다.

04 각막 혼탁에 대한 설명으로 옳은 것은?

① 각막 부종은 각막의 보우만층과 데스메막의 기능 장애가 중요한 발생기전이다.
② 각막 부종은 각막의 수분량이 증가된 상태이다.
③ 각막 흉터가 심한 경우는 각막 편운이라고 한다.
④ 각막 내피만 손상되면 재생이 활발해 흉터 없이 치유된다.
⑤ 보우만층의 손상은 흉터 없이 치유된다.

☞ 각막 흉터가 심한 경우는 각막 백반이라고 한다.

정답

1. ② 2. ① 3. ③ 4. ②

05 궤양 부위의 산출물과 세포 침윤 부위가 청록색을 띠는 것은?

① 녹농균성 ② 쌍간구균 ③ 폐렴구균
④ 연구균성 ⑤ 포도구균

06 녹농균 각막 궤양에 대한 설명으로 옳은 것은?

① 바이러스 결막 궤양이다.
② 가벼운 통증과 함께 시력 장애는 거의 없다.
③ 점안약, 플루레신 용액의 오염을 통하여 감염될 수 있다.
④ 궤양부의 삼출물과 침윤 부위는 황색을 띤다.
⑤ 앞방 축농은 보이지 않는다.

☞ 심한 통증과 시력 장애를 호소한다. 궤양부의 삼출물과 침윤 부위는 청록색을 띤다. 세균 각막궤양이다.

07 각막 중심부분에 회황색의 원형 침윤과 위성 병소가 특징이며 데스메막을 통과해 앞방축농을 동반하는 질환은?

① 포도알균 각막 궤양 ② 폐렴알균 각막궤양
③ 진균 각막 궤양 ④ 단순 포진 각막염
⑤ 원반 각막염

☞ 진균 각막 궤양은 통증이 세균 각막 궤양에 비해 상대적으로 적으며 흔히 앞방 축농을 동반한다.

08 단순 포진 각막염에 대한 설명으로 옳은 것은?

① 앞방 축농이 잘 동반된다.
② 대표적인 증상은 나뭇가지 모양의 궤양이다.
③ 재발이 잘 되지 않는다.
④ 대개 양안에 나타난다.
⑤ 전 인구의 90% 이상은 재발형 단순 포진을 경험한다.

☞ 단순포진각막염은 앞방축농이 잘 동반되지 않는다. 전 인구의 90% 이상은 원발형 단순포진감염을 경험한다. 자주 재발한다.

09 각막 궤양의 원인 중 가장 큰 비중을 차지하며 가지 모양 각막 궤양이 특징인 질환은?

① 포도알균 각막 궤양 ② 폐렴알균 각막 궤양
③ 대상 포진 각막염 ④ 진균 각막 궤양
⑤ 단순 포진 각막염

정답 5. ① 6. ③ 7. ③ 8. ② 9. ⑤

10 가장자리 각막 궤양에 대한 설명으로 옳은 것은?

① 중심 각막 궤양이다.
② 아데노바이러스가 원인균이다.
③ 오염된 물속, 토양, 대기 중에 서식하는 원충류의 미생물이 원인이다.
④ 원인은 전신의 세균 감염으로 인한 과민 반응으로 나타난다.
⑤ 비타민 A 섭취 부족이다.

☞ 원인은 포도구균, koch-weeks균에 의한 결막염일 때 민감화 되어 발생한다.

11 콘택트렌즈가 불결한 생리 식염수나 수영장 물에 오염된 경우에 주로 감염되며 심한 통증과 진행된 병변에서 특징적인 고리 모양의 침윤이 발견되는 각막염은?

① 아데노바이러스 각막염 ② 가시아메바 각막염 ③ 클라미디아 각막염
④ 단순 포진 각막염 ⑤ 대상 포진 각막염

☞ 가시아메바는 오염된 물속, 토양, 대기 중에 서식하는 원충류의 미생물이다.

12 무렌 각막 궤양에 대한 설명으로 옳은 것은?

① 어린이에게 주로 발생하며 자가 면역 질환의 일종이다.
② 중심부 궤양으로 대부분 양안으로 발생한다.
③ 중심 각막 궤양의 일종이다.
④ 궤양은 각막 두께의 약1/3을 침범하고 상피와 기질 표층을 파고들어간다.
⑤ 통증, 침윤 증상이 나타나지 않는다.

☞ 주변부 궤양으로 각막 두께의 약1/3을 침범하고 심부로는 확대되지 않는다.

13 비타민 A 결핍증 각막 궤양에 대한 설명으로 <u>아닌</u> 것은?

① 저개발 국가에서 중요한 실명 원인의 하나이다.
② 각막 궤양은 회색으로 양족 눈에 생긴다.
③ 통증이 심하며 야맹증을 동반한다.
④ 비토 반점이 생긴다.
⑤ 비타민 A를 투여하여 치료한다.

☞ 통증이 없으며 주위 각막은 광택이 없어지고 지각이 저하된다.

정답 10. ④ 11. ② 12. ④ 13. ③

14 플릭텐 각결막염에 대한 설명으로 옳은 것은?

① 세균단백, 특히 결핵균 단백으로 인한 지연 과민 반응 때문에 생긴다.
② 개발도상국에서는 포도알균에 대한 과민 반응의 빈도가 높다.
③ 결막 플릭텐은 흉터를 남기고 각막 플릭텐은 흉터를 남기지 않는다.
④ 중심 각막 궤양에 속한다.
⑤ 성인 남성에게 잘 발생한다.

15 노출 각막염에 대한 설명으로 옳은 것은?

① 윗 눈꺼풀 올림근 발육 이상이다.
② 눈돌림 신경 위가지의 마비로 나타난다.
③ 눈꺼풀 겉말림, 눈알 돌출증 등이 원이이다.
④ 고함수 소프트 콘택트렌즈를 연속 착용하여 치료한다.
⑤ 궤양은 각막의 위쪽 1/3에 잘 생긴다.

☞ 노출 각막염은 눈 둘레근의 마비, 얼굴 신경의 이상으로 눈꺼풀이 잘 안 감겨서 각막이 항상 노출됨으로서 발생한다.

16 건성 각결막염에 대한 설명으로 옳은 것은?

① 눈꺼풀이 잘 안 감겨서 각막이 항상 노출되어 발생한다.
② 관절염 환자에서 볼 수 있고, 특히 중년 이후 여성에게 많다.
③ 눈알 돌출증, 결막 붙음증, 눈깜박임 반사소실 등이 원인이다.
④ 비토 반점이 나타난다.
⑤ 선천 매독의 후발 증상으로 나타나는 비 전염성 눈 질환이다.

☞ 심한 눈알 돌출증, 눈 둘레근의 마비, 눈꺼풀 겉말림, 결막 붙음증, 눈 깜박임 반사 소실 등은 노출(토끼눈증) 각막염의 원인이다.

17 노인성 변화로 각막 가장자리에 폭이 약 2 mm인 고리 모양의 흰색 혼탁을 볼 수 있는 질환은?

① 각막 가장자리 변성 ② 군날개 ③ 노년환
④ 검열반 ⑤ 띠모양 각막병증

정답
14. ① 15. ③ 16. ② 17. ③

18 원추 각막에 대한 설명으로 옳은 것은?

① 사춘기의 소년에게 많다.
② 반성열성유전으로 발병한다.
③ 데스메막의 파열과 불규칙적인 혈관 신생이 생긴다.
④ 시력은 양호하다.
⑤ 각막 원추부의 끝에 플라이셔 고리를 볼 수 있다.

☞ 사춘기의 여자에 많으며 열성 유전을 한다.

19 각막의 선천 이상에 대한 설명으로 옳은 것은?

① 거대 각막은 주로 여성에 양측 눈에 발생한다.
② 소각막은 각막 지름이 15 mm이하인 경우이다.
③ 거대 각막은 각막 지름이 13 mm이상인 경우를 말한다.
④ 편평 각막은 근시가 심하다.
⑤ 거대 각막은 안압 상승이 동반된다.

☞ 거대 각막은 주로 남성에게 나타나며 소각막은 각막 지름이 10mm 이하인 경우이다. 편평 각막은 원시, 난시가 심하다.

20 노년환의 원인은?

① 각막 가장자리 변성
② 각막 천공
③ 각막 궤양
④ 세균 침입
⑤ 바이러스 감염

21 원추 각막의 특성은?

① 우성 유전
② 양안성
③ 소아에 빈발
④ 급성
⑤ 각막 주변부의 돌출

☞ 원추 각막 ; 사춘기 여자, 열성 유전, 양안성, 원추형 각막으로 데스메막의 파열

정답
18. ③ 19. ③ 20. ① 21. ②

기 본 정 리

Ⅵ 수정체

1 백내장

1) 후천 백내장

[증상] ① 시력 감퇴 ; 주간맹 ② 한눈 복시 ③ 수정체 근시
④ 원거리 시력 장애 ⑤ 색각 감퇴 ⑥ 다시증

(1) 노년 백내장

; 50세 이후에 발생한 경우
40대에 생긴 경우 초로 백내장
40세 미만엔 연소 백내장
원인은 모르나 나이가 들면 수정체 섬유 단백질의 분자량이 증가하면서 서서히 투명성을 잃음

① 초기 백내장 : 섬유 단백질 증가, 산동제 점안시 쐐기 모양으로 발견 시력저하는 별로 심하지 않음 (주변부에 생기므로)
② 팽대 백내장 : 혼탁이 중심부로 진행하며 수분을 흡수하여 수정체 용적이 커지고 시력 감퇴, 한눈 복시 증상을 호소, 안압이 상승하여 녹내장 유발 가능
③ 성숙 백내장 : 피질이 모두 혼탁하여 동공이 희게 보임 시력 극히 불량하며 수정체 정상 용적 복귀, 수술 시기로서 수술 후 3개월이 지나면 정상 시력 회복
④ 과숙 백내장 : 수술 않고 방치하면 혼탁 된 수정체 피질이 분해 액화됨.
☞ 모르가니 백내장 : 액화된 피질 속에 수정체 핵이 가라앉아 있는 경우

(2) 외상 백내장

수정체 파열, 타박으로 인한 수정체 혼탁으로 주로 한눈성, 젊은 연령층에서 가장 흔하게 발생.

종류 : 철로 인한 좌상은 갈색 또는 황색, 구리로 인한 좌상은 녹회색 톱니바퀴 모양의 동그란 혼탁(해바라기 백내장), 방사선(중성자, 감마, X선), 고압 전기, 적외선, 유리 제조공 백내장 등

☞ 보시우스 고리
눈의 좌상 후 수정체의 혼탁이 초래되며 때로는 흑갈색의 동그란 고리가 전낭 표면에 보인다. 홍채 색소가 좌상으로 인해 침착 된 것

(3) 합병 백내장

심한 안질환 후에 초래되는 백내장, 만성의 심한 각막염, 홍채 섬모체염, 녹내장, 망막 박리, 유리체 변성, 출혈 등에 합병되는 수정체 혼탁, 심한 근시로 인한 핵 백내장

(4) 당뇨 백내장

잘 치료하지 못한 연소성 당뇨병 환자에서 발생하는 백내장, 특히 눈송이 모양 혼탁이 특징.

(5) 중독 백내장

2) 치료

① 약물 요법　　　② 수술 요법

(1) 수술 요법

a. 수술을 해야 될 경우
; 급격한 시력 장애 발생, 속발성 녹내장, 포도막염 등 다른 질환이 우려될 때
b. 수술하면 안 되는 경우
; 눈의 전, 후부에 다른 질환이 있어서 수술 후에도 시력 개선의 여지가 없을 때

(2) 인공 수정체 삽입술 = 뒷방 인공 수정체 삽입술이 주종을 이룸.

☞ 수술시 주의를 요하는 경우 : 고도 근시의 환자, 타 안의 백내장 수술 결과가 나빴던 사람, 각막 내피 변성, 증식 망막 병증, 녹내장 및 망막 박리 등이 타 안에 있던 사람

(3) 백내장 수술 후 눈의 상태 - 수정체 없음증(aphakia)

심한 원시(수정체가 없으므로)상태, 안경으로 교정시 원거리 및 근거리용 이중초점 안경 필요. 일시적인 청색시(청시증) 증상이 나타남 (수정체에 의해 흡수되던 자외선이 망막에 직접 들어오므로)

(4) 후낭 혼탁

백내장 수술을 할 대 후낭을 남겨 놓거나, 외상 백내장에서 수정체 물질이 흡수된 다음에 후낭과 전낭의 일부가 남고 여기에 수정체 섬유나 상피의 일부가 붙어 있게 되면 형성되는 혼탁한 막.

① 발생은 환자의 나이와 관련이 깊다. 소아 - 백내장 수술 후, 어른 - 수술 후 3~5년이 경과하면 약 30~50% 발생
② 후낭을 남기는 뒷방 인공 수정체 삽입술로 백내장 수술 후 시력 장애의 주요 원인

정 리 문 제

〈A 형 문항방식〉

※ 아래 각 문항의 물음에 대한 옳은 답 하나를 ① ~ ⑤ 에서 선택하시오.

01 후천 백내장의 증상은?

① 야맹 ② 한눈 복시 ③ 수정체 난시
④ 수정체 원시 ⑤ 심한 통증

02 노년 백내장에 대한 설명으로 옳은 것은?

① 성숙 백내장 시기에 수정체는 수분을 상실하여 다시 정상 용적으로 복귀한다.
② 초기 백내장 때에는 수정체 용질이 커지며 급격한 시력 감퇴가 있다.
③ 낭밑 백내장에는 야간 맹 현상이 심하다.
④ 수술의 적기는 초기 백내장 때이다
⑤ 대개 40세 이전에 백내장이 발생한 경우이다.

03 백내장에 대한 설명으로 옳은 것은?

① 후천 백내장은 외상 백내장이 가장 많다.
② 수정체 핵이 경화되면 수정체의 굴절률이 감소된다.
③ 갈락토오스혈증은 선천 백내장이다.
④ 백내장은 초기에 수술을 하는 것이 좋다.
⑤ 풍진 백내장은 성인 여성에게 잘 나타난다.

04 과숙 백내장의 특징으로 옳은 것은?

① 수정체 단백의 분해, 액화 ② 수정체에 신생 혈관 형성
③ 수정체 피질이 분해, 액화 ④ 수정체 봉합부의 세포체 봉입
⑤ 수정체 낭의 파열

05 특징적인 눈송이 모양의 혼탁이 있는 백내장은?

① 노년 백내장 ② 합병 백내장 ③ 외상 백내장
④ 당뇨 백내장 ⑤ 중독 백내장

정답
1. ② 2. ① 3. ③ 4. ③ 5. ④

06 백내장 치료에 대한 설명으로 옳은 것은?

① 백내장 낭외 적출술은 수정체 낭을 터뜨리지 않고 수정체를 적출한다.
② 백내장 수술시 전신 마취가 필수적이다.
③ 백내장 낭내 적출술이 최근에 가장 널리 시행된다.
④ 앞방 인공 수정체가 주종을 이룬다.
⑤ 초음파 수정체 유화술은 초음파로 수정체를 잘게 분쇄하여 흡인해 낸다.

☞ 수정체 초음파 유화술이 근래에 널리 쓰이는 방법이다. 점안 마취로 수술을 가능하다.

07 무수정체 안에 대한 설명으로 옳은 것은?

① 무수정체 안은 청색시가 일시적으로 나타난다.
② 무수정체 안은 심한 근시상태가 된다.
③ 최근 앞방 인공 수정체가 주로 사용되고 있다.
④ 무수정체 안은 콘택트렌즈보다 안경이 상의 크기가 정상이 가깝다.
⑤ 후낭 혼탁은 성인에게 더 잘 나타난다.

08 다음 중 백내장을 일으키지 않는 광선은?

① 파장이 긴 적외선
② 고전압 X선
③ 방사선 동위원소의 감마선
④ ^{90}Sr에서 나오는 베타선
⑤ 파장이 짧은 자외선

09 성인에서 백내장의 수술 시기는?

① 백내장 초기
② 환자가 일상생활에 불편을 느낄 때
③ 시력이 0.1이하일 때
④ 시력이 0.5이하일 때
⑤ 양안 백내장으로 완전히 맹인이 됐을 때

10 수정체 혼탁 시기 중 수분이 가장 높은 시기는?

① 초기 백내장
② 팽대 백내장
③ 성숙 백내장
④ 과숙 백내장
⑤ 후발 백내장

정답

6. ⑤ 7. ① 8. ⑤ 9. ② 10. ②

11 과숙 백내장의 특징은?

① 수정체 피질의 분해, 액화
② 수정체에 신생혈관 형성
③ 수정체 핵의 분해, 액화
④ 수정체 봉합부의 세포체 봉입
⑤ 수정체 낭의 파열

12 팽대 백내장의 증상이 <u>아닌</u> 것은?

① 다시증
② 점진적 시력 감퇴
③ 수정체 용적 증가
④ 수정체 주변의 쐐기형 혼탁
⑤ 수정체 탈수

13 특징적인 눈송이 모양의 혼탁이 있는 백내장은?

① 노년 백내장
② 합병 백내장
③ 외상 백내장
④ 당뇨 백내장
⑤ 중독 백내장

14 백내장 수술 후의 눈의 상태에 대한 설명으로 옳은 것은?

① 원거리 시력은 정상이다.
② 인공 수정체를 삽입하면 조절 능력은 정상이 된다.
③ 황색시가 일시적으로 나타난다.
④ 안경 교정을 할 경우 상의 확대가 10%이다.
⑤ 인공 수정체는 상의 확대가 2% 이하이다.

정답 11. ① 12. ⑤ 13. ④ 14. ⑤

기본정리

Ⅶ 포도막

1 증상

포도막염의 발생 빈도는 앞 포도막염이 가장 흔하며 포도막염 발생의 2/3 ~ 3/4을 차지

1) 앞 포도막염 ; 충혈, 눈부심, 눈물흘림, 통증, 경한 시력장애, 날파리증
2) 뒤 포도막염 ; 시력 저하, 날파리증이 주증상, 눈부심, 변시증, 색시증, 대시증, 소시증, 시야 이상, 암점, 색각이상, 암순응 장애
3) 전체 포도막염 ; 이들 모두의 증상, 심한 시력저하

☞ 포도막염과 감별해야 할 질환 ; 결막염, 각막 궤양, 급성 폐쇄각 녹내장

☞ 포도막염의 합병증 ; 백내장, 녹내장, 저안압, 안구 위축, 낭포 황반부종, 시력 장애, 망막 박리

2 전체 포도막염

1) 베세트 병

(1) 중동 지방, 극동 아시아, 우리나라에서 전체 포도막염 중 발생 빈도가 가장 높음.
(2) 실명률이 높고, 전신의 여러 장기 침범하는 만성 질환
(3) 호발 연령 25 ~ 35세, 남성에 많음.
(4) 주증상
 ① 구강 궤양
 ② 피부 증상 ; 결절성 홍반, 혈전 정맥염, 과잉 흥분성, 심한 여드름
 ③ 눈 증상 ; 홍채 섬모체염, 망막 혈관염
 ④ 외음부 궤양
(5) 치료
종래 스테로이드제 사용, 궁극적으로 시력 예후를 호전시키지 못하므로 선별적 사용

2) 보크트-고야나기-하라다 병

육아종전체포도막염의 양상, 뇌증상, 피부 백반, 백모, 탈모, 양안 시력 저하, 맥락 막염

(1) 분포 ; 아시아인, 특히 일본과 한국, 미국계 인디안
(2) 호발 연령 ; 30~50세
(3) 증상
① 안 증상에 선행하는 중추 신경계증상
② 포도막염 증상
③ 후기의 백모, 탈모, 피부 백반
④ 전형적으로 시력 장애, 두통, 변형시, 눈부심, 현기증, 날파리증, 오심, 청력 저하
(4) 후유증 ; 홍채후 유착으로 녹내장, 백내장 합병
(5) 치료 ; 다량의 스테로이드 전신 투여

3) 교감안염

한쪽 눈에 천공 외상이나 눈속 수술을 받은 지 며칠에서 몇 년 후에 외상을 입지 않은 눈이나 외상안에 나타나는 육아종포도막염

(1) 섬모체의 손상시 교감안염 발생위험 높다.
(2) 증상
① 외상 안에서 시작하여 외상을 받지 않은 눈에 발생
② 눈알 앞부분염증 악화, 유두 충혈, 후극부 부종, 망막 박리
③ 건안에 눈알 앞부분염증, 유리체 혼탁, 유두 충혈과 부종, 후극부의 장액 망막 박리
④ 자각 증상 - 눈부심, 시력 장애, 날파리증, 변형시, 암점, 조절 장애
(3) 특징
① 맥락막 모세 혈관층이 침범되지 않는다.
② 외상을 받은 후 2주 내에 외상안 제거 - 교감 안염의 위험을 최소화

VIII 유리체

1 뒤 유리체 박리

노년 변화, 근시 또는 주위 조직의 염증으로 유리체 액화, 유리체 중앙에 처음 발생, 유리체막이 파괴되면 액화 유리체가 유리체막과 망막내 경계막 사이로 들어가 뒤 유리체 박리 일으킴.

(1) 발생 ; 고령자에 많고 70세가 되면 대부분 발생

(2) 증상 ; 날파리증, 광시증, 황반 부종으로 인한 시력 장애,
급격하게 발생하므로 증상도 갑자기 나타남.

(3) 진단 ; 망막 열공형성의 가능성 검사

☞ 날파리증의 원인 : 유리체의 노인성 변성, 근시로 인한 변성, 염증으로 인한 뒤 유리체 박리, 망막 열공에 의한 망막 조직이나 출혈

2 유리체 혼탁

1) 유리체 부유물

날파리증이라 하는데 주로 뒤 유리체 박리 때 갑자기 발생, 유리체 출혈, 포도막염 때 발생. 큰 변화가 없으면 기다려도 된다.

2) 유리체 출혈

망막, 맥락막, 섬모체 혈관 조직에서 발생

유리체에서 흡수 ; 탐식 세포에 의한 탐식작용, 용혈 작용에 의한 적혈구 파괴로.
망막 박리가 없으면 자연적으로 흡수되도록 기다려도 된다.

3) 염증성 혼탁

망막, 시신경, 포도막 염증 → 색소 세포, 삼출액 등이 유리체로 흘러나와 혼탁
염증이 가라앉지 않으면 유리체 절제술 시행.

4) 별모양 유리체증

황백색 부유물(유리체섬유에 붙어 있기 때문에 안구를 움직일 때마다 이동) - 칼슘, 지방

산화합물, 60세 이후 노인 많으며 자각 증상이 없음. 치료 필요치 않다.

5) 섬광 유리체 융해

황색의 콜레스테롤 결정체가 눈알을 움직이면 떠다니고 정지하면 가라앉음. 40세 이하 발생. 치료 불필요.

정 리 문 제

〈A 형 문항방식〉

※ 아래 각 문항의 물음에 대한 옳은 답 하나를 ① ~ ⑤ 에서 선택하시오.

01 충혈, 눈부심, 눈물 흘림, 통증은 심하지만 시력 장애는 별로 <u>없는</u> 경우 의심 할 수 있는 질환은?

① 황반부종 ② 저안압증 ③ 홍채염
④ 맥락 망막염 ⑤ 유리체 출혈

02 베세트 병에 대한 설명으로 <u>아닌</u> 것은?

① 중동과 극동 아시아에 많다.
② 실명률이 높은 눈 질환이다.
③ 호발연령은 20 ~ 30세이며 완전형에서는 여성보다 남성이 많다.
④ 구강 궤양, 외음부 궤양, 눈증상, 피부 증상이 나타난다.
⑤ 우리나라에서는 발생 빈도가 낮은 포도막염이다.

☞ 베세트 병은 우리나라에서 전체 포도막 염 중 발생 빈도가 가장 높은 포도막 염이다.

03 보크트-고야나기-하라다 병에 대한 설명으로 옳은 것은?

① 뇌증상과 피부백반, 백모, 탈모를 일으킨다.
② 백인에게 흔하고 한국, 일본 지역에서는 드물게 나타난다.
③ HLA-B51 과 관련이 있는 것으로 알려져 있다.
④ 시력은 정상이다.
⑤ 외음부 궤양, 구강 궤양이 함께 나타난다.

☞ 전형적인 형은 시력장애, 두통, 변형시, 눈부심, 현기증, 날파리증, 오심, 청력저하.

정답
1. ③ 2. ⑤ 3. ①

04 교감안염에 대한 설명으로 <u>아닌</u> 것은?

① 교감안염이 발생할 위험이 높은 기간은 외상을 입은 후 48시간이다.
② 한쪽 눈에 천공 외상이나 눈속 수술을 받은 후에 발생하는 것을 말한다.
③ 외상안을 적출하여 정상안으로의 전이를 방지하는 방법도 있다.
④ 전구 증상으로 눈부심과 시력 장애 등이 있다.
⑤ 날파리증, 변형시, 암점, 조절 장애 등의 자각 증상이 나타난다.

☞ 외상 후 2주 이내에 외상안을 제거함으로 교감안염의 위험을 최소화할 수 있다.
교감안염이 발생할 위험이 높은 시기는 외상 후 4～8주이다.

05 한쪽 눈에 천공 외상이나 눈속 수술을 받은 지 며칠에서 몇 년 후에 외상을 입지 <u>않은</u> 눈이나 외상안에 나타나는 육아종 포도막염에 대한 설명으로 옳은 것은?

① 주로 섬모체 손상으로 발생한다.
② 흔하게 나타나는 질환이다.
③ 위험한 시기는 외상 후 8주 후이다.
④ 맥락막 모세혈관층이 파괴된다.
⑤ 외상 후 눈알을 제거하면 예방할 수 있다.

06 홍채염에서 조절 마비제를 사용하는 이유는?

① 동통 경감
② 모양체근 긴장 완화
③ 홍채 유착 방지
④ 혈관 투과성 감소
⑤ 모두 맞음

07 교감성 안염 시 주로 병변이 있는 부위는?

① 수정체
② 시신경
③ 포도막
④ 각막
⑤ 공막

08 각막 침착물은 주로 어느 질환에서 보이며 어디에서 관찰되는가?

① 각막 질환, 각막 후면
② 포도막 질환, 각막 후면
③ 각막 질환, 각막 전면
④ 결막 질환, 각막 질환
⑤ 망막 질환, 수정체 후면

09 베체트 병의 주 증상은?

① 실명율이 높으며 전신의 여러 장기에 침입함
② 호발 연령은 20～30세의 남성
③ 임상적으로 전신의 재발성 급성 염증
④ 안증상은 홍채 모양체염
⑤ 이상 모두

정답 4. ① 5. ① 6. ⑤ 7. ③ 8. ② 9. ⑤

10 교감성 안염의 가장 위험한 기간은?

① 수상 후 4~8주 ② 수상 후 1주 ③ 수상 전 2주
④ 수상직후 ⑤ 발병 1주 전

11 치료하지 **않아도** 되는 유리체 질환은?

① 후 유리체박리 ② 유리체 출혈 ③ 성상 유리체증
④ 염증성 혼탁 ⑤ 눈알 천공

12 후 유리체 박리에 대한 설명으로 옳은 것은?

① 맥락막과 망막 사이가 떨어진 경우이다.
② 유리체의 피질에서 액화가 시작된다.
③ 날파리증이나 광시증을 호소한다.
④ 유리체가 점차 경화되어 발생한다.
⑤ 시력장애는 나타나지 않는다.

☞ 황반부종으로 인한 시력 장애가 나타날 수 있다. 유리체의 중심에서 액화 진행

13 다음 날파리증의 원인으로 옳은 것은?

① 유리체의 노인성 변성 ② 원시에 의한 유리체 변성
③ 염증성 앞 유리체 박리 ④ 망막 변성
⑤ 유리체 견인

14 유리체의 염증성 혼탁에 대한 설명으로 옳은 것은?

① 각막 염증이 유리체의 혼탁을 일으킨다.
② 모든 혼탁은 1주일 안에 소실된다.
③ 유리체는 균들이 생존하기에 좋은 환경이 아니다.
④ 균에 감염되면 눈속염을 일으켜 고름집을 형성한다.
⑤ 성상 유리체증도 혼탁으로 유리체 절제술을 시행한다.

15 대개 60세 이후의 노인에게서 유리체강 내에서 황백색의 물질이 눈알을 움직일 때마다 이동하였다가 제자리로 돌아오는 안질환은?

① 별모양 유리체증
② 섬광 유리체 융해
③ 유리체 염증성 혼탁
④ 유리체 출혈
⑤ 유리체 부유물

정답
10. ① 11. ③ 12. ③ 13. ① 14. ④ 15. ①

16 유리체 박리의 원인과 관계가 적은 것은?

① 고도원시
② 포도막염
③ 안구외상
④ 당뇨병
⑤ 노인성 변화

17 후 유리체 박리의 가장 많은 빈도는?

① 고도원시
② 당뇨병
③ 외상
④ 포도막염
⑤ 노인성 변화

18 날파리증이 주로 일어나는 이유는?

① 망막염
② 맥락막염
③ 홍채염
④ 유리체 출혈
⑤ 후 유리체 박리

정답 16. ① 17. ⑤ 18. ④

기 본 정 리

IX 망막

1 망막 질환 안저소견

1) 망막 혈관 장애

(1) 혈관 가늘어짐 : 망막 변성, 시신경 위축으로 전반적으로 가늘어진다.
(2) 반사선 변화 : 지방, 콜레스테롤 침윤으로 구리선 동맥, 은선 동맥의 상태
(3) 혈관초 형성 ; 혈관벽의 양측 또는 한쪽에 백색선이 나타남. 혈관벽 주위의 섬유성 조직 형성이 원인
(4) 꾸불꾸불해짐 - 혈관벽의 조직이 섬유 조직으로 대치되면서 점차 길이와 지름이 증가
(5) 박동 ; 정맥박동 - 정상, 동맥박동 - 질환
(6) 정맥 확장 ; 중심정맥폐쇄, 당뇨망막병증, 유두부종, 저안압증

2) 망막 출혈

3) 삼출물

4) 신생 혈관

5) 미세 혈관류

2 순환 장애

1) 망막 동맥 폐쇄

색전, 혈전, 소동맥 경화로 사상판이나 분지점의 동맥 폐쇄, 드문 질환, 심장 질환, 동맥 경화, 피임약 사용 등이 원인

(1) 증상 및 소견 ; 급격한 시력 장애, 망막 동맥이 가늘어짐
망막내층 부종 - 창백, 혼탁, 앵두 반점
동정맥 박동 소실, 직접 대광 반사 소실, 간접 대광 반사 정상

(2) 치료 ; 안과 영역 초응급, 발병 후 6~8시간 내에 혈액 순환을 회복시켜야 증상이 호전.

2) 망막 정맥 폐쇄

당뇨 망막 병증에 이어 망막 혈관 질환 중 두 번째로 흔함. 고혈압, 당뇨병, 동맥 경화 등이 원인.

(1) 망막 중심 정맥 폐쇄

사상판 부근 정맥 폐쇄

① 증상 및 소견
- 비허혈형 : 약 75% 차지, 경도의 시력 저하, 망막 중심 정맥 확장, 꾸불꾸불해짐 등
- 허혈형 : 심한 시력 저하, 망막 전반에서 망막 출혈과 부종, 망막 정맥 확장과 구불거리는 양상.

② 합병증 ; 홍채 신생 혈관 → 홍채전 유착 → 신생 혈관성 녹내장
유리체 출혈, 망막 색소상피 변성, 망막 위축

③ 치료 ; 만족할 만한 치료법 없음

(2) 망막 정맥 분지 폐쇄

동정맥 교차 부위, 귀 위쪽 망막 정맥 분지에 호발

① 증상 및 소견 ; 정맥 확장, 꾸불꾸불해짐, 출혈, 면화반, 미세혈관 자루, 망막 부종

② 치료 ; 예후 양호

3) 고혈압 망막 병증

(1) 원인

본태 고혈압 가장 많음. 만성 사구체염, 임신 중독증, 다발성 낭포신, 갈색 세포종

(2) 증상 및 소견

① 초기 - 동맥이 전반적으로 가늘어짐.

② 동정맥 교차 부위 ; 가늘어짐, 협착, 삐뚤어짐, 궁형등 관찰

③ 망막 출혈

④ 삼출물 ; 점상 삼출물, 후극부 황반별 - 모세 혈관의 심한 손상

4) 당뇨 망막병증

서구에서 실명 원인 중 가장 많다. 당뇨 망막병증의 정도는 유병 기간과 밀접한 관계, 망막의 미세 순환 장애로 발생, 후극부의 망막 모세 혈관에 잘 침범

(1) 비증식 망막 병증

① 증상 : 정맥 확장, 미세 혈관류
② 치료 : 당뇨 초기의 적절한 치료하면 예방, 일단 발병하면 진행을 막을 수 없다. 정기적 안저 검사

(2) 증식 망막병증 신생 혈관 출현

① 증상 : 신생 혈관 - 동정맥 교차 부정맥과 시신경 유두 가장자리에서 발생
유리체 수축으로 뒤유리체 박리가 생기면 유리체 뒷면의 신생 혈관이 터지면서 망막을 끌어당겨 망막층간 분리, 견인 망막 박리, 열공 망막 박리
② 치료 : 광 응고술, 유리체 절제술

3 망막 박리

1) 망막 파열

(1) 망막 원공

망막 변성으로 자연적으로 구멍이 생김, 고도 근시, 안구 타박상, 낭포 황반 변성이 원인. 망막 박리를 일으키는 경우 많지 않다. 원공과 열공은 귀 위쪽에 주로 발생.

(2) 망막 열공

망막과 유리체의 유착 부위 유리체 견인으로 발생. 대부분 적도 부위에 발생. 극히 일부분만 망막 박리 발생

(3) 망막 해리

망막의 톱니둘레가 섬모체의 평면부에서 분리되어 발생. 외상, 만성 섬모체염, 선천 이상 등 원인, 유리체 기저부의 견인에 의해 발생, 귀 아래쪽 주로 발생.

2) 망막 박리

감각 신경 망막층과 색소 상피 세포층 분리

(1) 열공 망막 박리

① 원인 : 고도 근시, 망막 주변 변성, 외상으로 생긴 망막 열공
② 치료 : 수술

(2) 비열공 망막 박리

① 견인성 망막 박리 : 눈알 천공상, 당뇨 망막 병증, 망막 혈관염 등과 같은 눈속 섬유 조직에 의하여 견인

② 삼출 망막 박리 : 포도막염, 눈속 종양 등의 삼출액 괴어서 생김

③ 증상 : 광시증, 유리체 부유물 - 시력 장애
주변부부터 박리 시작, 진행되면 시야 결손 확산, 검은 장막을 치는 느낌.
황반부분 박리 - 색각시 장애, 변형시, 중심 시력 저하

④ 치료 ; 열공 망막 박리 반드시 수술 요법

3) 증식 유리체 망막 병증

망막 박리의 가장 심한 합병증, 시신경 유두부를 제외한 전 망막이 깔때기 모양으로 박리.

4 망막 변성

1) 망막 색소 변성

주된 병소는 막대 세포. X연관 열성 유전(가장 심한 형태), 보통 염색체 열성 유전, 보통 염색체 우성 유전

(1) 증상 및 소견

초기 - 야맹, 중심 시력의 변화는 없다.
진행 - 창백한 유두, 심하게 가늘어진 망막 혈관,
적도부에 색소 상피에서 온 뼈조각 모양의 검은 색소
망막 위축, 황반 변성, 백내장, 녹내장 합병
시야 - 고리모양 암점, 동심성 협착으로 관모양 시야, 결국 실명

(2) 치료 ; 치료법은 없고 유전에 대한 상담.

정 리 문 제

〈A 형 문항방식〉

※ 아래 각 문항의 물음에 대한 옳은 답 하나를 ① ~ ⑤ 에서 선택하시오.

01 망막 질환 발생 시 나타나는 망막의 혈관 장애에 대한 설명으로 옳은 것은?

① 혈관이 전체적으로 두꺼워진다.
② 콜레스테롤이 쌓이면 반사선이 가늘어진다.
③ 혈관의 길이와 지름이 늘어난다.
④ 질환이 발생하면 망막 동맥 박동이 멈춘다.
⑤ 정맥이 수축된다.

02 다음 중 가장 응급을 요하는 질환은?

① 망막 중심 정맥 폐쇄
② 망막 중심 동맥 폐쇄
③ 고혈압 망막 병증
④ 당뇨 망막병증
⑤ 당뇨 황반부종

03 삼출물에 대한 설명으로 옳은 것은?

① 경계가 불분명한 점 모양 침착물은 오래된 것이다.
② 경계가 분명한 점 모양 침착물은 오래되지 않은 것이다.
③ 면화반은 솜털 모양으로 경계가 뚜렷하지 않은 불규칙한 형태이다.
④ 면화반은 주로 거상연 근처에 관찰된다.
⑤ 각막 궤양, 공막염에서 자주 관찰된다.

☞ 면화반은 심한 교혈압 망막병증, 심한 빈혈, 유두 부종, 당뇨 망막병증, 안구 외상 등에서 관찰.

04 망막 정맥 폐쇄에 대한 설명으로 옳은 것은?

① 망막 중심 정맥 폐쇄는 귀 위쪽이 가장 많다.
② 발생 원인은 주로 고혈압이 많다.
③ 망막 중심 정맥 폐쇄시 대개 시력 장애가 심하다.
④ 망막 혈관 질환들 중 가장 흔하다.
⑤ 허혈성 망막 중심 정맥 폐쇄가 약 75%를 차지한다.

정답

1. ③ 2. ② 3. ③ 4. ②

05 망막 동맥 폐쇄에 대한 설명으로 아닌 것은?

① 시력 장애가 급격히 온다.
② 망막 동맥이 가늘어진다.
③ 중심와에 앵두 반점이 보인다.
④ 동맥 또는 정맥의 박동은 정상이다.
⑤ 심장 질환이나 동맥 경화, 피임약 사용 등이 원이 될 수 있다.

☞ 안구 압박으로도 동맥 또는 정맥에 박동이 나타나지 않는다.

06 망막 동맥 폐쇄에 대한 설명으로 옳은 것은?

① 시신경 유두에 앵두 반점이 보인다.
② 직접 대광 반사는 소실되고 간접 대광 반사는 정상이다.
③ 일주일 정도 경과를 살펴본다.
④ 시력 장애는 심하지 않다.
⑤ 망막은 산소 포화 상태에 놓이게 된다.

☞ 망막 동맥 폐쇄는 초응급에 속하는 질환으로 즉각 치료해야 하며 발병 후 6～8시간 내에 혈액 순환을 회복시켜야 증상이 호전된다.

07 고혈압 망막 병증에 대한 안저 소견으로 적합한 것이 아닌 것은?

① 동맥 가늘어짐 ② 면화반 ③ 미세혈관 자루
④ 정맥 확장 ⑤ 앵두 반점

08 망막 파열에 대한 설명으로 옳은 것은?

① 원공은 견인력이 작용하여 망막이 찢어져서 발생한다.
② 원공과 열공은 귀 위쪽에, 해리는 귀 아래쪽에 주로 발생한다.
③ 해리는 자연적으로 원형 구멍이 생긴 것이다.
④ 대부분의 망막 열공은 망막 박리를 일으킨다.
⑤ 황반원공은 망막 박리를 자주 일으킨다.

09 당뇨 망막 병증의 초기 소견으로 옳은 것은?

① 미세혈관 자루 ② 동맥 확장 ③ 면화반
④ 망막 출혈 ⑤ 삼출물

정답 5. ④ 6. ② 7. ⑤ 8. ② 9. ①

10 망막 박리에 대한 설명으로 아닌 것은?

① 중심 시력이 나빠지고 변형시, 색각 장애가 나타난다.
② 열공 망막 박리의 원인으로는 고도 근시, 망막 주변부 변성, 외상 등이 있다.
③ 망막 박리의 전구 증상에는 광시증, 날파리증 등이 있다.
④ 망막 박리는 대개 중심부터 시작된다.
⑤ 감각 신경 망막층과 색소 상피 세포층 사이에서 박리가 일어난다.

☞ 망막 박리는 대개 주변부에서 시작하므로 시야의 결손도 주변부터 일어난다.

11 망막 박리에 대한 설명으로 옳은 것은?

① 색소 상피층과 부르크막이 분리된다.
② 망막 박리는 대개 중심부에서 시작한다.
③ 안압은 보통 정상보다 높다.
④ 변형시, 색각 장애가 나타난다.
⑤ 백내장, 눈속 출혈, 녹내장 등이 원인이다.

12 망막 색소 변성에 대한 설명으로 옳은 것은?

① 주된 병소는 원뿔 세포이다.
② 병이 진행되면 야맹이 나타난다.
③ 초기에 중심 시력의 변화는 없다.
④ 상염색체 우성 유전이 가장 심한 형태이다.
⑤ 뼛조각 모양의 검은 색소가 망막 동맥 주행에 따라 나타난다.

13 망막 열공이 잘 일어나는 곳은?

① 거상 연부
② 후극부
③ 적도부
④ 황반부
⑤ 내경 동맥 폐쇄

14 불꽃 모양 출혈은 망막의 어느 부위가 출혈일 때에 볼 수 있는가?

① 신경절 세포층
② 색소 상피하
③ 신경 섬유층
④ 내과립층
⑤ 외과립층

정답
10. ④ 11. ④ 12. ③ 13. ③ 14. ③

15 고혈압성 망막증과 관계 <u>없는</u> 것은?

① 세동맥 협착
② 소혈관류
③ 망막 삼출물
④ 망막출혈
⑤ 망막 신생 혈관

16 다음 중에서 붉음 버찌점을 보이는 질환은?

① 망막 중심 동맥 폐쇄
② 망막 중심 정맥 폐쇄
③ 망막 주위염
④ 고혈압성 망막증
⑤ 당뇨병성 망막증

17 당뇨병성 망막증 때에 가장 먼저 볼 수 있는 안저의 변화는?

① 삼출물 및 점상출혈
② 미세동맥류 및 정맥확장
③ 망막정맥이 소세지 형태로 변함
④ 망막신생혈관 출현
⑤ 면화반

18 망막혈관의 장애가 <u>아닌</u> 것은?

① 혈관경 협세
② 방사선 변화
③ 혈관초 형성
④ 구불구불해짐
⑤ 삼출물 형성

19 망막질환시 경성 삼출물이 잘 일어나는 원인과 부위는?

① 만성부종시 망막외층
② 급성부종시 망막내층
③ 만성부종시 유두종
④ 급성부종시 색소층
⑤ 만성 부종시 브루크막

정답 15. ⑤ 16. ① 17. ② 18. ⑤ 19. ①

기 본 정 리

X 녹내장

1 진단

일찍 치료할수록 시기능 장애를 최소화

1) 안압 측정

정상 안압 10 ~ 21 mmHg, 양안 차이 3 mmHg이하.
압평 안압계 임상적으로 가장 정확.

2) 시신경 유두 검사

시신경 유두 함몰은 아래 귀쪽이 먼저 침범
C/D비 ; 동일 경선에서 유두 함몰부위 지름과 유두 지름과의 비율
한국인의 정상 C/D비 ; 0.6, 두 눈의 C/D비 차는 0.2이하.
*** 녹내장성 유두 함몰 요약
① C/D비가 0.6이상 ② C/D비의 양안 차이가 0.2이상 ③ 수직난원형 함몰
④ 부분 혹은 전체 유두위축 ⑤ 옴폭 패임과 유두 출혈

3) 시야 측정

녹내장의 진단, 예후 및 치료에 필수적인 검사
녹내장성 시야 결손은 안압 상승으로 인한 시신경 유두의 손상 때문.
초기 시야 결손 ; 주시점 주위 시야 결손, 코 쪽 시야 결손 - 시신경 유두에서 가장 먼저 손상되는 부위는 위, 아래쪽
☞ 개방각 녹내장에서 시야 변화가 매우 중요

(1) 중심부근 암점

주시점에서 10 ~ 20도 사이를 비에룸 영역 - 암점 발생- 초기 시야 장애

(2) 코쪽 계단

코쪽 시야가 수평선의 위·아래에서 계단 모양으로 차이가 나는 것. 녹내장 확증의 징후

(3) 활모양 암점

(4) 부채꼴 시야 결손

4) 앞방각경 검사

2 개방각 녹내장

안압 상승으로 시신경 장애 초래, 특징적인 시야 변화. 앞방각은 열려 있고 양안성 진행. 말기까지 자각 증상 없이 서서히 진행.

1) 발생기전

대부분 방수 유출로의 높은 저항으로 발생

2) 증상

시력 장애나 자각 증상이 없어 늦게 발견, 심한 일차 변동으로 인한 가벼운 두통, 시신경 유두의 변화

3) 진단

안압 상승, 시신경 유두 함몰, 시야 변화, 전방각경 검사로 확진, 양측성, 유전적 요소,

*** 고안압증

; 안압은 21mmHg 보다 높으나 눈의 해부학적 또는 기능적 손상이 발견되지 아니하는 경우

*** 정상안압 녹내장, 저안압 녹내장

; 안압이 정상 혹은 낮은 경우, 우리나라와 일본에서 빈도가 높음

4) 치료

치료 원칙은 약물 요법

3 폐쇄각 녹내장

뒷방 압력의 갑작스런 상승으로 홍채 뿌리가 앞방 쪽으로 이동하면서 앞방각 폐쇄, 48시간이내 안압을 조절하지 않으면 영구적 실명.

1) 원인

가족적 경향, 원시안 및 얕은 전방을 가진 눈에서 발생. 우리나라, 50 ~ 60대의 여자 발생율 높음.

2) 발생기전

생리적 동공 차단, 나이의 증가에 따른 수정체의 두께 증가.

3) 증상

(1) 아급성기 ; 무지개 색의 달무리, 섬모체 충혈 및 산동 - 대부분 자연 회복
(2) 급성 발작기 ; 유발 요인의 작용으로 갑작스런 발작. 심한 안통, 두통 수반한 시력 상실, 각막 부종과 혼탁, 동공 괄약근 마비로 동공 중등도 산동, 대광 반사 소실, 모양체 충혈. 오심, 구토.

4) 진단

유발 시험, 전방각경 검사, 세극등 검사
감별 질환 ; 급성 홍채염, 급성 결막염, 각막 궤양

5) 치료

응급 수술을 요하는 질환, 수술 전 가능한 축동제로 안압을 낮추도록 한다.

4 선천 녹내장

출생 후 처음 3년 이내 발생하는 녹내장

1) 원발영아 녹내장

(1) 원인 ; 보통 염색체성 열성 유전형태
(2) 증상
환자의 약 1/3 태생기에 발병, 출생시 특징적 증상
전체 환자의 90%는 생후 1년 이내 발병
태생기에 발병할수록 예후 불량, 약 2/3에서 양안 침범
눈물 흘림, 눈부심, 눈꺼풀 연축, 각막 혼탁, 각막 지름의 확대(소눈), 전방은 깊고 홍채 떨림, 수정체 이탈, 시신경 유두 함몰 발생, 동공산대, 백내장 합병
(3) 진단
감별 진단 ; 거대 각막, 속발 녹내장, 외상 각막 혼탁 등.
(4) 치료 ; 확진되면 즉시 수술 시행.
(5) 경과 및 예후 ; 대부분 예후는 좋지 않고, 수술적 치료가 빠를수록 예후는 좋다.

정 리 문 제

〈A 형 문항방식〉

※ 아래 각 문항의 물음에 대한 옳은 답 하나를 ① ~ ⑤ 에서 선택하시오.

01 영아 녹내장에 대한 설명으로 옳은 것은?

① 출생 후 1년 이내에 발생한 녹내장을 말한다.
② 성염색체 열성 유전 형태를 취한다.
③ 전체 환자의 약 1/3이 태생기에 발병한다.
④ 동공은 축소된다.
⑤ 확진이 되면 대부분 약물 요법을 시행한다.

☞ 안압 상승에 의한 각막 부종으로 삼차 신경이 자극되어 눈물 흘림, 눈 부심, 눈 꺼풀 연축이 나타난다.

정답
1. ③

02 다음 중 전방각경 검사상 볼 수 <u>없는</u> 구조물은?

① 홍채 전면 ② 공막돌기 ③ 섬유주 ④ 쉬발베선 ⑤ 톱니둘레

03 시야 측정에 대한 설명으로 옳은 것은?

① 녹내장성 시야 결손은 시신경 유두의 손상 때문이다.
② 초기 시야 결손은 귀쪽 시야 결손이다.
③ 폐쇄각 녹내장에서는 시야 변화가 중요하다.
④ 말기에는 주변 시야만 남는다.
⑤ 활모양 암점이 나타나면 녹내장으로 확진한다.

04 안압에 대한 설명으로 옳은 것은?

① 정상인의 안압 일차 변동은 평균 5 mmHg이다.
② 정상인의 안압은 대부분 저녁에 가장 높고 아침에 가장 낮다.
③ 함입 안압계가 임상적으로 가장 정확하다.
④ 연령의 증가와 함께 안압은 낮아진다.
⑤ 정상 안압은 10 ~ 21 mmHg 이다.

05 폐쇄각 녹내장에 대한 설명으로 옳은 것은?

① 개방각 녹내장과 달리 조기 발견이 어렵다.
② 급성 발작 전에 타각적, 자각적 증상이 있다.
③ 동공은 확대된다.
④ 대광 반사는 정상이다.
⑤ 아급성기가 반복되면 주변 홍채후 유착이 발생한다.

06 개방각 녹내장에 대한 설명으로 옳은 것은?

① 초기 시력 장애를 동반한 통증이 나타난다.
② 개방각 녹내장의 치료 원칙은 수술이다.
③ C/D비가 0.4 이하인 경우 일단 의심하다.
④ 유전과는 전혀 관련이 없다.
⑤ 안압은 높지만 눈의 상태가 정상인 경우도 있다.

☞ 개방각 녹내장의 치료 원칙은 약물 요법이다. 병력에서 유전적 요소가 있을 수 있기 때문에 가족력의 확인이 필요하다. 고안압증은 안압은 높지만 눈에는 이상 증상이 나타나지 않는다.

정답 2. ⑤ 3. ① 4. ⑤ 5. ③ 6. ⑤

07 녹내장성 시야 변화에 대한 설명으로 옳은 것은?

① 시야 진단은 폐쇄각 녹내장에서 매우 중요하다.
② 초기 시야 결손은 주시점 주위 시야 결손과 코쪽 시야 결손이다.
③ 시야 결손은 주시점에서 주변으로 확대된다.
④ 시신경 유두에서 가장 먼저 손상되는 부위는 좌, 우쪽 편이다.
⑤ 초기에 관모양 시야가 된다.

☞ 시야 진단은 개방각 녹내장에서 매우 중요하다. 시야 결손은 주변에서부터 시작되어 점점 주시점으로 가까이 진행하여 말기에는 중심 시력만 남는 관모양 시야가 된다.

08 녹내장에서 **실명**의 주원인은?

① 시신경 위축 ② 안압 상승 ③ 수정체염
④ 각막 부종 ⑤ 결막염증

09 2세 된 유아의 각막 지름을 측정하였더니 15 mm가 되었다. 가장 **의심**할 수 있는 질환은?

① 원추 각막 ② 각막 경화증 ③ 선천성 녹내장
④ 가성 근시 ⑤ 악성 흑색종

10 선천성 녹내장의 적절한 수술의 시기는?

① 진단 확인시 즉시 실시
② 생후 6개월 후에 실시
③ 4세경에 실시
④ 여러 가지 검사가 가능한 6개월 이후에 실시함
⑤ 성인이 된 이후에 실시

정답 7. ② 8. ① 9. ③ 10. ①

제 4 장

❖ 안경재료학

제4장 안경재료학

기 본 정 리

1 안경 소재의 발달사

＊ 안경 테 소재의 변천

① 13C : 편 안경, 대못 안경(이태리 성 니콜라 사원, 안경 쓴 노인의 벽화)
② 14C : 금 도금한 은, 황동을 사용한 안경
③ 16C : 납, 뼈, 뿔, 가죽을 사용한 안경(1623년경 스페인, 현재와 같은 안경 출현)
④ 17C : 구리, 뼈, 귀갑테 안경.
⑤ 18C : 니켈, 은 도금한 안경
⑥ 19C : 니켈 도금, 아연, 금장, 은장, 상아, 셀룰로이드 안경(1825년 난시렌즈 출현)
⑦ 20C : 알루미늄, 니켈 합금, 스테인리스 스틸, 양백, 모넬, 하이니켈, 티타니움, 형상기억 합금(플라스틱), 아세테이트, 아크릴, 나이론, 에폭시, 탄소 섬유, (1902년 : 유리 콘택트렌즈, 1940년 : 플라스틱 콘택트렌즈 출현)

1) 안경 테 각부의 명칭

(1) front part

① rim : 렌즈 고정
② groove : 깊이는 0.5 mm
③ bridge : 좌우 rim 연결
④ nose pad

(2) temple part

① tip : 착용자의 귀에 걸리는 부분
② temple : hinge가 붙어 있다.

(3) 기타

① hinge : 테의 몸과 다리를 연결시킨다.

② stem : 플라스틱테의 temple 중간 부분에 삽입되는 철심
③ rivet : hinge를 고정시켜 주는 부분(플라스틱 테에 사용)

2) 안경테 길이 계측 방법 - temple 내측면에 표시함

(1) boxing system –현재 국제적으로 사용.

기호) 58□20, 145(eye size□bridge size, temple length)

① eye size : 렌즈연(groove ; lenge edge)간 거리 좌·우, 상·하의 최대 돌출부의 수평, 수직선을 그은 가로 길이.
② bridge size : 좌·우 렌즈연(홈)의 최단 거리.
③ temple length ; temple hinge의 나사구멍 중심에서 temple tip 끝까지 길이.

(2) datum line system - 가장 오래된 사용

기호) 58 - 16, 145(eye size-bridge size, temple length)
(datum line : eye size depth의 이등분선)

(3) 상공연 system

기호) 58/20, 145 : 안경테의 기준점이 실질적인 렌즈 삽입부의 면적 중심에 오도록 계측하는 방법으로 일본에서 사용

(4) bridge size와 eye size의 비교

① bridge size 비교 : datum line 〉 상공연 〉 boxing
② eye size 비교 : boxing 〉 상공연 〉 datum line
* lens shape가 round, oval 형인 안경테인 경우--측정한 계측치는 모두 같다.

2 소재별 분류

1) 비금속류

(1) 열가소성 수지

열에 의한 변화 가능 → 셀룰로이드,아세테이트,프로피오네이트,폴리아미드, 형상기억 플라스틱 등

(2) 열경화성 수지

열에 의한 변화가 없음 → 옵틸

(3) 탄소섬유, 탄화규소

(4) 동물성 소재 → 귀갑

2) 금속류

(1) 비금속 소재

가벼운 금속 → 양백, 모넬, 하이니켈, 블랜카-Z, 청동, 티타니움, 형상기억합금 등

(2) 귀금속 소재

루테니움(Ru), 로디움(Rh), 팔라디움(Pd), 은(Ag), 백금(Pt), 금(Au) 등

3) 안경 테의 분류

(1) 단일 소재의 테

① 셀루로이드테 ② 아세테이트테 ③ 옵틸테 ④ 금속테

(2) 복합소재의 테

① 컴비 브로우(combi-brow) : 전면 렌즈 삽입부 비금속 소재, 나머지부분 금속으로 된 테.
② 오토 브로우(auto-brow) : 전면 렌즈 삽입부 아래 부분만 금속, 나머지 비금속으로 된 테.
③ 써몬트 브로우(sirmont-brow) : 전면 렌즈 삽입부의 윗부분 덮개만 비금속으로 된 테.
④ 셀몬트 브로우(cellmont-brow) : 컴비 브로우와 같고 렌즈 삽입부가 상하로 개폐 가능한 테.

4) 안경테 소재의 구비 조건

(1) 안경테의 구비 조건

① 가볍고 튼튼할 것.
② 변형이 없으며 복원력이 좋을 것.
③ 신체에 해가 없을 것.
④ 광학적 조건을 충족시킬 수 있을 것.
⑤ 미용상 아름다울 것.

(2) 합성수지테용 소재의 구비조건

① 경량성(비중이 작다)
② 투명, 광택 풍부
③ 염료 및 안료와의 배합 양호
④ 치수 안정성, 탄력성, 복원성 양호
⑤ 내충격성, 기계적 가공성, 성형성 우수
⑥ 난연성
⑦ 내약품성(화장품, 정발제, 화공 약품 등)
⑧ 촉감 양호

⑨ 인체에 무독성, 피부에 무염증(알레르기) ⑩ 내기후성(환경 요인에 잘 적응)

(3) 금속테용 소재의 구비조건

① 경량성(비중이 작다)
② 내부식성, 내마모성,
③ 소정의 강도와 경도
④ 적당한 탄성(다리부분 : 높은 탄력성)
⑤ 땜질성, 용접성, 도금성 양호기
⑥ 계적 가공성, 성형성(절삭, 타발, 압축, 벤딩 등)
⑦ 알레르기성 피부염(접촉성 피부염) 일으키지 말 것

3 플라스틱 안경테의 소재

1) 열가소성 수지(thermoplastic resin)

*1 가열하면 물성이 변하고 냉각하면 본래의 분자 배열로 돌아가서 화학적 변화가 없는 소재.
*2 고분자 화합물로서 분자량이 5,000 이상.

(1) 셀룰로이드(celluloid-질화섬유)

셀룰로즈 + 질산 = 니트로 셀룰로즈(질화 섬유)를 안경테의 소재(제2질화면)로 사용.
① 비중 : 1.32 ~ 1.35(15℃)
② 60℃에서 연화되고 90 ~ 100℃에서 가공.
③ 적외선 차단, 자외선에 의해 변색.
④ 130℃ 이상에서 내부 기포 발생.
⑤ 180℃ 이상에서 발화 연소.
⑥ 복원성이 대단히 크다.
⑦ 착용감, 기계적 가공성, 착색성, 염색 등이 우수.
⑧ 상온에서 탄력성이 크다.
⑨ 내열성, 보관성(장뇌 승화)이 떨어짐.
⑩ 이연성(易燃性)
*1 가소제(∵ 탄력성과 가소성) : 약 25%의 장뇌.
*2 1 mm당 15일 건조(∵ 여분의 알코올 성분 및 질산과 황산 분해)

(2) 아세테이트(cellulose acetate-초화섬유)

- 셀룰로즈 + 무수 빙초산 = 디 아세틸 셀룰로즈(초화 섬유)

① 비중 : 1.28 ~ 1.32(15℃)
② 셀룰로이드보다 난연성(難燃性).
③ 자외선에 의한 변색이 거의 없다.
④ 물을 흡수한다.
⑤ 복원성이 셀룰로이드보다 작다.

*1 가소제 : dimethylphthalate.

(3) 프로피오네이트(cellulose propionate)

- 셀룰로즈 + 프로피온산

① 성형성이 좋다.
② 주로 nose pad, hood, temple tip 및 temple 제작에 이용.

(4) 폴리아미드(polyamide : 66-nylon)

1938년 H.W.Carothers 개발(듀퐁 회사), 아미드 결합(-CONH)

① 화학식 : $C_{10}H_{20}(CO)_2(NH)_2$
② 비중 : 1.1
③ 내약품성
④ 융점 : 250℃

(5) 형상기억 플라스틱

1992년 미국 항공우주국 개발(르네상스 회사), MemoLite 상표

① 구부리거나 휘기 쉽다.
② 렌즈 파지 강하고 내열성 우수
③ 파손에 대한 저항 우수
④ 온도 저항력(-93℃ ~ +215℃) 우수
⑤ 경량성, 착용성, 내구성, 미용성.
⑥ 색상 미려
⑦ 광택 풍부하고 잘 긁히지 않는다.
⑧ 사출성 형성이 좋다.

(6) Trogamid CX

*1 반결정체 폴리아미드를 포함한 고성능 중합체의 제품
*2 투명성, 내약품성 및, 내충격성이 탁월하고 비정질 화합물의 기계적 안전성 우수.

(7) Crilamid TR 90

* 굽힘 강도가 매우 높고 아주 질기며 예외적인 하하 저항력과 낫은 밀도 및 인색이 매우 밝은 특징.

① 열가소성 사출테 제조에 이용.
② 경량성(아세테이트의 약 20%)
③ 가소제 불필요.
④ 가는 테의 디자인 가능
⑤ 경년에 대한 내구성이 높다.
⑥ 알레르기를 일으키지 않는다.
⑦ 내약품성(화공 약품)

2) 열경화성 수지

* 1 가열에 의해 가교 반응을 일으켜 3차원의 망상구조를 형성.
  예) 에폭시 수지, 페놀수지, 요소 수지, 멜라민 수지, 우레탄 수지 등
* 2 저분자 화합물로서 분자량이 500 정도 이하가 많고 수 천 정도 이하

(1) 에폭시 수지(epoxy resin) 특성

* 황갈색의 끈끈한 액체 또는 고체

① 기계적 성질(굽힘강도, 경도 등) 우수
② 치수 안정성(내마모성)
③ 내약품성, 강산(강염기)에 약간 침식
④ 안료 첨가 착색 가능
⑤ 내일광성(내열성) 우수
⑥ 가공성(주입성형, 매입, 봉입 등) 우수
⑦ 다양한 용도 : 접착제, 도료, 라이닝 재료, 주형품 재료 등

(2) 옵틸(optyl) 특성

* 1 1963년 오스트리아 빌헬름 앵거사 개발.

① 비중 : 1.16 ~ 1.17(아세테이트의 약 30% 정도)
② 치수 안정성이 높고 신축성이 거의 없다.
③ 탄력성이 좋고, 경도와 강도가 높다.
④ 다양한 색상 착색 가능
⑤ 테의 가열 온도는 100 ~ 120℃가 적당하고 200℃까지 가열 가능하다(내열성 강함)
⑥ 디자인 다양(주입성형가공 가능)
⑦ 내약품성(화장품, 정발제, 화공약품 등)
⑧ 렌즈를 테에 끼운 후 테를 서서히 냉각시킨다(서냉).

3) 탄소 섬유(carbon fiber)

* 1 탄소 섬유 : 유기 섬유를 탄화하여 제조(원자중 탄소 함량 90%이상)
* 2 프리커서(precursor) : 탄소 섬유의 원료
  예) 레이온(rayon), PAN(폴리아크릴로니트릴), 핏치(pitch) 등

(1) 특성

① 경량(비중:1.23~1.28)으로 강도와 탄성이 크다.
② 내열성, 내방사선성, 생체 친화성, 전도성, 내한성, 내약품성 등이 우수.
③ 열팽창 계수가 작고 치수안정성이 높다.
④ 다른 플라스틱 제품과 비교하여 깨지기 쉬우므로(파단 신도 작음) 가공시 주위.

4) 탄화 규소(whisker)

* 벼과 식물을 연소한 녹회색 분말(고양이 수염 모양).

(1) 특징

① 항장력 : 아세테이트의 2.5배
② 충격강도 : 아세테이트의 2배
③ 인장강도 : 1,000 kg/mm^2
④ 염색(색상내기)이 자유롭다(특수 염색방법).
⑤ 열가공이 가능하고 휫팅(fitting)이 자유롭다.
⑥ 비중 : 3.17

5) 귀갑 테(hawksbill turtle frame)의 제조 - 동물성 소재

*1 등껍질 조각수 : 큰 조각 수 - 13개, 작은 조각수 - 25개
*2 껍질 두께 ; 2 ~ 6 mm, 발톱 수 ; 앞다리 - 2개, 뒷다리 - 1개
*3 색상 : 황적색이 가장 좋고 진흑색이 다음으로 좋다.

(1) 귀갑 테의 제조 공정

: 생지 절취 ⇒ 무두질(황삭·줄질) ⇒ 가열철판 압축(제판) ⇒ 재단 ⇒ 성형(절삭) ⇒ 접합 ⇒ 다듬질 ⇒ 황삭 연마 ⇒ 중간 연마 ⇒ 광택 연마

(2) 귀갑 테의 특성

① 생체 친화성 및 미용성이 좋다.
② 동물성 가죽이라 가볍다.
③ 가소성과 탄력성이 떨어짐.
④ 건조에 약하고 습도 10% 이하면 균열발생
⑤ 장기 보관중 해충에 의한 표층 손상 우려됨.
⑥ 열풍기, 뜨거운 물 사용 금지.
⑦ 부드러운 촉감, 독특한 문양과 광택으로 격조 우수
⑧ 거의 대부분 18K 콤비 테이므로 품위 높고 고가이다.

(3) 귀갑 제품의 분류

① 백갑 : 복갑 및 과갑 중 담황색 투명 부분
② 흑갑 : 배갑, (진흑갑 : 황색 부분이 전혀 없음)
③ 담황 배갑 : 반점이 적고 담황색이 많은 부분

④ 적갑 : 배갑중에서 반점 부분과 담황색이 반정도씩 있음
⑤ 반적갑 : 반점수가 많고 담황색 수 적은 부분

정 리 문 제

〈A 형 문항방식〉

※ 아래 각 문항의 물음에 대한 옳은 답 하나를 ① ~ ⑤ 에서 선택하시오.

01 설계시 안경 테에 표시된 계측 수치가 56□16, 135 일 때 형판 기준점 사이의 거리는?

① 16 mm ② 36 mm ③ 56 mm ④ 72 mm ⑤ 135 mm

02 테의 규격 표시 54□16, 135중 테의 다리 길이는?

① 16 mm ② 27 mm ③ 54 mm ④ 70 mm ⑤ 135 mm

03 안경테의 각 부분 중 귀 부분에 접촉되는 부분의 명칭은?

① 힌지(hinge) ② 리벳(rivet) ③ 스템(stem) ④ 팁(tip) ⑤ 템플(temple)

04 테의 부분품 중에서 다리 부분에 삽입하는 금속선은?

① screw ② stem ③ hinge ④ rivet ⑤ rim

05 물리학적으로 내식성이 강하며 비중은 1.17로 가벼워 주목을 받는 소재는?

① 옵틸 ② 아세테이트 ③ 탄화 규소
④ 폴리카보네이트 ⑤ 탄소 섬유

06 메모라이트(Memolite)란 상표를 가지고 시판된 안경테로서 이 테의 소재는 대단히 탄력성이 우수해 구부리거나 휘어져도 본래의 모습을 쉽게 되찾을 수 있기 때문에 각광을 받고 있는 소재는?

① 프로피오네이트 ② 폴리아미드 ③ 형상기억 플라스틱
④ 아세테이트 ⑤ 질화면

07 다음 중 열에 의한 변형은 크나 복원성이 가장 좋은 것은?

① 셀룰로이드 ② 아세테이트 ③ 프로피오네이트
④ 옵틸 ⑤ 에폭시

정답
1. ④ 2. ⑤ 3. ④ 4. ② 5. ① 6. ③ 7. ③

08 일반적으로 절삭 가공과 사출성형이 가능한 재료는?

① 아세테이트 ② 프로피오 네이트 ③ 옵틸
④ 모넬 ⑤ 블란카-Z

09 위스커(whisker)라고 불리며 플라스틱이나 알루미늄의 복합 강화제로 이용되는 안경테의 소재는?

① 피치계 탄소 섬유 ② 탄화 규소 ③ PAN계 탄소 섬유
④ 에폭시 ⑤ 귀갑

10 다음의 안경 테의 소재중 가장 불에 **타기 쉬운 결점**을 보완하여 만든 재료는?

① 카본섬유 ② 에폭시 수지 ③ 아세테이트
④ 셀룰로이드 ⑤ 모넬

11 플라스틱계 소재 중 안경테의 소재로 직접 쓰이는 것은?

① 천연 섬유소 ② 제1초화면 ③ 제2초화면 ④ 제3초화면 ⑤ 장뇌

12 다음 중 비중이 가장 가벼운 것은?

① celluloid ② collulose acetate
③ cellulose propionate ④ polyamide
⑤ epoxy resin

☞ celluloid : 1.32～1.35 cellulose acetate : 1.28～1.32
cellulose propionate : 1.22 polyamide : 1.1 epoxy resin : 1.16

13 셀룰로이드(nitro cellulose) 테와 아세테이트(cellulose acetate) 테에 대한 설명 중 공통적인 사항은?

① 성형가공으로 제조된다. ② 절삭 가공으로 제조된다.
③ 변환점이 간다. ④ 열경화성 수지이다.
⑤ 제조 비용이 저렴하다.

14 안경 테를 진열할 때 햇빛으로부터 가장 **문제가 되는** 테는?

① 셀룰로이드 ② 아세테이트 ③ 옵틸
④ 에폭시 수지 ⑤ 탄화 규소

15 다음의 테 중 역산각과 관계가 깊은 테는?

① 무테 ② 알바이트테 ③ 접는테
④ 걸림테 ⑤ 나일론테

정답
8. ① 9. ② 10. ③ 11. ③ 12. ④ 13. ② 14. ③ 15. ⑤

16 다음 복합재질의 테(frame)에 대한 설명 중 **관계 없는** 것은?

① combi brow frame : 전면 삽입부가 비금속이고 나머지 부분이 금속으로 된 테
② auto brow frame : 전면 삽입부의 아래 부분만 금속 재질이고 나머지 부분은 비금속으로 된 테
③ sirmont brow frame : 전면의 Front부만 비금속
④ cellmont brow frame : 렌즈 삽입부가 상하로 개폐 가능한 테
⑤ combination frame : 원용, 근용 겸용으로 사용할 수 있는 테

☞ combination frame은 복합 재질테.

17 안경렌즈의 가장자리가 전체 혹은 일부분에 홈을 파서(역산각), 안경테에 끼울 수 있는 형태의 테는?

① 무테 ② 반무테 ③ 알바이트테 ④ 접는테 ⑤ 뒷걸림테

18 안경테(frame) 계측방법 중 boxing system의 설명으로 맞는 것은?

① 테의 렌즈 삽입부의 홈 선의 좌우상하의 최고 돌출 점에서의 접선들이 만드는 직사각형을 크기의 기준으로 잡는다.
② 렌즈 삽입부는 테의 상하 돌출 점간의 거리의 2등분인 수평선이 렌즈 삽입부 좌우와 만나는 교점간 거리로 한다.
③ 렌즈 삽입부의 기하학적 중심점을 형판의 설계점으로 한다.
④ 표기 순서가 '연결부 크기(mm)'로 나타낸다.
⑤ 좌우측 렌즈연의 최장 거리를 계측해서 브리지 크기로 정한다.

19 안경테의 제조시 림(rim)의 설명으로 바르게 된 것은?

① 림의 홈 각도는 110° ~ 120° 각도를 이루고 5커브로 벤딩.
② 림의 홈 각도는 90° ~ 100° 각도를 이루고 5커브로 벤딩.
③ 림의 홈 각도는 110° ~ 120° 각도를 이루고 3커브로 벤딩.
④ 림의 홈 각도는 90° ~ 100° 각도를 이루고 3커브로 벤딩.
⑤ 림의 홈 각도는 90° ~ 100° 각도를 이루고 4커브로 벤딩.

20 다음 중 안경테에 쓰이는 탄소 섬유(carbon fiber)의 설명으로 **틀린** 것은?

① 탄소 섬유는 유기 섬유를 탄화하여 제조한 것으로 섬유를 구성하고 있는 원자 중에 탄소의 함량이 90% 이상인 섬유를 말한다.
② 탄소 섬유는 유기 섬유를 1000°C 이상까지 처리하여 탄화시킨 지름이 보통 7마이크론 정도의 우수한 소재이다.
③ 내열성, 내약품성이 우수한 소재이다.
④ 경량(비중1.23 ~ 1.28)으로 강도가 크다.
⑤ 플라스틱 소재와 비교하여 보면 탄력성이 대단히 우수하다.

정답
16. ⑤ 17. ⑤ 18. ① 19. ① 20. ⑤

21 귀갑테를 조제할 때에 주의할 사항과 거리가 **먼** 것은?

① 렌즈 삽입부의 크기보다 약간 크게 가장자리를 간다.
② 렌즈를 끼워 넣을 때 정확성과 신속성이 필요하다.
③ 렌즈 가장자리는 그 크기가 정확해야 한다.
④ 렌즈 크기가 작다고 뜨거운 물에 넣어서는 안 된다.
⑤ 모래 히터를 사용하면 안 된다.

22 에폭시 수지의 장점이 **아닌** 것은?

① 전기 절연성 ② 내약품성 ③ 접착성
④ 열전도성 ⑤ 내일광성

☞ 에폭시수지는 비중 1.16~1.17, 굽힘 정도, 경도 등 기계적 성질이 우수하고, 내일광성, 뛰어난 가공성도 가진다.

23 다음 중 셀룰로이드 제조용 원료에 해당하지 **않는** 것은?

① 조면 ② 설면 ③ 목재펄프
④ 초지 ⑤ 빙초산

☞ 셀룰로이드 원료는 조면, 설면, 목재펄프, 초지(tissue paper) 등이다.

24 다음 수지 중 난연성인 것은?

① 셀룰로이드 ② 아세테이트 ③ 프로피오네이트
④ 폴리스티렌 ⑤ 옵틸

☞ 가연성인 수지는 설룰로이드와 프로피오네이트 등이다.

25 다음 중 옵틸의 특징으로 옳은 것은?

① 셀룰로오스·아세테이트에 비해서 약 30% 정도 무겁다.
② 착색할 수 있는 색상이 많지 않다.
③ 사출 성형으로 가공한다.
④ 테의 가열은 100 ~ 120℃에서 충분히 한다.
⑤ 화장품, 정발제 등 화학 약품에 내성이 약하다.

☞ 옵틸은 화장품, 정발제 등 약품성이 강하고 착색성이 우수하다.

정답
21. ① 22. ④ 23. ⑤ 24. ⑤ 25. ④

26 다음 중 열가소성 수지에 해당하는 것으로 옳은 조합은?

㉮ cellulose nitrate	㉯ epoxy resin
㉰ nylon	㉱ carbon fiber

① ㉮㉯　② ㉮㉰　③ ㉯㉰　④ ㉯㉱　⑤ ㉮㉱

☞ 열가소성 수지는 cellulose nitrate, cellulose acetate, cellulose propionate, nylon 등이다.

27 다음 중 열경화성 수지에 해당하는 것은?

㉮ epoxy resin	㉯ cellulose acetate
㉰ optyl	㉱ nylon

① ㉮㉯　② ㉮㉰　③ ㉯㉰　④ ㉯㉱　⑤ ㉮㉱

☞ 열경화성 수지는 epoxy resin이고, optyl은 에폭시 수지의 일종이다.

28 안경테의 전면부(front part)의 구성 요소가 아닌 것은?

① lug　② rivet　③ bridge
④ closing block　⑤ metal core

☞ metal core는 안경 다리 부분의 요소이다.

29 boxing system과 datum line system으로 측정할 경우, 그 계측치가 모두 같은 안경테의 형은?

㉮ 보스톤형	㉯ 오벌형
㉰ 웰린톤형	㉱ 원형

① ㉮㉯　② ㉮㉰　③ ㉯㉱　④ ㉮㉱　⑤ ㉯㉰

☞ 원형(round)과 오벌(oval)형인 안경테는 2가지 방법으로 측정한 계측치가 모두 같다.

30 안경테 제작방법 중 사출 성형테에 해당되는 것은?

① 셀룰로이드테　② 카본테　③ 옵틸테
④ 나이론테　⑤ 아세테이트테

☞ 옵틸 테의 제작 방법은 주입 성형 테이다.

정답 26. ② 27. ② 28. ⑤ 29. ③ 30. ③

31 다음 중 셀룰로이드(celluloid)의 특성은?

① 적외선은 투과하나 자외선은 차단된다.
② 복원성이 대단히 크다.
③ 180°C 이상 가열하면 내부에서 기포가 발생한다.
④ 장기간 보관해도 탄력성에 문제가 없다.
⑤ 난연성이다.

☞ 셀룰로이드는 적외선을 차단하나 자외선을 투과한다. 130℃이상 가열하면 내부에서 기포가 발생하고 180℃이상 가열하면 발화하고 연소된다.

32 다음 중 아세테이트(cellulose acetate)의 특성은?

① 이연성
② 복원성이 셀룰로이드보다 크다.
③ 물을 흡수한다.
④ 자외선에 의해 변색이 심하다.
⑤ 셀룰로이드보다 약간 무겁다.

☞ 복원성은 셀룰로이드보다 작고 자외선에 의해 변색이 거의 없다.

33 다음 중 옵틸 테의 특성이 아닌 것은?

① 다른 수지 소재보다 약 30% 가볍다.
② 여러 가지 색상으로 착색할 수 있다.
③ 주형 가공이 가능하므로 디자인이 다양하다.
④ 뜨거운 상태에서도 잘 굽혀지지 않는다.
⑤ 치수의 안정성이 매우 크다.

☞ 차가운 상태에서 국부적으로 굽히면 대단히 잘 꺾인다.

34 다음 중 탄소 섬유(carbon fiber)의 특성이 아닌 것은?

① 생체 친화성 ② 내 방사선성 ③ 내열성 ④ 탄력성 ⑤ 전도성

☞ 탄소 섬유는 탄력성이 부족하므로 가공시에 주의를 요한다.

35 탄화 규소(whisker)의 특성 중 옳은 것은?

① 충격 강도는 cellulose acetate의 2배 이상이다.
② 인장 강도는 탄소섬유의 약 3배이다.
③ 열가공이 가능하고 렌즈를 끼워도 조정(fitting)이 자유롭다.
④ 색상 내기가 까다롭다.
⑤ 항장력은 cellulose acetate의 2.5배이다.

☞ 특수 염색 방법으로 색상(color) 내기가 자유롭다.

정답
31. ② 32. ③ 33. ④ 34. ④ 35. ④

36 귀갑(거북등)테의 특성에 해당되는 것은?

① 피부에는 잘 적응하나 체온에는 잘 적응하지 않는다.
② 가볍고 가소성과 탄력성이 우수하다.
③ 해충에 의한 피해를 입지 않는다.
④ 습도가 10%이하이면 균열이 발생하기 쉽다.
⑤ 비교적 가격이 저렴하다.

☞ 피부와 체온에 잘 적응하고 해충이 끼기 쉽고 피해를 입는다. 특히 탄력성이 적어 렌즈 끼우기에는 상당한 숙련이 필요하다.

37 다음 플라스틱 소재 중 그 비중이 3 이상인 것은?

① 옵틸 ② 탄소섬유 ③ 셀룰로이드 ④ 탄화규소 ⑤ 아세테이트

☞ 옵틸 : 1.16 ~ 1.17, 탄소섬유 : 1.74 ~ 1.78, 셀룰로이드 : 1.32 ~ 1.35, 탄화규소 : 3.17의 비중을 가진다.

38 다음 중 형상기억 플라스틱의 특성이 아닌 것은?

① 사출성형성이 좋다.
② 파손에 대한 저항이 크다.
③ 잘 긁히고 색상이 퇴색된다.
④ 가열해도 늘어나거나 줄어들지 않는다.
⑤ 온도에 대한 저항이 크다.

☞ 사출성형성이 좋고 잘 긁히지 않고 색상이 미려하며 광택이 풍부한 것이 형상기억 플라스틱의 특성이다.

39 안경의 광학적 요소에 해당하지 않는 것은?

① 정점간 거리의 장단
② 렌즈의 전정각
③ 광심의 좌우측 기울기
④ 전경각
⑤ 콧등을 누르는 상태

☞ 안경의 광학적 요소는 6가지가 있는데 ㉮,㉯,㉰,㉱와 정점간 거리의 좌우측 균형, 광심의 절대적 상하위치 등이 있다.

40 플라스틱 안경테의 좋은 특성에 해당하지 않는 것은?

① 탄성이 풍부하고 광택이 좋으며 충격에 강할 것
② 가벼우며 화학약품에 안전성이 높을 것
③ 치수안정성이 좋고 테의 변형이 거의 없을 것
④ 온도변화에 내구성이 없을 것
⑤ 난연성 수지일 것

☞ 안경테의 플라스틱 소재는 불에 잘타지 않고 온도변화에 민감하지 않아야 한다.

정답: 36. ④ 37. ④ 38. ③ 39. ⑤ 40. ④

41 다음 중 아세테이트를 제조할 때 사용되는 물질이 <u>아닌</u> 것은?

① 조면 ② 설면 ③ 목재펄프
④ 빙초산 ⑤ 포로피온산

☞ 아세테이트를 제조할 때 조면(粗綿), 설면(屑綿), 목재펄프, 빙초산 등이 사용된다.

42 다음 셀룰로이드 테의 특징은?

① 염색할 수 있어 색상이 다양하다.
② 수분을 흡수하는 힘이 크다.
③ 2000C까지 가열해도 테의 변형이 없다.
④ 자외선에 의해 황색으로 변한다.
⑤ 복원성이 아세테이트 테보다 작다.

☞ 셀룰로이드는 180℃ 이상 가열하면 발화하고 연소된다.

43 소재의 수축성이 적으므로 렌즈의 크기를 정확히 가공해 하는 것은?

① 셀룰로이드 ② 프로피오네이트 ③ 아세테이트
④ 옵틸 ⑤ 탄화규소섬유

☞ 옵틸은 체적의 변화가 없고 수축성이 거의 없다.

정답 41. ⑤ 42. ④ 43. ④

4 금속성 안경테 소재

기본정리

- 대부분이 비철금속의 합금
  - ㉠ 가볍고 강도가 크다.
  - ㉡ 탄력성, 내부식성, 내마모성, 땜 및 용접이 용이.
  - ㉢ 도금성, 기계적 가공성이 좋다.
  - ㉣ 착색이 우수.

1) 비금속 소재

(1) 티탄(titanium)

* 이산화 티탄으로 암석이나 토양에 존재, 1948년 와트만이 발견

① 제조 공정 : 염소화 반응 ⇒ 4염화티탄의 증류 ⇒ 정제된 4연화티탄의 환원 ⇒ 분리 ⇒ sponge titan의 파쇄 ⇒ 출하(아르곤 기체 충전)

② 특성
  - ㉠ 회백색(불꽃놀이 재료), 단단하나 부서지기 쉽다.
  - ㉡ 내열성(열 전도율과 전기 전도도가 낮다), 부드러운 탄력성 우수.
  - ㉢ 산화 피막 형성 - 아르곤(불활성 기체)중에 땜질 가능
  - ㉣ 초경량성(다름 금속 소재보다 1/2 가볍다).
  - ㉤ 내부식성, 내침식성 우수.
  - ㉥ 피로에 대한 내성 높고 자성이 없다.
  - ㉦ 강도(알루미늄의 3배 강도)와 경도 우수
  - ㉧ 생체 적합성(인체 적응력) 우수
  - ㉨ 기계적 구조적 저항성(내성) 우수 - 물리적으로 안정

③ 종류 : α 티탄, $\alpha+\beta$ 티탄, β 티탄
  - ㉠ α 상 안정화 원소 : 알루미늄(Al), 주석(Sn), 인듐(In), 지르코늄(Zr), 해프늄(Hf) 등
  - ㉡ β 상 안정화 원소 : 바나듐(V), 몰리브덴(Mo), 크롬(Cr), 니오븀(Nb), 탄탈(Ta) 등
  - * Ti-6%Al-4%V : **대표적인 티탄합금(사용실적의 2/3)**

④ 니켈 도금한 티탄 선재의 특성
  - ㉠ 소지 금속 : 순수한 티탄 또는 Ti-10Zr 합금
  - ㉡ 땜질성과 도금성이 순수 티탄보다 대단히 좋다.
  - ㉢ 재래식 땜질 장치로 공기중 땜질 가능
  - ㉣ 금 도금 가능, eye rim용으로 가장 적합.

ⓜ 순수 티탄보다 가볍다(비중 : 4.6)
ⓗ 니켈에 의한 알레르기를 일으킨다.
⑤ 니티놀(Nitinol) 형상기억 안경테(Ti-Ni 합금, 중량비 : Ni 55%, Ti 45%)의 특성
㉠ 유연성(flexible) - 장시간 편안한 착용.
㉡ 안정성-충격 흡수로 상처 예방.
㉢ 내구성-무리한 힘에 의한 비틀림 흡수.
⑥ Gum metal의 주요 특징
㉠ 고강도, 유연성, 우수한 탄성.
㉡ 초미세결정(1000℃에서 1시간 가열)
㉢ 초탄성
㉣ 냉간가공 가능
㉤ 기계적 가공성, 절삭성, 연마성.
㉥ 표면경도 높다.
㉦ 금도금 및 이온도금 가능

(2) 알루미늄 합금

- Al + Cu + Mg + Mn : 95%, 4%, 0.5%, 0.5%
① 경량성(비중 : 2.7)
② 내식성 가공성 우수
③ 전기 및 열전도성 우수
* 두랄루민(duralumin) : Cu(4%) + Mg(0.5%) + Mn(0.5%) + Si(0.5%) + Al(94.5%)
- 땜질 불가능, 탄성이 없고 내식성과 경량성 우수

(3) 마그네슘 합금

① 경량성(비중 ; 1.7) - 알루미늄보다 가볍다.
② 내식성이 낮다.
* Election : Mg(90%이상) + 〈(Al + Zn)(10%이하)〉

(4) 형상 기억 합금

- 형상 기억 합금은 일정량 이상의 힘이 가해졌을 때 변형이 일어난다. 이 후 열처리 하면 본래 모양으로 복귀한다.
㉠ Ni-Cr 합금이 안경테의 소재로 많이 쓰임
㉡ 유연성, 안정성, 내구성 우수
㉢ 자연스러운 스타일 유지

2) 귀금속 소재

(1) 금(Au)

- 강도, 경도, 가공성이 뛰어남.
㉠ Au + Ag = Green Gold

㉡ Au + Cu = Red Gold
㉢ Au + Ni = Pink Gold + Ni = White Gold

3) 땜납과 융제

(1) 땜납

- 모재의 간격에 융점이 낮은 금속 합금을 용해시켜 모재를 접합시키는 방법
  ㉠ 경납 - 융점 400℃ 이상(금납, 은납, 황동납, 인동납)
  ㉡ 연납 - 융점 400℃ 이하(철, 구리, 니켈, 납, 주석, 아연과 이들의 합금)

① 금납
  ㉠ 금장을 납착시키는데 사용
  ㉡ Au 33% + Ag 31% + Cu 28% + Zn 8% → 납착 온도 737 ~ 808℃

② 은납
  ㉠ 은합금, 철강, 비철 동 광범위하게 사용 → 산업용품, 안경테
  ㉡ Ag + Cu + Zn → 750 ~ 900℃
  ㉢ 내열성 우수

(2) 융제(flux)

- 붕산(H_3BO_3), 붕사($Na_2B_4O_7$), 불화가리(KF), 염화리치움(LiCl)

① 용도
  ㉠ 접착부 표면의 청정 작용
  ㉡ 땜납의 유동성 향상
  ㉢ 금속 피막의 생성 방지(산화 피막 제거)
  ㉣ 불순물 용해
  ㉤ 작업 온도(brazing)의 저하
  ㉥ 접합력의 향상(접착력 강화)
  ㉦ 플럭스의 제거

정 리 문 제

〈A 형 문항방식〉

※ 아래 각 문항의 물음에 대한 옳은 답 하나를 ① ~ ⑤ 에서 선택하시오.

01 안경테의 땜질방법이 맞는 것은?

① 연납을 사용한다.
② 납과 주석을 이용한 경납이다.
③ 경납을 사용한다.
④ 용접을 이용한다.
⑤ 납땜을 사용한다.

정답 1. ③

02 부러진 안경테를 용접하려고 한다. 용접에 사용되는 재료가 아닌 것은?

① $Na_2B_4O_7$ ② Ni ③ H_3BO_3 ④ Hi-Ni ⑤ Cu

03 다음 중 융제로 사용되지 않는 것은?

① 붕산 ② 붕사 ③ 불화가리 ④ 염화나트륨 ⑤ 염화리치움

04 금속테가 부러져서 용접하려 한다. 사용되는 융제(flux)는?

① 붕사 ② 산화세륨 ③ 카보런덤 ④ 금강사 ⑤ 산화크롬

05 땜납에서 사용되는 융제(flux)를 사용하는 이유가 아닌 것은?

① 작업의 용이성
② solder의 결합력 향상
③ 땜납의 확산성, 유동성향상
④ 산화피막 형성방지
⑤ 미적 외관 증대

06 투명 흑색의 반사색을 띤 백색으로 안경테의 재질에 사용되는 Ni-Cu-Fe-Mn의 동 합금은?

① 블란카-Z ② 청동 ③ 모넬 ④ 브라스 ⑤ 양백

07 안경테에 쓰이는 재질 중 전성과 연성이 가장 좋은 것은?

① 은 ② 금 ③ 동 ④ 니켈 ⑤ 아연

08 다음 합금 중 탄력성이 좋아 다리의 소재로 쓰이는 것은?

① 모넬 ② 청동 ③ 양백 ④ 브라스 ⑤ S.P.M

09 티타늄(Ti)의 특징이 아닌 것은?

① 용접이 쉽다.
② 가볍다.
③ 인체의 적응력이 좋다.
④ 티타늄은 표면에 산화피막을 형성한다.
⑤ 가공성이 좋지 않다.

10 황동(brass)의 합금 성분은?

① 구리와 아연
② 금과 니켈
③ 철과 니켈
④ 구리와 주석
⑤ 니켈과 크롬

11 Ni, Cu, Fe, Mn의 4금속 합금으로 안경테 림의 재질에 좋은 것은?

① 모넬
② 블란카 - Z
③ 플래티나
④ 청동
⑤ S.P.M

정답

2. ⑤ 3. ④ 4. ① 5. ⑤ 6. ③ 7. ② 8. ② 9. ① 10. ① 11. ①

12 안경테의 소재중 철과 크롬이 함유된 안경테는?

① 블란카 Z ② 청동 ③ 모넬
④ 스테인리스 스틸 ⑤ 샌프래티너

13 다음의 테에 이용되는 금속 중에서 가장 생체에 적응력이 좋은 금속은?

① 금 ② 동 ③ 니켈
④ 텅스텐 ⑤ 망간

14 안경테의 소재 중 양백을 구성하는 금속은?

① Cu - Ni - Zn ② Cu - Ni - Cr ③ Cu - Ni - Mn
④ Cu - Ni - Fe ⑤ Cu - Ni - Sn

15 안경테의 전체 무게가 50 g중이고 1/20 14 K G.F.로 각인된 안경테에서 순금의 무게는?

① 1 g중 ② 1.2 g중 ③ 1.5 g중
④ 2 g중 ⑤ 2.3 g중

☞ $(50\ g중 \times \frac{1}{20}) \times 0.583 = 1.46 \approx 1.5\ g중\ (\because 14K = 58.3\%)$

16 [40/1000 18 K R.G.]의 안경테에서 금속부 총 중량이 20 g중이었다면 순금의 무게는?

① 0.8 g중 ② 1 g중 ③ 0.6 g중
④ 0.75 g중 ⑤ 0.5 g중

☞ $(20\ g중 \times 40/1000) \times 0.75 = 0.6\ g중\ (\because 18K = 75\%)$

17 [1/20, 12 K, G.F.]로 표시된 안경테의 금속부 총중량이 10 g중 이었다면 금의 중량은?

① 1.5 g중 ② 1.0 g중 ③ 0.75 g중
④ 0.5 g중 ⑤ 0.25 g중

18 다음 중 모넬(monel)의 합금성분에 해당되지 <u>않는</u> 것은?

㉮ 니켈	㉯ 아연	㉰ 구리	㉱ 크롬

① 니켈 ② 구리 ③ 철
④ 규소 ⑤ 크롬

☞ 모넬은 Ni : 67%, Cu : 30%, Fe ; 1.4%, Si, Mn, C, S etc : 1.6%의 합금.

정답
12. ④ 13. ① 14. ① 15. ③ 16. ③ 17. ⑤ 18. ⑤

19 금장테 제작용 12 K, 14 K pink gold 금장선은 Au, Ag, Cu, Ni, Zn의 합금이다. 이 중 가장 많이 포함되어 있는 두 금속은?

㉮ 금(Au)	㉯ 은(Ag)	㉰ 구리(Cu)	㉱ 니켈(Ni)

① ㉮㉯ ② ㉮㉰ ③ ㉯㉱ ④ ㉰㉱ ⑤ ㉮㉱

☞ 12 K에서 Au : 50%, Cu : 37.1%, Zn : 4.6%,
14 K에서 Au: 58.3%, Cu : 31.6%, Ni : 5.2%.

20 다음 안경테용 금속재료 중 공기 중에서 땜질이 <u>안 되는</u> 것은?

① 황동 ② 양백 ③ 하이니켈 ④ 티탄 ⑤ 모넬

☞ 티탄(Ti)은 공기 중에서 쉽게 산화피막을 형성하므로 땜질하기가 곤란하였으나 아르곤 기체를 불어넣어 쉽게 땜질 가능.

21 다음 티탄테에 관한 설명 중 옳은 것은?

① 가공성이 나쁘고, 표면 처리가 어렵다.
② 이온 도금으로 표면 처리가 불가능하다.
③ 사용 중에 알레르기성 피부염을 일으킬 수 있다.
④ 90% 이상 티탄 재료를 사용하면 순 티탄테라고 한다.
⑤ 자성이 강하다.

☞ 티탄은 초경량(비중 : 4.57)으로 녹슬지 않고 내식성은 금속 중 가장 우수하고 내구성, 내열성, 경도, 강도가 좋다.

22 다음 소재의 금속성분 중 구리의 함량비가 가장 높은 안경테 소재는?

㉮ 블란카-Z	㉯ 모넬	㉰ 니켈실버	㉱ 청동

① 블란카-Z ② 모넬 ③ 니켈실버 ④ 청동 ⑤ 하이니켈

☞ Cu의 조성비 : ① 블란카-Z : 62% ② 청동 : 90.7% ③ 니켈실버(양백) : 64% ④ 모넬 : 28%

23 다음 중 안경테의 소재로 이용되는 형상 기억 합금은?

① Fe-Pt ② Ni-Al ③ Ni-Cu ④ Ti-Ni ⑤ Na-K

☞ Nitinol 형상기억 안경테(Ni : 55% + Tl : 45%) : 유연성, 안전성, 내구성이 우수.

정답 19. ② 20. ④ 21. ① 22. ④ 23. ④

24 안경테 소재로서 티탄의 특징은?

① 녹슬지 않고 내식성이 금속 중에서 가장 우수하다.
② 알레르기성 피부염을 일으킨다.
③ 탄력성이 약하다.
④ 강도가 좋지 않다.
⑤ 가공성이 좋고 공기 중 땜질이 쉽다.

☞ 티탄(Ti)은 알르레기성 피부염을 일으키지 않고 생체 친화성, 경도 및 강도가 좋다.

25 금속안경테의 소재중 탄력성이 우수한 소재로 올바르게 묶인 것은?

㉮ 모넬	㉯ 청동	㉰ 양백	㉱ 블란카-Z

① ㉮㉯ ② ㉮㉰ ③ ㉯㉱ ④ ㉮㉱ ⑤ ㉯㉰

☞ 탄력성이 가장 우수한 소재는 청동과 블란카-Z이다.

26 다음 중 내부식성이 가장 우수한 금속안경테의 소재는?

① 청동 ② 양백 ③ 블란카-Z ④ 모넬 ⑤ 하이니켈

☞ 내부식성이 가장 우수한 소재는 모넬이다.

27 블란카-Z 소재의 안경테 용도에 해당하지 **않는** 것은?

① 아이림 ② 브릿지 ③ 패드암 ④ 템플 ⑤ base metal

☞ 아이림(eye rim) 부분은 양백, 하이니켈, 모넬 등을 이용한다.

28 금속안경테 소재 중 철(Fe)이 들어있는 소재는?

① 양백 ② 청동 ③ 블란카-Z ④ 모넬 ⑤ 하이니켈

☞ 금속 안경테 소재 중 유일하게 철(Fe)이 들어있는 소재는 모넬이다.

29 다음 금속 소재 중 비중이 5 이하인 것은?

① 모넬 ② 티탄 ③ 양백 ④ 블란카-Z ⑤ 하이니켈

☞ 양백 : 8.78, 모넬 : 8.8 티탄 : 4.54, 알루미늄 : 2.69등의 비중을 가진다.

정답
24. ① 25. ③ 26. ④ 27. ① 28. ④ 29. ②

30 티탄이 안경테 소재로 이용되는 특성으로 옳지 **않은** 것은?

① 생체적합성이 우수하다.
② 열전도율과 열팽창계수가 적다.
③ 백금정도의 내부식성을 가지고 있다.
④ 알루미늄의 약 5배정도 강도를 가진다.
⑤ 피로에 대한 내성이 높다.

☞ 티탄은 초경량(비중 : 4.54)이고 강도가 알루미늄의 약 3배정도이다.

31 다음 중 융제(flux)의 특성은?

① 산화피막생성
② 땜납의 유동성 감소
③ 불순물 생성
④ 접합부 표면의 청정작용
⑤ Brazing 온도 증가

☞ 융제의 특성은 산화피막 제거, 불순물의 용해, 융점을 내리고 접합력을 향상시킨다.

32 모재의 표면을 깨끗하게 하기 위한 산화방지용 물질을 융제(flux)라고 하는데 그 종류에 해당하지 **않는** 것은?

① 붕산(H_3BO_3)
② 붕사($Na_2B_4O_7$)
③ 불화 카리(KF)
④ 염화 리치움(LiCl)
⑤ 불화 마그네슘(MgF_2)

☞ 융제의 종류는 붕산, 붕사, 불화 카리, 염화 리치움(LiCl)등이 있다.

33 다음 납재에 의한 접합에 대한 설명 중 옳지 **않은** 것은?

① 융점이 450℃이하인 연납을 사용해서 접합하는 것을 땜납(soldering)라 한다.
② 융점이 600℃이상에서 경납을 사용해서 접합하는 것을 땜질(brazing)이라 한다.
③ 모재와 납재가 용융하여 고용체를 만들어 고상 접합(solid phase)을 용접(welding)이라 한다.
④ 금속 안경테의 접합은 경납재에 의한 땜질(brazing)이며 용접(welding)이 아니다.
⑤ 은납은 은, 은합금의 납착에만 사용가능하고 비철에는 사용이 어렵다.

☞ 은납은 단지 은, 은합금의 납착에만 사용하지 않고 철강, 비철을 불문하고 광범위하게 사용된다.

34 팔라디움(Pd)이 금속안경테의 도금재료로 이용되는 이유가 **아닌** 것은?

① 금도금 대용으로 이용된다.
② 루듐의 하지 도금으로 이용된다.
③ "팔라디움 : 니켈"의 합금도금은 중량비로 80 : 20으로 내식성이 우수하다.
④ "팔라디움 : 니켈"의 합금도금 피막은 은백색이다.
⑤ 티탄보다 비중이 가벼워 안경테의 중량 증가를 막는다.

☞ 팔라디움(Pd)은 백금속 원소로 비중은 12.50이다.

정답
30. ④ 31. ④ 32. ⑤ 33. ⑤ 34. ⑤

35 다음 중 은납의 성질에 해당되는 것은?

① 용융한 은납은 강철류를 용해, 침식한다.
② 범위는 불투강, 비철금속, 분말야금, 세라믹스 등에 이른다.
③ 단계적으로 납땜질할 때 처음에는 저융점인 납을 사용하고 다음에 고융점인 납을 사용한다.
④ 은납은 접합부의 모양과 크기에 제약을 받는다.
⑤ 비금속을 과열시켜도 재질을 손상시킬 염려가 없다.

☞ 용융한 은납은 강철류를 용해, 침식하지 않는다. 다수 개소의 납착에는 단계적으로 납땜질을 하는데 처음에는 고융점인 납을 사용하고 다음에 저융점인 납을 사용한다.

36 백색인 금합금 18 K-white gold에 들어있는 금속 성분이 아닌 것은?

① 니켈(Ni) ② 아연(Zn) ③ 카드뮴(Cd) ④ 백금(Pt) ⑤ 금(Au)

☞ 18 K-white gold의 성분 조성은 금(Au) : 75%, 니켈(Ni) : 16.5%, 아연(Zn) : 5%, 카드뮴(Cd) : 3.55 등이다.

37 형상기억 금속 안경테에 들어있는 금속 성분으로 올바르게 묶인 것은?

㉮ 철(Fe)	㉯ 니켈(Ni)	㉰ 구리(Cu)	㉱ 티탄(Ti)

① ㉮㉯ ② ㉮㉰ ③ ㉯㉱ ④ ㉮㉱ ⑤ ㉯㉰

☞ 형상기억 금속안경테의 금속성분은 니켈과 티탄의 합금비율이 약 55 : 45이다.

38 안경테에 (1/20, 20 K, G.F)로 표기되어 있을 때 바르게 설명한 것은?

① 1/20은 안경테 총중량의 1/20이 20 K 금의 중량이다.
② 금합금으로 된 안경테이다.
③ 금합금의 순도는 20 K(캐럿)이다.
④ 안경테 전체의 순금 중량은 60%이다.
⑤ 100%의 순도는 30 K 이다.

☞ 안경테 전체의 순금 중량은 83.3%이고 100%의 순도는 24 K 이다.

39 하이니켈의 특성으로 옳은 것은?

① 탄력성과 가공성은 좋으나 땜질이 좋지 않다.
② 아이 림(eye rim) 제작에 좋다.
③ 내식성이 양호하나 변색이 잘 된다.
④ 하이니켈은 니켈이 90% 이상인 합금이다.
⑤ 광택이 지속되는 기간이 다른 테에 비해 짧다.

☞ 하이니켈은 탄력성, 가공성, 땜질성, 내부식성, 광택의 영속성이 대단히 좋다. 또 니켈 85%, 크롬 13%, 은 1%, 구리 1%, 비중이 8.67인 금속이다.

정답 35. ② 36. ④ 37. ③ 38. ③ 39. ②

40 다음 금속 안경테 소재 중 구리(Cu) 합금이 **아닌** 것은?

① 모넬 ② 블란카-Z ③ 청동 ④ 스테인레스스틸 ⑤ 황동

☞ 스테인리스 스틸은 Fe : 71%, Cr : 18%, Ni : 8%의 합금으로 구리 합금이 아니다.

41 형상 기억 금속테인 니티놀(Nitinol) 재료의 특징에 관한 설명 중 옳지 **않은** 것은?

① 니켈과 티타늄의 합금 중량비는 55% : 45%이다.
② 초탄성은 응력을 유지시키는 마르텐 사이트 금속결정 때문이다.
③ 초탄성 합금이다.
④ eye rim 제작에 가장 좋다.
⑤ 높은 탄력성으로 temple 제작에 좋다.

☞ 높은 탄력성으로 temple과 bridge 제작에 좋다.

42 박테리아와 미생물의 성장을 **억제하는** 안경테 소재는?

① 아세테이트 ② 모넬 ③ 셀룰로이드 ④ 순수 티타늄 ⑤ 양백

☞ 순수 티타늄은 박테리아나 미생물의 성장을 억제한다.

43 티타늄 안경테용 납재에 관한 설명 중 옳은 것은?

① 납재의 성분은 Ti-Cu-Nb로 Ni을 함유하지 않는다.
② 납착 온도는 약 550℃이다.
③ 땜질은 공기 중에서 한다.
④ 티탄을 땜질하는 특수 은납에는 은과 알루미늄의 합금 중량비가 50 : 50이다.
⑤ 두께 0.2 mm 이하는 어렵다.

☞ 특수 은납에서 은과 알루미늄의 합금 중량비는 95 : 5이다.

44 경도 시험에 관한 내용으로 옳지 **않은** 것은?

① 강성 강구로 재료의 평면을 눌렀을 때의 하중을 영구히 움푹 패인 표면적으로 나눈 값을 브리넬 경도라고 한다.
② 각추 압자를 사용해서 재료상에 피라미드 형으로 움푹 패이게 되었을 때의 하중을 영구히 움푹 패인 표면적으로 나눴을 때의 값을 빅커스 경도라고 한다.
③ 록크웰 경도는 재료의 압흔 넓이를 기준으로 한 경도이다.
④ 햄머를 재료 위에 낙하시킨 후 햄머의 용수철이 올라온 높이에 비례하는 수로서 쇼어 경도를 정의한다.
⑤ 모스 경도는 재료의 상대적인 비교 경도이므로 정성적인 경도이다.

☞ 록크웰 경도는 재료의 압흔 깊이를 기준으로 한 경도이다.

정답
40. ④ 41. ④ 42. ④ 43. ① 44. ③

5 금속 안경테의 전해 도금

기 본 정 리

① 음극 - 안경테, 양극 - 도금 금속
② 도금 피막(전착 피막)의 구비 요건
㉠ 소재 표면과 전착 표면(도금공)의 결합력이 좋아 박리가 발생하지 않을 것.
㉡ 도금층과 표면에 기공과 파공이 없을 것.
㉢ 우수한 내마모성과 경도 및 강도를 가질 것.
㉣ 충분한 전성과 연성 및 탄력성이 있을 것
㉤ 광택과 색상이 아름답고 변하지 말 것.
㉥ 잔류응력이 낮을 것.
㉦ 광택성 평활면일 것.

1) 도금 피막의 종류

(1) 니켈 도금
㉠ 소지금속 표면에 광택 니켈 도금을 반드시 해야 한다.
㉡ 광택 니켈 도금 표면에 백색 크롬이나 로듐 도금을 얇게 하면 광택성 우수, 내식성, 내마모성, 경도 등 크게 향상
(2) 금도금 - 내산성, 내열성, 내마모성
(3) 로듐 도금 - 경도, 내마모성, 부식성은 떨어짐.
(4) 백금 도금 - 내식성, 내열성, 장식용
(5) 은 도금 - 낮은 전기저항(장식, 의료기기)
(6) 동 도금 - 베이스 메탈 장식용 도금
(7) 니켈-크롬 - 백색, 내식성
(8) 납-니켈 - 가공율 저하, 전성, 연성, 내식성, 내마모성
(9) 백색 크롬 - 경도, 내마모성, 내식성 우수, 유지 우수, 가격 저렴
(10) 주석-니켈 - 니켈 도금과 비슷함.

2) 금장 테 및 금 도금테

(1) 접합

전기 용접, 납재 접합 → 불꽃 땜질, 저항 땜질, 점(spot) 용접 및 고주파 땜질.
* 연납 : 융점이 400℃ 이하인 납재, 경납 : 융점이 400℃보다 높은 납재.

(2) 고주파 유도 가열 땜질

① 고급 테의 접합에 사용

② 갈기(milling)나 자르기(cutting)를 하지 않고 금형을 이용하여 압축(press) 가공한다.

	금장	금 도금
원리	열과 압력에 의해 접합	전기 도금액에서 +극에서 -극으로 전류를 흘려 보냄으로서 도금
표시기호	GF : 금 함량비가 1/20 이상인 경우 RG : 금 함량비가 1/20 이하인 경우	GP(gold plate) EP(electron plate)
고도 기술	얇게 할 경우	두껍게 할 경우
표기 예	1/20 12 K GF, 30/1000 12 K RG	18 K 이상
감식 방법	· 표시된 각인 · 산성 용액	· 경험과 접촉에 의한 계량 · 엷은 초산

3) 도금 공정

(1) 도금의 원리

① 금속염이 용해되어 있는 전해질 용액에 전류를 흘리면 용존된 금속 이온이 음극으로 이동, 금속 결정으로 전착 석출된다.

② 도금 피막의 특성은 결정 구조, 금속 성분, 농도, 온도, 전류 밀도 및 교반 유무에 의해 결정된다.

③ 두께는 도금액의 금속이온 농도, 온도, 전류 밀도 및 도금 시간에 영향 받는다.

(2) 도금 공정

① 세척 : 용제나 초음파(연마 가루, 지방, 탈지)

② 탈지 : 알카리 전기분해 가스(표면 지방, 이물질)

③ 활성화 : 산 처리-도금(표면 활성화)

4) 도금 테의 품질평가

(1) 염수분무시험(salt spray test)-내부식성 시험

* 구리 가속성 염수분무시험(copper modified acetic salt spray : CASS)
  - 5%에 식염수에 염화제2구리($CuCl_2$)를 첨가하고 아세트산으로 pH 3이 되게 조정한 염수(50℃)를 8시간 분무하고 8시간 휴지한 다음 8시간 또 분무한다.

(2) 도금 두께의 측정

① 금속 현미경에 의한 측정 방법　　② β 선에 의한 측정 방법

6 금속 테의 이온도금

1) 도금 방법

① 습식 : 전기분해로 전착 피막을 형성
② 건식 : 이온 상태의 방전법을 이용해서 금속 피막 형성-물리적 증착 방법

2) 이온 도금의 특징

(1) 피막의 밀착력(결합력) 우수.
(2) 초경질 피막.
(3) 내마모성 피막.
(4) 내부식성 및 내기후성이 좋은 피막.
(5) 공해처리 설비 불필요.
(6) 무공해 공정.
(7) 다양한 색상(금색, 회색, 갈색).
(8) 소재의 치수, 형상 및 재질 변형이 없고 후가공이 필요 없다.
- 비교적 낮은 온도(300℃)에서 처리되기 때문.

정 리 문 제

〈A 형 문항방식〉

※ 아래 각 문항의 물음에 대한 옳은 답 하나를 ① ~ ⑤ 에서 선택하시오.

01 금속 테의 경우, 전착 피막의 구비 요건은?

① 내마모성　② 내약품성　③ 내충격성　④ 내기후성　⑤ 내열성

02 금속 테에 평활면을 만들기 위해서 반드시 해야 하는 기본적인 도금은?

① 로듐 도금　② 백금 도금　③ 은 도금　④ 동 도금　⑤ 니켈 도금

☞ 소지금속 표면에 광택 니켈 도금을 반드시 해야 한다.

정답 1. ①　2. ⑤

03 도금한 금속 테의 육안 검사의 항목에 해당되지 **않는** 것은?

① 도금 색상　② 도금 두께　③ 도금면 기공
④ 도금층 파공　⑤ 광택

☞ 광택과 색상이 아름답고 도금층과 표면에 기공과 파공이 없어야 한다.

04 금속 테의 염수분무시험에 사용하는 것은?

① 염화 제1구리　② 염화 제2철　③ 5% 식염수
④ 5% 초산　⑤ 두께 측정기

☞ 5%에 식염수에 염화제2구리($CuCl_2$)를 첨가하고 아세트산으로 pH 3이 되게 조정한 염수(50℃)를 8시간 분무하고 8시간 휴지한 다음 8시간 또 분무한다.

05 다음 중 금속 테의 부식 시혐의 방법은?

① 베타선법　② 감마선법　③ 금속 현미경법
④ 염수분무시험　⑤ 강구 낙하시험

☞ 구리가속성 염수분무시험(copper modified acetic salt spray : CASS)은 내부식성 시험이다.

06 전해 연마는 어떤 법칙을 이용해서 표면을 연마하는 방법인가?

① 뉴튼 법칙　② 쿨롱 법칙　③ 패러데이 법칙
④ 라보아제 법칙　⑤ 갈릴레이 법칙

☞ 전해 연마는 공작물을 양극으로 하고 Faraday's law에 따라 용해 작용을 이용한다.

07 금속 안경테의 접합 방법인 고주파 유도 가열장치로 땜질할 경우 좋은 점은?

① 짧은 시간에 넓은 범위에 고온 가열된다.　② 재료의 물성이 변화되지 않는다.
③ 열시간과 온도가 일정하여 용접이 쉽다.　④ 치구 사용으로 땜질이 정확하다.
⑤ 산화 작용이 양호하여 납재가 절약된다

☞ 짧은 시간에 국부적으로 고온 가열되어 타 부위까지 가열되지 않으므로 금속 재료의 물성 변화가 발생하지 않는다.

08 금속 테의 도금 두께를 일정하게 유지하는데 관계있는 것은?

① 결정 구조　② 금속 성분　③ 교반 유무
④ 도금 시간　⑤ 전기 저항

☞ 도금 두께는 도금액의 금속이온 농도, 온도, 전류 밀도 및 도금 시간의 정확한 조정에 관계된다.

정답
3. ②　4. ③　5. ④　6. ③　7. ②　8. ④

09 다음 중 전해연마의 응용에 해당되지 **않는** 것은?

① 광택연마 ② 청정화 ③ 내마모성 ④ 내부식성 ⑤ 내기후성

10 다음 도금 중에서 암회색 광택을 내는 도금은?

① 크롬 도금 ② 로듐 도금 ③ 주석-니켈 도금 ④ 팔라디움-니켈 도금 ⑤ 금 도금

☞ 크롬 : 밝은 백색, 로듐 : 밝은 백색, 주석-니켈 : 암회색(gun metal색), 팔라디움-니켈 : 광택성 백색

11 안경테에 이용되는 이온 도금에서 가장 많이 이용되는 황금 색상의 피막을 형성시키는 금속은?

① 티타늄 ② 철 ③ 아연 ④ 구리 ⑤ 알루미늄

12 이온 도금의 특징 중 옳지 **않은** 것은?

① 소재의 치수형상 및 재질에 대한 변화가 없다. ② 피막의 밀착성이 매우 우수하다.
③ 초경질 피막을 얻기 쉽다. ④ 다양한 색상을 얻을 수 있다.
⑤ 공해 처리 설비를 필요로 한다.

☞ 다양한 색상을 얻을 수 있고(금색, 회색, 갈색 등) 무공해 공정, 내마모성 피막 형성, 내후성, 공해 처리 설비 불필요.

13 금속 안경테의 접합 방법인 고주파 유도 가열 방법의 특징으로 옳지 **않은** 것은?

① 짧은 시간에 국부적으로 고온 가열된다.
② 산화 작용이 적어서 납재가 절약되고 접착력이 강화된다.
③ 조작이 간편해서 가열접합 및 용접이 쉽다.
④ 설비비와 유지비가 많이 든다.
⑤ 소량 다품종 생산에 적합하다.

☞ 설비비와 유지비가 많이 든다. 접합면에서 방전 현상이 발생하지 않으므로 균질과 양질의 제품을 제작할 수 있고 작업 환경이 개선된다.

14 금속 테의 경우 전착 피막의 구비 요건이 **아닌** 것은?

① 소재 표면과 전착 피막과의 결합력이 커서 박리가 발생하지 않을 것
② 도금층과 표면에 기공과 파공이 없을 것 ③ 우수한 내마모성과 강도를 가질 것
④ 광택과 색상이 변화하지 않을 것 ⑤ 테를 조정할 때 전성, 연성이 없을 것

☞ 다른 구비 요건으로서 테를 조정할 때 전성, 연성 및 탄력성이 있어야 하고 내부식성, 광택성 평활면이어야 한다.

정답 9. ⑤ 10. ③ 11. ① 12. ⑤ 13. ⑤ 14. ⑤

15 금속 안경테의 이온 도금에 관한 설명 중 옳지 않은 것은?

① 피막의 경도와 접착성은 전해 도금의 피막보다 좋다.
② 아세틸렌과 질소기체 분위기에서 증착하면 황금색의 도금 피막을 얻을 수 있다.
③ 전자총으로 금속 티타니움을 가열 증발시킨다.
④ 피막은 내식성과 내마모성이 좋지 않다.
⑤ 증착용 금속 재료는 주로 티타늄이 사용된다.

☞ 증착용 금속 재료는 티타니움(Ti), 이온 도료 피막은 내마모성과 내부식성이 우수하다.

16 금속 테에 사용되는 금장(goldfilled)의 설명으로 옳지 않은 것은?

① 금장선은 금속 표면에 금합금을 피복 융착시킨 것이다.
② 금장층, 확산층, 모금속 층으로 구성된다.
③ 금장의 약호는 G.F.로 사용된다.
④ 금장은 금도금보다 제작이 복잡하므로 발달된 금도금 기술이 안경테에 널리 이용된다.
⑤ 가공 후 도금하므로 요철 가공해서 안경테를 만들 수 있다.

☞ 금장 재료의 소재금속이 노출되므로 요철로 가공해서 안경테를 만들 수 없다.

17 금속 안경테의 도금 원리로 올바르게 묶인 것은?

㉮ (+) 전극으로부터 (-)전극으로 전류가 흘러서 도금된다.
㉯ (-)전극으로부터 (+)전극으로 전류가 흘러서 도금된다.
㉰ (-)전극에 금속테를, (+)전극에 금(Au)을 위치시켜 도금한다.
㉱ 전기는 필요 없이 도금 용액에만 담그면 도금이 된다.

① ㉮㉯ ② ㉮㉰ ③ ㉯㉱ ④ ㉮㉱ ⑤ ㉯㉰

☞ 금속테의 도금 원리는 (+)전극으로부터 (-)전극으로 전류가 흐르므로 (+)극의 금(Au) 이온이 이동하여 (-)극에 위치한 금속 안경테 위에 도금된다.

18 니켈(Ni) 도금을 하는 이유로 옳지 않은 것은?

① 내마모성을 향상
② 내식성 향상
③ 경도의 향상
④ 제품의 저렴한 단가
⑤ 우수한 광택성

☞ Ni 도금을 하면 광택도 좋게 된다.

정답 15. ④ 16. ⑤ 17. ② 18. ④

19 고주파 유도 가열 장치의 특성으로 옳은 것은?

① 설비비와 유지비가 적게 든다.
② 산화 작용이 많아 접착력이 강화된다.
③ 조작이 불편하다.
④ 정확한 땜질 온도를 설정할 수 있다.
⑤ 국부적 가열이 가능하지만 시간이 많이 든다.

☞ 설비비와 유지비가 많이 들고 조작이 간편하며 짧은 시간에 국부적으로 가열할 수 있다.

20 후층 금도금 테와 금장 테를 비교하여 설명한 것 중에서 옳지 <u>않은</u> 것은?

① 1/20, 14 K, GP는 금 도금테이고 1/20, 18 K, GF는 금장 테이다.
② 도금 테는 금장 테보다 표면층에 공기 구멍이 많다.
③ 금 도금테는 도금 층이 박리되는 경우도 있다.
④ 묽은 질산에 담글 경우 금장 테는 처음에 갈색으로 변하고 시간이 경과하면 흑색으로 변한다.
⑤ 다양한 가격대의 제품을 생산하기에는 금장 테가 더 적합하다.

☞ 금장 테는 karat gold층이 박리되지 않는다.

21 금속테의 염수분무시험에 사용되지 <u>않는</u> 것은?

① $CuCl_2$　② 식염수　③ Acetic acid
④ 압축 공기　⑤ $FeCl_3$

☞ 금속 테의 염수분무시험은 5% 식염수에 $CuCl_2$ 첨가, 아세트산으로 pH = 3 되게 조정한 염수(50℃)를 8시간 분무, 8시간 휴지한 후 8시간 분무한다.

정답 19. ④　20. ⑤　21. ⑤

7 광학 유리 렌즈

기본정리

1) 광학 유리

- 광학적 상수(굴절률, 아베수)와 비중이 일정한 유리

표 7-1 광학 유리의 분류

분류방법		
대분류	크라운유리 : υ > 55 후린트유리 : υ < 50 크라운· 후린트유리 υ = 50 ~ 55	
Abbe수에 의한 분류(υd)	불소크라운(FC)	υ > 68
	붕규산크라운(BSC)	68 ~ 62
	보통 크라운(C)	65 ~ 62
	크라운·플린트(CF)	55 ~ 50
	특경프린트(LLF)	50 ~ 45
	경플린트(LF)	45 ~ 40
	중플린트(SF)	40 ~ 35
굴절률에 의한 분류(nd)	인산크라운(PK)	1.49 ~ 1.54
	중인산크라운(PSK)	nd > 1.54
	바륨크라운(BaK)	1.54 ~ 1.60
	중크라운(SK)	nd > 1.54
	특중크라운(SSK)	nd > 1.60
	경바륨플린트(BaLF)	nd > 1.55
	바륨플린트(BaF)	nd > 1.56
	중바륨플린트(BaSF)	nd > 1.585

표 7-2 유리 안경렌즈의 광학 상수 및 비중

유리종류	Hi-Crown	SF64	BaSF64	LaSF34
굴절률(nd)	1.6001	1.7010	1.7010	1.8027
Abbe수(υd)	40.7	30.3	39.3	30.4
비중	2.62	3.00	3.20	3.50

2) 광학 유리의 조건

㉠ 무색 투명할 것
㉡ 조성이 균일
㉢ 왜곡 현상이 없을 것
㉣ 내풍화성이 좋을 것
㉤ 기포가 없을 것
㉥ 광학 상수가 일정할 것
㉦ 내화학적으로 좋을 것 - 내산성, 내알카리성

3) 유리의 구조

- 용융된 상태에서 냉각할 때 결정화 되지 않고 응고상태로 과냉각된 용융제.

(1) 렌즈를 구성하는 산화물의 역할

① 망목형성 산화물 - SiO_2, B_2O_5, P_2O_5
② 수식산화물 - 변형산화물로서 기본물성을 변화(점성, 전기적 물성, 화학적 성질, 선팽창계수) - K_2O, Ka_2O, BaO
③ 중간 매체 산화물 - 형성물 또는 변형물로 항동 - Al_2O_3, ZnO_2, TiO_2
④ 기타 - 청정제 --〉 기포, 색상제거
착색제 --〉 Fe_2O_3, FeO, CeO

4) 광학 유리의 광학적 물성

(1) 굴절률

㉠ 가시광선 스펙트럼의 평균파장인 황색 헬륨선(587.6 nm)
㉡ 시력 교정용 렌즈 → 1.523, 1.6, 1.7, 1.8

(2) 아베수

㉠ 백색광의 각 파장에 따른 굴절에 따른 각 파장별 분산능의 역수

5) 광학 유리의 제조

(1) 원료의 배합

① 원료 + 파유리 → 용해 → 점도를 100 ~ 200 poise를 유지, 1000 ~ 1500℃에서 용융.
② 청정 - 가스, 휘발성 물질 제거, 50 poise 액상 유지, 균질성
③ 조정 - 점성을 높이고 성형 상태(1000 ~ 10,000 poise)
④ 유리 배분 및 압출 - 일정량으로 압출기로 배분

⑤ 압출기 - mould 주입 (냉각 압출)
⑥ 면처리와 서냉시 주의점 - 생지 서냉시 stress와 strain이 극소화.

(2) 검사(blank lens에 대한 시험)

① d, e 선에 대한 굴절률 ② 아베수 ③ 열팽창률
④ 비중 ⑤ 광투과율 ⑥ 색상 분석
⑦ 내화학적 성질

6) 유리 렌즈의 착색

(1) 광투과율과 흡수율

- 유리 속에 들어있는 금속이온의 최외각 전자(3 d)들이 일정한 파장을 흡수.

(2) 금속 이온의 발색

- 전이금속 이온 유리 구조내 에너지차로 산소이온의 수위에 영향을 주어 주위 이온이 산소 이온의 형태와 수에 따라 조성이 변하므로 색이 변한다.

7) 유리의 강화

(1) 물리적 강화법(열 강화법)

- 가열과 급냉에 의한 표층과 내부의 수축차를 이용하여 강화(2 mm 이상)

(2) 화학적 강화법(이온 교환법)

① 렌즈를 질산칼륨, 황산칼륨 속에 침지. ② 강화제 : AlO
③ 칼륨이온과 유리 내부의 이온 교환으로 강화 ④ 촉진제 : ZnO, MgO

▮ 표 7-3 ▮ 열강화 렌즈와 화학강화 렌즈의 비교

항목 \ 종류		물리강화	화학강화
강하처리		가열 후 급속히 냉풍처리	KNO_3용융액에 침지 Na+를 K+로 치환
처리온도		약 600℃로 가열 후 냉풍으로 샤워·냉각	*450 ± 5℃의 KNO_3 용융염에 침지
응력 (kg/㎟)	압축	10 ~ 15	30 ~ 45
	인장	7 ~ 10	2 ~ 2.5
강화층의 깊이		400 ~ 600 μ	60 ~ 100 μ
왜(歪)검사		fringe가 왜검사로 잘 보임	fringe가 보이지 않음
렌즈의 전처리		edging & beveling(경사각)	edging & beveling(경사각)
처리시간		2 ~ 5분	16 ~ 20시간

8) 강구 낙하 시험(drop ball test)

▌표 7-4▌강구 낙하 시험의 규정(steel ball dropping test)

국명		강구의 무게(g중)	직경	낙하높이	적용
미국 FDA		0.56온스(16 g중)	5/8인치 (15.9 mmØ)	50인치 (127 cm)	안경렌즈 선글라스
영국 BS2092	일반용	16 g중	15.9 mmØ	127 cm	일반용
프랑스		16 g중	16 mmØ	127 cm	일반용
		44 g중		130 cm	공업용 안전렌즈

9) 반사 방지 박막(antireflection thin flim)

(1) 코팅(coating) 조건

① 위상 조건 : $t = \lambda/4n_f$ (t : 박막의 두께, λ : 입사광의 파장, n_f : 박막의 굴절률)

② 진폭 조건 : $n_f = \sqrt{n_g}$ (n_f : 박막의 굴절률, n_g : 유리렌즈의 굴절률)

(2) 렌즈의 코팅(coating) 효과

① 가시광선역에서 광투과율 높다.

② 유해 광선(자외선, 적외선) 반사.

③ 유령의 상, 플레어(flare)가 생기지 않는다.

④ 미용 효과 향상.

⑤ 융착형 이중 초점 렌즈에 사용할 경우 좋다.

⑥ 내마모성, 정전기 발생 및 파손 방지 효과

⑦ 특수 직업에 따라 다르다.

㉠ 좋은 경우 : 뉴스 해설자, 사회자, 탈랜트 등,

㉡ 안 좋은 경우 : 유류 취급자, 조리사 등.

정 리 문 제

〈A 형 문항방식〉

※ 아래 각 문항의 물음에 대한 옳은 답 하나를 ① ~ ⑤ 에서 선택하시오.

01 안경 렌즈의 연마에서 3차 연마 때 사용되는 lap 제가 아닌 것은?

① CeO_2 ② ZnO_3 ③ 금강사 ④ Bengala ⑤ 산화철

02 렌즈의 제조 공정 중 연삭 과정에 사용되는 물질은?

① CeO_2 ② Al_2O_3 ③ FeO_2 ④ CrO_2 ⑤ ZrO_2

03 광학적 코팅에 사용되는 물질이 아닌 것은?

① MgF_2 ② ZrO_2 ③ H_2SO_4 ④ SiO_2 ⑤ Al_2O_3

04 빈사 방지 코팅렌즈를 일반 렌즈와 비교할 때 그 특성이라고 할 수 없는 것은?

① 가시광선 영역의 광투과율이 높다.
② 유령의 상(ghost image)이 잘 생기지 않는다.
③ 미용 효과를 상승시킨다.
④ 알코올 등 화학 약품을 많이 취급하는 직종의 사람에게 필요하다.
⑤ 일반적으로 유해 광선을 더 많이 차단시켜 준다.

05 안경 렌즈의 멀티 코팅 효과와 관계가 없는 것은?

① 유령의 상이 제거된다. ② 유해 광선의 반사량이 많아진다.
③ 물체의 색상이 뚜렷해지고 아름답게 보인다. ④ 여성 미용에 효과적이다.
⑤ 굴절률이 높은 렌즈에 효과적이다.

06 안경 유리렌즈의 강화 방법에 해당되지 않는 것은?

① 열 강화법 ② 이온 교환법 ③ 라미네이트법
④ 압축법 ⑤ 화학 강화법

07 다음 중 무기 유리렌즈의 강화법중 렌즈 재료와 가장 관계가 깊은 항은?

① 열 강화법 ② 화학 강화법 ③ 라미네이트 강화법
④ 압축 강화법 ⑤ 증착 강화법

정답

1. ③ 2. ② 3. ③ 4. ④ 5. ③ 6. ④ 7. ②

08 열 강화 렌즈를 강화시켜야 할 때는?

① '가장자리 갈기와 산각 세우기' 과정 이전에
② 조제 가공 전에 강화되어져 있어야 한다.
③ 렌즈를 테에 끼워 넣기 직전에
④ 인점 찍기 후에
⑤ 언제든지 상관없다.

09 강화 렌즈의 설명으로 적합한 것은?

① 열 강화법은 강화처리 후 가장자리 가공을 해도 된다.
② FDA에 의한 강화 실험은 1 m 80 cm 높이에서 규정된 강철구를 자유 낙하시켜 파손되지 않아야 한다.
③ 열 강화 처리된 렌즈는 왜곡 검사기 검사에서 잘 보이나 화학 강화처리 된 렌즈는 잘 보이지 않는다.
④ 화학 강화 원리는 유리에 함유된 K이온과 이온 반경이 큰 외부의 Na이온을 교환되기 때문이다.
⑤ 화학 강화는 안경원에서 처리하기 좋은 방법이다.

10 광학 유리에 색상을 넣기 위한 가장 많이 사용되는 착색법은?

① 융용 착색법 ② 진공 착색법 ③ 침투 착색법 ④ 융착 착색법 ⑤ 염색 착색법

11 다음 중 렌즈 주변부에서 색수차가 <u>가장 심한</u> 렌즈와 원인이 연결된 것은?

① 후린트 유리 - 투과 ② 크라운 유리 - 반사 ③ 크라운 유리 - 분산
④ 플라스틱 - 굴절 ⑤ 후린트 유리 - 분산

12 신종 유리에 굴절률을 높이기 위해 첨가한 물질은?

① Al_2O_3 ② TiO_2 ③ CeO_2
④ FeO_2, CrO_2 ⑤ BaO

13 아베수를 높이기 위한 목적으로 렌즈의 소재에 첨가되는 물질은?

① Al_2O_3 ② TiO_2 ③ CeO_2
④ FeO_2, CrO_2 ⑤ BaO

14 일반 크라운 유리 렌즈에 대한 고굴절 유리 렌즈의 특징이 <u>아닌</u> 것은?

① 굴절률이 높다. ② 아베수가 높다.
③ 강도의 근시 교정용 렌즈 ④ 표면 반사율이 크다.
⑤ 비중이 크다.

정답 8. ③ 9. ③ 10. ① 11. ⑤ 12. ② 13. ⑤ 14. ②

15 파장 340 ~ 360 nm 영역에서 뛰어난 흡수 성질을 가지고 있는 렌즈는?

① 광학 유리에 산화철(FeO_2)나 산화크롬(CrO_2)을 첨가한 유리
② 광학 유리에 염화은(AgCl)등을 넣은 유리
③ 광학 유리에 고순도의 바리윰 산화물(BaO)등을 넣은 유리
④ 광학 유리에 고순도의 산화세륨(CeO_2)등을 넣은 유리
⑤ 광학 유리에 고순도의 산화납(PbO)등을 넣은 유리

16 자외선 차단을 목적으로 렌즈에 첨가되는 물질은?

① Al_2O_3 ② TiO_3 ③ CeO_2
④ FeO_2, CrO_2 ⑤ BO_2

17 광학(안경) 렌즈로서 가져야 할 특성 중 <u>틀린</u> 것은?

① 무색 투명할 것 ② 광학 상수가 일정할 것
③ 기포가 없을 것 ④ 내기후성과는 관계가 없다.
⑤ 가공성이 좋을 것

18 광학 렌즈로 사용되는 유리가 갖추어야 할 요건과 특성 중에서 거리가 <u>먼</u> 항은?

① 무색 투명해야 할 것. ② 기포가 적당히 있을 것.
③ 굴절률에 영향을 미치는 맥리가 없을 것. ④ 내풍화성이 좋을 것.
⑤ 내산성 및 내알칼리성이 강하여 화학적으로 안정되어야 할 것.

19 안경 렌즈의 소재로 쓰이는 물질에 대한 다음의 설명에서 적합하지 <u>못한</u> 항은?

① 투과율이 좋아야 한다. ② 되도록 가벼우며 굴절률이 높아야 한다.
③ 색수차가 적게 일어나야 한다. ④ 아베수가 높으며 굴절률이 높아야 한다.
⑤ 표면에 흠이 나지 않아야 한다.

20 광학 렌즈로 이용되는 유리의 특성과 관계가 가장 <u>먼</u> 항은?

① 기포가 없을 것
② 광학적인 상수(굴절률, 아베수 등)가 안정될 것
③ 맥리(striae)가 없을 것
④ 무색 투명하며 내산성이나 내알칼이성이 클 것
⑤ 약간의 스트레인(strain)이 존재하여 굴절률을 키울 수 있을 것

21 "후린트 글라스"와 아베수에 대한 관계가 옳은 것은?

① 아베수가 55 보다 큰 것. ② 아베수가 55 와 50 사이의 것.
③ 아베수가 50 보다 적은 것. ④ 아베수가 50 과 40 사이의 것.
⑤ 아베수가 40 보다 적은 것.

정답
15. ④ 16. ③ 17. ④ 18. ② 19. ⑤ 20. ⑤ 21. ③

22 안경 렌즈의 재료로서 갖추어야 할 요건과 거리가 <u>먼</u> 항은?

① 투명성 ② 고굴절률 ③ 연마 용이성 ④ 낮은 아베수 ⑤ 내기후성

23 다음의 유리의 원료 중 그 자체로서 유리가 형성되는 망목 형성 산화물은?

① B_2O_3 ② BaO ③ CaO ④ K_2O ⑤ Al_2O_3

24 다음의 유리를 구성하는 재료중 유리의 물리적 특성에 강하게 영향을 미치는 수식 산화물(modifier oxides)에 속하는 것은?

① BaO ② B_2O_3 ③ SiO_2 ④ P_2O_5 ⑤ MgF_2

25 FDA(미국 약품 의약국) 방식에 의한 강화 렌즈의 시험 중 옳지 <u>않은</u> 것은?

① 강구의 낙하 거리는 127 cm이다.
② 강구의 지름은 15.9 mm(5/8 inch)이다.
③ 강구의 무게는 16 g중(0.5 온스)이다.
④ 플라스틱 렌즈는 강하 시험을 하지 않는다.
⑤ 선글래스는 강구 낙하 시험의 적용 대상이 아니다.

☞ 강구 낙하(강하) 시험의 적용은 유리 안경렌즈와 선글라스 등이다.

26 렌즈의 면 가공을 위한 공정 중 렌즈가 투명해지는 공정은?

① 렌즈 생지의 접착 공정 ② 황삭 연마공정 ③ 정형 연마공정
④ 미세 연마공정 ⑤ 광택 연마공정

☞ 정형 연마공정(truing process), 렌즈의 분리 공정(knocking off process)등도 있다.

27 다음 반사 방지용 코팅 재료로 사용되는 물질이 <u>아닌</u> 것은?

① MgF_2 ② CeF_4 ③ ZrO_2 ④ CeO_2 ⑤ HF

☞ 일산화실리콘(SiO), 이산화티타니움(TiO_2), 불화토륨(ThF_4) 등도 있다.

28 다음 중 코팅 렌즈의 효과로 옳은 것은?

① 유령의 상(ghost image)이 생긴다. ② 가시광선역에서의 광투과율이 낮다.
③ 적외선은 투과시키고 자외선은 반사시킨다. ④ 렌즈 표면의 내마모성을 향상시킨다.
⑤ 정전기가 발생되는 단점이 있다.

☞ 코팅 렌즈의 효과는 유령의 상이 생기지 않게 되어 쾌적하게 안경을 착용할 수 있고 미용 효과를 크게 향상시키며 정전기 발생을 제거한다.

정답 22. ④ 23. ② 24. ③ 25. ⑤ 26. ⑤ 27. ⑤ 28. ④

29 코팅 렌즈로 된 안경을 착용하면 친근감을 줄 수 있는 직종으로 묶인 것은?

㉮ 뉴스 해설자	㉯ 조리사	㉰ 탤런트	㉱ 유류 취급자

① ㉮㉯ ② ㉮㉰ ③ ㉯㉱ ④ ㉮㉱ ⑤ ㉯㉰

☞ 요식업소의 조리사와 유류 취급자가 코팅 렌즈를 쓰면 불결하게 보인다.

30 광학 렌즈로 사용되는 유리의 요건과 특성이 <u>아닌</u> 것은?

① 무색투명할 것 ② 내산성이 클 것 ③ 내풍화성이 좋을 것
④ 맥리가 없을 것 ⑤ 탄력성이 좋을 것

☞ 맥리는 줄무늬 또는 가는 홈으로서 맥리가 있으면 불균질한 조성이 되기 때문에 굴절률이 일정하지 않고 변한다.

31 다음 중 광학 유리의 광학적 물성에 해당되지 <u>않는</u> 것은?

① 굴절률 ② 아베수 ③ 투명도 ④ 색상 ⑤ 비중

☞ 광학적 유리의 물성은 굴절률, 아베수(수렴도), 투명도, 색상, 비중, 흠집에 대한 내구성, 내충격성, 선팽창 계수, 내화학성 등이다.

32 굴절률에 의한 광학 유리의 분류에 해당되는 것은?

① 불소 크라운 ② 크라운 후린트 ③ 경후린트
④ 중바리움 후린트 ⑤ 붕규산 크라운

☞ 중바리움 후린트는 굴절률에 의한 분류에 해당된다.

33 유리 렌즈의 물리적 강화법으로 올바르게 묶인 것은?

㉮ 안경 렌즈의 강화에 주로 이용한다.
㉯ 자동차용 유리의 강화에 이용된다.
㉰ 안경 렌즈를 전기로에 넣어 약 800℃까지 가열한다.
㉱ 가열과 급냉에 의한 표층과 내층과의 수축차를 이용한다.

① ㉮㉯ ② ㉮㉰ ③ ㉯㉱ ④ ㉮㉱ ⑤ ㉯㉰

☞ 안경 렌즈의 강화에는 화학적 강화법을 주로 이용하며 전기로에서 약 600℃까지 강화한다.

정답
29. ② 30. ⑤ 31. ⑤ 32. ④ 33. ③

34 유리 렌즈의 화학적 강화법으로 옳지 않은 것은?

① 유리 렌즈를 황산카리움(K_2SO_4)의 용융염에 침지시킨다.
② 400 ~ 460℃의 용융된 질산염에 약 20시간 침지시킨다.
③ 용융액중의 K^+이온이 유리 표층에 있는 Na^+이온과 서로 치환된다.
④ K^+의 이온 반경(4 Å)이 Na^+의 이온 반경(6 Å)보다 작기 때문에 유리 표층에 압축 응력이 발생하므로 내충격성이 향상된다.
⑤ 강화층의 두께는 열 강화법에 비해서 얇다.

☞ K^+의 이온 반경은 6 Å, Na^+의 이온 반경은 4 Å이다.

35 유리 렌즈의 화학적 강화법에 관계되는 이온으로 묶인 것은?

㉮ K^+	㉯ NO_3^-	㉰ Na^+	㉱ SO_4^{2-}

① ㉮㉯　② ㉮㉰　③ ㉯㉱　④ ㉮㉱　⑤ ㉯㉰

☞ K^+이온과 Na^+이온의 교환에 의해서 유리 렌즈가 강화되므로 이온 교환법이라 한다.

36 다음 중 유리의 표면 강도를 증가시키기 위한 방법이 아닌 것은?

① 이온 교환법　② 이온 용출법　③ 열 강화법
④ 다층 유리 접합법　⑤ 화학적 강화법

☞ 다층 유리 접합법은 유리 전체의 강도를 높이고 안전성을 위한 방법이다.

37 안경 렌즈의 분광 투과율 곡선으로 알 수 없는 것은?

① 가시광선의 멸광률　② 근자외선의 멸광정도　③ 근적외선의 투과율
④ 굴절률　⑤ 대략의 색조

☞ 분광 투과율 곡선으로 굴절률은 알 수 없고 대략의 색조를 알 수 있다.

38 다음 중 안경 렌즈용 크라운 유리의 주성분이 아닌 것은?

① SiO_2　② K_2O　③ Na_2O
④ MgF_2　⑤ Al_2O_3

☞ MgF_2는 반사 방지 코팅 물질로 사용된다.

정답: 34.④　35. ②　36. ④　37. ④　38. ④

39 유리 렌즈의 강화 방법에 관한 설명 중 옳은 것은?

① 열 강화에 비해서 화학 강화 처리 시간이 훨씬 짧다.
② 화학 강화렌즈보다 열 강화렌즈의 압축 응력이 훨씬 크다.
③ 렌즈 표면에 묻어 있는 지문은 열 강화하면 없어진다.
④ 렌즈를 가공한 후에 열 강화한다.
⑤ 내측 인장력은 화학 강화법이 열 강화법보다 더 크다.

☞ 열강화(2 ~ 5분)에 비해서 화학 강화 처리시간이 훨씬 길고 렌즈 표면의 지문은 열 강화 후에도 남게 된다. 화학 강화는 질산카리움(KNO_3) 용융염 속에 약 16 ~ 20시간 넣어둔다.

40 강화 렌즈의 특성에 관한 설명 중 옳은 것은?

① 렌즈의 내층도 강화된다.
② 강화 렌즈의 파편은 예각을 이룬다.
③ 강화 렌즈는 인장 응력이 압축 응력보다 크다.
④ 교차 편광렌즈를 이용하면 응력의 발생 정도를 직접 관찰할 수 있다.
⑤ 렌즈 가공의 시기는 강화 시기와 상관이 없다.

☞ 렌즈의 표층만 강화되고 내층은 강화되지 않는다. 강화 렌즈의 파편은 둔각을 이루며 강화 렌즈는 인장 응력보다 압축 응력이 크기 때문에 내충격성이 크다.

41 좋은 광학 유리의 특성으로 옳지 않은 것은?

① 투명도가 커야 한다.
② 열팽창 계수의 값이 낮아야 한다.
③ 아베수가 커야 한다.
④ 색 분산률이 작아야 한다.
⑤ 굴절률이 커야 한다.

☞ 내화학성이 강하여 대기에 노출되어도 안정되어야 한다.

42 유안으로 렌즈를 검사할 때 사용되는 램프(등)로 가장 좋은 것은?

① 백열등 ② 형광등 ③ 적외선등 ④ 수은등 ⑤ 할로겐등

☞ 청색인 수은등이 가장 좋다.

43 Bengala에 관한 설명 중 옳지 않은 것은?

① 모스 경도는 5.5 ~ 6.5이다.
② 산화철의 별칭이다
③ 극도의 정밀면을 광택 연마할 때 사용한다.
④ 적갈색의 미세한 분말이다.
⑤ 산화세륨보다 연마 속도가 빠르다.

☞ 산화세륨보다 연마 속도가 느리다. Bengala는 적갈색의 미세한 분말로 Fe_2O_3가 주성분 Fe_3O_4는 흑색의 미세 분말로 특수 렌즈에 가끔 사용한다.

정답 39. ④ 40. ④ 41. ③ 42. ④ 43. ⑤

44 플라스틱 안경 렌즈의 진공증착에 관한 설명 중 옳지 **않은** 것은?

① 진공증착 렌즈의 표면은 반드시 청결해야 한다.
② 멀티 코팅할 때는 동시에 여러 개의 재료를 가열 증착시킨다.
③ 약 2×10^{-5} Torr의 기압, 기판 온도 55℃정도의 용기 속에서 증착시킨다.
④ 박막의 두께는 증착시 조절할 수 있다.
⑤ MgF_2 등을 전자총으로 가열 증발시켜서 증착한다.

☞ 융점이 약 1400℃인 MgF_2 등을 전자총으로 가열 증발시키며 증착시 박막의 두께는 조절할 수 있다.

45 멀티코팅 렌즈의 소멸 간섭 효과에 관한 설명 중 옳은 것은?

① 다층막 코팅이 단층막 코팅보다 광 투과율이 낮다.
② 소멸 간섭을 일으킬 경우, 위상 조건을 만족시켜야 한다.
③ 위상 조건만 만족시키고 진폭 조건은 만족시키지 않아도 된다.
④ 기준 파장에 대한 적정한 코팅 막의 두께는 기준 파장의 1/3이 되어야 한다.
⑤ 박막 전면에서의 반사광의 진폭이 후면에서의 진폭 1/4이 되어야 한다.

☞ 단층 막보다 다층막이 광 투과율이 높고 위상 조건과 진폭 조건을 동시에 만족시켜야 한다.

46 안경 렌즈의 투영 검사(shadow test)에 관한 설명 중 옳은 것은?

① 작은 수은등에서 나오는 강한 광선을 렌즈에 투과시켰을 때 렌즈에 의해서 만들어지는 영상을 스크린 위에서 찾아내는 검사이다.
② 투영 검사는 육안 검사가 아니다.
③ 흠집, 긁힘, 기포, 연마 불량 등은 찾을 수 있지만 맥리는 관찰이 어렵다.
④ 굴절률을 측정할 수 있다.
⑤ 아베수를 측정할 수 있다.

☞ 육안 검사로서 굴절률, 아베수는 측정할 수 없다.

정답: 44. ② 45. ② 46. ①

8 광학 플라스틱 렌즈

기 본 정 리

1) 플라스틱 광학 렌즈에서의 성질

- 광 투과율, 굴절률 및 분산

소재	굴절률	아베수	광 투과율(%)
CR-39	1.498	59.2	89 ~ 92
acryl(PMMA)	1.490	57.8	92
polycarbonate	1.581	29.9	85 ~ 91
crown glass	1.523	58.5	92

2) 비중

- PMMA 〈 PC 〈 CR-39 〈 무기유리

3) 충격도

- PC 〉 PMMA 〉 CR-39 〉 무기유리

4) 표면 경도

- 증착 유리 재료 코팅, 실리콘계 경막, 산화 실리콘계 저온 증착, 코발트 60 방사선 이용 경막

5) 내열성

- CR-39 〉 PC 〉 PMMA

6) 내약품성

7) 플라스틱 렌즈 제작

(1) CR-39 제작(주형 중합법)

① 원료 - mould gasket - 중합 - 냉각 분리 - 세척 - 강화 - 검사

(2) PMMA, PC(사출 성형법)

① 원료 - 사출 성형 - 표면 착색 - 피막 형성 - 경화 - 검사 - 출하

8) 플라스틱 렌즈 종류와 특성

(1) 종류와 용도

① CR-39 : 시력 교정, sunglass, fasion glass, lenticular lens
② PMMA : sunglass, fasion glass, contact lens, 인공 수정체
③ PC : 보안경, 편광 선글라스, Goggles, 시력 교정용 렌즈

(2) 특징

① CR-39 : 열경화성, 착색, 연마 가공 가능
② PMMA : 투명도, 열가소성, 성형성 우수
㉠ 유기 용제에 약하고 무기 용제에 강함.
③ PC : 내 충격성, 탄성률, 기계적 강도 크다. 내수성과 내광선이 큼.

9) 플라스틱 렌즈의 염색

(1) 플라스틱 렌즈 : 가볍다. 착색이 용이함.
(2) 착색 방법 : 용융 착색법, 진공 증착법, 침투 착색법, 융착 착색법, 염색 착색법
① 염색 원리 : 염색제의 미립자가 렌즈 표면에 침투(0.03 ~ 1 mm)시켜 착색.
- 온도, 시간, 색, 순서 --> 색 결정(농도, 색조)
② 방법 : 이물질, 불순물을 필히 제거
③ 색의 혼합 : 촉염제, 탈색 방지제, 균염제, 분산제
④ 탈색

10) 아베수(분산능의 역수)와 굴절률

분류	렌즈	아베수	굴절률	특징
유리렌즈	크라운유리	55 ~ 60	1.523	아베수가 가장 크다.
	중굴절렌즈	41 ~ 45	1.600	
	고굴절렌즈	31 ~ 40	1.701	
	초고굴절렌즈	32 ~ 35	1.800	굴절률이 가장 크다.
플라스틱렌즈	CR-39	58 ~ 59.2	1.500	1/2정도 가볍다.
	고굴절렌즈		1.56	

정 리 문 제

〈A 형 문항방식〉

※ 아래 각 문항의 물음에 대한 옳은 답 하나를 ① ~ ⑤ 에서 선택하시오.

01 무기 유리 렌즈와 비교하여 플라스틱 렌즈의 일반적인 성질과 관계가 가장 먼 항은?

① 비중이 작아서 가볍다.
② 자외선이나 적외선 흡수도가 높다.
③ 염색이나 탈색이 보다 자유롭다.
④ 투과성이 훨씬 좋다.
⑤ 무기 유리에 비해서 아베수가 일반적으로 크다.

02 다음 중 플라스틱 렌즈의 단점이 아닌 것은?

① 색수차가 심하다.
② 굴절률과 분산률의 범위가 좁다.
③ 습기에 약하고 온도에 따라 신축성이 심하고 팽창 계수가 크다.
④ 연질이기 때문에 흠이 잘나며 조립시 왜곡 및 복굴절이 나타난다.
⑤ 저열로 작업을 해야 한다.

03 CR-39 렌즈에 가장 보편적으로 사용되는 착색 방법은?

① 용융 착색법 ② 진공 증착법 ③ 침투 착색법 ④ 융착 착색법 ⑤ 염색 착색법

04 렌즈를 염색할 때 가장 적합한 염색액의 온도는?

① 30℃에서 40℃
② 40℃에서 60℃
③ 80℃에서 90℃
④ 80℃에서 120℃
⑤ 1000℃ 이상

05 다음 소재중 내충격성이 가장 강한 것은?

① CR-39 ② 유리 ③ PC ④ PMMA ⑤ 고굴절 유리

06 상품명 메론(Merlon) 또는 렉산(Lexan)으로 알려진 고굴절 플라스틱 안경 렌즈의 소재는?

① polystyrene
② polycarbonate
③ CR-39
④ PMMA
⑤ copolymer styrene-sorylonitrile

07 시력 교정용 안경 렌즈의 재료로 사용되는 플라스틱 소재로 묶인 것은?

㉮ PMMA	㉯ CR-39	㉰ acryl	㉱ PC

① ㉮㉯ ② ㉮㉰ ③ ㉯㉱ ④ ㉮㉱ ⑤ ㉯㉰

☞ PMMA는 acryl로서 하드 콘택트재료로 많이 사용된다.

정답 1. ④ 2. ① 3. ⑤ 4. ③ 5. ③ 6. ② 7. ③

08 다음 중 사출성형법으로 제조하는 안경렌즈의 소재로 묶인 것은?

㉮ allyldiglycol carbonate	㉯ polymethylmethacrylate
㉰ CR-39	㉱ polycarbonate

① ㉮㉯ ② ㉮㉰ ③ ㉯㉱ ④ ㉮㉱ ⑤ ㉯㉰

☞ allyldiglycol carbonate수지로 만든 CR-39렌즈의 제조법은 주형중합법이다.

09 주형중합법에서 몰드(mould)의 외주홀더(holder)인 가스켓의 역할로서 옳지 **않은** 것은?

① 렌즈의 가장자리 두께를 결정한다.
② 중합할 때 생기는 체적 수축을 보완한다.
③ 외부에서의 공기 및 이물질의 혼입을 방지한다.
④ 급격한 온도 변화로부터 수지를 보호한다.
⑤ CR-39 monomer가 외부로 새지 않게 막는다.

☞ 렌즈의 중심 두께를 결정한다.

10 다음 중 플라스틱 렌즈의 착색 방법으로 옳지 **않은** 것은?

① 침투 착색법 ② 융착 착색법 ③ 용융 착색법 ④ 진공 증착법 ⑤ 도포 착색법

☞ 염색 착색법도 있다.

11 PC(polycarbonate) 렌즈의 설명으로 옳지 **않은** 것은?

① 내충격성이 우수하다.
② 치수 안정성이 크다.
③ 열가소성 수지이다.
④ 가공시 전용 옥습기가 필요하다.
⑤ 가장자리 갈기 시 충분한 연삭액 공급이 필요하다.

☞ 가장자리 갈기를 할 때는 연삭액을 가하지 않은 전용 옥습기가 필요하다.

12 PMMA(polymethylmethacrylate)소재의 설명으로 옳은 것끼리 묶인 것은?

㉮ 열경화성 수지이다.
㉯ 성형 가공이 용이하고 양산성이 우수하다.
㉰ 무기질 유지보다 투명도가 낮다.
㉱ 하드 콘택트렌즈, 인공 수정체 등을 만드는데 이용된다.

① ㉮㉯ ② ㉮㉰ ③ ㉯㉱ ④ ㉮㉱ ⑤ ㉯㉰

☞ 무기질 유리보다 투명도가 우수하고 열가소성 수지이다.

정답
8. ③ 9. ① 10. ⑤ 11. ⑤ 12. ③

13 CR-39의 특성으로 옳지 **않은** 것은?

① 열경화성 수지이다.
② 내마모성이 우수하다.
③ 유리 렌즈처럼 연마가공 할 수 있다.
④ 염색하기가 용이하다.
⑤ 유리 렌즈보다 표면 경도가 우수하다.

14 무테 즉, 투 포인트 테(two point frame)에 사용할 렌즈와 관계있는 것으로 올바르게 짝 지어진 것은?

㉮ PC	㉯ CR-39	㉰ 내충격성	㉱ 내마모성

① ㉮㉯　② ㉮㉰　③ ㉯㉱　④ ㉮㉱　⑤ ㉯㉰

☞ 투 포인트 테는 렌즈가 노출되어 있으므로 내충격성이 강해야 하므로 PC를 사용한다.

15 플라스틱 렌즈의 하드 코팅(hard coating)에 관한 설명 중 옳지 **않은** 것은?

① 코팅한 물질을 가열 경화한다.
② 코팅은 침지(dipping) 가공법으로 한다.
③ 실리콘계의 물질을 렌즈 표면에 코팅한다.
④ 양질의 하드 코팅막을 얻기 위해서는 코팅액의 조성 및 불순물 제거, 코팅막의 두께 제어, 경화 조건 등의 기술이 필요하다.
⑤ 일반적으로 AR-코팅 후에 실시한다.

☞ 실리콘계 물질로 하드 코팅 할 경우 실리콘의 밀도가 적으면 염색이 가능하다.

16 생지 렌즈를 고정(blocking)할 때 사용하는 합금에 관한 설명 중 옳지 **않은** 것은?

① 비스머스(Bi)를 주성분으로 한 인듐(In)의 합금이다.
② 융점은 47℃ 또는 58℃인 합금이 있다.
③ 비중은 약 8.2이다.
④ 이 합금은 반복해서 재활용할 수 있다.
⑤ 브리넬 경도는 약 14이다.

정답 13. ⑤　14. ②　15. ⑤　16. ④

9 특수 렌즈

기본정리

렌즈 종류	특징
조광 렌즈	· 코닝렌즈 : 광 가역성 물질을 분산시켜서 만든 렌즈로 색이 변하는 렌즈 · 높은 산이나 한겨울에 빨리 변색 · 여름철에는 천천히 변하나 빨리 맑아진다. · 착색 반응 : 250 ~ 450 nm(자외선) · 퇴색반응 : 600 nm 이상의 적외선 및 장파장의 가시광선 · 성분 : AgCl, AgI, AgBr, Cu2O
편광 렌즈	· 원리 : 광선의 진동 방향과 수직 방향이 되게 편광자를 위치시켜 반사광을 억제시킨 렌즈 · 용도 : 스포츠용, 낚시, 요트, 스키 · 반사광을 억제하여 눈부심 방지 · 눈의 피로 감소 · 재질 : 폴리비닐 알코올에 I2를 흡수시킨 막
프리즘 렌즈	· 평면렌즈 : 굴절력은 0이나 광학적 중심이 존재하는 렌즈 · 용도 : 사시, 사위, 양안시 교정 훈련용 · 프렌티스 공식 : $P=\frac{D \cdot h}{10}$(h : mm)
렌티큘러 렌즈	· 백내장 적출 수술 후에 사용

1) 고굴절 렌즈

(1) 고굴절률 렌즈

① 굴절률이 높기 때문에 굴절률이 큰 렌즈.
② 유리 렌즈의 굴절률 : 1.7, 1.8, 1.9, 아베수 : 30 ~ 34
③ 플라스틱 렌즈의 굴절률 : 1.66, 1.68, 아베수 : 40

(2) 고굴절률 유리 렌즈의 특징

① 굴절률이 높다.
② 아베수가 낮다.
③ 두께가 얇다.
④ 무게가 무겁다(비중 : 3.5 ~ 4.2).
⑤ 곡률 반경이 크다(만곡도가 낮다).
⑥ 색 수차가 커서 multi-coating을 해야 한다.
⑦ 반사율이 커서 multi-coating을 해야 한다.

(3) 고굴절률 렌즈의 종류

① $BaSF_{64}$ - 중 바리움 후린트 ② BaF_6 - 바리움 후린트
③ LaSF - 중 란탄 후린트 유리

(4) 고굴절률 렌즈 선택시 주의사항

- 두께, power ring, 표면 반사, 중량, 색수차, 색

(5) 고굴절 렌즈 가공시 주의사항

① 색수차로 렌즈 주변부로 볼 때 시력이 저하되고, 물체에 색이 생기므로 eye size를 적게 할 것.
② eye size가 크면 왜곡 수차가 발생하며 미용상 문제가 발생함.

2) 강화 렌즈

* 렌즈 표면에 압축 응력이 생기기 때문에 외부 충격에 의해 피손의 염려를 낙아수며 파손된 파편이 예각이 되는 것이 아니라 둔각이 된다.

(1) 특징

① 유리 렌즈 내부에 분자 왜곡을 만들어 경도를 높인 안전 렌즈
② 파편은 미소 파편으로 되며 각은 둔각으로 깨어진다.
③ 강화된 유리는 내충격성이 크다.

(2) 유리 렌즈의 강화

① lamineting method
㉠ 유리와 유리 사이에 PVC를 삽입시키는 방법
㉡ 이용 : 항공기, 자동차
㉢ 안경 렌즈로는 제작 시간이 길어서 실용적이지 못함.
② heat treating method(가장 많이 사용)
㉠ 렌즈를 700~800 ℃로 가열한 후에 급냉시켜 표면을 수축 경화시킴.
㉡ 강화 시기 : 가장자리 갈기 및 산각 세우기를 끝낸 후
㉢ 렌즈의 최소 두께 : 2 mm 이상
㉣ 반사 방지 코팅, 컬러 코팅이 된 렌즈는 열강화 할 수 없다.

(3) chemical method(ion exchange method)

㉠ 렌즈의 내부에 이온 교환을 행하는 것.
㉡ 원리 : 렌즈에 있는 Na^+를 이보다 반경이 큰 K^+로 치환시켜 렌즈 표면에 압축 응력을 만드는 것이다.

㉢ 탱크의 온도 : 470℃
㉣ K^+-를 치환시키는데 필요한 시간 : 16시간
㉤ 가장자리 갈기를 끝낸 다음에 강화하지 않아도 된다.

3) 이중 초점 렌즈

* 단 초점 렌즈에 대하여 한 개의 초점면에 2개의 초점이 설계된 렌즈.

(1) 이중 초점 렌즈의 선택시 고려 사항

① type ② 형상 - 렌즈의 커브 ③ 굴절력 ④ 편심 ⑤ 자(소옥)렌즈의 위치

(2) 이중 초점 렌즈의 종류

① one piece형(소재 ; 한 개로 구성)

종류	일반적 특징
Ex 형 (Executive형)	장점) 근용 시야가 2중 초점 렌즈에서 가장 넓다.
	단점) 경계선이 돋보이고 무겁다.
ER 형	장점) Ex형과 같으나 어느 정도 경계선이 돋보이지 않는다.
Ultex 형	장점) 자렌즈가 돋보이지 않는다.
	단점) 상의 점프가 있다.
Bitex 형	장점) 자렌즈가 돋보이지 않는다.
	단점) 상의 점프가 있다. Ultex형보다 근용부가 크다.
Seamless 형	장점) 근용부의 경계선이 눈에 띄지 않는다. 색수차가 없다.
	단점) 상의 점프가 크다.

② 융착형(소재 ; 복합적)

종류	일반적 특징
Ideal A형	장점) 원형에 비해 상의 점프가 크다. 색수차가 적다. 단점) 경계선이 돋보인다. 반짝거림
Ideal B 형	장점) 원형에 비해 상의 점프가 크다. 색수차가 적다. A형보다 경계선이 돋보이지 않는다. 반짝거림이 적다.
P 형 (pan optic 형)	장점) 상의 점프 현상이 적다. 경계선이 돋보이지 않는다.
Kryptok 형 (Round 형)	장점) 자렌즈가 돋보이지 않는다. 가격이 싸다. 단점) 상의 점프와 색수차가 있다.

(3) 이중 초점 렌즈의 분류

① split bifocal - 2개로 분리된 이중 초점 렌즈
② cement bifocal - 접착형
③ fused bifocal - 융착형
④ solid bifocal - 단일(one piece)형

(4) 가입도

① ADD = 근용 굴절력 - 원용 굴절력
② 원용 근시인 경우 : +3.00 - (-1.00 D) = +4.00 D
③ 원용 원시인 경우 : +3.00 - (+1.00 D) = +2.00 D

(5) 설계 기준점

segment top line의 수평 이등분선과 하안검을 일치

(6) 융착형 이중 초점 렌즈의 근용부 굴절력 측정

+면을 받침부에 접촉시킴

정 리 문 제

〈A 형 문항방식〉

※ 아래 각 문항의 물음에 대한 옳은 답 하나를 ① ~ ⑤ 에서 선택하시오.

01 누진 다초점 렌즈의 보통 굴절력이 증가하는 범위는?

① 20 mm ② 15 mm ③ 12 mm ④ 10 mm ⑤ 5 mm

02 방습 렌즈의 코팅 수지는?

① 폴리비닐알콜 ② 라미네이트 ③ PVC ④ 에나멜 ⑤ 펠코트 AF멜라민

03 안경에 비해서 콘택트렌즈의 일반적인 장점이라고 볼 수 없는 것은?

① 시야가 넓다.
② 온도의 차이로 습기가 부착되어 흐려짐이 없다.
③ 수차가 더 작게 발생한다.
④ 프리즘 영향을 적게 받는다.
⑤ 규칙적인 착용의 필요성이 전혀 없다.

04 유색 렌즈 상품을 표기한 것이다. 이 중에서 색조가 가장 짙은 렌즈는?

① amber brown 15 ② amber brown 45 ③ amber brown 75
④ brown AA ⑤ brown A

05 다음 중 slab-off bifocal lens 사용이 가장 바람직한 경우는?

① 사시 노안 ② 고도 원시 노안 ③ 부등상시 노안
④ 고도 난시 노안 ⑤ 근시 노안

06 고굴절 렌즈의 상품 설명으로 옳지 않은 것은?

① 두께가 얇다. ② 굴절률은 대개 1.7보다 크다.
③ 고도 근시의 교정으로 한다. ④ 색분산이 크다.
⑤ 반사 줄기가 일반 렌즈에 비해 눈에 띄지 않는다.

☞ 고굴절 렌즈의 경우, 굴절률이 크기 때문에 반사 줄기도 크게 보인다.

07 융착형 이중 초점 렌즈에서 segment의 재질로 적당하지 않은 것은?

① 후린트 유리 ② 크라운 유리 ③ 굴절률이 큰 렌즈
④ 아베수가 큰 렌즈 ⑤ 분산능이 작은 렌즈

정답: 1. ③ 2. ⑤ 3. ⑤ 4. ⑤ 5. ③ 6. ⑤ 7. ②

08 EX형 이중 초점 렌즈의 설명으로 옳은 것은?

① 융착형 이중 초점 렌즈의 일종이다.
② 시선이 근용부 경계선을 지날 때 물체가 실제 위치보다 심하게 올라와 보인다.
③ 이중 초점 렌즈 중에서 가장 넓은 근용 시야를 제공한다.
④ image jump 가 가장 큰 렌즈이다.
⑤ 경계선이 자연스럽게 근용부와 원용부을 연결한다.

09 다음 중 융착형 이중 초점 렌즈에 해당되는 것은?

① EX 형　② kryptok 형　③ ultex 형
④ bitax 형　⑤ simless 형

10 다음 중 경계선이 눈에 띄지 않고, 상의 도약이 큰 렌즈는?

① EX 형　② kryptok 형　③ ultex 형
④ bitax 형　⑤ simless 형

11 누진 다초점 렌즈의 대칭형 렌즈의 수평 기준선과 기하학적 대칭 수평선과의 각도는?

① 5°　② 10°　③ 12°　④ 15°　⑤ 17°

12 일반 다초점 렌즈에 대한 누진 다초점 렌즈의 좋은 점인 것은?

① 근용부 시야가 넓다.　② 가격이 저렴하다.
③ 측방시할 때 상이 흔들리지 않는다.　④ 조제 가공이 쉽다.
⑤ 불명시역의 갭이 없다.

13 원피스형 EX형 이중 초점 렌즈의 설명으로 가장 옳은 것은?

① 일명 kryptok 형으로 자렌즈의 모양이 원형이다.
② 근용부 시야가 좁은 형으로 미적인 감각이 좋다.
③ 일명 심리스형으로 경계선이 돋보이지 않는다.
④ 근용부 시야가 넓은 형으로 원용부와 근용부의 광학 중심점이 가깝다.
⑤ 굴절력의 변화가 차차로 진행되는 렌즈로서 상의 도약이 없는 렌즈이다.

14 다음 이중 초점 렌즈 중 상의 도약 색 수차가 가장 <u>심한</u> 렌즈는?

① 융착형 A형　② kryptok형　③ Ex형　④ simless형　⑤ 바이텍스형

15 다음 이중 초점 렌즈중 상의 도약 및 색 수차가 <u>없는</u> 렌즈는?

① 융착형 A형　② 융착형 kryptok형　③ EX형
④ ultax형　⑤ bitax형

정답

8. ③　9. ②　10. ⑤　11. ②　12. ⑤　13. ④　14. ②　15. ③

16 다음 중 융착형 이중 초점 렌즈(fused bifocal lens)의 종류와 거리가 <u>먼</u> 항은?

① A형 ② B형 ③ EX형 ④ kryptok형 ⑤ P형

17 누진 다초점 렌즈의 특징과 거리가 가장 <u>먼</u> 항은?

① 상의 도약(image jump)이 비교적 적다.
② 경계선이 없으므로 외관이 좋다.
③ 렌즈 전면에 걸쳐 연속적으로 뚜렷한 상을 볼 수가 있다.
④ 원거리에서 근거리로 연속적 굴절력의 변화를 가지고 있다.
⑤ 원피스형이므로 색 수차가 적다.

18 초점렌즈 중 EX형 렌즈의 특징이 <u>아닌</u> 것은?

① 근용부 시야가 넓다. ② 색 수차가 있다.
③ 상의 도약이 없다. ④ 경계선이 크다.
⑤ 비교적 무겁다.

19 감광 렌즈(photochromic lens)의 색상 변화와 관계가 되는 재료는?

① AgI ② PbO ③ SiO_2 ④ B_2O_3 ⑤ BaO

20 조광 렌즈에 대한 설명으로 옳은 것은?

① 겨울보다 여름이 색조가 짙다.
② 적외선에 의하여 착색이 이루어진다.
③ 렌즈의 두께에 따른 색조의 차이는 없다.
④ 사용 시간이 오래된 렌즈는 한쪽 렌즈만 교환할 경우 주의를 요한다.
⑤ 탈색과 착색이 자유자재로 된다.

21 다음 중 편광 렌즈와 가장 관계가 깊은 물질은?

① 취화은, 염화은 ② 요오드화물, 황산키니네
③ 장백, 니트로셀룰로즈 ④ 셀룰로이드, 에폭시 수지
⑤ 에폭시 수지, 아세테이트

22 다음의 화학 성분중 감광 렌즈(조광 렌즈)와 가장 관계가 깊은 항은?

① Ag ② Fe ③ Al ④ Au ⑤ Hg

23 조광 렌즈(감광 렌즈, 포토크로믹 렌즈)는 어느 파장 범위의 광선에 노출되면 색의 농도가 짙어지는가?

① 200 ~ 300 nm ② 300 ~ 400 nm ③ 400 ~ 500 nm
④ 500 ~ 600 nm ⑤ 600 ~ 700 nm

정답 16. ③ 17. ③ 18.② 19. ① 20. ④ 21. ④ 22. ① 23. ②

24 부동시성 노안이 이중 초점 렌즈를 쓰고 근거리 독서를 할 경우, 발생되는 좌우안 상하 프리즘 굴절력의 차이를 없앨 목적으로 제작된 렌즈는?

① blend 생렌즈 ② 프레넬 렌즈 ③ 렌티큘러 가공 렌즈
④ 슬래브업 렌즈 ⑤ 사이즈 렌즈

25 편광 렌즈의 설명으로 가장 옳은 것은?

① 굴절률이 높기 때문에 색 수차가 많이 발생한다.
② 광선의 양에 따라서 렌즈에 착색되는 현상이 다르므로 불필요한 광선을 억제 시킬 수 있다.
③ 반사 방지 코팅 처리를 하여 투과된 광선량을 제한한다.
④ 수면등에서 반사하는 반사광선의 일부분을 제한하여 안구로 진입하는 광선을 억제한다.
⑤ 렌즈 표면을 강화 처리시켜 깨어 졌을 때 등 사고시 안전도를 높인다.

26 편광 렌즈는 다음 중 어느 렌즈 용도로 주로 쓰이는가?

① 도수 교정용 ② 적외선 차단용 ③ 안질환 치료용
④ 사시 훈련용 ⑤ 사위 검사

27 슬러브업 가공 렌즈의 설명으로 틀린 것은?

① 좌우 렌즈중 +렌즈는 굴절력이 강한 렌즈에 가공한다.
② 부동시에서 근거리 독서시 발생하는 상하 프리즘을 없앨 목적으로 한다.
③ 슬래브업 라인은 자렌즈의 경계선과 일치시킨다.
④ 좌우 프리즘 굴절력 차가 1.5 △이상 일 때 한다.
⑤ EX형의 원피스형도 할 수 있다.

28 슬래브업(slab off)가공과 관련이 없는 것은?

① 부동시의 이중 초점 렌즈 가공시 좌우 무게의 균형을 맞추기 위한 작업.
② EX형 이중 초점 렌즈도 슬래브업 가공을 할 수 있다.
③ 슬래브업 라인은 이중 초점 렌즈 경계선에 설치한다.
④ 이중 초점 렌즈의 근거리 작업시 좌우 프리즘 차를 없앤다.
⑤ +, - 굴절력의 이중 초점 렌즈 모두 작업이 가능하다.

29 최상 시력 0.3 미만인 사람에게 망막에 확대된 상을 제공하여 시력 장애를 보완하기 위한 보조 광학 기구는?

① 약시 안경 ② 편광 렌즈 안경 ③ 감광 렌즈 안경 ④ 착색 안경 ⑤ 난시용 안경

30 전기 용접이나 인공 태양 밑에서 작업하는데 필요 하는 렌즈는?

① 가시광선 감광 렌즈 ② 자외선 감광 렌즈 ③ 적외선 감광 렌즈
④ 조광 렌즈 ⑤ 황색선을 차단할 수 있는 렌즈

정답
24. ④ 25. ④ 26. ⑤ 27. ① 28. ① 29. ① 30. ②

31 안 질환용 특정 파장 감광 렌즈에 대한 설명 중 서로 거리가 <u>먼</u> 것은?

① 병의 진행을 지연시킨다.
② 추체에 흡수되기 쉬운 580 nm 부근의 파장을 투과한다.
③ 간체에 흡수되기 쉬운 510 nm 부근의 파장을 차단시킨다.
④ 무수정체안이나 백내장 등에도 사용할 수 있다.
⑤ 망막 색소 변성증 환자에게 사용할 수 있다.

32 프리즘 굴절력이 아주 큰 렌즈의 두께를 줄이기 위한 렌즈는?

① 조광 렌즈 ② 프레넬 렌즈 ③ 편광 렌즈
④ 고굴절 렌즈 ⑤ 싸이즈 렌즈

33 다음중 시력 보정용 렌즈와 관계가 <u>먼</u> 사항은?

① 감광 렌즈 ② 이중초점 렌즈 ③ 누진다초점 렌즈
④ 구면 렌즈 ⑤ 토릭 렌즈

34 어포컬 사이즈 렌즈(afocal size lens)란 무엇인가?

① 심한 사시의 교정용 렌즈
② 백내장 수술 후 사용할 렌즈
③ 심한 굴절성 근시 교정용 렌즈
④ 차폐 렌즈
⑤ 부등상시 교정용 렌즈

35 노인성 백내장 수술 후 시력 보정 렌즈로 가장 좋게 짝 지워진 것은?

① 콘택트렌즈에 돋보기
② 안내 렌즈에 누진 다초점 렌즈
③ 렌티큘러형 이중 초점 렌즈
④ 비구면 풀비젼 렌즈에 돋보기
⑤ 바이포칼 콘택트렌즈

36 고굴절률 렌즈의 장점에 해당되지 <u>않는</u> 것은?

① 렌즈의 가장자리 두께를 감소시킬 수 있다.
② 같은 굴절력일 경우 얇은 렌즈를 제조할 수 있기 때문에 미용적이다.
③ 렌즈의 내부 반사를 크게 줄일 수 있다.
④ 강도의 오목 렌즈에서 훨씬 미용적이다.
⑤ 아베수가 작아서 색분산이 상대적으로 적다.

☞ 같은 굴절력일 경우, 미용적이고 렌즈의 가장자리와 렌즈 내부 반사를 크게 감소.

정답 31. ④ 32. ② 33. ① 34. ⑤ 35. ② 36. ⑤

37 비구면 렌즈의 특징으로 옳지 않은 것은?

① 렌즈 두께가 얇아지고 가벼워진다.
② 상의 왜곡 수차와 비점 수차를 크게 줄어든다.
③ 렌즈의 중앙부는 구면 설계 한다.
④ 유효 시야가 구면 렌즈보다 좁다.
⑤ 구면 수차를 줄이는 것이 가장 큰 목적이다.

☞ 비구면 렌즈로 제작하면 상의 왜곡 수차와 구면 수차, 비점 수차가 크게 줄어들어 구면 렌즈보다 유효 시야가 보다 넓어진다.

38 조광 렌즈(감광 렌즈)의 특성으로 옳은 것은?

① 착색 반응은 600 nm이상 영역에서 일어나고 퇴색 반응은 250 ~ 450 nm 영역에서 일어난다.
② 여름철의 해변에서는 겨울철의 해변보다 진하게 착색된다.
③ 자외선이 강하고 기온이 낮은 경우 연하게 착색된다.
④ 착색 소요시간은 약 1 ~ 2분정도이고 퇴색 시간은 약 30초가 소요된다.
⑤ 멀티 코팅한 착색렌즈는 무코팅 렌즈보다 착색 농도가 약간 낮다.

☞ 조광 렌즈의 가역적 광호변성작용 $AgCl \underset{\text{실내(열선)}}{\overset{\text{옥외(자외선)}}{\rightleftarrows}} Ag^{0(\text{은입자})} + Cl^-$
<착색> <탈색>

39 다음 중 편광 렌즈의 기능으로 옳은 것은?

① 빛을 통과시키는 면의 수직 방향이 편광 렌즈의 축 방향이다.
② 안경테에 편광 렌즈를 삽입할 때는 편광축이 수평이 되도록 가공하는 것이 좋다.
③ 수면, 설면 등에서의 편광 반사를 모두 차단시킨다.
④ 눈부심으로 인한 안정 피로를 해소시킬 수 있다.
⑤ 반사에 의해서 편광을 얻는 방법을 이용한 것이다.

☞ 빛을 통과시키는 면의 방향이 편광 렌즈의 축 방향이고 수면 등에서의 편광 반사를 선택적으로 차단시킨나.

40 노인성 백내장 수술 후 시력 보정용 렌즈로 가장 좋은 것으로 짝 지어진 것은?

㉮ 콘택트렌즈	㉯ 안내 렌즈	㉰ 돋보기 안경	㉱ 누진 다초점 렌즈

① ㉮㉯ ② ㉮㉰ ③ ㉯㉱ ④ ㉮㉱ ⑤ ㉯㉰

☞ 안내 렌즈가 광학적으로 가장 안정되어 있고 근거리 시력을 위해서 누진 다초점 렌즈를 이용하면 된다.

정답
37. ④ 38. ⑤ 39. ④ 40. ③

41 자렌즈의 경계면이 직선인 융착형 이중 초점 유리 생지 렌즈에 관한 설명 중 옳지 **않은** 것은?

① 전기로에 넣기 전에 석면 종이끈으로 자렌즈의 상단과 하단을 서로 묶는다.
② 원형으로 융착되는 자렌즈 상단의 굴절률은 모렌즈의 굴절률과 같아야 한다.
③ 융착할 때 자렌즈는 원형으로 윗 부분은 크라운 유리이고 아래는 후린트계의 유리이다.
④ 자렌즈의 융착 온도는 약 650 ℃이다.
⑤ 설계시 자렌즈가 원형인 이중 초점 렌즈와 자렌즈 상단 중앙점을 같은 높이에 맞춘다.

☞ 자렌즈(segment)의 윗 부분은 모렌즈와 같은 크라운계 유리이고 아래는 후린트계 유리이다.

42 누진 다초점 렌즈의 특징으로 옳지 **않은** 것은?

① 색 수차가 없다.
② 경계선이 없어 외관상 좋다.
③ 상의 도약 현상이 없다.
④ 누진대 측방의 왜곡 수차와 비점 수차로 측방시에는 상의 흐림, 흔들림, 휘어짐이 심하다.
⑤ 원용부에서 근용부까지 연속적으로 선명한 상을 볼 수 있다.

☞ 원용부에서 근용부까지 굴절력이 연속적으로 변하므로 원거리에서 근거리로 시선이 이동할 때 중간 중간 선명하게 볼 수 있다.

43 조광 렌즈에서 갈색을 띠는 감광 물질로 짝 지어진 것은?

㉮ AgBr	㉯ AgCl	㉰ AgI	㉱ CeO_2

① ㉮㉯ ② ㉮㉰ ③ ㉯㉱ ④ ㉮㉱ ⑤ ㉯㉰

☞ 염화은(AgCl)은 회색을 띈다.

44 다이어몬드 휠(diamond wheel)에 관한 설명 중 옳지 **않은** 것은?

① 전착 본드 휠은 눈 세우기를 해도 연삭력이 회복되지 않는다.
② 눈 세우기를 하기 전에 카보런덤 스틱은 물에 흠뻑 적시는 것이 좋다.
③ 유리와 CR-39렌즈를 가공할 수 있다.
④ 고속 회전하는 휠이 전원을 끈 후 관성에 의해서 회전할 경우 카보런덤 스틱으로 눌러 정지시킨다.
⑤ 휠의 드레싱(눈 세우기)는 최대한 자주 해주는 것이 좋다.

☞ 카보런덤(SiC) 스틱이 사용되고 dressing하면 연삭력이 회복되며 눈 세우기는 필요 이상으로 하지 않는 것이 좋다.

정답 41. ⑤ 42. ⑤ 43. ② 44. ⑤

제 5 장

❖ 안경광학

제5장 안경광학

◈ **부호 규약**

(1) 빛은 왼쪽에서부터 굴절면 또는 반사면에 입사.

(2) 거리 측정은 안광학계의 정점, 주점 등 부동의 위치(기준점)에서 물체, 상 등 변화하는 양의 위치까지 측정.

- 부호는 부동의 기준위치를 (0,0), 광축을 x축으로 물체(상)의 해석기하학 좌표 부호
- 빛의 진행방향으로 측정된 거리는 〈+〉값, 반대는 〈-〉값.

(3) 각은 주로 프리즘디옵터(△), 부호는 광축 등 기준선에서 변화 광선까지 최소 회전각

- 반시계 방향은〈+〉값, 시계방향은 〈-〉값- 오른손좌표계의 공간해석기하학 좌표규약

(4) 반사 또는 굴절 후의 광선에 대한 기호는 전의 기호에 프라임(')을 붙임.

(5) 수속광속:〈+〉값, 발산광속:〈-〉값, 광축에서 위쪽 측정거리는 〈+〉값, 아래쪽 〈-〉값

1 안광학계

기 본 정 리

1) 각막

(1) 모형 : 오목메니스커스 렌즈 형상

① 전면보다 후면의 곡률의 굴절력 절대 값이 크다.(r_1 = +7.7 mm, r_2 = 6.8 mm)

② 각막 전체의 굴절력이 (+)인 것은 전면은 굴절률이 1인 공기와 접하고 후면은 굴절률이 1.336인 방수와 접하여 그 차가 작기 때문.

③ 중앙 부위: 거의 구면 형태, · 주변부: 비구면,
평균 수식방향이 수평방향보다 곡률이 약간 큰 토릭면(폭주시 외안근의 영향)

(2) 전체 굴절력 : +43.05 Dptr

① 전면의 굴절력(D_1') : +48.83 Dptr, ② 후면의 굴절력(D_2') : -5.88 Dptr

$$D_1' = \frac{n' - n}{r_1} = \frac{1.376 - 1.00}{7.7 \times 10^{-3}} = 48.83Dptr \quad (1)$$

$$D_2' = -\frac{n' - n}{r_2} = -\frac{1.376 - 1.00}{6.8 \times 10^{-3}} = -5.88Dptr \quad (2)$$

여기서, n′= 1.376(각막 굴절률)

(3) **굴절률** : 1.376

(4) **중심두께** : 약 0.5 mm(가장자리 두께 ; 0.8 ~ 1.0 mm)

(5) **각막의 크기** : 거의 원형(수직 지름 : 약 10 mm〈수평 지름 : 약 11 mm)

$*_1$ 눈물 막의 3층 : 지방층, 수성층, 점액층
$*_2$ 눈물 막의 굴절률 : 1.336 ~ 1.337

2) 전방(anterior chamber)

(1) **방수(aqueous humor)** : 각막 후면과 홍채로 둘러싸인 부분

(2) **방수의 굴절률** : 약 1.336(1.335 ~ 1.337)

(3) **전방깊이** : 각막 후면에서 수정체 전면까지 길이(약 3 mm)

① 근시는 깊고 원시는 얕으며 20 세 전후의 나이가 제일 깊다.
② 조절하면 수정체의 전면 곡률이 커지면서 전방깊이는 얕아진다.

3) 수정체 (crystalline lens)

(1) **모형** : 양 볼록렌즈의 형상이고 곡률은 앞면보다 뒷면이 크다.
(곡률반경 : r_1 = +10 mm, r_2 = -6 mm)

(2) **적도부** : 수정체 전면과 후면이 만나는 가장자리 부분(모양소대)

(3) **굴절력**

① 최대동적굴절상태 : 약 +33.06 Dptr
② 정적굴절상태 : 약 +19.11 Dptr

(4) **굴절률**

① 표층(피질) : 약 1.386
② 핵층 : 약 1.406
③ 평균값 : 약 1.401

(5) 지름 : 약 9 mm, 무게 : 약 0.2 g중(성인)

(6) 구조 : 바깥쪽에서 수정체 낭, 수정체 상피, 수정체 섬유(피질과 핵)로 되어 있다.

(7) 중심 두께 : 약 3.6 mm

4) 초자체(vitreous body)

(1) 수정체에서 망막까지 빛의 투광체로 유리체라고도 한다.
(2) 초자체의 굴절률 : 약 1.336(중심부로 갈수록 작다)

5) 안광학계의 주요점

(1) 초점(focal point)

① 상측초점(F′) : 광축에 평행하게 입사한 광선이 수속하는 주시물점의 상점
② 물측초점(F) : 굴절 후의 광선이 축에 평행하게 되는 광축상의 물점
③ 상측초점 F′ = +24.387 mm, 물측 초점 F = -15.707 mm
(정시안, 정적굴절상태, 각막정점 기준)
④ 상측주점 초점거리 f′ = +22.785 mm, 물측주점 초점거리 f = -17.055 mm
(정시안, 정적굴절상태)

(2) 주점(principal point)

① 상측주점(H′) : 광축에 나란한 입사광선과 출사광선의 연장선이 만나서 이루는 점의 집합을 상측주평면이라 하고 상측주평면이 광축과 만나는 점
② 물측주점(H) : 물측초점에서 발산한 입사광선과 출사광선의 연장선이 만나서 이룬 점의 집합을 물측주평면이라 하고, 물측주평면이 광축과 만나는 점
③ 주점 : 초점거리의 기준
④ 정시안은 정적굴절상태에서 각막정점을 기준으로 할 때 물측주점 H = 1.348 mm, 상측주점 H′ = 1.602 mm에 위치(두 점은 거의 일치하며 대략 전안방의 중간 위치)
⑤ 광학계의 횡배율이 1이 되는 광축상 가상적 두 점 : 물측주점(H), 상측주점(H')

(3) 절점(nodal point)

① 외계의 물점으로부터 나온 광선속 중 하나의 나란한 입사광선과 출사광선의 연장선이 광축과 만나는 점 : 물측절점, 상측절점.
② 시각과 정적 시야의 크기를 재는 기준점
③ 물측절점 N = 7.078 mm, 상측 절점 N′ = 7.332 mm : 두 절점은 거의 일치
(정시안, 정적굴절상태, 각막정점 기준)
④ 위치 : 수정체의 후극부

(4) 회선점(center of roatation)

① 회선점(회전점) : 안구 중앙점을 축으로 하여 회선시켜 서로 다른 위치에 있는 외계물체로 주시선(동공중앙을 향함), 이 안구회선(회전)의 중심점
(회선각 : 귀, 코 방향과 하방 50° ~ 60°, 상방 40°, 평균 안구회선각 : 30°)
② 위치 : 각막정점으로부터 직후방 약 13.5 mm(13 ~ 14 mm)
③ 동공간 거리(PD), 양안시 기능, 동적시야의 측정 기준점

2 동공중심선과 조준선

기 본 정 리

1) 동공중심선 ; 광축의 대용축

(1) 광축

안구의 전극(각막정점)과 안구의 후극(시신경유두와 중심와사이)을 잇는 직선

(2) 동공중심선(pupillary axis)

각막 면에 수직이고 안광학계의 입사동점과 각막 전면의 곡률중심점을 잇는 직선, 광축의 대용축

2) 조준선 ; 시선과 주시선의 대용선

(1) 시선(visual axis ; 시축)

주시점과 중심와를 잇는 직선으로 절점을 지남.

(2) 주시선(fixation axis ; 주시축)

주시점과 안구회선점을 잇는 직선, 안구운동의 기준

(3) 조준선(line of sight)

실제 임상적으로 시축과 주시축의 대용선으로 주시점과 입사동점을 잇는 직선.
① 조준선은 정면의 불빛을 응시할 때 각막반사상(제1푸르키네상)을 지난다.
② 조준선의 후방 연장선상에 안구회선점(회전점)이 있다.
③ 각막정점에서 약 13.5 mm에 위치한다.

3) 카파각(κ)

(1) 알파각(α) : 시축과 광축이 절점에서 이루는 각.

(2) 감마각(γ) : 주시축과 광축이 회선점에서 이루는 각.

(3) 카파각(κ) : 임상적인 동공중심선과 조준선이 절점에서 이루는 각.

① 측정 : **각막 전면의 반사상인 제1푸르키네상**을 이용하여 측정.
〈펜라이트 광원을 주시점으로 눈을 광원의 직후방에 두고 관찰시 제1푸르키네상이 피검사자의 시축상(조준선)에 위치〉⇒ 정확한 안위의 종류와 그 정도 측정 가능.
② 단위 : △(프리즘디옵터), 도(°), mm(동공중심점 기준, 각막반사상까지 길이)
㉠ 표준값 : +¼ mm(3°) ~ +½ mm(6°)
㉡ 평균값 : 약 ⅖ mm(5°)
③ 측정법 : 대약시경, 매독스 탄젠트 스케일, 허쉬버그(Hirschberg) 검사법 등
㉠ 허쉬버그 검사시 펜라이트와 트랜스일루미네이트를 이용한다.
㉡ 히쉬버그 검사의 주목적 : 안위이상 유무와 그 정도, 대략적인 사시각 측정.

(4) 람다각(λ) : 동공중심선과 조준선이 입사동점에서 이루는 각

① 카파각(κ)의 임상적 대용각.
② 임상적으로 측정하는 것은 실제로 람다각(λ) - 평균 5°이내
※ 위사시(pseudostrabismus) : 카파각 (+)값이 너무 크면 외사시, (-)값이 너무 크면 내사시인 것처럼 보이는 눈.

3 광학적 모형안(optic schematic eye)

기 본 정 리

1) 광학적 모형안(optic schematic eye)

(1) 광학적 모형안(근축영역에서만)

① 표준 정시(emmetropia)의 안광학계에서 굴절기능과 조절기능에 관계
② 각막, 수정체, 방수, 초자체 등의 굴절률과 각 굴절면의 곡률, 굴절력, 합성안광학계 및 각막과 수정체의 주요점 위치 등의 실험값과 계산 값을 정리 나열한 모형안

(2) 정식모형안과 약식 모형안

① Gullstrand의 정식 모형안 : 6개의 굴절면(각막 전·후면, 피질수정체 전·후면, 핵질

수정체 전·후면)으로 나누는 광학적 수치

㉠ 굴절률 : 각막 1.376, 방수와 초자체 1.336, 수정체피질 1.386, 수정체핵질 1.406

㉡ 곡률반경 : 각막 전면(7.7 mm), 후면(6.8 mm) ; 수정체 전면(10.0 mm), 후면(-6.0 mm)

㉢ 초점의 위치(각막정점): 제1초점거리-15.707 mm, 제 2초점거리 24.387 mm

㉣ 축상 거리 : • 각막두께 0.5 mm, • 각막정점과 수정체 전면거리 3.6 mm,
• 각막정점과 수정체 후면거리 7.2 mm, • 각막정점과 중심와 거리 24.0 mm

㉤ 주평면 및 절점 위치 : • 주평면-각막정점으로부터 +1.348 mm와 +1.602 mm
• 절점-각막정점으로부터 +7.078 mm와 +7.332 mm

㉥ 굴절력 : 각막(+43.05D), 수정체(+19.11D), 전체 굴절력(+58.64D)

㉦ 조절시 변화 : • 동공축소, 수정체의 지름 감소 및 두께 증가
• 홍채의 동공연과 수정체 전면이 앞쪽으로 이동하여 전방깊이 감소
• 수정체 전면이 후면보다 더 볼록해짐
• 중력에 의해 렌즈가 아래로 가라앉음

㉧ 전방 깊이 : 각막의 후정점과 수정체 사이의 거리(약 3.0 mm)

※ 굴스트란드(Gullstrand) 모형안에서 거리(mm) 측정의 원점(0 mm) : 각막정점

② Gullstrand의 약식 모형안과 Helmholtz 모형안
: 굴절면 3개(각막을 등가굴절면, 수정체를 평균한 전·후면)

2) 생략안(reduced eye)

(1) 굴절면의 구성요소를 아주 간단하게 만든 눈의 광학적 수치

(2) 안광학계를 하나의 **등가구면**으로 하여 주점(각막정점)과 절점(각막의 곡률중심-각막 정점 후방 5.7 mm)을 하나로, 단일굴절률로 정한 생략안.

(3) 종류 : Listing, Donder, Emsley, Gullstrand 생략안 등

(4) 리스팅(Listing) 생략안 : 최초의 생략안이고 가장 간단한 생략안

① +60 D의 단일 등가굴절면, 굴절률 1.333, 곡률반경 5.55 mm

② 등가구면의 위치 - 각막 후면 2 mm

(5) 안축장 : 정식모형안보다 약 1.5 mm 짧다.

정 리 문 제

〈A 형 문항방식〉

※ 아래 각 문항의 물음에 대한 옳은 답 하나를 ① ~ ⑤ 에서 선택하시오.

01 안광학계의 절점과 안구회선점은 다음 중 어떤 광학적 양의 기준점이 되는가?

① 절점은 동적 시야, 안구회선점은 안구 운동의 측정
② 절점은 정적 시야, 안구회선점은 동적 시야의 측정
③ 절점은 단안 시야각의 크기, 안구회선점은 양안 시야각의 측정
④ 절점은 눈의 굴절력 계산, 안구회선점은 평균 굴절률의 계산
⑤ 절점은 단안 시기능, 안구회선점은 양안시기능의 측정

☞ **정적시야와 시각**을 측정하는 기준은 **양 절점**이고 **동적시야**를 측정하는 기준은 안구회선점이다.

02 임상적으로 시축과 주시축의 대용선인 조준선은 다음 어느 점을 지나는가?

① 절점 ② 안구회선점 ③ 입사동점 ④ 출사동점 ⑤ 각막정점

☞ 조준선은 **주시점**과 **입사동점**을 잇는 직선이다

03 굴스트란드(Gullstrand) 모형안에서 거리(mm) 측정의 원점은?

① 각막 정점 ② 물측 초점 ③ 상측 초점 ④ 물측 주점 ⑤ 상측 주점

☞ 굴스트란드 모형안에서 굴절면의 위치 0 mm인 원점은 각막 전면이다.

04 안광학계에 대한 설명 중에서 옳은 것은?

① 수정체의 곡률은 전면이 후면보다 더 심하다
② 수정체 핵의 굴절률이 피질의 굴절률보다 더 낮다.
③ 조절할 때 수정체 전면이 후면보다 곡률변화가 더 심하다.
④ 각막의 곡률반경은 전면이 후면보다 더 길며 주변부가 중심부보다 더 길다.
⑤ 안광학계의 구경조리개로 작용하는 것은 홍채로 외계물체가 보이는 범위를 정한다.

☞ 수정체의 정적굴절상태와 최대동적굴절상태의 곡률반경의 변화량은 전면이 10 mm 에서 5.33 mm 변하고, 후면은 −6.6 mm 에서 −5.33 mm 변화된다. 그러므로 수정체의 곡률은 후면이 전면보다 크고, 수정체의 굴절률은 핵이 1.406, 피질이 1.386이다. 또 구경조리개는 망막에 도달하는 광량을 제한한다.

정답 1. ② 2. ③ 3. ① 4. ③

05 대표적인 생략안은 누구에 의해 발표되었으며 그 생략안의 등가구면의 위치는?

① 헬름홀츠(Helmholtz), 각막 뒤 1.20 mm
② 굴스트란드(Gullstrand), 각막 뒤 1.35 mm
③ 엠슬러(Emsley), 각막 뒤 1.85 mm
④ 돈더(Donder), 각막 뒤 2.0 mm
⑤ 리스팅(Listing), 각막 뒤 2.0 mm

☞ 리스팅(Listing) 생략안은 **최초의 생략안**이고 가장 간단한 생략안이며 +60 D의 단일 등가구면의 위치는 각막 뒤 2.0 mm 이다.

06 각막반사상{**제1푸르키네상(1st Purkinje image)**}은 어느 선상에 위치하고 이 상을 이용하여 측정할 수 있는 각은?

① 광축, 알파각 ② 안축, 감마각 ③ 주시선, 카파각
④ 조준선, 카파각 ⑤ 주시축, 감마각

☞ 제1푸르키네상은 각막 전면의 반사상으로 피검사자의 시축 상, **조준선**에 위치한다. 이 광축의 대용축인 임상적인 동공중심선과 조준선이 절점에서 이루는 각이 **카파각**이다.

07 안경을 착용한 합성 안광학계에서 시야조리개로 역할을 하는 것은?

① 홍채와 망막 ② 홍체와 안검 ③ 망막과 안경테
④ 수정체와 안경테 ⑤ 각막과 수정체.

☞ 안광학계에서 시야범위를 제한하는 것은 망막이고, 안경을 착용하면 **안경테의 렌즈 삽입부(rim)**가 시야를 한정하게 된다.

08 먼 곳을 보고 있을 때 수정체의 기능으로 옳은 것은?

① 얇아졌다가 다시 두꺼워진다. ② 수정체가 얇아져 굴절력이 감소한다.
③ 수정체가 두꺼워져 굴절력이 감소한다. ④ 수정체가 두꺼워져 굴절력이 증가한다.
⑤ 수정체의 굴절력은 가까운 곳을 볼 때와 같다.

☞ 근점(가까운 곳)을 주시할 때 수정체는 **최대동적굴절상태**가 되고 원점(먼 곳)을 주시할 때 수정체는 **정적굴절상태**가 된다.

09 안광학계의 주요점(cardinal point) 가운데 시각과 정적시야의 크기를 나타낼 때 기준이 되는 위치는?

① 약 11.5 mm ② 약 10.4 mm ③ 약 9.3 mm ④ 약 8.2 mm ⑤ 약 7.1 mm

☞ 렌즈계로서 눈의 주요점에서 '안구회선점'은 안구운동, 양안시 기능과 동적시야의 기준점이고 양 **'절점'은 시각과 정적시야의 기준점으로 그 위치는 약 7.1 mm** 이다.

정답 5. ⑤ 6. ④ 7. ③ 8. ② 9. ⑤

10 안구자체를 결상관계만 생각하여 하나의 등가렌즈로 보았을 때 절점, 주점의 위치가 각막 정점에서 측정했을 때 바르게 표현된 것은?

① 주점은 망막방향으로 약 1.5 mm에 위치하고 절점은 그 방향으로 약 7 mm에 위치한다.
② 절점은 망막 반대방향으로 약 1.5 mm에 있고 주점은 망막방향으로 약 7 mm에 있다.
③ 주점은 망막방향으로 약 7 mm에 위치하고 절점은 망막방향으로 약 1.5 mm에 있다.
④ 절점은 망막방향으로 약 1.5 mm에 위치하고 주점은 망막방향으로 약 7 mm에 있다.
⑤ 주점은 망막반대방향으로 약 1.5 mm에 위치하고 절점은 망막방향으로 약 7 mm에 있다.

☞ 각막정점으로부터 물측 주점은 약 1.4 mm, 물측 절점은 약 7.1 mm이고 상측 주점은 약 1.6 mm, 상측 절점은 약 7.3 mm 에 위치한다.

11 조준선(line of sight)은 어떤 축의 대용선인가?

① 각막정점 ② 주시축 ③ 안축 ④ 동공중심선 ⑤ 광축

☞ 조준선은 주시점과 입사동점을 연결한 선으로 시축과 주시축을 대용한다.

12 다음 중 각막 중앙(중심)을 지나는 것은?

① 동공중심선 ② 주시선 ③ 조준선 ④ 시선 ⑤ 주시축

☞ 각막 중앙(중심)을 지나는 것은 광축, 안축, 동공중심선 등이다.

13 안광학계에서 수정체의 특성 중에서 옳은 것은?

① 볼록 메니스커스형 형상이다
② 핵층의 굴절률은 약 1.387이다.
③ 후면의 굴절력이 전면의 굴절력보다 크다.
④ 정적굴절상태일 때 굴절력은 약 +33.06 Dptr이다.
⑤ 최대동적굴절상태일 때 굴절력은 약 +43.05 Dptr 이다

☞ 수정체는 약 볼록렌즈의 형상이고 곡률(굴절력)은 앞면보다 뒷면이 크며 굴절력은 약 19 ~ 33 Dptr, 굴절률은 약 1.386(표층) ~ 약 1.406(핵층) 이다.

14 다음 중 입사동점과 관계있는 것은?

① 시축 ② 주시축 ③ 알파(α)각 ④ 감마(γ)각 ⑤ 람다(λ)각

☞ 입사동점과 관계있는 것은 람다각, 조준선, 동공중심선이다.

정답 10. ① 11. ② 12. ① 13. ③ 14. ⑤

15 다음 광축과 안축의 설명으로 옳은 것은?

① 주시선은 주시점과 절점을 잇는 직선이다.
② 알파(α)각은 광축과 시축이 입사동점에서 이루는 각이다.
③ 감마(γ)각은 광축과 주시축이 절점에서 이루는 각이다.
④ 카파(κ)각은 동공중심선과 조준선이 안구회선점에서 이루는 각이다.
⑤ 람다각(λ)은 동공중심선과 조준선이 입사동점에서 이루는 각이다.

☞ 주시축은 주시점과 안구회선점을 잇는 직선이고 알파(α)각은 광축과 시축이 절점에서, 감마(γ)각은 광축과 주시축이 안구회선점에서, 카파(κ)각은 동공중심선과 조준선이 절점에서 이루는 각이다.

16 오른쪽 눈의 k각(λ 각)이 약 $+\frac{1}{2}$mm(=6°)이다. 이 눈으로 시계 문자판의 중앙을 보면 동공중심선(광축)은 대략 몇 시 방향을 향하는 것이 일반적인가?

① 3시 ② 4시 ③ 9시 ④ 8시 ⑤ 6시

☞ 카파각의 단위는 관례적으로 동공중심점을 기준으로 각막 반사상까지의 길이를 mm 단위로 표시한다. 표준값은 $+\frac{1}{4}$ mm(=3°)에서 $+\frac{1}{2}$ mm(=6°) 사이로 평균값은 약 $+\frac{2}{5}$ mm(=5°)이다. 조준선(시축)이 시계문자판의 중앙에 주시할 때 동공중심선(광축)은 귀방향, 약간 아래로 향한다.

17 다음 광학적 모형안 중 가장 간단한 생략안은?

① Gullstrand 모형안 ② Helmholtz 모형안 ③ Donders 모형안
④ Listing 모형안 ⑤ Emsley 모형안

☞ Listing의 생략안은 가장 간단하고 최초의 생략안이다.

18 다음 안광학계에 대한 설명 중 옳은 것은?

① 수정체의 곡률은 전면이 후면보다 더 크다.
② 굴절률은 수정체의 핵이 수정체의 피질보다 더 작다.
③ 각막의 곡률반경은 후면이 전면보다 더 길다
④ 수정체의 전면이 후면보다 곡률반경의 변화가 더 심하다.
⑤ 수정체의 후면이 전면보다 곡률반경의 변화가 더 심하다.

☞ 수정체의 곡률반경 변화량은 전면이 10 mm ~ 5.33 mm까지 변하고 후면은 -6.6 mm ~ -5.3 mm까지 변화한다. 그러므로 수정체의 곡률은 후면이 전면보다 크다. 굴절률은 수정체의 핵이 1.406, 피질이 1.386이다.

정답 15. ⑤ 16. ② 17. ④ 18. ④

19 다음 중 눈물막(tear flim)을 이루는 층은?

① 탄수화물층 ② 단백질층 ③ 미네랄층 ④ 비타민층 ⑤ 지방층

☞ 눈물막(precorneal)은 각막전면에서 산소투과, 윤활작용을 하며, 바깥에서 지방층, 수성층, 점액층 등 3층을 이룬다.

20 눈에서 렌즈계에 속하는 것은?

① 망막 중심와 ② 각막 후면 ③ 눈물막 ④ 초자체 ⑤ 홍채

☞ 눈의 렌즈계는 각막과 수정체이다.

21 안광학계에서 상측 주점의 기능은?

① 시각 측정의 기준점 ② 횡배율을 정하는 기준점 ③ 종배율을 정하는 기준점
④ 물체거리를 재는 기준점 ⑤ 상거리를 재는 기준점

☞ 물측 주점은 물체까지 거리를, 상측 주점은 상까지 거리를 재는 기준점이다.

22 광학적 모형안의 설명으로 옳은 것은?

① 눈의 광학적 요소의 기능을 설명한 것이다.
② 헬름홀츠(Helmholtz) 모형안은 정식과 약식으로 정리했다.
③ 헬름홀츠(Helmholtz) 모형안은 6개의 굴절면으로 나누었다.
④ 굴스트랜드(Gullstrand)의 약식모형안은 3개의 굴절면으로 나누었다.
⑤ 3개의 굴절면은 각막의 전면과 후면, 수정체의 등가굴절면으로 되어 있다.

☞ 광학적 모형안은 안광학계의 광학적 수치를 배열하여 정리하였고 굴스트랜드의 모형안은 정식(굴절면 6개)과 약식(굴절면 3개)으로 나누었으며 헬름홀츠 모형안은 3개의 굴절면(각막의 등가굴절면, 수정체를 평균한 전면과 후면)으로 되어 있다.

23 생략안에 대한 설명중 옳은 것은?

① 생략안은 굴스트랜드(Gullstrand)의 약식모형안이다.
② 절점은 단일굴절구면의 곡률중심점에 있도록 하였다.
③ 주점의 위치와 각막 정점의 위치는 다르게 나누었다.
④ 최조의 생략안은 엠슬리(Emsley)에 의한 것이다.
⑤ 굴절면의 광학적 요소를 아주 정확하게 정리하였다.

☞ 생략안은 굴절면의 구성요소를 아주 간단하게 만든 눈의 광학적 수치로써 안광학계를 단일 굴절구면을 경계면으로 하여 주점과 각막정점을 같게 하고 절점을 곡률중심점에 있도록 하였다. 최초의 생략안은 1853년 리스팅(Listing)에 의한 것이다.

정답

19. ⑤ 20. ② 21. ⑤ 22. ④ 23. ②

24 굴스트랜드 정식모형안에서 표준 안광학계의 굴절력 변화의 범위는?

① 약 +33 D ~ 약 +48 D ② 약 +43 D ~ 약 +59 D ③ 약 +53 D ~ 약 +68 D
④ 약 +59 D ~ 약 +71 D ⑤ 약 +65 D ~ 약 +78 D

☞ 표준 안광학계의 굴절력 변화는 약 +59 D(정적굴절상태)에서 약 +71 D(최대동적굴절상태)의 범위 내에 있다.

25 안광학계에서 물측 절점과 상측 절점의 대략적인 위치는?

① 전안방 중앙 ② 각막 전면 ③ 수정체 후면
④ 물측 절점 ; 각막 전면, 상측 절점 ; 수정체 전면
⑤ 물측 절점 ; 각막 후면, 상측 절점 ; 수정체 후면

☞ 양 절점은 수정체 후면에 위치한다.

26 각막이 오목메니스커스형 렌즈인데도 큰 (+)의 굴절력인 이유는?

① 공기와 각막 전면의 굴절률 값의 차가 작아서
② 공기와 각막 전면의 굴절률 값의 차가 커서
③ 방수와 각막 후면의 굴절률 값의 차가 작아서
④ 방수와 각막 후면의 굴절률 값의 차가 커서
⑤ 공기와 방수의 굴절률 값이 거의 같아서

☞ 각막은 오목메니스커스형 렌즈로 전면의 굴절력이 (+)48.83 Dptr, 후면의 굴절력이(−) 5.88 Dptr이다. 전체 굴절력(+43.05 Dptr)은 두 면굴절력의 차로 각막과 방수의 굴절률이 거의 같아서 뒷쪽 (−)면의 면굴절력이 아주 작기 때문이다.

27 굴스트랜드 정식모형안에서 각막과 방수의 굴절률 값은?

① 각막 ; 1.333 - 방수 ; 1.336 ② 각막 ; 1.336 - 방수 ; 1.336
③ 각막 ; 1.336 - 방수 ; 1.376 ④ 각막 ; 1.376 - 방수 ; 1.376
⑤ 각막 ; 1.376 - 방수 ; 1.336

☞ 각막의 굴절률 값은 1.376이고 방수의 굴절률값은 1.336으로 각막의 굴절률 값이 약간 크다.

28 전방 깊이(anterior chamber depth)의 설명 중에서 옳은 것은?

① 깊이는 약 3 mm이다. ② 근시는 얕고 원시는 깊다.
③ 조절하면 깊이는 깊어진다. ④ 난시일 경우 깊이는 얕아진다.
⑤ 20세 전후의 나이에 제일 얕다.

☞ 전방깊이는 각막후면에서 수정체전면까지 길이(약 3 mm)이다. 근시는 깊고 원시는 얕으며 20세 전후에 제일 깊다. 조절하면 수정체 전면곡률이 커지면서 깊이는 얕아진다.

정답
24. ④ 25. ③ 26. ③ 27. ⑤ 28. ①

4 핀홀 및 적록검사와 좋은 안경렌즈

기 본 정 리

*1 핀홀효과(pinhole effect) : 초점심도를 깊게 하면 선명하게 볼 수 있는 피사체 전후 거리범위가 넓어지는 현상, 즉 핀홀 판을 눈앞에 대어 시력이 향상되는 현상

*2 핀홀검사(pinhole test) : 핀홀효과를 안경처방에 이용한 검사

*3 적록검사(red green test) : 빨강색광(장파장)과 녹청색광(단파장)의 굴절률 차이로 각 색광의 상점이 서로 다른 것을 이용하여 기준 참조파장의 상점을 정확하게 망막 중심와에 오도록 할 수 있는 검사

1) 홍채와 동공(iris & pupil)

(1) 구경조리개(aperture stop) : 망막에 도달하는 광량을 제한하는 조리개

① 안구에서는 홍채

② 입사동 : 각막에 의한 홍채 가장자리의 겉보기상(허상), 안광학계에서 동공이다.
눈앞에서 본 홍채의 허상인 동공은 홍채 전방 0.5 mm 에 위치

③ 출사동 : 수정체에 의한 홍채 가장자리의 허상, 홍채 후방 0.1 mm 에 위치

④ 동공(홍채 내경)의 크기 : 어두운 곳 〉 밝은 곳, 근시 〉 정시〉 원시.
; 평균적인 동공 지름: 낮 3~4 mm, 밤 6~8 mm

⑤ 일반적으로 나이가 들수록 동공의 크기가 작아진다.

(2) 시야조리개(field stop) : 망막에 맺는 상의 범위를 제한하는 조리개.

① 안구에서는 망막 또는 안검

② 안경을 썼을 때의 합성 안광학계에서는 안경테의 림(rim)

2) 주광선과 시야각

(1) 주광선(chief ray)

구경조리개를 아주 좁히면 그 유효광선속의 중심을 지나는 가상적인 광선. 동공중심을 지나 다시 출사동심에서 출사하여 망막에 도달하는 광선

(2) 시야각(시각; visiual angle) : 시야조리개의 양끝을 지나는 주광선이 이루는 각

① 물체의 크기는 물체 양끝을 바라보는 시야각의 크기로 나타냄.

② 같은 물체를 멀리 두면 작게, 가까이 두면 크게 보이는 것은 시야각의 변화 때문.

3) 중심시와 주변시

(1) 중심시(central vision)

안구를 회선시켜 넓은 범위에 있는 물체를 순차적으로 주시하여 중심와상으로 식별하는 것.(직접시)(추체세포)

(2) 주변시(perpheral vision)

망막주변부의 물체를 보는 상태.(간접시)(간체세포)

(3) **"외계의 물체를 본다"**는 것은 주변시에서 중심시로의 이동

4) 피사체 심도와 핀홀검사

(1) 초점심도(depth of focus)

눈으로 선명하게 인식 할 수 있는 상면의 전후 범위. 즉, 망막의 위치를 전후로 이동시켜도 상의 선명도가 변하지 않는 범위.

(2) 피사체심도(depth of field)

눈으로 선명하게 인식되는 물체 거리의 허용범위

① 피사체 심도의 크기 : 물체 버전스 S_1의 기준점 Q_1에서 물체 버전스 S_2의 점 Q_2 까지의 거리로서 버전스 크기로 나타내면

$$S_2 - S_1 = (S + H_S) - (S - H_S) = 2H_S = \frac{2\rho_0}{kp}(kD' + S) \qquad (1)$$

여기서 $H_S = \frac{\rho_0}{kp}(kD' + S)$, $k = \frac{p'}{p}$: 동경 배율

p ; 입사동의 크기, p' ; 출사동의 크기, k ; 동경배율,

ρ_0 ; 허용 착란원의 지름, D' ; 눈(광학계)의 굴절력, S ; 물체 버전스

② 피사체 심도의 성질 : $D' > 0$, $S < 0$, k = 일정할 경우,

㉠ 입사동의 크기 p가 작을수록 피사체심도는 깊어진다.

㉡ 눈의 굴절력 D'의 크기가 클수록 피사체심도는 깊다.

㉢ 보려는 주시물체가 멀리 있을수록(물체 버전스 S ; 작을수록) 피사체심도는 깊다.

③ 안광학계의 피사체심도를 구하는 식

㉠ 사우돌(Southall) 식 : 피사체심도(D) = $\frac{K}{2p \cdot c}$

여기서 K : 정수 0.00291 또는 0.0015, p : 동공지름, c : 소수시력

㉡ 베스사이머(Westheimer) 식 : $ds = \frac{\rho}{p}(1-hS)^2$

여기서 ρ : 허용착란원의 래디안값, p : 동공지름, h : 각막정점(안경렌즈)에서 안광학계 주점까지 거리(m), S : (원점굴절력-조절력)

(3) 동(pupil) 결상식

① 동경배율(k) : 출사동(p')과 입사동(p)의 비 $\therefore k = \frac{p'}{p}$

* 안광학계는 입사동(p)이 출사동(p')보다 커서 k = 0.9

② 동 결상식

$k^2S' - S = kD'$ ―――― (2)

여기서 $S' = \frac{1}{s'}$, $S = \frac{1}{s}$, $D' = \frac{n}{f'}$

5) 동공과 시력

(1) 동공

안광학계의 입사동(entrance pupil), 홍채(구경조리개)의 각막에 의한 상

① 동공크기 ∝ 여러 수차(aberation) 즉, 동공크기가 커지면 여러 수차가 커진다.

㉠ 초점심도 얕아지고 핀홀 효과 작아지므로 시력이 저하되나

㉡ 회절현상이 작아지고 망막조도가 상승하므로 시력이 향상된다.

② 동공크기(안정적) : 2.4 mm

③ 동공크기에 가장 큰 영향

㉠ 구면수차 ㉡ 왜곡수차(구면수차 크기에 비례)

④ 동공의 크기(R)에 따른 각 수차의 영향

㉠ 구면수차 : R^3 ㉡ 코마수차 : $R^2\omega$

㉢ 비점수차와 상면만곡 : $R\omega^2$ ㉣ 왜곡수차 : ω^3

여기서 R : 동공지름 ω : 동공중심선과 입사광선속의 주광선이 이루는 각

⑤ 색수차 : 동공크기가 커질수록 많이 발생

*1 중심시 : 추체세포 - 물체식별 및 색깔구별

*2 주변시 : 간체세포 - 형태식별

⑥ **스타일스-크로우포드의 제1효과**(Stiles-Crawford effect of the first kind)

: 추세세포에 비스듬히(경사) 입사하는 빛이 수직입사하는 빛보다 빛에너지를 시세포 외절에 모우기가 어려운 현상.

(2) 망막 조도(광량 ∝ 동공 크기)

① 정의 : 망막면의 조도

② 단위 : 트롤랜드(troland)

③ 1트롤랜드(troland) : 육안 관측 시 휘도 1 cd/m^2의 광원이 동공 면적 $1mm^2$마다 망막면에 미치는 조도

④ 망막에 입사하는 빛에너지의 양은 동공 크기에 비례한다.
동공 면적 : $S(mm^2)$, 휘도 : L (Nit, cd/m^2) 일 때 망막 조도(E)는

$$\therefore E = S \times L \text{ (트롤랜드)} \quad (3)$$

여기서 S : 동공면적(mm^2), L : 물체면의 휘도(Nit, cd/m^2)

⑤ 동공에 의한 중심와 회절상의 크기 ρ는 동공 크기 p에 반비례한다.
중심와에 생기는 회절무늬상(중심와)의 반경 ρ(rad)은

$$\rho = 1.22 \times \frac{\lambda}{p} \quad (4)$$

여기서 λ : 빛의 파장, p : 동공의 지름

예제) λ = 600 mm, P = 2 mm, ⇒ ρ = ?

(풀이) $\rho[rad] = 1.22 \times \frac{\lambda}{p} = 1.22 \times \frac{600 \times 10^{-9} m}{2 \times 10^{-3} m} = 0.000366\,rad \times 57.3^0(\text{도})/rad$

$= 0.02097^0(\text{도}) \times 60'(\text{분})/\ ^0(\text{도}) = 1.258'(\text{분}) = 1.26'(\text{분})$

($\because \pi : 180 = 1\,rad : x,\ \pi\,rad = 180°,\ 3.14x = 180°,\ x = 57.3° \Rightarrow 1\,rad = 57.3°$)

$\therefore \underline{\rho = 0.000366\ rad = 3.66 \times 10^{-4}\ rad}$

*1 조도(E) : 광원으로부터 r거리에 있는 광선에 수직인 $1m^2$의 면적에 1초간 입사하는 빛 에너지(그 면의 밝기). ◉ 단위 : 〔lux〕

*2 1 cd의 광원이 거리(r) 1m 떨어져 있는 면적(A) $1m^2$에 시간(t) 1초간 입사하는 빛 에너지(E)는

$$E = \frac{I\cos\theta}{r^2} \text{ 〔cd〕}$$

∴ 동공크기가 작아지면 핀홀 효과와 반대로 화절상의 크기(지름)는 커져 시력이 저하된다.

6) 근시화 현상

(1) 조절안정위상태(암소시 초점조절상태)

조절자극이 없는 시공간에 놓인 안광학계의 상태 즉, 물체를 인식할 수 없는 캄캄한 공간

(2) 암소시 조절의 크기 D_F'(Dptr)는

$$D_F' = \frac{(D_b' - D_d') - 0.25}{0.64} \quad (5)$$

여기서, D_b' : 밝은 곳 완전 교정굴절력, D_d' : 어두운 곳 타각적 검사의 교정굴절력

※ 주간용 안경교정 굴절력 : $\frac{1}{2}D_F'$

(3) 근시화 경향

조절 안정위 상태에서 골격근의 생리적 긴장

① 야간 근시(night myopia)

② 기계 근시(instrumental myopia)

예) 현미경, 호롭터(Phoropter) - 시준기로 평행 광선을 만든 무한대의 겉보기 상

③ 공간 근시(empity field or space sky myopia) : 구름 한 점 없는 창공, 밝은 공간 주위에 특별하게 주시할 것이 없을 때 근시화 경향

④ 구면 수차(spherical aberration)

⑤ **멘델바움(Mandelbaum)** 효과 : 눈에 근접한 위치에 일부 장애가 되는 물체를 통해서 멀리 있는(무한대) 물체를 보면 조절력 개입으로 근시화현상이 나타남.

예) 철망담 안에서 철망 밖 먼 곳을 볼 때 근시화 경향

⑥ 안경렌즈에 묻은 손 지문, 반사광선에 의한 유령의 상 등

7) 색수차와 적록검사

(1) 색수차(chromatic aberration) : 백색광의 색분산으로 생기는 수차.

(2) 눈의 색수차〈종색수차 : $(D_F' - D_c')$〉 : 1.04 Dptr

$$D_F' - D_c' = ((n_F - 1)(\frac{1}{r_1} - \frac{1}{r_2}) - (n_C - 1)(\frac{1}{r_1} - \frac{1}{r_2}) = (n_F - n_C)(\frac{1}{r_1} - \frac{1}{r_2})$$

$$= \frac{(n_F - n_C)}{(n_e - 1)} \cdot (n_e - 1)(\frac{1}{r_1} - \frac{1}{r_2}) = \frac{1}{\nu_e} \cdot D_e'$$

$$\therefore D_F' - D_C' = \frac{D_e'}{\nu_e} = \frac{58.6Dptr}{56.4} \cong 1.04Dptr \qquad (6)$$

여기서 n_c : C선의 굴절률, n_e : 기준파장 e선의 굴절력

n_F : F선의 굴절률, ν_e : 참조기준파장의 아베수

D_e' : e선의 굴절력(눈의 굴절력 ; 58.6 Dptr)

ν_e : e선의 아베수

(3) 눈의 색수차는 안경처방검사에서 적록검사(2색검사)로 이용한다.

(4) 적 · 녹검사(red-green test)

① 눈의 종색수차를 이용하여 비정시의 보다 정확한 교정굴절력을 구하는 검사법으로 적·녹색 바탕의 검은 원을 주시하면서 선명도 비교

② 적당히 교정된 안경렌즈를 착용하고 적·녹 2색 시표를 보았을 때

㉠ 녹색시표가 적색바탕의 시표보다 선명하게 보이면 (+)굴절력이 부족한 상태
: 근시인 경우는 보정과잉이고 원시인 경우는 보정부족

㉡ 적색시표가 녹색바탕의 시표보다 선명하게 보이면 (-)굴절력이 부족한 상태
: 근시인 경우는 보정부족이고 원시인 경우는 보정과잉

㉢ 적·녹색 양 시표가 같은 정도로 선명하게 보이게 되면 착용한 안경렌즈는 알맞게 교정되었음

※ 우리 눈이 색수차를 가지고 있는데도 일상생활에서 색수차를 느끼지 않는 것은

$*_1$ 색수차가 비교적 큰 짧은 파장의 가시광선과 자외선 근처인 400 nm 이하의 파장은 수정체가 흡수하므로 망막에 이르지 않는다.

$*_2$ 시감도가 가장 민감한 파장으로 집중력이 이동되기 때문.

(5) 안광학계의 구면수차(spherical aberration)

① 광축상의 물점에서 나온 광선속 중에서 동공의 중심부를 지나는 광선과 동공의 가장자리로 지나는 광선이 맺는 상의 위치가 다르기 때문에 생기는 수차

② 안광학계에서 밝은 곳은 동공이 작아져서 구면수차가 거의 일어나지 않지만 어두운 곳은 동공이 커져서 구면수차 발생.

㉠ 야간근시(night myopia) : 야간에 동공확대에 따른 구면수차로 발생하는 근시현상

㉡ 기계근시(instrument myopia) : 기기의 작은 구멍을 통한 관찰시 주위가 어둡기 때문에 동공확대에 의한 구면수차로 인하여 발생하는 근시현상

※ 수차(aberration) : 안광학계의 상이 흐리거나 물체의 모양과 약간 다르게 찌그러져 보이게 되는 현상.

$*_1$ 단색 수차(Seidel 5수차) : 구면수차, 코마수차, 비점수차, 상면만곡, 왜곡수차.

$*_2$ 안경렌즈에서 가장 큰 영향을 미치는 수차는 비점수차.

8) 안경렌즈의 비점수차(astigmatism)

(1) 안광학계의 선면구면과 페츠발(Petzval)면

① 선명구면 : 광축상 물점 Q를 선명하게 볼 때 안구회선점을 중심으로 반경s의 구면

㉠ 원점구면 : 정적 굴절상태에서 안구회선점을 중심으로 반경 s의 구면

i) 원점구면의 곡률반경 a는

$$a = f' - 25\ [\mathrm{mm}] \qquad (7)$$

여기서 f′: 안경렌즈의 상측초점거리

-25 [mm] : 눈의 안구회선점으로부터 안경렌즈까지의 거리

ii) 원점구면을 선명구면이라 한다.

㉡ 근점구면 : 최대동적굴절상태에서 안구회선점을 중심으로 근점거리를 반경으로 하는 구면

② 페츠빌면 : 자오적 상년과 구결석 상면이 일치되어 비점수차가 완전히 제거된 상면

㉠ 페츠발 공식

$$\frac{1}{\rho}=\Sigma\frac{1}{r_i}(\frac{1}{n'_i}-\frac{1}{n_i}) \quad (8)$$

여기서 ρ : 페츠발면의 곡률반경

㉡ 굴절률 n의 재질로 만든 단렌즈의 페츠발면의 곡률반경(ρ)

$$\rho = -n \cdot f' \quad (9)$$

(2) 비점수차(astigmatism)

① 비점수자 : 비축물점에서 나온 광선속 중에서 자오적 광선속이 맺는 상점과 구결적 광선속이 맺는 상점의 위치가 다르기 때문에 생기는 수차

㉠ 비점수차(비점격차) : 자오적 상점(Qt')과 구결적 상점(Qs')간의 간격

㉡ 무한원의 물점을 주시할 때 비점격차를 거리로 나타내면 $f_s'-f_t'$이고 버전스로 나타내면 $D_t'-D_s'$

② 진켄좀머(Zinken-Sommer)의 조건식: 단렌즈(일반광학계)의 비점수차 제거 조건식

$$\Sigma\frac{(C')^2}{(C'-C)}(\frac{1}{n't'}-\frac{1}{nt})=0 \quad (10)$$

여기서, C, C' : Abbe의 영불변량

n, n' : 각 매질의 굴절률

t, t' : 입사점에서 자오적 물점과 상점까지의 거리

③ 체르닝(Tscherning) 타원식

$$: K_2(D_1')^2+K_1D_1'+K_0=0 \quad (11)$$

여기서 $K_2=(n+2)$, $K_1=-2(n^2-1)P'-(n+2)D'$

$K_0=n\{(n-1)\cdot P'+D'\}^2$

단, 눌제거리 s는 무한대(∞), P'는 안경렌즈에서 안구회선점까지의 거리의 버전스 ($P'=1/25\times 1000=40Dptr$)

㉠ 체르닝 타원곡선(체르닝 타원, 2차곡선 타원)

: D'(안경렌즈의 굴절력 : x축)과 D_1'(전면 굴절력 : y축)의 관계 타원 곡선

ⓐ 굴절력 D'인 안경렌즈에서 비점수차 제거시 전면굴절력은 두 값으로 제작가능.

ⓑ Wollaston 곡선부 ; 점선(윗부분), Ostwalt 곡선부 ; 실선(아래 부분)

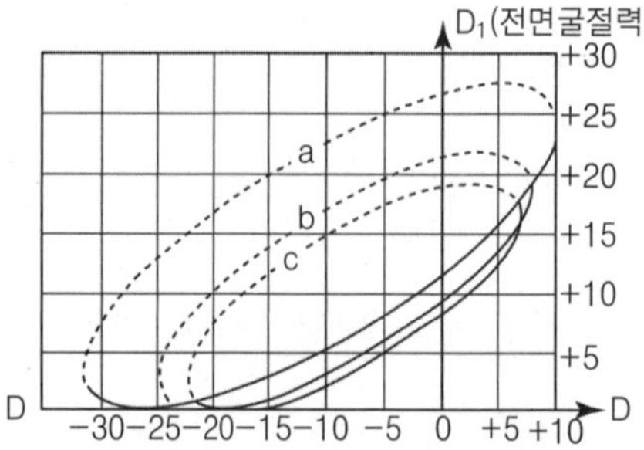

· 곡선 a는 회선점까지 거리 20mm(즉 p'=50mm)
· 곡선 b는 회선점까지 거리 25mm(즉 p'=40mm)
· 곡선 c는 회선점까지 거리 28mm(즉 p'=35.7mm)

(a) 원용안경렌즈

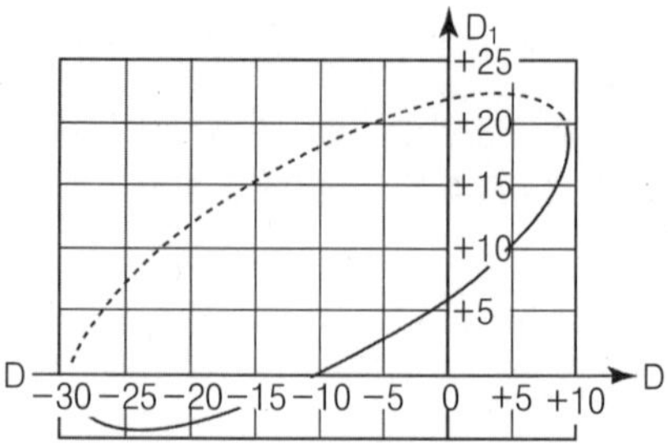

· p'=25mm, 물체거리 33.3mm

(b) 근용안경렌즈

그림 5-1. 체르닝(Tscherning) 곡선

ⓒ Wollaston형은 렌즈의 휘어짐(bending)이 커서 제작이 어렵고 모양이 좋지 않아 실선으로 표시된 아래곡선(Ostwalt형)으로 제작.

ⓓ 렌즈를 벤딩하여 비점수차를 0으로 할 안경렌즈의 전체굴절력의 범위는 (-) 렌즈가 (+)렌즈보다 크다.

㉡ 비점수차 제거 관련요소

ⓐ 안경렌즈의 굴절률 (n)
ⓑ 안경렌즈의 굴절력 (D')
ⓒ 안경렌즈의 전면의 굴절력 (D_1')
ⓓ 물점까지의 거리 (s)
ⓔ 렌즈에서 회선점간 거리

④ 안경렌즈의 광학적 중심을 지나는 사광선속의 비점수차

(렌즈의 광축과 안광학계의 광축이 각 θ를 이루고, 물점 거리 $s=\infty$ 일 때)

$D_t' - D_s' = D'\sin^2\theta$; **마틴(Martin) 식** ―――― (12)

여기서 $D_t' = (1+\dfrac{2n+1}{2n}\sin^2\theta)D'$: 자오면 굴절력

$D_s' = (1+\dfrac{\sin^2\theta}{2n})D'$: 구결면 굴절력

D' : 안경렌즈 굴절력

㉠ 실린더값(C) = 비점수차량

$D_s' - D_w' = C = D'\sin^2\theta$ ―――― (13)

여기서 D′ ; 안경렌즈의 구면굴절력, D_s' ; 강주경선의 굴절력

D'_w ; 약주경선의 굴절력, θ; 조준선과 렌즈의 광축이 이루는 각

㉡ 사광선속의 비점수차량(C)과 등가토릭렌즈(S · C 표기)

$$S(D' + \frac{D'\sin^2\theta}{2n})D = C(D'\sin^2\theta)D,\ Ax\,180° \quad (14)$$

여기서 n ; 안경렌즈의 굴절률

9) 상측정점굴절력

(1) 버전스(vergence)의 크기 ; 유효광선속의 집산도

$$\therefore \text{버전스(Dptr)} = \frac{\text{매질의 굴절률}(n)}{\text{기준점에서 물점(상점)까지 거리}(m)} \quad (15)$$

(2) 안경렌즈는 상측정점을 기준점으로 하여 상측정점초점거리인 상측정점굴절력을 사용한다. 따라서 안경렌즈의 상측정점굴절력(D_v')는

$$D_v' = [\frac{D'}{1-t/n\cdot D_1'}] = [\frac{1}{1-t/n\cdot D_1}]\ D_1' + D_2' \quad (16)$$

여기서, D' : 상측주점굴절력, D_1' : 렌즈 전면의 면굴절력,

D_2' : 렌즈 후면의 면굴절력, n : 렌즈의 굴절률, t : 렌즈의 중심두께

정 리 문 제

〈A 형 문항방식〉

※ 아래 각 문항의 물음에 대한 옳은 답 하나를 ① ~ ⑤ 에서 선택하시오.

01 다음 중 안광학계의 피사체 심도가 깊어지는 경우는?

① 안광학계의 굴절력을 작게 한다. ② 되도록 피사체를 멀리 둔다.
③ 색안경을 쓴다. ④ 아주 작은 지름의 핀홀판(pin hole disc)을 댄다.
⑤ 눈을 크게 뜬다.

☞ 초점심도를 깊게 하는 가장 확실한 방법은 핀 · 홀(pin hole) 검사로서 동공의 크기보다 작은 핀홀판(pin hole disc)을 눈앞에 대어 시력이 향상되는지를 검사한다.
이것은 **입사동의 지름이 작을수록 피사체심도가 깊어진다**는 것을 이용한 것이다.

02 다음 중 중심시(central vision)의 설명으로 옳은 것은?

① 주로 간체 세포에 의한 식별이고 직접시라고도 한다.
② 물체의 식별이 예민하고 감도는 좋지만 색감이 없다.
③ 외계물체를 보는 것은 중심시로부터 주변시로 옮겨지는 것이다.
④ 상공간인 망막 가운데 망막 중심와에 상이 맺어지는 것이다.
⑤ 시물체와 시야내의 물체의 상호위치관계를 알려주는 것이다.

☞ **중심시**는 안구를 회선시켜 넓은 범위에 있는 물체를 순차적으로 주시하여 중심와상으로 식별하는 것{(직접시), (추체세포)}이고 **주변시**는 망막주변부로 물체를 보는 상태{(간접시), (간체세포)}이다.

03 안광학계의 '동의 결상식' 에서 동경배율(k)이 1일 때 어떤 공식이 되는가?

① 가우스 결상식 ② 뉴튼 결상식 ③ 갈릴레오 공식
④ 케플러 공식 ⑤ 렌즈사용자 공식

☞ 동의 결산식 $k^2 S' - S = kD'$ 에서 동경배율 $(k) = 1$ 이므로 $\therefore S' - S = D'$

04 우리 눈이 약 1 D의 색수차를 가지고 있으면서 색수차를 느끼지 <u>않는</u> 이유는?

① 색수차가 큰 가시광선은 각막에 흡수되므로
② 시감도가 가장 작은 파장으로 집중력이 이동되므로
③ 망막주변의 간체세포는 색수차가 작은 장파장 영역에 민감하므로
④ 중심와의 추체세포는 색수차가 적게 일어나는 빨간색 파장에 민감하므로
⑤ 자외선 근처인 400 nm 이하의 파장은 수정체가 흡수하므로

정답 1. ② 2. ④ 3. ① 4. ⑤

☞ 색수차 비교적 큰 짧은 파장의 가시광선과 자외선 근처인 400 nm 이하의 파장은 수정체가 흡수하므로 망막에 이르지 않는다.

05 안광학계의 선명구면과 페츠발(Petzval)면의 관계는?

① 눈의 선명구면과 페츠발면이 일치하면 주시야의 좁은 범위에서 선명한 상을 얻는다.
② 페츠발면 곡률이 작은 것은 비점수차가 없는 렌즈로 주변시할 때 굴절력이 강해진다.
③ 선명구면의 곡률반경이 작은 것은 안경렌즈로 중심시할 경우 굴절력이 약해진다.
④ 페츠발면의 곡률반경은 공기 중에서 안경렌즈의 굴절률과 상측초점거리에 관계된다.
⑤ 안경렌즈에서는 페츠발 곡면의 곡률반경이 선명구면보다 작다.

☞ 굴절률 n의 재질로 만든 단렌즈의 페츠발면의 곡률반경(ρ)은
$\rho = -nf'$ 여기서 f' : 안경렌즈의 상측초점거리

06 'S −10..D'의 구면렌즈의 조제시 경사각이 30° 가량 **잘못되었다면** 이 렌즈에서 발생되는 비점수차량은? 단, 렌즈의 굴절률, n = 1.50 이다.

① 2.50 D(C ±2.50 D) ② 1.50 D(C ±1.50 D) ③ 0.50 D(C ±0.50 D)
④ 0.01 D(C ±0.01 D) ⑤ 비점수차는 발생되지 않음.(C 0.00 D)

☞ S(D)의 구면렌즈의 광축과 시선을 일치시켜 물체를 보지 않고 렌즈를 30° 기울여서 보면 토릭렌즈처럼 되어 비점수차 〈C(D)〉 가 생긴다.
이 수차량 C(D)을 계산하는 식, S(D) × $\sin^2 i$ —— Martin의 식
$\therefore D_t' - D_s' = C = D'\sin^2 i$ = 10 × sin² 30° = 2.50(D)

07 지름 3 cm의 얇은 토릭렌즈, "S +4.00 D ⊂ C −2.00 D"가 공기중에 놓여있다. 전면에서 온 평행광선속이 이 렌즈를 통과한 후 만들어지는 최소착란원의 위치와 지름은?

① 렌즈로부터 약 +25.0 cm, 지름 0.5 cm
② 렌즈로부터 약 +33.3 cm, 지름 0.5 cm
③ 렌즈로부터 약 +37.5 cm, 지름 0.5 cm
④ 렌즈로부터 약 +33.3 cm, 지름 1.0 cm
⑤ 렌즈로부터 약 +37.5 cm, 지름 1.0 cm

☞ 렌즈에서 최소착란원까지의 버전스 크기 $D_0' = \dfrac{D_S' + D_W'}{2} = \dfrac{4(D)+2(D)}{2} = 3(D)$

① 최소착란원의 위치 ; $f_0' = \dfrac{1}{Do'} = \dfrac{1}{3} = 33.3\,cm,$

② 최소착란원의 지름 ; $r = p\left[\dfrac{D_S' - D_W'}{D_S' + D_W'}\right] = 3\left[\dfrac{4-2}{4+2}\right]$ = 1.0 cm

정답 5. ④ 6. ① 7. ④

08 적록검사에서 녹색 시표가 잘 보였을 경우, 구면렌즈 굴절력의 이동방향은?

① (-) 방향으로　② (+) 방향으로　③ +2.00 Dptr 운무 후 검사
④ -2.00 Dptr 렌즈를 가함　⑤ 미교정 상태

> ☞ 눈의 색수차를 이용한 검사법으로 녹색은 망막 앞에 적색은 망막 뒤에 상이 맺는다.
> 2색검사에서 근시안이 적색시표가 잘 보이면 미교정, 녹색시표가 잘 보이면 과교정이다.

09 피사체 심도의 크기는 아래의 어떤 양에 관계하는가?

① 허용 착란원의 위치　② 전면의 굴절력(D_1')　③ 후면의 굴절력(D_2')
④ 출사동(p′)　⑤ 입사동(p)

> ☞ 허용 착란원 크기와 총 굴절력(D′)이 클수록, 입사동(p)이 작을수록 피사체심도가 커진다.

10 구면 안경렌즈의 비점수차를 __제거__하는데 관련이 있는 요소는?

① 공기의 굴절률(n_0)　② 상점까지 거리(s′)　③ 정점간 거리
④ 렌즈 전면의 굴절력(D_1')　⑤ 렌즈 뒷면의 굴절력(D_2')

> ☞ 안경렌즈의 비점수차를 제거할 조건은 전면의 면굴절력, 총굴절력, 렌즈의 굴절률, 렌즈에서 안구회선점까지의 거리, 물점까지의 거리(원용, 근용) 등이다.

11 눈의 총 굴절력(D_d')을 58.6 D, Abbe수(ν_d)를 56.4로 하여 가시광선 중 F선과 C선 사이의 색수차($\triangle D'$)는? 단, Gullstrand 정식모형안의 수치이고 기준파장은 d선이다.

① -2.2 D　② 0.96 D　③ 1.04 D　④ 2.2 D　⑤ 3305 D

> ☞ 일반 광학계에서 **색수차** ($D_F' - D_C'$) = D_d' / ν_d = 58.6 / 56.4 = 1.04 (D)

12 눈의 출사동의 위치에 홍채연의 실제 지름과의 비교로 옳은 것은?

① 홍채 앞에 있고 구경조리개보다 크다.
② 홍채 앞에 있고 구경조리개보다 작다.
③ 홍채 뒤에 있고 구경조리개보다 크다.
④ 홍채 뒤에 있고 구경조리개보다 작다.
⑤ 홍채 앞에 있고 구경조리개의 크기와 같다.

> ☞ 눈의 출사동은 홍채 가장자리 후방에 있는 수정체에 의하여 만들어지는 홍채 가장 자리의 허상(image)이다. 출사동은 홍채보다 0.1 mm뒤에 나타나고 그 크기는 홍채 가장자리 지름보다 약간 크다.

정답　8. ②　9. ⑤　10. ④　11. ③　12. ③

13 동공크기가 커짐에 따라 나타나는 현상으로 옳은 것은?

① 수차 중에서 구면수차가 가장 큰 영향을 받는다.
② 광학적으로 안정적일 때의 동공크기는 4.2 mm이다.
③ 회절현상이 적어지고 망막조도가 작아져 시력이 저하된다.
④ 망막조도가 상승되어 눈부심으로 인해 시력이 저하된다.
⑤ 초점심도가 깊어져 핀홀 효과가 작아지므로 시력이 저하된다.

☞ 동공이 커지면 수차가 커지고 초점심도가 얕아져 시력이 저하된다. 그러나 회절현상이 적어지고 망막조도가 상승되어 시력이 향상된다. 자이델의 단색광수차(Zeidel's achromatic abberation) 가운데 구면수차가 가장 큰 영향을 받는다.

14 토릭렌즈에서 광축 외에 있는 물점은 인위적인 수차를 갖게 하는 렌즈로 볼 수 있다. 이 때 가지게 되는 수차는?

① 구면수차　② 비점수차　③ 상면만곡　④ 왜곡수차　⑤ 코마수차

☞ 비점수차는 사광선속에 의한 형태로, 그 상은 토릭렌즈의 스텀의 원추체와 같다.

15 안경의 수평 광축과 30° 의 각을 이루며 +6.00 Dptr의 렌즈의 광학중심점을 지나는 광선속의 비점수차량은? 단, 렌즈의 굴절률은 1.50이다.

① Sph +6.00 Dptr ◯ Cyl +1.50 Dptr, Ax 90°
② Sph +6.50 Dptr ◯ Cyl +1.50 Dptr, Ax 90°
③ Sph +6.00 Dptr ◯ Cyl +1.50 Dptr, Ax 180°
④ Sph +6.50 Dptr ◯ Cyl +1.50 Dptr, Ax 180°
⑤ Sph +7.00 Dptr ◯ Cyl +1.50 Dptr, Ax 180°

☞ Sph (1 + $\sin^2 i$ / 2n) (D') Dptr ◯ Cyl (D'$\sin^2 i$) Dptr, 축 방향은 안경에 의한 경사각이므로 안경의 수평방향인 180° 이다.

$$D_s' = (1+\frac{\sin^2 30°}{2\times1.50})\times6.00Dptr = +6.50\ Dptr$$

$$D_t' = (1+\frac{2\times1.50+1}{2\times1.50}\times\sin^2 30°)\times6.00\ Dptr = +8.00Dptr$$

$$D_t' - D_s' = 8.00-6.50 = 1.50\ Dptr$$

16 다음 중 체르닝(Tscherning) 타원(곡선)의 설명으로 옳은 것은?

① 세로축(y축)은 전체 굴절력을 나타낸다.
② 가로축(x축)은 전면의 면굴절력을 나타낸다.
③ 렌즈의 휘어짐이 큰 위 곡선은 Wollaston형이다.
④ 안경렌즈가 구면수차가 없을 조건식의 그래프이다.
⑤ 안경렌즈의 왜곡수차가 없을 조건식의 그래프이다.

정답

13. ①　14. ②　15. ④　16. ③

☞ 체르닝(Tscherning) 타원(곡선)은 안경렌즈의 비점수차 제거 조건식의 그래프이다. 가로축(x축)은 렌즈의 총굴절력이고, 세로축(y축)은 전면의 면굴절력을 나타낸다. 윗 곡선은 렌즈의 휘여짐(bending)이 큰 Wollaston형으로 제작이 어렵고 모양이 좋지 않으므로 아래 곡선인 휘여짐이 작은 Ostwalt형으로 제작한다.

17 일반 렌즈계에서 비점수차를 **제거할** 조건식은?

① Gauss 식 ② Panum 식 ③ Newton 식 ④ Martin 식 ⑤ Zinken-Sommer 식

비점수차를 제거할 조건은 Zinken-Sommer 의 식이다.

18 동공 지름의 크기가 같은 굴절성 원시, 근시 그리고 정시의 피사체심도가 작은 순서로 나열된 것은?

① 원시 - 정시 - 근시 ② 원시 - 근시 - 정시 ③ 근시 - 정시 - 원시
④ 정시 - 근시 - 원시 ⑤ 정시 - 원시 - 근시

☞ 동공지름, 물체거리가 같을 때 허용 착란원의 지름과 안광학계의 굴절력이 크면 피사체 심도가 깊으므로 굴절성 원, 근시 그리고 정시에서 원시, 정시, 근시의 순으로 굴절력이 작아진다.

19 다음 중 주변시(peripheral vision)의 설명으로 옳은 것은?

① 주로 추체시세포가 형태식별만을 담당한다.
② 망막의 중심와에서 선명하게 상을 식별한다.
③ 시야내의 물체들의 움직임을 대략 파악한다.
④ 중심와 밖에서 상을 식별하는 직접시이다.
⑤ 망막주변부로 시야내 물체를 보는 간접시이다.

☞ '시야내의 물체를 본다'는 것은 주변시로 주시물체 주위 시야 내 물체들의 움직임을 대략적으로 파악하면서 흥미를 끄는 주시물체와의 위치관계를 파악하고, 주시물체로 눈을 돌려 중심시하는 과정의 반복이다. 즉, 시각은 주변시에서 중심시로의 이동이다.
중심시는 중심와상으로 식별{(직접시), (추체세포)}하고 주변시는 망막주변부로 물체를 보는 상태{(간접시), (간체세포)}이다.

20 다음 중 근시화 현상을 일으키는 것은?

① 구름이 여러 점 있는 창공을 본다.
② 철조망을 사이에 두고 가까운 곳을 본다.
③ 암소시 초점, 즉 조절안정위에 있다.
④ 시도조절이 안 된 렌즈미터를 본다.
⑤ 굴절광선에 의한 유령의 상을 본다.

정답: 17. ⑤ 18. ① 19. ⑤ 20. ③

☞ ◉ 구름 한 점 없는 창공을 본다 - 조절안정위 상태 - 공간근시
◉ 철조망을 사이에 두고 먼 곳을 본다 - 조절안정위 상태 - 멘델바움 효과
◉ 시도조절이 된 렌즈미터를 본다 - 기계근시
◉ 암소시초점, 즉 조절안정위에 있다 - 조절안정위 상태
◉ 안경렌즈에 묻은 손 지문, 반사광선에 의한 유령의 상 등

21 다음 중 근시화 현상을 일으키지 않는 것은?

① 야간 근시 ② 기계 근시 ③ 공간 근시 ④ 왜곡 수차 ⑤ 구면 수차

☞ 근시화 경향 : 조절 안정위 상태에서 골격근의 생리적 긴장
◉ 야간 근시 ◉ 기계 근시 ◉ 공간 근시 ◉ 구면 수차 ◉ **멘델바움(Mandelbaum)** 효과 등은 근시화 현상을 일으킨다.

22 Tscherning의 타원 곡선의 설명으로 옳은 것은?

① 안경렌즈가 구면수차가 없을 조건식의 그래프이다.
② 만곡이 큰 쪽의 아래 곡선은 Wollastont형이다.
③ 가로축(x축)은 전면의 면굴절력을 나타낸다.
④ 주시거리, 굴절률 등에 관계없는 동일한 그래프이다.
⑤ 안경렌즈의 비점수차를 제거할 조건식의 그래프이다.

☞ Tscherning 타원곡선은 안경렌즈의 비점수차를 제거할 조건식의 그래프이고 가로축 (x축)은 만들 렌즈의 굴절력을, 세로축(y축)은 렌즈 전면의 면굴절력을 나타내는 2차 방정식의 타원으로 곡률이 큰 위쪽 곡선은 Wollaston형, 곡률이 작은 아래쪽 곡선이 Ostwalt형이다. 이 타원의 형태는 주시거리, 굴절률 등에 따라 값이 다르게 나타난다.

23 안경렌즈의 페츠발(Petzval)면의 곡률반경에 관계되는 요소는?

① 중심두께 ② 지름 ③ 초점거리 ④ 물측 주점 ⑤ 상측 정점

☞ Petzval면은 안경렌즈의 초점거리와 굴절률(n_d)에 따라 정해진다 즉, Pertzval 면의 곡률반경 $p-nf'$ 이다. 따라서 페츠발면은 비점수차가 제거된 면이다.

24 중심시의 추체세포는 동공중앙을 수직으로 입사하는 빛에 가장 민감하게 반응하는 것은 다음 중 어느 현상인가?

① 제1 풀르키녜 현상 ② 멘델바움 효과
③ 핀홀 효과 ④ 스타일스-크로우포드 제1효과
⑤ 허쉬버그 검사법

☞ 중심시는 주시물체를 정중정면으로 볼 때 수차의 영향이 가장 적으므로 추체세포의 반응이 가장 민감하게 되는 현상은 스타일스-크로우포드 제1효과이다.

정답
21. ④ 22. ⑤ 23. ③ 24. ④

25 다음중 비점수차를 제거한 안경렌즈를 설계하는데 공헌한 사람은?

① Gullstrand ② Donders ③ Listing ④ Ostwalt ⑤ Helmholtz

☞ Tscherning, Wollaston, Zinken, Sommer, Punktal, Von Rohr 도 공헌하였다.

26 다음은 사람의 눈과 똑같은 어떤 정밀 모형안 광학기기로 간주했을 때 조리개, 입사동, 출사동에 관한 내용 중 옳은 것은?

① 이 눈의 외부에서 본 홍채의 모습이 출사동이다.
② 동공구경은 홍채구경보다 크다.
③ 이 눈의 망막에서 본 홍채의 모습이 입사동이다.
④ 홍채는 시야조리개이다.
⑤ 각막에서 가까이 있는 것부터 나열하면 입사동, 출사동, 홍채이다.

☞ 홍채는 구경조리개이고 이 눈의 외부에서 본 홍채의 모습이 입사동이며 각막에서 가까이 있는 것부터 나열하면 입사동(동공), 홍채, 출사동이다.

27 동공에 의한 망막중심와에 생기는 회절무늬상의 크기(래디안)에 관계되는 인자는?

① 출사광선의 진동수 ② 입사광선의 파장 ③ 출사동
④ 입사동 ⑤ 홍채

☞ 동공에 의한 망막중심와에 생기는 회절무늬상의 반경 ρ [rad] = $1.22 \times \frac{\lambda}{p}$ 즉, 회절상의 크기 ρ 는 동공 크기 p 에 반비례하고 입사광선의 파장 λ 에 비례한다.

28 안광학계에서 입사동의 설명으로 옳은 것은?

① 황반부의 수정체에 의한 상 ② 황반부의 각막에 의한 상
③ 홍채가장자리의 각막에 의한 겉보기 상 ④ 홍채가장자리의 수정체에 의한 겉보기 상
⑤ 상공간에서 보았을 때 구경조리개의 상

☞ 입사동은 물체공간에서 보았을 때 구경조리개의 상이고 외부에서 각막을 통해 본 열려진 홍채 가장자리의 허상이 눈의 입사동이다.

29 눈과 렌즈의 색수차에 대한 설명 중 옳은 것은?

① 색수차는 단색광이 렌즈에 입사할 때 나타난다.
② 굴절률이 같은 여러 개의 렌즈를 조합하면 렌즈의 색수차가 감소한다.
③ 굴절률이 다른 여러 개의 렌즈를 조합하면 렌즈의 색수차가 증가한다.
④ 눈의 색수차는 안경처방검사에서 적록검사를 이용한다.
⑤ 우리 눈은 일상생활에서 색수차를 많이 느낀다.

정답 25. ④ 26. ② 27. ② 28. ③ 29. ④

색수차(chromatic aberration); 백색광의 색분산으로 생기는 수차로서 두 가지 이상의 색광이 렌즈에 입사할 때 일어나고, 여러 개의 굴절률이 다른 렌즈를 조합하면 색수차를 줄일 수 있다. 색수차가 비교적 큰 짧은 파장의 가시광선과 자외선 근처인 400 nm 이하의 파장은 수정체가 흡수하므로 망막에 이르지 않는다.

30 입사동(동공)의 크기는 홍채 가장자리의 실제 지름보다 어떻게 보이는가?

① 약간 크게 보인다.
② 똑같은 크기로 보인다.
③ 약간 작게 보인다.
④ 보는 위치에 따라 다르게 보인다.
⑤ 사람에 따라 다르게 보인다.

☞ 입사동의 크기는 홍채 가장자리의 실제 지름보다 약 13 %($\frac{1}{8}$) 정도 크게 보인다.

31 체르닝(Tscherning)의 곡선과 관계가 있는 요소는?

① 구면수차
② 코마수차
③ 렌즈의 후면 굴절력
④ 렌즈의 전면 굴절력
⑤ 안경렌즈의 굴절률

☞ 체르닝 곡선은 안경렌즈의 굴절력(D')과 전면의 면굴절력(D_1')의 관계 그래프이다.

32 눈의 출사동에 대한 설명 중 옳은 것은?

① 수정체에 의한 홍채 가장자리의 상이다.
② 수정체에 의한 홍채 가장자리의 상이다.
③ 홍채 앞에 있고 구경조리개보다 약간 크다.
④ 홍채 앞에 있고 구경조리개의 크기와 같다.
⑤ 홍채 뒤에 있고 구경조리개보다 약간 작다.

☞ 눈의 출사동은 홍채뒤에 있고 구경조리개보다 약간 크고 수정체에 의해 만들어진다.

33 구면 안경렌즈의 비점수차를 제거하는데 관련이 있는 요소는?

① 물점까지의 거리
② 상까지의 거리
③ 전면의 주점굴절력
④ 후면의 정점굴절력
⑤ 렌즈의 지름

☞ 안경렌즈의 비점수차를 제거할 조건은 전면의 면굴절력, 총굴절력, 렌즈의 굴절률, 렌즈에서 안구회선점까지의 거리, 물점까지의 거리 등이다.

정답 30. ① 31. ① 32. ② 32. ① 33. ①

34 다음은 사람의 눈과 똑 같은 어떤 정밀 모형안 광학기기로 간주했을 때 조리개, 입사동, 출사동에 관한 내용이다. 다음 중 옳은 것은?

① 이 눈의 외부에서 본 홍채의 모습이 출사동이다.
② 이 눈의 망막에서 본 홍채의 모습이 입사동이다.
③ 홍채는 구경조리개이고 망막은 시야조리개이다.
④ 각막에서 가까이 있는 것부터 나열하면 홍채, 입사동, 출사동이다.
⑤ 동공의 구경은 홍채의 구경보다 작다.

☞ 홍채는 구경조리개이고 망막은 시야조리개이다. 동공의 구경은 홍채의 구경보다 크다.

35 안광학계의 선명구면과 페츠발(Petzval)면의 관계는?

① 눈의 선명구면과 페츠발면이 일치하면 주시야의 모든 범위에서 선명한 상을 얻는다.
② 안경렌즈에서는 페츠발(Petzval)면의 곡률반경이 선명구면의 곡률반경보다 크다.
③ 페츠발면 곡률이 작은 것은 비점수차가 없는 렌즈로 주변시할 때 굴절력이 강해진다.
④ 선명구면의 곡률반경이 큰 것은 안경렌즈로 중심시할 경우 굴절력이 강해진다.
⑤ 페츠발면의 곡률반경은 공기 중에서 안경렌즈의 굴절력과 상측초점거리에 관계된다.

☞ 안경렌즈에서는 Petzval 곡면의 곡률반경이 선면구면보다 크다. 또 Petzval 곡면의 곡률이 작은 것은 주변시할 경우 굴절력이 약해진다는 것이다.

36 같은 굴절력의 렌즈에서 비점수차가 거의 없는 렌즈와 관계있는 형상은?

① Tscherning 형 ② Sommer 형 ③ Von Rohr 형
④ Wollaston 형 ⑤ Ostwalt 형

☞ 푼크탈 렌즈의 오스트왈트 형이 같은 굴절력에서도 거의 비점수차가 없다.

37 Zinken-Sommer의 조건식은 안경렌즈에서 어떤 수차를 없앨 수 있는 조건식인가?

① 색수차 ② 구면수차 ③ 비점수차 ④ 왜곡수차 ⑤ 코마(Coma)수차

☞ Zinken-Sommer의 조건식은 안경렌즈에서 비점수차를 없앨 수 있는 조건식이다.

38 안경렌즈의 광학적 중심을 지나는 사광선속의 비점수차와 **관계없는** 요소는?

① 안경렌즈의 굴절력(D') ② 자오면 굴절력(D_t')
③ 구결면 굴절력(D_s') ④ 안경렌즈의 제1면의 입사각(i)
⑤ 안경렌즈의 제2면의 출사각(i')

☞ $D_t' - D_s' = D' \sin^2 i$
사광선속의 비점수차 량은 마틴(Martin) 식에 의해 구해진다.

정답 34. ③ 35. ② 36. ⑤ 37. ③ 38. ⑤

39 다음 중 비점수차와 관련이 **없는** 것은?

① Petzval 곡면 ② Pascal 방법 ③ Martin 식
④ Tscherning의 곡선 ⑤ Abbe의 영불변량

☞ ◉ Perzval 곡면은 비점수차가 제거되어 자오적, 구결적 상면이 일치되어 상점을 이루는 면이다.
◉ Pascal 방법은 오토크로스실린더를 사용하여 크로스실린더법에 의한 교정실린더 렌즈의 정확한 축과 굴절력의 측정방법이다.

40 핀홀 검사로 시력이 가장 향상되는 눈은?

① 약시 ② 노안 ③ 정시 ④ 근시성 비정시 ⑤ 원시성 비정시

☞ 산란, 회절, 해상력, 망막 조도 등을 무시하면 근시계의 눈에서는 동공 크기가 줄어든 만큼 비례하여 시력이 좋아진다. 비정시 중에서 근시성일 때 가장 큰 핀홀 검사의 영향을 받는다.

41 동공의 크기가 **작아질 때** 시력에 미치는 영향은?

① 망막 조도가 증가하여 좋아진다. ② 회절현상이 상승되어 좋아진다.
③ 비점 수차가 많아져 좋아진다. ④ 초점심도가 깊어져 좋아진다.
⑤ 동공의 크기는 시력에 영향을 미치지 않는다.

☞ 동공의 크기가 작아지면 수차가 작아지고 초점심도가 깊어져 시력이 좋아진다.
그러나 회절현상이 커지고 망막조도가 저하되어 시력이 저하된다. 자이델의 단색광수차 중에서 구면수차가 가장 큰 영향을 받는다.

정답 39. ② 40. ④ 41. ④

5 근 · 원시교정 원용안경 처방검사

기 본 정 리

1) 단안 근 · 원시의 광학적 교정원리

(1) 정시와 비정시(ametropia)의 광학적 개념

① 상측초점의 위치(정적굴절상태)

*₁ 정적 굴절상태 : 눈의 최소 굴절력. 수정체가 가장 얇은 상태.
(수정체의 조절작용을 하지 않은 상태)

*₂ 동적 굴절상태 : 수정체가 부풀은 상태(수정체의 조절작용을 하는 상태)

㉠ 정시(emmetropia) : 상측초점이 망막의 중심와에 위치

㉡ 근시(myopia) : 상측초점이 망막의 중심와 앞에 위치

㉢ 원시(hyperopia) : 상측초점이 망막의 중심와 뒤쪽에 위치

② 원점(F.P.)의 위치

㉠ 정시 : 원점이 무한원에 위치

㉡ 근시 : 원점이 눈 앞쪽의 유한거리에 위치

㉢ 원시 : 원점이 눈 뒤쪽의 유한거리에 위치

*₁ 원점(far point) - 정적굴절상태에서 망막 중심와에 맺는 상에 대응되는 물점.

*₂ 원점(물점)에서 입사하는 유효광선속 :
정시- 평행광선속, 근시- 발산광선속, 원시- 수속광선속

*₃ 근점(near point) - 최대동적굴절상태에서 망막 중심와에 맺는 상에 대응되는 물점.

③ 근·원시의 원인 : 굴절성과 축성

㉠ 굴절성 비정시 : 눈의 안축장은 정시와 같으나, 굴절력이 정시보다 큰 눈은 굴절성 근시, 굴절력이 정시보다 작은 눈은 굴절성 원시.

*₁ 정시를 60 Dptr라고 할 때

ⓐ 굴절성 근시 : 61 Dptr 이상의 굴절력인 눈

ⓑ 굴절성 원시 : 59 Dptr 이하의 굴절력인 눈

*₂ 대부분 각막의 굴절력 변화로 발생하며 대부분의 난시가 굴절성 비정시에 속함.

㉡ 축성 비정시 : 눈의 굴절력은 정시와 같으나, 안축장의 길이가 정시보다 긴 눈을 축성 근시, 안축장의 길이가 정시보다 짧은 눈을 축성원시.

*₁ 정시의 눈이 안축장이 24 mm 일 때

ⓐ 축성 근시 : 25 mm 이상의 안축장인 눈

ⓑ 축성 원시 : 23 mm 이하의 안축장인 눈

*₂ 대부분 원, 근시는 축성과 굴절성이 복합된 비정시(혼합성 비정시)가 많다.

*₃ 난시 : 경선에 따라서 굴절력이 각기 다른 눈

(2) 근 · 원시안의 광학적 교정원리

*₁ 원용안경처방검사(static refraction) : 원용교정안경렌즈의 굴절력을 찾아내는 시력검사

*₂ 원점굴절도(A) : 원점거리(눈의 물측주점에서 원점까지 거리)의 역수

*₃ 굴절이상도(-A) : 원점굴절도와 절대값은 같고 부호가 반대인 수

*₄ 안경의 정점간 거리에 따라 약간의 차이가 있지만 교정렌즈의 굴절력과 원점굴절도는 거의 같다.

① 근 · 원시가 안경(콘택트렌즈)을 착용하여 안경과 눈의 합성 광학계의 상측 초점이 망막에 위치하도록 하면 완전 교정 가능.

② 비정시(근 · 원시)의 광학적 교정
　: 비정시안의 원점(R)과 교정렌즈의 상측초점(F')을 일치시키는 것.

※ 안경렌즈의 굴절력

*₁ 상측 정점굴절력 D_v'(유효 굴절력: effective power)을 사용

$$D_v' = \frac{D'}{1-\frac{t}{n}D'} = \left(\frac{1}{1-\frac{t}{n}D'}\right)D_1' + D_2' = D_N' + D_2' \quad \text{(1)}$$

여기서, 상측주점 굴절력 $D' = D_1' + D_2' - \frac{t}{n}D_1' D_2$

D_N' : 호칭 굴절력(nominative power)

*₂ 안구 등 그 외 일반광학계는 주점을 기준으로 하는 주점 굴절력을 사용

2) 원용안경처방과 조절기능

(1) 원용안경 처방검사

단안, 양안개방 및 양안시 원용안경처방검사에서 조절기능이 관여하므로 조절기능을 최대로 배제시킨 정적굴절상태에서 측정해야 한다.

(2) 조절기능을 완전하게 배제시키는 방법

① 조절마비제(아트로핀, 싸이크로질, 미드리아씰, 호마트로핀 등) 점인
　: 안경사가 취할 방법이 아님.

② 강한 근시성비정시 상태인 원용안경 처방법
　: 운무법(자각적 원용안경 처방검사의 기본) 또는 조절이완법

※ 원시의 분류

*₁ 조절이 관여된 상태에서 원거리 및 근거리의 나안시력에 따른 분류

① 수의성원시 : 풍부한 조절력으로 원·근거리를 양호한 나안시력으로 선명하게 보는 원시
② 상대성원시 : 조절력의 도움으로 원거리 나안시력은 양호하지만 근거리 나안시력을 좋게 할 최대조절력을 가지지 못한 원시
③ 절대성원시 : 최대조절력이 아주 약해서 원·근거리 나안시력 모두 좋지 않는 원시

*2 원시 한 사람의 총원시량의 구성에 의한 분류
① 전원시(총원시)량 : 조절마비하 원용안경검사의 처방 값
② 현성원시량 : 조금이라도 조절력이 개입된 일반적 원용안경검사에서 양호한 원거리시력이 나오는 처방 값
③ 잠복성원시량 : 조절마비하 검사값과 일반 굴절검사값의 차이 (전원시량에서 현성원시량을 뺀 값)

3) 정점간 거리와 교정렌즈

(1) 교정렌즈의 굴절력(D_v')

$$f_v' = a - l\,,\ \ D_v' = \frac{1}{f_v'} = \frac{1}{a+(-l)} = \frac{1/a}{a/a-(l/a)} = \frac{A}{1-Al}$$

$$\therefore\ D_v' = \frac{1}{a-l} = \frac{A}{1-lA}\ [Dptr] \qquad (2)$$

여기서, f_v' : 교정렌즈의 상측정점 굴절력, l : 정점간 거리

a : 원점거리(근시는 a<0, 원시는 a>0), $A(=\frac{1}{a})$: 원점굴절도

D_v' : 교정렌즈의 상측정점 굴절력

(2) 정점간 거리(vertex distance)의 변화에 따른 교정 굴절력

: 정점간 거리를 기준거리보다 멀리 또는 가깝게 착용하면 비정시안에 근시나 원시가 남게 되어 교정안경의 교정과잉 또는 교정부족 현상이 발생.

$$a = f_{v0}' + l_0 = f_v' + l \qquad \frac{1}{D_{v0}'} + l_0 = \frac{1}{D_v'} + l$$

$$\therefore\ D_v' = \frac{1}{\frac{1}{D_{v0}'} - (l-l_0)} = \frac{D_{v0}'}{1-(l-l_0)D_{v0}'} \qquad (3)$$

여기서, a : 원점거리, l_0 : 기준 정점간 거리, l : 임의의 정점간 거리

D_{v0}' : 기준 교정렌즈의 상측정점 굴절력

D_v' : 교정렌즈의 상측정점 굴절력

① 정점간 거리를 길게 하면 $(l-l_0) < 0$ 이 되어 안경렌즈와 원점 사이의 거리가 짧아지므로 더 큰 (-)굴절력이 필요. (근시안경: 저교정, 원시안경: 과교정)
② 정점간 거리를 짧게 하면 $(l-l_0) > 0$이 되어 안경렌즈와 원점사이의 거리가 멀어지므로 더 큰 (+)굴절력이 필요. (근시안경: 과교정, 원시안경: 저교정)
③ 같은 교정렌즈를 지정된 착용 위치에서 눈으로부터 먼 위치에 쓰면 (-)렌즈는 저교정(under correction), (+)렌즈는 과교정(over correction)된 상태.

정 리 문 제

〈A 형 문항방식〉

※ 아래 각 문항의 물음에 대한 옳은 답 하나를 ① ~ ⑤ 에서 선택하시오.

01 비정시(ametropia)의 광학적 교정원리를 옳게 설명한 것은?

① 비정시의 원점과 교정 안경렌즈의 상측주점을 일치시킨다.
② 비정시의 원점과 교정 안경렌즈의 상측초점을 일치시킨다.
③ 비정시의 원점과 교정 안경렌즈의 물측초점을 일치시킨다.
④ 비정시의 물측초점과 교정 안경렌즈의 물측초점을 일치시킨다.
⑤ 비정시의 물측주점과 교정 안경렌즈의 상측초점을 일치시킨다.

☞ 비정시의 원점에 교정 안경렌즈의 상측초점을 일치시키면 안경렌즈에 의해 무한대에 있는 물체의 상은 렌즈의 상측초점에 오게 되고 선명하게 보이게 된다.

02 비정시의 완전교정에 관한 설명 중 옳은 것은?

① 원시는 완전교정에 필요한 굴절력은 안경렌즈가 콘택트렌즈보다 높다.
② 근시는 완전교정에 필요한 굴절력은 안경렌즈가 콘택트렌즈보다 낮다.
③ 원용안경을 기준거리보다 멀리 착용하면 가입도 효과를 일으킨다.
④ 완전교정된 원용안경을 기준거리보다 가까이 하면 근시가 남는다.
⑤ 완전교정된 원용안경을 기준거리보다 멀리하면 원시가 남는다.

☞ 원용에서 (−)렌즈는 정점간거리(V.D.)가 길수록 상측초점거리는 짧아져서 (−)굴절력을 강하게 하고, (+)렌즈는 후방에 원점이 있어 정점간거리가 길수록 상측초점거리는 길게 되어 (+)굴절력을 약하게 하여야 한다.

03 공기 중에 있는 얇은 렌즈전방 2 m의 광축위에 있는 물체의 상이 렌즈후방 1 m의 광축 위에 있다. 이 렌즈의 굴절력은?

① -1.00 Dptr ② +1.50 Dptr ③ +2.00 Dptr ④ +2.50 Dptr ⑤ +3.00 Dptr

☞ $S' = S + D'$, $S = -0.50$ Dptr, $S' = +1.00$ Dptr, $1.00 = -0.50 + D'$,
$\therefore D' = +1.50$ Dptr

04 안경의 정점간거리가 0 mm이고 원점이 눈 앞 2 m에 있는 비정시를 완전 교정할 안경렌즈의 상측 정점굴절력은?

① -0.50 Dptr ② 0.50 Dptr ③ -1.00 Dptr ④ 1.00 Dptr ⑤ -0.75 Dptr

☞ $D_v' = \frac{1}{f_v'} = \frac{1}{-2.00\ m} = -0.50\ Dptr$

정답 1. ② 2. ③ 3. ② 4. ①

05 Sph −5.00 Dptr의 콘택트렌즈로 교정되는 사람이 정점간거리 20 mm의 안경으로 교정하려고 할 때 안경렌즈의 굴절력은?

① -5.75 Dptr ② -5.25 Dptr ③ -5.55 Dptr ④ -4.50 Dptr ⑤ -4.00 Dptr

☞ (−) 렌즈는 정점간거리가 커지면 저교정 상태이므로 보다 큰 굴절력이 필요하다.
A = −5.00 Dptr, l = −0.02m, $D_v' = \frac{A}{1-Al} = \frac{-5.00}{1-(-5.00)(-0.02)} = -5.55\,Dptr$

06 원점거리가 눈 앞 10 cm에 있는 사람이 정점간거리 1 cm로 원용안경을 착용할 때 조제 가공할 렌즈의 굴절력은?

① 약 -9.11 D ② 약 +9.11 D ③ -10.00 D ④ 약 −11.11 D ⑤ 약 +11.11 D

☞ 원점거리가 눈앞 10 cm이고 정간거리가 1 cm인 안경을 쓰면 원점에서 안경면까지의 거리는 9 cm이므로 따라서 원점굴절도(A)는 A=$\frac{1}{-0.09m}$= −11.11 D.
(−)렌즈에서 정점간거리가 길어지면 교정 굴절력은 커져야 한다.

07 다음 중 원시의 굴절이상도가 가장 <u>심한</u> 눈은?

① 원점이 눈 뒤 20 cm 에 있는 눈. ② 원점이 눈 뒤 30 cm 에 있는 눈.
③ 원점이 눈 뒤 50 cm 에 있는 눈. ④ 원점이 눈 앞 50 cm 에 있는 눈.
⑤ 원점이 눈 앞 10 cm 에 있는 눈.

☞ 정시의 원점이 눈으로부터 가장 먼 곳인 눈 앞(뒤) 무한대에 있으므로 원점의 위치가 눈에 가깝게 있을수록 그 눈의 굴절이상도는 심한 것이고 멀리 있을수록 약한 것이 되는 것이다. 원시인 눈의 원점은 광학적으로 눈 뒤에 있는 허물점이다.

08 정점간거리(V.D.)를 12 mm로 하여 측정한 원용안경의 처방이 S +10.00 D였다. 그런데 실제 착용 정점간거리가 15 mm이라면 조제할 렌즈의 굴절력은?

① 약 +9.71 D ② 약 +7.00 D ③ 약 -9.71 D ④ 약 −7.00 D ⑤ 약 +15.00 D

☞ 정점간거리(V.D.)가 변화 후 교정렌즈의 굴절력(D'v)은

$$D_V' = \frac{D_{V_0}'}{1-(l-l_0)D_{V_0}'} = \frac{10.00}{1-\{-0.015-(-0.012)\}10.00} \simeq 9.71\,D$$

여기서 (+)렌즈이므로 정점간거리가 길어지면 교정굴절력은 작아진다.

09 정시자가 조절경련상태가 되었을 때 눈의 상태는 어떻게 될까?

① 원시 ② 정시 ③ 난시 ④ 근시 ⑤ 노안

☞ 수정체의 조절 경련된 양만큼 눈의 전체 굴절력이 증가함으로 근시상태가 된다.

정답
5. ③ 6. ④ 7. ⑤ 8. ① 9. ④

10 원점이 눈 앞 3 m인 사람은 몇 Dptr의, 어떤 종류의 안경을 착용해야 하는가?

① 3 Dptr의 볼록렌즈 ② 3 Dptr의 오목렌즈
③ 1/3 Dptr의 볼록렌즈 ④ 1/3 Dptr의 오목렌즈
⑤ 4 Dptr의 오목렌즈

☞ $\frac{1}{f'} = \frac{1}{-3m} = -\frac{1}{3} Dptr$

11 정시안의 안축의 길이가 26 mm이고 눈의 총굴절력은 57 Dptr이면, 안축의 길이가 22 mm이고 눈의 총 굴절력이 57 Dptr일 때 눈의 정적 굴절상태는?

① 굴절성 근시 ② 굴절성 원시 ③ 축성 원시 ④ 축성 근시 ⑤ 단성 난시

☞ 57 Dptr일 때 눈의 상측 초점거리가 26 mm 임으로 안축의 길이가 22 mm일 때는 상이 망막 뒤에 맺는다. 이 때 눈은 원시상태이고 안구의 길이가 짧은 축성이다.

12 같은 비정시에서 콘택트렌즈와 안경렌즈의 완전교정 굴절력의 절대값은?

① 원시에서는 같다. ② 근시에서는 같다.
③ 원시에서는 콘택트렌즈가 크다. ④ 근시에서는 콘택트렌즈가 크다.
⑤ 원시에서는 안경렌즈가 크다.

☞ 콘택트렌즈는 정간거리가 없고 안경렌즈는 정간거리가 10 ~ 15 mm 정도이므로 눈앞에 원점이 있는 **근시**에서는 콘택트렌즈보다 교정 안경렌즈의 상측 초점거리가 짧아져 교정굴절력의 절대값이 커진다. 반대로 눈 뒤에 원점이 있는 **원시**에서는 교정 안경렌즈의 상측 초점거리가 콘택트렌즈보다 길어지고 교정굴절력의 절대값이 작아진다.
따라서 근시에서는 안경렌즈가 크고 원시에서는 콘택트렌즈가 크다.

13 근점에 있는 물체는 눈이 최대 동적굴절상태에 있을 때 그 상은 어디에 맺을까?

① 망막 ② 눈 앞 무한대 ③ 눈 뒤 무한대
④ 눈 앞 유한거리 ⑤ 눈 뒤 유한거리

☞ 근점은 가장 가까이 볼 수 있는 곳이기 때문에 상은 망막에 맺는다. 즉, 근점은 최대동적 굴절상태에서 망막에 상이 맺히는 외계의 물점이다.

14 정점간거리 10 mm-서 –10.00 Dptr로 교정되는 안경을 정점간거리 15 mm의 안경으로 교정하려고 한다. 이 때 안경렌즈의 교정굴절력은?

① -9.50 Dptr ② -9.75 Dptr ③ -10.00 Dptr ④ -10.25 Dptr ⑤ -10.53 Dptr

☞ 정점간거리 10 mm에서 환자의 원점 눈 앞 10 cm 정점간거리가 5 mm 길어지면 원점까지 거리는 5 mm 짧아진다.

$f' = -95mm, \quad \therefore D' = \frac{1}{f'} = \frac{1}{-95mm} = \frac{1}{-0.095m} = -10.53 Dptr$

정답 10. ④ 11. ③ 12. ③ 13. ① 14. ⑤

15 근시를 교정하는 안경렌즈가 (−)렌즈이어야 하는 이유는?

① 원점과 렌즈의 상측(제2)초점이 기준점에서 (-) 방향이므로
② 원점과 렌즈의 상측(제2)초점이 기준점에서 (+) 방향이므로
③ 근점과 렌즈의 상측(제2)초점이 기준점에서 (-) 방향이므로
④ 원점과 렌즈의 물측(제1)초점이 기준점에서 (+) 방향이므로
⑤ 원점과 렌즈의 물측(제1)초점이 기준점에서 (-) 방향이므로

☞ Cartesian 부호규약에 따라 근시의 원점은 눈을 기준으로 (−)방향에 있고, 비정시의 광학적 교정원리에 따라 이곳과 일치시킬 안경렌즈의 상측초점의 방향도 또한 렌즈의 위치가 눈의 위치와 거의 같을 때 (−)방향이 되어야 하므로 상측 초점거리의 역수인 이 렌즈의 굴절력은 (−)디옵터의 (−)렌즈가 되어야 한다.

16 근시(myopia)의 상측초점에 대한 설명으로 옳은 것은?

① 눈 앞 유한거리에 위치한다.
② 근거리시력이 우수하므로 망막에 위치한다.
③ 망막 앞 유한거리에 위치한다.
④ 망막 뒤 유한거리에 위치한다.
⑤ 조절에 의해 망막에 위치하다.

☞ 평행광선이 눈에 입사되어 결상되는 상측 초점의 위치에 의해 정시와 비정시를 구분 할 수 있다. 정시의 상측 초점은 망막에 위치하고, 근시(myopia)의 상측 초첨은 망막중심와 앞 유한거리에 위치하고, 원시(hyperopia)의 상측초점은 망막중심와 뒤 유한거리에 위치한다.

17 원시의 정의로 옳은 것은?

① 눈이 중간 정도의 굴절력에 있을 때 상측 초점이 중심와에 있는 눈
② 눈이 가장 강한 굴절력에 있을 때 상측 초점이 중심와 앞에 있는 눈
③ 눈이 가장 강한 굴절력에 있을 때 상측 초점이 중심와 뒤에 있는 눈
④ 눈이 가장 약한 굴절력에 있을 때 상측 초점이 중심와 앞에 있는 눈
⑤ 눈이 가장 약한 굴절력에 있을 때 상측 초점이 중심와 뒤에 있는 눈

☞ 가장 약한 굴절력(정적굴절상태)의 눈에서 상측 초점이 중심와 뒤에 있어 중심와에는 상이 흐리게 되는 눈

18 눈의 주점 굴절력은 각막과 수정체를 하나의 렌즈로 간주했을 때의 굴절력이다. 각막의 굴절력은 40.0 Dptr, 수정체의 굴절력은 20.0 Dptr, 각막과 수정체의 중심간거리는 5.1 mm인 눈의 주점굴절력은?

① 56.0 Dptr ② 58.0 Dptr ③ 60.0 Dptr ④ 62.0 Dptr ⑤ 64.0 Dptr

☞ $D' = D_1' + D_2' - dD_1'D_2'$ = 40 + 20 − (40)·(20)·(0.0051) = 56.0 Dptr

정답: 15. ① 16. ③ 17. ⑤ 18. ①

19 안경의 정점간거리(V.D.) 변화에 따른 교정렌즈 굴절력의 차이는?

① 근시교정용 (-)렌즈는 정점간거리가 길수록 굴절력을 약하게 하여야 한다.
② 근시교정용 (-)렌즈는 정점간거리가 길수록 굴절력을 강하게 하여야 한다.
③ 원시교정용 (+)렌즈는 정점간거리가 짧을수록 굴절력을 약하게 하여야 한다.
④ 원시교정용 (+)렌즈는 정점간거리가 길수록 굴절력을 강하게 하여야 한다.
⑤ 모든 교정렌즈는 정점간 거리변화에 따라 처방 굴절력의 변화가 없다.

☞ 원용에서 (−)렌즈는 정점간거리(V.D.)가 길수록 상측초점거리는 짧아져서 (−)굴절력을 강하게, (+)렌즈는 후방에 원점이 있어 정점간거리가 길수록 상측초점거리는 길게 되어 (+)굴절력을 약하게 한다. 따라서 정점간거리가 길어지면 근시에서는 미교정(저교정)이 되고, 원시에서는 과교정이 되며 난시의 경우에도 변화가 있어야 한다.

20 메니스커스형 평면렌즈에서 전후면의 굴절력의 크기에 대해서 바르게 설명된 것은?

① (-)면의 굴절력(D_1')이 더 약하다.
② (+)면의 굴절력(D_2')이 더 약하다
③ 양 쪽의 굴절력 차이가 없다.
④ 중심두께에 따라서 다르다.
⑤ 렌즈 재질에 따라서 다르다

☞ 메니스커스형 평면렌즈에서 렌즈의 두께만큼 후면의 곡률반경이 작아야 하므로 결국 후면의 굴절력(D_2')이 (−)방향으로 더 커야 한다.

21 어떤 광선이 +10.00 Dptr의 렌즈를 통과한 후 상이 20 cm에 맺었다. 이 광선은 어디에서 출발한 광선인가?

① 렌즈 앞 20 cm
② 렌즈 앞 25 cm
③ 렌즈 앞 33 cm
④ 렌즈 앞 50 cm
⑤ 렌즈 앞 1 m

☞ $S' = S + D'$, $D' = +10.00$ D, $S' = +5.00$ Dptr, $5 = S + 10$, $S = -5.00$ Dptr

$s = \frac{1}{S} = -\frac{1}{5.00} = -0.2m$ ∴ 눈 앞(렌즈 앞) 20 cm

22 원시의 정도가 같을 때 가장 풍부한 조절력을 가진 원시는?

① 수의성 원시(facultative hyperopia)
② 상대성 원시(relative hyperopia)
③ 절대성 원시(absolute hyperopia)
④ 전원시(total hyperopia)
⑤ 잠복성 원시(latent hyperopia)

☞ 원시는 조절력에 의해 수의성 원시, 상대성 원시, 절대성 원시로 분류할 수 있다. 원시의 정도가 동일하다면 조절력은 수의성원시>상대성원시>절대성원시 순이다. 원시는 원시량에 의해 전원시(총원시), 현성원시, 잠복성 원시, 허용성 원시, 절대성원시로 분류할 수 있다.

정답 19. ② 20. ② 21. ① 22. ①

23 정점간거리가 10 mm일 때 안경렌즈의 굴절력은 +10 Dptr이다. 콘택트렌즈를 만들려고 할 때 이 렌즈의 굴절력은?

① +9.00 Dptr ② +9.50 Dptr ③ +10.25 Dptr ④ +10.50 Dptr ⑤ +11.00 Dptr

☞ 콘택트렌즈는 정점간 거리 l =0이므로 정점간 거리가 10 mm 짧아져 렌즈의 상측 초점거리는 100 mm에서 90 mm이다. 즉, $f_v' = 90mm = 0.09m$

$$D_v' = \frac{1}{f_v'} = \frac{1}{0.09m} = 11.11\,Dptr \simeq 11.00\,Dptr$$

24 (−)렌즈의 정점간 거리가 짧아지면 이때 눈에 미치는 영향은?

① 렌즈의 (-)굴절력을 증가시킨다.
② (+)렌즈의 경우 (+)굴절력을 감소시킨다.
③ 아무런 영향이 없다.
④ 렌즈의 굴절력을 감소시킨다.
⑤ 환자에 따라 다르다.

☞ (−)렌즈의 경우 정점간 거리가 짧아지면 렌즈의 상측초점이 눈의 원점에서 눈 쪽으로 가까워져서 과교정 상태가 된다.

25 정점간거리 12 mm에서 Sph +5.00 Dptr로 완전 교정되는 무수정체안이 있다. 정점간 거리를 15 mm로 하였을 때 완전 교정렌즈의 상측정점굴절력(D_v')은?

① 4.93 Dptr ② 5.03 Dptr ③ 6.64 Dptr ④ 7.85 Dptr ⑤ 9.67 Dptr

☞ $$D_v' = \frac{D'}{1-(l_2-l_1)DA'} = \frac{5.00}{1-(-0.015+0.012)\times 5.00} = \frac{5}{1.015} = 4.926Dptr$$

26 근시의 정의로 옳은 것은?

① 눈에 입사된 평행광선이 안광학계에 의해 굴절되어 초점이 망막에 결상되는 눈
② 눈에 입사된 평행광선이 안광학계에 의해 굴절되어 초점이 망막 앞에 결상되는 눈
③ 눈에 입사된 평행광선이 안광학계에 의해 굴절되어 초점이 망막 뒤에 결상되는 눈
④ 안광학계의 면굴절력이 경선마다 곡률이 달라서 하나의 초점에 형성되지 않는 눈
⑤ 안광학계의 면굴절력 중에서 굴절력이 큰 경선과 작은 경선이 서로 직교하지 않는 눈

☞ 근시는 눈에 입사된 평행광선이 안광학계에 의해 굴절되어, 정시는 초점이 망막에, 근시는 초점이 망막 앞에, 원시는 초점이 망막 뒤에 결상되는 눈이다.

27 고도 근시에서 흔히 나타나는 합병증으로 볼 수 <u>없는</u> 것은?

① 백내장 ② 녹내장 ③ 망막 박리 ④ 가성 외사시 ⑤ 가성 유두염

☞ 양성 카파각이 크므로 외사시같이 보인다(가성사시). 가성유두염은 원시에서 관찰할 수 있다.

정답 23. ⑤ 24. ④ 25. ① 26. ② 27. ⑤

28 정시의 정의로 옳은 것은?

① 상측 초점이 중심와 앞에 있는 눈 ② 상측 초점이 중심와 뒤에 있는 눈
③ 원점이 무한원 거리에 있는 눈 ④ 원점이 눈앞 유한한 거리에 있는 눈
⑤ 조절 작용 상태에서 상측 초점이 중심와에 있는 눈

☞ 정시와 비정시의 정의는 상 공간에서 상측초점의 위치, 물측 공간에서 원점의 위치로 정할 수 있다.

29 나안으로 원거리와 근거리를 선명하게 볼 수 있는 원시는?

① 현성 원시 ② 잠복성 원시 ③ 절대성 원시 ④ 수의성 원시 ⑤ 상대성 원시

☞ 원거리와 근거리의 원시량을 조절력으로 모두 보상하여 원거리와 근거리를 선명하게 볼 수 있으면 수의성 원시이고, 모두 보상할 수 없어 원거리와 근거리에서 흐려 보이면 절대성 원시이다.

30 근시의 일반적인 자각증상으로 옳은 것은?

① 근거리 흐려 보임 ② 중간거리 흐려 보임 ③ 원거리 흐려 보임
④ 근거리 시력 저하 ⑤ 원거리 시력 저하

☞ 일반적으로 근시만 있으면 자각증상은 원거리 물체가 흐려 보이고 타각증상은 원거리 시력의 저하이다.

31 가성근시에 대한 설명으로 옳은 것은?

① 대부분의 근시 현상은 가성근시이다. ② 오목렌즈로 쉽게 교정할 수 있다.
③ 근시의 과교정 상태와는 전혀 관련이 없다. ④ 볼록렌즈로 쉽게 교정할 수 있다.
⑤ 과도한 근업이 지속되는 눈에서 흔히 발생한다.

☞ 가성근시는 조절경련, 조절연축으로 생긴다는 가설이 있다. 따라서 정시와 원시안이 교정되지 않는 상태에서 과도한 근업(근거리 작업)이 지속될 때 흔히 발생한다.

32 정시안과 비교하여 원시상태가 될 수 있는 것은?

① 수정체 핵질의 곡률반경이 커질 경우
② 수정체 핵질의 곡률반경이 작아질 경우
③ 수정체 피질의 곡률반경이 작아질 경우
④ 각막 전면의 곡률반경이 작아질 경우
⑤ 각막 후면의 곡률반경이 커질 경우

☞ $D' = \frac{n' - n}{r}$ 에서 각막의 전면 곡률반경이 길어지고 후면이 일정할 경우, 각막의 전면의 곡률반경이 일정하고 후면의 곡률반경이 작아질 경우, 수정체(피질과 핵질)의 곡률반경이 길어질 경우 등, 그 굴절력이 감소하여 원시상태가 된다.

정답 28. ③ 29. ④ 30. ③ 31. ⑤ 32. ①

33 정시안과 비교할 때 근시상태가 가능한 눈은?

① 안매질의 굴절률이 감소된 경우 ② 눈의 굴절력이 약한 경우
③ 수정체가 뒤쪽으로 이동한 경우 ④ 안축의 길이가 짧은 경우
⑤ 안축의 길이가 긴 경우

☞ 근시상태가 가능한 눈 : 안축장이 긴 경우, 안매질의 굴절률 증가, 수정체가 앞쪽으로 이동, 눈의 굴절력이 강할 때 등이다.

34 안경렌즈의 굴절력은 실용상 어느 굴절력을 기준으로 하는가?

① 물측주점굴절력 ② 상측주점굴절력 ③ 물측정점굴절력
④ 상측정점굴절력 ⑤ 호칭굴절력

☞ 안경렌즈에서 일일이 주점을 계산하기가 번거로우므로 실용상 눈에 보이는 점인 정점을 기준으로 하며 또 상측 정점굴절력을 기준으로 삼는다.

35 카메라 등 일반 광학계의 굴절력의 크기는 주로 어느 굴절력을 이용하는가?

① 근점굴절도 ② 원점굴절도 ③ 물측정점굴절력
④ 상측정점굴절력 ⑤ 물측주점굴절력

☞ 거의 모든 일반 광학계의 굴절력의 기준은 물측(상측) 주점굴절력이다.

36 원시의 원점에 대한 설명으로 옳은 것은?

① 원점이 눈 앞 무한대 거리에 있는 눈 ② 원점이 눈 앞 유한한 거리에 있는 눈
③ 원점이 눈 뒤 유한한 거리에 있는 눈 ④ 원점이 눈 뒤 무한대 거리에 있는 눈
⑤ 원점이 눈 안에 있는 눈

☞ 원시는 정적 굴절상태에서 상측 초점이 망막 뒤에 위치하는 눈 또는 원점이 눈 뒤 유한한 거리에 있는 눈이다.

37 원시의 원인이 <u>아닌</u> 것은?

① 무수정체일 때
② 전안부의 굴절력에 비해 안축장이 길 때
③ 수정체가 초사체 쪽으로 편위될 때
④ 각막이나 수정체의 굴절력이 안축장에 비해 작을 때
⑤ 안내 종양에 의해 망막이 각막 쪽으로 편위되는 병변이 있을 때

☞ 전안부의 굴절력에 비해 안축장이 짧을 때 원시상태가 된다.

정답
33. ⑤ 34. ④ 35. ⑤ 36. ③ 37. ②

38 원점이 눈 앞 50 cm에 있는 사람이 착용한 콘택트렌즈의 굴절력은?

① 약 -3.11 Dptr ② 약 -2.11 Dptr ③ 약 -2.00 Dptr
④ 약 +3.11 Dptr ⑤ 약 +2.11 Dptr

☞ 콘택트렌즈는 정점간거리를 0 이므로 원점굴절도 $A=\frac{1}{-0.5m}=-2.00\,Dptr$ 가 교정 굴절력이 된다.

38. ③

6 난시교정 원용안경 처방검사

기 본 정 리

1) 난시안(토릭렌즈)의 분류

* *1 스텀의 원추체(Sturm's conoid) ; 비점결상을 만드는 광선속 전체.
* *2 난시안의 경선 중 가장 강한 굴절력을 가진 경선은 강주경선, 가장 약한 굴절력을 가진 경선은 약주경선.
* *3 렌즈의 경선에 의하여 굴절된 상은 직교하여 전초선과 후초선으로 상이 맺는다.
* *4 전초선은 약주경선과, 후초선은 강주경선과 같은 방향.
* *5 스텀의 간격(Sturm's interval) : 전초선과 후초선 사이의 거리.

(1) 난시

① 스텀의 원추체상을 만드는 눈, 대부분 각막의 원인에 의하여 발생.
원점이 없고 대신 양주경선에 의한 초선의 위치를 사용.

② 잡성(혼합) 난시상이 근시성이나 원시성 난시에 비하여 좋은 상을 인식한다.

(2) 최소착란원의 위치와 지름

① 위치(f_o') : 전초선과 후초선 사이에 있으며 약간 전초선에 가깝다.

$$f_o' = \frac{2f_S' \cdot f_W'}{f_S' + f_W'} \quad \text{(1)}$$

여기서, f_S' : 강주경선의 상측 초점거리
f_W' : 약주경선의 상측 초점거리

② 버선스 크기(D_0')

$$D_0' = \frac{(D_s' + D_W')}{2} \quad \text{(2)}$$

여기서, D_S' : 강주경선의 굴절력, D_W' : 약주경선의 굴절력

$$\frac{1}{f_s'} - D_s', \quad \frac{1}{f_W'} = D_W', \quad \frac{1}{f_0'} = D_0'$$

③ 지름(r)

$$r = \frac{p \cdot A_S}{D_S + D_W'} \quad \text{(3)}$$

여기서, $A_S = D_S' - D_W'$: 비점격차=난시의 크기, p : 동공의 지름

(3) 난시안의 분류

① 눈의 렌즈계를 이루는 주된 요소의 토릭면에 따라
  ㉠ 각막난시 : 각막의 전면이 토릭면일때의 난시(난시의 대부분)
  ㉡ 수정체난시 : 수정체가 토릭렌즈 형태를 가진 난시
  ㉢ 잔여난시(잔류난시, 생리적난시) : 눈의 전체난시에서 각막난시값을 뺀 값의 난시
② 경선들의 굴절력의 변화
  ㉠ 정난시(규칙난시) : 양주경선이 수직하고 경선들의 굴절력의 변화가 규칙성을 가진 난시
  ㉡ 부정난시(불규칙난시) : 양주경선이 수직하지 않고 경선들의 굴절력의 변화가 불규칙하며 비토릭면을 가진 난시
③ 가까운 곳을 볼 때 생기는 난시 : 조절성난시(동적난시)
④ 강주경선의 방향
  ㉠ 직난시 : 강주경선이 수직방향 근처에 있는 난시
  ㉡ 도난시 : 강주경선이 수평방향 근처에 있는 난시
  ㉢ 사난시 : 강주경선이 그 밖의 방향에 있는 난시
⑤ 정적 굴절상태에서 양초선의 위치
  ㉠ 근시성 복난시 : 양초선이 망막 앞에 있는 난시
  ㉡ 근시성 단난시 : 후초선이 망막에 일치하는 난시
  ㉢ 잡성(혼합)난시 : 전초선은 망막 앞, 후초선은 망막 뒤에 있는 난시
  ㉣ 원시성 단난시 : 전초선이 망막에 일치하는 난시
  ㉤ 원시성 복난시 : 양초선이 망막 뒤쪽에 있는 난시

2) 난시검사 시표

(1) 근시성 사난시의 타보(TABO)식 방향각(θ_1')

피검자와 검사자가 서로 마주보고 측정한 사난시의 약주경선 타보식방향각이 θ_1° 일 때 이 경선의 반대방향에서 측정했을 때 타보식 방향각(θ_1')은

$$\theta_1' = (180^\circ - \theta_1^\circ) \quad \text{(4)}$$

*₁ TABO각은 0° ~ 180°이므로 계산 값이 180°를 넘을 때는 180°를 뺀다.

*₂ 잘 보이는 선의 TABO각이 θ_1°일 때 강주경선이 $180-\theta_1^\circ$로 계산하는 것은 피검자와 검사자가 서로 마주보고 측정하기 때문이다.

(2) 교정 (-)실링더렌즈의 축(Ax) 방향

$$Ax = (\text{가장 선명한 방사선 방향}) \pm 90^\circ \quad \text{(5)}$$

(3) 시계 시침축 결정법

(-)실링더렌즈의 축(Ax) = (가장 선명한 선방향의 시간값) × 30° ——— (6)

3) 난시교정용 토릭렌즈

(1) 토릭렌즈(난시안 교정)의 종류

① 두 원주렌즈의 축이 서로 직교하게 합성한 것
② 구면렌즈와 (-)원주렌즈를 합성한 것
③ 구면렌즈와 (+)원주렌즈를 합성한 것

*₁ 순수한 원주렌즈 : 넓은 의미의 토릭렌즈

*₂ 두 개의 원주렌즈의 축을 서로 직교시켜 밀착시킨 상태 : **"원주렌즈를 교차 시킨다"** 라 하고 ✕의 기호로 나타낸다.

예) 굴절력이 +2.00 Dptr와 +3.00 Dptr인 원주렌즈를 교차시 표기법은
(Cyl +2.00 Dptr) ✕ (Cyl + 3.00 Dptr)

*₃ 원주렌즈에서 굴절력이 0이 되는 경선 : 그 원주렌즈의 축

*₄ 외면 토릭렌즈 : 제1면이 토릭면이고 제2면이 구면인 렌즈.

*₅ 내면 토릭렌즈 : 제1면이 구면이고 제2면이 토릭인 렌즈,
내면 토릭렌즈일 경우 그 수차가 작다.

(2) 토릭렌즈의 표기법(표기 전환)

하나의 토릭렌즈 표기법 : C·C 표기법, S-C 표기법, S+C 표기법.
토릭렌즈의 표기는 강주경선과 약주경선의 상측 정점굴절력을 표기.
① Sph 기호: 기준경선, ② Cyl 기호: 기준경선 굴절력과의 차이,
③ Ax : 기준경선의 TABO각 방향각(축).

예를 들면

① S - C 표기법 : Sph -1.00 Dptr ◯ Cyl -1.00 Dptr, Ax 90°
기준경선 : -1.00 Dptr

② S + C 표기법 : Sph -2.00 Dptr ◯ Cyl +1.00 Dptr, Ax 180°
기준경선 : -2.00 Dptr

③ C·C 표기법 : Cyl -1.00 Dptr, Ax 180° ◯ Cyl -2.00 Dptr, Ax 90°
기준경선 : 0.00 Dptr

4) 토릭렌즈 각 경선의 굴절력

(1) 원주 렌즈의 중간 경선의 굴절력

강주경선의 굴절력 C이고, 축방향과 θ인 중간 경선의 굴절력(D_{θ}')

$$D_\theta{}' = C\sin^2\theta \quad \text{(7)}$$

(2) 토릭렌즈의 중간경선의 굴절력

양 주경선의 굴절력이 $D_T{}'(=S+C)$, $D_S{}'(=S)$ 이고, 굴절력이 $D_S{}'$인 경선과 θ를 이루는 중간경선의 굴절력($D_\theta{}'$)

$$D_\theta{}' = D_T{}'\sin^2\theta + D_S{}'\cos^2\theta = (S+C)\sin^2\theta + S\cos^2\theta = S + C\sin^2\theta \quad \text{(8)}$$

※ Sph(S) Dptr ⊃ Cyl(C) Dptr, Ax θ인 토릭렌즈의 TABO각이 ϕ인 경선의 굴절력(D')

; 원주렌즈의 축과 이루는 각이 (ϕ - θ)이므로

$$D' = S + C\sin^2(\phi - \theta) \quad \text{(9)}$$

5) 등가 교차 원주렌즈(crossed cylinder lens)

※ 종류 : 등가교차 원주렌즈와 스톡스의 크로스 실린더 렌즈

(1) 등가 교차 원주렌즈

양 주경선(강, 약)의 굴절력의 절대값이 같고 부호가 서로 반대인 원주렌즈 교차.

① 등가교차 원주렌즈의 표기

양 주경선의 굴절력이 +D′(축 90°), -D′(축 180°)인 등가 교차 원주렌즈의 표기.

㉠ C·C 표기 : Cyl (+D′) Dptr, Ax 90° ⊃ Cyl (-D′) Dptr, Ax 180°

㉡ S - C 표기 : Sph (+D′) Dptr, Ax 90° ⊃ Cyl (-2D′) Dptr, Ax 180°

㉢ S + C 표기 : Sph (-D′) Dptr, Ax 90° ⊃ Cyl (+2D′) Dptr, Ax 90°

② 등가 교차 원주렌즈의 광학적 구조

㉠ 굴절력이 (+D′) Dptr, (-D′) Dptr인 경선 : (-)축, (+)축

㉡ (+), (-)축과 45°를 이루는 경선 : 중간 기준축

㉢ 중간 기준축 방향 : 회전 손잡이, 중간 기준축의 굴절력 : 0

㉣ 붉은점 (오렌지색점) : - 원주렌즈의 축방향, + 굴절력,

검은점 (흰점) : + 원주렌즈의 축방향, - 굴절력.

(2) 등가 교차 원주렌즈의 반전

중간 기준축을 회전축으로 하여 반전시키면서 선명도 비교 검사.

등가 교차 원주렌즈를 반전시키면 먼저의 (+), (-)영역이 반전후 서로 자리 바뀜.

예를 들면,

Cyl (+D′) Dptr, Ax 90° ⊃ Cyl (-D′) Dptr, Ax 180°

↓ (반전)

Cyl (+D′) Dptr, Ax 180° ⊃ Cyl (-D′) Dptr, Ax 90°

(3) 등가 교차 원주렌즈 중간경선의 굴절력

양주경선의 굴절력이 (+D′), (-D′)인 등가교차원주렌즈의 (-)축과 ϕ를 이루는 중간경선의 굴절력 D_ϕ'는

$$D_\phi' = (+D')\cos^2\phi + (-D')\sin^2\phi = D'(\cos^2\phi - \sin^2\phi) = D'\cos 2\phi \quad \text{——— (10)}$$

(4) 등가 교차 원주렌즈의 용도

① 정확한 구면의 정밀검사(적정도수 검출검사) ② 근용안경의 가입도 검사
③ 난시유무 검사 ④ 교정 원주렌즈의 축방향 검사
⑤ 교정 원주렌즈의 교정굴절력 검사

6) 오토크로스 실린더렌즈(autocrossed cylinder lens) = 스톡스의 등가 교차 원주렌즈(Stockes' cross cylinder lens)

각각의 광학적 중심점(일치)을 회전축으로, 서로 반대 방향으로 같은 크기의 각도로 회전시켜 그 회전각 θ에 따라 굴절력의 크기가 달라진다.

(1) Cyl (+D′) Dptr, Ax θ ⊃ Cyl (-D′) Dptr, Ax (-θ) : 회전각 θ의 크기에 따라

① Cr (±D′) Dptr ~ Cr(±0.00) Dptr 범위까지 순차적으로 여러 굴절력의 등가 교차 원주렌즈 제작 가능

② 두 주경선 : 135°, 45°(θ의 크기에 관계없음)

㉠ 135°경선의 굴절력 : D′$\sin^2\theta$ ㉡ 45°경선의 굴절력 : (-D′)$\sin^2\theta$

(2) Cy l(+D′) Dptr, Axθ ⊃ Cyl (-D′) Dptr, Ax (-θ)로 표기된 TABO각 ϕ인 중간경선의 굴절력 D_ϕ'

$$D_\phi' = (+D')\sin^2(\phi-\theta) + (-D')\sin^2(\phi+\theta)$$
$$= (-D')\sin(2\theta)\sin(2\phi) \quad \text{——— (11)}$$

정 리 문 제

〈A 형 문항방식〉

※ 아래 각 문항의 물음에 대한 옳은 답 하나를 ① ~ ⑤ 에서 선택하시오.

01 비점결상에 관한 다음 설명 중 옳은 것은?

① 비점결상을 만드는 상공간의 광선속 전체는 스텀의 간격이다.
② 강주경선은 후초선을, 약주경선은 전초선을 결상한다.
③ 강주경선과 후초선, 약주경선과 전초선의 선방향은 같다.
④ 전초선과 후초선간의 거리는 스텀의 원추체이다.
⑤ 최소착란원의 위치는 양초선위치의 중심에서 약간 후초선에 가깝다.

☞ 난시안(토릭렌즈)은 각 경선의 굴절력이 서로 다른 관계로 한 물점에서 나온 광선 속은 망막에 한 점으로 상을 이루지 못하고 망막에 비점적인 상을 맺게 된다(비점결상).
이 비점결상을 만드는 광선속 전체를 스텀의 원추체(Sturm's conoid)라 하고 난시안의 경선 중 가장 강한 굴절력을 가진 경선은 강주경선, 가장 약한 굴절력을 가진 경선은 약주경선이며 렌즈의 경선에 의하여 굴절된 상은 직교하여 전초선과 후초선으로 상이 맺는다. 전초선은 약주경선과, 후초선은 강주경선과 같은 방향이고 전초선과 후초선 사이의 거리는 스텀의 간격(Sturm's interval)이라 한다.

02 지름 5 cm의 얇은 토릭렌즈, "S +3.00 D ⊂ C -1.00 D"가 공기 중에 놓여 있다. 전면에서 입사한 평행광선속이 이 렌즈를 통과한 후 만들어지는 최소착란원의 위치와 크기는?

① 렌즈로부터 +25.0 cm 되는 곳, 최소착란원의 지름 0.5 cm
② 렌즈로부터 +33.3 cm 되는 곳, 최소착란원의 지름 0.5 cm
③ 렌즈로부터 +37.5 cm 되는 곳, 최소착란원의 지름 0.7 cm
④ 렌즈로부터 +40.0 cm 되는 곳, 최소착란원의 지름 1.0 cm
⑤ 렌즈로부터 +45.0 cm 되는 곳, 최소착란원의 지름 1.0 cm

☞ 렌즈에서 최소착란원까지의 버전스 크기 $D_0' = \frac{D_S' + D_W'}{2} = \frac{3(D) + 2(D)}{2} = 2.5(D)$

① 최소착란원의 위치 ; $f_0' = \frac{1}{D_o'} = \frac{1}{2.5} = 40.0cm,$

② 최소착란원의 지름 ; $r = p\left[\frac{D_S' - D_W'}{D_S' + D_W'}\right] = 5\left[\frac{3-2}{3+2}\right] = 1.0$ cm

03 다음 중에서 구면 하드 콘택트렌즈로 교정할 수 <u>없는</u> 것은?

① 직난시 ② 도난시 ③ 사난시 ④ 각막 부정 난시 ⑤ 수정체 난시

☞ 수정체 난시는 안경 ,토릭 콘택트렌즈로 교정하여야 한다.

정답 1. ③ 2. ④ 3. ⑤

04 Sph −3 Dptr ◯ Cyl +3 Dptr, Ax 180° 로 완전 교정되는 눈은?

① 근시성단성직난시　② 원시성단성도난시　③ 근시성단성도난시
④ 잡성직난시　⑤ 근시성복성직난시

☞ Cyl −3.00 Dptr, Ax 90° 로 교정되는 도난시.

05 등가 교차원주렌즈의 광학적 구조에서 옳은 것은?

① 중간 기준축의 굴절력은 1 Dptr 이다.
② 한 매의 등가 교차원주렌즈에는 (-), (+) Dptr영역이 배치된다.
③ 중간 기준축을 경계로 하여 (+) Dptr영역은 (-) Dptr 영역보다 넓다.
④ 중간 기준축을 경계로 하여 각 경선은 (+), (-) Dptr 영역으로 나누어진다.
⑤ 중간 기준축을 회전축으로 하여 반전하면 (+)축, 0, (-)축으로 바뀌어진다.

☞ ◉ 양 주경선과 45° 를 이루는 정중간경선 두 개를 중간기준축이라 하고 그 굴절력은 0 Dptr 이다.
◉ 중간기준축을 회전축으로 하여 반전하면 (+)축과 (−)축이, (+) Dptr영역과 (−) Dptr영역이 자리 비뀜한다.
◉ 한 매의 등가 교차 원주렌즈의 영역에 (−), 0, (+) Dptr가 배치되어져 있다.

06 Sph +3.00 Dptr ◯ Cyl +2.00 Dptr, Ax 180° 렌즈의 지름이 60 mm 일 때 이 렌즈의 최소착란원의 크기는?

① 15 mm　② 20 mm　③ 30 mm　④ 35 mm　⑤ 40 mm

☞ 최소착란원의 크기=렌즈의 지름[난시량/(강주경선 + 약주경선)]
60mm × (5−3) / (5+3) = 15 mm

07 토릭렌즈 'S −1.00 Dptr ◯ C −2.00 Dptr, Ax 30°' 에서 수평경선의 굴절력은?

① -1.00 D　② -1.12 D　③ -1.25 D　④ -1.50 D　⑤ -1.75 D

☞ 수평경선은 타보각 30° 경선과 30° 를 이루므로 중간경선의 굴절력(D_{30}')은

$$D_{30}' = D_x'\cos^2 30^o + D_y'\sin^2 30^o = (-1)(\frac{\sqrt{3}}{2})^2 + (-3)(\frac{1}{2})^2$$
$$= -\frac{6}{4} = -1.5\,D$$

08 'S +2.00 D ◯ C +1.00D, Ax 135°'로 표기되는 토릭렌즈에서 수평경선의 굴절력은?

① 3.00 D　② 1.00 D　③ 4.00 D　④ 2.00 D　⑤ 2.50 D

☞ $D_{45}' = D_x'\cos^2 45^o + D_y'\sin^2 45^o = (2.00)(\frac{1}{2}) + (3.00)(\frac{1}{2}) = 2.50\,D$

정답 4. ③　5. ④　6. ①　7. ④　8. ⑤

09 Sph −2.00 Dptr ◯ Cyl −2.00 Dptr, Ax 30° 의 렌즈로 교정되는 사람이 나안으로 방사선 시표를 보면 어느 방향이 선명하게 보이는가?

① 150° ② 120° ③ 60° ④ 180° ⑤ 30°

☞ 교정렌즈의 축이 30° 이므로 270° − 잘 보이는 방향=약주경선(교정렌즈의 축방향), 잘 보이는 방향 ; 270° − 30° = 240°, 240° − 180° = 60°

10 Sph +5.00 Dptr ◯ Cyl +4.00 Dptr, Ax 15° 으로 조제된 안경렌즈의 T.A.B.O.각 45° 경선의 굴절력은?

① +5.00 Dptr ② +6.00 Dptr ③ +6.50 Dptr ④ +7.00 Dptr ⑤ +7.50 Dptr

☞ 렌즈의 약주경선(축)이 T.A.B.O. 15° 에 있으므로 T.A.B.O. 45° 방향은 렌즈 축에서 30° 의 위치의 경선이므로 렌즈의 30° 경선의 굴절력을 구하면 된다.

11 크로스실린더렌즈, 'Cr ±0.50 D'의 (−)축이 수직방향에 있다. 중간기준축을 회전축으로 반전했을 때 맞는 표기는?

① S −0.50 D C +0.50 D, Ax 180°
② S +0.50 D C −0.50 D, Ax 90°
③ S −0.50 D C +1.00 D, Ax 180°
④ S +0.50 D C −1.00 D, Ax 180°
⑤ S +1.00 D C −1.00 D, Ax 90°

☞ 크로스실런더렌즈의 (−), (+) 축방향 경선은 각각 (−굴절력)과 (+굴절력)이 모든 경선에서 가장 작다. 따라서 (−)축경선은 (+)굴절력이 가장 큰 경선이 되어서 양주경선의 굴절력이 ±0.50 D이므로 S +0.50 D의 경선(−축)을 Ax 90° (수직)로 위치하는 처방을 찾으면 된다. (−)표기로 하면 'S +0.50D ◯ C −1.00 D, Ax 90°'이고 이를 (+)표기로 전환하면 'S −0.50 D ◯ C +1.00 D, Ax 180°'가 되고 반전하면 양주경선의 위치가 바뀌어 수평경선이 +0.50 D가 된다.

12 실린더렌즈 'C −1.00 D'와 'C +1.00 D'를 공심축으로 밀착시켜 반대방향으로 같은 속도로 회전시킴으로써 얻을 수 있는 이 합성 렌즈의 굴절력 범위와 이름은?

① C −1.00 D에서 C +1.00 D까지. Stoke's 실린더렌즈
② S 0.00 만 생긴다. Hershell의 평면렌즈
③ S −1.00 D에서 S +1.00 D까지. 연속 구면렌즈
④ Cr ±0.00 D에서 Cr ±1.00 D까지. 오토크로스 실린더렌즈
⑤ 0△에서 1.00△까지. Hershell의 로터리 프리즘

☞ 절대값은 같고 부호가 다른 2개의 실린더렌즈를 사교시키면 등가교차실린더렌즈(crossed cylinder lens)가 된다. 같은 속도로 반대로 회전시키면 굴절력의 절대치가 연속적으로 변하는 오토크로스 실린더렌즈(Stoke's 크로스실린더렌즈)가 된다. 그 절대값의 범위는 0.00 D에서 실린더렌즈의 굴절력의 절대값인 Cr ±1.00 D 까지이다.

정답: 9. ③ 10. ② 11. ④ 12. ④

13 Sph +3.00 Dpt ◯ Cyl +2.00 Dptr, Ax 90° 렌즈의 지름이 50 mm일 때 이 렌즈의 최소착란원의 크기는?

① 10mm ② 11mm ③ 11.5mm ④ 12.5mm ⑤ 14.5mm

☞ 최소착란원의 크기 = 렌즈의 지름 [난시량 / (강주경선 + 약주경선)]= 50mm X (5–3) / (5+3) = 12.5mm

14 Cy +1.00 Dptr, Ax 90° ◯ Cy –1.00 Dptr, Ax 180° 의 크로스실린더 렌즈가 있다. 이 렌즈를 기준축을 회전축으로 반전하였을 때 표기법으로 바른 것은?

① Sph +1.00 Dptr ◯ Cyl -1.00 Dptr, Ax 90°
② Sph +1.00 Dptr ◯ Cyl -1.00 Dptr, Ax 180°
③ Sph -1.00 Dptr ◯ Cyl +1.00 Dptr, Ax 90°
④ Sph -1.00 Dptr ◯ Cyl +2.00 Dptr, Ax 180°
⑤ Sph -1.00 Dptr ◯ Cyl +2.00 Dptr, Ax 90°

☞ C · C표기를 S + C로 전환하면 Sph -1.00 Dptr ◯ Cyl +2.00 Dptr, Ax 90° 이다.
반전하는 것은 –축과 +축이 서로 바꿔지는 것이다.

15 크로스실린더법으로 난시축을 정밀하게 찾았을 때 비교선명도가 동일한 이유는?

① 눈의 강주경선에 (+)축이, 약주경선에 (-)축이 위치하기 때문이다.
② 눈의 강주경선에 (-)축이, 약주경선에 (+)축이 위치하기 때문이다.
③ 눈의 강주경선에 크로스실린더의 중간기준축이 위치하기 때문이다.
④ 눈의 강주경선에 (-)디옵터영역이, 약주경선에 (+)디옵터영역이 위치하기 때문이다.
⑤ 눈의 강주경선에 (+)디옵터영역이, 약주경선에 (-)디옵터영역이 위치하기 때문이다.

☞ 크로스실린더법으로 정확하게 난시축을 찾았을 때는 눈의 양주경선과 크로스실린더의 중간기준축이 일치했고 이 때 중간기준축의 굴절력은 0.00D이므로 양주경선의 굴절력 변화가 없어 전 · 후초선이 위치 변화가 없으므로 반전하여도 비교선명도가 동일하다.

16 크로스실린더법으로 난시교정 실린더렌즈의 굴절력을 정밀하게 교정하였을 때 반전 전후의 비교선명도가 동일한 이유는?

① 전초선과 후초선의 위치 변화가 없기 때문이다.
② 전초선과 후초선의 간격이 벌어지기 때문이다.
③ 전초선과 후초선의 간격이 좁아지기 때문이다.
④ 전초선과 후초선의 위치만 바뀌기 때문이다.
⑤ 전초선과 후초선이 한 점에서 일치하기 때문이다.

☞ 크로스실린더법으로 정확하게 난시를 교정하였다면 전초선과 후초선의 위치만 바뀌게 되어 전 · 후초선 사이에 위치한 최소착란원은 반전하여도 크기가 일정하게 된다.

정답
13. ④ 14. ④ 15. ③ 16. ④

17 정시안의 눈 앞에 Cr ±0.25 Dptr의 크로스 실린더렌즈를 (-) 축이 45° 가 되도록 위치시켰다. 이 때 눈과 렌즈의 합성된 상태는?

① Sph +0.25 Dptr ◯ Cyl -0.50 Dptr, Ax 45°로 교정되는 근시성 사난시
② Sph +0.25 Dptr ◯ Cyl -0.50 Dptr, Ax 135°로 교정되는 잡성 사난시
③ Sph -0.25 Dptr ◯ Cyl +0.50 Dptr, Ax 135°로 교정되는 잡성 사난시
④ Sph +0.25 Dptr ◯ Cyl -0.50 Dptr, Ax 45°로 교정되는 잡성 사난시
⑤ Sph +0.25 Dptr ◯ Cyl -0.25 Dptr, Ax 135°로 교정되는 잡성 사난시

☞ Sph +0.25 Dprt ◯ Cyl -0.50 Dptr, Ax 45° 이 눈에 가한 렌즈의 표기이고 반전하면 45° 에서 135° 로 축이 바꾸어짐으로 Sph +0.25 Dptr ◯ Cyl -0.50 Dptr, Ax 135°

18 정시안 눈앞에 ±0.50 Dptr의 크로스실린더렌즈를 (-) 축이 90° 가 되도록 가입시켰다. 이 때 렌즈와 눈이 합성된 상태는?

① Sph -1.00 Dptr ◯ Cyl -1.00 Dptr, Ax 90°로 교정될 근시성 복성 도난시
② Sph +1.00 Dptr ◯ Cyl +0.50 Dptr, Ax 90°로 교정될 원시성 복성 직난시
③ Sph +0.50 Dptr ◯ Cyl -0.50 Dptr, Ax 180°로 교정될 원시성 단성 직난시
④ Sph -0.50 Dptr ◯ Cyl +0.50 Dptr, Ax 90°로 교정될 근시성 단성 직난시
⑤ Sph -0.50 Dptr ◯ Cyl +1.00 Dptr, Ax 90°로 교정될 혼합 직난시

☞ 0.50 Dptr의 크로스실린더렌즈를 (-)축이 90° 일 때 Sph +0.50 Dptr ◯ Cyl -1.00 Dptr, Ax 90° 으로 표기됨으로 눈에는 이 영향을 미치며 이를 중화시킬 교정렌즈는 눈에 가한 렌즈의 부호를 바꾼다. 또 크로스실린더렌즈의 경우, 교정렌즈는 반전시킨 렌즈가 됨으로 크로스실린더 렌즈의 반전 표기는 Sph -0.50 Dptr ◯ Cyl +1.00 Dptr, Ax 90° 이다.

19 원시성 난시안의 강주경선이 T.A.B.O.각 30° 일 때 이 환자가 본 방사선 시표의 선명한 부분은?

① 12시 에서 6시
② 1시 에서 7시
③ 2시 에서 8시
④ 11시 에서 5시
⑤ 10시 에서 4시

☞ 원시성 난시안은 선명하게 보이는 시간 방향이 바로 약주경선이 된다.
즉, 약주경선이 (-)원주렌즈 축이 된다.

20 Cyl +1.00 Dptr, Ax 180° ◯ Cyl -1.00 Dptr, Ax 90° 의 렌즈의 T.A.B.O.각 30° 경선의 굴절력은?

① -0.75 Dptr ② -0.50 Dptr ③ -0.25 Dptr ④ +0.25 Dptr ⑤ +0.50 Dptr

☞ $D_\theta' = (D_x' \cos^2\theta) + (D_y' \sin^2\theta) = -1 \times \cos^2 30° + 1 \times \sin^2 30° = -0.50$ Dptr

정답 17. ② 18. ⑤ 19. ② 20. ②

21 근시성난시안이 라우비체크의 포물선시표를 사용하여 포물선의 좁은 부분이 선명하게 보일 때까지 시표를 회전시켜 이 때 좁은 부분이 시표에 표시된 50° 방향을 가리키고 있었다. 다음 중 옳은 것은?

① 강주경선은 T.A.B.O. 각 150°이다.
② 약주경선은 T.A.B.O. 각 130°이다.
③ 약주경선은 T.A.B.O. 각 40°이다.
④ 강주경선은 T.A.B.O. 각 140°이다.
⑤ 난시렌즈의 교정렌즈의 축방향은 140°이다.

☞ 라우비체크 시표를 회전시켜 포물선의 좁은 양쪽부분이 균등히 짙을 때 라우비체크의 좁은 부분이 강주경선이 되고 축방향을 표시하는 화살표방향이 약주경선이 된다.
◉ 강주경선을 가르키는 부분이 90° 보다 클 때 약주경선 방향은 $\theta-90°$ 이고
◉ 강주경선을 가르키는 부분이 90° 보다 작을 때 약주경선 방향은 $\theta+90°$ 이다.

22 크로스실린더렌즈 ±0.50 Dptr의 붉은 점이 30° 의 방향에 있도록 손잡이를 75° 방향으로 잡고 있었다. 이 때 중간 기준축 방향, 굴절력이 0인 방향, 굴절력이 +0.50 Dptr인 방향, (−)원주렌즈의 축방향각 값을 순서대로 나타낸 것은?

① 30°와 120°, 75°와 165°, 30°, 120°
② 75°와 165°, 30°와 120°, 120°, 30°
③ 75°와 165°, 75°와 165°, 120°, 120°
④ 30°와 120°, 30°와 120°, 75°, 165°
⑤ 75°와 165°, 75°와 165°, 30°, 30°

☞ 중간 기준축 방향 = 굴절력이 0인 방향 = 75°, 165° 이고 굴절력이 +0.50 Dptr인 방향 = (−)원주렌즈의 축방향 30° 이다.

23 토릭렌즈 Sph −1.00 Dptr ◯ Cyl −1.00 Dptr, Ax 180° 와 Sph −2.00 Dptr ◯ Cyl −1.00 Dptr, Ax 90° 를 밀착시켰을 때 합성렌즈의 등가구면의 굴절력은?

① -4.00 Dptr ② -3.00 Dptr ③ -2.00 Dptr ④ -1.50 Dptr ⑤ -0.50 Dptr

☞ 각 렌즈의 강주경선과 약주경선이 수직과 수평임으로 간단히 가감 할 수 있다.
먼저 축방향을 동일하게 하여 L1 + L2하면 (Sph −1.00 Dptr ◯ Cyl −1.00 Dptr, Ax 180°)
+(Sph −3.00 Dptr ◯ Cyl +1.00 Dptr, Ax 180°) ◯ Sph −4.00D

24 Sph +3.00 D ◯ Cyl 1.00 D, Ax 90° 로 교정되고 조절력이 8.00 D인 원시인 사람이 나안으로 무한대에 있는 물체를 수시하고 있을 때 망막에 맺는 상의 형태는?

① 전초선이 망막에 맺는다.
② 후초선이 망막에 맺는다.
③ 최소착란원이 망막에 맺는다.
④ 전초선과 후초선이 망막 앞에 맺는다.
⑤ 전초선과 후초선이 망막 뒤에 맺는다.

☞ 조절력이 충분함으로 최소착란원이 망막에 맺는다.

정답 21. ⑤ 22. ⑤ 23. ① 24. ③

25 원주렌즈 −3.00 Dptr, Ax 180° 에서 T.A.B.O.식 방향각이 30° 인 경선의 굴절력의 크기는?

① -1.50 Dptr ② -0.75 Dptr ③ -0.45 Dptr ④ -0.25 Dptr ⑤ -1.25 Dptr

☞ $D_\theta{}' = D'\sin^2\theta = -3\sin^2 30^\circ = -3 \times \frac{1}{4} = -0.75$ Dptr

26 Cyl −1.00 Dptr, Ax 90° 의 처방으로 교정될 난시안이 나안으로 방사선 시표를 보았을 때 어느 방향의 선이 가장 선명하게 보이겠는가?

① 45도의 경선 ② 135도의 경선 ③ 수직경선 ④ 수평경선 ⑤ 모든 방향

☞ Cyl -1.00 Dptr, Ax 90° 으로 교정되는 눈은 근시성 단성도난시

27 렌즈의 앞면에 Cyl +0.5 Dpttr, Ax 90°, 뒷면에 Cyl -0.75 Dptr, Ax 180° 로 제작 한 렌즈는?

① Sph 0.50 Dptr ◯ Cyl -1.25 Dptr, Ax 180°
② Sph -0.75 Dptr ◯ Cyl 0.50 Dptr, Ax 90°
③ Sph 0.50 Dptr ◯ Cyl -0.75 Dptr, Ax 180°
④ Sph -0.25 Dptr ◯ Cyl 0.50 Dptr, Ax 90°
⑤ Sph 1.00 Dptr ◯ Cyl 0.25 Dptr, Ax 45°

☞ ◉ 렌즈의 앞면의 경선은 수직이 0.00, 수평이 +0.50, 뒷면은 수직이 −0.75, 수평이 0.00 이다.
$D_1 + D_2 = D'$ 에서 수직은 −0.75, 수평은 +0.50
◉ 앞면 Cyl +0.50 Dptr, Ax 90°, 뒷면 Sph -0.75 Dptr ◯ Cyl +0.75 Dptr, Ax 90° 이므로 앞 + 뒤 = Sph -0.75 Dptr ◯ Cyl +1.25 Dptr, Ax 90°

28 방사선 시표의 10시 방향으로 선명하게 보인 근시성단난시의 눈을 교정하려고 할 때 교정 원주렌즈의 축 방향은?

① 30° ② 60° ③ 120° ④ 150° ⑤ 210°

☞ ◉ 시간 X 30° = 교정렌즈의 축방향, 10 X 30° = 300° 300° −180° = 120°
(나) 10시 = 150° 약주경선 = 교정렌즈의 축방향 = 270° −150° = 120°

29 강주경선이 T.A.B.O.식으로 30° 방향에 있는 근시성단난시의 눈이 방사선 시표를 보면, 시표의 몇 도 방향으로 있는 방사선이 가장 선명하게 보일까?

① 30° ② 60° ③ 120° ④ 150° ⑤ 210°

☞ 강주경선 방향 = 180° − 잘 보이는 방향, 30° =1 80° − x^0, x^0 = 180° − 30° = 150°
∴ x^0 = 150°

정답 25. ② 26. ④ 27. ① 28. ③ 29. ④

30 Sph +4.00 Dptr ◯ Cyl +2.00 Dptr, Ax 90° 으로 표기되는 원시성 복성난시 교정렌즈에 평행광선속이 입사했을 때 최소착란원은 렌즈로부터 얼마거리에 생기는가?

① 10 cm ② 20 cm ③ 30 cm ④ 40 cm ⑤ 50 cm

☞ (4.00 + 6.00) / 2 = 5.00 D ⇒ 20 cm

31 Sph +4.00 Dptr ◯ Cyl +2.00 Dptr, Ax 180° 의 렌즈로 교정되는 눈의 최소착란원의 위치(mm)는? 단, 눈의 주점굴절력은 약 60 Dptr 이고 굴절률은 1.336 이다.

① 12 mm ② 18 mm ③ 24 mm ④ 30 mm ⑤ 36 mm

☞ $D_S' = S + C,\ D_W' = S$

$D_o' = \frac{D_s' + D_w'}{2} = \frac{6+4}{2} = 5$ D_o' = 60−5 = 55 Dptr

$f_o' = \frac{n}{Do'} = \frac{1.336}{55}$ = 0.024 m = 2.4 cm =24 mm

32 왼쪽 눈의 검사 결과가 "현성 굴절검사 ; −5.50 / (−1.00) × 180, K−reading ; 42.75 @ 180 44.25 @ 90" 와 같을 때 내부 난시는?

① C −1.50 D, Ax 90° ② C −0.50 D, Ax 90° ③ C −1.50 D, Ax 180°
④ C −1.00 D, Ax 180° ⑤ C −0.50 D, Ax 180°

☞ 현성 검사에서 전체 난시는 C−1.00 D, Ax 180° 이고 각막 난시는 C−1.50 D, Ax 90° 이다.
내부 난시 = (전체난 시) − (각막 난시) = C −0.50 D, Ax 90° 이다.

33 토릭렌즈에 의한 스텀(sturm)의 원추체 상에서 물체의 형태와 거의 같은 상이 만들어지는 위치는?

① 후초선 후방 ② 후초선 ③ 최소착란원 ④ 전초선 ⑤ 전초선 전방

☞ 스텀의 원추체 상의 최소착란원을 망막(스크린)에 위치시킬 때 물체의 모양과 가장 닮은 상이 만들어진다.

34 강주경선의 굴절력이 50.00 Dptr 이고 수평방향에 위치할 때 어떤 난시인가?
단, 50 Dptr는 정시의 굴절력이다.

① 근시성단순직난시 ② 근시성난순도난시 ③ 원시성단순직난시
④ 원시성단순도난시 ⑤ 원시성복합직난시

☞ 강주경선(가장 강한 경선)의 굴절력이 50.00 Dptr이므로 전초선이 망막에 위치하고 약주경선은 망막 뒤에 위치하기 때문에 원시성단순난시이다. 그리고 강주경선이 수평방향에 위치하므로 원시성단순도난시이다.

정답 30. ② 31. ③ 32. ② 33. ③ 34. ④

35 등가교차 실린더렌즈의 검사에 사용하지 **않는** 것은?

① 난시 유무 검사 ② 근용안경 가입도 검사 ③ 원용안경 가입도 검사
④ 난시 교정굴절력 정밀검사 ⑤ 난시의 교정실린더렌즈 축 방향 검사

☞ 적정 구면도수 검출에도 등가교차 실린더렌즈를 사용하고 원용안경 가입도 검사에는 사용하지 않는다.

36 적정 굴절상태에서 전초선은 망막 앞에, 후초선은 망막 뒤에 위치하는 난시는?

① 사난시 ② 혼합난시 ③ 동적난시 ④ 근시성단난시 ⑤ 원시성단난시

☞ 동적난시(조절성난시)는 가까운 곳을 볼 때 생기는 난시이고 근시성 단난시는 후초선이 망막에 일치하는 난시, 원시성 단난시는 전초선이 망막에 일치하는 난시이다.

37 내면 토릭렌즈는 외면 토릭렌즈에 비교할 경우, 그 좋은 점은?

① 난시의 부등배율 보정 ② 근시성 단난시의 교정 ③ 근시성 복난시의 교정
④ 원시성 단난시의 교정 ⑤ 원시성 복난시의 교정

☞ 내면 토릭렌즈는 외면 토릭렌즈에 비해 외관이 좋고 제작비용이 고가이며 난시의 부등배율 보정에 좋다.

38 다음 원주렌즈에 대한 설명 중 옳은 것은?

① 볼록 원주렌즈는 허초선으로 결상된다.
② 오목 원주렌즈는 실초선으로 결상된다.
③ 원주렌즈의 도수경선과 축경선은 나란하다.
④ 원주렌즈의 축방향 굴절력은 0 D이다.
⑤ 볼록원주 렌즈의 형상은 원주를 수평으로 절단한 모양과 같다.

☞ 볼록 원주렌즈는 실초선으로, 오목 원주렌즈는 허초선으로 결상되고 원주렌즈의 도수경선과 축경선은 서로 직교한다. 볼록원주 렌즈의 형상은 원주를 수직으로 절단한 모양과 같고 원주렌즈의 축방향의 굴절력은 0 Dptr 이다.

39 난시 교정용 토릭렌즈에서 나타나는 특징 중 옳은 것은?

① 전초선과 후초선의 선방향은 서로 같다.
② 강주경선과 전초선의 선방향은 서로 같다.
③ 약주경선과 후초선의 선방향은 서로 같다.
④ 강주경선과 약주경선 사이의 거리를 스텀(sturm)의 간격이라 한다.
⑤ 최소착란원의 위치는 양 초선위치의 조화평균값을 가지며 약간 전초선에 가깝다.

☞ 전초선과 후초선의 선방향은 서로 직교하고 강주경선과 전초선의 선방향과 약주경선과 후초선의 선방향은 서로 직교하며, 전초선과 후초선사이의 거리를 스텀의 간격이라 한다.

정답
35. ③ 36. ② 37. ① 38. ④ 39. ⑤

40 난시인 눈에 의해 만들어지는 망막 상의 설명으로 옳지 **않은** 것은?

① 축상의 위치에 따라 상의 모양이 변한다.
② 최소착란원이 중심와에 있을 때 가장 선명하다.
③ 조준선상에 구면의 비점수차와 같은 비점결상을 한다.
④ 좌우상하와 같은 방향에 따른 선명도의 변화가 없다.
⑤ 강주경선과 약주경선의 교정굴절력으로 처방표기를 한다.

☞ 난시안이 물체를 볼 때 경선별로 상의 위치가 다르므로 선명도의 변화가 생겨 방향에 따라 명암의 차이가 있는 방향성이 있게 된다.

41 공기 중에 있는 얇은 토릭렌즈 Sph +5.00 Dptr ⌒ Cyl −2.00 Dptr의 전면에서 입사한 평행광선속에 의해 만들어지는 전초선과 후초선의 위치는?
단, 부호는 cartesian 규약에 따른다.

① 렌즈로부터 −20 cm, −50 cm
② 렌즈로부터 +20 cm, +50 cm
③ 렌즈로부터 −20 cm, −33.3 cm
④ 렌즈로부터 +20 cm, +33.3 cm
⑤ 렌즈로부터 −20 cm, −25 cm

☞ 얇은 토릭렌즈의 강주경선의 굴절력이 +5.00 D이므로
전초선의 위치; 1 / +5.00 D = +0.2 m = +20 cm 이고 약주경선의 굴절력이 +3.00 D(5.00 − 2.00 = 3.00 D)이므로 후초선의 위치; 1/+3.00 D = +0.333 m = +33.3 cm 이다.

42 난시의 종류에 대한 설명으로 옳지 **않은** 것은?

① 형태에 의해 정난시와 부정난시로 구분한다.
② 구조에 의해 각막난시, 수정체난시, 전체난시로 구분한다.
③ 강주경선 방향에 의해 직난시, 도난시, 사난시로 구분한다.
④ 전초선과 후초선의 위치에 의해 5가지 난시로 구분한다.
⑤ 주경선 방향과 전·후초선의 위치에 의한 난시는 17종류이다.

☞ 일반적으로 난시는 정난시를 말한다. 정난시는 양주경선이 수직관계인 광학계로 주경선 방향과 전·후초선의 위치에 의해 15종류이고 부정난시 1가지와 총 16종류이다.

43 운무된 상태에서 방사선 시표의 수직선이 가장 선명하게 보였을 때 이 눈은?

① 정시 ② 부정난시 ③ 직난시 ④ 도난시 ⑤ 사난시

☞ 후초선이 수직방향이고 후초선과 같은 방향인 강주경선도 수직방향이므로 직난시.

정답
40. ④ 41. ④ 42. ⑤ 43. ③

44 정시의 눈 앞에 크로스실린더렌즈를 대면 어떤 눈이 되는가?

① 근시성 복난시 ② 원시성 복난시
③ 주경선 균형상태의 근시성 단난시 ④ 주경선 균형상태의 원시성 단난시
⑤ 주경선 균형상태의 잡성난시

☞ 정시인 눈 앞에 크로스실린더를 대면 양주경선이 각각 같은 양의 (+)와 (-)굴절력을 가하므로 주경선 균형상태의 잡성난시(혼합난시)가 된다.

44. ⑤

7 프리즘 벡터와 굴절력 행렬

기 본 정 리

※₁ **프리즘 렌즈(prism lens : 사위 교정렌즈)의 기능**

① 프리즘 렌즈에 입사한 광선은 항상 그 기저(base)쪽으로 꺾인다.

② 프리즘 렌즈에 의한 상은 실물보다 정점 쪽으로 편위 되어 나타난다.

③ 얇은 프리즘 렌즈가 공기 속에 놓여 있을 때, 최소꺾임각 δ_m는

$\delta_m = (n-1)\alpha$,　　　여기서, α는 정각,　n는 재질의 굴절률

※₂ **굴절력 행렬과 프리즘벡터의 활용**

① 토릭렌즈의 임의의 입사점에서 **프리즘 크기와 기저방향**

② 편심되게 처방된 토릭렌즈에서 프리즘굴절력을 얻기 위한 광학중심점의 **편심거리와 방향**

③ 두 장 이상의 토릭렌즈를 합성했을 때 **합성토릭렌즈의 표기**와 **잔류난시를 교정할 토릭렌즈의 굴절력과 주경선 방향**

④ 난시교정실린더렌즈의 굴절력(C)과 축방향(Ax)을 정밀검사하는 **크로스실린더법의 이론적 배경**

⑤ 다초점 토릭렌즈에서 **자렌즈의 프리즘 굴절력, 합성광학중심점 위치 및 상의 도약**

⑥ 프리즘처방 안경과 일반 안경에서 **동공간의 거리(PD)와 광학중심점 높이(Oh)**

1) 프리즘벡터의 성분

(1) 프리즘 굴절력(꺾임 벡터)

굴절력의 크기P(△)와 꺾임의 방향(기저방향)의 TABO각 θ로 표시되는 벡터량.

합성 프리즘 굴절력의 수평 및 수직 성분 P_x, P_y

$$P_x = P_{1x} + P_{2x} + P_{3x} \ldots\ldots\ldots + P_{nx}$$

$$P_y = P_{1y} + P_{2y} + P_{3y} \ldots\ldots\ldots + P_{ny}$$

합성 프리즘 굴절력의 크기 P(△)와 방향 θ

$$P = \sqrt{P_x^2 + P_y^2}\ (\triangle), \qquad \tan\theta = \frac{P_y}{P_x}$$

$$\vec{P} = \begin{bmatrix} p \\ \theta \end{bmatrix} = \begin{bmatrix} P_x \\ P_y \end{bmatrix} = \begin{bmatrix} P\cos\theta \\ P\sin\theta \end{bmatrix} = \begin{bmatrix} \sqrt{P_x^2 + P_y^2} \\ \tan^{-1}\left(\frac{P_y}{P_x}\right) \end{bmatrix} \quad \text{—— (1)}$$

*₁ 사위교정 처방서 기록 - P_x : B.I. 와 B.O. , P_y : B.U.와 B.D.

*₂ 스칼라(scalar)와 벡터(vector)

㉠ 스칼라 : 크기만 가진 물리량, (예) 구면렌즈의 굴절력

㉡ 벡터 : 크기와 방향을 가진 물리량, (예) 프리즘 렌즈의 굴절력

*₃ O.D.(ocular dextra) : 우안, O.S.(ocular sinistra) : 좌안

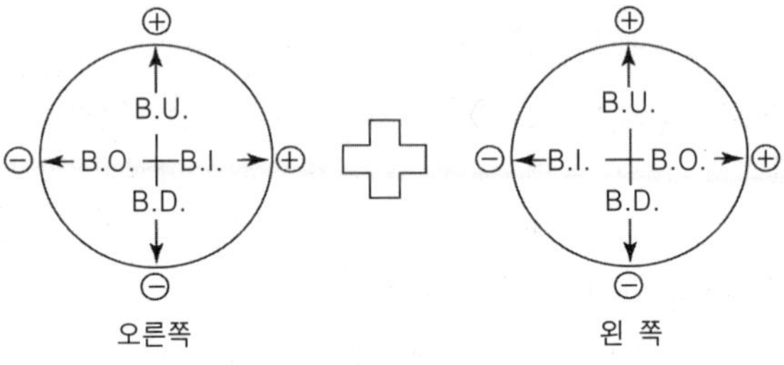

그림 5-2. 프리즘 성분의 부호

(2) 프리즘 벡터의 합(밀착된 2개 이상 프리즘 렌즈의 합성 결과)

프리즘 굴절력이 $\overrightarrow{P_1}$, $\overrightarrow{P_2}$, $\overrightarrow{P_3}$, ……… + $\overrightarrow{P_n}$ 인 여러 장의 얇은 프리즘을 밀착하여 얻어진 합성프리즘의 굴절력 $\overrightarrow{P}$ 는

$$\overrightarrow{P} = \overrightarrow{P_1} + \overrightarrow{P_2} + \overrightarrow{P_3} \cdots\cdots + \overrightarrow{P_n} \quad \text{(2)}$$

※ 로타리 프리즘(Herschell double prism lens)

㉠ **두 매의 동일한 프리즘 렌즈를 합성**하여 양 프리즘 렌즈를 같은 크기의 회전각으로 서로 반대방향으로 회전시켜 합성프리즘 굴절력을 연속적으로 변화시키는 기구

㉡ 합성 프리즘굴절력 $\overrightarrow{P}$

$$\therefore \overrightarrow{P} = 2P'\sin\theta \quad \text{(3)}$$

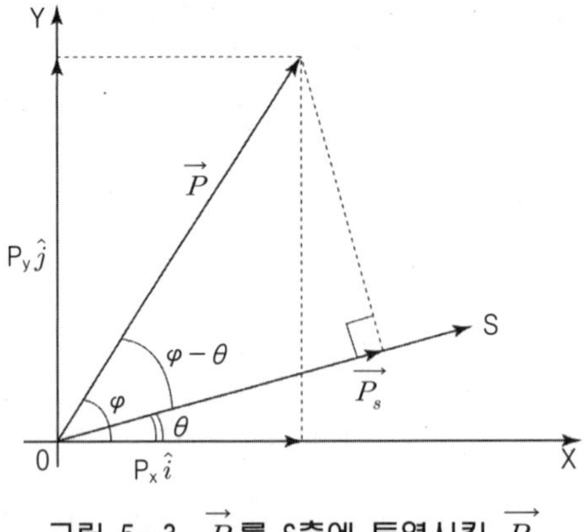

그림 5-3. $\overrightarrow{P}$를 S축에 투영시킨 $\overrightarrow{P_S}$

여기서 P' : 각 프리즘 렌즈의 굴절력, θ : 회전각

(3) 프리즘 벡터의 차(양안단일시에 미치는 프리즘 크기)

; 양안에 미치는 프리즘의 영향 : 좌우 각각의 프리즘 벡터의 차
좌·우 단안의 프리즘 굴절력이 $\overrightarrow{P_L}$, $\overrightarrow{P_R}$ 일 때, 양안시에 미치는 프리즘 굴절력;

① 좌안 기준 우안 : $\overrightarrow{P} = \overrightarrow{P_R} - \overrightarrow{P_L} = \begin{bmatrix} P_R\cos\theta_R - P_L\cos\theta_L \\ P_R\sin\theta_R - P_L\sin\theta_L \end{bmatrix}$ ―――― (4)

② 우안 기준 좌안 : $\overrightarrow{P} = \overrightarrow{P_L} - \overrightarrow{P_R} = \begin{bmatrix} P_L\cos\theta_L - P_R\cos\theta_R \\ P_L\sin\theta_L - P_R\sin\theta_R \end{bmatrix}$ ―――― (5)

*1 양안에 같은 굴절력을 갖는 프리즘을 같은 기저방향으로 두면 착용자의 양안에 미치는 프리즘 굴절력은 0이 되고,

*2 양안에 같은 굴절력을 갖는 프리즘을 기저가 반대 방향이 되게 두면, 양안에 미치는 프리즘 굴절력 크기는 단안 프리즘 굴절력 절대값의 2배가 된다.

2) 프리즘벡터와 스칼라량의 곱

프리즘처방검사에서 한쪽 눈 : 수평방향의 사위교정의 프리즘굴절력 측정,
다른 쪽 눈 : 수직방향의 사위교정의 프리즘굴절력 측정한 후 양안단일시를 위한 프리즘 처방값을 좌·우안에 분배(이등분 ; $\frac{1}{2}$)하고 다른 눈 쪽(-1)에 옮긴다.

① 각각의 눈에서 측정된 프리즘벡터에 $\frac{1}{2}$의 스칼라량을 곱하고

② 다른 눈쪽에 측정값을 옮기는 것은 프리즘벡터의 방향을 바꾸는 것이므로 (-1)의 스칼라량을 곱한다.

3) 프리즘 벡터의 스칼라 곱

(1) 두 프리즘 벡터 $\overrightarrow{P_1}$ 와 $\overrightarrow{P_2}$ 의 스칼라 곱

$\overrightarrow{P_1} \bullet \overrightarrow{P_2} = P_1 P_2 \cos\theta$

여기서 θ: 두 벡터가 이루는 각

$\overrightarrow{P_1} = \overrightarrow{P_{1x}} + \overrightarrow{P_{1y}}$, $\overrightarrow{P_2} = \overrightarrow{P_{2x}} + \overrightarrow{P_{2y}}$ 이고

$\overrightarrow{P_{1x}} = P_{1x}\hat{i}$, $\overrightarrow{P_{1y}} = P_{1y}\hat{j}$, $\overrightarrow{P_{2x}} = P_{2x}\hat{i}$, $\overrightarrow{P_{2y}} = P_{2y}\hat{j}$ 일 때

$\therefore \overrightarrow{P_1} \bullet \overrightarrow{P_2} = (P_{1x}P_{1y} + P_{2x}P_{2y})$ ―――― (6)

(2) $\overrightarrow{P_s} \Rightarrow \overrightarrow{P}$: x축에 각 θ을 이루는 s축이 있을 때 프리즘 벡터 $\overrightarrow{P}$

$$\vec{P} = \begin{bmatrix} P_x \\ P_y \end{bmatrix} = P_x \hat{i} + P_y \hat{j} \quad \text{(7)}$$

$\vec{P}$를 s축에 투영시킨 $\vec{P_s}$는 $\vec{P}$와 $(\phi-\theta)$각을 이루고 있으므로

$$\left|\overrightarrow{P_s z}\right| = P\cos(\phi-\theta) \quad \text{(8)}$$

또 S축위에 단위벡터 $\hat{e_s}$를 상정하면 $\vec{P}$와 $\hat{e_s}$의 스칼라 곱, 즉

$$\overrightarrow{P_1} \bullet \hat{e_s} = \mathrm{P}|\underset{e_s}{\rightarrow}|\cos(\phi-\theta) = Pe_s\cos(\phi-\theta)(\because e_s = 1)$$

$$\therefore \overrightarrow{P_1} \bullet \hat{e_s} = \mathrm{P}\cos(\phi-\theta) \quad \text{(9)}$$

식 (8)과 식 (9)에서

$$P_s = \overrightarrow{P_1} \bullet \hat{e_s} \quad \text{(10)}$$

따라서 프리즘 벡터 $\vec{P}$를 x축에 대해 각 θ를 이루는 s축상에 투영시켜 얻은 벡터 $\vec{P_s}$의 절대값은 $\vec{P}$와 s축방향 단위 벡터 $\hat{e_s}$의 스칼라 곱.

$$\hat{e_s} = \begin{bmatrix} \cos\theta \\ \sin\theta \end{bmatrix} = \cos\theta\,\hat{i} + \sin\theta\,\hat{j} \quad \text{(11)}$$

$$\left|\vec{P_s}\right| = \overrightarrow{P_1} \bullet \hat{e_s} = (P_x\hat{i} + P_y\hat{j}) \cdot (\cos\theta\,\hat{i} + \sin\theta\,\hat{j}) = P_x\cos\theta + P_y\sin\theta \quad \text{(12)}$$

$$\vec{P_s} = \left|\vec{P_s}\right| \bullet \hat{e_s} = (P_x\cos\theta + P_y\sin\theta) \cdot (\cos\theta\,\hat{i} + \sin\theta\,\hat{j})$$

$$= \begin{bmatrix} P_x\cos^2\theta + P_y\sin\theta\cos\theta \\ P_x\cos\theta\sin\theta + P_y\sin^2\theta \end{bmatrix} \quad \text{(13)}$$

4) 안경렌즈의 행렬 표기

(1) 토릭렌즈의 굴절력 행렬(matrix)

① 굴절력 행렬 [D] = 2×2 매트릭스

$$[\mathrm{D}] = \begin{bmatrix} D_{xx}\ D_{xy} \\ D_{yx}\ D_{yy} \end{bmatrix} = \begin{bmatrix} D'_S\cos^2\theta + D'_T\sin^2\theta & (D'_S - D'_T)\sin\theta\cos\theta \\ (D'_S - D'_T)\sin\theta\cos\theta & D'_S\sin^2\theta + D'_T\cos^2\theta \end{bmatrix} \quad \text{(14)}$$

여기서 D'_S : S 주경선의 상측 정점 굴절력, D'_T : T 주경선의 상측 정점 굴절력.

② 프리즘의 꺾임벡터 $\vec{P}$

$$\vec{P} = -\begin{bmatrix} D_{xx},\ D_{xy} \\ D_{yx},\ D_{yy} \end{bmatrix}\begin{bmatrix} x \\ y \end{bmatrix} = -[\mathrm{D}]\vec{r}$$: **(프렌티스 공식)** (15)

일반적인 토릭렌즈의 S.C 표기에서

Sph (S) Dptr ⊃ Cyl (C) Dptr, Ax θ

양주경선의 굴절력은 $D'_S = S$, $D'_T = S + C$ 로 표기되어

$$D_{xx} = D'_S\cos^2\theta + D'_T\sin^2\theta = S\cos^2\theta + (S+C)\sin^2\theta$$
$$= S(\sin^2\theta + \cos^2\theta) + C\sin^2\theta = S + C\sin^2\theta \ (\because \sin^2\theta + \cos^2\theta = 1)$$
$$D_{xy} = D_{yx} = (D'_S - D'_T)\sin\theta\cos\theta = [(S-(S+C)]\sin\theta\cos\theta$$
$$= -C\sin\theta\cos\theta$$
$$D_{yy} = D'_S\sin^2\theta + D'_T\cos^2\theta = S\sin^2\theta + (S+C)\cos^2\theta$$
$$= S(\sin^2\theta + \cos^2\theta) + C\cos^2\theta = S + C\cos^2\theta \ (\because \sin^2\theta + \cos^2\theta = 1)$$

③ 굴절력 행렬표기 [D]는

$$\therefore \ [D] = \begin{bmatrix} S + C\sin^2\theta, & -C\sin\theta\cos\theta \\ -C\sin\theta\cos\theta, & S + C\cos^2\theta \end{bmatrix} \quad \text{(16)}$$

㉠ 구면렌즈의 경우, C = 0 이므로

$$[D] = \begin{bmatrix} D_{xx}, & D_{xy} \\ D_{yx}, & D_{yy} \end{bmatrix} = \begin{bmatrix} S & 0 \\ 0 & S \end{bmatrix} = S \quad \text{(17)}$$

㉡ 실린더렌즈의 경우, S = 0 이므로

$$[D] = \begin{vmatrix} D_{xx}, & D_{xy} \\ D_{yx}, & D_{yy} \end{vmatrix} = \begin{bmatrix} C\sin^2\theta & -C\sin\theta\cos\theta \\ -C\sin\theta\cos\theta & C\cos^2\theta \end{bmatrix}$$
$$= C\begin{bmatrix} \sin^2\theta & -\sin\theta\cos\theta \\ -\sin\theta\cos\theta & \cos^2\theta \end{bmatrix} \quad \text{(18)}$$

(2) 중간 경선의 굴절력

Sph(S) Dptr ⊂ Cyl(C) Dptr, A_x θ 인 토릭렌즈에서 중간 경선의 굴절력

① S경선과 θ를 이루는 경선의 굴절력 D'_θ

$$D_\theta' = D_S'\cos^2\theta + D_T'\sin^2\theta = S\cos^2\theta + (S+C)\sin^2\theta = S + C\sin^2\theta$$

② TABO각이 ϕ 인 경선의 굴절력 D'_θ는 S경선과 이루는 각이 ϕ-θ이므로

$$D_\phi' = D_S'\cos^2(\phi-\theta) + D_T'\sin^2(\phi-\theta) = S\cos^2(\phi-\theta) + (S+C)\sin^2(\phi-\theta)$$
$$= S + C\sin^2(\phi-\theta)$$

③ 실린더렌즈의 축으로부터 θ 각 방향의 굴절력 C_θ

$C_\theta = C\sin^2\theta$　　　여기서, C : 원즈렌즈의 굴절력

(3) 굴절력 행렬 [D]와 주치(D′s, D′T ; 양 주경선의 굴절력)의 관계

① 주치(양 주경선의 굴절력)의 합

$$D_{xx} + D_{yy} = D_S'\cos^2\theta + D_T'\sin^2 + D_S'\sin^2\theta + D_T'\cos^2\theta$$
$$= D_S'(\cos^2\theta + \sin^2\theta) + D_T'(\sin^2\theta + \cos^2\theta)$$
$$= D_S' + D_T'$$
$$\therefore D_{xx} + D_{yy} = D_S' + D_T' \quad \text{(19)}$$

♥ 굴절력 행렬 주대각 성분의 합($D_{xx}+D_{yy}$)은 주치의 합($D_S'+D_T'$)과 같다.

② 주치의 곱

$$|D|=\begin{bmatrix} D_{xx} & D_{xy} \\ D_{yx} & D_{yy} \end{bmatrix}=D_{xx}D_{yy}-D_{xy}D_{yx}$$

$$=(D_S'\cos^2\theta+D_T'\sin^2\theta)(D_S'\sin^2\theta+D_T'\cos^2\theta)-(D_S'-D_T')^2\sin^2\theta\cos^2\theta$$

$$=D_S'D_T'(\sin^2\theta+\cos^2\theta)^2=D_S'\cdot D_T'$$

$$\therefore |D|=D_S'\cdot D_T' \quad \text{———} \quad (20)$$

♥ 굴절력 행렬 요소의 행렬식 값($|D|$)은 주치의 곱($D_S'\cdot D_T'$)과 같다.

③ 주치의 차 : ($D_S'-D_T'$)

$$(D_S'-D_T')=\pm\sqrt{(D_{xx}+D_{yy})^2-4|D|}=C \quad \text{———} \quad (21)$$

♥ 주치의 차는 원주렌즈의 굴절력 C와 같다.

5) 굴절력 행렬[D]에서 S · C 표기

주치의 합($D_T'+D_S'=D_{xx}+D_{yy}$, $D_T'=D_{xx}+D_{yy}'-D_S'$)과

주치의 차$\langle(D_S'-D_T')=\pm\sqrt{(D_{xx}+D_{yy})^2-4|D|}=C\rangle$ 를 이용하면

$$D_S'=\frac{D_{xx}+D_{yy}\pm\sqrt{(D_{xx}+D_{yy})^2-4|D|}}{2}=S \quad \text{———} \quad (22)$$

$$D_T'=\frac{D_{xx}+D_{yy}\mp\sqrt{(D_{xx}+D_{yy})^2-4|D|}}{2} \quad \text{———} \quad (23)$$

(1) C 값을 구하는 식

$$C=\pm\sqrt{(D_{xx}+D_{yy})^2-4|D|} \quad \text{———} \quad (24)$$

(2) S 값을 구하는 식

$$S=\frac{D_{xx}+D_{yy}-C}{2} \quad \text{———} \quad (25)$$

(3) 축(Ax) 방향각(θ)을 구하는 식

$$\tan\theta=\frac{S-D_{xx}}{D_{xy}},\ \tan\theta=\frac{D_{yx}}{S-D_{yy}} \quad \text{———} \quad (26)$$

여기서, $|D|=D_{xx}D_{yy}-D_{xy}D_{yx}$

(2) 두 매의 합성토릭렌즈의 등가구면굴절력

L_1 = Sph(S_1) Dptr ◯ Cyl(C_1) Dptr, Ax θ_1

L_2=Sph(S_2) Dptr ◯ Cyl(C_2) Dptr, Ax θ_2

단, 표기법은 S-C로 통일, 모두 얇은 토릭렌즈이다.

이들 렌즈를 합성하면 합성 토릭렌즈의 S, C, θ는

$$\tan 2\theta = \frac{C_1 \sin 2\theta_1 + C_2 \sin 2\theta_2}{C_1 \cos 2\theta_1 + C_2 \cos 2\theta_2}$$

$$C = \frac{C_1 \sin 2\theta_1 + C_2 \sin 2\theta_2}{\sin 2\theta}$$

$$S = S_1 + S_2 + \frac{C_1 + C_2 - C}{2} = (S_1 + \frac{C_1}{2}) + (S_2 + \frac{C_2}{2}) - \frac{C}{2} \quad \text{(27)}$$

6) 실린더 벡터의 작도(교재 벡터그림 참조)

식삭 좌표상에 크기가 C_1 , 방향각이 $2\theta_1$ 인 벡터 $\overrightarrow{C_1}$와 크기가 C_2, 방향각이 $2\theta_2$ 인 벡터 $\overrightarrow{C_2}$를 작도하여 두 벡터의 합 $\overrightarrow{C} = \overrightarrow{C_1} + \overrightarrow{C_2}$ 를 구하면, $\overrightarrow{C}$의 크기가 합성렌즈 중 실린더렌즈의 굴절력 C 이고, $\overrightarrow{C}$의 방향각이 합성렌즈 중 실린더렌즈의 축각 θ 의 2배인 2θ 가 된다.

$$\text{즉, } \begin{bmatrix} C_1 \\ 2\theta_1 \end{bmatrix} + \begin{bmatrix} C_2 \\ 2\theta_2 \end{bmatrix} = \begin{bmatrix} C \\ 2\theta \end{bmatrix} \quad \text{(28)}$$

※ 벡터도(vector그림)를 이용하여 합성렌즈의 C와 θ를 구할 수 있다. S는

$S = S_1 + S_2 + \frac{C_1 + C_2 - C}{2}$ 로 구한다.

※ 여러장의 토릭렌즈 합성시에는 벡터도(vector그림)를 이용하여 같은 방법으로 구한다.

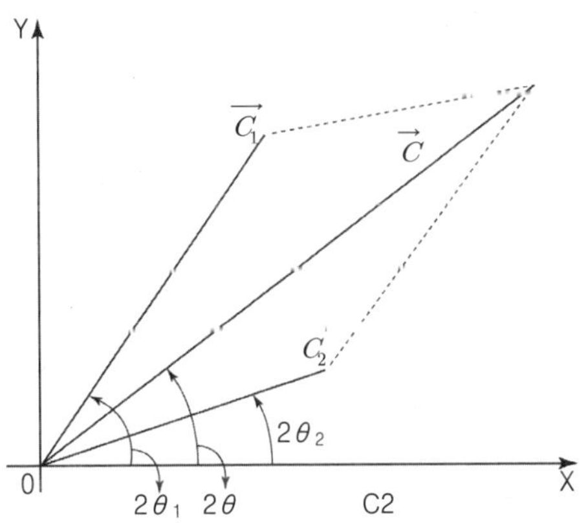

그림 5-4. 원주렌즈 굴절력의 벡터 합성

7) 벡터형 프렌티스 공식

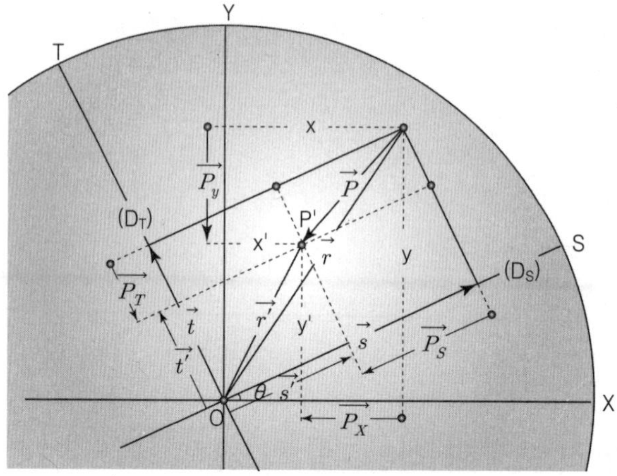

그림 5-5. 전면에서 본 토릭렌즈의 프리즘벡터

$\overrightarrow{P_S}=-D_S \cdot \vec{s}=-D_S\begin{bmatrix} xcos^2\theta+ysin\theta\cos\theta \\ xsin\theta\cos\theta+ysin^2\theta \end{bmatrix}$

$\overrightarrow{P_T}=-D_T \cdot \vec{t}=-D_T\begin{bmatrix} \chi\sin^2\theta-ysin\theta\cos\theta \\ -\chi\sin\theta\cos\theta+ycos^2\theta \end{bmatrix}$

프리즘벡터 $\vec{P}=\overrightarrow{P_x}+\overrightarrow{P_y}=(\overrightarrow{P_{Sx}}+\overrightarrow{P_{Tx}})+(\overrightarrow{P_{Sy}}+\overrightarrow{P_{Ty}})$

$\overrightarrow{P_x}=-D_S(xcos^2\theta+ysin\theta\cos\theta)-D_T(xsin^2\theta-ysin\theta\cos\theta)$

$\overrightarrow{P_y}=-D_S(ysin\theta\cos\theta+ysin^2\theta)-D_T(-xsin\theta\cos\theta+ycos^2\theta)$

토릭렌즈(구면렌즈와 원주렌즈 포함)의 광학중심점을 주시할 때는 안경 착용자의 눈에는 프리즘 현상이 나타나지 않으나, 주시선이 안경렌즈의 광학 중심점을 벗어나게 되면 안경 착용자의 눈에는 프리즘 현상이 생긴다.

(1) 주시선이 안경렌즈의 광학 중심점을 기준 : $\vec{r}=\begin{bmatrix} x \\ y \end{bmatrix}$

x, y(단위 cm)만큼 편위되어 있을 때, 눈에 나타나는 프리즘 굴절력 벡터 $\vec{P}$는

$$\vec{P}=-[D]\ \vec{r}=-\begin{bmatrix} D_{xx} & D_{xy} \\ D_{yx} & D_{yy} \end{bmatrix}\begin{bmatrix} x \\ y \end{bmatrix}$$

① $P_x=-xD_{xx}-yD_{xy}=-x(S+C\sin^2\theta)-y(-C\sin\theta\cos\theta)$

$=-x(S+C\sin^2\theta)+y(C\sin\theta\cos\theta)$; $B.I.$, $B.O.$

② $P_y = -xD_{yx} - yD_{yy} = -x(-C\sin\theta\cos\theta) - y(S + C\cos^2\theta)$

$= -x(C\sin\theta\cos\theta) - y(S + C\cos^2\theta)$; $B.U.$, $B.D.$

(2) 안경렌즈의 광학중심점이 주시점을 기준 : $\vec{d} = \begin{bmatrix} d_x \\ d_y \end{bmatrix}$

d_x, d_y(단위 cm)만큼 편위되어 있을 때 눈에 나타나는 프리즘 굴절력 벡터 $\vec{P}$는

$$\vec{P} = |D|\vec{d} = \begin{bmatrix} D_{xx} D_{xy} \\ D_{yx} D_{yy} \end{bmatrix} \begin{bmatrix} d_x \\ d_y \end{bmatrix} \quad (29)$$

① $P_x = d_x D_{xx} + d_y D_{xy} = d_x(S + C\sin^2\theta) + d_y(-C\sin\theta\cos\theta)$

$= d_x(S + C\sin^2\theta) - d_y(C\sin\theta\cos\theta)$; B.I., B.O.

② $P_y = d_y D_{yx} + d_y D_{yy} = d_x(-C\sin\theta\cos\theta) + d_y(S + C\cos^2\theta)$

$= -d_x(S + C\sin^2\theta) - d_y(C\sin\theta\cos\theta)$; B.U., B.D.

(3) $\vec{r}$ 와 $\vec{d}$의 선택

① 제작된 안경(고정되어진 렌즈에 대해 동공의 위치를 맞출 경우)

$\vec{P} = -[\mathrm{D}]\vec{\mathrm{r}}$

② 안경 조제시(고정된 동공위치에 대해 렌즈 위치를 맞출 경우)

$\vec{P} = [\mathrm{D}]\vec{\mathrm{d}}$

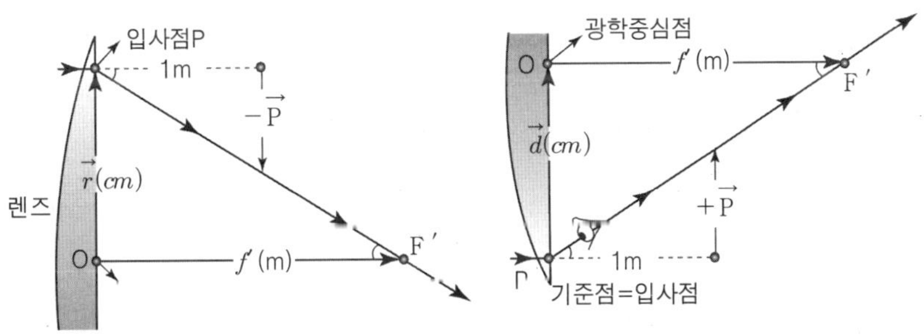

(a) P=−(D)r (b) P=−(D)d

그림 5-6. 프렌티스 공식의 벡터화

(4) 토릭렌즈의 편심량

프리즘 굴절력 $\vec{P} = \begin{bmatrix} P_x \\ P_y \end{bmatrix}$, 착용 안경의 편심거리 $\vec{d} = \begin{bmatrix} d_x \\ d_y \end{bmatrix}$ (dx, dy 단위 ; cm)는

$$\vec{d} = [D]^{-1}\vec{P} = \frac{1}{D_S{}'D_T{}'}\begin{bmatrix} D_{yy} & -D_{xy} \\ -D_{yx} & D_{xx} \end{bmatrix}\vec{P}$$

$$= \frac{1}{S(S+C)}\begin{bmatrix} D_{yy} & -D_{xy} \\ -D_{yx} & D_{xx} \end{bmatrix}\begin{bmatrix} P_x \\ P_y \end{bmatrix} \quad \text{(30)}$$

$$(\therefore D'_S = S,\ D'_T = S + C)$$

① $d_x = \dfrac{1}{S(S+C)}(P_x D_{yy} - P_y D_{xy})$

$$= \frac{1}{S(S+C)}\left[P_x(S + C\cos^2\theta) - P_y(-C\sin\theta\cos\theta)\right]$$

② $d_y = \dfrac{1}{S(S+C)}(-P_x D_{yx} + P_y D_{xx})$

$$= \frac{1}{S(S+C)}\left[-P_x(-C\sin\theta\cos\theta) + P_y(S + C\sin^2\theta)\right]$$

(5) 양안시에서 미치는 프리즘 굴절력

좌우안에 착용된 안경렌즈가 동공중심을 기준으로 모두 편심되게 조제 가공되었을 때 좌안과 우안에 나타나는 프리즘 굴절력 $\vec{P_L}$과 $\vec{P_R}$을 각각 구하여

① 좌안기준 우안 : $\vec{P} = \vec{P_R} - \vec{P_L}$

② 우안기준 좌안 : $\vec{P} = \vec{P_L} - \vec{P_R}$

| 표 1 | 원용안경에서 양안의 시점 이동에 따른 양안시에 미치는 프리즘 굴절력

		좌우렌즈의 기준주경선이 대칭	좌우렌즈의 기준주경선이 평행
원거리 주변시	완전수평 측방시	수직방향에서만 발생 Py = (2 Csinθ cosθ · x) △	없음
	완전상하 방시	수평방향에서만 발생 Px = (2 Csinθ cosθ · y) △	없음
근거리 정면시(폭주)		수평방향에서만 발생 $Px = \{-2(S + C\sin^2\theta) \cdot x + 2 C\sin\theta\cos\theta \cdot y)\}$ △	수평수직방향 모두 발생 $Px = \{-2(S + C\sin^2\theta) \cdot x\}$ △ $Py = \{2 C\sin\theta\cos\theta \cdot x\}$ △

단, 좌우 안경렌즈의 양 주경선의 굴절력은 같다.

예제) 원거리 주변시 중에서 완전 수평측방시일 경우, 안구회선에 따른 축대칭의 프리즘 굴절력은 어느 경우에서만 발생하는가?

풀이) 〈표 1〉에서 $P_y = 2C\sin\theta\cos\theta \cdot x$, ∴ **수직 방향에서만 발생**

정 리 문 제

〈A 형 문항방식〉

※ 아래 각 문항의 물음에 대한 옳은 답 하나를 ① ~ ⑤ 에서 선택하시오.

01 오른쪽(O.D.)에 'S −2.00 D ◯ C −1.00 D, A180 °' 의 원용안경을 착용하고 광학중심점을 기준으로 코방향으로 2 mm, 아래로 3 mm 되는 곳을 주시할 때 눈에 나타나는 프리즘 벡터는?

① 0.2△ B. O. ◯ 0.3△ B. U.
② 0.2△ B. I. ◯ 0.3△ B. D.
③ 0.4△ B. I. ◯ 0.9△ B. D.
④ 0.4△ B. O. ◯ 0.9△ B. D.
⑤ 0.4△ B. I. ◯ 0.9△ B. U.

☞ $\vec{P} = -[D]\vec{r} = -\begin{bmatrix} S & 0 \\ 0 & S+C \end{bmatrix}\begin{bmatrix} +0.2 \\ -0.3 \end{bmatrix} = -\begin{bmatrix} -2.00 & 0 \\ 0 & -3 \end{bmatrix}\begin{bmatrix} +0.2 \\ -0.3 \end{bmatrix} = \begin{bmatrix} +0.4 \\ -0.9 \end{bmatrix}$

02 토릭렌즈에서 S +2.00 D ◯ C −1.00 D, Ax 135° 의 굴절력 행렬[D]은?

① $\begin{bmatrix} -0.50 & 1.50 \\ 1.50 & -0.50 \end{bmatrix}$
② $\begin{bmatrix} 1.50 & -0.50 \\ -0.50 & 1.50 \end{bmatrix}$
③ $\begin{bmatrix} 1.50 & -0.50 \\ 0.50 & -1.50 \end{bmatrix}$
④ $\begin{bmatrix} 1.50 & 0.50 \\ 0.50 & 1.50 \end{bmatrix}$
⑤ $\begin{bmatrix} -1.50 & 0.50 \\ 0.50 & -1.50 \end{bmatrix}$

☞ $\vec{P} = -[D]\vec{r} = -\begin{bmatrix} S+C\sin^2 135^\circ & -C\sin 135^\circ \cos 135^\circ \\ -C\sin 135^\circ \cos 135^\circ & S+C\cos 135^\circ \end{bmatrix}$

$= -\begin{bmatrix} 2+\{(-1.00)\times 0.5\} & \{-(-1.00)\times(-0.5)\} \\ \{-(-1,00)\times(-0.5)\} & 2+\{(-1.00)\times 0.5\} \end{bmatrix}$

$= \begin{bmatrix} -1.50 & +0.50 \\ +0.50 & -1.50 \end{bmatrix}$

03 굴절력행렬[D]의 역굴절력행렬$[D]^{-1}$를 이용하여 구할 수 있는 것은?

① 근용굴절력 ② 조절 래그 ③ 편심량 ④ 조절력 ⑤ 상의 도약

☞ 역굴절력행렬$[D]^{-1}$를 이용하여 구할 수 있는 양은 프리즘 굴절력(프리즘 꺾임벡터), 편심량(편심거리) 등이나. 편심거리 $\vec{d}$ 는 아래와 같다.

$\vec{d} = [D]^{-1}\vec{P} = \frac{1}{D_s' D_t'}\begin{bmatrix} D_{yy} & -D_{xy} \\ -D_{yx} & D_{xx} \end{bmatrix}\vec{P},\ D_S' = S,\ D_t' = S+C$

정답 1. ③ 2. ⑤ 3. ③

04 우안(O.D.) : 4.00Δ, Base 120° 의 프리즘렌즈가 있다. 이 렌즈의 프리즘벡터 성분은?

① $\begin{bmatrix} -2.8 \\ +2.8 \end{bmatrix}$ ② $\begin{bmatrix} -2.0 \\ +3.5 \end{bmatrix}$ ③ $\begin{bmatrix} +3.5 \\ +2.0 \end{bmatrix}$ ④ $\begin{bmatrix} +2.0 \\ +2.8 \end{bmatrix}$ ⑤ $\begin{bmatrix} -2.8 \\ +3.5 \end{bmatrix}$

☞ $\begin{bmatrix} P\cos\theta \\ P\sin\theta \end{bmatrix} = \begin{bmatrix} 4\cos120^\circ \\ 4\sin120^\circ \end{bmatrix} = \begin{bmatrix} 4\times(-0.5) \\ 4\times(0.866) \end{bmatrix} = \begin{bmatrix} -2.0 \\ +3.5 \end{bmatrix}$

05 토릭렌즈 'S +5.00 D ⊂ C -2.00 D, Ax 45 °' 의 광학중심점에서 수평경선 오른쪽(T.A.B.O. 방향각 0°)으로 1 cm 떨어진 곳의 수평, 수직의 합성 프리즘 크기는? 단, 입사광선은 광축에 평행한 광선이다.

① 4△, Base 180° ⊂ 1△, B.D.
② 5△, Base 180° ⊂ 2△, B.D.
③ 4△, Base 0° ⊂ 1△, B.U.
④ 5△, Base 0° ⊂ 2△, B.D.
⑤ 4△, Base 0° ⊂ 2△, B.U.

☞ 토릭렌즈의 굴절력 행렬 [D]는

$D_{xx} = S + C\sin^2 45^\circ = 5 + (-2)\times 1/2 = 4,$

$D_{xy} = D_{yx} = -C\sin45^\circ \times \cos45^\circ = -(-2)\times 1/2 = 1,$

$D_{yy} = S + C\cos^2 45^\circ = 5 + (-2)\times 1/2 = 4 \quad \Rightarrow$

$[D] = \begin{bmatrix} 4 & 1 \\ 1 & 4 \end{bmatrix}, \quad \vec{r} = \begin{bmatrix} +1.0 \\ 0.0 \end{bmatrix} \; ; \; \therefore \vec{P} = -[D]\vec{r} = -\begin{bmatrix} 4 & 1 \\ 1 & 4 \end{bmatrix} + \begin{bmatrix} +1.0 \\ 0.0 \end{bmatrix} = \begin{bmatrix} -4.0 \\ -1.0 \end{bmatrix} \Rightarrow$

수평 : 4△, Base 180 ° , 수직 : 1△, B.D.

06 처방 '원용(For Dist.) 우안(O.D.) : S +1.00 D ⊂ C +2.00 D, Ax 135° ⊂ 1△,B.I. ⊂ 1△,B.U.' 기준 P.D. 30 mm의 조제 및 가공 P.D는?

① 32.5 ② 26.7 ③ 30.5 ④ 31.5 ⑤ 10.2

☞ 구면 또는 토릭렌즈에서 동공중심에 일정량의 프리즘굴절력의 효과를 주려면 렌즈의 광학적 중심점을 동공중앙으로부터 이동시키는, 즉 편심을 해야 한다.

편심량 $\vec{d} = \frac{1}{D_s' D_T'}[D]^{-1}\vec{P} = \frac{1}{S(S+C)}\begin{bmatrix} D_{yy} & -D_{xy} \\ -D_{yx} & D_{xx} \end{bmatrix}\begin{bmatrix} P_x \\ P_y \end{bmatrix}$

$\Rightarrow \vec{d} = \frac{1}{1(1+2)}\begin{bmatrix} 2 & -1 \\ -1 & 2 \end{bmatrix}\begin{bmatrix} +1 \\ +1 \end{bmatrix} = \begin{bmatrix} +\frac{1}{3} \\ +\frac{1}{3} \end{bmatrix}$

⇒ 부호가 (+)이므로 동공중앙에서 코방향으로 약 3.3 mm 이동하면 되니까 기준 P.D. 30 mm 보다 약 3.3 mm 줄어든 **약 26.7 mm**가 되고 조가 높이는 같은 요령으로 기준 측정높이 보다 약 3.3 mm 높게 만든다.

정답 4. ② 5. ① 6. ②

07 토릭렌즈 'S -1.00 D ⊃ C -1.00 D, Ax 135°'의 'S -2.00 D ⊃ C -1.00 D, Ax 90°'를 공심으로 밀착시켰을 때 합성렌즈의 등가구면 굴절력은?

① S -4.00 D ② S -2.00 D ③ S -3.00 D ④ D -1.50 D ⑤ S -1.00 D

☞ 합성렌즈의 등가 구면굴절력은

$$(S+\frac{C}{2}) = (S_1+\frac{C_1}{2})+(S_2+\frac{C_2}{2}) = [(-1.00D)-\frac{1.00D}{2}]+[(-2.00D)-\frac{1.00D}{2}]$$
$$= -4.00\,D$$

08 다음 중 안경렌즈의 굴절력 행렬 표기가 <u>아닌</u> 것은?

① $\begin{vmatrix} -3 & -1 \\ -1 & -3 \end{vmatrix}$ ② $\begin{vmatrix} 2 & 0 \\ 0 & -1 \end{vmatrix}$ ③ $\begin{vmatrix} -1 & 0 \\ 1 & -1 \end{vmatrix}$ ④ $\begin{vmatrix} -1 & 0 \\ 0 & -1 \end{vmatrix}$ ⑤ $\begin{vmatrix} -3 & -1 \\ -1 & -3 \end{vmatrix}$

☞ 부대각 성분(D_{xy}, D_{yx})이 다르면 굴절력 행렬(dioptric matrix)] 표기가 아니다.

09 'S +2.00 D ⊃ C -1.00 D, Ax 180°'를 굴절력 행렬 표기로 나타내면?

① $\begin{vmatrix} -1.00 & 0.00 \\ 0.00 & +2.00 \end{vmatrix}$ ② $\begin{vmatrix} +2.00 & 0.00 \\ 0.00 & +1.00 \end{vmatrix}$ ③ $\begin{vmatrix} 0.00 & +2.00 \\ -1.00 & 0.00 \end{vmatrix}$

④ $\begin{vmatrix} 0.00 & -1.00 \\ +2.00 & 0.00 \end{vmatrix}$ ⑤ $\begin{vmatrix} 0.00 & +1.00 \\ +2.00 & 0.00 \end{vmatrix}$

☞ Ax180°일 때의 굴절력 행렬은 $\begin{vmatrix} S & 0 \\ 0 & S+C \end{vmatrix}$ 이므로 ∴ $|D| = \begin{vmatrix} +2 & 0 \\ 0 & (2-1) \end{vmatrix} = \begin{vmatrix} +2.00 & 0 \\ 0 & +1.00 \end{vmatrix}$

10 굴절력 행렬 $\begin{vmatrix} -1 & 0 \\ 0 & -2 \end{vmatrix}$를 S.C표기로 나타내면?

① S-1.00D ⊃ C-1.00D, Ax 180° ② S-2.00D ⊃ C+1.00D, Ax 180°
③ S-2.00D ⊃ C-1.00D, Ax 90° ④ S-1.00D ⊃ C-2.00D, Ax 90°
⑤ S-1.00D ⊃ C-1.00D, Ax 90°

☞ Ax 180°일 때 굴절력 행렬은 $\begin{vmatrix} S & 0 \\ 0 & S+C \end{vmatrix}$ 이므로 S = (-1.00 D) 이고
S + C = -2.00 D = (-1.00 D) + C 이므로 C = (1.00 D).
∴ 'S-1.00D ⊃ C-1.00D, Ax 180°' 또는 전환하면 'S-2.00D ⊃ C+1.00D, Ax 90°'

11 같은 원주렌즈 2매를 'C +1.00 D Ax 45° ⊃ C +1.00 D, Ax 90°'와 같이 합성시켰다. 합성된 렌즈의 등가구면 굴절력은?

① +1.00 D ② +1.25 D ③ +1.50 D ④ +1.75 D ⑤ +2.00 D

☞ 합성렌즈의 등가구면 굴절력은

$$\left(S+\frac{C}{2}\right)=\left(S_1+\frac{C_1}{2}\right)+\left(S_2+\frac{C_2}{2}\right)=\left(0+\frac{1}{2}\right)+\left(0+\frac{1}{2}\right)= +1.00\,D$$

정답 7. ① 8. ③ 9. ② 10. ① 11. ①

12 처방 'S −5.50 D ⊃ C −1.25 D, Ax 100°'를 잘못 읽어 토릭렌즈 'S −5.00 D ⊃ C −1.00 D, Ax 90°'로 조제한 안경을 착용했다. 우선 처방렌즈의 굴절력 행렬은?

① $\begin{vmatrix} -6.71 & -0.21 \\ -5.54 & -0.21 \end{vmatrix}$ ② $\begin{vmatrix} -0.21 & -0.21 \\ -6.71 & -5.54 \end{vmatrix}$ ③ $\begin{vmatrix} -6.71 & -0.21 \\ -0.21 & -5.54 \end{vmatrix}$

④ $\begin{vmatrix} -0.21 & -6.71 \\ -5.54 & -0.21 \end{vmatrix}$ ⑤ $\begin{vmatrix} -0.21 & -5.54 \\ -6.71 & -0.21 \end{vmatrix}$

☞ "S.C"표기에서 "굴절력 행렬" 표기로 전환하는 공식
"$D_{xx} = S + C\sin^2\theta$, $D_{xy} = -C\sin\theta\cos\theta$, $D_{yy} = S + C\cos^2\theta$ "을 사용하여 풀이할 수 있으나 답항을 보면 ③번을 제외한 나머지는 제1행 2열과 제2행 1열의 수가 같지 않다.

13 위 문제에서 잘못 조제한 렌즈('S −5.00 D ⊃ C −1.00 D, Ax 90°')의 굴절력 행렬은?

① $\begin{vmatrix} -6 & 0 \\ 0 & -5 \end{vmatrix}$ ② $\begin{vmatrix} -6 & -5 \\ 0 & 0 \end{vmatrix}$ ③ $\begin{vmatrix} 0 & -6 \\ 0 & -5 \end{vmatrix}$ ④ $\begin{vmatrix} 0 & -6 \\ -5 & 0 \end{vmatrix}$ ⑤ $\begin{vmatrix} 0 & -5 \\ 0 & -6 \end{vmatrix}$

☞ '굴절력 행렬' 표기에서 '$D_{xy} = D_{yx}$'라는 사실을 알면 정답이 ①번임을 쉽게 알 수 있다. 또는 180°, 90°, 135°는 공식의 풀이 없이

각각 $\begin{vmatrix} S & 0 \\ 0 & S+C \end{vmatrix}$, $\begin{vmatrix} S+C & 0 \\ 0 & S \end{vmatrix}$, $\begin{vmatrix} S+\frac{C}{2} & \frac{C}{2} \\ \frac{C}{2} & S+\frac{C}{2} \end{vmatrix}$ 식에 대입하여 풀이하

$\therefore [D]_{90^\circ} = \begin{vmatrix} S+C & 0 \\ 0 & S \end{vmatrix} = \begin{vmatrix} -6 & 0 \\ 0 & -5 \end{vmatrix}$

14 우안(O.D.) : 5.00 △ base 60°의 프리즘렌즈에서, 프리즘벡터($\vec{P}$)의 성분, $\overrightarrow{Px}$, $\overrightarrow{Py}$는?

① $\begin{bmatrix} -2.10 \\ +2.50 \end{bmatrix}$ ② $\begin{bmatrix} -2.30 \\ +3.50 \end{bmatrix}$ ③ $\begin{bmatrix} +2.50 \\ +4.35 \end{bmatrix}$ ④ $\begin{bmatrix} +2.70 \\ +4.65 \end{bmatrix}$ ⑤ $\begin{bmatrix} +2.90 \\ +5.35 \end{bmatrix}$

☞ $P_x = P\cos\theta = 5.00 \times \cos 60° = 5.00 \times 0.5 = +2.50(\triangle)$

$P_y = P\sin\theta = 5.00 \times \sin 60° = 5.00 \times 0.87 = +4.35(\triangle)$ $\therefore \vec{P} = \begin{bmatrix} +2.50 \\ +4.35 \end{bmatrix}$

15 위 문제 14에서 이 프리즘 굴절력을 가질 두 매의 B.I. 혹은 B.O.의 위치의 프리즘과 B.U. 혹은 B.D.의 프리즘의 프리즘 굴절력과 기저방향은?

① 2.50△, *B.I.* ⊃ 4.35△, *B.U.*
② 2.50△, *B.I.* ⊃ 4.53△, *B.U.*
③ 2.50△, *B.O.* ⊃ 4.35△, *B.D.*
④ 3.00△, *B.I.* ⊃ 5.00△, *B.U.*
⑤ 3.50△, *B.O.* ⊃ 4.35△, *B.D.*.

정답: 12. ③ 13. ① 14. ③ 15. ①

☞ Px, Py의 부호는 X, Y축의 기저의 방향을 나타내므로 오른쪽 눈의 경우,
P_x =+2.50△는 오른쪽으로 부호가 (+)이므로 2.50△, B.I.
P_y =+4.35△는 부호가 (+)이므로 4.35△, B.U.
∴ 2.50△, B.I. ◯ 4.35△, B.U.

16 다음 중 원주렌즈의 굴절력 행렬 표기인 것은? 단, Ax 180° 이다.

① $\begin{vmatrix} -3 & -1 \\ -1 & -3 \end{vmatrix}$ ② $\begin{vmatrix} -1 & 0 \\ 1 & -1 \end{vmatrix}$ ③ $\begin{vmatrix} 2 & 0 \\ 0 & -1 \end{vmatrix}$ ④ $\begin{vmatrix} 0.5 & 0.5 \\ 0.5 & 0.5 \end{vmatrix}$ ⑤ $\begin{vmatrix} 0 & 0 \\ 0 & 5 \end{vmatrix}$

☞ $[D]_\theta = C\begin{vmatrix} \sin^2\theta & -\sin\theta\cos\theta \\ -\sin\cos\theta & \cos^2\theta \end{vmatrix}$

④ $[D]_{135°} = 1.00\begin{vmatrix} (\frac{1}{\sqrt{2}})^2 & -(\frac{1}{\sqrt{2}})(-\frac{1}{\sqrt{2}}) \\ -(\frac{1}{\sqrt{2}})(-\frac{1}{\sqrt{2}}) & (-\frac{1}{\sqrt{2}})^2 \end{vmatrix} = \begin{vmatrix} 0.5 & 0.5 \\ 0.5 & 0.5 \end{vmatrix}$

'S.C'표기로 전환시키면 ∴ 'S 0.00 D ◯ C +1.00 D, Ax135 °

⑤ $[D]_{180°} = 5\begin{vmatrix} 0 & 0 \\ 0 & (\;1)^2 \end{vmatrix} = \begin{vmatrix} 0 & 0 \\ 0 & 5 \end{vmatrix}$ 'S.C'표기로 전환시키면 ∴ 'S 0.00D ◯ C +5.00 D, Ax 180 °

17 Sph +4.00 Dptr ◯ Cyl +2.00 Dptr, Ax 180° 렌즈의 굴절력행렬의 표기로 맞는 것은?

① $\begin{bmatrix} +4.00 & 0.00 \\ +1.00 & +5.00 \end{bmatrix}$ ② $\begin{bmatrix} +4.00 & +6.00 \\ 0.00 & +0.00 \end{bmatrix}$ ③ $\begin{bmatrix} +4.00 & 0.00 \\ 0.00 & +6.00 \end{bmatrix}$

④ $\begin{bmatrix} +6.00 & 0.00 \\ 0.00 & +4.00 \end{bmatrix}$ ⑤ $\begin{bmatrix} 0.00 & 0.00 \\ +4.00 & +6.00 \end{bmatrix}$

☞ 토릭렌즈의 굴절력 행렬 [D]는
$D_{xx} = S + C\sin^2 180° = +4.00 + (2\times 0) = +4.00$
$D_{xy} = D_{yx} = -C\sin 180° \times \cos 180° = -(+2.00)\times(0) = 0.00,$
$D_{yy} = S + C\cos^2 180° = +4.00 + (+2.00)\times(+1) = +6.00$
∴ $[D] = \begin{bmatrix} +4.00 & 0.00 \\ 0.00 & +6.00 \end{bmatrix}$

18 우안(O.D.) : Sph +5.00 Dptr ◯ Cyl −1.00 Dptr, Ax 180° 처방의 안경을 조제한 결과 동공의 주시선이 렌즈의 광학적 중심점으로부터 코방향으로 3 mm, 아래로 4 mm에 위치하였다. 이 때 눈에 미치는 프리즘 영향은?

① 1.50△ B.O. ◯ 1.60△ B.U.
② 1.50△ B.I. ◯ 1.60△ B.D.
② 1.50△ B.I. ◯ 1.60△ B.U.
④ 1.50△ B.O. ◯ 1.60△ B.D.
⑤ 1.50△ B.O. ◯ 2.00△ B.U.

정답
16. ⑤ 17. ③ 18. ①

☞ $\vec{P} = -[D]\vec{r}$ 에서 $[D] = \begin{bmatrix} +5.00 & 0.00 \\ 0.00 & +4.00 \end{bmatrix}$, $r = \begin{bmatrix} +0.3 \\ -0.4 \end{bmatrix}$

$$\vec{P} = -\begin{bmatrix} (5.00)\cdot(0.3) + (0.00)\cdot(-0.4) \\ (0.00)\cdot 0.3) + (4.00)\cdot(-0.4) \end{bmatrix} = -\begin{bmatrix} +1.5 \\ -1.6 \end{bmatrix} = \begin{bmatrix} -1.5 \\ +1.6 \end{bmatrix}$$

∴ 1.50△ B.O. ◯ 1.60△ B.U.

19 우안(O.D.) : 4.00△, Base 150° 의 프리즘렌즈를 수직 · 수평방향으로 눈에 미치는 영향을 나타낸 것은?

① 3.50△ B.O. ◯ 2.00△ B.U.
② 3.50△ B.I. ◯ 2.00△ B.D.
③ 2.00△ B.O. ◯ 3.50△ B.U.
④ 2.00△ B.I. ◯ 3.50△ B.D.
⑤ 3.50△ B.O.. ◯ 2.00△ B.D.

☞ $\vec{P} = \begin{bmatrix} PCos\ominus \\ PSin\ominus \end{bmatrix} = \begin{bmatrix} 4Cos150 \\ 4Sin150 \end{bmatrix} = \begin{bmatrix} -3.5 \\ 2 \end{bmatrix}$, ∴ O.D.; 3.50△ B.O. ◯ 2.00△ B.U.

20 우안(O.D.) : Sph −2.00 Dptr ◯ Cyl −2.00 Dptr, Ax 45° 처방의 안경을 조제한 결과 코방향으로 3 mm, 아래로 4 mm 편심되어 조제되었다. 이 안경을 착용할 때 눈에 미치는 프리즘 영향은?

① 1.30△ B.I. ◯ 1.50△ B.D.
② 1.30△ B.O. ◯ 1.50△ B.U.
③ 1.50△ B.I. ◯ 1.30△ B.U.
④ 1.50△ B.O. ◯ 1.30△ B.D.
⑤ 1.50△ B.I. ◯ 1.30△ B.D.

☞ $\vec{P} = [D]\vec{d}$ 에서 $[D] = \begin{bmatrix} -3.00 & +1.00 \\ +1.00 & -3.00 \end{bmatrix}$, $d = \begin{bmatrix} +0.3 \\ -0.4 \end{bmatrix}$

$$\vec{P} = \begin{bmatrix} (-3\cdot 0.3) + (1\cdot -0.4) \\ (+1\cdot 0.3) - (3\cdot -0.4) \end{bmatrix} = \begin{bmatrix} -0.9 & -0.4 \\ +0.3 & +1.2 \end{bmatrix} = \begin{bmatrix} -1.3 \\ +1.5 \end{bmatrix}$$ ∴ 1.30△ B.O. ◯ 1.50△ B.U.

21 굴절력 행렬 $[D] = \begin{bmatrix} 4.00 & 0 \\ 0 & 4.50 \end{bmatrix}$ 를 가진 렌즈는 어떤 렌즈인가?

① Sph +4.00 Dptr ◯ Cyl +0.50 Dptr, Ax 180°
② Sph +4.50 Dptr ◯ Cyl +0.50 Dptr, Ax 45°
③ Sph +4.00 Dptr ◯ Cyl +0.50 Dptr, Ax 90°
④ Sph +4.50 Dptr ◯ Cyl -0.50 Dptr, Ax 60°
⑤ Sph +4.00 Dptr ◯ Cyl -0.50 Dptr, Ax 90°

☞ D_{xx} = 180° 경선의 굴절력, D_{yy} = 90° 경선의 굴절력이다.

정답
19. ① 20. ② 21. ①

22 토릭렌즈 Sph +6.00 Dptr ◯ Cyl −4.00 Dptr, Ax 30° 의 굴절력 행렬은?

① $\begin{bmatrix} 5.00 & 1.00 \\ 1.00 & 5.00 \end{bmatrix}$ ② $\begin{bmatrix} 4.00 & 2.00 \\ 2.00 & 4.00 \end{bmatrix}$ ③ $\begin{bmatrix} 5.00 & 1.73 \\ 1.73 & 3.00 \end{bmatrix}$ ④ $\begin{bmatrix} 3.00 & 1.41 \\ 1.41 & 5.00 \end{bmatrix}$ ⑤ $\begin{bmatrix} 5.00 & 1.73 \\ 1.41 & 5.00 \end{bmatrix}$

☞ $D_{xx} = S + C\sin^2\theta = 6.00 - 4.00\sin^2 30° = 6.00 - 4.00 \times (\frac{1}{2})^2 = 5.00$

$D_{xy} = D_{yx} = -C\sin\theta\cos\theta = 4.00\sin 30°\cos 30° = 4.00 \times (\frac{1}{2})(\frac{\sqrt{3}}{2}) = \sqrt{3} = 1.73$

$D_{yy} = S + C\cos^2\theta = 6.00 - 4.00\cos^2 30° = 6.00 - 4.00 \times (\frac{\sqrt{3}}{2})^2 = 3.00$

∴ $[D] = \begin{bmatrix} 5.00 & \sqrt{3} \\ \sqrt{3} & 3.00 \end{bmatrix}$

23 우안(O.D) : 3.00△ base 60°, 좌안(O.S) : 5.00△ base 30° 로 처방된 프리즘 안경을 착용한 양안에 미치는 수직, 수평방향의 프리즘 굴절력은? 단, 좌안을 기준으로 한다.

① 2.83△ B.I. ◯ 0.10△ B.D.
② 2.83△ B.O. ◯ 0.10△ B.U.
③ 2.83△ B.I. ◯ 0.10△ B.U.
④ 0.10△ B.O. ◯ 2.83△ B.D.
⑤ 0.10△ B.I. ◯ 2.83△ B.D.

☞ 좌안을 기준하여 우안에 미치는 프리즘 굴절력 벡터 $\vec{P}$는

$\vec{P} = \vec{P_R} - \vec{P_L} = \begin{bmatrix} P_R\cos\theta_R - P_L\cos\theta_L \\ P_R\sin\theta_R - P_L\sin\theta_L \end{bmatrix} = \begin{bmatrix} 3.00\cos 60° - 5.00\cos 30° \\ 3.00\sin 60° - 5.00\sin 30° \end{bmatrix} = \begin{bmatrix} 1.50 \\ 2.60 \end{bmatrix} - \begin{bmatrix} 4.33 \\ 2.50 \end{bmatrix} = \begin{bmatrix} -2.83 \\ 0.10 \end{bmatrix}$

∴ O.D ; 2.83△, B.O ◯ 0.10△, B.U

24 3.00△, base 60° ◯ 5.00△ base 30° 의 밀착된 2매의 합성프리즘 굴절력과 기저방향은?

① $\begin{bmatrix} 5.74 \\ 30 \end{bmatrix}$ ② $\begin{bmatrix} 6.74 \\ 31° \end{bmatrix}$ ③ $\begin{bmatrix} 7.74 \\ 41° \end{bmatrix}$ ④ $\begin{bmatrix} 8.74 \\ 51° \end{bmatrix}$ ⑤ $\begin{bmatrix} 9.74 \\ 60° \end{bmatrix}$

☞ $\vec{P_1}$ = 3.00△, base 60°, $\vec{P_2}$ = 5.00△, base 30°,

합성 프리즘벡터; $\vec{P} = \vec{P_1} + \vec{P_2} = \begin{bmatrix} P_{1x} \\ P_{1y} \end{bmatrix} + \begin{bmatrix} P_{2x} \\ P_{2y} \end{bmatrix} = \begin{bmatrix} P_{1x} + P_{2x} \\ P_{1y} + P_{2Y} \end{bmatrix}$

$= \begin{bmatrix} 3.00\cos 60° + 5.00\cos 30° \\ 3.00\sin 60° + 5.00\sin 30° \end{bmatrix} = \begin{bmatrix} 1.50 + 4.33 \\ 2.00 + 2.50 \end{bmatrix} = \begin{bmatrix} 5.83 \\ 5.10 \end{bmatrix}$

따라서 $P = \sqrt{P_x^2 + P_y^2} = \sqrt{5.83^2 + 5.10^2} = 7.74\,\triangle$

$\tan\theta = \frac{P_t}{P_x} = \frac{5.10}{5.83} = 0.87$, $\theta = \tan^{-1}(0.87) = 41°$

Px 〉 0, Py 〉 0 인 제 1 상한에서는 $\theta = 41°$ ∴ $\vec{P} = \begin{bmatrix} 7.74 \\ 41° \end{bmatrix}$

정답 22. ③ 23. ② 24. ③

25 다음 굴절력 행렬을 이용하여 굴절력을 구할 수 있는 렌즈는?

① 평면 렌즈 ② 비구면 렌즈 ③ 등가교차원주렌즈
④ 볼록메니스커스렌즈 ⑤ 오목메니스커스렌즈

☞ 굴절력 행렬을 이용하여 굴절력을 구할 수 있는 렌즈는 토릭렌즈, 구면렌즈, 원주렌즈, 등가교차원주렌즈 등이다.

26 굴절력 행렬 $[D]=\begin{bmatrix}5.00 & 2.00\\2.00 & 5.00\end{bmatrix}$로 나타나는 렌즈는 어떤 굴절력을 가진 렌즈인가?

① Sph +7.00 Dptr ◯ Cyl +4.00 Dptr, Ax 180°
② Sph +7.50 Dptr ◯ Cyl +4.50 Dptr, Ax 135°
③ Sph +7.00 Dptr ◯ Cyl +4.00 Dptr, Ax 90°
④ Sph +7.50 Dptr ◯ Cyl -4.50 Dptr, Ax 60°
⑤ Sph +7.00 Dptr ◯ Cyl -4.00 Dptr, Ax 45°

☞ $C=-\sqrt{(D_{xx}+D_{yy})^2-4|D|}$
$=-\sqrt{(5.00+5.00)^2-4\times(5.00\times5.00-2.00\times2.00)}$
$=-\sqrt{100-84}=-4.00(Dptr)$

$S=\dfrac{D_{xx}+D_{yy}-C}{2}=\dfrac{5.00+5.00-(-4.00)}{2}=7.00(Dptr)$

$\tan\theta=\dfrac{S-D_{xx}}{D_{xy}}=\dfrac{7.00-5.00}{2.00}=1.00$

$\tan\theta=\dfrac{D_{yx}}{S-D_{yy}}=\dfrac{2.00}{7.00-5.00}=1.00 \quad \therefore \theta=45°$

Sph +7.00 Dptr ◯ Cyl −4.00 Dptr, Ax 45°

27 우안(O.D): 2.00△ B.O. ◯ 1.00△ B.U., O.S: 3.00△ B.O. ◯ 2.00△ B.U. 처방된 안경을 착용한 눈에 미치는 프리즘 영향은? 단, 좌안을 기준으로 한다.

① O.D : 2.00△ B.O. ◯ 0.50△ B.D. O.S : 3.00△ B.O. ◯ 0.50△ B.D.
② O.D : 5.00△ B.O. ◯ 2.00△ B.U. O.S : 0.00 △
③ O.D : 5.00△ B.O. ◯ 1.00△ B.D. O.S : 0.00 △
④ O.S : 5.00△ B.I. ◯ 1.00△ B.U. O.D : 0.00 △
⑤ O.S : 3.00△ B.O. ◯ 1.00△ B.U. O.D : 2.00 △ B.I.

☞ 좌안을 기준으로 하여 우안에 미치는 영향 ; $P_R-P_L=\begin{bmatrix}-2\\+1\end{bmatrix}-\begin{bmatrix}+3\\+2\end{bmatrix}=\begin{bmatrix}-5\\-1\end{bmatrix}$

∴ O.D. : 5.00△ B.O. ◯ 1.00△ B.D. O.S : 0.00 △

28 2매 이상의 사교 토릭렌즈를 밀착시켰을 때 합성렌즈를 구하는 방법은?

① 프리즘 굴절력 ② 프리즘 조절력 ③ 토릭렌즈의 편심량
④ 사교 토릭렌즈 공식 ⑤ 스칼라형의 프렌티스 공식

정답
25. ③ 26. ⑤ 27. ③ 28. ④

☞ 밀착된 사교 토릭렌즈의 합성은 굴절력 행렬, 사교 토릭렌즈의 공식 및 작도에 의해서 구할 수 있다.

29 우안(O.D)에서 Sph −5.00 Dptr ◯ Cyl −2.00 Dptr, Ax 30° 의 정확히 조제한 안경을 착용하고 주시선이 렌즈 광학적 중심점에서 코방향으로 2 mm, 아래로 2 mm 위치를 향하게 되었다. 이 위치에서 수평방향, 수직방향의 프리즘굴절력($\vec{P}$)은?

① 1.27△ B.I. ◯ 1.47△ B.D.
② 1.27△ B.O. ◯ 1.47△ B.U.
③ 1.27△ B.I. ◯ 1.47△ B.U.
④ 1.47△ B.O. ◯ 1.27△ B.D.
⑤ 1.47△ B.I. ◯ 1.27△ B.D.

☞ 굴절력 행렬 [D]는

$D_{xx} = -5.00 - 2.00\sin^2 30° = -5.50$ $D_{xy} = D_{yx} = 2.00\sin 30° \cdot \cos 30° = 0.87$

$D_{yy} = -5.00 - 2.00\cos^2 30° = -6.50$ $\therefore [D] = \begin{bmatrix} -5.50 & 0.87 \\ 0.87 & -6.50 \end{bmatrix}$

한편, 주시선이 렌즈와 교차되는 점의 위치벡터 $\therefore \vec{r} = \begin{bmatrix} 0.2 \\ -0.2 \end{bmatrix}$

$\vec{P} = -[D]\ \vec{r} = -\begin{bmatrix} -5.50 & 0.87 \\ 0.87 & -6.50 \end{bmatrix} \cdot \begin{bmatrix} 0.2 \\ -0.2 \end{bmatrix} = -\begin{bmatrix} -5.50 \times 0.2 - 0.87 \times 0.2 \\ 0.87 \times 0.2 + 6.50 \times 0.2 \end{bmatrix}$

$= \begin{bmatrix} 1.27 \\ -1.47 \end{bmatrix}$ $\therefore$ 1.27△, *B.I.* ◯ 1.47△, *B.D.*

30 좌, 우의 축이 대칭인 경우, 원거리 주변시 중 수평측방시를 할 경우 어느 방향에서만 프리즘 굴절력이 발생하는가?

① 좌우 ② 법선 ③ 수평 ④ 수직 ⑤ 연직

☞ 수평측방시일 경우, 수직방향에서만, 완전상하방시일 경우 수평방향에서만 프리즘굴절력이 발생한다.

31 굴절력 행렬을 토릭렌즈의 어떤 것들을 구하는데 활용할 수 있는가?

① 다초점렌즈에서 상의 크기
② 광학중심점의 편심거리와 방향
③ 잔류난시의 교정 위치와 크기
④ 크로스실린더렌즈의 기저방향
⑤ 토릭렌즈의 광학중심점간 거리

☞ 토릭렌즈에서 굴절력 행렬을 이용하여 구할 수 있는 것들

◉ 프리즘굴절력을 얻기 위한 광학중심점의 **편심거리와 방향**
◉ 두 장 이상의 토릭렌즈를 합성했을 때 **합성토릭렌즈의 표기와 잔류난시를 교정할 토릭렌즈의 굴절력과 주경선 방향**
◉ 다초점 토릭렌즈에서 **자렌즈의 프리즘 굴절력, 합성광학중심점 위치 및 상의 도약**
◉ 난시교정실린더렌즈의 굴절력(C)과 축방향(Ax)을 정밀검사하는 **크로스실린더법의 이론적 배경**
◉ 임의의 입사점에서 **프리즘 크기와 기저방향**
◉ 프리즘처방 안경과 일반 안경에서 **동공간의 거리(PD)와 광학중심점 높이((Oh)**

정답 29. ① 30. ④ 31. ②

32 다음 두 매의 토릭렌즈를 합성시켰을 때의 합성 토릭렌즈의 굴절력과 주경선의 방향은? 제1렌즈 : Sph +5.00 Dptr ◯ Cyl −2.00 Dptr, Ax 30°
제2렌즈 : Sph +5.00 Dptr ◯ Cyl −3.00 Dptr, Ax 60°

① Sph −9.67 Dptr ◯ Cyl −4.35 Dptr, Ax 30°
② Sph +9.67 Dptr ◯ Cyl −4.35 Dptr, Ax 48°
③ Sph −9.67 Dptr ◯ Cyl +4.35 Dptr, Ax 88°
④ Sph +4.35 Dptr ◯ Cyl +9.67 Dptr, Ax 108°
⑤ Sph +4.35 Dptr ◯ Cyl −9.67 Dptr, Ax 150°

☞ 제1렌즈의 굴절력 행렬 $[D_1]$는

$D_{1xx} = 5.00 - 2.00\sin^2 30° = 4.50$

$D_{1xy} = D_{1yx} = 2.00\sin 30° \cos 30° = 0.86$

$D_{1yy} = 5.00 - 2.00\cos^2 30° = 3.50$

$\therefore [D_1] = \begin{bmatrix} 4.50 0.86 \\ 0.86 3.50 \end{bmatrix}$

제2렌즈의 굴절력 행렬 $[D_2]$는

$D_{2xx} = 5.00 - 3.00\sin^2 60° = 2.75$

$D_{2xy} = D_{2yx} = 3.00\sin 60° \cos 60° = 1.30$

$D_{2yy} = 5.00 - 3.00\cos^2 60° = 4.25$

$\therefore [D_2] = \begin{bmatrix} 2.75 & 1.30 \\ 1.30 & 4.25 \end{bmatrix}$

합성굴절력행렬 $[D] = [D_1] + [D_2] = \begin{bmatrix} 4.50 & 0.86 \\ 0.86 & 3.50 \end{bmatrix} + \begin{bmatrix} 2.75 & 1.30 \\ 1.30 & 4.25 \end{bmatrix} = \begin{bmatrix} 7.25 & 2.16 \\ 2.16 & 7.75 \end{bmatrix}$

$C = -\sqrt{(7.25+7.75)^2 - 4(7.25 \times 7.75 - 2.16^2)} = -4.35(Dptr)$

$S = \dfrac{7.25+7.75-(-4.35)}{2} = 9.67(Dptr)$

$\tan\theta = \dfrac{9.67-725}{2.16} = 1.12$

$\tan\theta = \dfrac{2.16}{9.67-7.75} = 1.12 \quad \therefore \theta = 48°$

∴ Sph +9.67 Dptr ◯ Cyl −4.35 Dptr, Ax 48°

33 굴절력 행렬 주치(양 주경선의 굴절력;D_S', D_T')의 합은 주대각 성분(D_{xx}, D_{yy})의 어떤 것과 같은가?

① 합　② 차　③ 곱　④ 비　⑤ 제곱

☞ 굴절력행렬 주대각 성분의 합($D_{xx}+D_{yy}$)은 주치(양주경선의 굴절력)의 합($D_S' + D_T'$)과 같다.

$D_{xx} + D_{yy} = (D_S'\cos^2\theta + D_T'\sin^2) + (D_S'\sin^2\theta + D_T'\cos^2\theta)$

32. ②　33. ①

34 Sph +6.00 Dptr ◯ Cyl −2.00 Dptr, Ax 180° 처방의 안경을 <u>잘못</u> 조제한 결과, 축방향이 30°로 되었다. 이 안경을 착용할 때 **잔류난시**는?

① Sph −1.00 Dptr ◯ Cyl −2.00 Dptr, Ax 30°
② Sph +1.00 Dptr ◯ Cyl +2.00 Dptr, Ax 45°
③ Sph −2.00 Dptr ◯ Cyl −1.00 Dptr, Ax 100°
④ Sph +1.00 Dptr ◯ Cyl +2.00 Dptr, Ax 120°
⑤ Sph +1.00 Dptr ◯ Cyl −2.00 Dptr, Ax 150°

☞ [D] = [D₁] − [D₂] , $[D_1]=\begin{bmatrix}+6.00 & 0.00\\ 0.00 & +4.00\end{bmatrix}$, $[D_2]=\begin{bmatrix}5.5 & +\frac{\sqrt{3}}{2}\\ +\frac{\sqrt{3}}{2} & 4.5\end{bmatrix}$

$$[D] = [D_1] - [D_2] = \begin{bmatrix}+6.00 & 0.00\\ 0.00 & +4.00\end{bmatrix} - \begin{bmatrix}5.5 & +\frac{\sqrt{3}}{2}\\ +\frac{\sqrt{3}}{2} & 4.5\end{bmatrix} = \begin{bmatrix}0.5 & -\frac{\sqrt{3}}{2}\\ -\frac{\sqrt{3}}{2} & -0.5\end{bmatrix}$$

$$= \begin{bmatrix}0.5 & -0.866\\ -0.866 & -0.5\end{bmatrix}$$

$$C = -\sqrt{(Dxx+Dyy)^2 - 4(Dxx \cdot Dyy - Dxy \cdot Dyx)}$$

$$= -\sqrt{(0)^2 - 4(\frac{1}{2} \cdot -\frac{1}{2} - \frac{\sqrt{3}}{2} \cdot \frac{\sqrt{3}}{2})} = 2..00 \text{ Dptr} \qquad \therefore \; C = -2.00\,Dptr$$

$$S = \frac{Dxx + Dyy - C}{2} = \frac{0.5 - 0.5 - (-2)}{2} = +1Dptr \qquad \therefore \; S = 1.00\ Dptr$$

$$\tan\theta = \frac{S - Dxx}{D_{xy}} = \frac{(+1) - 0.5}{-\frac{\sqrt{3}}{2}} = -\frac{0.5}{\frac{\sqrt{3}}{2}} = \frac{-1}{\sqrt{3}}, \qquad \therefore \; \theta = \tan^{-1}(-\frac{1}{\sqrt{3}}) = 150^o$$

∴ Sph +1.00 Dptr ◯ Cyl −2.00 Dptr, Ax 150°

35 오른쪽 눈(O.D.)에 4.00△, D.I ◯ 3.00△, B.D인 두 매의 프리즘을 합성했다. 합성프리즘의 굴절력과 기저 방향은?

① $\begin{bmatrix}3.00\\ 37°\end{bmatrix}$ ② $\begin{bmatrix}3.50\\ 126°\end{bmatrix}$ ③ $\begin{bmatrix}4.00\\ 247°\end{bmatrix}$ ④ $\begin{bmatrix}5.00\\ 323°\end{bmatrix}$ ⑤ $\begin{bmatrix}7.00\\ 351°\end{bmatrix}$

☞ $P_x = +4.00$, $P_y = -3.00$ $|\vec{P}| = \sqrt{4^2 + (-3)^2} = \sqrt{25} = 5△$

$\tan\psi = \frac{P_y}{P_x} = \frac{-3.00}{4.00} = -0.75$

$P_x > 0$, $P_y < 0$; 4상한 $\psi = 360° - 37° = 323°$ $\therefore \vec{P} = \begin{bmatrix}5.00\\ 323°\end{bmatrix}$

정답 34. ⑤ 35. ④

36 오른쪽 눈에서 '3△, B.I.'을 타보식으로의 표기는?

① 3△, Base 0° ② 3△, Base 30° ③ 3△, Base 60°
④ 3△, Base 90° ⑤ 3△, Base 180°

☞ 오른쪽 눈에서 B.I.는 코방향이 되고 코방향의 타보식 방향각은 0° 이다. 또 B.O.는 귀방향이 되고 .귀방향의 타보식 방향각은 180° 이다.

37 굴절률 1.50인 투명체로 만든 단순프리즘의 꼭지각의 크기가 '6△' 이고 기저위치는 타보식 방향각 30° 로 놓여 있다. 이 얇은 프리즘에 수직으로 광선이 통과할 때 꺾임각의 크기와 방향은? 단, 이 얇은 프리즘은 공기 중에 놓여 있다.

① 1.5△, Base 30° ② 3△, Base 30° ③ 3△, Base 150°
④ 6△, Base 30° ⑤ 6△, Base 210°

☞ 프리즘에 의한 꺾임각의 크기(δ) = 꼭지각(α)×(n−1) = 6△ × (1.50−1) = 3△ 이고 Base 방향은 30° 이므로 **3△, Base 30°** 이다.

38 Sph +2 Dptr 렌즈의 광학중심점에서 수직 위로 1 cm 떨어진 위치로 입사하는 광선의 프리즘량은?

① 1△, B.U. ② 1△, B.D. ③ 2△, B.U. ④ 2△, B.D. ⑤ 3△, B.U.

☞ (+)렌즈는 광학중심점이 기저(Base)가 되고 입사한 광선은 아래로 꺾이므로 **B.D.**임
프렌티스 공식 $P(\triangle) = |D| \cdot h(cm)$
여기서 P(△) ; 입사점에서의 프리즘 디옵터량 , $|D|$; 굴절력의 절대값
h(cm) ; 광학중심점의 높이(광학중심점에서 입사점까지의 높이)
따라서 입사광선의 **프리즘량** ; P(△) = 1(cm) × 2 Dptr = 2△ 이다.

39 '우안(O.D.): S +2.00 D ◯ C +1.00 D, Ax 180°'를 조제하는데 조가 P.D.는 1 mm 짧아졌고 광학중심점의 높이(Oh)는 1 mm 높게 되었다. 이 때 동공중심에 미치는 프리즘량은?

① 0.2△, B.O. 와 0.3△, B.D. ② 0.3△, B.O. 와 0.2△, B.D.
③ 0.2△, B.O. 와 0.3△, B.U. ④ 0.3△, B.I. 와 0.2△, B.U.
⑤ 0.2△, B.I. 와 0.3△, B.U.

☞ 수평방향은 +2.00 D × 0.1 cm = 0.2△, B.I.이고 수직방향은 +3.00 D × 0.1 cm = 0.3△, B.U. 의 영향을 받는다.

정답: 36. ① 37. ② 38. ④ 39. ⑤

8 근용안경 처방검사

기 본 정 리

1) 조절기전(mechanism of accommodation)

(1) 조절기전의 학설

① 이완설(헬름홀츠 ; Helmholtz) ② 긴장설(체르닝 ; Tscherning)

(2) 체르닝의 긴장학설보다 헬름홀츠의 이완학설을 지지하는 학자들이 많다.

2) 조절력과 조절범위

(1) 멍시역(조절범위)

① 원점(far point ; F.P) : 정적굴절상태에서 망막중심와의 위치에 선명한 상을 가지는 외계의 물점
② 근점(near point ; N.P) : 최대동적굴절상태에서 망막중심와의 위치에 맺는 상의 물점
③ 명시역(조절역) : 원점과 근점 사이의 공간

(2) 안경 착용시 명시역의 변화

① 안경을 착용하게 되면 명시역은 나안일 때의 다르게 변화한다.
② 디옵터수직선에 의한 근용안경 처방값 : 안경 착용시 명시역 범위 변화에 이용
㉠ 기준점인 0 Dptr 의 왼쪽 : (+)방향, 오른쪽 : (-)방향
㉡ 눈의 위치 : 우측 끝

[예제 1] Sph −1.00Dptr 처방을 필요로 하는 소설력 Ac=3.00Dptr인 근시안이 Sph− 0.50Dptr 의 안경을 착용했을 때 명시역은? 단, 착용 안경의 정점간거리는 무시한다.

(풀이) 안경의 굴절력이 Sph -0.50Dptr 일 때 -1.00-(-0.50)=-0.50Dptr
조절력 A_c=3.00Dptr이므로

㉠ 안경 착용시 명시역 : 눈앞 2m~눈앞 28.6cm

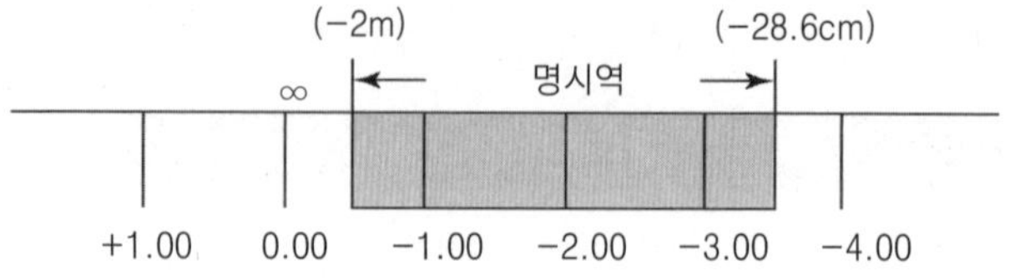

* −1.00−(−0.50)= −0.50Dptr

㉡ 나안의 명시역 : 눈앞 1m~눈앞 25cm(∵ 나안 -1.00 Dptr, 근시안)

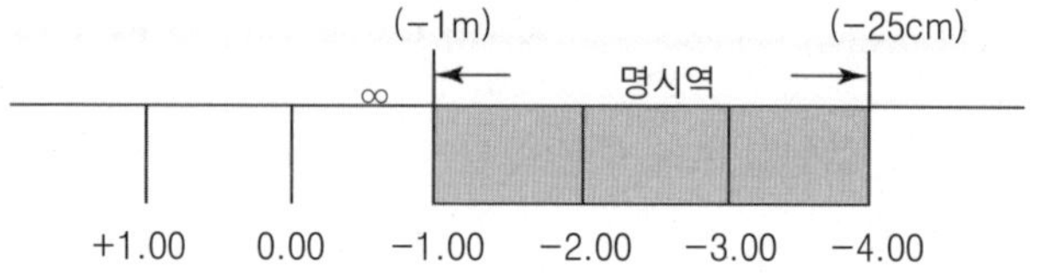

(3) 조절력(accommodation)

① 조절은 입사광선의 버전스와 크기를 0 Dptr가 되도록 눈의 굴절력을 증가시키는 것.
: **[입사광선의 버전스(Dptr)] + [눈의 굴절이상도(Dptr)] + [조절력(Dptr)] = 0**

② 조절력(A_c) : 원점굴절도와 근점굴절도의 차

$$A_c = \frac{1}{(-b)} - \frac{1}{(-a)} = \frac{1}{a} - \frac{1}{b}(Dptr) \qquad (1)$$

여기서, a : 원점거리, b : 근점거리이고 $\frac{1}{a}$: 원점 굴절도, $\frac{1}{b}$: 근점 굴절도

③ 조절력과 나이

㉠ 54세까지 : $A_c = 14 - 0.23x$

㉡ 55세이상 : $A_c = 6 - 0.08x$ 　　　　여기서, x : 나이

④ 최대조절력의 검사방법

㉠ 자각적 검사법 ; (-)렌즈 부가법, 근점 거리계법(푸쉬업법)

㉡ 타각적 검사법 ; 동적 검연법

3) 노안과 가입도 처방

(1) 노안(presbyopia)

① 40대 중반 이후가 되면 최대조절력이 작아져 정시로 교정된 상태에서 독서 등 근거리 작업을 원활하게 할 수 없는 상태의 눈.

② 조절력이 4 Dptr 이하인 눈을 노안이라 하며, 33 cm거리의 근거리 물체를 보기 위하여 노안경(근용 안경)이 필요.

(2) 근용안경의 굴절력(D_N')

① 근용안경처방을 위한 가입도 결정(광학적인 3요소)

㉠ 완전교정된 원용안경처방(원점 굴절도) ; D_F'

㉡ 근거리 작업거리 버전스 ; $S\,(\frac{1}{s})$

㉢ 최대조절력(A_c)에서 계산된 유용조절력

※ 유용조절력

㉠ 실제 작업거리(독서, 바느질 등)에서 사용하게 되는 조절력

㉡ 3요소 ; 최대조절력(A_c)의 $\frac{1}{2}$, $\frac{1}{3}$, $\frac{2}{3}$ 배

㉢ 보통 최대조절력의 1/2을 사용하여 근용안경을 처방.

② 근용안경의 굴절력(D_N')

완전교정된 원용안경처방의 구면굴절력 D_F'(=1/a)이고 작업거리 버전스 S 일 때 근용안경의 처방값(굴절력 D_N')은

$$D_N' = D_F' - (\frac{1}{2}A_c + S) \qquad (2)$$

여기서, $\frac{1}{2}A_c$: 유용조절력

(3) 조가(실제) 가입도(D_A ; 근용가입도)

① 근용가입도(D_A) : 이중초점렌즈에서 원용부에 융착한 자렌즈의 굴절력

={근용안경의 굴절력(D_N')} - {원용안경의 굴절력(D_F')}

$$D_A = D_N' - D_F'\,(Dptr) = -(S + \frac{1}{2}A_c) \qquad (3)$$

※ 가입도 검사법(근용안경처방검사)

㉠ (+)렌즈부가법 ㉡ 크로스실린더법 ㉢ 적록검사법

※ 잠정(이론적) 가입도 : 최대조절력을 사용하고 부족한 가입도의 최저값

② 난시교정용 토릭렌즈의 근용가입도 : 원용안경과 근용안경의 표기법을 통일(S-C) 한 후 구면도수의 차

예를 들면,

D_N' : Sph +1.50 Dptr ⊃ Cyl -0.50 Dptr, Ax 90°

D_F' : Sph -1.00 Dptr ⊃ Cyl -0.50 Dptr, Ax 90°

D_A = +1.50 - (-1.00) = 2.50 Dptr

③ 나이에 따른 평균 근용 가입도(Add)

㉠ 54세까지 : $Add = \frac{x-30}{10} Dptr$ ㉡ 55~75세 : $Add = \frac{4x}{10} Dptr$

㉢ 76세이상 : $Add = 3.00Dptr$　　　　　　여기서, x : 나이

[예제 2] Sph −1.00Dptr, 조절력(A_c)이 3.00Dptr, 작업거리 25cm인 사람의 근용 안경 렌즈의 굴절력(D_N')는? 단, 유용조절력은 ½A_c이다.

(풀이) $D_N' = D_F' - \frac{1}{2}A_c - S = -1 - \frac{3}{2} - (-\frac{1}{0.25}) = 1.50Dpt$

$\therefore D_N' = 1.50\mathrm{Dptr}$

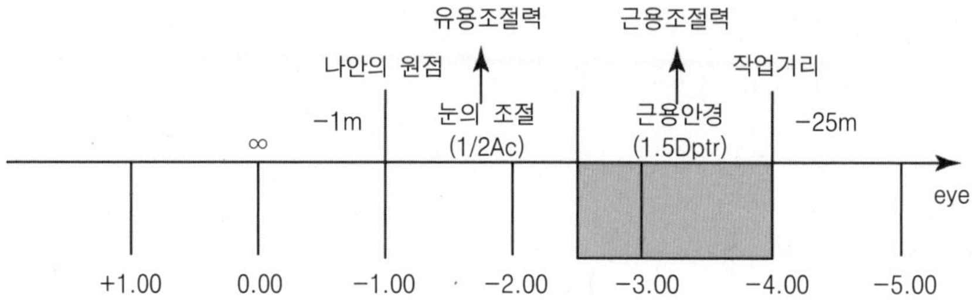

4) 원용안경의 조절효과

(1) 안경착용시 눈의 조절력(A_c)

$$A_c \approx -S(1-2\,l\,D_v')\ ,\ S \approx -A_c(1-2\,l\,D_v') \quad (4)$$

여기서, l : 안경의 정점간 거리($l < 0$)　　D_v' : 교정안경의 상측정점굴절력

$S(\frac{1}{s})$: 주시물체에 대한 입사 버전스

(2) 원용안경의 조절효과(△Ac)

① 조절효과 ; 원용안경을 착용하고 가까운 곳(작은 글씨 등)을 볼 때 필요한 조절력이 나안의 정시에 비해 많거나 적게 변화하는 효과

$$\triangle A_c = 2\,l\,D_v' \cdot S \quad (5)$$

② 실제로 눈이 조절하는 조절량 = 주시점 버전스 +조절효과

㉠ 콘택트렌즈의 조절효과 ; 0

㉡ 근시 교정 안경의 조절효과 ; (-)

㉢ 원시 교정 안경의 조절효과는 ; (+)

㉣ 조절 효과는 **정점간 거리** 때문에 야기된다.

5) 조절래그

(1) 조절래그량 ; 조절자극량에서 조절반응량을 뺀 차이값

(2) 조절래그의 크기에 영향을 미치는 요소

① 안광학계의 초점심도(동공 지름)　② 공간 주피수(망막싱의 곤트라스트)

(3) 일정한 주시거리를 보고 있을 때 조절래그량의 변화

① 피검사자의 바로 전의 시기능 활동　② 시기능의 예민도
③ 시표의 형태{(모양, 글자(한글, 영문), 숫자 등}
※ 조절래그량이 평균값보다 적으면 가성근시, 조절과다, 고조절성폭주비일 때이고 조절래그량이 평균값보다 크면 조절무력, 조절부족, 저조절성폭주비일 때이다.

6) 조절효율

(1) 조절효율(조절용이성) ; 조절자극의 변화에 대응하는 조절반응의 변화비율

① (-)렌즈를 눈에 대고 굴절력을 높여가면 조절자극이 높아진다.
② (+)렌즈를 눈에 대고 굴절력을 높여가면 조절자극이 줄어진다.

(2) 조절효율검사 ; 조절기능에 장애가 있는지를 알아보는 검사

① 검사원리 ; 피검자의 눈에 급작스런 조절자극의 변화를 주어 검사한다.
② 검사기기 ; 구면렌즈로 된 반전복수시험테와 S ±2.00 D 렌즈가 주로 사용된다.
※ **조절연축**(accommodative spasm) : 조절이완이 잘 안 되는 현상
예) 음성상대조절량이 아주 적으면 과도한 조절개입을 장시간 방치한 결과로 생긴다.

7) 이중초점렌즈(bi-focal lens)

(1) 이중초점렌즈의 종류

이중초점렌즈는 자렌즈의 광학중심(O_A)의 위치에 따라 3가지로 분류된다.
① 무도약 이중초점렌즈 : O_A가 원 · 근 경계상에 있는 구조
㉠ 동일재질형, 접착형은 경계부분에 계단이 형성된다.
㉡ 융착형은 경계선에 절단면이 보인다.
예) EX(executive)형, 원피스형, 융착형
② 무단차(=무계단) 이중초점렌즈 : OA가 자렌즈(가입부)의 기하학적 중심에 있는 구조로서 도약이 일반적으로 가장 심하다.(경계선 상부가 원호의 꼴)
예) 클립토크(Krip-Tok ; 원형)형, 울텍스(Ultax)형, 바이텍스(Bitax)형

③ 절충(중간)형 이중초점렌즈 : O_A가 무단차 이중초점렌즈보다는 경계선에 가깝게 위치함으로서 상도약이 적어진다.

예) 라운드탑(Round or curved top)형, 플래트탑(Flat top)형

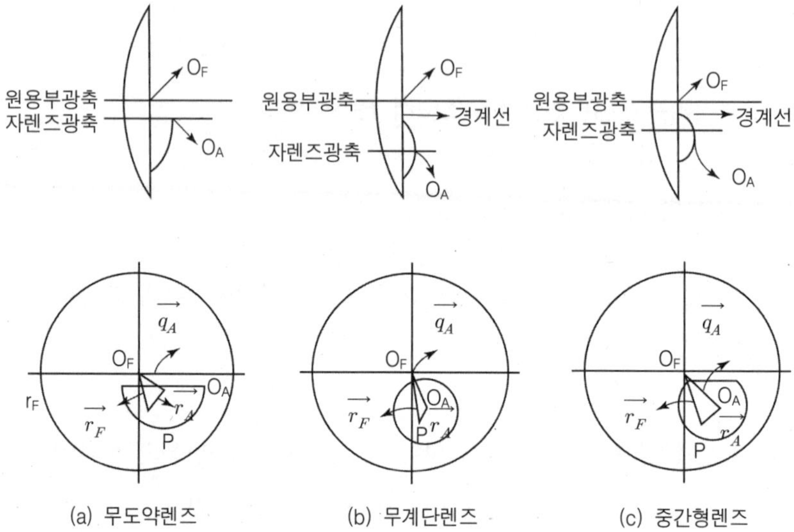

그림 5-7. 이중초점 렌즈의 단면도와 벡터 관계

(2) 이중초점렌즈의 상도약

가입부의 광학적 중심(O_A)가 상부경계선상에 있지 않고 상부경계선과 거리를 두고 있을 때는 시선이 상부경계선을 지날 때 상도약 현상이 일어나게 된다.

가입도 D′(Dptr), O_A로부터 상부경계선까지의 거리가 h cm일 때 상도약량의 크기 P와 상도약의 방향은 다음과 같다.

상 도약의 크기 : $P(\triangle) = D' \times h(cm)$ ——— (6)

상 도약의 방향 : 윗쪽 방향

① 상의 도약은 원용부 렌즈의 굴절력과는 무관하다.

② 무도약 이중초점렌즈에서는 h = 0 이므로 상도약이 없다.

③ 무단차 이중초점렌즈에서는 상도약이 가장 심하다.

정리문제

〈A 형 문항방식〉

※ 아래 각 문항의 물음에 대한 옳은 답 하나를 ① ~ ⑤ 에서 선택하시오.

01 각막정점에서 S −1.00 D의 처방을 요하는 조절력 2.00 D인 근시안의 명시역은?

① 각막 전방 50 cm ~ 15.2 cm
② 각막 전방 75 cm ~ 25.5 cm
③ 각막 전방 75 cm ~ 33.3 cm
④ 각막 전방 100 cm ~ 33.3 cm
⑤ 각막 전방 100 cm ~ 50.3 cm

☞ 조절력 $A_c = A - B = \frac{1}{a} - \frac{1}{b}$, 2.00 = −1 −B.

02 조절래그(lazy lag of accommodation)의 설명으로 거리가 **먼** 것은?

① 조명이 좋을 때는 조절 래그량은 많다.
② 대부분의 사람은 자극량보다 반응량이 적다.
③ 안광학계의 초점심도가 얕으면 조절래그량은 적다.
④ 조절래그는 눈의 해상력에 한계가 있기에 가능한 것이다.
⑤ 정시가 눈 앞 20 cm를 보려고 할 때 실제 조절력량은 5 D이다.

☞ ◉ 조절래그는 주시물체의 주위여건에 관계없이 비슷한 선명도의 상을 망막에 맺도록 하는 우리 눈의 조절의 생리작용으로 일반적으로 이론적인 조절 자극량보다는 **실제 반응량이 작게 된다.**
◉ 초점심도가 얕을수록 조절래그량은 작고 그 결과 자극량과 반응량이 거의 같다.

03 원용안경을 쓰고 가까운 물체를 볼 때 나타나는 조절효과에 관계가 <u>없는</u> 요소는?

① 원용안경의 상측 정점굴절력
② 안경렌즈에서 물체까지 거리
③ 정점간 거리(V.D.)
④ 안경렌즈의 지름
⑤ 수시거리 버전스

☞ 원용안경의 조절효과는 원용안경의 굴절력, 정점간 거리, 주시거리 버전스에 비례하여 커진다.

04 구면굴절력이 1 Dptr, 조절력이 3 Dptr, 작업거리가 25 cm 인 사람의 근용 안경렌즈의 굴절력은? 단, 유용 조절력은 2/3 로 한다.

① 1.0 Dptr ② 1.5 Dptr ③ 2.0 Dptr ④ 2.5 Dptr ⑤ 3.0 Dptr

☞ $D_N' = D_F' - (\frac{2}{3}A_c + S) = 1 - (\frac{2}{3}\times 3) + (\frac{1}{-0.25}) = 3.00\ Dptr$

정답 1. ④ 2. ⑤ 3. ④ 4. ⑤

05 아래 처방의 완전 교정안경을 정점간 거리(V.D.) 10 mm로 착용한 사람이 눈 앞 33.3 cm를 선명하게 보려고 한다. 필요한 조절력은?

[처방 For Dist(원용) : O.U.(양안) S +5.00 D]

① 2.70 D ② 3.30 D ③ 3.70 D ④ 4.00 D ⑤ 4.50 D

☞ (−)렌즈로 교정된 눈은 정시보다 조절력이 덜 필요하며, (+)렌즈로 교정된 눈은 정시보다 조절력이 더 필요하다.

◉ 정확한 정시와 비교한 조절효과; $\triangle A_c = 2\, l\, D_v' \cdot S$ = 2 × (−0.01) × (+5.00) × (−3.00)
= 0.3 D

즉, 나안의 정시는 눈 앞 33.3 cm를 보려면 3 D의 조절력이 필요한데 이 경우 0.3 D로 조절효과로 실제 필요한 조절력은 3.0 + 0.3 = 3.30 D 이다.

06 이중초점렌즈의 근용부 합성광학중심점(O_N)의 위치에 대한 설명 중 옳은 것은?

① 원시에서, 근용부 합성광학중심점(O_N)의 위치는 이중초점렌즈의 광학적 중심(O_F)과 가입부 광학적 중심(O_A)의 사이에 있다.
② 정시에서, 근용부 합성 광학 중심점(O_N)의 위치는 없다.
③ 가입도(Add)보다 절대값이 적은 근시에서, 근용부 합성 광학 중심점(O_N)의 위치는 가입부 광학적중심(O_A)과 반대쪽에 있다.
④ 가입도(Add)보다 절대값이 같은 근시에서, 근용부 합성광학중심점(O_N)의 위치는 가입부 광학적 중심(O_A)과 일치한다.
⑤ 가입도(Add)보다 절대값이 큰 근시에서, 근용부 합성광학중심점(O_N)의 위치는 가입부 광학적 중심(O_A)과 같은 쪽에 있다.

☞ 이중초점렌즈의 근용부 합성 광학 중심점(O_N)의 위치는

◉ 원시에서, 이중초점렌즈의 광학적중심(O_F)과 가입부 광학적중심(O_A)의 사이에 있다.
◉ 정시에서, 가입부 광학적 중심(O_A)과 일치한다.
◉ 가입도(Add)보다 절대값이 적은 근시에서, 가입부 광학적 중심(O_A)과 같은 쪽에 있다.
◉ 가입도(Add)보다 절대값이 같은 근시에서, 그 위치는 없다.
◉ 가입도(Add)보다 절대값이 큰 근시에서, 가입부 광학적 중심(O_A)과 반대쪽에 있다.

07 원용교정안경을 쓰면 명시역이 나안일 때와 비교해서 어떻게 변하는가?

① (−)교정렌즈를 쓰면 눈앞으로 다가온다.
② (+)교정렌즈를 쓰면 눈앞으로 다가온다.
③ (+)교정렌즈를 쓰면 눈으로부터 멀어진다.
④ (−)토릭렌즈에서만 눈앞으로 다가온다.
⑤ (+)토릭렌즈를 쓰면 명시역의 변화가 없다.

☞ 나안일 때와 안경을 썼을 때와는 명시역이 변한다. (+)렌즈를 쓰면 전체 명시역이 눈 쪽으로 다가온다. (−)렌즈 때는 그 반대이다.

정답 5. ② 6. ① 7. ②

08 Sph −1.00 Dptr 처방을 필요로 하는 조절력(A_c)이 3.00 Dptr인 근시안이 Sph −0.50 Dptr의 안경을 착용했을 때 명시역은? 단, 정점간거리는 무시한다.

① 눈 앞 1 m ~ 눈 앞 20 cm ② 눈 앞 1 m ~ 눈 앞 25 cm
③ 눈 앞 2 m ~ 눈 앞 25 cm ④ 눈 앞 2 m ~ 눈 앞 28.6 cm
⑤ 눈 앞 3 m ~ 눈 앞 33.3 cm

☞ 안경의 굴절력이 Sph −0.50 Dptr 일 때 −1.00 − (−0.50) = −0.50 Dptr 조절력 Ac = 3.00 Dptr이므로
㉠ 안경 착용했을 때 명시역 : 눈앞 2 m ~ 눈앞 28.6 cm
㉡ 나안의 명시역 : 눈앞 1 m ~ 눈앞 25 cm (∵ 나안 −1.00 Dptr, 근시안)

09 60세 정시인 사람의 최대조절력이 1.00 D일 때 이 눈의 명시역은?

① 눈앞 ∞에서 눈앞 20 cm ② 눈앞 ∞에서 눈앞 40 cm
③ 눈앞 ∞에서 눈앞 60 cm ④ 눈앞 ∞에서 눈앞 80 cm
⑤ 눈앞 ∞에서 눈앞 100 cm

☞ 정시이므로 원점이 눈앞 ∞에 위치하고 최대조절력이 1.00 D이므로 조절 근점은 눈 앞 100 cm에 위치한다. 따라서 명시역은 원점에서 조절 근점인 100 cm까지이다.

10 다음 중 조절래그의 크기에 영향을 미치는 인자는?

① 초점심도 ② 피사체 심도 ③ 근용 버전스
④ 원용 버전스 ⑤ 동공의 콘트라스트

☞ 조절래그의 크기에 영향을 미치는 인자
◉ 초점심도(동공의 지름) ◉ 공간주파수(망막의 콘트라스트)

11 최대조절력이 10.00 D인 +3.00 D의 미교정된 원시에 대한 설명으로 <u>틀린 것은?</u>

① 원점(far point)은 눈 뒤 33.3 cm이다.
② 근점(near point)은 눈 앞 10 cm이다.
③ 근업거리가 40 cm라면 이 사람은 수의성 원시이다.
④ 명시력은 눈 뒤 33.3 cm에서 눈 앞 14.3 cm이다.
⑤ 교정하지 않으면 내사위(내사시)를 유발할 수 있다.

☞ 최대조절력(amplitude of accdommodation) A_c 는
$A_c = (A-B),\ B = A - A_c = +3.00 - 10.00 = -7.00\,D$
$A = +3.00 = \frac{1}{a},\quad a = \frac{1}{+3.00} = 33.3\,cm,\ B = -7.00 = \frac{1}{b},\quad b = \frac{1}{-7.00} = -14.3\,cm$
여기서 A: 원점 굴절도, B:근점 굴절도, a: 원점거리, b: 근점거리.
따라서 이 사람의 명시역은 눈 뒤 33.3 cm에서 눈 앞 14.3 cm, 근업거리가 40 cm이면 조절자극량(요구량)이 2.50 D, 이 사람이 굴절이상을 보상하고 남아 있는 조절력이 7.00 D이므로 수의성 원시. 고도원시는 굴절성 조절 내사시(내사위)를 유발한다.

정답
8. ④ 9. ⑤ 10. ① 11. ②

12 S −5.00 D(정간거리 12 mm)인 완전 교정한 안경을 쓴 사람이 눈앞 25 cm의 물점을 명시하는데 필요한 조절력은?

① 2.52 D ② 3.52 D ③ 4.52 D ④ 5.52 D ⑤ 6.52 D

☞ $A_c = -S(1-2lD_v') = -\frac{1}{-0.25}\{1-2(-0.012)\times(-5.00)\} =$ 3.52 D
여기서 정시의 나안이면 눈 앞 25 cm를 볼 때 4 D의 조절력이 필요한데 (−)원용렌즈의 조절효과는 (−)값을 가지므로, 즉 적게 조절하여도 된다는 것에 유의한다.

13 조절래그량이 평균값보다 아주 적으면 다음 중 어느 상태를 <u>의심</u>하여야 하는가?

① 폭주과다 ② 폭주마비 ③ 조절부족 ④ 조절과다 ⑤ 조절마비

☞ 조절 자극량과 조절 반응량의 차이가 없거나 적으면 조절이상(accommodative disorder)은 조절과다(accommodative excess)이고, 이향운동이상(vergence dysfunction)은 폭주부족(convergence insufficiency)일 때이다.

14 Sph +3.00 Dptr 완전 교정되고 조절력이 4.00 Dptr 인 사람이 눈 앞 25 cm 명시 할 때 근용 안경렌즈의 굴절력은? 단. 유용조절력(Ac)은 1/2을 적용한다.

① +1.00 Dptr ② +2.00 Dptr ③ +3.00 Dptr ④ +4.00 Dptr ⑤ +5.00 Dptr

☞ $D_N' = D_F'$ − (1/2)Ac − S = 3 − 2 − (−4) = +5.00 Dptr

15 Sph +1.00 Dptr, Add 3.00 Dptr 로 완전 교정된 안경을 착용하고 조절력이 2.00 Dptr 인 사람의 명시역은?

① 눈 뒤 1 m 에서 눈 앞 20 cm 까지.
② 눈 뒤 1 m 에서 눈 앞 16.7 cm 까지.
③ 눈 앞 무한대 에서 눈 앞 16.7 cm 까지
④ 눈 앞 무한대 에서 눈 앞 20 cm 까지.
⑤ 눈 앞 1 m 에서 눈 앞 16.7 cm 까지.

☞ 완전교정 하였으므로 원점은 무한대이고 근점은 20 cm
(∵ 조절력 2 Dptr + Add 3 Dptr = 5 Dptr ⇒ 20 cm), 명시역 = 원점(무한대)에서 근점 사이

16 Sph +5.00 Dptr 정점간거리 20 mm으로 완전 교정된 안경을 쓰고 눈 앞 25 cm 명시 할 때 이 사람이 필요한 조절력은?

① 5.00 Dptr ② 4.80 Dptr ③ 4.30 Dptr ④ 4.00 Dptr ⑤ 3.20 Dptr

☞ 렌즈에 의한 조절효과 = $2lD_v'S = 2\times(-0.02)\times(+5.00)\times(\frac{1}{-0.25}) = 0.8Dptr$

∴ 조절력 = 주시점 버전스+렌즈에 의한 조절효과 = $\frac{1}{0.25} + 0.8 = 4.8\ Dptr$

정답

12. ② 13. ④ 14. ⑤ 15. ④ 16. ②

17 Sph −5.00 D 정점간거리 20 mm으로 완전 교정된 안경을 쓰고 눈 앞 25 cm 명시 할 때 이 사람이 필요한 조절력은?

① 5.00 Dptr ② 4.80 Dptr ③ 4.30 Dptr ④ 4.00 Dptr ⑤ 3.20 Dptr

☞ 렌즈에 의한 조절효과 = $2lD_v'S = 2\times(-0.02)\times(-5.00)\times(\frac{1}{-0.25}) = -0.8Dptr$

∴ 조절력 = 주시점 버전스+렌즈에 의한 조절효과 = $\frac{1}{0.25}+(-0.8) = 3.20\ Dptr$

18 Sph −2.00 Dptr 완전 교정되고 조절력이 4.00 Dptr 인 사람이 눈 앞 20 cm 명시할 때 근용 안경 렌즈의 굴절력은? 단, 유용조절력(Ac)은 1/2을 적용한다.

① +1.00 Dptr ② +2.00 Dptr ③ +3.00 Dptr ④ +4.00 Dptr ⑤ +5.00 Dptr

☞ $D_N' = D_F' - \frac{1}{2}A_C - S = (-2.00) - \frac{1}{2}(4.00) - (-\frac{1}{0.2}) = +1.00\ Dptr$

19 원용교성안경을 착용하면 명시역이 나안일 때와 비교해서 어떻게 변하는가?

① (-)교정렌즈를 쓰면 눈앞으로 다가온다.
② (+)교정렌즈를 쓰면 눈앞으로 다가온다.
③ (+)교정렌즈를 쓰면 눈으로부터 멀어진다.
④ (-)토릭렌즈에서만 눈앞으로 다가온다.
⑤ (+)교정렌즈를 쓰면 나안일 때와 같다.

☞ 나안일 때와 안경을 착용했을 때 그 명시역이 변한다. (+)렌즈를 Tm면 전체 명시역이 눈 쪽으로 다가오고 (−)렌즈를 쓰면 전체 명시역이 눈 쪽으로부터 멀어진다.

20 원점이 각막후방 50 cm, 근점이 각막전방 25 cm를 주시할 때 필요한 조절력은?

① 2.00 Dptr ② 4.00 Dptr ③ 5.00 Dptr ④ 6.00 Dptr ⑤ 8.00 Dptr

☞ 조절력 = 원점버전스 − 근점버전스 = 2 − (−4) = 6.00 Dptr

21 정시인 사람이 5.00 D의 조절력을 갖고 있을 때 이 눈의 명시역은?

① 눈 앞 ∞에서 20 cm의 공간 ② 눈 앞 ∞에서 50 cm의 공간
③ 눈 앞 ∞에서 100 cm의 공간 ④ 눈 앞 100 cm에서 50 cm의 공간
⑤ 눈 앞 50 cm에서 20 cm의 공간

☞ 정시이므로 원점이 눈앞 ∞에 위치하고 근점은 -20 cm(5.00 D)이다. 따라서 명시역은 눈 앞 ∞ ~ 20 cm이다.

정답 17. ⑤ 18. ① 19. ② 20. ④ 21. ①

22 조절력이 6.00 Dptr이고 Sph -4.00 Dptr 근시안의 근점은?

① 눈 앞 10 cm ② 눈 앞 20 cm ③ 눈 앞 25 cm ④ 눈 앞 50 cm ⑤ 눈 앞 70 cm

☞ -4.00 Dptr의 근시안의 원점은 25 cm이고 조절력이 6.00 Dptr 이므로,
근점버전스 = 원점버전스-조절력 = -4 - 6 = -10 Dptr ⇒ 눈 앞 10 cm

23 교정되지 않는 2 Dptr 근시안이 2 Dptr 조절을 했을 때 원점은 어디로 이동하게 되는가?

① 눈 앞 1 m ② 눈 뒤 1 m ③ 눈 앞 25 cm ④ 눈 뒤 25 cm ⑤ 눈 앞 30 cm

☞ 교정되지 않는 2 Dptr 근시안 + 수정체 조절량 2 Dptr = 4 Dptr,
∴ 근시안 4 Dptr의 근시안의 원점은 눈 앞 25 cm

24 같은 크기의 조절력을 가지는 근시, 정시, 원시에서 근점이 눈에서 앞 쪽으로 가까운 순서로 배열하면?

① 근시 - 원시 - 정시 ② 원시 - 근시 - 정시 ③ 근시 - 정시 - 원시
④ 원시 - 정시 - 근시 ⑤ 정시 - 근시 - 원시

☞ 근점 굴절도 = 원점 굴절도 - 조절력, 근점은 눈 앞(- 값)이므로 원점굴절도가 (-)방향으로 클수록 근점이 눈 앞 가까이 위치한다.

25 사람의 눈에서 조절하지 않은 상태 즉, 조절 휴지상태는 다음 중 어느 때인가?

① 정상안이 책을 읽을 때
② 근시안이 나안으로 원거리를 쳐다 볼 때
③ 원시안이 나안으로 원거리를 쳐다 볼 때
④ 원시안이 교정된 원시안경을 착용하고 책을 읽을 때
⑤ -1 Dptr 근시안이 작업거리 25 cm에서 나안으로 작업 할 때 .

☞ 근시안이 나안으로 원거리를 주시할 때는 조절을 하면 근시도가 더 증가된다.

26 측정된 최대조절력이 2.00 D이고 작업거리는 25 cm이며 근거리 작업시간이 길고 눈의 피로를 느낄 때 가장 적절한 조가 가입도(D_A)는?

단, 유용조절력은 조절력의 $\frac{1}{2}$ 이다.

① 4.00 D ② 3.50 D ③ 3.00 D ④ 2.50 D ⑤ 2.00 D

☞ $D_A = D_N' - D_F' = -(\frac{1}{2}A_C + S) = -\ [(\frac{1}{2}\times 2)+(\frac{1}{-0.25})] = 3.00\,D$

정답 23. ③ 24. ③ 25. ② 26. ③

27 근용안경 처방검사할 때에 광학적으로 필요한 요소는?

① 근거리 교정시력 ② 핀홀 검사 ③ 조절래그
④ 완전 교정된 원용도수 ⑤ 색약·색각 이상 여부

☞ 근용안경 처방검사시에 광학적으로 필요한 요소는 완전 교정된 원용도수, 문진단계에서 측정한 근거리의 작업거리, 조절력, 작업거리로 인한 직업 등이다.

28 이중초점렌즈에서 같은 처방일 때 상의 도약 현상이 가장 심한 것은?

① 울텍스(Ultax)형 ② EX(executive)형 ③ 플래트탑(Flat top)형
④ ER형 ⑤ 라운드탑(Round or curved top)형

☞ ◉ 이중초점렌즈의 종류
① 무도약 이중초점렌즈 ; EX형, ER형, 융착형
② 무단차 이중초점렌즈;클립토크(Krip-Tok)형, 울텍스(Ultax)형, 바이텍스(Bitax)형
③ 절충형 이중초점렌즈 ;라운드탑(Round, curved top)형, 플래트탑(Flat top)형)
◉ 이중초점렌즈의 상도약 ; 가입도 D(Dptr), 가입부의 광학적 중심(OA)으로부터 상부 경계선까지의 거리가 h cm일 때 상도약량의 크기 P와 상도약의 방향은
◎ 상 도약의 크기 : P = D × h(△) ◎ 상 도약의 방향 : 윗쪽 방향
① 상의 도약은 원용부 렌즈의 굴절력과는 무관하다.
② 무도약 이중초점렌즈에서는 h=0 이므로 상도약이 없다.
③ 무단차 이중초점렌즈에서는 상도약이 가장 심하다.

29 단초점렌즈에 비교한 이중초점렌즈의 단점은?

① 각 부분의 시야가 넓다. ② 근용부하부에서 상의 도약
③ 원용부상부에서 상의 도약 ④ 근용부의 합성광학중심점 위치 불안정
⑤ 원용부의 합성광학중심점 위치 불안정

☞ 원용양용안경인 이중초점렌즈 등은 시야가 좁고 근용부상부경계선에서 상의 도약(image jump)과 근용부의 합성광학중심점 위치 불안정 등의 단점이 있다.

30 "조절은 주시거리 버전스를 중화시여 최종 입사광선의 크기가 0 Dptr가 되도록 눈의 굴절력을 증가시키는 현상"이다. 이와 관련이 **없는** 것은?

① 주시거리 버전스 ② 조절력 ③ 눈의 굴절 이상도
④ 입사광선의 굴절력 ⑤ 출사광선의 굴절력

☞ (입사광선의 버전스) + (조절력) + (눈의 굴절이상도) = 0

31 노안경을 위한 검사의 요체인 가입도 검사 방법에 해당되는 것은?

① 노트법 ② (+)렌즈 부가법 ③ (-)렌즈 부가법
④ 단안검정법 ⑤ 근점거리계법

정답 27. ④ 28. ① 29. ④ 30. ⑤ 31. ②

☞ **가입도 검사(addition prescription)법**에는 (+)렌즈 부가법(plus build up), 크로스 실린더법(cross cylinder method), 적록검사법(red green test) 등이 있고 조절력 측정법에는 (−)렌즈 부가법, 근점거리계법(push up method) 등이 있다. **조절래그검사의 타각적 방법**에는 고정식동적검영법인 단안검정법(monocular estimation method), 이동식동적검영법인 노트법(nott method) 등이 있다.

32 양안 조절효율검사에서 (+)렌즈를 눈에 대었을 때 반응속도가 느려 비정상적인 결과를 얻었다. 이 결과로 예측할 수 있는 시기능이상은?

① 폭주부족/조절부족 ② 폭주부족/조절과다 ③ 폭주과다/조절과다
④ 폭주과다/조절부족 ⑤ 폭주과다/조절정상

☞ (+)렌즈의 반응속도가 느리면 폭주부족과 조절과다의 기능장애가 의심된다.

33 단안 조절효율검사에서 (+)렌즈를 눈에 대었을 때 반응속도가 느려 비정상적인 결과를 얻었다. 이 결과로 예측할 수 있는 시기능이상은?

① 폭주부족 ② 폭주과다 ③ 조절부족 ④ 조절과다 ⑤ 개산부족

☞ (+)렌즈의 반응속도가 느리면 조절과다의 기능장애가 의심된다.

34 단안 조절효율검사에서 (−)렌즈를 눈에 대었을 때 반응속도가 느려 비정상적인 결과를 얻었다. 이 결과로 예측할 수 있는 시기능이상은?

① 폭주부족 ② 폭주과다 ③ 조절부족 ④ 조절과다 ⑤ 개산부족

☞ (−)렌즈의 반응속도가 느리면 조절과다의 기능장애가 의심된다.

35 단안 조절효율검사에서 검사결과로 예측할 수 <u>없는</u> 시기능이상은?

① 폭주부족 ② 조절부족 ③ 조절과다 ④ 개산과다 ⑤ 개산부족

☞ 단안 조절효율검사에서는 폭주기능(폭주부족/폭주과다)을 판단(검사)할 수 없다.

36 안경 또는 콘택트렌즈를 착용하고 근거리 물체를 볼 때 눈의 조절 부담이 가장 <u>심한</u> 것은?

① 강도의 근시안경 ② 강도의 원시안경 ③ 약도의 근시안경
④ 약도의 원시안경 ⑤ 콘택트렌즈

☞ 안경 또는 콘택트렌즈를 착용하고 근거리 물체를 볼 때 눈의 조절 부담이 가장 심한 것은 높은 굴절력의 원시안경이다.

정답: 32. ② 33. ④ 34. ③ 35. ① 36. ②

37 완전교정의 원용안경을 착용하고 근거리 물체를 보았을 때 눈에 일어나는 조절량에 대한 설명 중 옳은 것은?

① 나안의 조절량과 같다.
② 나안보다 조절량이 적어진다.
③ 정시의 조절량과 같다.
④ 정시보다 조절량이 적어진다.
⑤ 정시보다 조절량이 많아진다.

☞ 완전교정의 원용안경을 착용하고 근거리 물체를 보았을 때 정점간 거리 때문에 그 조절량이 나안보다 많아지고, 정시보다 적어진다.

정답 37. ④

9 안경 배율과 양안시

기본정리

1) 안경배율과 부등상시

※ 부등상시 : 동일 물체에 대한 좌우안의 망막상의 크기가 서로 다른 눈.

(1) 부등상시의 원인

① 광학적부등상시 : 좌우 렌즈의 안경배율의 차 때문에 좌우 망막 상의 크기가 다르다.
② 본태적부등상시 : 좌우 눈의 망막의 구조가 서로 달라서 발생

(2) 부등상시 교정용 사이즈 렌즈

① 사이즈 렌즈 : 상의 크기를 같게 하여 양안시기능을 원활하게 하는 렌즈, 즉, 좌·우 안경렌즈의 자기배율을 다르게 함으로써 부등상시의 교정이 가능한 안경렌즈
② 어포컬(afocal) 사이즈 렌즈 : 상측 정점 굴절력 $D_v{}'=0$ 인 사이즈 렌즈

(3) 사이즈 렌즈에서 자기배율(Γ_{SM})

① $D_v{}'$를 가진 두꺼운 렌즈의 자기배율

$$\Gamma_{SM}=F_S\cdot F_R=\left(\frac{1}{1-\frac{t}{n}D_1{}'}\right)\left(\frac{1}{1+l_v{}'D_v{}'}\right) \quad \text{(1)}$$

*1 Γ_{SM}에 관계되는 요소 : ㉠ 렌즈의 전면의 면굴절력($D_1{}'$), ㉡ 렌즈의 중심두께 (t), ㉢ 정점간 거리($l_v{}'$), ㉣ 굴절률(n)

② 어포컬 사이즈 렌즈에서 자기배율

정시일 경우, 교정 안경렌즈의 상측 정점굴절력 $D_v{}'=0$ 따라서 $F_R=1$ 이므로 자기배율 Γ_{SM}은

$$\therefore\ \Gamma_{SM}=\left(\frac{1}{1-\frac{t}{n}D_1{}'}\right)=F_s \quad \text{(2)}$$

*2 어포컬 사이즈 렌즈에서 자기배율, $\Gamma_{SM}\propto\frac{t\cdot D_1{}'}{n}$

2) 안경렌즈의 자기 배율, Γ_{SM}

(1) 얇은 렌즈의 자기배율, Γ_{SM}

① 안경렌즈의 자기배율, Γ_{SM}

$$\Gamma_{SM} = \frac{\text{안경을 착용한 망막상의 크기}}{\text{나안의 망막상의 크기}} = \frac{\text{출사동점에서상을본입사각}(\omega')}{\text{입사동점에서물체를본입사각}(\omega)}$$

$$\approx \frac{\text{입사동점에서상을본입사각}(\omega')}{\text{입사동점에서물체를본입사각}(\omega)}$$

$*_1$ 망막 위에 맺는 실제 상의 크기는 안축장으로 결정

$*_2$ 물체 시약각(ω)는 상 시야각(ω')에 비례

② 근시 교정용 안경렌즈의 자기배율(망막상의 크기 변화)

$$\Gamma_{SM} = \frac{\omega'}{\omega} \cong \frac{\tan\omega'}{\tan\omega} = \frac{y/(-(l'+f'))}{y'/(-f')} = \frac{f'}{f'+l'}$$

$$= \frac{1}{1+\dfrac{l'}{f'}} = \frac{1}{1+l'D_v'} \approx 1 - l'D_v'$$

$$\therefore \ \Gamma_{SM} = \frac{1}{1+l'D_v'} \qquad (3)$$

여기서 y′ : (-)렌즈에 의한 허상의 크기

f′ : 렌즈의 상측 주점 초점거리

l′ : 렌즈에서 입사동점까지의 거리(안경렌즈 : 통상 15mm)

D_v' : 렌즈의 상측 정점굴절력

$*_1$ (+)렌즈 : Γ_{SM} 〉 1(∵ $l'D_v'$ 〈 0), 즉 나안의 상보다 크다.

$*_2$ (-)렌즈 : Γ_{SM} 〈 1(∵ $l'D_v'$ 〈 0), 즉 나안의 상보다 작다.

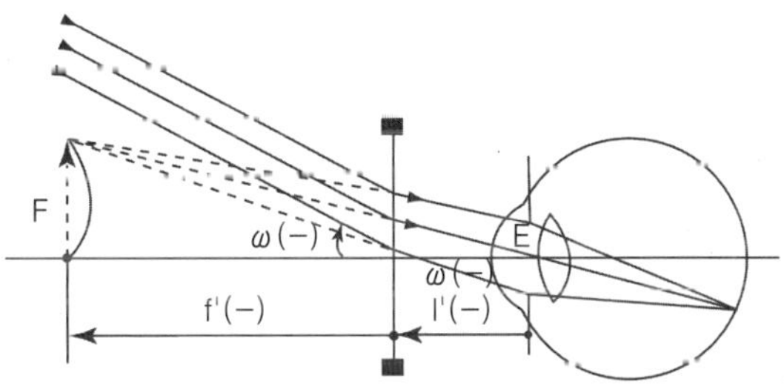

그림 5-8. 근시교정용 안경의 망막상의 크기 변화

(2) 두꺼운 안경렌즈의 자기배율

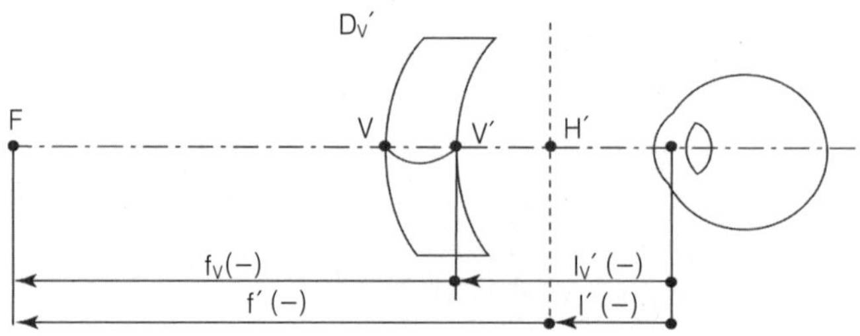

그림 5-9. 두꺼운 렌즈의 자기배율

$$\Gamma_{SM} = \frac{1}{1+l'D_v'} = \frac{1}{1+(l_v' - \frac{1}{D'} + \frac{1}{D_v'}) \cdot D'} = \frac{1}{(\frac{D'}{D_v'}) + l_v' \cdot D'} \quad \text{(4)}$$

여기서, t : (-)렌즈의 중심두께,

f′ : 상측 주점 초점거리,

f_v' : 상측 정점 초점거리

l' : 입사동점에서 상측 주점까지의 거리,

l_v' : 입사 동점에서 상측 정점까지의 거리

D′ : 상측 주점 굴절력

D_v' : 상측 정점 굴절력

$$-(l_v' - l') = -(f' - f_v')$$

$$l_v' - l' = \frac{1}{D'} - \frac{1}{D_v'} \qquad \therefore l' = l_v' - \frac{1}{D'} + \frac{1}{D_v'}$$

※ 얇은 렌즈에서 D_v'는 두꺼운 렌즈에서는 D'가 된다.

여기서 D'와 D_v' 사이 관계식은

$$D_v' = \frac{D'}{1 - \frac{t}{n} D_1'} \quad \text{(5)}$$

형상계수(shape factor)인 $\frac{1}{1 - \frac{t}{n} D_1'} = F_s$ 로 두면

$$D_v' = F_s D' \rightarrow \therefore D' = \frac{D_v'}{F_s} \quad \text{(6)}$$

식 (2)와 (4)에서

$$\Gamma_{SM} = \frac{1}{\frac{1}{F_s} + \frac{l'D_v'}{F_s}} = F_s\left(\frac{1}{1 + l_v' D_v'}\right) \quad \text{(7)}$$

여기서 $\left(\dfrac{1}{1+l_v{}'D_v{}'}\right) = F_R$: 굴절력 계수(power factor)

$\therefore$ 두꺼운 안경렌즈의 자기배율 $\Gamma_{SM} = F_s \cdot F_R$ ———— (8)

*1 얇은 렌즈의 자기배율(Γ_{SM})

얇은 렌즈는 중심두께를 무시할 수 있으므로 형상계수 F_s는

$F_s = \dfrac{1}{1-\dfrac{t}{n}D_1{}'} = 1\,(\because t \approx 0)$ 따라서 얇은 렌즈의 자기배율 Γ_{SM}은 F_R와 같다.

즉, $\Gamma_{SM} = F_s \cdot F_R \approx F_R(\because F_s = 1) = \dfrac{1}{1+l'D_v{}'}$

*2 (-)안경렌즈는 축소된 망막 상을 얻고, (+)안경렌즈는 확대된 망막상을 얻는다.

(3) 콘택트렌즈의 자기배율 Γ_{SM} ($l_v{}'$ = 3 mm이므로 근사치 사용)

$$\Gamma_{SM} = F_s \cdot F_R = \left(\frac{1}{1-\frac{t}{n}D_1{}'} \cdot \frac{1}{1+l'_vD_v{}'}\right) \approx (1+\frac{t}{n}D_1{}') \cdot (1-l_v{}'D_v{}')$$

$$\approx 1+\frac{t}{n}D_1{}' - l_v{}'D_v{}'$$

$$\therefore \Gamma_{SM} \approx 1+\frac{t}{n}D_1{}' - l_v{}'D_v{}' \qquad (9)$$

3) 토릭렌즈(난시 교정용)의 안경배율과 광학적 회선사위

※ 토릭렌즈는 경선에 따라서 각각 굴절력이 다르므로 자기배율은 경선에 따라 다르다.

(1) 얇은 토릭렌즈의 자기배율

① S 주경선의 자기배율

$$\Gamma_S = \frac{1}{1+l' \cdot D'} = \frac{1}{1+l'(S)} = F_{(s)R} \qquad (10)$$

여기서 l' : 렌즈정점에서 입사동점까지의 거리

$D' = S(Dptr)$, $F_{(s)R}$: S 주경선의 굴절력 계수

② T 주경선의 자기배율

$$\Gamma_T = \frac{1}{1+l' \cdot D'} = \frac{1}{1+l'(S+C)} = F_{(T)R} \qquad (11)$$

여기서, $D' = (S+C)Dptr$, $F_{(T)R}$; T 주경선의 굴절력 계수

(2) 토릭렌즈의 배율 행렬 $[\Gamma]$

$$[\Gamma] = \begin{bmatrix} \Gamma_{xx} & \Gamma_{xy} \\ \Gamma_{yx} & \Gamma_{yy} \end{bmatrix} \quad \text{(12)}$$

여기서, $\Gamma_{xx} = \Gamma_S \cos^2\theta + \Gamma_T \sin^2\theta$ $\qquad \Gamma_{xy} = \Gamma_{yx} = (\Gamma_S - \Gamma_T)\sin\theta\cos\theta$

$\Gamma_{yy} = \Gamma_S \sin^2\theta + \Gamma_T \cos^2\theta$

(3) 얇은 토릭렌즈의 배율 행렬

$$[\Gamma] = [F_R] = \begin{bmatrix} F_{(S)R}\cos^2\theta + F_{(T)R}\sin^2\theta & \dfrac{F_{(S)R} - F_{(T)R}}{2} \cdot \sin 2\theta \\ \dfrac{F_{(S)R} - F_{(T)R}}{2} \cdot \sin 2\theta & F_{(S)R}\sin^2\theta + F_{(T)R}\cos^2\theta \end{bmatrix} \quad \text{(13)}$$

특히 ① θ = 90°인 경우 $\quad [\Gamma] = \begin{bmatrix} F_{(T)R} & 0 \\ 0 & F_{(S)R} \end{bmatrix}$

② θ = 180°인 경우 $\quad [\Gamma] = \begin{bmatrix} F_{(S)R} & 0 \\ 0 & F_{(T)R} \end{bmatrix}$

4) 안경렌즈의 상대배율, Γ_{RSM}

(1) 상대배율의 정의

$$\begin{aligned} \Gamma_{RSM} &= \frac{\text{정시로 교정된 비정시의 망막상의 크기}}{\text{정시의 망막상의 크기}} \\ &= \frac{\text{(교정안경 + 굴절이상안)의 상측주점 초점거리}(f')}{\text{정시의 상측주점 초점거리}(f_E')} \\ &= \frac{\text{정시의 상측주점 굴절력}(D_E')}{\text{(교정안경 + 굴절이상안)의 합성상측주점 굴절력}(D')} \\ &= \frac{D_E'}{D_v' + D_A' + lD_v'D_A'} \end{aligned} \quad \text{(14)}$$

여기서, $D' = D_v' + D_A' + lD_v'D_A'$, $\quad D_v'$: 교정안경의 상측정점 굴절력,

D_A' : 굴절이상안의 상측주점 굴절력,

l : 정점간의 거리(눈의 물측주점에서 안경렌즈의 상측정점까지의 거리)

*1 망막상의 크기는 상측주점 초점거리에 비례하고, 상측주점 굴절력에 반비례한다.

*2 안경렌즈의 상대배율은 축성인지, 굴절성인지, 혼합성인지에 따라 다르므로 임상적 의미가 없다.

(2) 축성근시의 상대배율

① 축성근시 : 비정시(굴절이상안)의 상측주점 굴절력(D_A')과 표준정시의 상측주점 굴절

력(D_E')은 같으나 안축장의 길이가 표준정시보다 길기 때문에 생기는 근시현상.

② 축성근시의 상대배율($D_A'=D_E'$)

$$\Gamma_{RSM}=\frac{D_E'}{D'}=\frac{D_E'}{D_v'+D_A'+lD_v'D_A'}=\frac{D_E'}{D_v'+D_E'+lD_v'D_E'}\ (\because D_A'=D_E')$$

$$=\frac{1}{\frac{D_v'}{D_E'}+1+lD_v'}=\frac{1}{D_v'f_E'+1+lD_v'}$$

$$\therefore \Gamma_{RSM}=\frac{1}{1+D_v'(f_E'+l)} \quad \text{(15)}$$

◉ 축성근시의 상대배율을 원점거리 a(m), 원점굴절도 A(Dptr)로 변형하면

$$D_v'=\frac{1}{f_v'}=\frac{1}{a-l}$$

$$\Gamma_{RSM}=\frac{1}{1+D_v'(f_E'+l)}=\frac{1}{1+\frac{f_E'+l}{a-l}}=\frac{a-l}{a+f_E'}=\frac{1-A\cdot l}{1+Af_E'}$$

$$\therefore \Gamma_{RSM}=\frac{a-l}{a+f_E'}=\frac{1-A\cdot l}{1+A\cdot f_E'} \quad \text{(16)}$$

여기서, 원점굴절력(A)$=\frac{1}{\text{원점거리}(a)}$, f_v' : 교정안경의 상측정점 초점거리

f_E' : 정시의 상측주점 초점거리

※ 동양인의 경우, 안경렌즈의 착용거리 l = -13.3 mm,

여기서, l : 눈의 물측주점에서 안경렌즈의 상측정점까지의 거리

(3) 굴절성 근시의 상대배율

① 굴절성 근시 : 비정시 안축장 길이는 표준정시와 같으나 비정시(굴절이상안)의 상측주점 굴절력(D_A')이 표준정시의 상측주점 굴절력(D_E')보다 크기 때문에 생기는 근시현상

② 굴절성 근시의 상대배율

(교정안경+굴절이상안)의 상측정점 굴절력은 표준정시의 상측주점 굴절력과 같으므로

$$D_E'=\frac{1}{f_v'+l}+D_A'-\frac{1}{\frac{1}{D_v'}+l}+D_A'=\frac{D_v'+D_A'+lD_v'D_A'}{1+lD_v'}=\frac{D'}{1+lD_v'}$$

$$\therefore \Gamma_{RSM}=\frac{D_E'}{D'}=\frac{1}{1+lD_v'} \quad \text{(17)}$$

◉ 굴절성근시의 상대배율은 원점거리 a(m) 원점굴절도 A(Dptr)로 변형하면 $f_v'=a-l$

$$\Gamma_{RSM} = \frac{1}{1+lD_v'} = \frac{1}{1+\frac{l}{f_v'}} = \frac{f_v'}{f_v'+l}$$

$$= \frac{1}{1+\frac{l}{f_v'}} = \frac{1}{1+l/(a-l)} = \frac{a-l}{a} = 1-Al$$

$$\therefore \Gamma_{RSM} = \frac{a-l}{a} = 1-Al \quad \text{(18)}$$

(4) 안경 착용시 상대배율 Γ_{RSM}과 콘택트렌즈 착용시 상대배율 Γ'_{RSM}의 관계

$$\Gamma_{RSM} = \frac{D_E'}{D_v'+D_A'+\frac{D_v'D_A'}{-D_A'}} = \frac{D_E'}{D_A'} \quad (\because l_s = -\frac{1}{D_A'} = l)$$

$$\Gamma'_{RSM} = \frac{D_E'}{D_v'+D_A'+l_cD_v'D_A'} = \frac{D_E'}{D_v'+D_A'} (\because l_c \approx 0)$$

$$\frac{\Gamma'_{RSM}}{\Gamma_{RSM}} = \frac{D_A'}{D_A'+D_v'} = \frac{1}{1-l_sD_v'} (\because D_A' = -\frac{1}{l_s}) \approx 1+lD_v'$$

$$\therefore \frac{\Gamma_{RSM}'}{\Gamma_{RSM}} \approx 1+l\,D_v' \quad \text{(19)}$$

여기서, 안경렌즈의 정점간의 거리 l_s 〈 0,

※ D_v' = (−)렌즈 : $\Gamma'_{RSM} > \Gamma_{RSM}$
(+)렌즈 : $\Gamma'_{RSM} < \Gamma_{RSM}$

(5) 근용안경배율=근용안경의 상대배율((N)Γ_{RSM})

※ 근용안경은 상대배율을 안경배율이라 한다.

① 정의 : 근거리에 있는 물체를 근용안경을 통해 봤을 때 상의 크기와 충분한 조절력을 가진 정시가 나안으로 같은 거리에 있는 물체를 봤을 때 상의 크기의 비.

$$(N)\Gamma_{RSM} = \frac{\omega'}{\omega} \cong \frac{\tan\omega'}{\tan\omega} = \frac{\frac{y'}{x'}}{\frac{y}{x}} = \frac{y' \cdot x}{y(s'+l)} (\because x' = s'+l)$$

$$= \frac{x}{s+l(1+sD_v')} \xrightarrow{\text{버전스형으로표현}} = \frac{x \cdot S}{1+l(S+D_v')}$$

$$\therefore (N)\Gamma_{RSM} = \frac{x \cdot S}{1+l(S+D_v')} \quad (\text{단, } l〈0) \quad \text{(20)}$$

여기서, $S = \frac{1}{s}$: 물체 버전스, s : 물체거리, s′ : 상거리, x : 작업거리

D_v' : 교정안경의 상측정점 굴절력

② 작업거리, 눈 앞 25 cm일 경우 $(25)\Gamma_{RSM}$은

$$(25)\Gamma_{RSM} = \frac{(-0.25)\cdot S}{1+l(S+D_v{}')} = -\frac{1}{4}\frac{S}{1+l(S+D_v{}')} \quad \text{(21)}$$

③ 작업거리, 눈 앞 33 cm일 경우 $(33)\Gamma_{RSM}$은

$$(33)\Gamma_{RSM} = \frac{(-0.33)\cdot S}{1+l(S+D_v{}')} = -\frac{1}{3}\frac{S}{1+l(S+D_v{}')} \quad \text{(22)}$$

④ 근용안경배율의 근사식($(N)\Gamma_{RSM}$) : 근용안경 배율식에서 정점간거리를 무시하여 $x \approx s$ 값으로 두고 구한 근시식 값은 근용안경렌즈의 굴절력계수 F_R 이 된다.

$$(N)\Gamma_{RSM} \approx \frac{1}{1+l\cdot D_V{}'} = F_R \quad \text{(23)}$$

5) 저시력용 망원안경배율

(1) 약시와 저시력

① 약시 : 정시 또는 굴절이상안에서 타각적검사로 특별히 눈의 기질적 이상이 없는데도 교정시력이 좋지 못한 눈(양안)

② 저시력 : ◉ 눈의 기질적 이상이 있어 모든 안과적 처치나 안경 등으로 정확한 검사 후 교정을 했는데도 시생활에 큰 불편이 있는 눈.

◉ 양안 중에서 좋은 쪽의 교정시력이 0.3 미만이거나 시야가 20° 이내의 눈.

③ 저시력자용 망원안경 처방의 결정 요소 : ㉠ 배율 ㉡ 시야 ㉢ 작업거리

④ 저시력용 원용안경으로 쓰이는 망원렌즈

㉠ 망원경 형식 : 갈릴레오식과 케플러식(갈릴레오식이 길이가 짧고 가벼우므로 안경테 부착용으로 많이 쓰임)

㉡ 확대경 형식 : 원용(망원경의 장점)과 근용(넓은 시야의 현미경의 장점)을 취함

(2) 정시용 망원안경의 자기 배율(Γ_{SM})

$$\Gamma_{SM} = -\frac{D_2{}'}{D_1} = -\frac{f_1{}'}{f_2{}'} \quad \text{(24)}$$

여기서, $D_1{}'$, $D_2{}'$: 망원경의 대물 및 접안렌즈의 상측굴절력,

f'_1, $f_2{}'$: 대물 및 접안렌즈의 상측 초점거리

(3) 비정시용 망원안경의 자기배율(Γ_{SM})

$$\Gamma_{SM} = F_S \cdot F_R = \frac{D_v{}' - D_2{}'}{D_1{}'} \cdot \frac{1}{1+l_v{}'D_v{}'} \quad \text{(25)}$$

여기서, $D_1{}'$, $D_2{}'$: 대물 및 접안렌즈의 상측 굴절력,

l_v' : 눈의 물측주점에서 망원경의 상측주점까지의 거리,
D_v' : 망원경의 상측정점 굴절력

6) 안경테와 렌즈에 의한 시야 변화

*₁ 안경테의 시야 : 안경테 전면렌즈 삽입부의 림(Rim)에 의해 주시야가 제한된다.
*₂ 안경렌즈의 시야 : 안경렌즈의 배율변화로 시야가 변하게 된다.

(1) 안경테의 시야

① 안경테의 시야
㉠ 안경테의 전면 렌즈삽입부의 림(rim)에 의해 주시야가 제한된 시야 범위.
㉡ 안구 회선점을 기점으로 안경테의 림부분에 이르는 직선과 정중앙의 주시선이 이루는 각도로 안경테의 시야를 결정.

② 각 방향 i에 대한 시야각(θ_i)

$$\theta_i = \tan^{-1}\left(\frac{x_i}{l_1 + l_2}\right) \qquad (26)$$

여기서, l_1 : 정점간의 거리, l_2 : 각막정점에서 안구회선점까지의 거리
x_i : 동공중심점으로부터 각 방향 i까지의 거리

③ 안경테의 시야를 크게 하기 위해서는
㉠ 안경테의 렌즈삽입부를 크게 하여 시야각(θ_i)을 큰 각으로 한다.
㉡ 안경을 눈에 가깝게 착용하여 정점간거리(l_1)의 크기를 작게 한다.
㉢ 렌즈 삽입부의 중앙에 동공중심을 위치시킨다.

④ 안경테 정점간거리 1 mm 증감은 원용안경테의 삽입부크기 약 2 mm변화에 해당된다.
: 정점간거리 1 mm변화에 따라 시야각은 각 방향으로 약 1° 씩 증가하여 상하좌우방향 전체로는 약 2°의 증감이 생긴다.

(2) 안경렌즈에 의한 시야 변화

◉ 안경렌즈의 가장자리로 통과하는 광선이 렌즈에서 굴절함으로 생기는 시야의 변화
◉ 안경렌즈의 굴절력에 의한 시야변화는 각배율(Γ)의 역수($\tilde{\Gamma}$)와 같다.

① 안경렌즈에 의한 시야의 증감($\tilde{\Gamma}$)

$$\tilde{\Gamma} = \frac{1}{\Gamma} = \frac{\tan\omega}{\tan\omega'} = \frac{h/s}{h/s'} = \frac{s'}{s} = \frac{S}{S'} = 1 - \frac{D'}{S'} \quad (\because S = S' - D')$$

$$\therefore\ \tilde{\Gamma} = \frac{1}{\Gamma} = 1 - \frac{D'}{40} \quad \left(\because S' = \frac{1}{(0.012 + 0.013)} = 40\,Dptr\right) \qquad (27)$$

단, 정점간 거리 12 mm

여기서, Γ : 각배율, $\widetilde{\Gamma}$: 각배율(Γ)의 역수 ω : 입사광선과 안축이 이루는 각
ω': 굴절광선과 안축이 이루는 각 h : 안축에서 렌즈의 가장자리까지 수직거리
$S=\frac{1}{s}$: 물체 버전스 $S'=\frac{1}{s'}$: 상 버전스

◉ 안경렌즈의 굴절력이 1 Dptr 변할 때 -1/40 = -0.025, 즉 2.5% 씩 (-)렌즈는 증가, (+)렌즈는 감소하게 된다.

② 증감률 : $-\frac{D'}{S'}\times 100\%$ ―――― (28)

여기서, 정점간거리 l = 12 mm, 안구회선점까지의 거리는 13 mm이므로

$$S' = \frac{1}{0.012+0.013} = 40\,Dptr$$

① (+) 렌즈는 시야를 감소시키고 ② (-) 렌즈는 시야를 증가시킨다.

7) 광학적 복시와 광학적 암점

(1) 광학적 복시

(-) 렌즈를 통해 가장자리 부근에 주시선을 둘 때 물체에서 렌즈를 통과된 후 굴절된 광선에 의한 허상과 렌즈 가장자리 끝을 통해 눈에 들어오는 굴절되지 않은 광선에 의해 생기는 상으로 같은 물체의 상이 2개로 보이는 현상

(2) 광학적 암점

(+) 렌즈에서는 렌즈의 주변시야와 렌즈 바깥의 시야사이에 단락이 생기므로 안경 착용시 보이지 않는 부분

※ 특히 굴절력(+10 D이상)이 강한 백내장 수술 후 무수정체안용 백내장용 안경렌즈에서 광학적 암점의 범위가 커져 렌즈의 가장자리 둘레를 따라 광학적 암점이 나타나므로 **윤상 광학적 암점**(Jack in the box **현상**)이라 한다. 최근에는 백내장 수술후 대부분 **안내렌즈**(intraocular lens)로 처치하므로 (+)안경렌즈의 윤상 광학적 암점은 큰 문제가 되지 않는다.

정 리 문 제

〈A 형 문항방식〉

※ 아래 각 문항의 물음에 대한 옳은 답 하나를 ① ~ ⑤ 에서 선택하시오.

01 저시력자용 망원안경의 처방을 하기 위한 결정요소가 아닌 것은?

① 배율 ② 시야 ③ 작업거리 ④ 각배율 ⑤ 굴절력

☞ 저시력자용 망원안경의 처방을 하기 위한 결정요소 : 배율, 시야, 작업거리.

02 정점간 거리가 12 mm로 Sph +15.00 Dptr의 안경 착용시 자기배율(Γ_{SM})은?

① 0.15 X ② 1.00 X ③ 1.29 X ④ 1.50 X ⑤ 1.74 X

☞ 안경의 경우 $l' = -(12+3) = -15mm = -0.015m$

$$\Gamma_{SM} = \frac{1}{1+l'D_v'} = \frac{1}{1+(-0.015)\times 15.00} = 1.29X$$

$\therefore \Gamma_{SM} = 1.29X$,

즉, 나안보다 29.0% 확대.

03 전면의 면굴절력 $D_1' = +15.00$ Dptr, 상측정점 굴절력 $D_v' = +10.00$ Dptr, t = 1.20 cm, 굴절률 $n_d = 1.50$인 렌즈를 정점간 거리(V.D.) 12 mm로 착용했을 때, 이 렌즈의 자기배율(Γ_{SM})은? 단, 입사동점에서 상측정점까지(l_v')는 15 mm이다.

① 9.5% 확대 ② 15.5% 확대 ③ 23.4% 확대 ④ 33.5% 확대 ⑤ 38.0% 확대

☞ ① 형상계수 $F_s = \dfrac{1}{1-\dfrac{t}{n_d}\cdot D_1'} = \dfrac{1}{1-(\dfrac{0.012}{1.50})\times 15} = 1.136$

② 굴절력계수 $F_R = \dfrac{1}{1+l_v'D_v'} = \dfrac{1}{1-0.015\times 10} = 1.176$

③ $\Gamma_{SM} = F_s \cdot F_R = 1.135\times 1.176 = 1.335X$

$\therefore \Gamma_{SM} = 1.335$, 즉 33.5% 확대

04 굴절성 근시의 안경렌즈의 상측 정점에서 눈의 물측주점까지의 거리를 13.3 mm로 두고 Sph -4.00 Dptr로 교정했을 때 상대배율(Γ_{RSM})은?

① 0.85 X ② 0.94 X ③ 1.05 X ④ 1.08 X ⑤ 1.11 X

☞ $\Gamma_{RSM} = \dfrac{a-l}{a} = \dfrac{f_v'}{f_v'+l} = \dfrac{-250}{-250+(-13.3)} = 0.94X$

정답 1. ⑤ 2. ③ 3. ④ 4. ②

05 정점간 거리 −13.3 mm에서 Sph −4.00 Dptr로 교정된 축성근시에서 안경렌즈의 상대배율(Γ_{RSM})은? 단, 정시안의 상측 초점거리(f_E')는 17 mm이다.

① 0.73 X ② 0.85 X ③ 0.93 X ④ 1.01 X ⑤ 1.15 X

☞ $\Gamma_{RSM}=\frac{a-l}{a+f_E'}=\frac{(f_v'+l)-l}{(f_v'+l)+f_E'}(\because f_v'=a-l)$

$=\frac{f_v'}{(f_v'+l)+f_E'}=\frac{-250}{-250+(-13.3)+17}(\because f_v'=\frac{1}{D_v'}=\frac{1}{-4.00})$

$=\frac{-250}{-246.3}=1.01X \qquad \therefore \Gamma_{RSM}=1.01X$

06 전면의 면굴절력(D_1')이 +4.00 Dptr, 중심두께(t)가 1.5 mm인 어포컬 사이즈렌즈의 자기배율(Γ_{SM})은? 단, 재질의 굴절률 n = 1.50이다.

① 0.750 X ② 0.870 X ③ 1.004 X ④ 1.088 X ⑤ 1.105 X

☞ $\Gamma_{SM}=\left(\frac{1}{1-\frac{t}{n}D_1'}\right)=\frac{1}{1-\frac{0.0015}{1.50}\times 4.00}-1.004X \qquad \therefore \Gamma_{SM}-1.004X$

07 원용안경배율과 근용안경배율의 근사값으로 옳은 것은?

① 원용안경과 근용안경, 모두 형상계수의 값이다.
② 원용안경과 근용안경, 모두 굴절력계수의 값이다.
③ 원용안경은 형상계수값, 근용안경은 굴절력계수의 값이다.
④ 원용안경은 굴절력계수, 근용안경은 형상계수의 값이다.
⑤ 원용안경과 근용안경 모두 형상계수와 굴절력계수의 곱이다.

☞ 원용과 근용, 모두 굴절력계수값이 된다. 형상계수에는 정확한 두께값이 들어간다.

08 두꺼운 토릭렌즈의 자기배율은 렌즈의 어떤 변화량에 영향을 받지 않는가?

① 렌즈의 중심두께 ② 굴절률 ③ 전면의 면굴절력
④ 후면의 면굴절력 ⑤ 정점간 거리

☞ 두꺼운 토릭렌즈의 자기배율(Γ_{SM})은 렌즈의 중심두께(t), 정점간 거리(V.D.), 렌즈의 전면의 면굴절력(D1'), 굴절률(n)에 영향을 받는다.

09 안경시야가 가장 넓은 것은? 단, 안경테는 모두 같다.

① S +5.00 D ② S +4.00 D ③ S −0.75 D ④ S −4.00 D ⑤ plano

☞ (−)렌즈의 굴절력이 증가할수록 같은 안경테에서 안경시야가 커진다.

정답 5. ④ 6. ③ 7. ② 8. ④ 9. ④

10 Sph −10.00 Dptr의 안경을 눈의 물측주점에서 13.3 mm되게 착용한 굴절성 근시 인 사람이 있다. 이 사람이 착용한 안경의 상대배율은?

① 0.55 X ② 0.66 X ③ 0.77 X ④ 0.88 X ⑤ 0.99 X

☞ $\Gamma_{RSM}=\frac{a-l}{a}=\frac{f_v'}{f_v'+l'}=\frac{-100}{-113.3}=0.88X$

11 얇은 근시용 안경의 자기배율 Γ_{SM}은 ?

① 1보다 작다. ② 1이다. ③ 1보다 작다. ④ 2이다. ⑤ 2보다 작다.

☞ 얇은 렌즈의 자기배율 $\Gamma_{SM}=\frac{1}{1+l_v'D_v'}$, 근시용 안경 : $l_v'D_v' > 0$

12 대물렌즈가 +10 Dptr 대안렌즈가 −30 Dptr 인 망원경의 배율은?

① 1X ② 2X ③ 3X ④ 4X ⑤ 5X

☞ 망원경의 배율 $\Gamma=-\frac{D_2'}{D_1'}=-\frac{f_1}{f_2}=\frac{0.3}{-(-0.1)}=3 \quad \therefore \Gamma = 3X$

13 Sph +10.00 Dptr 의 콘택트렌즈를 착용했을 때 자기배율은?
단, 입사동점에서 렌즈까지 15 mm 이다.

① 0.97 ② 1.00 ③ 1.03 ④ 1.05 ⑤ 1.10

☞ 자기배율 $\Gamma_{SM}=\frac{1}{1+l_v'D_v'}=\frac{1}{1-0.015\times10}=\frac{1}{0.79}=1.03$

14 굴절력이 Sph −5.00 Dptr ◯ Cyl −1.00 Dptr 인 후면 토릭렌즈에서 양주경선의 안경 배율의 차이는? 단, 눈의 입사동 중심에서 렌즈후면 정점까지 거리는 15 mm 이며, 얇은 렌즈로 간주한다.

① 0.3% ② 0.8% ③ 1.3% ④ 1.8% ⑤ 2.3%

☞ 강주경선 −6.00 Dptr 의한 배율 = $\frac{1}{1+(-0.015)\times(-6)}=0.9174=91.7\%$

약주경선−5.00 Dptr 의한 배율 = $\frac{1}{1+(-0.015)\times(-5)}=0.9302=93.0\%$

약주경선배율 − 강주경선 배율 = 93.0 − 91.7 = 1.3%

15 굴절이상 교정의 굴절력이 +10 Dptr인 렌즈를 눈앞 12 mm에 착용하면, 평면렌즈를 착용할 때와의 시야 변화율은?

① 25% 증가 ② 25% 감소 ③ 18% 증가 ④ 18% 감소 ⑤ 14% 감소

정답

10. ④ 11. ① 12. ③ 13. ③ 14. ③ 15. ②

☞ 시야 증감율 = $1-\frac{D'}{40}=1-\frac{10}{40}=1-0.25=0.75=75\%$ ∴ 25% 감소

16 (−)굴절력을 가진 안경 렌즈의 자기배율의 절대값 크기는?

① 항상 일정하다.
② 굴절률이 클수록 커진다.
③ 정간거리가 길수록 커진다.
④ 두께가 두꺼울수록 커진다.
⑤ 전면의 면굴절력이 클수록 작아진다.

☞ (−)렌즈는 정점간거리는 짧을수록, 두께는 두꺼울수록, 굴절률은 작을수록, 전면의 면굴절력이 클수록 자기배율의 절대값은 커진다.

17 상측정점굴절력(D_v')이 S +8.00 D, 전면의 면굴절력(D_1')이 +12.00 D, 중심두께(t)가 4.5 mm, 굴절률(n)이 1.50, 정점간 거리(l)가 15 mm인 렌즈의 자기배율(Γ_{SM})은?

① +1.45 ② +1.33 ③ +1.18 ④ -1.05 ⑤ -1.25

☞ $$\Gamma_{SM}=F_S\cdot F_R=\left(\frac{1}{1-\frac{t}{n}D_1'}\right)\left(\frac{1}{1+l'_v D_v'}\right)$$
$$=\left(\frac{1}{1-\frac{0.0045}{1.5}\times 12.00}\right)\left(\frac{1}{1-0.015\times 8.00}\right)$$
$$=(1.037)(1.136)=1.178\cong 1.18 \quad \therefore \Gamma_{SM}=1.18$$

◉ (+)렌즈는 확대되고 (−)렌즈는 축소된다.

18 내면토릭렌즈가 외면토릭렌즈보다 각 경선의 안경 배율차가 적은 이유로 올바른 것은?

① 전체 외관이 좋게 보이므로
② 전체 경선의 자기배율이 같아서
③ 전체 경선의 상대배율이 같아서
④ 전체 경선의 굴절력 계수가 같아서
⑤ 전체 경선의 형상계수가 같아서

☞ 자기배율에 관여하는 형상계수, $F_S=\left(\frac{1}{1-\frac{t}{n}D_1'}\right)$ 에서 내면이 토릭면으로 된 내면토릭렌즈에서는 외면 즉, 전면의 면굴절력 D_1' 값이 같아서 경선별 배율차가 굴절력 계수의 차이에만 의존하게 되어 외면토릭렌즈보다 광학적 회선사위가 적다.

19 다음 중 형상계수가 1이 되는 안경렌즈는?

① 전면이 평면인 렌즈
② 후면이 평면인 렌즈
③ 굴절력이 0인 렌즈
④ 등볼록렌즈
⑤ 토릭렌즈

☞ 형상계수 $F_S=\frac{1}{1-\frac{t}{n}D_1'}$ 에서 전면의 면굴절력 $D_1'=\frac{n'-n}{r_1}$ 이다.

여기서 $r_1=\infty$(∵ 평면) 이므로 $D_1'\cong 0$ 이다 ∴ $F_S=1$

정답
16. ④ 17. ③ 18. ⑤ 19. ①

20 다음 중 굴절력계수가 1인 안경렌즈는?

① 등볼록렌즈 ② 등오목렌즈 ③ 어포컬 렌즈
④ 전면이 평면인 렌즈 ⑤ 후면이 평면인 렌즈

☞ 굴절력계수 $F_R = \frac{1}{1+l_v'D_v'}$ 에서 $D_v'=0$ 일 경우 정시의 부등상시를 교정할 목적인 어포컬 사이즈 렌즈(afocal size lens)이므로 $\therefore F_R = 1$

21 어포컬 사이즈렌즈로 된 정시용 안경의 자기배율 변화에 무관한 것은?

① 전면의 면굴절력 ② 렌즈의 중심두께 ③ 전면의 곡률
④ 렌즈의 굴절률 ⑤ 정점간거리

☞ 어포컬 사이즈 렌즈는 $D_v'=0$ 이므로 $D'=0$

굴스트랜드 공식 $D' = D_1' + D_2' - \frac{t}{n}D_1'D_2' = 0$,

여기서 관계있는 인자는 D_1', D_2', t, n 이고 **정점간 거리** ℓ_v' **는 무관**하다.

22 같은 굴절력을 가진 두꺼운 내면 토릭렌즈와 외면 토릭렌즈에서 배율과 관계되는 설명으로 옳은 것은?

① 보이는 물체의 변형은 외면 토릭렌즈가 작다.
② 각 경선별 자기배율의 차는 외면 토릭렌즈가 작다.
③ 각 경선별 자기배율의 차는 내면 토릭렌즈가 작다.
④ 각 경선별 자기배율의 차는 내·외면 토릭렌즈 모두 같다.
⑤ 보이는 변형은 내·외면 토릭렌즈가 모두 같은 모양이다.

☞ 형상계수는 전면의 면굴절력의 크기에 따라서 변하는 함수이므로 전면이 구면인 내면 토릭렌즈는 각 경선의 형상계수는 같고 외면 토릭렌즈는 형상계수가 경선별로 다르다. 따라서 자기배율의 각 경선별 차이는 외면 토릭렌즈에서 심하게 나타나므로 내면 토릭렌즈가 이 렌즈를 통해 본 물체상의 변형이 적어 광학적으로 우수하다.

23 축성 근시에서 정시와 같은 크기의 선명한 망막상이 맺히기 위해서 안경렌즈가 있어야 할 위치는?

① 눈의 상측초점 위치 ② 각막정점에서 12 mm정도 위치
③ 눈의 물측초점 위치 ④ 렌즈의 물측초점위치
⑤ 안 광학계의 물측주점 위치

☞ 축성 근시에서 눈의 물측 초점 위치에 안경렌즈를 착용하면 정시와 같은 크기의 선명한 상이 만들어 진다.

정답: 20. ③ 21. ⑤ 22. ③ 23. ③

24 굴절성 근시에서 교정안경의 위치가 안 광학계의 어디에 위치하면 정시안과 같은 크기의 망막 상이 생기는가?

① 눈의 물측초점 위치
② 눈의 상측초점 위치
③ 안 광학계의 상측주점 위치
④ 안 광학계의 물측주점 위치
⑤ 안 광학계의 물측초점 위치

☞ 굴절성 근시에서 교정 안경의 위치가 안 광학계의 물측주점에 위치하면 정시와 같은 크기의 상이 만들어 진다.

25 비정시의 교정안경과 콘택트렌즈의 안경배율에 대한 설명으로 옳은 것은?

① 원시에서는 안경렌즈의 자기배율이 크다.
② 근시에서는 안경렌즈의 자기배율이 크다.
③ 원시에서는 안경렌즈의 상대배율이 크다.
④ 근시에서는 안경렌즈의 상대배율이 크다.
⑤ 안경과 콘택트렌즈의 안경배율은 같다.

☞ 원시에서는 교정안경 (+)렌즈의 상대배율이 콘택트렌즈보다 크다.

26 얇은 렌즈 S −10.00 D를 정점간거리 10 mm로 착용한다면 이 렌즈의 안경 배율은?

① 1.10 ② 1.20 ③ 0.75 ④ 0.91 ⑤ 1.00

☞ $\Gamma_{SM} = F_S \cdot F_R = (\frac{1}{1-\frac{t}{n}D_1'})(\frac{1}{1+l_v'D_v'}) = 1\times(\frac{1}{1-0.01\times(-10.00)})$

$= (\frac{1}{1.10}) = 0.909 \cong 0.91 \ (\because F_S = 1;\ t \approx 0)$

27 근안경렌즈 시야에서 광학적 복시를 나타내는 렌즈는?

① 평볼록 렌즈
② 양볼록 렌즈
③ 렌티큘라 렌즈
④ 오목 메니스커스 렌즈
⑤ 볼록메니스커스 렌즈

☞ 광학적 복시 현상은 (−)렌즈에서 상이 2개로 보이는 현상이다.

28 앞 렌즈(대물렌즈)의 초점거리 +50 cm, 뒷 렌즈(대안렌즈)가 −10 cm일 때 이 망원경의 배율은?

① 1 X ② 2 X ③ 3 X ④ 4 X ⑤ 5 X

☞ 망원경의 배율 = $-\frac{D_2'}{D_1'} = -\frac{f_1'}{f_2'} = -\frac{0.5}{-0.1} = 5X$, ∴ 5 X

정답 24. ④ 25. ③ 26. ④ 27. ④ 28. ⑤

29 $D_v' = -4.00D,\ D_1' = +5.00D,\ t = 1.5mm,\ n = 1.5,\ l_v' = 15mm$인 렌즈의 자기배율($\Gamma_{SM}$)은?

① 약 1% 확대 ② 약 2% 확대 ③ 약 5% 축소
④ 약 5% 확대 ⑤ 약 60% 축소

☞ $\Gamma_{SM} = F_S \cdot F_R = \left(\dfrac{1}{1-\dfrac{t}{n}D_1'}\right)\left(\dfrac{1}{1+l_v'D_v'}\right)$

$= \left(\dfrac{1}{1-\dfrac{0.0015}{1.5}\times 5.00}\right)\left(\dfrac{1}{1-0.015\times(-4.00)}\right)$

$= (1{,}005)(0.943) \cong 0.95$

30 안경의 상대배율에 대한 설명 중 옳은 것은?

① 축성 비정시안에서 안경의 상대배율은 안축장에 비례해서 감소한다.
② 굴절성 비정시안에서 안경의 상대배율은 교정굴절력에 비례해서 감소한다.
③ 굴절성 비정시안의 망막상 크기에 대한 교정된 비정시안의 망막상 크기의 비이다.
④ 축성 근시에서 상대배율이 1인 경우는 안경렌즈의 위치가 눈의 물측 초점에 위치할 때이다.
⑤ 어떤 같은 물체를 볼 때 상의 선명도에는 관계없이 안경 착용시와 비착용시의 망막에 결상되는 상의 크기의 비이다.

☞ ◉ 상대배율은 표준정시안과 교정된 비정시안의 망막상 크기의 비이다.
◉ 상대배율은 축성비정시안에서 안축장에 비례, 굴절성 비정시안에서 교정굴절력에 비례하여 증가한다.
◉ 자기배율은 어떤 같은 물체를 볼 때 상의 선명도에는 관계없이 안경 착용시와 비착용시의 망막에 결상되는 상의 크기의 비이다.

31 안경렌즈 시야에서 광학적 암점을 발생하는 렌즈는?

① (+)렌즈 ② (-)렌즈 ③ 평오목렌즈 ④ 편광 평면렌즈 ⑤ 단순 프리즘렌즈

☞ 광학적 암점 현상은 (+)렌즈에서 렌즈 주변시야와 렌즈 바깥시야 사이에 단락이 생긴다.

32 얇은 토릭렌즈 'S +4.00 D ⊃ C −2.00 D, Ax 180°'의 안경 배율행렬은? 단, 정점간 거리는 10 mm이다.

① $\begin{vmatrix} 1.10 & 0 \\ 0 & 1.50 \end{vmatrix}$ ② $\begin{vmatrix} 0.87 & 0 \\ 0 & 0.91 \end{vmatrix}$ ③ $\begin{vmatrix} 0 & 0.91 \\ 0.87 & 0 \end{vmatrix}$

④ $\begin{vmatrix} 1.04 & 0 \\ 0 & 1.02 \end{vmatrix}$ ⑤ $\begin{vmatrix} 1.09 & 0 \\ 0 & 1.06 \end{vmatrix}$

29. ③ 30. ④ 31. ① 32. ④

☞ 얇은 렌즈이므로 안경 배율 Γ_{SM} 은 형상계수 $F_S = 1$ 이고, 굴절력계수 $F_R = \dfrac{1}{1+l \cdot D'}$ 이다.
양주경선 S와 T경선의 굴절력 D_S'와 D_T'는 각각 +4.00 D, +2.00 D이므로 양주경선의 안경 배율 Γ_S와 Γ_T는

$$\Gamma_S = F_{R(S)} = \frac{1}{1+l'} \cdot D_S' = \frac{1}{1+l' \cdot S} = \frac{1}{1+(-0.01)\times 4.00} = 1.04$$

$$\Gamma_T = F_{R(T)} = \frac{1}{1+l' \cdot D_T'} = \frac{1}{1+l'\,(S+C)} = \frac{1}{1+(-0.01)\times(4.00-2.00)} = 1.02$$

∴ S주경선은 4%, T주경선은 2%의 확대율을 가져 약 2%의 차가 난다.

33 Sph +10.00 D ⊃ Cyl −5.00 D Ax 180° 의 얇은 토릭렌즈를 눈의 입사동점에서 안경 렌즈의 상측정점까지 15 mm 거리를 두고 착용했을 때 이 렌즈의 배율행렬은?

① $\begin{bmatrix} 1.17 & 1.08 \\ 0.00 & 0.00 \end{bmatrix}$ ② $\begin{bmatrix} 0.00 & 0.00 \\ 1.17 & 1.08 \end{bmatrix}$ ③ $\begin{bmatrix} 1.17 & 0.00 \\ 0.00 & 1.08 \end{bmatrix}$

④ $\begin{bmatrix} 1.08 & 0.00 \\ 0.00 & 1.17 \end{bmatrix}$ ⑤ $\begin{bmatrix} 1.08 & 1.17 \\ 0.00 & 0.00 \end{bmatrix}$

☞ $$[\Gamma] = \begin{bmatrix} \Gamma_{xx} & \Gamma_{xy} \\ \Gamma_{yx} & \Gamma_{yy} \end{bmatrix} = \begin{bmatrix} \Gamma_s\cos^2\theta + \Gamma_T\sin^2\theta & (\Gamma_s - \Gamma_T)\sin\theta\cos\theta \\ (\Gamma_s - \Gamma_T)\sin\theta\cos\theta & \Gamma_s\sin^2\theta + \Gamma_T\cos^2\theta \end{bmatrix}$$

$$= \begin{bmatrix} F_{(s)R}\cos^2\theta + F_{(T)R}\sin^2\theta & (F_{(s)R} - F_{(T)R})\sin\theta\cos\theta \\ (F_{(s)R} - F_{(T)R})\sin\theta\cos\theta & F_{(s)R}\sin^2\theta + F_{(T)R}\cos^2\theta \end{bmatrix}$$

$$= \begin{bmatrix} F_{(s)R}\cos^2\theta + F_{(T)R}\sin^2\theta & 0 \\ 0 & F_{(s)R}\sin^2\theta + F_{(T)R}\cos^2\theta \end{bmatrix} = \begin{bmatrix} F_{(s)R} & 0 \\ 0 & F_{(T)R} \end{bmatrix}$$

$$\Gamma_s = F_{(s)R} = \frac{1}{1+l' \cdot D_S'} = \frac{1}{1+l'\,(S)} = \frac{1}{1+(-0.015)\times 10} = \frac{1}{0.85} = 1.17$$

$$\Gamma_T = F_{(T)R} = \frac{1}{1+l' \cdot D_T'} = \frac{1}{1+l'\,(S+C)} = \frac{1}{1+(-0.015)\times(10-5)} = \frac{1}{1-0.075} = \frac{1}{0.925} = 1.08$$

34 안경의 자기배율에 대한 설명이다. 다음 중 **옳지 않은** 것은?

① 렌즈의 전면굴절력이 클수록 안경의 자기배율은 커진다.
② 렌즈의 중심두께가 두꺼울수록 안경의 자기배율은 커진다.
③ 렌즈 재질의 굴절률이 클수록 안경의 자기배율은 커진다.
④ 근시안경은 정점간거리가 길수록 자기배율은 작아진다.
⑤ 원시안경은 정점간거리가 길수록 자기배율은 커진다.

☞ 안경의 자기배율 $\Gamma_{SM} = \dfrac{1}{1-\dfrac{t}{n}D_1'} \dfrac{1}{1+l_e D_v'}$ 에서 렌즈의 굴절률이 클수록 자기배율은 작아진다.

정답 33. ③ 34. ③

35 정시이면서 부등상시를 보정할 사이즈 렌즈(size lens)의 자기배율을 변화시킬 수 있는 요인으로 짝지워진 것은?

① 중심두께 - 정점간 거리 - 굴절률
② 중심두께 - 정점간 거리 - 후면의 면굴절력
③ 중심두께 - 전면의 면굴절력 - 굴절률
④ 후면의 면굴절력 - 전면의 면굴절력 - 굴절률
⑤ 후면의 면굴절력 - 전면의 면굴절력 - 중심두께

☞ 사이즈 렌즈의 자기배율 $\Gamma_{SM} = F_S \cdot F_P = \dfrac{1}{1-\dfrac{t}{n}D_1{}'} \cdot \dfrac{1}{1+l_v{}'D_v{}'}$

$$= \frac{1}{1-\dfrac{t}{n}D_1{}'}(D_v{}'=0;\ \text{정시}) = F_S$$

36 S −10.00 D의 렌즈를 눈앞 10 mm로 착용하고 물체를 보면 평면렌즈를 착용할 때 보다 얼마만큼의 시야변화율을 보이게 되는가? 단, 각막정점으로부터 안구회선점까지 거리는 13 mm이다.

① 10% 증가 ② 23% 감소 ③ 23% 증가 ④ 25% 감소 ⑤ 25% 증가

☞ 증감률 : $-\dfrac{D'}{S'}\times 100\% = -\dfrac{-10.00}{\dfrac{1}{0.023}}\times 100\,\% = +23(\%)$

여기서 $S' = \dfrac{1}{0.010+0.013} = \dfrac{1}{0.023}$

37 (−)굴절력을 가진 안경렌즈의 자기배율의 절대값 크기는?

① 항상 일정하다.
② 굴절률이 클수록 커진다.
③ 정점간거리가 길수록 커진다.
④ 두께가 두꺼울수록 커진다.
⑤ 전면의 면굴절력이 클수록 작아진다.

☞ (−)렌즈는 정점간거리가 짧을수록, 두께가 두꺼울수록, 전면의 면굴절력이 클수록 자기배율의 절대값이 커진다.

38 정점간거리 12 mm, 굴절력 S −10.00 Dptr, 중심두께(t)를 무시할 수 있는 원용안경의 자기배율(Γ_{SM})은?

① 0.87 ② 0.98 ③ 1.03 ④ 1.05 ⑤ 1.10

☞ $\Gamma_{SM} = \dfrac{1}{1+l_v D_v{}'} = \dfrac{1}{1+(-0.015)\times(-10.00)} = 0.87$

여기서, 중심두께를 무시(t=0)하면 얇은 렌즈이므로 형상계수 ; 1

정답 35. ③ 36. ③ 37. ④ 38. ①

39 사이즈렌즈는 어떤 양을 변화시켜 일반적으로 만드는가?

① 전면의 곡률 ② 후면의 곡률 ③ 중심두께 ④ 굴절률 ⑤ 지름

☞ 부등상시에서 좌우 망막상의 크기의 차이를 줄이기 위해 중심두께를 조정한다.

40 부등상시에 대한 설명으로 옳은 것은?

① 굴절부등은 항상 부등상시를 유발한다.
② 융합여력이 부족하여 융합이 불가능한 눈이다.
③ 내안근의 조절연축으로 인해 융합이 불가능한 눈이다.
④ 교정되지 않는 비정시로 인해 물체가 흐려 보이는 현상이다.
⑤ 좌우안 망막상의 크기와 형태가 다르므로 융합이 불가능한 눈이다.

☞ 부등상시는 동일 물체에 대한 좌우안의 망막상의 크기와 형태가 서로 다르므로 융합이 불가능한 눈이다. 융합여력은 사위를 교정하고 남은 운동성 융합력이며 조절연축은 조절이완이 잘 안 되는 현상이다.

41 안경렌즈의 상대배율의 설명으로 옳은 것은?

① 임상적으로 자기배율보다 중요하다.
② 축성과 굴절성 비정시의 상대배율은 같다.
③ 정점간 거리가 커지면 축성근시의 교정렌즈 배율은 커진다.
④ 비정시가 나안과 교정안경으로 봤을 때 같은 물체 크기의 비
⑤ 같은 물체의 표준정시안과 교정된 비정시안의 망막상 크기의 비

☞ 상대배율은 임상적으로 중요하지 않고 축성과 굴절성에 따라 그 값이 다르고 원용(−)렌즈는 정점간 거리가 커지면 그 값이 작아진다.

42 두께가 아주 얇은 콘택트렌즈를 착용했을 때 상의 크기가 나안으로 볼 때와 거의 같은 이유는?

① 형상계수가 거의 1이므로 ② 형상계수가 거의 0이므로
③ 굴절력계수가 거의 0이므로 ④ 형상계수와 굴절력계수가 거의 1이므로
⑤ 형상계수와 굴절력계수가 거의 0이므로

☞ 얇은 렌즈의 자기배율은 중심두께가 거의 0이므로 굴절력계수 $\frac{1}{1+l'D}$ 가 되는데 어기서 콘택트렌즈의 경우는 정점간거리 l이 거의 0이 되어 자기배율의 값이 1에 가깝게 된다. 따라서 나안과 비교하여 크기의 차이가 없게 된다.

43 좌우 교정렌즈의 굴절력이 2.00 D 이상의 차가 나는 양안을 가진 눈은?

① 굴절부등 ② 부등상시 ③ 부등사위 ④ 축성 근시 ⑤ 굴절성 원시

정답
39. ③ 40. ⑤ 41. ⑤ 42. ④ 43. ①

☞ 좌우안에서 교정굴절력의 차이가 2.00 D 이상인 눈을 굴절부등이라고 한다.

44 정시로서 저시력자용 망원안경의 대물렌즈 굴절력은 S +15.00 D이고 접안렌즈의 굴절력은 S -45.00 D 이다. 이 망원안경의 자기배율은?

① 0.3 X ② 0.5 X ③ 2 X ④ 3 X ⑤ 5 X

☞ 원용의 망원안경의 자기배율 $\Gamma_{SM} = \left(\frac{D_v' - D_2'}{D_1'}\right)\left(\frac{1}{1+l_e D_v'}\right)$ 에서

정시용 망원안경의 자기배율 $\Gamma_{SM} = -\frac{D_2'}{D_1'} = \frac{45}{15} = 3X$

45 원용의 망원경을 착용한 저시력자가 근거리 물체를 보기 위해서는 망원안경 렌즈 앞에 별도의 근용플러스 캡을 부착시켜야 한다. 근용플러스 켑을 부착시키는 목적으로 옳은 것은?

① 과도한 눈의 조절을 막기 위함이다. ② 과도한 폭주부담을 들어주기 위함이다.
③ 좁아지는 시야를 확대시키기 위함이다. ④ 망막상의 지나친 확대를 막기 위함이다.
⑤ 망막상의 지나친 축소를 막기 위함이다.

☞ 근용플러스 캡은 원용망원안경이 만든 근거리 주시점의 상을 무한대로 옮겨 정상적인 조절력으로 보도록 하는 역할을 한다. 따라서 그 목적이 과도한 눈의 조절을 막기 위함에 있다.

46 안경테의 시야를 크게 하기 위해서는?

① 안경을 눈에서 멀게 하여 착용한다.
② 정점간거리를 길게 하여 안경을 착용한다.
③ 안경테의 렌즈 삽입부의 크기를 크게 한다.
④ 안경테의 렌즈 삽입부의 크기를 작게 한다.
⑤ 렌즈삽입부의 가장자리에 동공중심을 위치시킨다.

☞ 안경테의 시야를 크게 하기 위해서는 안경테의 렌즈 삽입부의 크기를 크게 하고 안경을 눈에 가깝게 하여 정점간거리를 짧게 한다. 렌즈 삽입부의 중앙에 동공중심이 위치하면 양안시야의 크기는 같아진다.

47 근시 교정용 안경렌즈의 자기배율과 관계있는 것은?

① 렌즈의 물측주점 굴절력 ② 렌즈의 상측주점 굴절력
③ 렌즈의 물측정점 굴절력 ④ 렌즈에서 입사동점까지의 거리
⑤ 렌즈에서 출사동점까지의 거리

☞ $\Gamma_{SM} = \frac{1}{1+l' D_v'}$ 에서 l'는 렌즈에서 입사동점까지의 거리(안경렌즈에서 통상 15mm), D_v'는 렌즈의 상측정점굴절력이다.

정답 44. ③ 45. ① 46. ③ 47. ④

제 6 장

❖ 기하광학

제6장 기하광학

1 빛의 전파

기 본 정 리

1) 광학적 거리(x)와 축소거리(s′)

(1) 광학적 거리 = 광로정 = 광로장(빛의 관점)

; 빛이 매질 내에서 진행한 시간동안 진공 중에서 진행한 거리

$$x = \frac{c}{v}s = n \cdot s \quad (\because n = \frac{c}{v}) \qquad (1)$$

여기서, s : 굴절률이 n인 매질 중 진행 거리.

(2) 축소거리= 환산거리(보이는 관점)

; 진공 중에서 빛의 진행거리를 같은 시간동안 굴절률이 n인 매질 중 빛의 진행거리

$$s' = \frac{s}{n} \qquad (2)$$

2) 버전스[L]

(1) 정의

광선속이 발산 또는 수속(수렴)하는 정도를 나타내는 유효 광선속의 집산도.

(2) 부호

① 발산광선속(-) : 곡률 중심이 광선의 진행방향과 반대방향임.
② 수속(수렴) 광선속(+) : 곡률중심이 광선의 진행방향과 같은 방향임.
③ 평행광선속(0) : 평행광선속의 곡률반경이 무한대임.

(3) 굴절률 n인 매질 속에서의 버전스 L(Dptr)

$$L = \pm \frac{n}{l}(m^{-1}, Dptr) \qquad (3)$$

여기서, l : 발산점(수속점)으로부터 떨어진 거리(m)

◉ 버전스 크기는 축소거리의 역수와 같다.

3) 페르마(Fermat)의 원리와 광로

(1) 페르마의 원리 : 최소시간의 원리, 정상시간의 원리

① 빛이 진행하는 경로(광로)는 소요시간이 가장 짧은 경로를 택하는 원리

② 광학적 거리가 가장 짧은 최단의 광로가 된다.

(2) 매질의 상태에 따른 광로

① 등방성 매질(매질의 밀도 균일) : 광로 직진(직선)

② 등방성 매질에서 온도와 밀도가 다를 때 광로는 굽는다.

③ 이방성 매질(매질의 밀도 불균일) : 경계면에서 굴절 현상

4) 빛의 직진

빛의 직진성 때문에 장애물(불투면체) 뒤쪽에 그림자를 맺는다.

(1) 본그림자와 반그림자

: 광원의 면이 물체의 면보다 크면 어떤 거리에서 본그림자가 반그림자보다 먼저 소실
(예) 일식과 월식

(2) 본그림자의 길이(x)

$$x = \frac{L}{\frac{R}{r} - 1} \qquad (4)$$

(∵ 삼각형의 닮은비 이용 $R : (L+x) = r : x$

$Rx = (L+x)r \qquad (R-r)x = Lr$

여기서, R ; 광원의 반경, r ; 물체의 반경, L ; 광원에서 물체까지 거리

5) 빛의 반사(평면)

(1) 반사율[R]

물체표면에 입사하는 빛의 세기(I)에 대한 반사하는 빛의 세기(I')의 비
따라서 매질의 경계면에서 반사율 R는

$$R = [\frac{n_2 - n_1}{n_2 + n_1}]^2 \times 100\ \% \quad \cdots\cdots (5)$$

여기서 n_1 : 제 1매질의 굴절률, n_2 : 제 2매질의 굴절률

① 투과율 [T] : 물체표면에 입사하는 빛의 세기(I)에 대한 투과되는 빛의 세기(I″)의 비

② 반사율 R과 투과율 T사이의 관계

I = I′ + I″ 에서 반사율 $R = \frac{I'}{I} \times 100\ \%$, 투과율 $T = \frac{I''}{I} \times 100\ \%$

$$R + T = 100\ \% \quad \cdots\cdots (6)$$

(2) 반사의 종류

① 정반사(경면반사, 규칙반사) : 반사면이 파장에 비해 매끄럽고 평면을 이룰 때 반사

② 난반사(불규칙반사) : 반사면이 파장에 비해 거칠고 굴곡을 이룰 때 반사

㉠ 산광 : 난반사로 흩어지게 되는 반사광

㉡ 산란 : 아주 작은 입자에 의한 난반사

(3) 반사의 법칙

① 반사광선은 입사광선과 입사점에서 세운 법선에 의해 결정되는 평면 내에 있다.

② 반사각(i′)의 크기는 입사각의 변화와 관계없이 입사각(i)의 크기와 항상 같다.

$$i = -i' \quad \cdots\cdots (7)$$

6) 빛의 굴절(평면)

(1) 굴절의 법칙(Snell의 법칙)

① 입사광선, 굴절광선, 그리고 입사점에서 세운 법선은 동일 평면 내에 있다.

② 입사각의 정현과 굴절각의 정현비는 항상 일정하다.

$$\frac{\sin i}{\sin i'} = \frac{n'}{n} \quad \text{또는} \quad \frac{\sin i_1}{\sin i_2} = \frac{n_2}{n_1} = n_{12}(\text{일정})$$

여기서, n_{12}는 매질1에 대한 매질2의 상대굴절률

또는 $n_1 \sin i_1 = n_2 \sin i_2 = n_3 \sin i_3 \cdots\cdots$

$$\frac{\sin i}{\sin i'} = \frac{n'}{n}, \quad \text{또는} \quad n \sin i = n' \sin i' \qquad \text{(8)}$$

여기서 n : 제 1매질의 굴절률, n′ : 제 2매질의 굴절률

(2) 다중 평행 평면판에서의 굴절

$$n_{12} \cdot n_{23} = \frac{n_2}{n_1} \cdot \frac{n_3}{n_2} = \frac{n_3}{n_1} = \frac{\sin i_1}{\sin i_2} \qquad \text{(9)}$$

7) 전반사

(1) 정의

: 빛이 밀한 매질(굴절률이 큰 매질)에서 소한 매질(굴절률이 작은 매질)로 입사할 때, 전체 입사광선속이 반사하는 현상. 이 때 굴절각은 항상 입사각보다 크다.

(2) 임계각(i_c)

: 굴절각이 90°일 때의 입사각, (전반사 ; 밀한 매질 → 소한 매질)

n>n′일 때 굴절의 법칙에 따라 n sin i_c = n′ sin 90°

$$\sin i_c = \frac{n'}{n} \quad \therefore\ i_c = \sin^{-1}\left(\frac{n'}{n}\right) \qquad \text{(10)}$$

정 리 문 제

〈A 형 문항방식〉

※ 아래 각 문항의 물음에 대한 옳은 답 하나를 ① ~ ⑤ 에서 선택하시오.

01 실제 빛의 진행거리 30 cm로 떨어져 있는 두 점 A와 B사이에 굴절률 1.50인 유리로 채워져 있을 때 두 점 A, B사이의 광학적 거리(x)는?

① 30 cm ② 35 cm ③ 40 cm ④ 45 cm ⑤ 60 cm

☞ $x = ns = 1.50 \times 30 = 45\,cm$

02 위 【문 1】의 B점 위치에서 A점이 관측되는 축소거리(s')는?

① 10 cm ② 20 cm ③ 30 cm ④ 40 cm ⑤ 50 cm

정답

1. ④ 2. ②

☞ $s' = \frac{s}{n} = \frac{30}{1.50} = 20cm$

03 다음 중 디옵터(Dptr)를 정확하게 설명한 것은?

① 굴절률 1.50의 매질 공간에 놓여 있는 렌즈 전방 1 m에서 이 렌즈를 향한 유효광선속의 버전스는 - 1.5디옵터(D)이다.

② 굴절률 1.50의 매질 공간에 놓여 있는 렌즈 전방 1 m에서 이 렌즈를 향한 유효광선속의 버전스는 +1.5디옵터(D)이다.

③ 굴절률 1.50의 매질 공간에 놓여 있는 렌즈 전방 1 m에서 이 렌즈를 향한 유효광선속의 버전스는 +1디옵터(D)이다.

④ 공기 속에서 렌즈 전방 1 m에 있는 물점에서 이 렌즈를 향한 유효광선속의 버전스는 - 1디옵터(D)이다

⑤ 공기 속에서 렌즈 전방 1 m에 있는 물점에서 이 렌즈를 향한 유효광선속의 버전스는 +1디옵터(D)이다.

☞ 물점이 렌즈 전방 1 m 이므로 "–" 이고
유효광선속의 버전스= $\frac{1}{거리(m)} = \frac{1}{1m} = -1D$(diopter)

04 광원으로부터 오른쪽으로 4 m 떨어진 굴절률 1.523인 크라운 유리 속에 존재하는 입사동의 버전스 크기는?

① 2 D ② 0.2 D ③ -0.38 D ④ -0.5 D ⑤ -1 D

☞ 광원이 기준점보다 왼쪽이므로 "–" 이다. $D' = \frac{n}{s'} = \frac{1.523}{-4} = -0.38D$

05 규칙 바른 경계면에 빛이 입사하여 반사할 때 이루는 각이 80˚이었다. 이 때 반사각은?

① 20˚ ② 40˚ ③ 60˚ ④ 80˚ ⑤ 100˚

☞ 입사각(i) = 반사각(i'), (∵반사의 법칙) $i + i' = 2i(\because i = i') = 80°$

06 지름이 30 cm인 구형으로 된 광원으로부터 150 cm떨어진 곳에 지름이 5 cm인 구형으로 된 불투명체를 놓았을 때 생기는 본 그림자의 길이는?

① 30 cm ② 60 cm ③ 90 cm ④ 120 cm ⑤ 150 cm

☞ $R = \frac{30}{2} = 15cm,\ L = 150cm,\ r = \frac{5}{2} = 2.5cm,\ x = \frac{150}{\frac{15}{2.5} - 1} = \frac{150}{6-1} = 30cm$

정답 3. ④ 4. ③ 5. ② 6. ①

07 광선이 어떤 매질의 경계면 위로 입사하여 경계면과 60° 를 이룰 때 반사각은?

① 30° ② 45° ③ 60° ④ 75° ⑤ 90°

☞ (입사각; i) +(경계면과 이루는 각 ; 60°) = 90°, (입사각; i)= 90° − 60° = 30°
반사의 법칙에 의해 (입사각; i)=(반사각; i′) ∴ (반사각; i′) = 30°

08 빛이 유리에서 공기 중으로 진행할 때 전반사가 일어나는 임계각의 크기는? 단, 유리의 굴절률은 1.50 이다.

① 22° ② 32° ③ 42° ④ 52° ⑤ 62°

☞ $n\sin i_c = n'\sin 90°$, $\sin i_c = \frac{n'}{n} = \frac{1.00}{1.50}$ $i_c = \sin^{-1}(0.67)$, $\therefore i_c = 42°$

09 공기 중에 평면유리로 빛이 입사하여 굴절한다. 이때 입사광선이 경계면과 이루는 각이 60° 일 경우 굴절각은? 단, 크라운 유리의 굴절률은 1.523이다.

① 19° ② 29° ③ 39° ④ 49° ⑤ 59°

☞ $n\sin i = n'\sin i'$, $\sin i' = \frac{n}{n'}$ $\sin i = \frac{1.00}{1.523}\sin 60° = 0.33$
$i' = \sin^{-1}(0.33) \cong 19°$ $\therefore\ i' = 19°$

10 임의의 매질 I에서 파동이 매질 II로 굴절해 들어간다. 입사각이 30° 이고 굴절각이 45° 일 경우, 이 파동의 매질 II에서의 파장은?

① $\sqrt{2}\,\lambda$ ② $\frac{1}{\lambda}$ ③ $\frac{1}{\sqrt{2}}\lambda$ ④ λ ⑤ $\frac{3}{\sqrt{2}}$

☞ $n = \frac{\sin 30°}{\sin 45°} = \frac{1}{\sqrt{2}}$, $n = \frac{\lambda}{\lambda'}$, $\lambda' = \frac{\lambda}{n} = \sqrt{2}\lambda$ $\therefore\ \lambda' = \sqrt{2}\lambda$

11 굴절률이 1.50인 유리창 내 강의실에서 공기 중의 물체를 보았을 때 겉보기 높이가 250 cm 이였다면, 이 물체의 실제 높이는?

① 50 cm ② 100 cm ③ 150 cm ④ 200 cm ⑤ 250 cm

☞ 유리창 내와 외부분의 공기 중이므로 겉보기 높이와 실제 높이는 같다.

정답 7. ① 8. ③ 9. ① 10. ① 11. ⑤

12 "빛이 어떤 매질을 통해 한 점에서 다른 점으로 진행해 갈 때 소요시간이 가장 짧은 경로를 택한다."는 어떤 과학자의 원리인가?

① Huygens ② Michelson ③ Malus ④ Snell ⑤ Fermat

☞ 페르마(Fermat)의 원리는 최소시간의 원리, 정상시간의 원리라고도 하며 "빛이 진행하는 경로(광로)는 소요시간이 가장 짧은 경로를 택하는 원리"이다.

13 굴절률이 1.523인 크라운유리 위에 MgF2(n = 1.38)을 코팅했을 때 반사율(%)은?

① 0.24% ② 0.35% ③ 0.44% ④ 0.61% ⑤ 0.89%

☞ $R = [\frac{n_2 - n_1}{n_2 + n_1}]^2 \times 100\,\% = [\frac{1.38 - 1.523}{1.38 + 1.523}]^2 \times 100\,\% = 0.24\,\%$

14 굴절률 1.523의 크라운유리에서 입사각 45˚로 입사한 광선이 굴절하여 공기 중으로 출사했을 때 전반사를 일으킬 임계각의 크기는?

① 32.0 ② 41.1 ③ 53.2 ④ 65.3 ⑤ 70.2

☞ $n_1 \sin i_c = n_2,\ \sin i_c = \frac{1}{1.523}$ $\quad i_c = \sin^{-1}(\frac{1.0}{1.523}) = 41.1 \quad \therefore i_c = 41.1°$

15 버전스(vergence)에 대한 설명으로 옳은 것은?

① 굴절률의 크기를 나타낸 것이다.
② 렌즈의 굴절률을 나타낸 것이다.
③ 광선의 꺾임각의 크기를 나타낸 것이다.
④ 유효광선속의 밝기를 나타낸 것이다.
⑤ 유효광선속의 집산도를 나타낸 것이다.

☞ 버전스(vergence)는 유효광선속의 집산도를 나타낸 것이다.

16 다음 중 임계각에 대한 설명 중 <u>틀린</u> 내용은?

① 임계각의 굴절각은 90˚이다.
② 임계각은 매질의 굴절률에 따라 변한다.
③ 임계각보다 작은 각으로 입사할 때에도 전반사는 일어난다.
④ 임계각보다 큰 각으로 입사한 광선은 전반사 현상이 일어난다.
⑤ 임계각은 굴절률이 큰 매질에서 작은 매질로 입사할 때 전반사를 일으키는 최소각이다.

☞ 임계각보다 작은 각으로 입사할 때에는 전반사는 일어나지 않는다.

정답 12. ⑤ 13. ① 14. ② 15. ⑤ 16. ③

17 빛이 유리판에 45° 로 입사한다. 유리의 굴절률이 1.523일 때 유리판을 투과하여 출사하는 빛의 굴절각은?

① 30° ② 45° ③ 60° ④ 90° ⑤ 120°

> ☞ $n_1 \sin i_1 = n_2 \sin i_2$, $\sin i_2 = \frac{1.00}{1.523} sin45° = 0.464$, $\therefore i_2 = 27.7°$
> $n_2 \sin i_2 = n_3 \sin i_3$, $\sin i_3 = \frac{1.523}{1.00} sin27.7° = 0.708$, $\therefore i_3 = 45°$

18 '최소시간의 경로'라는 것은?

① '호이겐스의 원리'로 최소시간의 경로를 택하는 빛만 간섭을 한다.
② '페르마의 원리'로 최소시간의 경로를 택하는 빛만 간섭을 한다.
③ '페르마의 원리'로 빛의 이동은 소요시간이 가장 적은 경로를 택한다.
④ '호이겐스의 원리'로 빛의 이동은 소요시간이 가장 적은 경로를 택한다.
⑤ '유클릿트의 기하학 공리'로 두 점간을 잇는 최단 곡선은 직선이다.

> ☞ 최소시간의 원리는 페르마의 원리, 정상시간의 원리라고 한다.

19 다음 중 광선속의 버전스에 대한 설명으로 옳은 것은?

① 광의 평행도와 관계있다.
② 광의 발산과 수속의 집산도를 나타낸다.
③ 밀집광선속이 포함된다.
④ 평행광선속의 버전스 부호는 정(+)이다.
⑤ 수속과 발산 광선속만 있다.

> ☞ 버전스는 수속(+), 평행(0), 발산(−) 광선속이 있다.

20 다음 광학적 거리와 축소거리에 대한 설명 중 옳은 것은?

① 광학적 거리는 환산거리라 한다.
② 축소거리는 광로정 또는 광로장이라 한다.
③ 광학적 거리는 축소거리의 반대 거리가 된다.
④ 빛이 매질 내에서 진행한 시간동안 진공 중에서 진행한 거리를 축소거리라 한다.
⑤ 진공중 빛의 진행거리를 같은 시간동안 굴절률 n인 매질중 빛의 진행거리를 광학적 거리라 한다.

> ☞ 빛이 매질내에서 진행한 시간동안 진공중에서 진행한 거리를 광학적 거리(광로정, 광로장)라 하고 진공중 빛의 진행거리를 같은 시간동안 굴절률 n인 매질중 빛의 진행거리를 축소거리(환산거리)라 한다.

정답: 17. ② 18. ③ 19. ② 20. ③

21 굴절률이 n_1 에서 n_2인 매질로 빛이 입사할 때 반사와 굴절의 법칙을 설명한 내용이다. 다음 중 올바른 항은?

① 반사각의 크기는 입사각의 크기보다 크다.
② 굴절각의 크기는 입사각의 크기와 항상 같다.
③ 굴절률 n_1 보다 n_2가 클 때 전반사가 일어난다.
④ 입사각의 정현과 굴절각의 정현 비는 항상 일정하다
⑤ 전반사가 일어날 때에는 굴절각이 없다.

☞ 반사각의 크기는 입사각의 크기와 항상 같고 n_1 〉 n_2일 때 전반사가 일어나며 전반사가 일어날 때에도 굴절각이 있다. 그리고 입사각의 정현과 굴절각의 정현 비는 항상 일정하다.

22 빛의 전반사 현상에 대한 다음 설명 중 옳지 <u>않은</u> 것은?

① 소한 매질에서 밀한 매질로 입사할 때 전반사 현상이 일어난다.
② 입사각이 전반사각보다 작은 경우 입사각은 굴절각보다 작다.
③ 굴절률이 큰 매질에서 작은 매질로 입사할 때 일어난다.
④ 임계각이란 굴절각이 90°가 될 때의 입사각이다.
⑤ 임계각보다 크게 입사한 광선은 전반사된다.

☞ 반드시 광학적으로 밀한 매질에서 소한 매질로 입사할 때 전반사 현상이 일어난다.

23 다음 중 빛의 굴절 법칙에 관한 설명으로 옳은 것은?

① 굴절각의 크기는 입사각의 크기와 항상 같다.
② 입사광선, 굴절광선, 입사점에서 세운 법선은 동일평면 내에 있다.
③ 입사각의 정현과 굴절각의 정현의 비는 항상 다르다.
④ 입사각과 굴절각의 정현비는 입사각의 크기에 관계한다.
⑤ 불규칙한 물체의 표면에서는 굴절의 법칙이 성립하지 않는다.

☞ 입사광선, 굴절광선, 입사점에서 세운 법선은 동일평면 내에 있고 입사각의 정현과 굴절각의 정현의 비는 항상 일정하며 입사각의 크기에 관계없다.

24 매질 1에서 입사각 45°로 매질 2로 입사하여 굴절각이 30°이였다. 이 때 매질 1의 광속도(v)가 2.25 × 10^8 m/sec이고, 진공중 광속도(c)를 3 × 10^8 m/sec 이면 매질 2의 절대굴절률은?

① 1.49　　② 1.52　　③ 1.60　　④ 1.74　　⑤ 1.89

☞ 매질 1, 2의 절대 굴절률 n, n′ 는

$$n = \frac{c}{v} = \frac{3\times10^8}{2.25\times10^8} = 1.33 = \frac{4}{3},\quad \frac{4}{3}\sin 45° = n'\sin 30° \quad \therefore n' = \frac{4\sqrt{2}}{3} = 1.89$$

정답
21. ④　22. ①　23. ②　24. ⑤

25 위 【문 24】 에서 매질 1에 대한 매질 2의 상대굴절률(n_{12})은?

① 1.414 ② 1.490 ③ 1.571 ④ 1,601 ⑤ 1.745

☞ $n_{12} = \frac{n'}{n} = \frac{\frac{4\sqrt{2}}{3}}{\frac{4}{3}} = \sqrt{2} = 1.414$

26 빛이 진공에서 어떤 매질로 입사하여 굴절할 때 **일어나지 않는 현상**은?

① 빛의 진동수는 변하지 않는다.
② 경계면에서 빛의 굴절현상만 일어난다.
③ 매질 속에서 빛의 파장은 진공속의 파장보다 짧다.
④ 매질 속에서 빛의 속력은 진공속의 속력보다 느리다.
⑤ 경계면에서 빛의 반사현상과 굴절현상이 동시에 일어난다.

☞ 빛의 진동수는 변하지 않고 경계면에서 빛의 반사현상과 굴절현상이 동시에 일어난다. 매질 속에서 빛의 파장은 진공속의 파장보다 짧다.

27 물 속 2 m 깊이에 있는 붕어를 수면 바로 위에서 보았을 때 수면으로부터 붕어까지의 겉보기 깊이(cm)는? 단, 물의 굴절률은 4/3이다.

① 50 cm ② 100 cm ③ 150 cm ④ 200 cm ⑤ 250 cm

☞ n ; 물의 굴절률, n′ ; 공기의 굴절률, s ; 실제거리일 때 겉보기 상거리 s′ 는

$$s' = s\frac{n'}{n} = 2m \times \frac{1}{\frac{4}{3}} = 1.5m = 150cm$$

정답 25. ① 26. ② 27. ③

2 평면 반사상과 평면 굴절상

기 본 정 리

1) 평면 반사상

(1) 평면거울에 의한 반사상

① 상의 위치 : 물체거리(s)와 상거리(s′)가 항상 같다.
② 상의 종류 : 정립 허상
③ 상의 크기 : 항상 같은 크기

(2) 두 매의 평면거울에 의한 상의 수

$$\frac{360°}{\theta} = n \qquad (1)$$

여기서 θ : 두 거울이 이루는 각
① n이 짝수일 때 상의 수는 (n-1)개
② n이 홀수일 때 상의 수는 n개
③ n이 정수와 소수로 되어 있을 때 상의 수는 정수 개다.

2) 평면거울의 이동 및 회전에 따른 상의 움직임

(1) 평행이동 : ℓ 만큼 평행 이동할 때 상은 2ℓ 만큼 이동 즉,

$$\ell \rightarrow 2\ell \qquad (2)$$

(2) 회전이동 : 회전각 α일 때 2α만큼 반사광선의 변화

$$\alpha \rightarrow 2\alpha \qquad (3)$$

(3) 두 매의 평면거울에 의한 꺾임각(편각), (δ)

$$\delta = 360° - 2\theta = 2(\pi-\theta) \qquad (4)$$

여기서 θ : 두 거울이 이루는 각

3) 평면 굴절에 의한 상

(1) 평면 굴절면의 결상공식

$$l' = \frac{n' \cos u'}{n \cos u} l \quad \text{(5)}$$

여기서, u, u′ : 입사광선과 출사광선이 광축과 이루는 각

l : 물체거리, l' : 상거리

(2) 평면 굴절면의 배율

$$m_\beta = \frac{y'}{y} = \pm 1 \quad \text{(6)}$$

4) 평행 평면판에 의한 굴절상

(1) 물속 물체의 상위치

① 관측자가 수면과 수직하게 보았을 때 상거리 s'는

$$s' = s\frac{n'}{n} \quad \text{(7)}$$

여기서 s는 실제 물체거리이다.

② 경사진 위치에서 보았을 때, 상거리 s'는

$$s' = s\frac{n'}{n}\frac{\cos i'}{\cos i} \quad \text{(8)}$$

(2) 투명판에 의한 상의 위치

① 투명판 양쪽이 공기일 경우

$$s' = s - \frac{t}{n'} \quad \text{(9)}$$

여기서 n′ : 투명판의 굴절률, t : 투명판의 두께

② 투명판 양쪽이 다른 매질일 경우

$$\frac{s'}{n''} = \frac{s}{n} - \frac{t}{n'} \quad \text{(10)}$$

여기서 n : 투명판 앞쪽 매질의 굴절률, n′ : 투명판의 굴절률

n″ : 투명판 뒷쪽 매질의 굴절률

(3) 평행 평면판에서의 광선의 위치 이동

① 측방이동 d는

$$d = t \sin i(1 - \frac{n}{n'} \frac{\cos i_1'}{\cos i_1}) \quad \text{------(11)}$$

여기서 t : 평행 평면판의 두께

② 전 후 이동 ℓ는

$$\ell = t(1 - \frac{n}{n'} \frac{\cos i_1'}{\cos i_1}) \quad \text{------(12)}$$

③ 굴절률 n의 평행 평면판이 공기 중에 있고 근축영역일 경우, cos i≈1이 되므로

$$\ell = (1 - \frac{1}{n})t \quad \text{------(13)}$$

정리문제

〈A 형 문항방식〉

※ 아래 각 문항의 물음에 대한 옳은 답 하나를 ① ~ ⑤ 에서 선택하시오.

01 평면거울에 의해 만들어진 상의 설명으로 옳은 것은?

① 물체와 같은 크기로 보인다. ② 물체보다 작은 크기로 보인다.
③ 상은 존재하지 않는다. ④ 도립상으로 보인다. ⑤ 실상이다.

☞ 평면거울에 의해 만들어진 상은 물체와 같은 크기의 정립 허상으로 보인다.

02 공기 속에서 물속의 물체를 내려다 볼 때 실제 깊이보다 떠올라 보이는 것은 빛의 어떤 성질인가?

① 반사 ② 분산 ③ 굴절 ④ 회절 ⑤ 흡수

03 평면거울에 관한 설명중 옳지 않은 것은?

① 상은 항상 정립 허상이 된다.
② 상은 항상 도립 실상이 된다.
③ 거울면의 뒤쪽에 상이 위치한다
④ 거울면에 반사된 상과는 오른손 - 왼손법칙이 성립한다.
⑤ 거울로부터 상의 거리는 물체의 거리와는 항상 일정하다.

☞ 상은 항상 물체와 같은 크기인 정립 허상이 된다.

정답
1. ① 2. ③ 3. ②

04 입사광선의 방향을 일정하게 하여 거울을 θ 만큼 회전시킬 때 반사광선의 방향은?

① 아무런 변화가 없다. ② $1/2\theta$ 만큼 변화가 있다. ③ 1θ 만큼 변화가 있다. ④ 2θ 만큼 변화가 있다. ⑤ 3θ 만큼 변화가 있다.

☞ 2θ 만큼 변화가 있다.

05 자연광에서 어떤 매질의 임계각에 기준이 되는 단색광은?

① 적색광(C) ② 황색광(d) ③ 자색광(h) ④ 청색광(F) ⑤ 녹색광(e)

☞ 광학유리의 굴절률과 분산에 대한 측정기준파장이 1998부터 ISO규정에 의거 헬륨(He)의 황색 d선(파장 : 587.6 nm)에서 수은(Hg)의 녹색 e선(파장 : 546.1 nm)으로 통일되었다. (예) 크라운 유리의 굴절률 : nd = 1.523, ne = 1.525

06 2매의 평면거울에 의한 꺾임 각이 240° 일 때 두 거울이 이루는 각은?

① 20° ② 40° ③ 60° ④ 80° ⑤ 100°

☞ $\delta = 360° - 2\theta$, $\theta = \frac{360° - \delta}{2}$, $\therefore \theta = 60°$

07 공기 중에서 빛이 수면으로 입사할 때의 설명 중 옳은 것은?

① 입사광 모두 반사된다.
② 입사광 모두 편광된 빛으로 반사된다.
③ 입사광 모두 편광된 빛으로 굴절된다.
④ 입사광 모두 굴절되어 물속으로 들어간다.
⑤ 일부는 반사되고 나머지는 굴절되어 물속으로 투과한다.

☞ 입사광의 일부는 반사되고 나머지는 굴절되어 물속으로 투과한다.

08 입사광선을 고정하고 평면거울의 입사점을 중심으로 회전시킬 때 반사광선의 변화가 44°이었다. 이때 평면거울의 회전각은?

① 11° ② 22° ③ 33° ④ 44° ⑤ 55°

☞ $\theta = \frac{44°}{2}$ $(\because 2\theta = 44°)$ $\therefore \theta = 22°$

09 두 매의 평면거울을 60° 되게 놓고 두 거울 사이에 어떤 물체를 놓았을 때 생기는 상의 수는?

① 2개 ② 3개 ③ 4개 ④ 5개 ⑤ 6개

정답

4. ④ 5. ⑤ 6. ③ 7. ⑤ 8. ② 9. ④

☞ $\frac{360°}{\theta}=n$ ① n : 짝수 → 상의 수 : (n-1)개, ② n : 홀수 → 상의 수 : n개
③ n : 정수+소수 → 상의 수 : 정수개

$n=\frac{360°}{\theta}=\frac{360°}{60°}=6 \quad \therefore 5$개

10 굴절률이 1.33인 물속에 있는 물체를 공기 중에서 관측할 경우, 물속에서 공기 중으로 향하는 입사각 i는 30° 이고 굴절각 i'이 36° 며 물체거리가 20 cm이였다. 이 때 눈으로 들어오는 상거리는?

① 7 cm ② 14 cm ③ 21 cm ④ 28 cm ⑤ 35 cm

☞ $s'=s\frac{n'}{n}\frac{\cos i'}{\cos i}=20\times\frac{1.00}{1.33}\times\frac{\cos 36°}{\cos 30°}=13.9cm \quad \therefore s'\simeq 14cm$

11 수면을 수직방향에서 보았을 때 바닥까지 깊이가 1.2 m로 보였다면 실제의 깊이는? 단, 물의 굴절률은 $\frac{3}{4}$ 이다.

① 0.9 m ② 2.0 m ③ 3.2 m ④ 4.5 m ⑤ 5.0 m

☞ $s'=s\frac{n'}{n}, \quad s=\frac{n}{n'}s'=\frac{\frac{3}{4}}{1.0}\times 1.2=0.9m \quad \therefore s=0.9m$

12 굴절률이 1.5인 유리창내 강의실에서 공기 중의 물체를 보았을 때 겉보기 높이가 150 cm였다면, 이 물체의 실제 높이는 얼마인가?

① 50 cm ② 100 cm ③ 150 cm ④ 200 cm ⑤ 250 cm

☞ 유리창 내에도 공기 중이므로 겉보기 높이와 실제 높이는 같다.

13 물통에 유리관이 덮혀져 있다. 물과 유리의 굴절률은 각각 4/3, 3/2이다. 이 때 바닥의 겉보기 깊이는? 단, 유리의 두께는 6 cm, 물의 깊이는 12 cm이다.

① 9 cm ② 12 cm ③ 13 cm ④ 15 cm ⑤ 17.3 cm

☞ $h=\frac{h_1}{n_1}+\frac{h_2}{n_2}=\frac{6}{3/2}+\frac{12}{4/3}=13cm$

14 두 장의 평면거울을 80° 가 되게 놓았을 때 물체의 상은 몇 개가 생기는가?

① 1 ② 2 ③ 3 ④ 4 ⑤ 5

☞ $\frac{360}{\theta}=n$(정수) - ① 짝수일 때 상의 수 : (n-1)개, ② 홀수일 때 상의 수 : n개
여기서 θ : 두 장의 평면거울이 이루는 각
〈예외〉 n이 정수가 아니고 소수일 경우, 소수를 제외한 정수개.
n = 2.9 이면, 2개의 상. n = 1.4이면 1개의 상

정답
10. ② 11. ① 12. ③ 13. ③ 14. ④

15 회전식 평면경을 고정시켜 보고 있을 때와 어느 방향으로 45° 회전시켜 볼 때의 상은 얼마만큼 회전 이동하는가?

① 15° ② 30° ③ 45° ④ 60° ⑤ 90°

☞ 평면경의 회전에 의한 상의 이동은 회전각의 2배만큼 변화한다.

16 240 cm 깊이의 풀장 바닥은 공기 중에서 볼 때 어느 정도의 깊이로 보이는가? 단, 물의 굴절률은 $\frac{4}{3}$ 이다.

① 1 m ② 1 m 20 cm ③ 1 m 50 cm
④ 1 m 60 cm ⑤ 1 m 80 cm

☞ $겉보기 깊이 = \frac{실제 깊이}{굴절률}$

17 두께가 15 cm인 유리판을 통하여 유리판에 수직하게 놓인 물체를 볼 때 상의 위치는? 단, 유리의 굴절률은 1.50이다.

① 2 cm ② 4 cm ③ 6 cm ④ 8 cm ⑤ 10 cm

☞ $\frac{s'}{n'} = \frac{s}{n}$, $s' = \frac{s}{n}n' = \frac{15}{1.5}$

$l = t - \frac{t}{n'} = 15cm - \frac{15cm}{1.50} = 10cm$ 즉, 10cm 더 가까이 보인다.

18 광학적으로 밀한 매질에서 소한 매질로 빛이 진행할 때 입사각은 굴절각보다 어떠한가?

① 입사각이 굴절각보다 작다. ② 입사각이 굴절각보다 크다.
③ 입사각과 굴절각이 같다. ④ 입사각이 굴절각보다 클 때도 있고 작을 때도 있다.
⑤ 굴절각이 입사각보다 클 때도 있고 작을 때도 있다.

☞ 밀한 매질에서 소한 매질로 빛이 진행할 때 입사각은 굴절각보다 항상 작다.

19 두께가 15 cm인 유리판을 통하여 유리판 밑에 놓인 물체를 공기 중에서 볼 때 상의 위치는 실제 위치에서 몇 cm 위로 보이겠는가? 단 유리의 굴절률은 1.50이다.

① 3 cm ② 4 cm ③ 5 cm ④ 7 cm ⑤ 8 cm

☞ 평행 평면판에서 겉보기 상의 이동(공기 중에 있고 근축영역일 경우)량 l 은

$l = (1 - \frac{1}{n})t = (\frac{n-1}{n})t = (\frac{1.50 - 1}{1.50}) \times 15cm = 5cm$

정답: 15. ⑤ 16. ⑤ 17. ⑤ 18. ① 19. ③

20 공기 중에서 파장이 600 nm인 빛이 굴절률 1.50인 유리판에 수직으로 입사했을 경우, 유리판 내에서 빛의 파장(nm)은?

① 100 ② 200 ③ 300 ④ 400 ⑤ 500

☞ 굴절률이 큰 매질 내에서 빛의 속도(c)는 느리고 파장(λ ′)은 짧아진다.

$\lambda' = \frac{\lambda}{n} = \frac{600}{1.50} = 400nm$

21 두 장의 평면거울 사이각이 60°를 이루고 입사한 광선이 양면에서 각각 한 번씩 반사하여 출사할 경우, 이 광선의 꺾임각은?

① 60° ② 120° ③ 180° ④ 240° ⑤ 300°

☞ $\delta = 2\pi - 2\theta = 360° - 2\times60° = 240°$

22 굴절률 $n = \frac{4}{3}$ 인 물속 120 cm 깊이에 있는 물고기를 수면 바로 위를 날아가는 갈매기가 보았을 때 갈매기가 본 물고기의 겉보기 깊이는?

① 수면으로부터 60 cm 깊이 ② 수면으로부터 70 cm 깊이 ③ 수면으로부터 80 cm 깊이
④ 수면으로부터 90 cm 깊이 ⑤ 수면으로부터 100 cm 깊이

☞ 결상에 사용되는 빛은 근축광선이고 물($n = \frac{4}{3}$) → 공기($n' = 1.00$)

$\frac{n'}{l'} = \frac{n}{l}, \quad l' = \frac{n'}{n}l = \frac{1}{\frac{4}{3}}\times(-120\,cm) = -90cm$

∴ 수면으로부터 90cm 깊이

23 굴절률 $n = \frac{4}{3}$ 인 물속에 있는 물고기가 수면으로부터 3 m 높이의 공중을 나는 갈매기를 자기 머리 위를 지나는 순간 보았을 때 물고기가 본 갈매기의 겉보기 높이는?

① 수면으로부터 3 m 높이 ② 수면으로부터 4 m 높이 ③ 수면으로부터 5 m 높이
④ 수면으로부터 6 m 높이 ⑤ 수면으로부터 7 m 높이

☞ 공기(n = 1.00) → 물(n ′ = 4/3) $l' = \frac{n'}{n}\times l = \frac{\frac{4}{3}}{1}\times 3m = 3\,m$

∴ 수면으로부터 5.33 m 높이

정답 20. ④ 21. ④ 22. ④ 23. ①

3 프리즘

기 본 정 리

1) 프리즘의 종류

(1) 반사 프리즘

내부전반사를 이용하여 광학적 거리를 길게 하여 배율 확대, 위치변화 목적으로 사용.

① 직각 프리즘 : 정각 α가 90°인 프리즘.

② 포로(porro) 프리즘 : 45° -90° -45° 형태의 두 직각 프리즘을 결합시킨 프리즘으로 도립상을 정립상으로 변화시키는 프리즘. (예) 쌍안경

③ 지붕형 프리즘 : 서로 90°의 교각을 가지는 두 매 반사면의 조합으로 된 지붕형 반사면을 가진 프리즘.

④ 도브(dove) 프리즘 : 직각 프리즘의 정각부분을 평행하게 절단한 형태로 내부 전반사되어 입사방향과 같은 쪽으로 진행되며 광선의 위치는 도립된 형태가 된다.

⑤ 오각(penta) 프리즘 : 두 번의 내부 전반사에 의해 상의 방향에 영향을 주지 않고 광선의 방향을 90°편향시키는 프리즘.

(2) 분산 프리즘 : 입사광의 파장에 따라 꺾임각이 변하는 프리즘

① 제한된 파장영역 내에서만 이용가능, 응용 범위가 제한.

② 파장에 따라 굴절률이 변하는 것과 같으므로 분산 성능은 굴절률에만 의존.

③ 분광기의 분산요소로 사용.

2) 분산 프리즘에 의한 광선의 꺾임각

(1) 꺾임각(편위각, 편각) : δ

일정한 파장의 광선이 프리즘에 입사하여 프리즘에서 출사할 때 입사방향과 출사방향이 이루는 각.

$$\delta = i_1 + i_2 - \alpha \qquad (21)$$

여기서, i_1 : 제1면에서의 입사각, i_2' : 제2면에서의 사출각, α : 정각

(2) 최소꺾임각(δ_m)

① 광선이 프리즘을 대칭적으로 통과할 때 즉, $i_1 = i_2'$일 때 최소꺾임각 δ_m 이 된다.

$$\delta_m = \alpha(n-1) \quad \text{(22)}$$

② 단위 : ▽(centi rad ; ctrad), △

③ 1△ ≈ 1△ : 0.01 rad = 1 ctrad ≅1 △(prism diopter)

㉠ 1△(prism diopter) : 입사광선의 방향 1 m 거리에 수직으로 1 cm씩 빛을 편향시키는 값. 즉, 1△ = 1〔cm/m〕

㉡ 1▽(Ctrad ; centi rad) : 반지름 1 m인 원주 상에서 호의 길이 1 cm 편향시키는 값.

(3) 굴절률과 최소꺾임각

$$n = \frac{\alpha + \delta_m}{\alpha} \quad \text{(23)}$$

여기서, α : 정각, δ_m : 최소꺾임각

(4) △(≈▽)의 렌즈를 만들기 위한 두께(d)의 근사치

$$d = \frac{\triangle \times \phi}{100(n-1)} \quad \text{(24)}$$

여기서, ϕ : 렌즈의 지름 (mm) $\because \alpha = \frac{d}{\phi} = 100 \times \frac{d}{\phi}[ctrad]$

3) 분산 프리즘

*1 진공 중 모든 파장의 광속도(C)는 같다. 즉, $C = 3 \times 10^8$ m/s

*2 색분산 : 백색광이 어느 매질에 투과할 경우, 각 파장에 따라 그 진행방향이 나누어지는 현상.

*3 어떤 물질의 굴절률(n)은 파장(λ)이 짧을수록 커진다.

*4 가시광선의 평균 파장, λ_d = 587.6 nm = 5876 Å(황색 광선)

(1) 분산능(A)

① 가시광 세 파장 영역의 꺾임각과 분산각

㉠ F : 청색(4861 Å, H원소), $\delta_F = (n_F-1)\alpha$

㉡ d : 황색(5876 Å, He원소), $\delta_d = (n_d-1)\alpha$

㉢ C : 적색(6563 Å, H원소), $\delta_c = (n_c-1)\alpha$

㉣ 분산각 $\delta_F - \delta_c = (n_F - n_c)\alpha$

② 분산능(A) : 분산각 (δ_F - δ_C)와 평균 꺾임각 δ_d의 비.

$$A = \frac{\delta_F - \delta_C}{\delta_d} = \frac{n_F - n_C}{n_d - 1} \quad \text{(25)}$$

*분산능이 크면 색분산이 크므로 색수차가 커지므로 실용상 좋은 상을 얻을 수 없다.

(2) 아베수(ν_d) : 분산능의 역수

$$\nu_d = \frac{1}{A} = \frac{n_d - 1}{n_F - n_c} \quad \text{(26)}$$

㉠ 저 분산 : $\nu_d \leqq 55$ (예) ν_d = 64.17 : 크라운 유리

㉡ 고 분산 : $\nu_d \leqq 50$ (예) ν_d = 36.37 : 플린트 유리

정 리 문 제

〈A 형 문항방식〉

※ 아래 각 문항의 물음에 대한 옳은 답 하나를 ① ~ ⑤ 에서 선택하시오.

01 굴절률이 1.50이고 정각이 5°인 프리즘의 최소 꺾임각은?

① 1° ② 1.5° ③ 2° ④ 2.5° ⑤ 7.5°

☞ 최소 꺾임각 $\delta_m = \alpha(n-1)$ = 5° (1.50 - 1) = 2.5°

02 프리즘 렌즈의 최소 꺾임각이 0.05[rad]일 경우, 프리즘 디옵터(Δ)로 나타내면?

① 0.01 Δ ② 0.05 Δ ③ 0.5 Δ ④ 1.0 Δ ⑤ 5.0 Δ

☞ $1\triangle \approx 1\triangle(Grad;centirad) = 10^{-2}rad, \quad 1rad = 10^2\triangle$

03 꼭지각 30°인 프리즘의 한쪽 면에 입사각 θ 로 입사한 광선이 프리즘을 통과하여 반대면에서 입사각과 같은 크기의 굴절각으로 공기 중으로 나갔다. 이 프리즘의 꺾임각이 15°로 측정되었다면 프리즘의 굴절률은?

① 1.22 ② 1.32 ③ 1.41 ④ 1.50 ⑤ 1.70

☞ $\delta_m = \alpha(n-1), \quad 15° = 30°(n-1), \quad \therefore n = 1.50$

정답 1. ④ 2. ⑤ 3. ④

04 최소 꺾임각이 0.05(rad)이고, 굴절률이 1.50인 프리즘 렌즈의 정각은?

① 0.1(rad) ② 0.2(rad) ③ 0.3(rad) ④ 0.4(rad) ⑤ 0.5(rad)

☞ $\delta_m = \alpha(n-1)$, $\alpha = \dfrac{\delta_m}{n-1} = \dfrac{0.05}{1.50-1} = 0.1[rad]$

05 다음은 프리즘에 대한 설명이다. 다음 중 옳지 <u>않는</u> 것은?

① 프리즘을 통과한 광선은 기저 쪽으로 꺾인다.
② 프리즘을 통해 물체를 바라보면 정점 쪽으로 이동되어 보인다.
③ 프리즘을 통해 물체를 보면 눈이 정점 쪽으로 회전된다.
④ 프리즘의 정각이 클수록 프리즘의 굴절력이 강하다.
⑤ 프리즘을 통한 광선의 꺾임각은 입사각에 관계없이 일정하다.

☞ 프리즘에 입사하는 광선의 입사각이 변하면 꺾임각이 변한다.

06 경 후린트(flint) 유리의 경우, 각 파장에 따른 굴절률이 각각 $n_F = 1.5860°$, $n_d = 1.5760$, $n_c = 1.5720$일 때, 이 유리에서의 아베수는?

① 38.25 ② 41.14 ③ 45.52 ④ 49.60 ⑤ 52.71

☞ $\nu_d = \dfrac{n_d - 1}{n_F - n_C} = \dfrac{1.5760-1}{1.5860-1.5720} = 41.14$ $\therefore \nu_d = 41.14$

07 프리즘의 정각이 7° 이고 최소 꺾임각이 5° 일 경우, 이 프리즘의 굴절률은?

① 1.44 ② 1.49 ③ 1.52 ④ 1.60 ⑤ 1.71

☞ $\delta_m = \alpha(n-1)$, $n = \dfrac{\delta_m}{\alpha} + 1 = \dfrac{5}{7} + 1 = 1.71$ $\therefore n = 1.71$

08 정각이 30° 인 프리즘의 제1면에 입사하여 제2면에서 굴절한 후 출사할 때 제1면에서 입사각은 70° 이고, 제2면에서 굴절각은 40° 일 경우, 이 프리즘의 꺾임각은?

① 20° ② 40° ③ 60° ④ 80° ⑤ 100°

☞ $\delta = i_1 + i_2' - \alpha = 70° + 40° - 30° = 80°$ 여기서 α: 정각 $\therefore \delta = 80°$

정답 4. ① 5. ⑤ 6. ② 7. ⑤ 8. ④

09 직각 프리즘을 사용하여 어떤 파장의 빛을 전반사시키고자 한다. 임계각이 45° 이면 이 프리즘 재료의 공기에 대한 굴절률(n)은?

단, 이 프리즘은 공기 중에 있다.

① $n < \frac{1}{2}$ ② $n \geq \sqrt{2}$ ③ $n \leq \sqrt{2}$

④ $\frac{1}{\sqrt{2}} < n < \sqrt{2}$ ⑤ $\frac{1}{2} < n < 2$

☞ $\sin i_c = \frac{1}{n}$, $n = \frac{1}{\sin 45^\circ} = \frac{1}{\frac{\sqrt{2}}{2}} = \sqrt{2}$

10 아베수가 크다는 것을 바르게 서술한 것은?

① 색분산이 커서 선명한 상을 얻는다.
② 색분산이 적어서 선명하지 못한 상을 얻는다.
③ 색분산이 커서 선명하지 못한 상을 얻는다.
④ 색분산이 적어서 선명한 상을 얻는다.
⑤ 색분산은 선명한 상과 관계없다.

☞ 색분산이 적을수록 선명한 상을 얻을 수 있다.

11 다음 프리즘에 관한 설명 중 옳은 것은?

① 프리즘을 통과한 광선은 정각 쪽으로 꺾인다.
② 프리즘에 의한 상은 기저 쪽으로 이동되어 보인다.
③ 프리즘의 정각이 클수록 프리즘의 굴절력이 약하다.
④ 포로 프리즘은 4개의 직각 프리즘을 결합한 것이다.
⑤ 제1면의 입사각과 제2면의 굴절각이 같으면 꺾임각이 최소가 된다.

☞ 프리즘을 통과한 광선은 기저 쪽으로 꺾이고, 프리즘에 의한 상은 정각 쪽으로 이동되어 보인다. 프리즘의 정각이 크면 클수록 프리즘의 굴절력이 더 강하고 포로 프리즘은 2개의 직각 프리즘을 결합한 것이다.

12 다이아몬드(n = 2.4)로 정각 40° 인 프리즘을 만들 때 최소꺾임각은?

① 24° ② 30 ③ 40° ④ 56° ⑤ 80°

☞ $\delta_m = \alpha(n-1) = 40^\circ(2.4-1) = 56^\circ$

정답 9. ② 10. ④ 11. ⑤ 12. ④

13 정각이 60° 인 어떤 프리즘이 있다. 광원 C선에 대해 굴절률이 1.618이고 F광선에 대해 1.652일 경우, 대략적인 각분산 값은?

① 1° ② 2° ③ 3° ④ 4° ⑤ 5°

☞ $\delta_{mf} = \alpha (n_f-1) = 60°(1.652-1) = 60° \times 0.652 = 39.12°$
$\delta_{mc} = \alpha (n_c-1) = 60°(1.618-1) = 60° \times 0.618 = 37.08°$
$\delta = \delta_{mf} - \delta mc = 39.12° - 37.08° = 2.04° \simeq 2°$

14 크라운유리(n_1 = 1.52)와 후린트유리(n_2 = 1.74)로 몰색 프리즘을 만들기 위한 정각비는?

① 0.70 ② 0.95 ③ 1.14 ④ 1.42 ⑤ 1.74

☞ 몰색 조건인 총 꺾임각은 $\delta t = 0$ 이므로 $\alpha 1(n_1 - 1) = \alpha 2(n_2 - 1)$ 에서

$$\frac{\alpha_1}{\alpha_2} = \frac{(n_2-1)}{(n_1-1)} = \frac{1.74-1}{1.52-1} = 1.42$$

15 백색광을 프리즘에 입사시킨 결과에 대한 옳은 것은?

① 최소꺾임각은 파장에 따라 같다.
② 각 파장에 따라 그 진행방향은 같다.
③ 정각이 작을수록 최소꺾임각도 커진다.
④ 프리즘내 빨강색이 보라색보다 광속도가 빠르다.
⑤ 프리즘의 굴절률이 일정하므로 모든 광에 대해 굴절률이 일정하다.

☞ 각 파장에 따라 그 진행방향이 나누어지고 꺾임각은 정각에 비례한다.
광속도 C = fλ (f ; 주파수, λ ; 파장)이므로 빨강색이 보라색보다 광속도가 빠르다.

16 얇은 프리즘에 대한 설명이 옳은 조합은?

① 꺾임각은 정각에 반비례한다.
② 로타리 프리즘은 2개의 얇은 프리즘의 결합이다.
③ 두꺼운 프리즘보다 얇은 프리즘의 각분산이 크다.
④ 입사각 θ_1 과 출사가 θ_4 의 각이 그다는 조건이다.
⑤ 2개의 같은 프리즘을 90°로 겹친 경우 하나의 프리즘 꺾임각과 같다.

☞ 꺾임각은 정각에 비례하고 얇은 프리즘는 입사각 θ_1 과 출사각 θ_4의 각이 작다는 조건이다. 로타리 프리즘은 2개의 얇은 프리즘의 결합으로 안굴절 검사에서 양인시 사위 검사에 유용하게 활용된다.

정답
13. ② 14. ④ 15. ④ 16. ②

17 쌍안경에 사용되는 프리즘으로 도립상을 정립상으로 변화시키는 프리즘은?

① 직각 프리즘
② 포로(porro) 프리즘
③ 지붕형 프리즘
④ 오각(penta) 프리즘
⑤ 도브(dove) 프리즘

☞ 포로(porro) 프리즘은 45° −90° −45° 형태의 두 직각 프리즘을 결합시켜 도립상을 정립상으로 변화시키는 프리즘이다.

18 반사프리즘에 대한 설명 중 옳은 것은?

① 좁은 공간에서 광경로를 길게 할 수 있다.
② 직시프리즘에 중간파장(가시광)은 분산이 생긴다.
③ 프리즘 형태에 따른 진행 위상차 및 방향 변화가 없다.
④ 빛의 전파방향 변화나 상의 방향전환 목적으로 응용된다.
⑤ 내부전반사를 이용하여 광학적 거리를 짧게 하고 배율을 축소한다.

☞ 내부전반사를 이용하여 광학적 거리를 길게 하여 배율 확대, 위치변화 목적으로 사용하며 좁은 공간에서 광경로를 줄일 수 있다. 또 직시프리즘에 중간파장(가시광)은 분산이 생기지 않는다.

19 아베수의 역수인 분산능을 나타낸 식은?

단, n_C, n_d, n_F는 C선, d선, F선에 대한 굴절률이다.

① $\dfrac{n_d - 1}{n_F - n_C}$
② $\dfrac{n_d - 1}{n_C - n_F}$
③ $\dfrac{n_F - n_C}{n_d - 1}$
④ $\dfrac{n_F}{n_d - n_C}$
⑤ $\dfrac{n_C}{n_F} - n_d$

☞ 아베수 $\nu_d = \dfrac{n_d - 1}{n_F - n_C}$

20 금속 막을 증착하여 반사율을 증대시켜 전반사의 광선에만 의존하지 않는 프리즘은?

① 직각 프리즘
② 포로(porro) 프리즘
③ 도브(dove) 프리즘
④ 오각(penta) 프리즘
⑤ 아미치(amici) 프리즘

☞ 두 번의 내부전반사에 의해 상의 방향에 영향을 주지 않고 광선의 방향을 90° 편향시키는 5각형의 프리즘으로 금속막을 증착하여 반사율을 증대시킨다.

정답 17. ② 18. ④ 19. ③ 20. ④

21 굴절률(n)이 1.523인 얇은 프리즘을 통해 2 m 떨어진 물체를 볼 때 물체가 4 cm 옮겨진 것으로 보인다. 이 프리즘의 꺾임각은?

① 약 1°　　② 약 2°　　③ 약 3°　　④ 약 4°　　⑤ 약 5°

☞ $\delta = \frac{4}{200} = 0.020 rad = 1.14° \simeq 1°$ (∵ 0.01 rad = 0.57, $1rad = 10^2 \triangle$)

22 위 문제 21에서 프리즘 굴절력은?

① 1 △　　② 2 △　　③ 3 △　　④ 4 △　　⑤ 5 △

☞ $\delta = \frac{4}{200} = 0.020 rad = 2\triangle$ (∵$1rad = 10^2 \triangle$)

23 위 문제 21에서 프리즘 정각은?

① 1.14°　　② 1.45°　　③ 1.75°　　④ 2.03°　　⑤ 2.17°

☞ $\delta = \alpha$ (n − 1) 에서 1.14° = α (1.523 − 1), ∴ α = 1.14° / 0.523 = 2.17°

정답 21. ①　22. ②　23. ⑤

4 구면에서 빛의 반사와 굴절

기 본 정 리

1) 구면에서의 빛의 굴절

(1) 아베의 영불변량

$$n\left(\frac{1}{r}-\frac{1}{s}\right)=n'\left(\frac{1}{r}-\frac{1}{s'}\right)=C \quad \text{(1)}$$

여기서 r : 구면의 곡률 반경, s : 물체거리, s': 상거리

(2) 단일 구면의 가우스 결상식

$$\frac{n'}{s'}=\frac{n}{s}+\frac{n'-n}{r}, \quad \text{버젼스형} \quad S'=S+D' \quad \text{(2)}$$

여기서, S': 굴절버전스 [m^{-1}], S : 입사버전스 [m^{-1}],

D': 구면의 굴절력 [Dptr]

(3) 구면의 면굴절력식(물체거리 s = ∞일 경우, S′ = D′)

$$D' = \frac{n'-n}{r} \quad \text{(3)}$$

2) 구면에서의 빛의 반사

(1) 구면에서의 빛의 반사에 의한 결상식

$$\frac{1}{s'}+\frac{1}{s}=\frac{2}{r} \quad \text{(4)}$$

여기서 r : 구면의 곡률반경

* 부호규약

(i) 곡률반경(r), ① "+" : 볼록(凸)구면 ② "-" : 오목(凹) 구면

(ii) 물체거리(s), ① "+" : 구면 뒷쪽, 허물체(수속)
② "-" : 구면 앞쪽, 실물체(발산)

(iii) 상거리(s'), ① "+" : 구면 뒷쪽, 실상(수속)
② "-" : 구면 앞쪽, 허상(발산)

(2) 초점거리

① 물측 초점거리(f)

㉠ 굴절; $f=\dfrac{-nr}{n'-n}$ ——— (5)

여기서, n : 구면 주위 매질의 굴절률, n' : 구면의 굴절률

㉡ 반사 ; $n'=-n$ 이므로

$$f=\frac{-nr}{-n-n}=\frac{r}{2} \quad \text{——— (6)}$$

② 상측 초점거리(f')

㉠ 굴절 : $f'=\dfrac{n'r}{n'-n}$ ——— (7)

㉡ 반사 : n′ = -n으로 놓으면

$$f'=\frac{-nr}{-n-n}=\frac{r}{2} \quad \text{——— (8)}$$

③ f, f'를 사용한 "가우스의 구면결상식"은

$$\frac{n'}{s'}-\frac{n}{s}=-\frac{n}{f}=\frac{n'}{f'} \quad \text{——— (9)}$$

④ 버전스의 크기로 표기

$$S'-S=-D=D' \quad \text{——— (10)}$$

여기서, $S'=\dfrac{1}{s'}$, $S=\dfrac{1}{s}$, $D=\dfrac{n}{f}$, $D'=\dfrac{n'}{f'}$

3) 배율(횡배율) ; m

(1) 굴절시

$$m=\frac{y'}{y}=\frac{n\varepsilon'}{n's} \quad \text{——— (11)}$$

여기서 y' : 상의 크기, y : 물체의 크기

(2) 반사시

$n'=-n$이므로 $\therefore\ m=\dfrac{y'}{y}=-\dfrac{\varepsilon'}{s}$ ——— (12)

※1 초평면 : 초점을 통하고 광축에 수직한 평면

① 물측 초평면 ② 상측 초평면

※$_2$ 광선 추적의 작도법

① 평행광선법　② 사광선법

※$_3$ 상의 작도에 응용되는 광선의 성질

① 평행광선 : 광축에 평행하게 입사한 광선은 굴절 또는 반사 후 상측 초점 F′을 향한다.

② 초점광선 : 물측 초점 F로 입사한 광선은 굴절 또는 반사 후 광축과 평행하게 나아간다.

③ 주광선 : 구면의 곡률중심 C를 향하거나 지나는 광선은
㉠ 굴절할 때는 직진,
㉡ 반사할 때는 역진(입사광선의 진로)한다.

정 리 문 제

〈A 형 문항방식〉

※ 아래 각 문항의 물음에 대한 옳은 답 하나를 ① ~ ⑤ 에서 선택하시오.

01 반지름이 20 cm인 볼록거울 앞 15 cm 떨어진 곳에 길이 3 cm의 물체가 공기 중에 놓여있다. 근축광선에 의한 상의 길이는?

① 1.2 cm　② 1.5 cm　③ 2.0 cm　④ 2.5 cm　⑤ 3.0 cm

☞ $f'=\frac{r}{2}=\frac{20}{2}=10cm$ $\frac{1}{s'}+\frac{1}{s}=\frac{1}{f'}$ 에서 $s=-15cm$ $f'=10cm$ $\therefore s'=6cm$,
$m=\frac{-s}{s}=\frac{-6cm}{-15cm}=0.4$　$\therefore l'=ml=0.4\times3=1.2cm$

02 공기 중에 있는 상측 초점거리 -6 cm인 오목렌즈 앞 12 cm되는 곳에 물체가 놓여있다. 이 때 상의 배율은? 단, 근축영역이다.

① $\frac{1}{2}$　② $\frac{1}{3}$　③ $\frac{1}{4}$　④ $\frac{1}{5}$　⑤ $\frac{1}{7}$

☞ $\frac{1}{s'}=\frac{1}{s}+\frac{1}{f'}$ 에서 $f'=-6cm$, $s=-12cm$ $\therefore s'=-4cm$,
$m=\frac{s'}{s}=\frac{-4}{-12}=\frac{1}{3}$　$\therefore m=\frac{1}{3}$

1. ①　2. ②

03 굴절률 1.50 인 유리로 만든 볼록구면 전방 20 cm 되는 곳에 놓인 물체의 횡배율은 −0.6 배이다. 이 때 상의 위치는?

① 6 cm ② 12 cm ③ 18 cm ④ 24 cm ⑤ 30 cm

☞ $m=\frac{y'}{y}=\frac{\frac{s'}{n'}}{\frac{s}{n}}$, $m=\frac{ns'}{n's}=\frac{1\times s'}{1.50\ \times(-20)}=-0.6$ $\therefore s'=(-30)\times(-0.6)=18cm$

04 근축광선법에 의한 상의 작도법에 대한 설명 중 옳지 <u>않는</u> 것은?

① 주광선(중심광선)은 반사 또는 굴절 후 상측 초점을 지난다.
② 구면의 곡률중심을 향하거나 지나는 광선은 굴절할 때는 직진한다.
③ 광축에 평행하게 입사한 광선은 반사 또는 굴절 후 상측 초점을 지난다.
④ 구면의 곡률중심을 향하거나 지나는 광선은 반사할 때는 경로로 되돌아간다.
⑤ 물측 초점을 통과하여 입사한 광선은 반사 또는 굴절 후 광축과 평행하게 나아간다.

☞ 주광선(중심광선)은 구면의 곡률중심을 지나 상측 초점을 향해 직진한다.

05 초점거리 10 cm인 오목거울 앞 12 cm되는 곳에 길이 3 cm의 물체를 놓았다. 이 때 상의 종류와 길이는 ?

① 정립허상, 3 cm ② 도립실상, 3 cm ③ 정립허상, 6 cm
④ 도립실상, 12 cm ⑤ 정립허상, 12 cm

☞ $\frac{1}{s'}+\frac{1}{s}=\frac{1}{f}$, $f=-10cm$(오목거울), $s=-12cm$(거울 앞) $\therefore s'=-60cm$

$m_\beta=-(\frac{-60cm}{-15cm})=-4$, ; 4배 확대된 도립(−) 실상

∴상의 길이 = 물체의 길이 × 횡배율 = 3 cm × 4배 = 12cm

06 반지름이 20 cm인 볼록거울 앞 15 cm 떨어진 곳에 길이 4 cm의 물체가 놓여 있다. 이 때 상의 길이는?

① 0.6 cm ② 1.0 cm ③ 1.2 cm ④ 1.6 cm ⑤ 2 cm

☞ $f=\frac{r}{2}=\frac{20cm}{2}=10cm$("+"볼록거울)

$\frac{1}{s'}+\frac{1}{s}=\frac{1}{f}$, $s=-15cm$, $f=10cm$, $s'=6cm$

$m_\beta=-\frac{s'}{s}=\frac{6cm}{-15cm}=0.4$("+"정립허상) $\therefore y'=ym_\beta=4\times0.4=1.6cm$

정답 3. ③ 4. ① 5. ④ 6. ④

07 다음은 볼록 거울에서의 결상공식을 설명한 것이다. 이 중에서 옳은 것은?

① 오목 거울의 결상공식과 다르다.
② 상거리는 항상 거울 뒤쪽이므로 (-)부호를 붙인다.
③ 볼록거울의 상은 항상 정립허상이므로 배율은 (+)이다.
④ 물체거리는 항상 거울 앞에 있으므로 (+)부호를 붙인다.
⑤ 볼록거울에서 중심 C와 초점 F의 거리는 거울 뒤쪽이므로 (-)부호를 붙인다.

☞ (ⅰ) 볼록 거울에서의 결상공식은 오목 거울의 결상공식과 같다.
(ⅱ) 물체거리(s) ; ① "+" : 구면 뒷쪽, 허물체(수속) ② "−" : 구면 앞쪽, 실물체(발산)
(ⅲ) 상거리(s′) ; ① "+" : 구면 뒷쪽, 실상(수속) ② "−" : 구면 앞쪽, 허상(발산)

08 곡률반경 6 cm의 공기 중에 놓인 오목거울 앞 6 cm 위치에 막대가 광축에 수직으로 서 있다. 이 때 상거리와 횡배율은?

① -4 cm, +1/3 ② -6 cm, +1 ③ +4 cm, -1/3
④ -6 cm, -1 ⑤ +6.4 cm, +1/3

☞ $f=\frac{r}{2}=\frac{-6}{2}=-3cm$
$\frac{1}{s'}+\frac{1}{-6cm}=\frac{1}{-3cm}$, $s'=-6cm$, $m=-\frac{s'}{s}=-(\frac{-6}{-6})=-1$

09 구면경에서 입사광선이 다음 중 어떤 점을 향할 때 반사광선의 광경로가 입사광선과 완전히 일치하게 되는가?

① 물측초점 ② 정점 ③ 곡률중심 ④ 상측초점 ⑤ 무한원점

10 오목거울에서 40cm 되는 곳에 물체가 있고 오목거울에서 10cm 되는 곳에 실상이 생겼다면 이 오목거울의 초점거리는?

① 40 cm ② 30 cm ③ 10 cm ④ 8 cm ⑤ 5 cm

☞ $\frac{1}{s'}+\frac{1}{s}=\frac{1}{f'}$, $s'=10cm$, $s=40cm$ $\therefore f'=8cm$

11 초점거리 20 cm인 오목거울 앞 30 cm 되는 곳에 길이 3 cm의 물체를 놓았다. 이 때 상의 위치와 길이는?

① 거울 앞 60 cm, 6 cm ② 거울 앞 120 cm, 12 cm ③ 거울 뒤 60 cm, 6 cm
④ 거울 뒤 120 cm, 12 cm ⑤ 거울 앞 120 cm, 6 cm

☞ $\frac{1}{s'}+\frac{1}{s}=\frac{1}{f}$, $f'=20cm$, $s=30cm$ $\therefore s'=60cm$,
$m=\frac{s'}{s}=\frac{60}{30}=2$, $l'=ml=2\times3=6cm$ $\therefore l'=6cm$

정답 7. ③ 8. ④ 9. ③ 10. ④ 11. ①

12 반지름 40 cm인 볼록거울 앞 30 cm 떨어진 곳에 길이 5 cm의 물체가 놓여 있다. 이때 상의 길이는?

① 2 cm ② 4 cm ③ 6 cm ④ 8 cm ⑤ 10 cm

☞ $f=\frac{r}{2}=\frac{40}{2}=20cm$, $\frac{1}{s'}+\frac{1}{-30cm}=\frac{1}{20cm}$, $s'=12cm$, $m=-\frac{s'}{s}=-(\frac{12}{-30})=\frac{2}{5}$

13 초점거리가 30 cm인 오목거울 전방 50 cm 되는 곳에 광축에 수직하게 놓인 길이 5 cm 되는 물체의 상은?

① 축소된 도립실상 ② 같은 크기의 도립실상 ③ 확대된 도립실상
④ 축소된 정립허상 ⑤ 확대된 정립허상

☞ 오목거울의 초점과 곡률반경 사이에 생기는 상

14 오목거울에서 초점거리의 3배 되는 곳에 길이 4 cm의 물체를 광축에 수직하게 두었을 때 상의 크기는?

① 물체보다 작은 실상 ② 물체보다 큰 실상 ③ 물체와 같은 크기의 상
④ 물체보다 작은 허상 ⑤ 물체보다 큰 허상

☞ 무한대 위치와 곡률반경 사이에 놓인 물체에 의한 상은 축소된 도립 실상.

15 초점거리가 20 cm인 볼록거울 앞 25 cm에 광축에 수직하게 3 cm의 물체를 두었을 때 상의 크기는?

① 물체보다 작은 실상 ② 물체보다 큰 실상 ③ 물체와 같은 크기의 상
④ 물체보다 작은 허상 ⑤ 물체보다 큰 허상

☞ 볼록거울에 의한 상은 축소된 정립 허상.

16 광축에 니란한 평행광선속이 구면경에 반사하여 발산하였으며 이 발산광선의 연장선이 광축의 한 점에 수속된다. 이 구면경의 종류와 수속점은?

① 볼록거울. 실초점 ② 볼록거울. 허초점 ③ 오목거울. 실초점
④ 오목거울. 허초점 ⑤ 수속 안함

정답
12. ① 13. ③ 14. ① 15. ④ 16. ②

17 곡률반경이 6 cm인 볼록거울로 물체 크기의 1/2배인 상을 만들려면 물체와 거울사이의 거리는? 단, 상은 허상이다.

① 거울 앞 1 cm ② 거울 앞 2 cm ③ 거울 앞 3 cm
④ 거울 앞 4 cm ⑤ 거울 앞 5 cm

☞ $m=\frac{s'}{s}=-\frac{1}{2}$, $s'=-\frac{1}{2}s$, $\frac{1}{-\frac{s}{2}}+\frac{1}{s}=\frac{1}{3}$, $s=-3cm$

18 곡률반경이 8 cm인 공기 중에 놓인 오목거울 전방 8 cm에 막대가 광축에 수직으로 서 있다. 이 때 상거리와 횡배율은?

① -4 cm, +1/3 ② -6 cm, +1 ③ +4 cm, -1/3
④ -8 cm, -1 ⑤ +6.4 cm, +1/3

☞ $f=\frac{r}{2}=\frac{-8}{2}=-4cm$, $\frac{1}{s'}+\frac{1}{-8cm}=\frac{1}{-4cm}$, $s'=-8cm$, $m=-\frac{s'}{s}=-(\frac{-8}{-8})=-1$

19 광축에 수직한 촛불이 초점거리 14 cm인 볼록거울 앞 16 cm인 곳에 놓여 있다. 이 때 생기는 상은?

① 허상, 정립, 축소 ② 실상, 정립, 확대 ③ 허상, 도립, 확대
④ 실상, 도립, 확대 ⑤ 허상, 도립, 같은 크기

20 양초의 실상이 오목거울의 경심으로부터 30 cm인 곳에 맺혀 있다. 이 때 양초의 길이는 10 cm이고 상의 길이는 5 cm이다. 이 거울의 초점 거리는?

① 10 cm ② 20 cm ③ 30 cm ④ 40 cm ⑤ 50 cm

☞ $m=\frac{s'}{s}=-\frac{5}{10}$, $s=-2\times30=-60cm$ $\frac{1}{(-30)}+\frac{1}{(-60)}=\frac{1}{f'}$, $f'=-20cm$

21 굴절면의 면굴절력을 결정하는 요소로만 짝지어 놓은 것은?

① 전방 매질의 굴절률 - 후방 매질의 굴절률 - 구면의 곡률반경
② 전방 매질의 굴절률 - 후방 매질의 굴절률 - 전방 매질의 아베수
③ 전방 매질의 굴절률 - 후방 매질의 굴절률 - 후방 매질의 아베수
④ 전방 매질의 아베수 - 후방 매질의 아베수 - 구면의 곡률반경
⑤ 전방 매질의 굴절률 - 후방 매질의 아베수 - 구면의 곡률반경

22 오목거울로서 맺지 <u>못하는 상은</u>?

① 축소된 도립실상 ② 확대된 도립실상 ③ 축소된 정립허상
④ 확대된 정립허상 ⑤ 같은 크기의 도립실상

정답

17. ③ 18. ④ 19. ① 20. ② 21. ① 22. ③

23 곡률반경이 10 cm인 오목거울이 공기 속에 놓여 있다. 단, 거울의 구경은 충분히 작아 결상에 사용되는 광선속은 근축광선이다. 이 구면경의 초점의 위치는?

① 구면전방 10 cm ② 구면전방 5 cm ③ 구면전방 3 cm
④ 구면후방 5 cm ⑤ 구면후방 5 cm

☞ $f' = \frac{r}{2} = \frac{10cm}{2} = 5cm$ ∴ 구면전방 5cm

24 위 문제 23에서 오목거울 전방 15 cm되는 광축 위에 놓인 물점에 대한 상의 위치는?

① -15 cm ② -10 cm ③ -7.5 cm ④ +5 cm ⑤ +7.5 cm

☞ $\frac{1}{s'}+\frac{1}{s}=\frac{1}{f'}$에서 $f' = \frac{2}{r}$, $\frac{1}{s'} = \frac{2}{r} - \frac{1}{s} = \frac{2}{-10} - \frac{1}{-15} = -\frac{2}{15}$ $\therefore s'$
즉, 오목거울 전방 7.5 cm되는 광축 위에 결상된다.

25 곡률반경이 20 cm 오목거울이 있다. 거울면의 정점 전방 30 cm 되는 곳에 크기가 4 mm인 물체를 광축에 수직되게 놓았을 때 상의 위치와 상의 종류는?

① 전방 15 cm, 실상 ② 전방 10 cm, 실상 ③ 전방 5 cm, 실상
④ 후방 10 cm, 허상 ⑤ 후방 15 cm, 허상

☞ $\frac{1}{s'} = \frac{2}{r} - \frac{1}{s} = \frac{2}{-20} - \frac{1}{-30} = -\frac{1}{15}$ $\therefore s'$

26 위 문제 25에서 횡배율(mβ)과 상의 크기(y′)는?

① 0.5×, 2 mm ② 0.7×, 4 mm ③ 1.0×, 5 mm ④ 1.2×, 6 mm ⑤ 1.5×, 8 mm

☞ $m_\beta = -\frac{s'}{s} = -\frac{-15}{-30} = -\frac{1}{2} = -0.5\times$(도립상) $y' = m_\beta y = (-0.5)\times 4mm = 2mm$

27 자동차 백 밀러에 볼록거울이 사용되는 이유는?

① 축소된 정립허상으로 시야가 넓다. ② 확대된 정립허상으로 시야가 좁다.
③ 축소된 도립실상으로 시야가 넓다. ④ 확대된 도립실상으로 시야가 좁다.
⑤ 물체와 같은 크기의 정립허상으로 시야가 넓다.

28 다음은 구면거울에 관한 설명이다. 그 내용이 틀린 것은?

① 볼록거울은 축소된 정립허상만 맺는다.
② 구면경에서는 색수차가 일어나지 않는다.
③ 오목거울은 수속거울, 볼록거울은 발산거울이다.
④ 구면경은 물측초점과 상측초점이 하나의 점으로 포개진다.
⑤ 물속에서 구면경의 초점거리는 공기 속에서 보다 길어진다.

정답 23. ② 24. ③ 25. ① 26. ① 27. ① 28. ⑤

5 얇은 렌즈

기 본 정 리

1) 렌즈의 결상식

$$\frac{n''}{s'} = \frac{n}{s} + \left(\frac{n'-n}{r_1} + \frac{n''-n'}{r_2}\right) \quad \text{(1)}$$

여기서 $\frac{n'-n}{r_1}$: 제 1면의 면굴절력식, $\frac{n''-n'}{r_2}$: 제 2면의 면굴절력식

(1) 렌즈 양측 매질이 같으면, n=n"

$$\frac{n}{s'} = \frac{n}{s} + (n'-n)\left(\frac{r}{r_1} - \frac{1}{r_2}\right) \quad \text{(2)}$$

(2) 렌즈 양측 매질이 공기일 경우, n = n″ = 1, n′ = n 로 놓으면

$$\frac{1}{s'} = \frac{1}{s} + (n-1)\left(\frac{1}{r_1} - \frac{1}{r_2}\right) \quad \text{(3)}$$

2) 렌즈 제작자 공식(가우스 결상식)

; 렌즈가 공기 중에 있을 경우

$$\frac{1}{s'} = \frac{1}{s} + \left(\frac{n-1}{r_1} - \frac{n-1}{r_2}\right)$$

$$\frac{1}{f'} = -\frac{1}{f} = (n-1)\left(\frac{1}{r_1} - \frac{1}{r_2}\right) \quad \text{(4)}$$

3) 렌즈의 굴절력

(1) 제 1구면

① 상측 면굴절력, $D_1' = \frac{n-1}{r_1}$ ② 물측 면굴절력, $D_1 = -\frac{n-1}{r_1}$

(2) 제 2구면

① 상측 면굴절력 $D_2' = \frac{n-1}{r_2}$　　② 물측 면굴절력 $D_2 = -\frac{1-n}{r_2}$

(3) 렌즈 제작자 공식

$$D' = \frac{n-1}{r_1} + \frac{-(n-1)}{r_2} = D' + (-D_2')$$

$$-D = \frac{n-1}{r_1} + \frac{-(n-1)}{r_2} = -D_1 + D_2$$

$$\therefore D' = D_1' + (-D_2'),\ D = D_1 + (-D_2\ ) \quad \text{(5)}$$

4) 렌즈 사용자 공식(뉴튼의 결상식)

$$xx' = ff' \quad \text{(6)}$$

여기서, x : 물측초점(F)에서 물체까지의 거리, x' : 상측초점(F′)에서 상까지의 거리

5) 배율

(1) 횡배율(m_β)

; 광축에 수직한 방향으로 선 물체의 배율로 물체의 크기(y)에 대한 상의 크기(y′)의 비

$$m_\beta = \frac{y'}{y} = \frac{s'}{s} = -\frac{f}{x} = -\frac{x'}{f'} \quad \text{(7)}$$

여기서, s' : 상거리, s : 물체거리

(2) 종배율(m_α)

; 광축 방향으로 선 물체의 배율로 미소 크기의 물체에 대한 상의 비.

$$m_\alpha = \frac{\triangle s'}{\triangle s} = m_\beta^2 \quad \text{(8)}$$

(3) 각 배율(m_γ)

; 광축 상의 공역점, Q, Q′를 통하는 공역인 광선이 광축과 이루는 각을 u, u′라고 하면

$$m_r = \frac{\tan u'}{\tan u} = f' + x' = \frac{x}{f'} = \frac{f}{x'} = \frac{1}{m_\beta} \quad \text{(9)}$$

(4) 배율사이의 관계

물체 측과 상측의 매질이 같으면

$$m_\alpha = m_\beta^2,\quad m_r = \frac{1}{m_\beta},\quad m_\alpha = (\frac{1}{m_\gamma})^2 \quad \text{(10)}$$

6) 스미스-헬름홀즈 관계식(라그랑즈의 정리, 라그랑즈 불변량)

; 광선이 광축과 이루는 각, u, u′이 극히 작다면, $nuy = nu'y' \equiv$ H(일정)

$$nuy = \text{일정} \quad \text{(11)}$$

여기서 n : 굴절률, u : 광축과 이루는 각, y : 물체의 크기

7) 초점거리 (f')의 측정

(1) 광학대 이용

$$f' = \frac{ss'}{s-s'} \quad \text{(12)}$$

여기서, s : 물체거리, s′ : 상거리

(2) 베셀의 방법

$$f' = \frac{(D+d)(D-d)}{4D} = \frac{D^2-d^2}{4D} \quad \text{(13)}$$

여기서, D : 물체와 상까지의 거리, d : 렌즈의 이동거리

(3) 아베의 방법

$$m_\beta = \frac{f'}{f'+s} \qquad \therefore \frac{1}{m_\beta} = \frac{x}{f'} + (\frac{c}{f'}+1) \quad \text{(14)}$$

여기서, s = x + c(c : 상수), $\frac{1}{f'}$; x와 $\frac{1}{m_\beta}$의 관계그래프에서 기울기

(4) 오목렌즈의 측정방법

$$f_2' = \frac{f'(f_1'-d)}{f_1'f'} \quad \text{(15)}$$

여기서, d : en 렌즈사이의 거리

(5) 렌즈 메져(measure)의 방법(오목렌즈)

$$D' = \frac{2(n' - n\ )s}{\left(\frac{R}{2}\right)^2} \quad \text{(16)}$$

여기서, R : 두 침간의 거리, s : 구면 정점의 깊이

※ 렌즈 메져를 렌즈 클록 또는 렌즈 다이얼 게이지라고도 한다.

(6) 렌즈 중심과 가장 자리 두께 차에 의한 방법

$$t_0 - t_h = \frac{h^2}{2f'(n-1)} \quad \text{(17)}$$

여기서, t_o : 렌즈 중심에서 두께 t_h : 렌즈 중심에서 h만큼 떨어진 곳의 두께

R : 렌즈 가장자리 사이의 거리 $h = \frac{R}{2}$

8) 상의 작도

(1) 비축물점의 상 작도(평행광선법)

① (광축)평행광선 : 광축과 평행한 광선은 굴절 후 상측 초점을 지난다.

② (물측)초점광선 : 물측 초점을 지나는 광선은 굴절된 후 평행하게 나아간다.

③ (렌즈)중심광선 : 렌즈 중심을 지나는 광선은 굴절되지 않고 직진한다.

(2) 광축 물점의 상 작도

광축 위의 물점 Q의 상은 초평면의 성질과 양측이 같은 매질인 얇은 렌즈의 중심을 지나는 광선은 곧게 나아간다는 성질을 이용하여 작도한다.

9) 얇은 렌즈의 합성

(1) 떨어져 있을 때

$$s_2' = \frac{(s_1' - d) \cdot f_2'}{(s_1' - d) + f_2'} \quad \text{(18)}$$

여기서, s_1' : 제 1렌즈의 상거리 s_2' : 제 2렌즈의 상거리

d : 두 렌즈의 간격 f_2': 제 2렌즈의 상측 초점거리

(2) 접촉되어 있을 때

$$\frac{1}{f'} = \sum \frac{1}{f_i'},\ D' = \sum D_i' \qquad (19)$$

10) 물체공간과 상공간

(1) 물체공간

광선들이 렌즈 및 렌즈계에 입사하기 전(굴절 및 반사되기 직전)의 상태에 있는 공간.

(2) 상 공 간

광선들이 렌즈 및 렌즈계를 통과한 후(굴절 및 반사된 직후)의 상태에 있는 공간.

11) 결상의 분류

분	류	f	f '	예
굴 절 계	수 속 계	f < 0	f ' > 0	볼록 렌즈
	발 산 계	f > 0	f ' < 0	오목 렌즈
반 사 계	수 속 계	f < 0	f ' < 0	오목 거울
	발 산 계	f > 0	f ' > 0	볼록 거울

정 리 문 제

〈A 형 문항방식〉

※ 아래 각 문항의 물음에 대한 옳은 답 하나를 ① ~ ⑤ 에서 선택하시오.

01 다음 중 렌즈에서 물체와 상과의 배율관계에서 종배율(m_α)과 횡배율(m_β)과의 관계는?

① $m_\alpha = \frac{1}{m_\beta}$ ② $m_\alpha = m_\beta$ ③ $m_\alpha = \frac{1}{m_\beta^2}$ ④ $m_\alpha = m_\beta^2$ ⑤ $m_\alpha = \frac{1}{m_\beta^3}$

☞ 미소 물체일 경우,

$$m_\alpha = \frac{\triangle s'}{\triangle s'} = \frac{s_1'}{s_1}\frac{s_2'}{s_2} = m_{\beta 1}\cdot m_{\beta 2} = m_\beta^2\ (\because m_{\beta 1} \approx m_{\beta 2} = m_\beta) \quad \therefore m_\alpha = m_\beta^2$$

정답 1. ④

02 굴절률 nd = 1.71의 후린트유리로 만든 평볼록렌즈가 공기 중에 있다. 렌즈의 상측 굴절력을 5.00 (Dptr)로 만들려면 한쪽 제1구면의 곡률반경(cm)은?

① 14 cm ② 23 cm ③ 33 cm ④ 48 cm ⑤ 59 cm

☞ $D' = D_1' + D_2'$, $D_2' = \dfrac{n-n'}{r_2} = \dfrac{n-n'}{\infty} = 0$

$D_1' = 5.00Dptr$, $5.00 = \dfrac{n'-n}{r_1} = \dfrac{1.71-1.00}{r_1}$ $\therefore r_1 = 0.14m = 14cm$

03 공기 중에서 어느 얇은 렌즈의 초점거리를 "베셀의 방법"으로 측정한 결과 물체와 상까지의 거리 50 cm, 좌우로 2개의 선명한 상을 만드는 렌즈의 이동거리가 10 cm이었다. 이때, 초점거리는?

① 10 cm ② 12 cm ③ 15 cm ④ 20 cm ⑤ 50 cm

☞ $f' = \dfrac{D^2-d^2}{4D}$ 에서 $f' = \dfrac{(D+d)(D-d)}{4D} = \dfrac{50^2-10^2}{4\times50}, = 12cm$ $\therefore f' = 12cm$

04 양 끝 침간의 거리가 20 mm인 디옵터눈금의 "구면계"로 굴절률 1.5인 볼록렌즈의 (+)면을 공기 중에서 재었더니 +10 D를 가르키고 있었다. 이때 중앙침의 이동거리(mm)는?

① 5 mm ② 4 mm ③ 3 mm ④ 2 mm ⑤ 1 mm

☞ $D' = \dfrac{2\ s\ (n-1)}{(R/2)^2}$, $s = \dfrac{D'(R/2)^2}{2(n-1)} = \dfrac{+10(10\times10^{-3})^2}{2(n-1)} = 10^{-3}m = 1mm$

05 굴절률이 1.50인 유리로 만든 얇은 양볼록렌즈의 곡률반경이 각각 10 cm와 15 cm이다. 공기 중에서 초점거리는?

① 6 cm ② 9 cm ③ 12 cm ④ 15 cm ⑤ 18 cm

☞ $\dfrac{1}{f'} = (n-1)(\dfrac{1}{r_1'} - \dfrac{1}{r_2'}) = (1.5-1)\left[\dfrac{1}{10} - \dfrac{1}{(-15)}\right]$ $\therefore f' = 12cm$

06 볼록렌즈에서 광선의 진행방향이 규약에 따라 오른쪽으로 진행한다고 했을 때 물체공간과 상공간의 설명으로 옳은 것은?

① 렌즈의 좌, 우 전공간이 상과 물체공간이 된다.
② 렌즈의 좌측공간은 상공간이고 우측은 상공간이다.
③ 렌즈의 좌측공간은 상공간이고, 우측은 물체공간이다.
④ 렌즈의 물측초점 좌측은 물체공간이고 우측은 상공간이다.
⑤ 렌즈의 물측초점 좌측은 상공간이고, 우측은 물체공간이다.

정답 2. ① 3. ② 4. ⑤ 5. ③ 6. ①

07 오목렌즈 앞 쪽 1 m 떨어진 곳에 있는 물체의 상이 렌즈 앞 쪽 20 cm거리에 맺혔을 때 상의 크기는 몇 배인가?

① $\frac{1}{2}$ ② $\frac{1}{3}$ ③ $\frac{1}{4}$ ④ $\frac{1}{5}$ ⑤ $\frac{1}{10}$

☞ $m_\beta = \frac{s'}{s} = \frac{20cm}{1m} = \frac{20cm}{100cm} = \frac{1}{5}$배

08 공기 중에서 +1.00 Dptr의 굴절력을 가지는 얇은 렌즈의 물측초점 전방 1 m에 있는 물체에 의한 상의 위치는?

① 상측초점 전방 1 m에 ② 상측초점에 ③ 상측초점 후방 1 m에
④ 물측초점 전방 1 m에 ⑤ 물측초점 후방 1 m에

☞ $D' = \frac{1}{f'} \rightarrow f' = \frac{1}{1} = 1m,\quad f = -f' = -1m\quad ff' = xx'$에서 $x = -1m$이므로
$x' = \frac{ff'}{x} = \frac{(-1)(+1)}{-1} = +1m$ ∴ 상측초점 후방1m에 상이 생김

09 어떤 렌즈의 횡배율이 2배일 경우, 종배율 m_α와 각 배율 m_γ는?

① $m_\alpha = 4$배, $m_r = \frac{1}{2}$배 ② $m_\alpha = 2$배, $m_r = 1$배
③ $m_\alpha = 4$배, $m_r = 2$배 ④ $m_\alpha = 2$배, $m_r = 2$배
⑤ $m_\alpha = 4$배, $m_r = 4$배

☞ $m_\alpha = m_\beta^2 = 2^2 = 4$배, $m_r = \frac{1}{m_\beta} = \frac{1}{2}$ ∴ $m_\alpha = 4$배, $m_r = \frac{1}{2}$배

10 굴절률 n = 1.50인 유리로 만들어진 볼록 초생달 모양의 렌즈가 있다. 볼록면의 곡률반경은 22.4 cm이고 오목면의 곡률반경은 46.2 cm이다. 렌즈전방 2.0 m 떨어져 있는 물체에 대한 상의 위치(m)는?

① 1 m ② 1.5 m ③ 1.6 m ④ 1.7 m ⑤ 1.8 m

☞ $\frac{1}{f'} = (n-1)(\frac{1}{r_1} - \frac{1}{r_2}) = (1.50-1.00)(\frac{1}{22.4} - \frac{1}{46.2}),\ f' = 87cm$
$\frac{1}{s'} - \frac{1}{s} = \frac{1}{f'}, \frac{1}{s'} = \frac{1}{0.87} + \frac{1}{(-2)}$ ∴ $s' = 1.5m$

정답 7. ④ 8. ③ 9. ① 10. ②

11 굴절률 1.50, 중심두께 2 cm, 전후면의 곡률반경이 각각 -15 cm, +10 cm인 렌즈가 공기 중에 있을 때 후면의 면굴절력은?

① +5.0 Dptr ② -5.0 Dptr ③ -10 Dpt
④ +10 Dptr ⑤ +15 Dptr

☞ $D_2{}' = \frac{n''}{f_2{}'} = \frac{n''-n'}{r_2} = \frac{1-1.50}{0.1} = -5.0Dptr$

12 공기 중에 놓인 얇은 렌즈가 근축영역에서 -1.00 D의 굴절력을 가지고 있다. 이 렌즈의 전방 1 m의 광축 상에 있는 물점의 상 버전스의 크기와 그 위치는?

① 2 D, 렌즈 전방 0.4 m ② - 2 D, 렌즈 후방 0.4 m
③ - 2 D, 렌즈 후방 0.5 m ④ - 2 D, 렌즈 전방 0.5 m
⑤ 2 D, 렌즈 후방 0.5 m

☞ $S'-S=D'$, $(S'=\frac{1}{s'},\quad S=\frac{1}{s},\quad D'=\frac{1}{f'})$,
$S'=S+D'=\frac{1}{-1}-1=-2Dptr,\quad s'=\frac{1}{S'}=\frac{1}{-2}=-0.5m,$ (−); 렌즈 전방

13 굴절률(n_d)이 1.60인 광학유리로 만든 양볼록렌즈가 있다. 전면의 곡률반경(r_1)은 12 cm, 후면의 곡률반경(r_2)는 30 cm일 경우, 이 렌즈의 상측주점굴절력(D')은?

① 3 Dptr ② 5 Dptr ③ 7 Dptr
④ 10 Dptr ⑤ 15 Dptr

☞ $D'=D_1{}'+(-D_2{}')$에서 $D_1{}'=\frac{n-1}{r_1}=\frac{1.60-1}{0.12}=5Dptr,$
$D_2{}'=\frac{+(n-1)}{r_2}=\frac{(1.60-1)}{-0.3}=-2Dptr,\qquad \therefore D'=5+[-(-2)]=7Dptr$

14 굴절률 n_d = 1.50의 유리로 굴절력이 +5.00 Dptr인 등볼록렌즈를 세삭하려고 한다. 이 구면의 곡률반경은? 단, 굴절력은 공기 중의 굴절력이고, 얇은 렌즈이다.

① 10 cm ② 15 cm ③ 20 cm
④ 25 cm ⑤ 30 cm

☞ 등볼록렌즈를 전·후면의 곡률반경이 같은 양볼록렌즈형이므로 전후면의 곡률반경을 $r_1 = -r_2 = r$이라 두면
$D'=(n-1)(\frac{1}{r_1}-\frac{1}{r_2})$에서 $5=(1.50-1)(\frac{1}{r}+\frac{1}{r}),\quad 5=\frac{10}{r}\quad \therefore r=0.20m$

정답 11. ② 12. ④ 13. ③ 14. ③

15 굴절률 n_d = 1.50인 양볼록렌즈의 곡률반경 r_1 = 15 cm 이고 r_2 = −30 cm 일 때, 이 렌즈의 상측굴절력은? 단, 얇은 렌즈로 공기 중에 놓여 있다.

① 3.00 Dptr ② 5.00 Dptr ③ 7.00 Dptr ④ 10.00 Dptr ⑤ 15.00 Dptr

☞ $D' = (n-1)(\frac{1}{r_1} - \frac{1}{r_2}) = (1.50-1.00)(\frac{1}{0.15} + \frac{1}{0.30}) = 7.00\,Dptr$

16 어떤 렌즈 앞에 물체를 놓았더니 4배의 실상이 생겼고 이 물체를 렌즈로부터 4 cm 더 멀리 하였더니 2배의 실상이 생겼다면 이 렌즈의 초점거리는?

① 10 cm ② 14 cm ③ 16 cm ④ 18 cm ⑤ 20 cm

☞ $m_1 = \frac{s_1'}{s_1} = -4$, $s_1' = -4s_1$, $\frac{1}{4s_1} + \frac{1}{s_1} = \frac{1}{f'}$, $\frac{1}{f'} = \frac{5}{4s_1}$

$m_2 = \frac{s_2'}{s_2} = -2$, $s_2' = -2s_2 = 2(s_1+4)$, $\frac{1}{(s_1+4)} + \frac{1}{2(s_1+4)} = \frac{1}{f'}$

$\frac{1}{f'} = \frac{3}{2(s_1+4)}$, $\frac{5}{4s_1} = \frac{3}{2(s_1+4)}$, $s_1 = 20cm$, $s_1' = 4 \times 20 = 80\ cm$,

$\frac{1}{20} + \frac{1}{80} = \frac{1}{f}$, $\therefore f = 16cm$

17 축소된 실상을 얻을 수 있는 구면경과 렌즈로 짝지어 놓은 것은?

① 오목거울, 오목렌즈 ② 오목거울, 볼록렌즈
③ 볼록거울, 오목렌즈 ④ 볼록거울, 볼록렌즈
⑤ 볼록렌즈, 오목렌즈

18 횡배율 $m_\beta = -\frac{1}{2}$로 결상되어진 상태에서 물체를 광축 방향으로 미소거리 1 mm 만큼 이동시키면 상은 광축 방향으로 얼마나 이동되는가? 단, 렌즈는 공기 속에 놓여 있다.

① 0.25 mm ② 0.50 mm ③ 0.75 mm ④ 1.00 mm ⑤ 2.00 mm

☞ 횡배율 $m_\beta = -\frac{1}{2}$, 종배율 $m_\alpha = m_\beta^2 = (-\frac{1}{2})^2 = \frac{1}{4}$,

상의 이동거리 $\triangle l' = m_\alpha \times \triangle l = \frac{1}{4} \times 1mm = 0.25mm$. (($\triangle l$; 물체의 이동거리)

19 광학계의 물측초점 및 상측초점거리는 f, f′ 이다. 다음 중 발산하는 굴절계가 될 수 있는 것은?

① f 〈 0, f′ 〈 0 ② f 〉 0, f′ 〉 0 ③ f 〉 0, f′ 〈 0
④ f 〈 0, f′ 〉 0 ⑤ f 〉 0, f′ = 0

정답

15. ③ 16. ③ 17. ② 18. ① 19. ③

20 렌즈 앞 20 cm되는 곳에 놓여 있는 물체의 상이 물체와 같은 쪽에서 2배 크기로 생겼다면 이 렌즈의 종류와 상측초점의 위치는?

① 오목렌즈, 렌즈 앞 20 cm
② 볼록렌즈, 렌즈 뒤 20 cm
③ 오목렌즈, 렌즈 앞 40 cm
④ 볼록렌즈, 렌즈 뒤 40 cm
⑤ 오목렌즈, 렌즈 앞 60 cm

☞ $\frac{1}{s'}-\frac{1}{s}=\frac{1}{f'}$, $s'=-40cm$, $s=-20cm$ $\therefore f'=40cm$

21 축소된 허상을 얻을 수 있는 구면경과 렌즈로 짝지어 놓은 것은?

① 오목거울, 오목렌즈
② 볼록거울, 볼록렌즈
③ 볼록거울, 오목렌즈
④ 볼록거울, 볼록렌즈
⑤ 평면거울, 볼록렌즈

22 초점거리 4 cm인 볼록렌즈 앞 6 cm 되는 곳에 길이 3.0 cm의 물체가 놓여 있다. 이 렌즈에서 상까지의 거리와 상의 길이는?

① 4 cm, 6 cm
② 6 cm, 4 cm
③ 4 cm, 12 cm
④ 12 cm, 6 cm
⑤ 6cm, 12 cm

☞ $\frac{1}{s'}-\frac{1}{s}=\frac{1}{f'}$, $f=4cm$, $s=-6.0cm$ $\therefore s'=12cm$
$m=\frac{s'}{s}$, $y'=\frac{s'}{s}\times 3cm=\frac{12}{6}\times 3cm$ $\therefore s'=12cm$, $y'=6.0cm$

23 초점거리를 알 수 없는 오목렌즈와 초점거리 10 cm의 볼록렌즈를 같은 축으로 하여 8 cm 떼어 놓은 다음 오목 렌즈의 앞쪽 30 cm되는 지점에 물체를 놓았더니, 그 실상이 볼록렌즈의 뒤쪽 20 cm 되는 곳에 생겼다. 이 오목렌즈의 초점거리는?

① -10 cm
② 10 cm
③ -20 cm
④ 20 cm
⑤ -30 cm

☞ $s_0'=20cm$, $f_2'=10cm$, $\frac{1}{s_2'}-\frac{1}{s_2}=\frac{1}{f_2'}$, $s_2=-20cm$(L_2 앞쪽 20cm에 위치)
오목렌즈에서 상까지의 거리 $s_1'=-(s_2-8cm)=12cm$
$\frac{1}{s_1'}-\frac{1}{s_1}=\frac{1}{f_1'}$ $\frac{1}{-12cm}-\frac{1}{-30cm}=\frac{1}{f_1'}$, $\therefore f_1'=-20cm$

24 초점거리 5 cm의 볼록렌즈와 초점거리 10 cm의 오목렌즈를 접합하여 얇은 접합렌즈를 만들고 이 접합렌즈에서 거리 30 cm되는 곳에 물체를 놓았다. 이 접합렌즈의 초점거리는?

① 10 cm
② 20 cm
③ 30 cm
④ 40 cm
⑤ 50 cm

☞ $\frac{1}{f}=\frac{1}{f_1}+\frac{1}{f_2}$, $f_1=5cm$, $f_2=-10cm$ $\therefore f=10cm$

정답
20. ④ 21. ③ 22. ④ 23. ③ 24. ①

25 공기 중에 있는 굴절률 1.5의 구면렌즈 뒷면에서 다이알 게이지 분절의 직선길이가 40 mm일 때 이 분절의 최장 깊이가 4 mm였다. 뒷면의 면 굴절력은? 단, 렌즈는 메니스커스형이다.

① +20 Dptr ② -20 Dptr ③ +10 Dptr
④ -10 Dptr ⑤ -5 Dptr

☞ $D' = \dfrac{2\ s\ (n-1)}{(R/2)^2} = \dfrac{2\times 0.004\times(1.5-1.0)}{(0.02)^2} = +10Dptr$
여기서, s(구면정점의 깊이)$=4\times 10^{-3}m$, R (두침간의 거리)$=4\times 10^{-2}m$

26 굴절력이 +4.0 D인 렌즈의 종류와 상측초점거리는?

① 볼록렌즈, 20 cm ② 볼록렌즈, 25 cm ③ 오목렌즈, 20 cm
④ 오목렌즈, 25 cm ⑤ 볼록렌즈, 2.5 cm

27 얇은 볼록렌즈에서 초점거리 두 배인 곳에 물체를 두었을 때 생기는 상의 종류와 크기는?

① 물체와 같은 크기의 허상 ② 물체보다 큰 실상 ③ 물체보다 큰 허상
④ 물체보다 작은 실상 ⑤ 물체와 같은 크기의 실상

28 렌즈 앞 20 cm되는 곳에 물체를 놓으니 7배의 실상이 나타났다. 이 렌즈의 초점거리는?

① 17.5 cm ② 20.5 cm ③ 35.0 cm
④ 40 cm ⑤ 47.5 cm

☞ $\dfrac{1}{s'} - \dfrac{1}{s} = \dfrac{1}{f'}$, $s = -20cm$, $7 = \dfrac{-s'}{s}$,

29 공기 중 근축영역에서 초점거리가 25 cm인 볼록렌즈와 다른 렌즈를 공축으로 서로 10 cm 거리를 두고 합성하여 합성굴절력을 +2.8 D로 하였다. 이때 다른 렌즈의 상측초점거리는?

① +25 cm ② -25 cm ③ +50 cm
④ -50 cm ⑤ -75 cm

☞ $D' = D_1' + D_2' - dD_1'D_2'$
$2.8 = (\dfrac{1}{0.25}) + D_2' - (\dfrac{1}{0.25})\times D_2' \times (0.1), D_2' = -2Dptr$
$f_2' = \dfrac{1}{D_2'} = -0.5m = -50cm$

정답: 25. ③ 26. ② 27. ⑤ 28. ① 29. ④

30 양면의 곡률반경이 4 cm, 굴절률이 1.498인 양볼록렌즈와 양면의 곡률반경이 6 cm, 굴절률이 1.60인 양오목렌즈가 2 cm 떨어져 있다. 두 렌즈는 얇은 렌즈이고 공기 중에 놓여 있을 때 렌즈계의 상측굴절력은 대략 얼마인가?

① 5 D ② 10 D ③ 15 D ④ 20 D ⑤ 25 D

☞ $D_1' = \frac{n_2 - n_1}{r_1} + \frac{n_3 - n_2}{r_2} = \frac{1.498 - 1.0}{0.04} + \frac{1.0 - 1.498}{-0.04} = 24.9(Dptr)$

$D_2' = \frac{n_4 - n_3}{r_3} + \frac{n_5 - n_4}{r_4} = \frac{1.6 - 1.0}{-0.06} + \frac{1.0 - 1.6}{0.06} = -20(Dptr)$

$D' = 24.9 + (-20) - (24.9) \times (-20) \times (0.02) = 14.86 Dptr \simeq 15 Dptr$

31 초점거리 20 cm인 볼록 렌즈를 써서 실물의 2배 되는 실상을 만들려고 한다. 물체는 렌즈로부터 몇 cm인 곳에 두어야 하는가?

① 5 cm ② 10 cm ③ 20 cm ④ 30 cm ⑤ 40 cm

☞ $\frac{1}{s'} - \frac{1}{s} = \frac{1}{f'}$, $f = 20cm$, $2 = \frac{-s'}{s}$,

32 초점거리 10 cm의 오목렌즈 앞 15 cm에 물체를 놓았을 때 상의 배율은?

① $\frac{2}{5}$배 ② $\frac{3}{4}$배 ③ $\frac{1}{2}$배 ④ $\frac{1}{4}$배 ⑤ $\frac{3}{5}$배

☞ $\frac{1}{s'} - \frac{1}{s} = \frac{1}{f'}$, $f = -10cm$, $s = -15cm$ $\therefore s' = -6cm$

33 초점거리가 8 cm인 볼록렌즈 앞 16 cm 되는 곳에 길이 5 cm의 물체가 놓여 있다. 이 때 상거리는?

① 4 cm ② 8 cm ③ 12 cm ④ 16 cm ⑤ 20 cm

☞ 초점 2배 위치에 물체가 놓여 있다.

34 초점거리가 6 cm인 볼록렌즈 앞 12 cm 되는 곳에 길이 7 cm의 물체가 놓여 있다. 이 때 상의 길이는?

① 3.5 cm ② 7 cm ③ 10.5 cm ④ 14 cm ⑤ 17.5 cm

☞ 초점 2배 위치에 의한 상은 같은 크기의 도립 실상이 만들어진다.

정답 30. ③ 31. ④ 32. ① 33. ④ 34. ②

35 굴절률이 1.498인 얇은 양 볼록렌즈의 곡률반경이 각각 10 cm와 20 cm이다. 이 렌즈의 초점거리는?

① 12.5 cm ② 13.4 cm ③ 15.6 cm
④ 17.5 cm ⑤ 19.4 cm

☞ 렌즈제작자 공식을 이용.

36 볼록렌즈 앞 15 cm인 곳에 놓인 물체의 상이 물체와 같은 쪽에서 4배 크기로 생겼을 때 이 렌즈의 상측 초점거리는?

① 15 cm ② 20 cm ③ 25 cm
④ 30 cm ⑤ 35 cm

☞ $\frac{1}{s'} - \frac{1}{s} = \frac{1}{f'}$, $s = -15cm$, $s' = -60cm$ $\therefore f = +20cm$

37 초점거리가 10 cm인 볼록렌즈 앞 15 cm에 광축에 수직하게 4 cm의 물체를 놓아두었다. 이때 상의 크기는?

① 물체보다 작은 실상 ② 물체보다 큰 실상 ③ 물체와 같은 크기의 상
④ 물체보다 작은 허상 ⑤ 물체보다 큰 허상

☞ 볼록렌즈에 의한 상은 확대된 도립 실상.

38 초점거리가 9 cm인 오목렌즈 앞 12 cm에 광축에 수직하게 5 cm의 물체를 놓아두었다. 이때 상의 크기는?

① 물체보다 작은 실상 ② 물체보다 큰 실상 ③ 물체와 같은 크기의 상
④ 물체보다 작은 허상 ⑤ 물체보다 큰 허상

☞ 오목렌즈에 의한 상은 축소된 정립 허상.

39 볼록렌즈 전방 20 cm되는 곳에 물체를 놓았더니 렌즈 뒤 40 cm 되는 곳에 실상이 생겼다. 이 렌즈를 사용하여 물체와 같은 크기의 실상을 만들려면 물체를 렌즈 전방 어느 위치에 두어야 하는가?

① 13.3 cm ② 22.5 cm ③ 26.6 cm
④ 45.0 cm ⑤ 39.9 cm

☞ 초점거리 2배 위치의 물체에 의한 상.

정답
35. ② 36.② 37.② 38. ④ 39. ③

40 초점거리가 20 cm인 두 개의 얇은 볼록렌즈가 공기 중에서 10 cm 떨어져 있을 때 상측 주점의 위치는?

① 2.3 cm ② 3.4 cm ③ 5.8 cm ④ 6.7 cm ⑤ 8.7 cm

☞ $D_1' = 5D$
$D' = D_1' + D_2' - dD_1'D_2'$
$= (5.0D) + (5.0D) - (0.1m)(5.0D)(5.0D) = 7.5D$, $V'H' = -\frac{D_1'}{D'}d = -6.7cm$

41 굴절력이 +5.0 D인 얇은 볼록렌즈 전방 40 cm되는 곳에 놓인 물체의 상 위치와 종류는?

① 렌즈 앞 20 cm, 허상
② 렌즈 뒤 20 cm, 실상
③ 렌즈 앞 40 cm, 허상
④ 렌즈 뒤 40 cm, 실상
⑤ 렌즈 뒤 60 cm, 실상

☞ 렌즈의 초점거리 20 cm, 물체는 초점거리 2배 위치에 있으므로 상 거리는 2f′ 위치.

42 공기 중에 놓인 상측초점거리가 20 cm인 얇은 볼록렌즈 전방 15 cm에 물체가 놓여 있다. 이 렌즈에 의한 상의 종류는?

① 축소된 도립실상
② 같은 크기의 도립실상
③ 확대된 도립실상
④ 축소된 정립허상
⑤ 확대된 정립허상

43 볼록렌즈 앞쪽에 둔 물체의 상이 생기는 <u>않는</u> 곳은?

① 무한대에서 초점 2배 사이
② 초점 2배에서 초점사이
③ 초점
④ 초점과 렌즈사이
⑤ 초점거리 2배인 곳

44 초점거리 20 cm인 볼록렌즈와 초점거리 25 cm인 오목렌즈를 밀착시켰을 때, 합성렌즈의 굴절력은?

① 1 D ② 2 D ③ 3 D ④ 4 D ⑤ 5 D

45 굴절률 1.65인 유리로 굴절력이 +5.00 D인 평볼록 렌즈를 만들고자 한다. 이 때 볼록 구면의 곡률반경은 얼마로 하여야 하는가? 단, 이 렌즈는 공기 중에 놓여 있다.

① 10 cm ② 12 cm ③ 13 cm ④ 15 cm ⑤ 17 cm

☞ $D = \frac{n'-n}{r_1} + \frac{n-n'}{r_2}$, $r_1 = r$, $r_2 = \infty$ $\therefore 5 = \frac{1.65-1}{r}$, $r = 0.13m$ $\therefore r = 13cm$

정답
40. ④ 41. ④ 42. ⑤ 43. ③ 44. ① 45. ③

46 공기 중에 놓인 얇은 볼록렌즈 앞 120 cm와 30 cm인 곳에 있는 두 물체의 상이 모두 렌즈에 생겼다. 120 cm인 곳에 있는 물체의 상이 2 cm만큼 렌즈에 더 가깝다면 이 렌즈의 초점거리는?

① 2.5 cm ② 3.5 cm ③ 4.5 cm ④ 5.5 cm ⑤ 7.5 cm

☞ $\frac{1}{f'}=\frac{1}{s'}-\frac{1}{(-30)}$, $\frac{1}{f'}=\frac{1}{(s'-2)}-\frac{1}{(-120)}$

$\frac{1}{30}+\frac{1}{s'}=\frac{1}{120}+\frac{1}{s'-2}$, $s'=10cm$, $\frac{1}{10}-\frac{1}{(-30)}=\frac{1}{f'}$ $\therefore f'=7.5cm$

47 전면 면굴절력이 +2.00 D, 후면의 면굴절력이 −1.00 D, 굴절률 n = 1.5인 렌즈의 전면과 후면의 곡률반경은?

① -0.25 m, +0.50 m ② -0.50 m, +0.25 m ③ +0.50 m, +0.25 m
④ +0.25 m, +0.50 m ⑤ +0.25 m, -0.50 m

☞ $D_1'=\frac{n'-1}{r_1}$, $D_2'=\frac{1-n'}{r_2}$

$r_1'=\frac{n'-1}{D_1}=\frac{1.5-1}{2.00}=+0.25m$ $r_2'=\frac{1-n'}{D_2'}=\frac{1-1.5}{-1.00}=+0.50m$

48 다음 중 실상과 허상에 관하여 바르게 기술한 것은?

① 실상은 항상 실물보다 작다.
② 오목거울에 의해서 생기는 상은 항상 실상이다.
③ 허상은 항상 실물보다 작다.
④ 볼록거울에 의해서 생기는 상은 항상 실상이다.
⑤ 오목렌즈에 의해서 생기는 상은 항상 허상이다.

☞ 볼록거울과 오목렌즈에 의해서 생기는 상은 항상 정립 허상이다.

49 공기 중 근축영역에서 초점거리가 25 cm인 볼록렌즈와 또 다른 렌즈를 공축으로 서로 10 cm 거리를 두고 합성하여 합성 굴절력을 +2.8 D로 하였다. 또 다른 렌즈의 상측초점 거리는?

① +25 cm ② -25 cm ③ +50 cm ④ -50 cm ⑤ -75 cm

☞ $D'=D_1'+D_2'-dD_1'D_2'$ $2.8=(\frac{1}{0.25})+D_2'-(\frac{1}{0.25})\times D_2'\times(0.1)$, $D_2'=-2Dptr$

$f_2'=\frac{1}{D_2'}=-0.5m=-50cm$

46. ⑤ 47. ④ 48. ⑤ 49. ④

50 높이 4 cm되는 물체가 초점거리 2 cm인 볼록렌즈 앞 10 cm되는 곳에 놓여있다. 이 렌즈 뒤 12.5 cm되는 곳에 초점거리 3 cm인 오목렌즈를 놓았을 때 상의 크기는?

① 0.23 cm ② 0.51 cm ③ 0.63 cm ④ 0.86 cm ⑤ 1.00 cm

☞ ⓐ 제 1렌즈 $\frac{1}{s_1'}-\frac{1}{s_1}=\frac{1}{f_1'}$, $\frac{1}{s_1'}=\frac{1}{2}-\frac{1}{10}$, $\therefore s_1'=2.5\,cm$

ⓑ 제 2 렌즈 $s_2=12.5-2.5=-10\,cm$(렌즈앞), $\frac{1}{s_2'}=\frac{1}{-3}-\frac{1}{10}$, $\therefore s_2'=-2.3\,cm$

$m=\frac{s_2'}{s_2}\times\frac{s_1'}{s_1}=0.0575$, $\therefore$ 상의 크기 $y=0.0575\times 4=0.23\,cm$

51 얇은 안경렌즈의 광학적 중심점에 대한 설명 중 옳지 **않은** 것은?

① 프리즘 효과가 없다.
② 오목렌즈에서는 가장 얇은 곳이다.
③ 볼록렌즈에서는 가장 두꺼운 곳이다.
④ 항상 렌즈의 기하학적 중심점이 된다.
⑤ 렌즈의 광학적 중심점을 지나는 광선은 직진한다.

정답 50. ① 51. ④

6 두꺼운 렌즈

기 본 정 리

1) 주점과 주평면

(1) **주점** ; 주평면과 광과의 교점(굴절을 이루는 가상점), 6개의 주요점 중 가장 중요시.

① 물측주점(H) : 물측 주평면(HA)이 광축과 만나는 점.
② 상측주점(H′) : 상측 주평면 (H′A′)이 광축과 만나는 점.
※$_1$ 물측주점(H)은 물측초점거리 (f)와 물체거리 (s)의 기준이 된다.
※$_2$ 상측주점(H′)은 상측초점거리 (f′)와 상거리 (s′)의 기준이 된다.
※$_3$ 6개의 주요점 : 물측 및 상측의 초점, 주점, 절점.

(2) **주평면** ; 입사광선의 연장선과 출사광선의 연장선의 교점이 이루는 평면.

① 물측 초평면(HA) ② 상측 초평면(H′A′)

(3) **주점초점거리** ; 주점에서 초점까지의 거리

① 물측 주점 초점거리 = 물측 초점거리 (f)
② 상측 주점 초점거리 = 상측 초점거리 (f')

(4) **두꺼운 렌즈에서 가우스 렌즈 결상식**

$$\frac{n''}{s'} - \frac{n}{s} = \frac{n''}{f'} = -\frac{n}{f} \qquad (1)$$

여기서 s : 물측 주평면에서 물체까지의 거리. s′ : 상측 주평면에서 상까지의 거리.
공기 중에 렌즈가 있으면, n″ = n = 1

$$\frac{1}{s'} = \frac{1}{s} + \frac{1}{f'}(= -\frac{1}{f})- \qquad (2)$$

※ 얇은 렌즈에서는 물측 및 상측주점은 일치하게 되고 얇은 렌즈가 공기 중에 놓여 있을 때 주점은 렌즈의 중심점이 된다.

2) 주점의 위치

(1) **상측주점의 위치** : V′H′(V′: 상측정점, H′: 상측주점)

$$V'H' = -\frac{f'}{f_1{}'} \cdot t = -\frac{D_1{}'}{D'} \cdot \frac{n''}{n'} \cdot t \quad (\because D_1{}' = \frac{n'}{f_1{}'},\ D' = \frac{n''}{f'})$$

$$= -\frac{D_1{}'}{D'} \cdot \frac{t}{n} \; (\because n = n'' = 1,\ n' = n) \quad \text{-------- (3)}$$

여기서, t : 렌즈의 중심 두께

(2) 물측주점의 위치 : VH(V : 물측정점 , H : 물측주점)

$$VH = \frac{f}{f_2} \cdot t = \frac{D_2}{D} \cdot \frac{n}{n'} \cdot t = \frac{D_2}{D} \cdot \frac{t}{n} \; (\because n = n'' = 1,\ n' = n) \quad \text{-------- (4)}$$

(3) 두꺼운 렌즈 전면 및 후면에서 각 주점까지의 거리는 같지 않다. $\therefore |VH| \neq |V'H'|$

① 벤딩 : 두꺼운 렌즈의 굴절력은 일정하게 두고, 전면과 후면의 면굴절력의 배분을 바꾸어 렌즈 모양을 변화시키는 것.

② 벤딩에 의한 양 주점(H, H′)의 위치 이동

㉠ 양볼록 및 양오목렌즈 ; 양주점은 대칭, 렌즈 내부에 있다.

㉡ 메니스커스 렌즈 : 양주점은 렌즈 밖으로 이동, 글절력이 큰 면 쪽으로 치우치게 된다.

㉢ 평볼록(평오목) 렌즈 : 양 주점중 하나는 렌즈 내부에, 다른하나는 볼록(오목)면에 접한다.

㉣ 그 외 렌즈 : 양 주점은 굴절력이 큰 면 쪽으로 이동.

3) 초점거리와 굴절력(두꺼운 렌즈가 공기 중에 있을 경우, n = n″ = 1, n′ = n)

(1) 상측(주점) 초점거리(f′)와 상측(주점) 굴절력(D′)

$$D' = D_1{}' + D_2{}' - D_1{}' D_2{}' \frac{t}{n} \quad \text{-------- (5)}$$

여기서 $D' = \frac{n''}{f'}$, $D_1{}' = \frac{n'}{f_1{}'}$, $D_2{}' = \frac{n''}{f_2{}'}$

; 굴스트랜드의 공식

(2) 물측 (주점) 초점거리(f)와 물측(주점) 굴절력(D)

$$D = D_1 + D_2 + D_1 D_2 \frac{t}{n} \quad \text{-------- (6)}$$

(3) 상측주점 굴절력 (D′) = −물측주점굴절력 (D)

4) 정점 초점거리와 정점굴절력

(1) 상측정점굴절력 (유효굴절력 ; D_v')

$$D_v' = \frac{n''}{V'F'} = \frac{n''}{f'(1-\frac{t}{f_1'})} = \frac{D'}{1-\frac{t}{n'}D_1'} \quad \text{(7)}$$

여기서, $D_1' = \frac{n''}{f_1'}$: 제 1면의 상측굴절력

(2) 물측 정점굴절력 (= 중화 굴절력 ; D_v)

$$VF = f(1+\frac{t}{f_2})$$

$$D_v = \frac{n}{VF} = \frac{n}{f(1+\frac{t}{f_2})} = \frac{D}{1+\frac{t}{n'}D_2} \quad \text{(8)}$$

여기서 $D_2 = \frac{n'}{f_2}$: 제 2면의 물측굴절력, $D = \frac{n}{f}$

$\therefore\ D_v = D_1 + \frac{1}{1+\frac{t}{n}D_2}D_2$, 여기서 n : 렌즈의 굴절률

(3) 호칭 굴절력 (D_N')

$$D_N' = \frac{D_1'}{1-\frac{t}{n}D_1'},\quad D_N' = D_v' - D_2' \quad \text{(9)}$$

$D_1' = \frac{D_N'}{1+\frac{t}{n}D_N'}$, 여기서, D_N' : 호칭굴절력

5) 절점

(1) 정의

광축외 한 물점 Q에서 나온 광선속이 두꺼운 렌즈를 굴절한 후, 사출 광선속이 상점 Q′에서 수속하는 여러 광선 중에서 입사광선과 출사광선이 나란하게 되는 광선이 반드시 존재한다. 이 때,

① 물측절점(N) : 입사광선이 광축과 만나는 점.

② 상측절점(N′) : 출사광선이 광축과 만나는 점.

※$_1$ 얇은 렌즈가 공기 중에 있을 때, 렌즈의 중심이 절점이 된다.
※$_2$ 두꺼운 렌즈에서는 물측절점(N)과 상측절점(N′)이 분리되어 있다.

(2) 절점의 성질

① 절점은 작도 상으로 굴절이 일어나지 않는 가상점이다.
② 양 질점 N, N′은 각배율 m_γ = +1 인 공역섬이다.
③ 양 절점간의 거리는 양주점간의 거리와 같다. $\overline{NN'} = \overline{HH'}$
④ 주점과 절점간의 거리는 전· 후방 매질의 굴절률에 좌우한다.
⑤ 렌즈의 양측이 같은 매질일 때 절점과 주점은 일치한다.

6) 얇은 렌즈의 합성과 두꺼운 렌즈

(1) 얇은 렌즈의 합성과 두꺼운 렌즈

두 개의 얇은 렌즈계는 L_1, L_2에 구면을 위치시키고, H, H′에 주점을 기진 1매의 두꺼운 렌즈로 간주한다.

(2) 얇은 렌즈의 합성과 등가 굴절력

① 합성렌즈계의 상측굴절력 (D')

$$D' = D_1' + D_2' - D_1'D_2'\frac{d}{n''} \quad \text{(10)}$$

여기서, d : 얇은 렌즈 2매의 거리 n'' : 제2 렌즈 후측의 굴절률

② 두 얇은 렌즈가 밀착되어 있을 때, 합성렌즈계의 상측굴절력(D')은 두 렌즈간의 거리 d=0 이므로

$$D' = D_1' + D_2' \quad \text{(11)}$$

③ 합성렌즈계가 공기 중에 있을 때, 합성렌즈계의 상측굴절력(D')은 n''= 1. 00이므로

$$D' - D_1' + D_2' - D_1'D_2'd \quad \text{(12)}$$

※$_1$ 합성렌즈계의 굴절력을 등가 굴절력이라 한다.
※$_2$ 2매의 얇은 렌즈를 합성한 렌즈의 등가굴절력과 주점의 위치는 두 렌즈간의 거리 d 값에 따라 변한다. 이와 같은 렌즈계를 줌렌즈(zoom lens)라 한다.

7) 확대경, 현미경, 망원경

(1) 확대경(magnifier)

① 사용목적 : 주로 작은 글씨나 물체를 확대시켜 보기 위해 사용되는 기기

② 광학적 구조 : 한 개의 수속렌즈(볼록렌즈)로 되어 있다.

③ 원리 : 작은 크기의 물체를 수속렌즈의 물측초점 안쪽에 놓고 수속렌즈로 확대시켜 볼 수 있도록 설계된 것이다. 이 때 수속렌즈가 맺는 물체의 상을 관측자가 무리없이 선명하게 보기 위하여 상의 위치는 관측자 눈의 명시거리(明視距離)에 오도록 물체의 위치를 조정하여 보게 된다. 건강한 눈의 명시거리는 통상 눈 앞 25 cm이다.

④ 확대경의 배율

$$m_\beta = 1 + \frac{D - d_e}{f'} \qquad (13)$$

여기서, D ; 상점에서 관측자 동공까지 가리(명시거리)

d_e ; 렌즈에서 관측자 눈까지 거리

※ 눈을 렌즈로부터 멀리 할수록 확대경의 배율은 줄어들게 된다.

(2) 현미경(microscope)

① 사용목적 : 작은 물체를 확대시켜 보기 위해 사용되는 기기

② 광학적 구조 : 초점거리가 짧은 두 장의 수속렌즈(볼록렌즈)로 되어 있다.

③ 원리 : 확대경의 원리와 같이 현미경계의 물측초점 안쪽에 물체를 놓고 렌즈계가 맺는 확대된 허상을 관측자 눈의 명시거리에 맺도록 한다.

④ 현미경의 배율

$$m_\beta = m_o \times m_e = -\frac{25\triangle}{f_o' f_e'},\ \text{여기서,}\ m_o = -\frac{\triangle}{f_o'},\ m_e = \frac{25}{f_e'} \qquad (14)$$

여기서, △ : 대물렌즈의 상측초점에서 접안렌즈의 물측초점까지 거리

m_o ; 대물렌즈의 배율, m_e ; 접안렌즈의 배율

※ 대개의 현미경에서는 △ = 16 cm로 표준화되어 있고 접안렌즈와 대물렌즈는 수차를 보정하기 위해 여러 장의 얇은 렌즈로 결합되어 있는 경우가 많다.

(3) 굴절 망원경(telescope)

① 사용목적 : 먼 곳의 물체를 나안(裸眼)으로 보는 것 보다 크고 선명하게 확대시켜 보는 장치

② 광학적 구조 : 대물렌즈와 접안렌즈가 무초점 광학계를 이룬다.

$$\triangle = \overline{F_o' F_e} = 0$$

㉠ 갈리레오형(Galilleo type)은 대물렌즈는 초점거리가 긴 볼록렌즈이고 접안렌즈는 초점거리가 짧은 오목렌즈로 정립상을 얻는다.

㉡ 케플러형(Kepler type)은 대물렌즈는 초점거리가 긴 볼록렌즈이고 접안렌즈는 초점거리가 짧은 볼록렌즈로 도립상을 얻는다.

③ 원리 : 무한원의 물점 Q로부터 나온 광선속이 대물렌즈에서 굴절한 후 대물렌즈의 상측초평면(접안렌즈의 물측초평면) 위에 중간상 Q_1'을 맺게 한다. 이 중간상 Q_1'에서 나온 광선속이 접안렌즈에서 굴절하여 무한원의 거리에 확대된 최종상 Q'을 맺게 한다.

④ 망원경의 경통의 길이

$$d = f_o' + f_e' \quad \text{------} (15)$$

여기서, f_o' ; 대물렌즈의 상측초점거리, f_e' ; 접안렌즈의 상측초점거리

※ 무한원에 있는 물체의 대물렌즈에 의한 중간상의 위치는 대물렌즈의 상측초평면 위에 맺게 된다.

⑤ 망원경의 각배율 $m_\gamma = \dfrac{\beta'}{\beta} = -\dfrac{f_o'}{f_e'}$, 여기서 $\beta = \dfrac{y'}{f_o'}$, $\beta' = \dfrac{y'}{f_e} = -\dfrac{y'}{f_e'}$ ——(16)

정 리 문 제

〈A 형 문항방식〉

※ 아래 각 문항의 물음에 대한 옳은 답 하나를 ① ~ ⑤ 에서 선택하시오.

01 공기 중에 있는 굴절률 1.50인 어떤 렌즈의 상측주점굴절력(D')이 +10.00 D이고 두께(t)가 10 mm이며 전면의 면굴절력(D_1')이 +12.00 D일 경우, 이 렌즈의 상측 주점의 위치는?

① 상측정점에서 좌측으로 4 mm
② 상측정점에서 좌측으로 8 mm
③ 상측정점에서 좌측으로 12 mm
④ 상측정점에서 우측으로 8 mm
⑤ 상측정점에서 우측으로 12 mm

☞ $V'H = -\dfrac{D_1'}{D'} \times \dfrac{t}{n} = -\dfrac{12.00}{10.00} \times \dfrac{10^{-2}}{1.5} = -8mm$ ∴ 상측정점에서 좌측으로 $8mm$

02 공기 중에 놓인 두꺼운 렌즈의 어느 형상에서 물측과 상측주점이 렌즈두께의 중앙 점을 기준으로 좌, 우 대칭으로 위치하는가?

① 평볼록렌즈
② 평오목렌즈
③ 볼록 메니스커스렌즈
④ 오목 메니스커스렌즈
⑤ 전, 후면의 면굴절력이 같은 양오목렌즈

정답 1. ② 2. ⑤

☞ 두꺼운 렌즈의 형상이 전, 후면의 면굴절력이 같은 양볼록렌즈와 양오목렌즈에서 물측과 상측주점이 렌즈두께의 중앙점을 기준으로 좌, 우 대칭이다.

03 전면과 후면의 면 굴절력이 각각 +10 Dptr와 −5 Dptr, 재질의 굴절률이 1.50, 중심 두께가 10 mm인 렌즈가 공기 중에 놓여있다. 이 렌즈의 상측주점굴절력(D')은?

① 3.25 Dptr ② 4.38 Dptr ③ 5.33 Dptr
④ 6.75 Dptr ⑤ 9.04 Dptr

☞ $D' = D_1' + D_2' - \frac{t}{n} D_1' D_2' = 10 + (-5) - (\frac{0.01}{1.50})(10)(-5) \approx 5.33 Dptr$

04 위 문제 3에서 이 렌즈의 상측정점굴절력(D_v')은?

① 5.73 D ② 6.28 D ③ 7.35 D
④ 8.71 D ⑤ 9.33 D

☞ $D_v' = \dfrac{D'}{1 - \frac{t}{n} D_1'} = \dfrac{5.33}{1 - \frac{0.01}{1.50} \times 10} = 5.73\ Dptr$

05 절점(nodal point)은 다음 중 어느 배율이 +1인 공역점인가?

① 횡배율 ② 종배율 ③ 각 배율
④ 확대경 배율 ⑤ 광학기기의 배율

06 공기 중에서 상측정점굴절력이 +6.00 Dptr인 안경렌즈에 후면의 면굴절력이 −3.00 Dptr 일 때 전면의 호칭굴절력(D_N')은 ?

① 3.00 Dptr ② 6.00 Dptr ③ 9.00 Dptr
④ 12.00 Dptr ⑤ 15.00 Dptr

☞ $D_N' = D_v' - D_2' = +6.00 - (-3.00) = 9.00\, Dptr$

07 위 문제 6에서 전면의 실제굴절력(D_1')은? 단, 렌즈의 굴절률은 1.50, 중심두께는 10 mm이다.

① 4.25 Dptr ② 5.30 Dptr ③ 6.45 Dptr
④ 7.80 Dptr ⑤ 8.50 Dptr

☞ $D_1' = \dfrac{D_N'}{1 + \frac{t}{n} D_N'} = \dfrac{9.00}{1 + \frac{0.01}{1.50} \times 9.00} = 8.49 Dptr \simeq 8.50 Dptr$

정답 3. ③ 4. ① 5. ③ 6. ③ 7. ⑤

08 공기 중 근축 영역에서 초점거리가 +25 cm인 볼록 렌즈와 또 다른 렌즈를 광축으로 서로 10 cm 거리를 두고 합성하여 합성굴절력을 2.80 Dptr로 하였을 때 다른 렌즈의 상측초점거리는?

① 50 cm ② 75 cm ③ 100 cm ④ 150 cm ⑤ 200 cm

☞ $D' = D_1' + D_2' - dD_1'D_2'$ 에서 $D_2' = \frac{D' - D_1'}{1 - dD_1'} = \frac{2.80 - \frac{1}{0.25}}{1 - \frac{1}{0.25} \times (0.1)} = -2Dptr$

$f_2' = \frac{1}{D_2'} = -\frac{1}{2} = -0.50m$ $\therefore f_2' = 50cm$

09 20.00 Dptr의 확대경을 눈으로부터 5 cm 전방에 위치해서 확대경으로부터 4 cm 떨어진 위치의 물체를 볼 때 확대경의 배율(Γ)는? 단, 상의 명시거리 d는 25 cm이다.

① 5× ② 8× ③ 12× ④ 15× ⑤ 20×

☞ $D_1' = \frac{1}{f_1'}$ 에서 $f_1' = 5cm$ $l = -5cm$ $d = -25cm$

$\Gamma = 1 + \frac{25 - 5}{f_1'} = 1 + \frac{20}{5} = 5$ $\therefore \Gamma = 5$배 $= 5\times$

10 일반 두꺼운 렌즈와 안경렌즈의 상 공간방향의 거리 측정의 기준이 되는 점은 다음 중 어느 것인가?

① 상측주점, 상측정점 ② 상측정점, 상측주점 ③ 물측정점, 물측주점
④ 물측주점, 물측정점 ⑤ 상측주점, 상측절점

☞ 주점 – 두꺼운 렌즈의 초점거리, 물체거리, 상거리를 측정하는 기준 광축상의 점
정점 – 렌즈의 주점위치 측정 불능– 부동의 위치인 정점이 기준(상측정점초점거리)

11 전면 면굴절력이 12.00 D, 후면의 면굴절력이 -1.00 D, 굴절률 n = 1.50인 렌즈의 전면과 후면의 곡률반경은?

① -0.25 m, +0.50 m ② -0.50 m, +0.25 m ③ +0.50 m, +0.25 m
④ +0.25 m, +0.50 m ⑤ +0.25 m, -0.50 m

☞ $D_1' = \frac{n' - 1}{r_1}$, $D_2' = \frac{1 - n'}{r_2}$

$r_1' = \frac{n' - 1}{D_2'} = \frac{1.50 - 1}{2.00} = +0.25m$, $r_2' = \frac{1 - n'}{D_2'} = \frac{1 - 1.50}{-1.00} = +0.50m$

정답 8. ① 9. ① 10. ① 11. ④

12 근축영역에서 "S −1.00 D"의 얇은 렌즈 2매가 공기 중에서 광축이 일치되어 서로 10 cm 간격으로 떨어져 있을 때 이 합성렌즈계의 주점굴절력은?

① -1.7 D ② +1.7 D ③ -2.1 D ④ +2.1 D ⑤ -1.9 D

☞ $D' = D_1' + D_2' - dD_1'D_2'$
$= (-1.00D) + (-1.00D) - (0.1m)(-1.00D)(-1.00D) = -2.10D$

13 굴절률 1.50인 재질로 지름 60 mm, 굴절력 +5.00 D 의 (+)메니스커스렌즈를 설계하려고 한다. 가장 얇은 가장자리 두께를 1 mm로 하면 중심두께는?

① 6.5 mm ② 6.0 mm ③ 5.5 mm ④ 5.0 mm ⑤ 4.5 mm

☞ $t_0 - t_h = \dfrac{h^2}{2f'(n-1)} = \dfrac{(\frac{60}{2}\times 10^{-3})^2}{2\times\frac{1}{5}(1.50-1)} = 4.5\times 10^{-3}$
$\therefore\ t_0 = 4.5\times 10^{-3} + 1\times 10^{-3} = 5.5\times 10^{-3} = 5.5mm$

14 공기 중에서 상측정점 굴절력이 +6.00 D인 안경렌즈에서 후면의 면굴절력이 −3.00 D일 때 전면의 호칭굴절력은? 단, 굴절률은 1.50이고 두께는 10 mm이다 .

① 8.50 D ② 9.00 D ③ 9.50 D ④ 10.00 D ⑤ 10.50 D

☞ $D_v' = \dfrac{D_1'}{[1-(\frac{t}{n})(D_1')]} + D_2' = D_N' + D_2'$, 여기서 D_N'; 호칭굴절력
$+6.00D = D_N' + +(-3.00), \quad \therefore D_N' = 9.00D$

15 공기 중 근축영역에서 초점거리 2.5[m]의 볼록렌즈와 0.5[m]의 오목렌즈가 공축으로 서로 50[cm] 떨어져 있을 때 합성렌즈계의 굴절력[Dptr]은?

① 2.00 ② 4.00 ③ 6.00 ④ 8.00 ⑤ 10.00

☞ $D_1' = \dfrac{1}{2.5\ m} = +4.00\ Dptr$ (∵볼록렌즈), $D_2' = \dfrac{1}{-0.50\ m} = -2.00\ Dptr$ (∵오목렌즈)
$D' = D_1' + D_2' - dD_1'D_2' = (4.00) - (2.00) - (4.00)(-2.00)(0.5) = 6.00\ Dptr$

16 다음 중 상측주점 초점거리는 상측정점 초점거리보다 길고, 물측주점 초점거리와 상측정점 초점거리는 같게 되는 렌즈의 모양은?

① 전면이 평면인 평볼록렌즈 ② 후면이 평면인 평볼록렌즈
③ 전면이 평면인 평오목렌즈 ④ 후면이 평면인 평오목렌즈
⑤ 등볼록렌즈

정답 12. ③ 13. ③ 14. ② 15. ③ 16. ②

17 두꺼운 렌즈의 굴절력을 결정하는 요소로 해당되지 **않는 것은**?

① 전면의 곡률반경 ② 후면의 곡률반경 ③ 렌즈의 굴절률
④ 렌즈의 지름 ⑤ 렌즈의 중심두께

☞ $D'_v = \dfrac{D'}{1-\dfrac{t}{n}D_1'}$, $D' = D_1' + D_2' - \dfrac{t}{n}D_1' D_2'$

18 공기 속에 놓인 두꺼운 렌즈를 통과한 출사광선이 입사광선과 나란하게 되려면 렌즈의 어떤 점을 통과하여야 하는가?

① 물측초점 ② 상측초점 ③ 물측주점
④ 상측주점 ⑤ 광학중심점

19 렌즈 전 · 후 공간 매질의 굴절률이 같을 때 그 위치가 완전히 일치하게 되는 점은?

① 초점 - 주점 ② 주점 - 절점 ③ 절점 - 정점
④ 조점 - 절점 ⑤ 주점 - 광심

20 일반 두꺼운 렌즈와 망원경 렌즈의 상공간 방향의 거리 측정의 기준이 되는 곳은?

① 물측주점, 상측주점 ② 상측정점, 상측주점 ③ 물측정점, 물측주점
④ 물측주점, 물측정점 ⑤ 상측주점, 상측절점

21 굴절률 1.5, 중심두께 2 cm, 전·후면의 곡률반경이 각각 −10 cm, +20 cm인 렌즈가 공기 중에 있을 때 후면의 면굴절력은?

① +2.5 Dptr ② -2.5 Dptr ③ -5 Dptr
④ +5 Dptr ⑤ +10 Dptr

☞ $D_2' = \dfrac{n''}{f_2'} = \dfrac{n''-n'}{r_2} = \dfrac{1-1.5}{0.2} = -2.5\ Dptr$

22 다음 렌즈의 상측 주점이 상측 정점과 일치하는 렌즈는?

① 양볼록렌즈 ② 양오목 렌즈 ③ 볼록메니스커스 렌즈
④ 전면이 평면인 평볼록렌즈 ⑤ 후면이 평면인 평볼록렌즈

☞ 후면이 평면인 평볼록렌즈는 물측 주점이 렌즈의 물측 정점과 일치한다.

정답
17. ④ 18. ⑤ 19. ② 20. ① 21. ② 22. ④

23 각 면의 곡률반경이 10 cm, −5 cm이고, 중심 두께가 2 cm이며, 굴절률 n_d = 1.50인 유리로 만들어진 양 볼록렌즈가 공기 중에 놓여 있다. 이 렌즈의 굴절력은?

① $\frac{43}{3}Dptr$　② $\frac{34}{3}Dptr$　③ $25Dptr$　④ $\frac{40}{34}Dptr$　⑤ $\frac{3}{5}Dptr$

☞ $D' = -D = D_1' + D_2' - \frac{t}{n}D_1'D_2'$　$D_1' = \frac{1.5-1.0}{0.10} = 5Dptr$,
$D_2' = \frac{1.0-1.5}{-0.05} = 10Dptr$　$\therefore D' = -D = 5+10-\frac{0.02}{1.5}\times5\times10 = \frac{21.5}{1.5}Dptr$

24 공기 중에 놓인 두꺼운 렌즈에서 입사 광선과 출사 광선이 나란하게 되는 광축상의 입사점은?

① 렌즈의 기하학적 중심　② 렌즈의 물측정점　③ 렌즈의 물측주점
④ 렌즈의 물측절점　⑤ 렌즈의 입사동점

25 근축영역에서 "S −2.00 D"의 얇은 렌즈 2매가 공기 중에서 동일 광축에 서로 10 cm 간격으로 떨어져 있을 때 이 합성렌즈계의 주점굴절력은?

① -4.4 D　② +4.4 D　③ -2.1 D
④ +2.1 D　⑤ -1.9 D

☞ $D' = D_1' + D_2' - dD_1'D_2'$
$= (-2.00D) + (-2.00D) - (0.1m)(-2.00D)(-2.00D) = -4.40D$

26 두꺼운 렌즈의 주요점에 대한 설명 중에서 옳지 **않은** 것은?

① 단일 굴절면의 주점과 절점은 일치한다.
② 두 절점간의 거리는 두 주점간의 거리와 같다.
③ 물측주점과 상측주점은 횡배율이 +1인 공역점이 된다.
④ 물측절점과 상측절점은 각배율이 +1인 공역점이 된다.
⑤ 물측초점과 상측초점은 광학계에서 상과 물체의 관계이다.

27 다음 렌즈의 주점에 관한 설명으로 옳지 **않은** 것은?

① 횡배율이 +1인 주평면 내에 있다.　② 렌즈의 굴절률과는 관계가 없다.
③ 양볼록렌즈에서는 렌즈 내에 존재한다.　④ 굴절이 일어나는 가상점이다.
⑤ 주점은 렌즈의 벤딩에 따라서 변화된다.

28 일반 두꺼운 렌즈에서 상공간 방향의 거리 측정 기준점이 되는 것은?

① 물측정점　② 상측정점　③ 물측주점　④ 상측주점　⑤ 상측절점

정답
23. ①　24. ④　25. ①　26. ①　27. ②　28. ④

29 다음 절점에 관한 다음 설명 중 옳지 **않은** 것은?

① 항상 횡배율이 +1이다.
② 각배율이 +1인 공역점이다.
③ 굴절이 일어나지 않는 가상점이다.
④ 렌즈 전후 매질이 같을 때 주점과 절점은 일치한다.
⑤ 입사, 출사 광선의 방향이 같은 광선과 광축이 만나는 점이다.

30 공기 중에 놓인 두꺼운 렌즈의 상측주점굴절력과 상측정점굴절력의 크기를 비교한 것 중에서 옳은 것은?

① 메니스커스렌즈는 정점굴절력의 값이 크다.
② 양 오목렌즈에서는 주점굴절력의 절대값이 크다.
③ 전면이 평면인 볼록렌즈는 굴절력의 절대값이 같다.
④ 전면이 평면인 평오목렌즈는 정점굴절력의 절대값이 크다.
⑤ 후면이 평면인 평오목렌즈는 주점굴절력의 절대값이 크다.

31 입사광선과 굴절광선이 나란하게 진행하려면 렌즈의 어느 점을 통과해야 되는가?

① 초점 ② 주점 ③ 절점 ④ 기하학적 중심점 ⑤ 초점거리의 2배인 점

32 굴절력이 +20 Dptr인 명시거리 250 mm인 사람이 확대경을 눈에 대고 볼 때 배율은?

① 3X ② 6X ③ 9X ④ 12X ⑤ 15X

☞ $m_\beta = 1 + \frac{D-d_e}{f'} = 1 + \frac{0+0.25}{0.05} = 6$배 $= 6X$, $(\because D=0,\ d_e = 250mm,\ f' = \frac{1}{D'})$

33 대물렌즈와 접안렌즈의 초점거리가 각각 16 mm, 10 mm이고, 대물렌즈의 상측초점에서 접안렌즈의 물측초점까지의 거리가 160 mm인 현미경에서 대물렌즈의 배율은 대략 얼마인가?

① -5X ② -10X ③ -15X ④ -20X ⑤ -25X

☞ $m_o = -\frac{\triangle}{f_o'} = -\frac{160mm}{16mm} = -10X$

34 위 문제 32와 33에서 접안렌즈의 배율은 대략 얼마인가?

① 5X ② 10X ③ 15X ④ 20X ⑤ 25X

☞ $m_o = \frac{250mm}{f_e'} = \frac{250mm}{10mm} = 25X$

정답
29. ① 30. ③ 31. ③ 32. ② 33. ② 34. ⑤

35 위 문제 32에서 현미경 전체 배율은 대략 얼마인가?

① -100 X ② -150 X ③ -200 X ④ -250 X ⑤ -300 X

☞ $m_\beta = m_o m_e = (-10) \times 25 = -250X$

36 망원경에서 대물렌즈를 크게 하는 이유로서 옳은 것은?

① 배율을 크게 하기 위하여
② 구면수차를 줄이기 위해
③ 시야를 넓히기 위하여
④ 상을 밝게 하기 위하여
⑤ 정립 상을 얻기 위해

☞ 상면에 맺는 상의 밝기는 상면에 도달하는 광량이 많을수록, 상의 면적이 작을수록 밝게 된다.

37 대물 렌즈와 접안 렌즈의 초점거리가 각각 26 mm, −4 mm인 얇은 렌즈로 조합된 갈리레오식 망원경에서 이 망원경의 경통길이(mm)는?

① 140 mm ② 180 mm ③ 220 mm ④ 260 mm ⑤ 3000 mm

☞ $d = f_o{}' + f_e{}' = 260 + (-40) = 220mm$

38 위 문제 37에서 이 망원경의 각배율은?

① 5.0 X ② 6.5 X ③ 7.5 X ④ 9.0 X ⑤ 10.5 X

☞ $m_\gamma = \frac{\beta'}{\beta} = -\frac{f_o{}'}{f_e{}'} = -\frac{260mm}{-40mm} = 6.5X$

정답 35. ④ 36. ③ 37. ③ 38. ②

7 조리개와 그 작용

기본정리

1) 조리개의 기능

(1) 조리개의 종류

① 구경 조리개 (개구 조리개)

광학계를 통과하는 광선속(광량)을 제한하는 조리개.
상의 밝기를 결정하는 역할.
〈예〉 눈의 홍채, 안경테, 카메라의 조리개 등.

② 시야조리개

구경조리개을 통과한 광선속이 만드는 화각을 제한하는 조리개.
상을 볼 수 있거나 상을 만드는 범위를 결정하는 역할.
〈예〉 눈에서 망막 또는 안검, 카메라의 필름사이즈, 안경테의 림(rim) 등.

(2) 상의 밝기 및 초점심도

상의 밝기 및 초점심도를 결정하는 데는 구경조리개의 지름(D)와 렌즈의 초점거리(f) 및 흐림원의 지름(d)에 따라 결정된다.

① 구경비와 F수

㉠ 구경비 : 구경비의 지름(D)과 렌즈 초점거리(f′)의 비
렌즈의 초점거리 f′, 렌즈의 초점심도 △f′, 흐림원의 지름 d,
구경의 지름을 D 라고 하면,

$$\frac{D}{f'} = \frac{d}{\Delta f'} \quad \text{(1)}$$

㉡ F수 : 구경비의 역수

$$F\text{ 수} = \frac{f'}{D} \quad \text{(2)}$$

㉢ 유효 F 수 : 상거리 (s′)가 긴 경우에만 사용

$$\text{유효 }F\text{수} = \frac{s'}{D} \quad \text{(3)}$$

㉣ 상의 밝기 (L)
구경의 면적에 비례하고, 상의 크기에 반비례한다.

상의 밝기, $L \propto \frac{1}{(F\ 수)^2}$ --(4)

즉, 상의 밝기는 F수의 제곱에 반비례한다.

(3) 입사동과 출사동 및 주광선

① **입사동과 출사동**

㉠ 입사동 : 물체 공간에서 렌즈에 입사하는 광선속을 제한하는 동(실제 구경조리개).

㉡ 출사동 : 렌즈에서 출사하는 광선속을 제한하는 동(입사동에 대한 상의 크기).

㉢ 입사동과 출사동의 위치는 서로 공역인 위치이고 입사동의 크기에 대한 상의 크기가 출사동의 크기이다.

② **입사동점과 출사동점**

㉠ 입사동점 : 입사동의 중앙점(입사동선의 주광선이 광축과 만나는 점)

㉡ 출사동점 : 출사광선중 주광선의 연장선이 광축과 만나는 점.

㉢ 입사동점과 출사동점은 서로 공역인 위치이다.

③ **주광선**

렌즈에 입사하는 광선속중 물체공간내 입사동의 중앙점을 지나 다시 출사동점에서 나아가는 것처럼 출사하는 광선.

㉠ 주광선은 입사동의 중심을 지나고 구경조리개의 중심을 지나게 되지만 반드시 렌즈의 중심을 지난다고 할 수 없다.

㉡ 조리개가 별도로 설치되어 있지 않은 단렌즈의 경우에는 렌즈자체의 가장자리가 구경조리개가 되므로 렌즈의 중심을 지나는 광선이 주광선이 된다.

2) 물점의 위치에 따른 입사동과 출사동 결정

(1) 전방 조리개 ; 조리개가 렌즈의 전방, 렌즈의 물측초점 안에 설치된 경우.

① M보다 좌측 광축상의 물점.

조리개 자체가 구경조리개인 동시에 입사동이 되며 조리개의 렌즈에 의한 상이 출사동이 된다.

② M보다 우측 광축상의 물점.

렌즈 가장자리(구경)가 구경조리개인 동시에 입사동과 출사동이 된다.

(2) 후방조리개 ; 조리개가 렌즈의 후방, 렌즈의 상측초점 안에 설치된 경우.

① M보다 좌측 광축상의 물점.

렌즈 가장자리(구경)가 구경조리개인 동시에 입사동과 출사동이 된다.

② M보다 우측 광축상의 물점.

조리개 자체가 구경조리개인 동시에 출사동이 되며 조리개의 렌즈에 의한 상이 입사동이 된다.

※$_1$ M : 물체의 위치(렌즈 가장자리와 조리개의 상하 끝을 연결한 직선을 연장했을 때 광축과 만나는 점)

※$_2$ 조리개는 광선속의 열림과 기울기의 제한 역할, 렌즈의 어떤 수차를 수정 작용도 한다.

(3) **내부조리개** ; 두 개의 렌즈사이에 구경조리개 설치, 전방조리개와 후방조리개를 겹쳐 놓은 것과 유사한 모양

※$_1$ 내부조리개의 입사동의 예 ; 카메라의 입사동

※$_2$ 내부조리개의 출사동의 예 ; 쌍안경의 둥근 원형의 상

(4) 조리개가 없는 떨어져 있는 두 렌즈계

① M보다 좌측 광축상의 물점

렌즈 L_1이 구경조리개인 동시에 입사동이 되며 렌즈 L_1의 렌즈 L_2에 의한 상 L_1'가 출사동이 된다.

② M보다 우측 광축상의 물점

렌즈 L_2가 구경조리개인 동시에 출사동이 되며 렌즈 L_2의 렌즈 L_1에 의한 상 L_2'가 입사동이 된다.

※$_3$ M : 물체의 위치(렌즈 L_1의 가장자리와 렌즈 L_2의 렌즈 L_1에 의한 상 L_2'의 가장자리를 연결한 직선을 연장했을 때 광축과 만나는 점)

(5) 텔리센트릭 광학계

입사동 또는 출사동이 무한원에 있는 광학계.

① 상측이 텔리센트릭인 광학계

출사동이 무한원에 있는 광학계로서 구경조리개 또는 입사동은 렌즈 또는 렌즈계의 물측 초점위에 위 치한다.

② 물측이 텔리센트릭인 광학계

입사동이 무한원에 있는 광학계로서 구경조리개 또는 출사동이 렌즈 또는 렌즈계의 상측초점위에 위치힌다.

※ 상측이 텔리센트릭인 광학계에서는 상면 위치의 조절이 양호하지 않아도 상의 크기에 오차가 일어나지 않는다.

3) 시야

(1) 정의

거울이나 렌즈를 통하여 관측자가 물체 및 상을 볼 수 있는 범위.

(2) 종류

① 물체시야 : 관측자 동공중심의 렌즈(거울)에 의한 상점(입사동점, E)에서 창(렌즈 또는 거울)의 가장자리를 잇는 각.

② 상시야 : 관측자의 동공이 출사동이 되며 동공중심점(출사동점, E′)에서 창(렌즈 또는 거울)의 가장 자리를 잇는 단안시각.

(3) 시야의 크기

① 거울에 의한 시야

거울 앞에 있는 관측자가 볼 수 있는 물측 및 상측공간을 단안시각으로 나타낸 것.

㉠ 평면거울에 의한 시야

물체시야(2ω)와 상시야($2\omega'$)의 크기가 같다. 또 관측자가 평면거울에 가까이 있을 수록 시야는 커진다. (예) 유리창

㉡ 볼록거울에 의한 시야 : 항상 물체시야가 상시야 보다 넓다. (예) 자동차의 백미러

㉢ 오목거울에 의한 시야

동공의 위치에 따라 물체시야와 상시야의 크기의 비가 다르다.

※$_1$ 시야를 구할 때 관측자의 동공은 항상 출사동이 된다.

※$_2$ 거울의 가장자리가 시야 조리개가 된다.

② 렌즈에 의한 시야

관측자가 렌즈 뒤쪽에서 렌즈를 통해 본 물측·상측공간을 단안시각으로 나타낸 시야

㉠ 볼록렌즈에 의한 시야 : 동공의 위치에 따라 시야가 다르다.

㉡ 오목렌즈에 의한 시야 : 동공 위치에 관계없이 항상 물체시야가 상시야보다 넓다.

※ 렌즈에서 시야 조리개는 렌즈 가장자리가 된다.

(4) 입사창과 출사창

2개의 렌즈사이에 시야 조리개가 설치되어 있는 광학계.

① 입사창(입사구)

㉠ 시야 조리개 앞에 있는 렌즈에 의해 만들어진 시야 조리개의 상.

㉡ 시야 조리개의 물체공간의 상.

② 출사창

㉠ 시야조리개 뒤에 있는 렌즈에 의해 만들어진 시야조리개의 상.

㉡ 시야조리개의 상공간의 상.

※1 입사창과 출사창은 렌즈계에 대해 공역관계를 이룬다.

※2 광축밖에 있는 한 물점에서 나온 광속이 둘 이상의 조리개를 통과함에 따라 광속의 단면이 줄어드는 현상을 구경식이라 한다.

정 리 문 제

〈A 형 문항방식〉

※ 아래 각 문항의 물음에 대한 옳은 답 하나를 ① ~ ⑤ 에서 선택하시오.

01 다음 중 시야조리개의 역할을 하는 것은?

① 카메라의 조리개　② 눈의 홍채　③ 눈의 망막
④ 눈의 각막　⑤ 눈의 수정체

☞ 시야조리개는 광선속이 만드는 화각을 제한하는 조리개로서 카메라의 필름, 안검, 눈의 망막, 안경테의 림 등이다.

02 다음 중 구경조리개의 역할을 하는 것은?

① 눈의 각막　② 눈의 홍채　③ 눈의 망막
④ 눈의 수정체　⑤ 카메라의 렌즈

☞ 구경조리개는 광량을 제한하는 조리개로서 카메라의 조리개, 눈의 홍채 등이다.

03 조리개와 그 작용에 대한 설명 중에서 틀린 것은?

① 구경조리개는 상의 밝기를 결정하는 역할을 한다.
② 시야조리개는 상을 만드는 범위를 설정하는 역할을 한다.
③ 내부조리개는 두 개의 렌즈사이에 시야조리개가 설치되어 있다.
④ 전방조리개는 조리개가 렌즈의 전방인 물측초점 안에 설치되어 있다.
⑤ 후방조리개는 조리개가 렌즈의 후방인 상측초점 안에 설치되어 있다.

☞ 내부조리개는 두 개의 렌즈사이에 구경조리개가 설치되어 있다.

정답 1. ③　2. ②　3. ③

04 렌즈가 충분히 클 때 다음 중 옳은 것은?

① 전방조리개에서 조리개는 출사동의 역할을 한다.
② 후방조리개에서 조리개는 입사동의 역할을 한다.
③ 전방조리개에서 입사동은 렌즈에 의한 조리개의 상이다.
④ 후방조리개에서 출사동은 렌즈에 의한 조리개의 상이다.
⑤ 내부조리개에서 구경조리개는 입사동의 역할을 하지 못한다.

☞ 전방조리개에서 조리개는 입사동의 역할을 하고 후방조리개에서 조리개는 출사동의 역할을 한다. 입사동은 물체 공간에서 렌즈에 입사하는 광선속을 제한하는 실제 구경 조리개이고 출사동은 렌즈에서 출사하는 광선속을 제한하는 동으로 입사동에 대한 상의 크기이다. 내부조리개에서 구경조리개의 전방렌즈에 의한 상이 입사광선의 양을 제한하므로 입사동이 된다.

05 입사하는 빛의 양을 제한하여 상의 밝기를 조절하며 초점심도를 변화시키는 역할에 이용되는 조리개는?

① 입사조리개 ② 출사조리개 ③ 시야조리개 ④ 초점조리개 ⑤ 구경조리개

06 지름이 크고 초점거리가 9 cm인 렌즈 앞쪽에 물체를 놓았더니 렌즈 뒤쪽 14 cm 떨어진 곳에 있는 스크린 뒤에 물체의 상이 맺혀졌다. 물체와 렌즈의 중간에 지름이 10 mm인 구경조리개를 설치하였을 때 출사동의 지름은?

① 1.0 cm ② 1.5 cm ③ 2.0 cm ④ 2.5 cm ⑤ 3.0 cm

☞ $\frac{1}{s}=\frac{1}{s'}-\frac{1}{f'}=\frac{1}{14}-\frac{1}{9}=\frac{-5}{126}$, $s=-25.2cm$ ∴ 입사동의 위치 : $s=\frac{-25.2}{2}=-12.6cm$

$\frac{1}{s'}=\frac{1}{s}+\frac{1}{f'}=\frac{1}{-12.6}+\frac{1}{9}$, ∴ 출사동의 위치; $s'=31.5cm$

$\frac{l'}{l}=\frac{s'}{s}$ 에서 ∴ 출사동의 크기 : $l'=\frac{31.5}{-12.6}\times 1.0cm=-2.5cm$

07 입사동(출사동)과 입사창(출사창)에 관한 설명 중에서 옳은 것은?

① 입사동점은 입사동선의 주광선이 초점과 만나는 점이다.
② 출사동점은 출사광선중 주광선의 연장선이 광축과 만나는 점이다.
③ 입사동은 물체 공간에서 렌즈에 출사하는 광선속을 제한하는 동이다.
④ 주광선은 구경조리개의 중심을 지나게 되지만 반드시 렌즈의 중심을 지난다.
⑤ 출사창은 구경조리개 뒤에 있는 렌즈에 의해 만들어진 시야조리개의 상이다.

☞ ◉ 입사동점은 입사동의 중앙점(입사동선의 주광선이 광축과 만나는 점).
◉ 출사동점 : 출사광선중 주광선의 연장선이 광축과 만나는 점.
◉ 입사동은 물체 공간에서 렌즈에 입사하는 광선속을 제한하는 동이다.
◉ 주광선은 입사동의 중심을 지나고 구경조리개의 중심을 지나게 되지만 반드시 렌즈의 중심을 지난다고 할 수 없다.
◉ 출사창은 시야조리개 뒤에 있는 렌즈에 의해 만들어진 시야조리개의 상.

4. ⑤ 5. ⑤ 6. ④ 7. ②

08 다음 주광선, 입사동점(출사동점), 조리개의 설명 중 옳은 것은?

① 입사동점은 항상 입사동의 한 중앙을 지나고 출사동과 연결된다.
② 출사동점은 출사광선중 주광선의 연장선이 상측초점과 만나는 점이다.
③ 주광선은 입사동점으로 입사하여 입사동점에서 나온 것처럼 출사하는 광선이다.
④ 두 렌즈 사이에 조리개가 있을 때 출사창은 시야조리개의 후방렌즈에 의한 상이다.
⑤ 두 렌즈 사이에 조리개가 있을 때 입사창은 구경조리개의 전방렌즈에 의한 상이다.

☞ ◉ 입사동점은 입사동선의 주광선이 광축과 만나는 점이고 항상 입사동의 중심이다.
◉ 출사동점은 출사광선중 주광선의 연장선이 광축과 만나는 점이다.
◉ 두 렌즈 사이에 조리개가 있을 때 입사창은 시야조리개의 전방렌즈에 의한 상이다.
◉ 주광선은 입사동점으로 입사하여 출사동점에서 나온 것처럼 출사하는 광선이다.

09 초점거리가 +12 cm, −4 cm인 볼록렌즈와 오목렌즈가 16 cm 떨어져 있고 두 렌즈 사이 중간 위치에 지름이 15 mm인 구경조리개를 설치하였을 때 입사동과 출사동의 크기로 맞는 것은?

① 5 mm, 10 mm　② 30 mm, 5 mm　③ 45 mm, 5 mm
④ 35 mm, 35 mm　⑤ 50 mm, 25 mm

☞ $\frac{1}{s'}=\frac{1}{-8}+\frac{1}{12}=-\frac{1}{24}$(부호규약 반대로), 입사동의 위치 : 제1렌즈의 오른쪽 $24m$ 되는 곳
출사동의 위치 : $\frac{1}{s'}=\frac{1}{-8}+\frac{1}{-4}=-\frac{3}{8}$, 렌즈 2의 왼쪽 $\frac{8}{3}cm$에 위치
입사동 크기(지름) : $\frac{d}{15}=\frac{240}{80}$, $\therefore d=45mm$, 출사동 크기(지름) : $\frac{d'}{15}=\frac{\frac{80}{3}}{80}$, $\therefore d'=5mm$

10 초점거리가 4 cm인 렌즈 앞 6 cm에 지름 1 cm인 구경 조리개가 놓여 있다면 출사동의 위치와 지름은 각각 얼마인가? 단, 이 렌즈는 공기 중에 있다.

① 렌즈 앞 12 cm, 3 cm　② 렌즈 뒤 12 cm, 2 cm
③ 렌즈 앞 2.4 cm, 2.5 cm　④ 렌즈 뒤 2.4 cm, 2.5 cm
⑤ 렌즈 앞 6 cm, 1 cm

11 다음 조리개에 관한 설명 중 옳은 것은?

① 렌즈를 지나는 광선속의 범위를 제한하는 것은 시야조리개이다.
② 입사동과 공역관계에 있으면서 실재하는 것이 구경조리개이다.
③ 주광선은 반드시 렌즈의 중심을 지난다고는 할 수 있다
④ 주광선이 광축을 지나는 점을 출사동점이라 한다.
⑤ 입사동의 전체 렌즈계에 의해 결상되어진 것이 입사동이다.

정답 8. ④　9. ③　10. ②　11. ②

☞ ◉ 렌즈를 지나는 광선속의 범위를 제한하는 것은 구경조리개이다.
◉ 주광선은 반드시 렌즈의 중심을 지난다고는 할 수 없다
◉ 주광선이 광축을 지나는 점을 입사동점이라 한다.
◉ 입사동의 전체 렌즈계에 의해 결상되어진 것이 출사동이다.

12 다음 중 시야에 관한 설명으로 옳지 **않은** 것은?

① 평면거울에서는 물체시야와 상 시야의 크기가 같다.
② 평면거울은 거울 자체가 시야조리개이다.
③ 볼록거울은 적은 상시야로 많은 물체시야를 확보할 수 있다.
④ 오목거울은 큰 상시야로 적은 물체시야를 확보한다.
⑤ 볼록렌즈에 의한 시야는 동공위치에 따라 시야가 같다.

☞ 볼록렌즈에 의한 시야 : 동공의 위치에 따라 시야가 다르다.

13 텔리센트릭인 광학계의 아래 설명 중 옳지 **않은** 것은?

① 입사동 또는 출사동이 무한원에 있는 광학계는 텔리센트릭이다.
② 입사동이 물측초점에 있을 때를 상측이 텔리센트릭이라 한다.
③ 구경조리개가 상공간의 초점에 있을 때를 물측이 텔리센트릭이라 한다.
④ 상측이 텔리센트릭인 광학계에서는 상의 크기에 오차가 크게 일어난다.
⑤ 광학계를 이루는 렌즈들의 광축이 동일 광축일 경우를 공심광학계라 한다.

☞ 상측이 텔리센트릭인 광학계에서는 상면 위치의 조절이 양호하지 않아도 상의 크기에 오차가 일어나지 않는다.

14 지름이 충분히 크고 초점거리가 12 cm인 볼록렌즈 앞 4 cm 되는 곳에 지름이 6 cm인 구경조리개가 설치되어 있을 때 입사동의 위치는?

① 렌즈전방 4 cm　② 렌즈전방 6 cm　③ 렌즈전방 8 cm
④ 렌즈전방 10 cm　⑤ 렌즈전방 12 cm

☞ 렌즈전방 4 cm : 전방조리개이므로 구경조리개가 입사동의 역할을 한다.

15 위 문제 14에서 출사동의 위치는?

① 렌즈전방 2 cm　② 렌즈전방 4 cm　③ 렌즈전방 6 cm
④ 렌즈전방 8 cm　⑤ 렌즈전방 10 cm

☞ 출사동은 구경조리개의 렌즈에 의한 상이므로 구경조리개를 물체 로 생각할 때 상의 위치를 구하면 된다. 즉, 가우스 결상식에서 l'을 구한다.

$$\frac{1}{l'}=\frac{1}{l}+\frac{1}{f'}=\frac{1}{-4}+\frac{1}{12}=-\frac{1}{6} \quad \therefore l'=-6cm$$

정답: 12. ⑤　13. ④　14. ①　15. ③

16 위 문제 14에서 동경배율(출사동경/입사동경)은?

① 1.0 ② 1.5 ③ 2.0 ④ 2.5 ⑤ 3.0

☞ 입사동이 물체, 출사동이 상의 역할 하므로 "동경배율=횡배율" $m_\beta = \frac{l'}{l} = \frac{-6}{-4} = 1.5$

17 위 눈제 14에서 입사동의 지름은?

① 1.5 cm ② 3.0 cm ③ 4.5 cm ④ 6.0 cm ⑤ 7.5 cm

☞ 6 cm ; 구경조리개가 입사동이다.

18 위 문제 14에서 출사동의 지름은?

① 3.0 cm ② 4.5 cm ③ 6.0 cm ④ 7.5 cm ⑤ 9.0 cm

☞ m_β = 1.5 입사동경 = 6.0 cm

$m_\beta = \frac{\text{출사동경}}{\text{입사동경}}$, 출사동경 $= m_\beta \times$ 입사동경 $= 1.5 \times 6.0cm = 9.0cm$

19 지름이 충분히 크고 초점거리가 10 cm인 볼록렌즈 뒤쪽 5 cm 되는 곳에 지름이 6 cm인 구경조리개가 설치되어 있을 때 입사동의 위치는?

① 렌즈후방 2.5 cm ② 렌즈후방 5.0 cm ③ 렌즈후방 7.5 cm
④ 렌즈후방 10 cm ⑤ 렌즈후방 12.5 cm

☞ 입사동은 구경조리개의 렌즈에 의한 상이므로 구경조리개를 물체로 생각할 때 상의 위치를 구하면 된다. 단, 후방조리개는 부호규약을 반대로 한다.
즉, 가우스 결상식에서 물체거리와 상거리의 부호를 반대로 적용한다.

$\frac{1}{l'} = \frac{1}{l} + \frac{1}{f'} = \frac{1}{-5} + \frac{1}{10}$ $\therefore l' = -10$ cm ; 렌즈후방 10 cm

20 위 문제 19에서 출사동의 위치는?

① 렌즈후방 5 cm ② 렌즈후방 6 cm ③ 렌즈후방 7 cm
④ 렌즈후방 8 cm ⑤ 렌즈후방 10 cm

☞ 렌즈후방 5 cm : 후방조리개이므로 구경조리개가 출사동의 역할을 한다.

정답 16. ② 17. ④ 18. ⑤ 19. ④ 20. ①

8 수차(aberration)

기 본 정 리

1) 단색광 수차

(1) 정의

렌즈는 유한의 크기를 가졌기 때문에 임의의 한 물점에서 입사하는 광선속이라도 렌즈의 중심을 지나는 광선과 렌즈의 가장자리를 지나는 광선은 각각, 다른 위치에서 상을 맺게 되므로 상은 하나의 점이 되지 않는 현상 또 단색광에 의한 가우스광학과 자이델광학의 상 오차 때문에 생기는 수차.

(2) 종 류

① 구면수차　② 코마(coma)수차　③ 비점수차
④ 왜곡수차　⑤ 상면만곡

2) 구면수차

(1) 정의

광축상의 한 점에서 나온 광선속이 구면에서 굴절(반사)하는 경우, 근축광선과 주변광선이 맺는 상점의 위치가 다르기 때문에 생기는 상오차.

(2) 종류

① 종(방향) 구면수차(LSA)　② 횡(방향) 구면수차(TSA)

(3) 종 구면수차량

① 3차 수차론에 의한 종구면 수차

$$LSA = ah^2 \quad \cdots\cdots (1)$$

② 5차 수차론에 의한 종구면 수차

$$LSA = ah^2 + bh^4 \quad \cdots\cdots (2)$$

여기서 h : 입사고, a, b ; 굴절률(n), 렌즈의 형상(r_1, r_2) 및 물점과 상점의 위치(s, s')에 관계되는 상수

※$_1$ 입사고 h가 그다지 크지 않을 때는 3차 수차론에 의한 상 위치의 계산치가

설계 광선 추적에 의한 위치와 차이를 보이지 않는다.

※$_2$ 입사고 h가 현저히 커지게 되면 3차 수차론에 의한 계산값과 실제와는 오차가 무시될 수 없게 되므로 5차 색수차론으로 확장하여 계산하여야 한다.

(4) 구면수차의 보정

① 렌즈를 비구면으로 만든다.

② 서로 다른 성질의 1매의 렌즈를 합성시킨다.

※$_1$ 3차 수차론에 의한 구면수차의 보정을 5차 수차론으로 확장하면 특정한 입사고를 갖는 윤대에서만 구면수차가 0이 되고, 다른 윤대에서는 구면수차가 남게 된다.

※$_2$ 5차 수차론으로 구면수차가 0이 되는 입사고를 h_o라 하면 구면수차가 최대로 남는 입사고(h_{rn})는

$h_{rn} = \dfrac{h_o}{\sqrt{2}} = 0.707\ h_o$이 되고 이 광선을 윤대광선이라 한다.

(5) 코딩턴(Coddington) 이론

단렌즈에서 양구면 곡률반경 r_1, r_2 를 변화시켜 벤딩 시킴으로 구면수차를 줄인다.

① 위치계수(position factor) $p = \dfrac{s' + s}{s' - s}$, $\left(s = \dfrac{-2f'}{p+1},\ s' = \dfrac{-2f'}{p-1}\right)$ ―――― (3)

② 형상계수(shape factor) $q = \dfrac{r_1 + r_2}{r_2 - r_1}$, $\left(r_1 = \dfrac{2(n-1)}{q+1}f',\ r_2 = \dfrac{2(n-1)}{q-1}f'\right)$ ―― (4)

③ 구면수차 극소식

$$q = -\frac{2(n^2-1)}{n+2}p \qquad (5)$$

즉, 형상인자가 q와 위치인자 p가 식 (5)을 만족할 때 구면수차가 최소.

3) 코마수차

(1) 정의

구면수차를 제거하면 광축상의 물점에 대한 상은 이상결상을 하게 되지만 광축 밖에물점 Q에서 나온 광선속이 렌즈에서 굴절하여 맺은 상은 렌즈 중심부근을 지나는 광선속이 맺는 상점과 렌즈 가장자리 윤대를 지나는 광선속이 맺는 상점의 위치 및 크기가 다르기 때문에 상면에는 마치 혜성과 같은 모습의 흐림 상을 맺게 된다.

① 렌즈의 중심에 가까운 윤대의 배율이 가장자리보다 큰 경우를 부(-)코마.

② 렌즈의 중심에 가까운 윤대의 배율이 가장자리보다 작은 경우를 정(+)코마.

(2) 코마(coma)상의 모양

① 코마원

광축 밖의 한 점 Q에서 나온 광선속 중 렌즈면의 한 윤대를 통과하는 광선속은 상면 위에 하나의 원모양의 상을 이루게 된다.

② 코마원의 반경, C_s

3차 수차론에 의한 관계식에서 코마원의 반경 C_s는 윤대반경 h의 제곱에 비례한다.

③ 코마수차에 의한 상

정각이 60°인 부채꼴에 내접하는 크기가 다른 여러 개의 코마원이 겹치게 배열된다.

㉠ 렌즈 중심을 통과한 광속은 정점 부근에 하나의 점으로 결상되고 가장 선명하다.

㉡ 정점으로부터 멀어질수록 선명도가 떨어지게 된다.

㉢ 자오적 코마 C_t와 구결적 코마 C_s의 관계식

$$C_t = 3\,C_s \qquad (6)$$

④ 렌즈의 모양에 따른 코마수차의 크기

광축상의 물점에 대한 상은 광축 상(y = 0)에 결상되므로 입사광선 속의 입사고 h에 관계없이 코마수차는 0 이 된다. 광축 밖의 물점에 대한 코마수차량은 렌즈의 모양에 따라 변하게 된다. 따라서 코마수차량은 구면수차를 보정하는 방법과 같이 렌즈의 벤딩에 의해서 줄일 수 있다.

㉠ 구면수차가 최소로 되는 위치 q_1과 코마수차가 최소로 되는 위치 q_2는 거의 일치하고 있다.

㉡ 단렌즈에서 $C_t = 0$가 되는 렌즈 형상은 동시에 구면수차도 아주 작은 렌즈가 된다.

㉢ 구면수차를 보정한 접착렌즈는 코마수차도 보정된 결과가 된다.

(3) 정현조건

① 아베의 정현조건

스미스-헬름홀쯔 관계식을 자이델 영역으로 확장하여 나타내면 $ny\sin u = n'y'\sin u'$이다. 구면수차와 코마수차가 동시에 보정되기 위해서는 광선 경사각에 관계없이 횡배율이 일정해야 하므로,

$$\frac{n\ \sin\ u}{n'\ \sin\ u'} = \text{일정} \ : \text{Abbe의 정현조건} \qquad (7)$$

② Abbe의 정현조건은 구면수차가 제거되었을 때 코마수차도 동시에 제거될 조건식.

③ 구면수차도 없고 코마수차도 제거된 광학계를 불유적(aplanatic)이라고 하며 이러한 렌즈 및 광학계를 "애플러내트(aplanat)"라고 한다.

4) 비점수차

(1) 정의

광축으로부터 현저히 떨어져 있는 물점의 상은 렌즈면의 경선에 따라 굴절력이 달라져 비축물점의 상이 한 점에 모이지 않게 되는 비점적인 결상을 이루는 현상.

(2) 비점수차의 상

① 렌즈의 자오면내에 입사광선속 QRS는 T의 위치에 결상되고 구결면 내에 입사하는 광선속 QJK는 S의 위치에 결상된다.

② 구결적 광선속은 T의 위치에 한 점으로 모이지 않으므로 Q의 상은 T에서 수평방향의 직선이 된다. 이 직선전초선이라 한다. 단, S의 위치는 수직방향이며 자오적 광선속에 의해 만들어 지고 후초선이라 한다.

③ 비점수차량의 크기는 주광선에 따라 전초선 T(자오상점)와 후초선 S(구결상점)간의 거리로 나타내고 이를 비점격차라 한다. 또 비점격차를 스텀의 간격이라고도 한다.

④ 전초선 T와 후초선 S의 거의 중간위치 광선 속의 단면은 원모양으로 되어 물점과 닮은 다소 흐린 상인 최소착란원이 있다.

⑤ 비점수차가 있을 경우, 결상의 모양은 원추곡선체상의 모양으로 분산되어 있다.

⑥ 광축상의 물점은 비점수차가 없다. 물점의 위치가 광축으로부터 멀수록 비점수차는 더 커지게 된다.

(3) 렌즈중심에서 최소착란원까지의 거리(a)

: 전초선과 후초선까지 거리의 조화평균값

$$\frac{2}{a} = \frac{1}{{s_t}'} + \frac{1}{{s_s}'}, \left(D_0' = \frac{D_T' + D_s'}{2}\right) \qquad (8)$$

※ 비축 물점에 대한 근축 굴절방정식에서 주광선의 입사각 i를 I = 0 으로 넣으면 가우스 광학의 굴절방정식이 된다.

(4) 비점수차이 보정

비점수차는 단렌즈의 벤딩이나 서로 다른 얇은 렌즈의 밀착으로는 보정되지 않는다.

비점수차를 보정하기 위해서는 두 장의 얇은 렌즈를 적당한 거리로 띄어 놓거나 또는 조리개를 사용.

5) 상면 만곡

(1) 정의

어떤 광학계가 만약 구면수차, 코마수차, 비점수차가 완전히 제거 되었다고 하면 광축 상의 물점과 광축 밖의 물점은 모두 점으로 결상된다. 그러나 이러한 결상이 완전하다고는 할 수 없다. 왜냐하면, 모든 물점은 완전히 결상되어져 있다 해도 각각의 점상이 평면이 아닌 곡면에 결상되어지기 때문이다. 이를 **상면만곡**이라 한다.

※ 영사스크린, 사진필름과 같은 평면으로 된 상면에서는 중심, 중간, 주변부 중 한 부분이 선명하게 결상되어도 상면만곡으로 다른 부분은 흐려지게 된다.

(2) 페츠발 곡면

비점수차가 완전히 보정되면 자오적 상면과 구결적 상면이 완전히 일치하게 된다. 이와 같이 비점수차가 보정된 상면을 페츠발 곡면이라 한다.

※ 페츠발 조건식 : 비점수차가 제거된 상태에서 동시에 상면만곡이 보정될 조건식

$\frac{1}{\rho'} = 0$이 되어야 하므로

$$\sum_{i=1}^{k} \frac{1}{r_i}\left(\frac{1}{n_i'} - \frac{1}{n_i}\right) = 0 \text{ : 페츠발 조건식} \quad \text{(9)}$$

※[1] 비점수차 및 상면만곡을 보정한 광학계 : "언애스티그매트(anastigmat)"

※[2] 비점수차와 상면만곡을 동시에 보정할 조건식 : 페츠발 조건식

(3) 비점수차와 상면만곡 및 색수차의 동시보정

① 색수차 제거 조건 : $\frac{1}{\nu_1 \cdot f_1'} + \frac{1}{\nu_2 \cdot f_2'} = 0$

② 페츠발 조건 : $\frac{1}{n_1 f_1'} + \frac{1}{n_2 f_2'} = 0$

③ 비점수차와 상면만곡 및 색수차를 동시에 보정하기 위한 조건식

$$\therefore -\frac{f_2'}{f_1'} = \frac{\nu_1}{\nu_2} = \frac{n_1}{n_2} \quad \text{(10)}$$

※[1] 이전의 유리에서는 굴절률 n이 크면 아베수 ν는 적어져서 위의 조건식을 동시에 만족시키는 재질이 없었다.

※[2] 숏트(Schott)가 최초로 이 조건을 만족시키는 유리 재질을 인공적으로 만들었다. 이를 "신종 글래스"라 한다.

※[3] 이전의 크라운 및 플린트 유리로 색수차를 제거한 렌즈계를 "구 애크러머트"(old achromat), 신종 글래스로 색수차를 제거한 렌즈계를 "신 애크로먼트"(new achromat)라고 한다.

6) 왜곡수차

(1) 정의

구면수차, 코마수차, 비점수차, 상면만곡이 모두 제거되면 물체의 각각의 점들은 전부 평면의 상면에 선명한 상을 만들게 된다. 그러나 아직 결상은 완전하지는 못하다. 이렇게 하여도 물체와 닮은꼴이 아닌 상을 만드는 수차가 남게 되는데, 이와 같은 수차가 왜곡수차를 만든다.

① 왜곡수차는 화각에 따라 배율이 다르기 때문에 상이 생긴다.

② 화각이 커짐에 따라 배율이 감소하는 경우는 "술통형 왜곡수차"가 배율이 커지는 경우는 "실패형 왜곡수차" 가 생기게 된다.

(2) 정상조건

① 왜곡수차가 보정되기 위해서는 전 화각에 대하여 배율이 일정하여야 한다.

$$\text{횡배율 } m_\beta = \frac{s'\tan u_1'}{s\tan u_1} - \frac{s'\tan u_2'}{s\tan u_2} = \frac{s'\tan u_3'}{s\tan u_3}$$

$$\therefore \frac{\tan u'}{\tan u} = \text{일정 : 정상조건} \quad (11)$$

② 정상조건은 왜곡수차가 보정될 조건이다.

(3) 왜곡수차의 제거

① 다른 수차(구면, 비점, 상면만곡)를 제거하기 위해 다른 렌즈 및 조리개를 덧붙일 경우는 왜곡수차량이 커지게 된다.

② 왜곡수차는 중앙에 구경조리개를 위치시키고, 그 양측에 똑같은 형태의 렌즈계를 대칭시키는 방법을 취함으로써 제거하게 된다.

7) 색수차

(1) 빛의 분산과 색수차

① 색 분산

㉠ 투명한 매질 속을 백색광이 통과할 때 빛의 속도가 파장(색깔)에 따라 다르기 때문에 굴절률이 빛의 파장(색깔)에 따라 달라져서 색분산이 일어난다.

㉡ 파장이 짧을수록(보라색광 쪽으로 갈수록)매질 속의 광속도는 느려지고 굴절률은 커지게 된다.

② 렌즈는 프리즘의 집합체

㉠ 렌즈를 광축에 나란하게 절단해 보면 정각의 크기가 연속적으로 변하는 다수의

프리즘 집합체로 되어 있다.

㉡ 구면렌즈에서 렌즈 가장자리로 갈수록 정각이 큰 프리즘을 이루게 된다.

※ 백색광이 맺는 초점의 위치는 파장(색깔)에 따라 달라진다. 즉, 파장이 긴 적색광 쪽이 초점거리가 길어진다.

③ **색수차**

㉠ 정의 : 백색광이 렌즈를 통하여 결상될 때 색분산에 의해 맺는 상은 상 주위에 착색상태를 이루게 되어 상이 선명하지 못하고 흐려지는 현상.

㉡ 종류

ⓐ 종색수차(축방향) : 광축 상에서 상위치의 차이.

ⓑ 횡(배율) 색수차 : 광축에 수직한 방향의 색수차.

(2) 몰색 프리즘과 직시 프리즘

① **단일 프리즘의 색 분산각**

㉠ 정각이 작은 얇은 프리즘에서의 색 분산각($d\delta_m$)

$$d\delta_m = \frac{n_d - 1}{\nu}\alpha \quad \text{(12)}$$

여기서 δ_m : 최소 꺾임각, ν : Abbe 수

$d\delta_m$: δ_F - δ_C : 분산각 $dn = n_F - n_c$: 파장 변화에 따른 굴절률 변화

② **몰색 프리즘 (색수차 제거 프리즘)** : 색분산을 0 으로 한 색수차 보정 프리즘.

㉠ 몰색 프리즘이 될 조건식

$$\therefore \frac{n_{1d} - 1}{\nu_1}\alpha_1 = \frac{n_{2d} - 1}{\nu_2}\alpha_2 \quad \text{(13)}$$

※ 재질이 다른 두 장의 얇은 프리즘을 기저가 서로 반대 방향이 되게 합성하면 색분산을 줄일 수 있다.

③ **직시 프리즘**

㉠ 정의

재질이 다른 두 장의 얇은 프리즘을 기저가 서로 반대 방향이 되게 합성하면, 특정파장 (d선)의 단색광 꺾임각이 0이 되게 하는 합성 프리즘.

〈예〉 아미치 프리즘(크라운 유리 + 플린트 유리 + 크라운 유리)

㉡ 직시 프리즘이 될 조건식

$$\therefore (n_{1d} - 1)\alpha_1 = (n_{2d} - 1)\alpha_2 \quad \text{(14)}$$

※$_1$ 직시 프리즘은 색분산이 일어난다.

※$_2$ 단일프리즘에서는 반드시 색분산과 광선의 꺾임각이 발생

(3) 색수차 제거 렌즈

① **몰색렌즈**

서로 다른 재질로 만든 얇은 볼록 렌즈에 오목렌즈를 밀착시켜, 만든 합성 렌즈로 색수차를 제거할 수 있는 렌즈.

〈예〉 저분산, 크라운유리 + 고분산, 후린트유리

㉠ 색수차가 제거될 조건식

$$dD' = \frac{D_1'}{\nu_1} + \frac{D_2'}{\nu_2} = \frac{1}{\nu_1 f_1'} + \frac{1}{\nu_2 f_2'} = 0 \quad \text{(15)}$$

㉡ 몰색렌즈가 (+)렌즈인 경우 ; 볼록렌즈 : 크라운 유리
오목렌즈 : 플린트 유리

㉢ 색렌즈가 (-)렌즈인 경우 : 볼록렌즈 : 플린트 유리
오목렌즈 : 크라운 유리

② 1차 색차를 제거하여도 상주위에는 제거되지 않는 파장(C-F선 밖의 파장)이 남아 색깔이 완진히 없이지지 않는다.

㉠ 1차로 색수차를 제거하여도 남는 잔류 색수차 : **2차 스펙트럼**

㉡ 2차 스펙트럼을 제거하기 위하여 똑같은 요령으로 제3의 렌즈를 결합시킨다.

㉢ 1차 색수차를 제거한 몰색렌즈 : **애크로매트**(achromat)

㉣ 2차 색수차를 제거한 몰색 렌즈 : **애퍼크로매트**(apochromat)

※$_1$ 얇은 렌즈에서 종색수차가 제거되면 횡색수차도 제거되나 두꺼운 렌즈에서는 파장별 주점의 위치가 다르므로 횡색수차가 남게 된다.

※$_2$ 굴절망원경에서 대물렌즈는 몰색 렌즈이다.

③ 2매의 얇은렌즈를 적당한 거리로 떨어져 놓으면 횡색수차가 제거

아베수가 각각 ν_1, ν_2 인 유리로 만든 초점거리 f_1', f_2'인 2매의 얇은 렌즈를 적당한 거리만큼 떨어져 있을 때 횡색수차가 제거된다.

㉠ 색수차가 제거될 두 렌즈간의 거리(d)

$$d = \frac{\nu_1 f_1' + \nu_2 f_2'}{\nu_1 + \nu_2} \quad \text{(16)}$$

㉡ 2 렌즈의 재질이 같을 때 렌즈간의 거리(d)

두 렌즈간의 재질이 같으므로 $\nu_1 = \nu_2$

$$d = \frac{f_1' + f_2'}{2} = \frac{1}{2}\left(\frac{1}{D_1'} + \frac{1}{D_2'}\right) \quad \text{(17)}$$

정 리 문 제

〈A 형 문항방식〉

※ 아래 각 문항의 물음에 대한 옳은 답 하나를 ① ~ ⑤ 에서 선택하시오.

01 렌즈면에 큰 경사를 가지고 들어오는 사광선에 의해 난시현상처럼 상이 생기는 수차는?

① 구면수차 ② 코마수차 ③ 비점수차 ④ 색수차 ⑤ 왜곡수차

02 렌즈의 형상이 구면이므로 입사광선 중 근축광선과 주변광선이 같은 점에 결상하지 못하여 생기는 수차는?

① 구면수차 ② 코마수차 ③ 비점수차 ④ 색수차 ⑤ 왜곡수차

☞ 렌즈 가장자리의 곡률을 약하게 하여 주변광선이 근축광선과 같은 곳에 빛이 모이도록 비구면 설계를 하여 구면수차를 제거할 수 있다.

03 광학렌즈에서 빛을 발하는 물질이 광축 상에 있지 않을 경우, 그 상이 혜성의 꼬리처럼 길게 보이는 수차는?

① 구면수차 ② 코마수차 ③ 비점수차 ④ 상면만곡 ⑤ 왜곡수차

☞ 한 점으로 나타나야 할 상이 혜성(comet)처럼 상이 흩어져 나타나는 수차를 코마(comma)수차라 한다.

04 고도의 볼록렌즈나 오목렌즈에서 볼 수 있는 현상으로 정사각형 물체의 상이 주변부에서 실패나 술통모양으로 휘어지는 수차는?

① 구면수차 ② 비점수차 ③ 왜곡수차 ④ 상면만곡 ⑤ 코마수차

☞ 화각의 변화에 따라 배율이 작아지는 술통형과 배율이 커지는 실패형이 있다.

05 렌즈의 비점수차가 제거되고 동시에 상면이 휘어지지 않고 평면이 될 조건은?

① 정상조건 ② 허쉘(Herschell)의 조건
③ 아베(Abbe)의 정현조건 ④ 페츠발(Petzval)의 조건
⑤ 자이델(Zeidel)의 조건

☞ 렌즈의 **'비점수차'**가 없고 동시에 **'상면만곡'**이 제거되어서 상면이 휘어지지 않고 평면이 될 조건식을 **'페츠발의 조건'**이라 한다. 이 두 수차를 없앤 광학계를 **'언애스티그매트(anastigmat)'**라고 한다.

06 렌즈의 비점수차와 상면만곡을 <u>제거</u>한 광학계는?

① Achromat ② Aplanat ③ Aprismat
④ Apochromat ⑤ Anastigmat

정답

1. ③ 2. ① 3. ② 4. ③ 5. ④ 6. ⑤

07 왜곡수차를 <u>제거</u>하기 위한 조건은?

① 아베의 정현조건 ② 허쉘의 조건 ③ 페츠발의 조건
④ 정상조건 ⑤ 자이델 조건

☞ 같은 상면상의 배율이 일정하면 상의 왜곡은 생기지 않는다. 이를 만족시키는 조건은 정상조건이다.
$\frac{\tan u_1'}{\tan u_1} = \frac{\tan u_2'}{\tan u_2}$ $\therefore$ $\frac{\tan u'}{\tan u}$ = 일정

08 같은 재질로 된 Sph +10 Dptr와 Sph +3.33 Dptr의 두 렌즈를 공기 중에서 합성하여 색수차 <u>제거</u>렌즈계를 만들려고 한다. 이 두 렌즈의 주점간의 거리(d)는?

① 10 cm ② 20 cm ③ 30 cm ④ 40 cm ⑤ 50 cm

☞ $d = \frac{f_1' + f_2'}{2} = \frac{1}{2}(\frac{1}{10} + \frac{1}{3.33}) = 0.2m$ $\therefore$ $d = 20cm$

09 축 상의 공역점에 대해 구면수차가 없고 이들 점에서 "아베의 정현조건"을 만족시키는 광학계는?

① Achromat ② Apochromat ③ Anastigmat
④ Aplanat ⑤ Aprismat

10 "자이델의 5수차" 중에서 상의 선명성을 떨어뜨리지 <u>않는</u> 수차는?

① 구면수차와 코마수차 ② 비점수차와 색수차 ③ 색수차와 상면만곡
④ 비점수차와 왜곡수차 ⑤ 상면만곡과 왜곡수차

11 굴절률이 1.60인 얇은 렌즈의 양쪽 구면의 곡률반경 $r_1 = +15cm$, $r_2 = +30cm$일 경우, 코딩턴(Coddington)의 형상계수(q)는?

① 3 ② 6 ③ 9 ④ 12 ⑤ 15

☞ $q = \frac{r_2 + r_1}{r_2 - r_1} = \frac{30+15}{30-15} = 3$

12 위 문제 11에서 렌즈로부터 1.2 m 떨어져 있는 물체에 대한 위치계수(p)는?

① $-\frac{1}{2}$ ② $-\frac{1}{3}$ ③ $-\frac{1}{4}$ ④ $-\frac{1}{5}$ ⑤ $-\frac{1}{6}$

☞ $s = -120cm$, $\frac{1}{s'} = -\frac{1}{120} + (1.60-1)(\frac{1}{15} - \frac{1}{30})$, $s' = \frac{600}{7}cm$

$$p = \frac{s'+s}{s'-s} = \frac{\frac{600}{7} + (-120)}{\frac{600}{7} - (-120)} = -\frac{240}{1440} = -\frac{1}{6} \quad \therefore p = -\frac{1}{6}$$

정답 7. ④ 8. ② 9. ④ 10. ⑤ 11. ① 12. ⑤

13 종방향의 구면수차의 크기에 대해 옳게 설명한 것은?

① 입사고(h)에 비례한다.
② 출사고(h)에 비례한다.
③ 입사고(h) 제곱에 비례한다.
④ 출사고(h)제곱에 비례한다.
⑤ 입사고($\sqrt{h}$)에 비례한다.

☞ 구면수차량(종방향) $\dfrac{n_2(n'-n)}{n'^3\, r^3}\dfrac{h^2}{2}$ ∴ 구면수차의 크기 : 입사고 h^2 비례

14 단렌즈의 단색광 구면수차에 대한 설명으로 옳지 <u>않은</u> 것은?

① 이 수차를 줄일 수 있는 이론적 방법은 없다.
② 이 수차는 렌즈의 벤딩에 의해 줄일 수 있다.
③ 광축으로부터 멀리 떨어진 광선일수록 이 수차량은 크다
④ 완전 구면렌즈일 때도 이 수차를 완전히 제거할 수 없다.
⑤ 비구면으로 제작하면 이 수차를 이론적으로 완전히 제거할 수 있다.

15 지름이 40 mm이고 전초선과 후초선의 위치가 렌즈로부터 50 cm, 100 cm일 때 최소 착란원의 위치는?

① 18 cm ② 29 cm ③ 37 cm ④ 43 cm ⑤ 67 cm

☞ $D_1' = \dfrac{1}{0.5m} = 2D,\quad D_2' = \dfrac{1}{1m} = 1D,$

$D_o' = \dfrac{D_s' + D_t'}{2} = 1.5D,\quad f_o' = \dfrac{1}{1.5} = 66.7cm\quad \therefore f_0' \simeq 67cm$

16 코딩턴(Coddington) 이론에서 형상계수가 영(0)이 될 수 있는 렌즈의 형상은?

① 메니스커스형렌즈
② 제 1명이 평면인 볼록렌즈
③ 제 2명이 평면인 볼록렌즈
④ 양오목렌즈
⑤ 제 1, 2명 곡률이 서로 다른 양볼록렌즈

☞ 대칭형인 렌즈에서 형상계수가 0 이 되므로 양볼록렌즈이거나 양오목렌즈이다.

17 망막이 구면이기 때문에 크게 문제시 되지 <u>않는</u> 수차는?

① 왜곡수차 ② 상면만곡 ③ 비점수차 ④ 코마수차 ⑤ 구면수차

18 다른 수차들이 완전히 제거해도 사진기 필름에 맺는 상은 완전한 결상이 되지 <u>못한다</u>. 이것은 어떤 수차와 관계가 있는가?

① 왜곡수차 ② 상면만곡 ③ 비점수차 ④ 코마수차 ⑤ 구면수차

정답
13. ③ 14. ① 15. ⑤ 16. ④ 17. ② 18. ③

19 다음 중 비점수차를 보정하기 위한 방법으로 가장 좋은 것은?

① 단렌즈를 벤딩한다.
② 단렌즈를 비구면 처리한다.
③ 두 장의 서로 다른 얇은 렌즈를 밀착시킨다.
④ 두 장의 얇은 렌즈를 적당한 거리만큼 띄워 놓는다.
⑤ 단렌즈 뒤쪽 적당한 거리에 또 다른 접착렌즈를 설치한다.

20 +10.00 D의 렌즈와 같은 재질로 된 또 다른 렌즈의 주점간 거리를 10 cm로 하여 색수차 제거 렌즈를 만들었다. 또 다른 렌즈의 굴절력은?

① +3.33 D ② -3.33 D ③ -10.00 D ④ +10.00 D ⑤ +5.00 D

☞ $d=\dfrac{f_1'+f_2'}{2}$, $0.1m=\dfrac{\frac{1}{10}+\frac{1}{f_2'}}{2}$, $\therefore D_2'=\dfrac{1}{f_2'}=+10.00\,Dptr$

21 다음 렌즈 중 사용한 광의 파장변화에 따른 굴질력 변화가 가상 <u>심한</u> 것은?

① 굴절력이 작은 플린트 유리로 만든 볼록렌즈
② 굴절력이 작은 플린트 유리로 만든 오목렌즈
③ 굴절력이 작은 크라운 유리로 만든 오목렌즈
④ 굴절력이 큰 플린트 유리로 만든 볼록렌즈
⑤ 굴절력이 큰 크라운 유리로 만든 볼록렌즈

☞ $dD'=\dfrac{D'}{\nu}=\dfrac{1}{\nu f}$

22 동일한 재질로 만든 얇은 볼록, 오목렌즈의 상측초점거리가 각각 10 cm, 5 cm일 때 이 광학계의 색수차를 제거하기 위한 두 렌즈 사이의 간격은?

① 2.0 cm ② 2.5 cm ③ 3.0 cm ④ 3.5 cm ⑤ 4.0 cm

☞ $d=\dfrac{f_1'+f_2'}{2}=\dfrac{10-5}{2}=2.5cm$

23 굴절력 +5.0 D의 렌즈와 동일 재질로 만든 또 다른 렌즈를 광축 상에서 20 cm 되게 띄워 놓았을 때 색수차가 제거되었다. 이 렌즈의 굴절력은?

① 1 D ② 2 D ③ 3 D ④ 4 D ⑤ 5 D

☞ $d=\dfrac{f_1'+f_2'}{2}$ $\quad 20=\dfrac{10+f_2'}{2}$ $\quad f_2'=20cm$ $\quad \therefore D_2'=\dfrac{1}{f_2'}=\dfrac{1}{0.2m}=5.00\,D$

정답

19. ④ 20. ④ 21. ③ 22. ② 23. ⑤

24 서로 다른 파장의 빛이 서로 다른 곳에 초점을 맺기 때문에 생기는 수차는?

① 왜곡수차 ② 색수차 ③ 비점수차
④ 코마수차 ⑤ 구면수차

☞ 비점수차는 렌즈에 입사하는 방향(자오적 평면, 구결적 평면)에 따라 초선(전초선, 후초선)이 생기므로 서로 다른 곳에 초점을 맺는다.

25 단색광에 의한 렌즈의 코마수차에 관한 설명으로 옳지 않은 것은?

① 렌즈의 벤딩에 따라서 코마수차가 변화를 한다.
② 코마수차가 완전 제거된 렌즈에서는 동시에 구면수차도 제거된다.
③ 조리개에 대칭되는 결합렌즈를 사용하여 제거할 수 있다.
④ 이 수차는 광축 상에 있는 물점에서 생기는 수차이다.
⑤ 구면수차를 보정한 접착렌즈계는 동시에 코마수차도 보정된다.

☞ 가장 선명한 상을 맺는 정점에서 흐린 상으로 퍼지는 각도는 60°. 이고, 광축 상에 있는 물점에서 생기는 구면수차이다.

26 단렌즈의 단색광 구면수차에 관한 설명으로 옳지 않은 것은?

① 입사고(h)가 큰 광선일수록 수차량은 적어진다.
② 렌즈의 면을 비구면으로 하면 제거할 수 있다.
③ 렌즈의 벤딩에 따라서 구면수차량이 변화를 한다.
④ 서로 다른 성질의 두 개의 렌즈를 합성시키면 제거할 수 있다.
⑤ 종방향 구면수차의 크기는 입사각과 출사각이 같을 때 최소가 된다

☞ 입사고 h가 큰 광선일수록 수차량은 많아진다.

27 다음 비점수차에 관한 설명으로 옳지 않은 것은?

① 단렌즈의 벤딩으로는 제거하기 쉽다.
② 접착렌즈에 의하여 제거하기 어렵다.
③ 조리개를 사용하면 제거할 수 있다.
④ 두 매의 렌즈간격을 다르게 함으로써 제거할 수 있다.
⑤ 적당한 간격을 가진 또 다른 렌즈를 사용하면 제거할 수 있다.

☞ 단렌즈의 벤딩으로는 제거하기 어렵다.

정답
24. ③ 25. ④ 26. ① 27. ①

28 다음 수차의 제거 방법에 관한 설명으로 옳지 <u>않은</u> 것은?

① 색수차는 접착렌즈에 의하여 제거할 수 있다.
② 코마수차는 조리개에 의하여 제거할 수 없다.
③ 구면수차는 비구면제작에 의하여 제거할 수 있다.
④ 비점수차는 단렌즈의 벤딩으로 제거하기 어렵다.
⑤ 상면만곡은 2개 렌즈의 간격 조정에 의하여 제거할 수 있다.

☞ 코마수차는 조리개에 의하여 제거할 수 있다.

29 굴절률이 1.50인 얇은 렌즈의 양쪽 구면의 곡률반경 r_1 = 20 cm, r_2 = 10 cm 일 때 형상계수는?

① -1 ② -2 ③ -3 ④ -4 ⑤ -6

☞ $q = \frac{r_2 + r_1}{r_2 - r_1} = \frac{10+20}{10-20} = -3$

30 한 무색 이중렌즈가 10 cm간격을 둔 2개의 "+" 렌즈가 있다. 제 1렌즈는 10 cm의 초점거리를 가질 때 제 2 렌즈의 초점거리는?

① 2 cm ② 4 cm ③ 6 cm ④ 8 cm ⑤ 10 cm

☞ $d = \frac{f_1' + f_2'}{2}$, $d = 10cm$, $f_1' = 10cm$, $\therefore f_2' = 10cm$

31 위 문제 30에서 합성계의 초점거리는?

① 5 cm ② 10 cm ③ 15 cm ④ 20 cm ⑤ 25 cm

☞ $\frac{1}{f'} = \frac{1}{f_1'} + \frac{1}{f_2'} - \frac{d}{f_1' f_2'} = \frac{1}{10} + \frac{1}{10} - \frac{10}{100} = \frac{1}{10}$ $\quad \therefore f' = 10cm$

32 "페츠발 조건" 은 어떤 수차를 <u>제거</u>하기 위한 조건인가?

① 구면수차, 코마수차 ② 구면수차, 비점수차 ③ 비점수차, 상면만곡
④ 상면만곡, 왜곡수차 ⑤ 색수차, 비점수차

33 가시광선의 C, F, d선이 <u>제거</u>된 렌즈를 무엇이라 하는가?

① achromat ② apochromat ③ anastigmat
④ aplanat ⑤ aprismat

☞ achromat lens는 C, F, d선 색수차가 제거된 렌즈

정답
28. ② 29. ③ 30. ⑤ 31. ② 32. ③ 33. ①

34 잔류 색수차(2차 색수차)를 **제거**한 렌즈를 무엇이라 하는가?

① anastigmat ② apochromat ③ achromat
④ aplanat ⑤ aprismat

☞ apochromat lens는 2차 스펙트럼(g선)이 제거된 렌즈

35 색수차를 제거하기 위하여 2매의 렌즈를 밀착시켜 놓은 렌즈를 무엇이라 하는가?

① 몰색렌즈 ② 무색렌즈 ③ 크라운 렌즈
④ 후린트 렌즈 ⑤ 접안렌즈

☞ 재질이 다른 크라운 렌즈와 후린트 렌즈를 밀착한 렌즈를 몰색렌즈라 한다.

36 형상계수가 무한대(∞)가 되는 렌즈는?

① 제1면이 평면인 볼록렌즈 ② 제1면이 평면인 오목렌즈
③ 제2면이 평면인 볼록렌즈 ④ 전, 후면의 곡률이 같은 메니스커스 렌즈
⑤ 양볼록렌즈이거나 양오목렌즈인 대칭형

☞ 형상계수 $q=\dfrac{r_2+r_1}{r_2-r_1}$

37 램스덴(Ramsden)의 접안렌즈란?

① 색수차를 보정하기 위한 한 매의 평볼록렌즈
② 비점수차를 제거하기 위해서 2매 매니스커스형 렌즈
③ 색수차를 보정하기 위해서 두 배의 렌즈를 서로 밀착시켜서 만든 렌즈
④ 색수차를 보정하기 위한 방법으로 동일한 재질로 만든 초점거리가 같은 2매의 렌즈
⑤ 색수차를 보정하기 위한 방법으로 동일한 재질로 만든 초점거리가 하나가 다른 하나의 3배 길이로 된 2매의 렌즈

☞ 램스덴(Ramsden)의 접안렌즈는 초점거리의 비가 1:1로 색수차가 제거된 렌즈이다.

38 두 매의 평볼록렌즈로 굴절력의 비가 3:1로 된 두 렌즈를 공기 속에 합성하여 색수차 **제거** 접안렌즈를 만들었다. 이 접안렌즈는?

① Ramsden 접안렌즈 ② Kellner 접안렌즈 ③ Lupe 접안렌즈
④ Huygens 접안렌즈 ⑤ Orthoscopic 접안렌즈

☞ Huygens 접안렌즈 : $f_1{}'=3f_2{}'$, $d=2f_2{}'$

정답 34. ② 35. ① 36. ④ 37. ④ 38. ④

39 다음 프리즘과 종색수차에 관한 설명 중 옳지 **않은** 것은?

① 분산을 0으로 하여 색수차를 보정한 프리즘을 몰색 프리즘이라 한다.
② 입사광선의 방향의 변화없이 분산을 일으키는 프리즘을 직시프리즘이라 한다.
③ 평행 평면판에서 종색수차는 붉은색이 보라색 빛보다 우측에 온다.
④ 얇은 렌즈에서 종색수차가 제거되면 횡색수차도 제거된다.
⑤ 평행 평면판의 종색수차는 항상 보정과잉이다.

☞ 얇은 렌즈에서 종색수차가 제거되면 횡색수차도 제거되나 두꺼운 렌즈에서는 파장별 주점의 위치가 다르므로 횡색수차가 남게 된다.

40 2매의 렌즈를 거리 d로 떨어지게 배치시켰을 때 색수차의 **제거** 효과가 가장 큰 조건은?

① $d=\frac{f_1'+f_2'}{2}$
② $d=\frac{2}{f_1'+f_2'}$
③ $d=\frac{1}{f_1'}+\frac{1}{f_2'}$
④ $d=\frac{f_1'f_2'}{2}$
⑤ $d=\frac{D_1'+D_2'}{2}$

☞ $d=\frac{f_1'+f_2'}{2}=\frac{1}{2}(\frac{1}{D_1'}+\frac{1}{D_2'})$

41 다음 중 단색광 수차가 **아닌** 것은?

① 종구면수차
② 횡구면수차
③ 종색수차
④ 왜곡수차
⑤ 코마수차

42 단일 재질의 렌즈에서 색수차에 대한 설명으로 옳은 것은?

① 렌즈의 굴절력과 무관하다.
② 렌즈를 비구면으로 제작하면 제거할 수 있다.
③ 아베수가 큰 재질로 만든 렌즈는 큰 색수차가 나타난다.
④ 두 개의 렌즈를 사용해서 색수차의 일부를 제거할 수 있다.
⑤ (-)굴절력을 가진 후린트가 크라운 렌즈보다 굴절력이 강하도록 결정한다.

정답 39. ③ 40. ① 41. ③ 42. ④

43 초점거리가 10 cm, 굴절률이 1.50인 렌즈에 평행한 광선이 입사할 때 구면수차를 최소로 하는 렌즈의 형상계수는?

① +0.50 ② +0.66 ③ +0.71
④ +0.85 ⑤ +0.94

☞ ◉ 위치계수(postion factor) $p=\dfrac{s'+s}{s'-s}=\dfrac{+10+(-\infty)}{+10+(-\infty)}=-1$

◉ 형상계수(shape factor) $q=\dfrac{r_1+r_2}{r_2-r_1}$, $(r_1=\dfrac{2(n-1)}{q+1}f',\ r_2=\dfrac{2(n-1)}{q-1}f')$

◉ 구면수차 극소식 $q=-\dfrac{2(n^2-1)}{n+2}p=-\dfrac{2(1.50^2-1)}{1.50+2}\times(-1)=+0.71$

44 "자이델 5수차" 중 선명도 저하에 **관계없는** 수차는?

① 종구면수차 ② 횡구면수차 ③ 코마수차
④ 비점수차 ⑤ 상면만곡

☞ 상면만곡과 왜곡수차는 상의 선명도와는 관계없다.

정답 43. ③ 44. ⑤

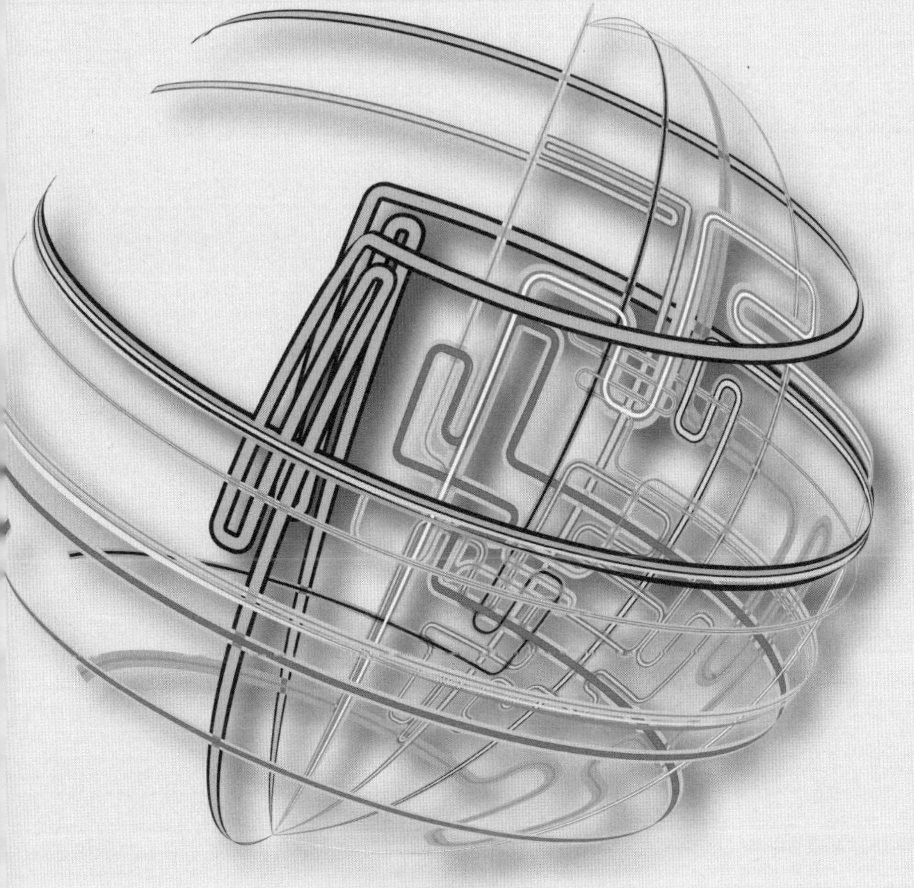

제 7 장

❖ 물리광학

제 7 장 물리광학

1 파 동

기 본 정 리

1) 역학적 파동

매질의 한 부분에서 일어난 진동이 차례로 인접한 부분으로 전달되어 나가는 현상. 즉 탄성파(elastic wave).

2) 파동의 종류

(1) 매질 입자의 운동 방향과 파동의 방향에 따른 분류

① 횡파

특정 매질 입자가 파동이 진행하는 방향과 수직한 방향으로 진동하는 현상.
〈예〉 줄의 운동, 전자기파, 광파, 지진파의 S파 등

② 종파

파동의 진행방향과 매질의 입자가 같은 방향으로 진동하는 현상.
〈예〉 기체내의 음파, 지진파의 P파 등.

③ 수면파

물위에 뜬 입자 또는 물 분자는 상하좌우, 즉 원형경로로 움직이는 운동을 하는 파동.
횡적인 진동성분과 종적인 진동성분을 형성.
횡파 + 종파 ⇒ 특수한 파

(2) 전달되는 파동의 파면에 따른 분류

① 평면파 : 평행 평면파
② 구면파 : 점광원에서 방사형으로 퍼져나가는 파

3) 파동의 전파속도

(1) 파장(λ) : 위상이 같은 인접한 두 점 사이의 거리. [Å], [m], [μ]
(2) 주기(T) : 매질의 한 점이 1회 진동하는데 걸리는 시간. [sec]
(3) 진동수(ν, f) : 매질의 한 점이 1초 동안에 진동하는 횟수. [Hz]
(4) 주기(T)와 진동수(f)의 관계식 : T • f = 1
(5) 진동수(f), 파장(λ), 전파속도(v)사이의 관계식

$$\therefore\ v = f\ \lambda = \frac{\lambda}{T}\quad (\because\ f = \frac{1}{T}) \qquad \text{(1)}$$

(6) 위상

$$:\ \theta = \frac{2\pi}{\lambda}x \qquad (\because \lambda : 2\pi = x\ :\theta) \qquad \text{(2)}$$

(7) 위상차(δ) ; 어떤 시각에 x_2와 x_1에 위치한 두 매질 입자의 위상의 차

$$\lambda : 2\pi = (\chi_2 - \chi_1)\ :\delta \quad \therefore\ \delta = \frac{2\pi}{\lambda}(\chi_2 - \chi_1) = k\Delta \qquad \text{(3)}$$

여기서, $\Delta = \chi_2 - \chi_1$: 경로차 또는 행로차, $k = \frac{2\pi}{\lambda}$: 파수

(8) 반사파의 위상 변화

㉠ 고정단 반사 (예 ; 가벼운 줄 $\xrightarrow{\text{입사파}}$ 무거운 줄)
- o 소한 매질에서 입사한 파동이 밀한 매질의 경계에서 반사하는 현상
- o 반사파의 위상이 180°변화

㉡ 자유단 반사(예 ; 무거운 줄 $\xrightarrow{\text{입사파}}$ 가벼운 줄)
- o 밀한 매질에서 입사한 파동이 소한 매질의 경계에서 반사하는 현상
- o 반사파의 위상 변화는 없다.

4) 파동의 간섭

(1) 중첩의 원리

어느 한 점의 합성파의 변위는 각각의 변위의 합과 같다.

즉, $y = y_1 + y_2$ ---------- (4)

(2) 간섭

두 개 이상의 파동이 중첩되었을 때 나타나는 물리적 현상.

① 보강간섭

진폭과 파장이 같은 두 파동의 위상차가 2π의 정수배(π의 짝수배)가 되게 중첩할 경우, 합성파의 진폭은 각각 파의 진폭의 두 배가 되는 현상.

② 소멸간섭(상쇄간섭)

두 파동의 위상차가 π의 홀수배가 되게 중첩할 경우, 합성파의 진폭은 서로 상쇄되어 줄어드는 현상. 즉 마루와 골이 만나게 되는 현상.

5) 정상파

(1) 정상파

진폭과 파장 및 진동수가 같은 두 1차원 파동이 서로 마주보고 진행하여 겹칠 때의 합성파, 즉 두 파동은 계속 진행시키면 어느 방향으로도 진행하지 않고 제자리에서 계속 진행하는 부분과 전혀 진동하지 않고 정지해 있는 부분이 번갈아 나타나는 합성파.

(2) 현의 진동

① 양끝 고정부에서 반사되는 반사파와 입사파가 간섭하여 정상파를 만든다.

② 끈의 기본 진동음의 진동수 f는

$$f = \frac{v}{\lambda} = \frac{1}{2l}\sqrt{\frac{F}{\rho}}\,[Hz] \qquad \text{(5)}$$

여기서 ρ : 끈의 선밀도[kg/m], F : 장력[N],

$v = \sqrt{\frac{F}{\rho}}$: 파동속도[m/sec], l : 끈의 길이[m].

이 때 끈이 짧고, 가벼우며, 팽팽할수록 음의 진동수 f가 커져서 높은 소리를 내게 된다.

(3) 기주의 운동

① **한쪽 끝이 열린 기주의 진동**

; 기본음의 진동수 $f = \frac{v}{\lambda} = \frac{v}{4l} [Hz]$ ──── (6)

여기서, 기본음의 파장 $\lambda = 4l$, l : 한쪽 끝이 열린 관의 길이

② **양쪽 끝이 열린 기주의 진동**

㉠ 기본음 진동수 $f = \frac{v}{\lambda} = \frac{v}{2l} [Hz]$ ──── (7)

여기서, $\lambda = 2l$

㉡ 개관의 기본음 진동수는 $\frac{v}{2l}$로 한쪽 끝만 열린 폐관의 기본음 진동수 $\frac{v}{4l}$보다 2배로 되어 개관이 폐관보다 높은 소리를 낸다.

6) 맥놀이

(1) 정의

진동수가 비슷한 두 파동이 합성되어 합성파의 세기가 반복해서 커졌다 작아졌다 하면서 주기적으로 변하게 되는 현상. 이때 합성파 세기 변화의 진동수를 맥놀이 진동수(beat frequency)라 한다.

(2) 맥놀이 수(맥놀이 진동수) ; 두 파동의 진동수차

$\nu_{맥} = \nu_1 - \nu_2$ ──── (8)

(3) 맥놀이 이용(입사파 진동수와 반사파 진동수 비교)

피아노의 조율, speed gun(입사파의 진동수〈반사파의 진동수)

7) 도플러 효과

발음체(음원)와 관측자가 상대적으로 접근하면 소리가 높게, 상대적으로 멀어지면 소리가 낮게 들리는 현상

8) 파동의 회절

(1) 호이겐스의 원리

임의의 파면상의 무수히 많은 점들은 다음에 일어날 이차적인 점파원이 되고 점파원에서

나온 구면파가 공통으로 접하는 곡면(포락면)이 다음 순간의 파면이 되는 현상.

(2) 파동의 회절

① 회절 : 파동이 진행하다가 장애물에 도달하면 장애물 뒤쪽으로 돌아서 전파되는 현상.
② 파장이 긴 파동일수록 회절현상이 잘 일어남.
③ 회절은 장애물의 성질에 따라 그 정도의 차이가 있다.
④ 장애물의 가장자리가 예리할수록, 틈의 간격이 좁을수록 회절의 강도가 커짐.

정 리 문 제

〈A 형 문항방식〉

※ 아래 각 문항의 물음에 대한 옳은 답 하나를 ① ~ ⑤ 에서 선택하시오.

01 산 너머 지나가는 기차는 보이지 않으나 기차의 기적소리는 들렸다. 이것은 음파(소리)의 어떤 성질 때문인가?

① 진동 ② 간섭 ③ 회절 ④ 굴절 ⑤ 분산

☞ 음파의 회절에 대한 설명

02 빛이 공기 중에서 물속으로 임의의 각도로 진행할 때 다음 중 어떤 경우에도 변하지 <u>않는</u> 것은?

① 진행방향 ② 전파속도 ③ 파장 ④ 주기 ⑤ 파수

☞ 진동수 불변이므로 주기도 불변

03 다음 전자기파 중 회절성이 가장 <u>작은</u> 것은?

① 중파 ② 적외선 ③ 자외선 ④ 초단파 ⑤ 극초단파

☞ 회절성이 파장에 비례하므로 회절성이 작은 것은 파장이 짧은 것 선택

04 백색광이 프리즘을 통과한 후 굴절성의 정도에 따라 여러 개의 단색광으로 분리된다. 다음 중 굴절성이 가장 <u>작은</u> 색광은?

① 빨강 ② 노랑 ③ 초록 ④ 파랑 ⑤ 보라

☞ 파장이 길수록 굴절성이 작다

정답
1. ③ 2. ④ 3. ③ 4. ①

05 다음 파동의 여러 현상 중 음파에서는 일어나지 않고 광파에서만 일어나는 것은?

① 간섭 ② 회절 ③ 편광 ④ 반사 ⑤ 직진

☞ 편광은 횡파에서만 나타나는 현상 (광파에서만 나타남. 음파는 종파)

06 다음 중 매질입자의 진동방향과 파동의 진행방향이 일치하는 파동인 것은?

① 전자기파 ② 라디오파 ③ 수면파 ④ 광파 ⑤ 지진파의 P파

☞ 매질입자의 진동방향과 파동의 진행방향이 일치하는 것은 종파임.

07 기타 줄과 같이 팽팽하게 당겨진 줄을 진동시켰을 때 생긴 파동에 대한 설명으로 옳지 <u>않은</u> 것은?

① 파동의 전파속도는 줄의 선밀도의 제곱근에 반비례한다.
② 파동의 전파속도는 줄의 탄성력에 의해 결정된다.
③ 파동의 전파속도는 줄의 장력의 제곱근에 비례한다.
④ 파동의 전파속도는 줄의 단위 길이당 질량에 비례한다.
⑤ 파동의 전파속도는 줄의 질량이 클수록 작아진다.

☞ 파동의 전파속도는 줄의 질량과 반비례 관계에 있다.

08 다음 괄호에 들어갈 말로 알맞은 내용으로 짝 지워진 것은?

> "소리의 속도는 온도나 전달되는 매질의 상태에 따라 달라진다. 온도가 높아지면 소리의 속도는 (가), 온도가 동일한 조건하에서는 소리가 전달되는 매질이 (나)일 때 소리의 속도가 가장 빠르고, (다)일 때 소리의 속도가 가장 느리다."

① 가. 빨라지고 나. 기체 다. 액체
② 가. 느려지고 나. 액체 다. 고체
③ 가. 빨라지고 나. 고체 다. 기체
④ 가. 느려지고 나. 기체 다. 고체
⑤ 가. 느려지고 나. 액체 다. 기체

☞ 온도가 높아지면 소리의 속도는 빨라지고 고체에서 가장 빠르고 기체에서 가장 느리다.

정답 5. ③ 6. ⑤ 7. ④ 8. ③

09 다음 괄호에 들어갈 말로 알맞은 내용으로 짝 지워진 것은?

> 자유단 반사의 경우 반사파의 위상은 (가) 투과파의 위상은 (나).
> 고정단 반사의 경우 반사파의 위상은 (다) 투과파의 위상은 (라).

① 가. 180° 변하고 나. 변하지 않는다 다. 변하지 않고 라. 변하지 않는다
② 가. 180° 변하고 나. 변하지 않는다 다. 변하지 않고 라. 180° 변한다
③ 가. 변하지 않고 나. 변하지 않는다 다. 180° 변하고 라. 변하지 않는다
④ 가. 180° 변하고 나. 변하지 않는다 다. 180° 변하고 라. 변하지 않는다
⑤ 가. 변하지 않고 나. 180° 변한다 다. 180° 변하고 라. 변하지 않는다

☞ 반사파의 위상은 고정단 반사의 경우에만 180° 변하고, 투과파의 위상은 고정단, 자유단 반사의 경우 모두 변하지 않는다.

10 조화파의 파동함수에 대한 설명으로 옳지 **않은** 것은?

① 파수는 2π를 파장으로 나누어서 구할 수 있다.
② 각진동수는 2π를 주기로 나누어서 구할 수 있다.
③ 조화파의 진행속도는 파장에 진동수를 곱하여 구할 수 있다.
④ 두 지점간의 경로차는 두 매질입자의 위상차에 파수를 곱하여 구할 수 있다.
⑤ 조화파의 진행속도는 각진동수를 파수를 나누어서 구할 수 있다.

☞ 위상차는 경로차에 파수를 곱하여 구할 수 있다.

11 파동의 평균 일률에 관한 설명으로 옳지 **않은** 것은?

① 파동이 전달하는 단위 시간당 평균 에너지를 평균 일률이라 한다.
② 평균 일률은 진폭의 제곱에 비례한다.
③ 평균 일률은 진동수의 제곱에 비례한다.
④ 평균 일률은 선밀도에는 반비례 관계에 있다.
⑤ 평균 일률은 선파속도에는 비례 관계에 있다.

☞ 평균 일률은 선밀도에 비례 관계에 있다.

12 파동의 간섭에 관한 설명으로 옳지 **않은** 것은?

① 두 개의 파동 또는 그 이상이 중첩될 때 일어나는 현상을 간섭이라 한다.
② 파동의 간섭은 중첩의 원리로 설명될 수 있다
③ 파동이 일단 간섭을 한 후에는 파동의 독립성을 잃어버린다.
④ 동일한 두 파동의 위상차가 0° 일 때 합성파의 진폭은 두배가 된다.
⑤ 동일한 두 파동의 위상차가 180° 일 때 합성파의 진폭은 0이 된다.

☞ 중첩후에 다시 원래의 파동함수 그대로 진행해 나간다 (파동의 독립성)

정답 9. ③ 10. ④ 11. ④ 12. ③

13 다음 중 도플러 효과가 관측되지 **않은** 경우는?

① 지구에 있는 관측자를 향해 빛의 속도로 별이 접근하고 있을 때
② 지구에 있는 관측자를 향해 빛의 속도의 절반으로 별이 접근하고 있을 때
③ 지구에 있는 관측자에게서 빛의 속도의 절반으로 별이 멀어지고 있을 때
④ 관측자와 발음체가 같은 방향으로 등속으로 직선운동을 할 때
⑤ 관측자와 발음체가 반대 방향으로 등속으로 직선운동을 할 때

☞ 관측자와 발음체의 상대적 거리차가 생기지 않으면 도플러 효과가 관측되지 않음

14 진공 중에서 A의 파장을 갖는 빛이 굴절률 4/3인 물속으로 입사할 때 그 파장은?

① $\frac{1}{2}$A ② $\frac{2}{3}$A ③ $\frac{3}{4}$A ④ $\frac{9}{4}$A ⑤ A

☞ $n=\frac{\lambda(\text{진공})}{\lambda(\text{유리})}$, $\therefore \lambda(\text{유리})=\frac{\lambda(\text{진공})}{n}=\frac{A}{\frac{4}{3}}=\frac{3}{4}A$

15 두 점 파원 S_1, S_2에서 파장 4 cm의 파동이 같은 위상으로 진행하고 있다. 임의의 마디선 위의 점 P에 대하여 S_1P가 24 cm일 때 S_2P 값으로 가능한 것은?

① 34 cm ② 32 cm ③ 30 cm ④ 28 cm ⑤ 26 cm

☞ 마디선은 소멸감선이 되는 점이으로
$S_1P\sim S_2P=\frac{\lambda}{2}\times(2m+1)=\frac{4}{2}(2\times1+1)=6cm$, 여기서 $\lambda=4cm,\ m=1$
$\therefore\ S_2P=24+6=30cm$

16 파장이 긴 빛일수록 다음 중 어떤 현상이 일어나는가?

① 진동수와 굴절률이 크다.
② 진동수는 크고 굴절률은 작다.
③ 진동수와 굴절률이 작다.
④ 진동수는 작고 굴절률은 크다.
⑤ 진동수와 파장은 관계없다.

☞ $f=\frac{v}{\lambda},\ f=\frac{1}{\lambda},\ v=f\lambda,\ n=\frac{c}{v(=f\lambda)}$

17 다음의 광선 중에서 매질 내에서의 광속도가 가장 빠른 광선은?

① 자외선 ② 적색광 ③ 녹색광 ④ 남색광 ⑤ 황색광

☞ $v=f\lambda$ 즉, 매질내에서 광속도 (v)는 파장(λ)에 비례한다.

정답 13. ④ 14. ③ 15. ③ 16. ③ 17. ②

18 빛이 공기 중에서 다른 매질로 진행할 때 파장과 속도는?

① 파장은 달라지고 속도는 같다.
② 파장은 같고 속도는 달라진다.
③ 파장과 속도는 아무런 영향을 받지 않는다.
④ 매질에 따라 파장과 속도는 달라진다.
⑤ 파장은 일정하고 속도는 느리다.

19 태양 광선중 프라운호퍼선이 나타나는 이유는?

① 태양광선의 산란 ② 태양광선의 반사 ③ 태양대기의 흡수
④ 태양광선의 분산 ⑤ 태양광선의 굴절

20 빛의 본성에 관한 내용 중 **틀린** 것은?

① 빛은 입자성을 지니고 있다. ② 빛은 파동성을 지니고 있다.
③ 빛은 종파의 일종이다. ④ 빛은 횡파의 일종이다.
⑤ 빛은 전자기파의 일종이다.

☞ 종파는 소리이다.

21 다음 중 빛의 성질로 합당한 것은?

① 파동성과 입자성을 동시에 가지고 있다.
② 일반적으로 같은 매질에서는 파장이 긴 빛의 속도가 보다 더 느리다.
③ 빛을 알갱이로 간주한 광자의 에너지는 파장이 길수록 더 크다.
④ 파장이 짧은 빛의 회절현상이 더 크게 나타난다.
⑤ 어떤 경우에는 빛의 속도가 3×10^5 km/sec를 넘을 수 있다.

22 빛에 대한 설명 중에서 **틀린** 것은?

① 빛은 전자기파의 일종으로 횡파이다.
② 절대굴절률 n인 매질에서의 빛의 속도 $v = c / n$이다 (단, c는 진공중에서의 빛의 속도임)
③ 광속도(C)는 "$C = f \times \lambda$"이다 (단, f는 빛의 진동수이며, λ는 빛의 파장임)
④ 우리가 흔히 말하는 굴절률은 가시광선 중 시감도가 가장 좋은 황색광에 대한 굴절률로서 d선에 대한 것이다.
⑤ 각 파장의 진동수는 매질에 관계없이 일정하며 파장이 길수록 굴절률이 높다.

23 파장이 500 nm인 빛이 이 파장에 대해서 굴절률이 1.523인 유리속을 통과하고 있다. 이 유리 속에서의 파장은?

① 100 nm ② 200 nm ③ 25 nm ④ 300 nm ⑤ 328 nm

정답 18. ④ 19. ③ 20. ③ 21. ① 22. ⑤ 23. ⑤

24 공기중 파장이 600 nm인 빛이 굴절률이 $\frac{3}{2}$인 유리 속에서 굴절했을 때의 파장은?

① 100 nm ② 200 nm ③ 300 nm ④ 400 nm ⑤ 500 nm

☞ $\frac{n_2}{n_1}=\frac{\lambda_1}{\lambda_2}$ $\frac{\frac{3}{2}}{1}=\frac{600}{\lambda_2}$ $\lambda_2=\frac{600}{\frac{3}{2}}$

25 빛에 대한 다음 설명 중 옳은 것은?

① 가시광선 중 빨간 빛의 굴절률이 가장 크다.
② 화학작용이 강한 것은 적외선이다.
③ 가시광선 중 보라 빛의 파장이 가장 짧다.
④ 열작용이 강한 것은 자외선이다.
⑤ 적외선은 산란성이 크다.

26 한 파동의 속도가 A물질 중에서 1732 m/sec, B물질 중에서는 1000 m/sec 라고 한다. 파동이 A에서 B로 진행할 때 입사각이 60° 라면 굴절각은?

① 75° ② 45° ③ 30° ④ 20° ⑤ 10°

27 공기 중 파장이 510 nm 빛이 굴절률 1.70인 후린트 유리 속에서 굴절했을 때의 파장은?

① 100 nm ② 200 nm ③ 300 nm ④ 400 nm ⑤ 500 nm

28 다음의 광선 중에서 매질 내에서의 광속도가 가장 빠른 광선은?

① 남색광 ② 적색광 ③ 황색광 ④ 자외선 ⑤ 녹광색

29 광파에 비해 음파의 회절성은 어떠한가?

① 약하다 ② 강하다 ③ 같다
④ 처음에는 강하다가 약해진다 ⑤ 처음에는 약하다 강해진다.

☞ 음파가 광파보다 파장이 길다. 파장이 길수록 회절성이 크다.

30 공기 중에서 15 cm 떨어져 있는 S_1, S_2가 같은 상태로 진동하여 나오는 파동이 간섭하면 진동하지 않은 점은 S_1, S_2간에 몇 개 생기는가? 단, 이 파동의 파장은 3 cm이다.

① 4 개 ② 5 개 ③ 10 개 ④ 15 개 ⑤ 20 개

☞ 마디에서는 진동하지 않고, λ = 3 cm, 마디와 마디사이는

$$\frac{\lambda}{2}=\frac{3}{2}=1.5cm, \quad \therefore\ n=\frac{15}{1.5}=\ 10개$$

정답: 24. ④ 25. ③ 26. ③ 27. ③ 28. ② 29. ② 30. ③

31 다음 중 파동이 서로 다른 매질의 경계면에서 수직 입사할 때 변하는 것은?

① 위상 ② 파장 ③ 진동수 ④ 진행방향 ⑤ 주기

☞ 매질의 굴절률에 따라 파장이 달라져 진행속도가 달라진다.

32 정상파는 다음 중 어느 경우에 발생하는가?

① 진폭, 파장이 같은 두 파가 같은 방향으로 진행할 때
② 진폭, 파장이 다른 두 파가 같은 방향으로 진행할 때
③ 파장만 같은 두 파가 반대 방향으로 진행할 때
④ 진폭, 파장이 같은 두 파가 서로 반대 방향으로 진행할 때
⑤ 진폭, 파장이 비슷한 두 파가 같은 방향으로 진행할 때

☞ 정상파는 진폭과 파장 및 진동수가 같은 두 1차원 파동이 서로 반대방향으로 진행할 때 간섭하여 생기는 합성파이다.

33 파동의 회절에 대한 설명 중 옳지 않은 것은?

① 슬릿의 폭이 좁을수록 회절이 잘 일어난다.
② 회절현상은 호이겐스 원리로 설명된다.
③ 슬릿의 폭이 파장보다 커지면 회절은 감소한다.
④ 파장이 작을수록 회절이 잘 일어난다.
⑤ 산 넘어 달리는 기차의 기적소리가 들리는 것은 회절현상의 좋은 예이다.

☞ 회절은 파장이 길수록, 슬릿의 폭이 좁을수록 잘 일어난다.

34 다음 중 호이겐스의 원리를 설명하고 있는 것은?

① 굴절률이 다른 매질 속을 파동이 진행할 때 그 경계면에서 파동의 진행방향이 꺾인다.
② 파동은 파원의 운동 상태에 따라 관측자에게 다른 파장으로 관측된다.
③ 파동이 진행하는 길은 최단 시간 경로를 따라 진행한다.
④ 파동이 전파할 때 어느 순간의 파면 상의 각 점은 새로운 파동을 형성한다.
⑤ 파동이 중첩될 때 합성파의 변위는 두 변위의 합과 같다.

☞ 호이겐스의 원리는 파면의 모든 점이 새로운 파동의 파원이 될 수 있다는 것이다.

35 다음 중 음파와 광파의 공통된 성질이 아닌 것은?

① 간섭현상 ② 회절현상 ③ 직진현상 ④ 굴절현상 ⑤ 편광현상

☞ 편광은 횡파에서만 일어난다.

정답 31. ② 32. ④ 33. ④ 34. ④ 35. ⑤

36 다음 중에서 빛의 특성과 **관계없는** 것은?

① 빛은 입자성과 파동성을 동시에 가진다.
② 빛은 매질 내에서의 속도가 진공 중에서 보다 느리다.
③ 빛은 횡파의 성질을 가진다.
④ 빛은 같은 매질 내에서는 파장이 길수록 굴절률이 크다.
⑤ 빛의 굴절현상은 파동성으로도 설명이 가능하다.

37 빛의 굴절률에 관한 설명으로 옳지 **않은** 것은?

① 공기중에 어떤 매질의 굴절률은 빨간색일 때와 파란색일 때는 서로 다르다.
② 공기중에 어떤 매질의 굴절률은 입사각과 굴절각과의 정현의 비이다.
③ 굴절률은 제 1 매질에서의 빛의 속도와 제 2 매질에서의 빛의 속도와의 비이다.
④ 공기에 대한 어떤 물질의 굴절률이 진공에 대한 굴절률과는 실제로 같다.
⑤ 매질중 빛의 속도는 빨간색이 파란색보다 더 빠르다.

38 다음 중 정상파에 대한 설명으로 옳은 것은?

① 입사파와 반사파의 진동수가 다르다.
② 입사파와 반사파의 진행방향이 같다.
③ 변위가 최대가 되는 곳을 마디라고 한다.
④ 인접한 마디와 마디 사이의 거리는 반파장이 된다.
⑤ 에너지를 전달하기에 유용한 파동이다.

39 다음 빛의 성질 중에서 중첩의 원리와 관련이 있는 항은?

① 반사　② 굴절　③ 회절　④ 편광　⑤ 간섭

40 다음 중에서 종파와 횡파의 공통된 성질이 **아닌** 것은?

① 매질의 경계면에서 반사파가 생긴다.
② 두 개 이상의 파동은 서로 간섭한다.
③ 매질입자는 한 점을 중심으로 진동할 뿐 진행하지 않는다 .
④ 매질입자의 진동을 통해 에너지와 운동량을 전달할 수 있다.
⑤ 매질입자의 진동 방향은 파동의 진행방향과 나란하다.

41 다음 중 빛이 종파가 아니라 횡파라는 사실을 입증할 수 있는 결과는?

① 빛이 폭이 좁은 슬릿에서 회절한다.
② 빛이 유리로 된 프리즘에서 굴절한다.
③ 위상과 진동수가 동일한 두 광파는 간섭한다.
④ 코팅을 통해 안경렌즈의 투과율을 높인다.
⑤ 빛은 수면위에서 반사할 때 편광성을 가진다.

정답: 36. ④　37. ④　38. ④　39. ⑤　40. ⑤　41. ⑤

42 파동의 분류에 대한 다음 설명 중 옳은 것은?

① 음파는 종파의 일종이다.
② 태양에서 나오는 빛은 태양 근처에서는 평면파 형태로 진행한다.
③ 전자기파 중 일부만 횡파로 분류된다.
④ 수면파는 횡파의 일종이다.
⑤ 인위적으로 파면을 평면으로 만들 수는 없다.

43 다음 파동에 대한 설명 중 옳은 것은?

① 파동의 전파속도가 빠른 매질을 밀한 매질이라 한다.
② 밀한 매질에서 나아간 파동이 소한 매질의 경계에서 반사하는 것은 자유단 반사라 한다.
③ 단위길이당 무게가 가벼운 줄은 무거운 줄에 비해서 밀한 매질에 해당한다.
④ 고정단 반사의 경우 반사파의 위상변화가 없다.
⑤ 자유단 반사의 경우 투과파의 위상변화가 있다.

44 다음 파동에 대한 설명 중 옳지 <u>않은</u> 것은?

① 중첩의 원리는 어느 한점에서 두파동의 합성변위가 각 변위의 합과 같다는 것이다
② 파장과 진폭이 같은 두 파동이 마주보고 와서 겹칠 때 정상파가 만들어진다.
③ 진동수가 비슷한 두 파동이 합성되면 맥놀이가 유도된다.
④ 광원과 관측자의 상대적인 운동에 의하여 광파의 색상이 변하는 것을 도플러 효과라 한다.
⑤ 음원과 관측자의 거리가 상대적으로 멀어지면 진동수가 높게 관측된다.

45 정상파에 대한 다음 설명 중 옳은 것은?

① 파장과 진동수가 비슷한 파동의 합성에 의하여 만들어진다.
② 줄의 경우 줄의 장력이 클수록 진동수가 작아진다.
③ 줄의 경우 단위길이당 무게가 무거울수록 진동수가 커진다.
④ 정상파는 종파이다.
⑤ 같은 길이의 관이라면 개관이 폐관보다 높은 소리를 낸다.

46 다음 중 굴절률에 대한 설명 중 옳지 <u>않은</u> 것은?

① 진공에서와 매질에서 파동의 속도의 비를 굴절률이라 정의한다.
② 공기에서 매질내로 입사한 빛의 파장은 짧아진다.
③ 매질에서 빛의 속도는 붉은색이 보라색보다 빠르다.
④ 굴절률을 정의하는 광은 황색선이다.
⑤ 자연계에 존재하는 대부분의 물질의 굴절률은 1보다 작다.

정답 42. ① 43. ② 44. ⑤ 45. ⑤ 46. ⑤

47 다음 중 전자기파의 성질로서 옳지 <u>않은</u> 것은?

① 파장이 짧을수록 투과력이 크다.
② 진공 속에서 전파속도는 광속과 동일하다.
③ 전기장과 자기장속에서 진로가 굽어진다.
④ 전기파와 자기파가 서로 수직으로 어울려 있다.
⑤ 진동수가 작은 전자기파의 에너지가 크다.

☞ 전자기파는 진공 중에서 광속으로 나아간다.

48 다음 중 빛의 성질에 관한 설명으로 옳은 것은?

① 사막에서 생기는 신기루는 빛의 간섭 때문이다.
② 보석이 반짝이는 것은 빛의 간섭 현상 때문이다.
③ 아지랑이 현상은 빛의 회절 때문이다.
④ 무지개는 빛의 굴절에 의한 분산이다.
⑤ 붉은 저녁노을은 빛의 회절 현상 때문이다.

49 햇빛의 분산에 의한 스펙트럼에서 붉은 빛에서 보라 빛으로 갈수록 변화하는 것으로 옳은 것은?

① 파장이 길어진다.
② 굴절률이 작아진다.
③ 회절을 잘 한다.
④ 빛의 속도가 작아진다.
⑤ 산란성이 작아진다.

50 다음 빛에 대한 설명 중에서 옳지 <u>않은</u> 것은?

① 열작용이 강한 것은 적외선이다.
② 가시광선 중 보라 빛의 파장이 가장 짧다.
③ 가시광선 중 붉은빛의 굴절률이 가장 작다.
④ 화학작용이 강한 것은 자외선이다.
⑤ X선이 초단파에 비해 회절이 잘된다.

정답

47. ⑤ 48. ④ 49. ④ 50. ⑤

〈R 형 문항방식〉

※ 아래 각 문항의 설명에 대하여 가장 적절한 관계가 있는 것을 답가지(1~10)중에서 하나씩 고르시오.

〈답가지〉

1. 횡파	2. 종파	3. 중첩의 원리	4. 맥놀이	5. 도플러 효과
6. 호이겐스의 원리	7. 굴절률	8. 수면파	9. 정상파	10. 회절

51 매질입자의 진동방향과 파동의 진행방향이 수직한 것. (　　)

52 두개의 파동이 중첩될 때, 합성파의 변위는 두 변위의 합과 같다. (　　)

53 파장과 진폭 및 진동수가 같은 두 1차원의 파동이 일직선상에서 서로 마주보고 와서 겹치게 될 때의 합성의 결과. (　　)

54 발원체와 관측자의 상대운동으로 생긴 진동수 변화 때문에 발생. (　　)

정답 51. ① 52. ③ 53. ⑨ 54. ⑤

2 빛의 간섭

기본정리

1) 간섭

(1) 파동의 간섭

똑같은 2개의 파동이 하나의 매질에서 전파되어 중첩될 때 같은 위상으로 중첩되면 합성파의 변위가 커져서 강하게 나타나고, 서로 반대의 위상으로 중첩되면 파동이 상쇄되어 약해지는 현상.

(2) 빛의 간섭조건

한 광에서 나온 빛이 두 경로로 나누어져서 다시 만나 중첩될 경우에 발생.
따라서, 두 개의 전등 빛으로 한 점을 비추더라도 간섭은 일어나지 않는다.
(일반 파동의 간섭현상과 다름)

2) Young의 간섭실험

(1) 보강간섭(밝은 무늬) : 최대점

$$\delta=\frac{2\pi}{\lambda}\cdot\frac{d\cdot y}{L}=2m\pi,\ \text{즉}\ \delta=0,\ 2\pi,\cdots\ \left(\delta=\frac{2\pi}{\lambda}\triangle=2m\pi\right) \quad (1)$$

$$\triangle=m\lambda=\frac{\lambda}{2}\cdot 2m(\text{반파장의 짝수배}), \quad (2)$$

여기서 m= 0, 1, 2, 3, · · · · · (간섭의 차수)

(2) 상쇄간섭(어두운 무늬) : 최소점

$$\delta=\frac{2\pi}{\lambda}\cdot\frac{d\cdot y}{L}=(2m+1)\pi,\ \text{즉}\ \delta=\pi,\ 3\pi,\ 5\pi,\cdots \quad (3)$$

$$\triangle=(m+\frac{1}{2})\lambda\quad(\text{반파장의 홀수배}) \quad (4)$$

여기서 m = 0, 1, 2, 3 · · · · ·

(3) 빛의 파장 측정

① 보강간섭시 광로차

$$\triangle=\frac{d\cdot y}{L}=\frac{\lambda}{2}\cdot 2m\quad \therefore\ \text{단색광 파장}\ \lambda;\ \lambda=\frac{d\cdot y}{m\cdot L} \quad (5)$$

② 상쇄간섭시 광로차

$$\triangle = \frac{d \cdot y}{L} = \frac{\lambda}{2} \cdot (2m+1) \quad \therefore \text{ 단색광 파장 } \lambda; \ \lambda = \frac{d \cdot y}{(m+\frac{1}{2})L} \quad \text{------ (6)}$$

③ 중앙 극대점으로부터 스크린 간격(y)에 따른 명암 조건

㉠ 보강간섭 $\delta = \frac{2\pi}{\lambda} \cdot \frac{dy}{L} = 2m\pi \quad \therefore y = \frac{mL}{d}\lambda$ ------ (7)

㉡ 상쇄간섭 $\delta = \frac{2\pi}{\lambda} \cdot \frac{dy}{L} = (2m+1)\pi \quad \therefore y = \frac{(m+\frac{1}{2})L}{d}\lambda$ ------ (8)

3) 얇은 막에 의한 간섭

(1) 반사광을 최소로 하는 막의 두께(Δ = 2 nd)

막에 수직하게 입사한 파장 λ인 빛이 상쇄간섭으로 어두운 무늬를 이루게 되려면

$2nd = \frac{\lambda}{2} \cdot 2m, \quad d = \frac{\lambda}{4n} 2m = \frac{\lambda'}{4} 2m$ ------ (9)

여기서 $\lambda' = \frac{\lambda}{n}$로 막 내부에서의 빛의 파장임.

∴ 막의 두께가 $\frac{\lambda'}{4}$의 짝수배일 때 반사광은 최소로 되므로 투과광은 최대.

(2) 반사광을 최대로 하는 막의 두께

막에 수직하게 입사한 파장 λ인 광선이 보강간섭으로 밝은 무늬를 형성하려면

$2nd = \frac{\lambda}{2} \cdot (2m+1), \quad d = \frac{\lambda}{4n}(2m+1) = \frac{\lambda'}{4}(2m+1)$ ------ (10)

∴ 막의 두께가 $\frac{\lambda'}{4}$의 홀수배일 때 반사광은 최대로 되므로 투과광이 최소.

4) 코팅렌즈

(1) 원 리

① anti-reflection lens(A.R. lens)

반사광선의 억제렌즈(안경렌즈의 표면에 다른 물질의 얇은 막을 입힌 무반사 렌즈)
= coating lens

② 종류(사용목적에 따른 분류)

㉠ A.R. coating : 반사광선 억제

㉡ color coating : 색깔을 입히기 위한 렌즈

(2) 단층막 코팅과 다층막 코팅

① **단층막 코팅 렌즈**

1차 물질로 한 층의 얇은 막만 입힌 코팅렌즈

② **다층막 코팅렌즈 : 여러 층으로 얇은 막을 입힌 렌즈**

③ **단층막 코팅렌즈보다는 다층막 코팅렌즈가 더 선명함**

그 이유는 막을 입힐수록 잔여 반사광선이 줄어든다.

(3) 물질의 반사율

① **물질의 반사율**

전체 물질 표면에 들어 온 광선의 양과 반사된 광선의 양과의 백분비.

※ 어느 물질의 반사율 $= \dfrac{\text{반사된 광선의 양}}{\text{전체 광선의 양}} \times 100(\%)$

㉠ 물질의 반사율은 입사각(입사하는 광선과 물질표면과의 각도)의 크기에 따라 다르다.

㉡ 물체 표면에 수직하게 빛이 입사할 때 반사율은 가장 작고 비스듬히 입사할수록 반사율은 커진다.

② **굴절률이 다른 경계면에서 반사율 R은**

$R = (\dfrac{n_1 - n_0}{n_1 + n_0})^2$ 여기서 n_0, n_1 : 굴절률

③ **코팅렌즈의 반사율**

굴절률 n_1인 박막을 굴절률 n_2인 안경유리위에 증착시켰을 때 막에 수직하게 입사한 광선의 반사율 R은

$$R = (\left| \frac{n_1 - n_0}{n_1 + n_0} \right| - \left| \frac{n_2 - n_1}{n_2 + n_1} \right|)^2$$

여기서, n_0는 공기의 굴절률.

④ **안경렌즈의 multicoating은 3층막이 주류**

코팅 물질은 ① 투명 ② 불용해 ③ 잘 긁히지 않는다(상처에 둔감)

예) 가장 좋은 물질 : 플루오르화 마그네슘 [MgF_2(n = 1.38)]

(4) 코팅막의 두께

① 반사광의 최대와 최소

굴절률 $n_0 < n_1 < n_2$, 광로차 $\Delta = 2n_1 d\cos\gamma$ (d: 막의 두께, γ: 굴절각)

$\Delta = \frac{\lambda}{2}2m$; 보강간섭, 반사광에 최대 ――――(2, 11)

$\Delta = \frac{\lambda}{2}(2m+1)$; 상쇄간섭, 반사광이 '0' ――――(2, 12)

여기서 m은 정수로 m = 0, 1, 2, 3 ⋯ 이고, λ는 렌즈에 입사하는 빛의 파장이다.

② 무반사막의 최소 두께 (상쇄간섭을 일으킬 막의 두께 d)

$2n_1 d = \frac{\lambda}{2}(2m+1)$

$\therefore\ d = \frac{\lambda}{4n_1}(2m+1) = \frac{\lambda'}{4}(2m+1)$; 반사가 최소가 되는 무반사막 ――――(2, 13)

여기서, $\lambda' = \frac{\lambda}{n_1}$; 막내에서의 파장

(5) 안경렌즈에 사용하는 물질

① 단층막 코팅에 사용되는 물질의 굴절률은 공기와 안경렌즈 굴절률의 기하학적 평균치 선택

〈예〉 안경렌즈의 굴절률 1.523, 공기의 굴절률 1.003일 때 코팅할 물질의 굴절률 n은 이 수치에 가깝고 유리에 부착력이 좋은 MgF_2 선택

② 널리 사용되는 3층막의 물질

산화규소(SiO_2)- 산화안티몬(Sb_2O_3)- 플루오르화마그네슘(MgF_2)

불화세륨(CeF)- 산화질리코니움(Zr_2O_3)-플루오르화마그네슘(MgF_2)

③ 다층막 코팅은 빛의 반사율을 0.02%까지 줄일 수 있다.

정 리 문 제

〈A 형 문항방식〉

※ 아래 각 문항의 물음에 대한 옳은 답 하나를 ① ~ ⑤ 에서 선택하시오.

01 영(Young)의 이중슬릿 실험에서 무늬의 폭을 넓게 하기 위한 실험장치 조작으로 옳은 것은?

① 슬릿과 스크린 사이의 거리를 가깝게 한다.
② 파장이 짧은 빛을 사용한다.
③ 진동수가 큰 빛을 사용한다.
④ 두 슬릿 사이의 간격이 좁은 것을 사용한다.
⑤ 이 실험에 빛의 파장은 영향을 주지 못한다.

☞ $y_1 = \frac{L\lambda}{d}$ 에서 무늬의 폭과 슬릿 사이의 간격이 반비례 관계임을 알 수 있다.

02 3중 슬릿에 의한 간섭에서 위상차가 0° 일 때의 간섭무늬의 세기를 I_0라고 할 때 위상차가 180° 일 때의 간섭무늬의 세기는?

① I_0 / 9　② I_0 / 3　③ I_0　④ 3 I_0　⑤ 9 I_0

☞ 위상차가 180° 일 때의 간섭무늬의 세기는 위상차가 0° 일 때의 1/9 간섭무늬의 세기는 진폭의 제곱에 비례

03 두 개의 평면 유리판사이에 머리카락을 끼워서 얇은 공기층을 만들고 위에서 파장 600 nm인 단색광을 비추었을 때 어두운 무늬가 나타난 지점의 공기층 두께가 될 수 있는 것은?

① 150 nm　② 400 nm　③ 450 nm　④ 750 nm　⑤ 900 nm

☞ 쐐기형 박막에서 어두운 무늬는 반파장의 정수배에 해당하는 공기층 두께에서 나타난다.

04 실험을 위해서 투명한 유리에 얇은 막을 입혔다. 투과광을 최소로 하기위한 얇은막의 최소 두께는? 단, 유리의 굴절률은 1.5이고 얇은 막의 굴절률은 1.3이며 실험에 사용한 광선의 파장은 624 nm이다.

① 104 nm　② 208 nm　③ 120 nm　④ 240 nm　⑤ 312 nm

☞ 투과광이 최소가 되기 위해서는 반사광이 최대가 되어야 한다. 반사광 보강간섭

$$d = \frac{\lambda}{4n}(2m+1) = \frac{624\,nm}{4\times1.3} = 120nm\,(m=0)$$

정답　1. ④　2. ①　3. ⑤　4. ③

05 굴절률 n인 막에 빛이 수직하게 입사할 때 반사가 가장 심하게 일어날 수 있는 막의 최소 두께는? 단, 빛의 파장은 λ 이다.

① $\frac{\lambda}{n}$ ② $\frac{\lambda}{2n}$ ③ $\frac{3\lambda}{2n}$ ④ $\frac{\lambda}{4n}$ ⑤ $\frac{3\lambda}{4}$

06 파장을 알 수 없는 광선을 4 mm 간격의 틈이 있는 이중슬릿에 비추어 12 m 떨어진 스크린에 간섭무늬를 만들었더니 인접한 두 밝은 선 사이의 간격이 3 m였다. 사용한 빛의 파장은?

① 0.4 mm ② 0.6 mm ③ 0.8 mm ④ 1.0 mm ⑤ 2.0 mm

☞ 광로차$\triangle = d\sin\theta = \frac{dy}{L} = \frac{\lambda}{2} \times 2m$에서 $\lambda = \frac{dy}{mL}$이므로
$m=1,\ d=4mm=4 \times 10^{-3}m,\ y=3m,\ L=12m$를 대입하면
$\lambda = \frac{4 \times 10^{-3} \times 3}{1 \times 12}$

07 공기(n = 1.003)중에 놓인 안경렌즈(n' = 1.498)의 표면에 수직하게 입사한 광선속의 반사율 R은?

① 1.5% ② 2.8% ③ 3.6% ④ 3.92% ⑤ 5.5%

☞ $R = (\frac{n'-n}{n'+n})^2 = (\frac{1.498-1.003}{1.498+1.003})^2 = 3.92 \times 10^{-2}$

08 굴절률이 1.50인 벤젠이 공기 중에 놓여 있다. 파장 600 nm인 빛을 수직으로 비추었을 때 제 1, 2면에서 반사한 빛이 간섭하여 밝은 무늬를 나타내었다. 이 벤젠 막의 최소 두께는?

① 100 nm ② 150 nm ③ 200 nm ④ 250 nm ⑤ 300 nm

☞ $2nd = \frac{\lambda}{2}(2m+1),\ m=0,\ d=\frac{\lambda}{4n}=\frac{600}{4 \times 1.5}$

09 두 슬릿의 간격이 0.3 mm인 이중슬릿에서 슬릿과 스크린까지의 거리가 3 m일 때 간섭무늬의 인접한 두 극대간의 거리는? 단, 이 실험에서 사용한 단색광의 파장은 600 nm이다.

① 2 mm ② 4 mm ③ 6 mm ④ 8 mm ⑤ 10 mm

☞ $y_1 = \frac{L\lambda}{d} = \frac{3 \times 600 \times 10^{-9}}{0.3 \times 10^{-3}} = 6mm$

정답 5. ④ 6. ④ 7. ④ 8. ① 9. ③

10 영(Young)의 간섭실험에서 이중 슬릿사이의 간격이 0.5 mm, 이중 슬릿과 스크린 사이의 거리가 2 m일 때, 스크린에 나타나는 중앙의 밝은 무늬에서 다음 밝은 무늬까지의 거리는 2 mm이였다. 이 입사광의 파장은?

① 100 nm ② 200 nm ③ 300 nm ④ 400 nm ⑤ 500 nm

☞ $\lambda = \frac{dy}{mL} = \frac{0.5\times10^{-3}\times20\times10^{-3}}{1\times2} = 500\,nm$

11 굴절률 $n_2 = 1.498$인 렌즈위에 굴절률 $n_1 = 1.38$인 MgF_2를 증착시켰을 때 박막에 수직하게 입사한 광선의 반사율 R은 약 몇 %인가?

① 1 ② 2 ③ 3 ④ 4 ⑤ 5

☞ $R \approx \left[\left|\frac{1.38-1.00}{1.38+1.00}\right| - \frac{|1.498-1.38|}{1.498+1.38}\right]^2 = 0.0119$ ∴ 약 1%

12 굴절률이 $n' = 1.38$인 MgF_2를 렌즈에 코팅시켜 기준 광선의 파장이 555 nm 인 황색광에 대한 반사 방지막의 최소 두께(m = 0)는?

① 50 ② 100 ③ 150 ④ 200 ⑤ 250

☞ $d = \frac{\lambda}{4n'}(2m+1) = \frac{555}{4\times1.38} \cong 100\,nm$

13 영(Young)의 실험에서 슬릿간격이 0.8 mm인 2중 슬릿을 빛이 통과한다. 이 2중 슬릿에서 1.6 m 떨어진 스크린 위에 두 개의 2차 극대들 사이의 거리가 4 mm였다. 이 때 사용한 빛의 파장(nm)은?

① 500 nm ② 600 nm ③ 700 nm ④ 800 nm ⑤ 1000 nm

☞ $\lambda = \frac{dy}{mL} = \frac{0.8\times10^{-3}\times2}{2\times1600} = 500\,nm$

14 영(Young)의 실험에서 슬릿간격이 0.6 mm, 슬릿과 스크린 사이의 거리가 2.2 m, 중앙의 밝은무늬와 2차 밝은 무늬사이의 간격이 4.3 mm일 경우 이 입사광의 파장은?

① 450 nm ② 500 nm ③ 586 nm ④ 625 nm ⑤ 650 nm

☞ $\frac{dy}{L} = m\lambda$, $\lambda = \frac{dy}{mL} = \frac{0.6\times10^{-3}\times4.3\times10^{-3}}{2\times2.2} = 586\,mm$

정답

10. ⑤ 11. ① 12. ② 13. ① 14. ③

15 안경렌즈를 코팅하였을 때 반사 방지막의 두께가 될 수 **없는** 것은?
단, $\lambda' = \dfrac{\lambda}{n}$ 이고, n은 막의 굴절률이며 λ 는 입사광의 파장이다.

① $\dfrac{\lambda'}{4}$ ② $\dfrac{\lambda'}{2}$ ③ $\dfrac{3\lambda'}{4}$ ④ $\dfrac{5\lambda'}{4}$ ⑤ $\dfrac{9\lambda'}{4}$

☞ $2nd = \dfrac{\lambda}{2}(2m+1)$에서 $d = \dfrac{\lambda}{4n}(2m+1)$, 여기서 $m = 0, 1, 2, \cdots$
$\dfrac{\lambda'}{4}, \dfrac{3}{4}\lambda', \dfrac{5}{4}\lambda' \ldots, \dfrac{\lambda}{4n}, \dfrac{3\lambda}{4n}, \dfrac{5\lambda}{4n} \ldots$

16 다음 빛의 영(Young)의 간섭 현상에 관한 설명으로 옳은 것은?

① 사용한 빛의 파장이 짧을수록 간섭성이 커진다.
② 두 슬릿간의 간격이 넓을수록 간섭성이 커진다.
③ 빛의 입자성을 재확인시킨 실험이다.
④ 슬릿과 스크린 사이의 거리가 멀수록 간섭성이 커진다.
⑤ 두 개의 레이저를 각 슬릿에 설치하여 실험해도 같은 결과를 얻을 수 있다.

17 두 간섭광의 경로차가 파장의 절반 정도가 되었을 때 밝은 무늬가 관측되는 실험은?

① 로이드 거울 실험 ② 뉴턴의 원무늬 실험 ③ 영의 이중슬릿 실험
④ 쐐기형 박막 실험 ⑤ 얇은막 실험

정답
15. ② 16. ④ 17. ③

3 빛의 회절

기 본 정 리

1) 빛의 회절현상

빛의 본성이 파동임을 나타냄.

(1) 작은 구멍(지름 1.0 mm이하)에 의한 회절

검은 종이에 바늘로 작은 구멍을 뚫고 이 구멍을 통해 전구를 보면 작은 구멍의 모양만 확실히 보일 뿐만 아니라 그 주위에 색을 띤 명암의 작은 고리모양의 무늬가 동심원모양으로 보인다.

(2) 작은 물체에 의한 회절

밤에 항성을 볼 때, 별과 눈 사이에 전등선이 있어도 별 빛은 차단되지 않고 보인다.

이것은 항성에서 오는 평행 광선이 회절하여 전등선의 가장자리에서 약간 안쪽으로 굽어지기 때문이다.

(3) 회절 조건

빈틈(작은 구멍, 좁은 간격)이나, 장애물 크기가 작을수록, 가장자리가 예리할수록 잘 일어나고, 파장이 긴 빛일수록 회절성이 크다. 또 파장에 비해 슬릿간격이 좁을수록 회절성이 커진다.

2) 회절의 종류

(1) 프라운호퍼(Fraunhofer) 회절

광원과 상이 나타나는 스크린이 회절을 일으키는 슬릿과 무한한 거리에 떨어져 있을 때 생기는 회절. 즉, 광원으로부터 빛이 볼록렌즈를 지남으로서 평행광선이 되고 슬릿을 지나 다시 볼록렌즈를 통과하여 평행한 광선이 스크린에 도달하여 상을 맺는다.

* 평면파 : 파면이 나란한 직선 파(평행광선 광원과 슬릿사이 거리가 멀기 때문)

(2) 프레넬(Fresnel) 회절

광원과 슬릿, 슬릿과 스크린이 유한한 거리에 떨어져 있을 때 생기는 회절.

· 구면파(파 전면이 발산)

· 이론적 취급이 복잡함(∵ 파면이 구면으로 발산)

3) 단일 슬릿에 의한 프라운호퍼(Fraunhofer)의 회절

(1) 호이겐스(Huygens) 소파원(폭 a인 단일슬릿을 120등분, 각 간격의 중앙에 위치)

① 인접한 파원간의 거리 d = a/120

② 파원의 수 : N개(짝수)

③ 경로차 $\varDelta$ = dsinθ = a sinθ

④ 두 인접한 파원간의 위상차 $\delta = k\varDelta = \frac{2\pi}{\lambda}a\sin\theta$

(2) 슬릿의 양끝 점을 지나는 두 광선의 광로차 $\varDelta$

① $\varDelta$ = 0 ; 중앙 주극대, 밝은 무늬

② $\Delta - \frac{\lambda}{2}2m$; 어두운 무늬 ──────────── (1)

③ $\Delta = \frac{\lambda}{2}(2m+1)$; 밝은 무늬 ──────────── (2)

여기서 m = 1, 2, 3, ·····

(3) 스크린 중앙에서 상이 맺힌 곳까지의 거리 y는

$$y = L\tan\theta \approx L\sin\theta = \frac{L\lambda\delta}{2\pi a} \qquad (3)$$

여기서, L은 슬릿과 스크린 사이의 거리, $\sin\theta = \frac{\lambda\delta}{2\pi a}$ $(\because\ \delta = \frac{2\pi a}{\lambda}sin\theta)$

4) 평면 회절격자

① 회절격자 : 폭이 같고 등 간격으로 배열된 슬릿의 수가 대단히 많은 것
예) 판유리에 일정한 간격으로 많은 줄이 그어져 있다.
1 mm에 500개 정도, 유리나 금속 표면에 다이아몬드로 1 인치 길이당 수 만개의 홈.
줄과 줄 사이에 가느다란 투명한 부분이 평행으로 늘어선 슬릿의 역할

② 각 슬릿의 폭 : 입사광선의 파장보다 좁다.

③ 슬릿이 충분히 좁으면 각 슬릿을 통과한 회절광이 충분히 넓은 각으로 퍼지게 되어 즉 슬릿에 회절 광들이 서로 간섭을 일으켜서 스크린 상에는 명암의 간섭무늬가 나타남.

(1) 광로차Δ

격자에 수직하게 입사한 광선에 대하여 각 θ방향으로 회절하여 진행하는 광선이 있다면

① 두 인접한 격자간의 간격 : d

② 인접 격자를 통과한 두 광선의 광로차; $\Delta = d\sin\theta$

(2) 회절격자에 의한 간섭무늬

$$\Delta = \frac{\lambda}{2}2m; \text{ 보강간섭(밝은 무늬)} \quad \text{------} (4)$$

$$\Delta = \frac{\lambda}{2}(2m+1); \text{ 소멸간섭(어두운 무늬)} \quad \text{------} (5)$$

여기서 m = 0, 1, 2, 3,·····

㉠ 회절된 광선이 스크린 상에 맺는 간섭 무늬는 슬릿수가 많을수록 더욱 선명하게 되며 날카로와진다.

㉡ 다중 슬릿에 의하여 회절된 빛이 간섭하여 선명한 무늬를 얻으려면 격자 간격은 빛의 파장정도가 되어야 한다

① 회절격자는 빛을 스펙트럼(spectrum)으로 분산시키는 기구(분광학에 널리 사용)

② 파원으로부터 방출된 빛속에 포함된 각 파장이 분리된 상을 스펙트럼선이라 한다.

③ 회절격자를 이용한 분광기의 중요 특징

거의 같은 파장λ_1과 λ_2를 가진 빛을 측정하는 능력.

④ 격자 방정식

인접한 슬릿사이의 간격 : d, 광로차 : $\Delta = d\sin\theta$일 때

∴ 격자방정식 : $d\sin\theta = m\lambda$ (m = 0, 1, 2, 3, ·····) ------(6)

⑤ 회절격자에 의한 m번째 분리각 $\Delta\theta$는 (단 $\lambda_1 < \lambda_2$)

$$\therefore \ \Delta\theta = m\frac{\Delta\lambda}{d} \quad \text{------} (7)$$

5) 분해능

(1) 회절과 분해능

분해능 : 매우 가까이 있는 물체들의 상을 분리하는 능력

최소 분리각 $\alpha = \theta$: 개구의 분해능

① 슬릿 개구의 분해능

상 S_1'와 S_2'의 최소 분리각(분해능)은 주 극대점과 제 1극소점이 개구와 이루는 각과 같다.

개구의 폭 : d, $d\sin\theta = \lambda$

$\sin\theta = \lambda/d$ 만약 θ : 대단히 작은 각 $\sin\theta \approx \theta$

직선 개구의 분해능 θ는

$$\theta = \frac{\lambda}{d} \quad \text{(8)}$$

두 회절상 S_1', S_2'의 주 극대점이 개구와 이루는 α각(분리각)

㉠ $\alpha < \theta$: 두 상은 분리되지 않고

㉡ $\alpha = \theta$: 두 상이 겨우 분리되고(레일레이의 기준)

㉢ $\alpha > \theta$: 두 상이 완전히 분리되어 보인다.

② 원형개구의 분해능(망원경에 대한 분해의 최소각 θ)

$$\sin\theta \approx \theta = 1.22\frac{\lambda}{D} \quad \text{(9)}$$

여기서, λ : 빛의 파장 , D : 구멍의 지름

※ 프리즘 색채 분해능(프리즘, 분광계) ; $\lambda / \Delta\lambda$ ——— (10)

※ 레일레이의 기준: 두 회절의 분리 규준

한 회절상의 중심 최대치가 다른 회절상의 첫 최소치와 일치할 경우 해상도의 한계

※ 격자 분해능(두 파장 λ, $\lambda + \Delta\lambda$) : $\lambda/\Delta\lambda = Nm$ ——— (11)

여기서 m : 격자차수, N : 격자에서 선수

- 선명도를 높이기 위해서 더 많은 선을 가진 격자이거나 더 높은 차수의 격자 사용

정 리 문 제

〈A 형 문항방식〉

※ 아래 각 문항의 물음에 대한 옳은 답 하나를 ① ~ ⑤ 에서 선택하시오.

01 다음 단색광 중에서 회절이 가장 강하게 일어나는 것은?

① 붉은색 ② 노란색 ③ 초록색 ④ 푸른색 ⑤ 보라색

☞ 파장이 길수록 회절성이 크다.

02 다음 중 광학기기의 분해능과 관계있는 현상은?

① 굴절 ② 산란 ③ 회절 ④ 편광 ⑤ 간섭

☞ 분해능은 회절의 정도에 의해 결정된다.

정답 1. ① 2. ③

03 회절에 대한 다음 설명 중 옳은 것은?

① 바늘구멍을 통과한 빛의 명암무늬를 통해 빛의 입자적 성질을 알 수 있다.
② 슬릿의 폭이 넓을 때보다 좁을때 회절무늬의 간격이 좁아지는 것을 알 수 있다.
③ 빨간빛에 의한 회절무늬의 간격보다 파란빛에 의한 회절무늬의 간격이 넓다.
④ 일상생활에서 회절을 못 느끼는 이유는 대부분의 빛이 태양빛과 같은 백색광이기 때문이다.
⑤ 평면파와 관계있는 것은 프레넬 회절, 구면파와 관계있는 것은 프라운호퍼 회절이다.

☞ 회절은 빛의 파동적 성질
슬릿의 폭이 좁을수록, 빛의 파장이 길수록 회절무늬의 간격이 넓다.
평면파는 프라운호퍼회절, 구면파는 프레넬회절과 관계있다.

04 단일 슬릿에 수직으로 파장이 600 nm인 빛을 비추었더니 30° 의 방향에서 최초의 어두운 부분이 보였다. 이 단일 슬릿의 넓이는?

① 8.48×10^{-5} m　② 1.20×10^{-6} m　③ 1.53×10^{-6} m
④ 1.75×10^{-6} m　⑤ 1.92×10^{-6} m

☞ 광로차 $\Delta = d\sin\theta = \frac{\lambda}{2} \times 2m$에서　$m=1$일때　$d = \frac{600 \times 10^{-9}}{2\ \sin 30°} \times 2 \times 1 = 1.2 \times 10^{-6} m$

05 물체 그림자의 가장자리가 선명하게 구분되지 않고 흐려지는 현상은 다음 중 어느 것과 관계있는가?

① 굴절　② 산란　③ 회절　④ 편광　⑤ 간섭

06 단일 슬릿의 폭과 슬릿에서 스크린까지의 거리를 일정하게 하고 빛을 파장이 긴 빛으로 바꾸면 회절 무늬는 어떻게 되겠는가?

① 넓어진다　② 좁아진다.　③ 좁아진 후 넓어진다.
④ 넓어진 후 좁아진다.　⑤ 변화없다.

☞ 파장이 길면 폭은 넓어진다.

07 단일슬릿 간격이 0.3 mm이고, 슬릿과 스크린 사이의 거리가 1 m이며, 중앙극대에서 두 번째 밝은 무늬까지의 스크린 상의 거리가 6.0 mm일 때 실험에 사용한 단색광의 파장(nm)은?

① 500 nm　② 550 nm　③ 600 nm　④ 750 nm　⑤ 850 nm

☞ $\frac{dy}{L} = \frac{\lambda}{2} \times 2m, (m = 1, 2, 3, \ldots)$
$0.3 \times \frac{6.0}{10^3} = 3\lambda \quad \therefore \lambda = 600nm$

정답　3. ④　4. ②　5. ③　6. ①　7. ③

08 지름이 4.5 mm인 눈동자로 파장이 600 nm인 빛을 내는 인접한 두 광원을 구별하고 자 한다. 이 상을 분리할 수 있는 각[rad]은?

① 1.63×10^{-4} ② 2.56×10^{-4} ③ 3.69×10^{-4}
④ 4.78×10^{-4} ⑤ 5.03×10^{-4}

☞ 광학기계에 의해서 분리될 수 있는 최소각인 θ_c는 레일레이의 기준(Rauleigh's criterion)이다.
$\theta_c = \sin^{-1}(\frac{1.22\lambda}{D}) = \sin^{-1}(\frac{1.22\times6\times10^{-7}m}{4.5\times10^{-3}m}) = 1.63\times10^{-4}rad$

09 회절 격자에 수직으로 파장 600 nm의 빛을 입사시켜 진행방향과 30°의 방향에 첫번째 밝은 무늬를 만들었다. 회절격자의 슬릿의 간격 d(격자상수)는?

① 600 nm ② 800 nm ③ 1000 nm
④ 1200 nm ⑤ 1400 nm

☞ $d\sin 30° = m\lambda$, $\sin 30° = \frac{1}{2}$, $m = 1$, $d = 2 \times 600\,nm = 1200\,nm$

10 1 mm당 1000개의 선을 그은 회절격자에 수직으로 단색광을 입사시켰더니 법선과 30°의 방향에 제1의 밝은 선이 나타났을 경우 파장(nm)은?

① 500 nm ② 550 nm ③ 580 nm ④ 600 nm ⑤ 620 nm

☞ $d\sin\theta = m\lambda$, $m=1$, $d=\frac{1}{1000}mm$, $\sin30° = \frac{1}{2}$, $\lambda = 1\times10^{-6}\times\frac{1}{2} = 500nm$

11 유리판 1 cm에 4500개의 평행선을 그은 회절격자에 황색광을 수직으로 입사했을 때 두번째 스펙트럼의 회절각이 30°이였다. 이 황색광의 파장은?

① 524 nm ② 547 nm ③ 555 nm ④ 572 nm ⑤ 588 nm

☞ $d\sin\theta = m\lambda$, $m=2$, $d=\frac{1}{4500}cm$, $\sin30° = \frac{1}{2}$
$\lambda = \frac{1}{m}d\sin\theta = \frac{1}{2}\times\frac{1}{4500}\times\frac{1}{2} = 555\,nm$

12 새털의 끝을 통하여 햇빛을 보면 보는 방향에 따라 색깔 띤 무늬가 보인다. 이 현상은 빛의 어떤 특성과 관계있는가?

① 산란 ② 회설 ③ 굴절 ④ 편광 ⑤ 반사

정답
8. ① 9. ④ 10. ① 11. ③ 12. ②

13 지름이 30 mm인 볼록렌즈의 초점거리(f)는 20 cm이다. 사용한 빛의 파장이 500 nm 일 때 먼 거리 두 개의 점 물체들에 대하여 레일레이의 기준을 만족시키는 각도차 [rad]는?

① 1.1×10^{-5} ② 2.03×10^{-5} ③ 3.3×10^{-5}
④ 4.1×10^{-5} ⑤ 5.8×10^{-5}

14 1 cm당 10000개의 선을 그은 회절 격자에 수직으로 단색광을 입사시켰더니 법선과 60° 의 방향에 제1의 밝은 선이 나타났을 경우 파장은?

① 5000 ② 5500 ③ 5800
④ 6500 ⑤ 8660

☞ $dsin\theta = m\lambda,\ \ m=1,\ \ d=\frac{1}{10000}cm,\ \ \sin60° = \frac{\sqrt{3}}{2},\ \ \lambda = 10^{-6} \times \frac{\sqrt{3}}{2} = 866nm = 8660\,Å$

15 8000개의 줄이 25.4 mm에 걸쳐 골고루 분포되어 있는 격자를 수은증기 등에서 나오는 빛으로 밝힌다. 강한 적색선(λ = 546 nm) 근처에서 일어나는 3차의 분산(rad/nm)은?

① 1.1×10^{-3} ② 2.2×10^{-3} ③ 3.3×10^{-3}
④ 4.5×10^{-3} ⑤ 5.3×10^{-3}

☞ $d = \frac{25.4mm}{8000} = 3175nm$

$\theta = \sin^{-1}(\frac{m\lambda}{d}) = \sin^{-1}\left(\frac{3\times546nm}{3175nm}\right) = \sin^{-1}(0.517) = 31.1°$

$D = \frac{m}{dcos\theta} = \frac{3}{(3175nm)\ (\cos 31.1°)} = 1.1\times10^{-3}(rad/nm)$

16 지름이 5 mm인 눈동자로 파장이 6×10^{-7} m의 빛을 내는 인접한 두 광원을 구별하고자 한다. 이 상을 분리할 수 있는 각[rad]은?

① 1.46×10^{-4} ② 2.56×10^{-4} ③ 3.69×10^{-4}
④ 4.78×10^{-4} ⑤ 8.39×10^{-3}

☞ 광학기계에 의해서 분리될 수 있는 최소각인 θ_c는 레일레이의 기준(Rauleigh's criterion)이다.

$\theta_c = \sin^{-1}(\frac{1.22\lambda}{D}) = \sin^{-1}(\frac{1.22\times6\times10^{-7}m}{5\times10^{-3}m}) = 8.39\times10^{-3}rad$

13. ② 14. ⑤ 15. ① 16. ⑤

17 다음 중 빛의 회절 현상과 관계있는 것은?

① 비온뒤 태양 반대편 쪽에 무지개가 보인다.
② 사막이나 바다에서 신기루가 생길 때도 있다.
③ 비누 방울의 무늬가 나타난다.
④ 가늘게 눈을 뜨고 속눈섭 사이로 한 불꽃을 보면 불꽃이 여러 개로 보인다.
⑤ 방해석을 통해 보면 책의 글자가 이중으로 보인다.

☞ ①은 산란현상, ②는 굴절현상, ③은 간섭현상, ⑤는 복굴절현상

18 핀 홀의 직경을 극단적으로 작은 것을 사용할 때 시표가 흐려지는 것은?

① 굴절 ② 간섭 ③ 복굴절 ④ 회절 ⑤ 편광

☞ 핀 홀은 회절현상과 관계가 있다.

19 단일 슬릿에 빛이 입사할 때 빛이 회절성에 대한 설명으로 옳은 것은?

① 슬릿에 평면파가 입사하여 회절하는 경우를 프레넬 회절이라 한다.
② 광원이 슬릿으로부터 광학적으로 가까이 있을 경우 주로 프라운호퍼 회절이 일어난다.
③ 광원이 슬릿으로부터 광학적으로 아주 먼 거리에 있을 경우 주로 프레넬 회절이 일어난다.
④ 슬릿의 폭이 넓을수록 회절이 잘 일어난다.
⑤ 녹색레이저보다 적색레이저를 사용하면 회절이 더 잘 일어난다.

☞ 슬릿의 폭이 좁을수록, 장애물의 크기가 작을수록, 물체의 가장자리가 예리할수록, 파장이 긴 빛일수록 회절성이 크다.

20 단일 슬릿에 의한 빛의 회절에 대한 설명으로 옳지 않은 것은?

① 회절 무늬의 간격은 빛의 파장에 따라 달라진다.
② 회절 무늬는 호이겐스의 원리로 설명된다.
③ 회절 현상으로부터 빛의 파동성을 알 수 있다.
④ 회절 현상으로부터 빛은 종파가 아니라 횡파임을 알 수 있다.
⑤ 회절 무늬는 파동의 중첩 원리에 의해서 생긴다.

정답 17. ④ 18. ④ 19. ⑤ 20. ④

4 편광

기본정리

1) 편광

(1) 편광판에 의한 빛의 편광

① 편광(편광판을 통과한 빛) : 진동방향이 일정한 빛

② 한 장의 폴라로이드판(편광판)을 통하여 광원을 볼 때는 편광판을 회전시켜도 변화가 없다.

③ 두 장의 편광판을 광선에 수직하게 겹쳐놓고 한 쪽 편광판을 회전시키면 회전할 때마다 밝아졌다 어두워졌다 한다.

④ 횡파는 진동방향이 파의 진행방향과 수직한 방향이 되므로 진동방향이 다른 파를 생각하면 위의 현상으로부터 편광현상을 빛이 횡파라는 것을 입증한다.

⑤ 편광판(폴라로이드판, 전기석판) : 어떤 특정한 방향으로 진동하는 빛만을 통과시킴.

(2) 직선 편광

한 쪽 방향으로만 진동하는 빛

(예) ① 줄의 한쪽 끝의 진동으로 생긴 파동

② 하나의 원자나 단일 전기 쌍극자, 안테나에 의해 생긴 전자기파

(3) 빛(전자기파)은 자기장 B보다 전기장 E에 더 민감

전기장 E에 의한 전자기파만 고려(전자파와 자기파는 서로 수직)

2) 빛의 흡수와 편광

(1) 편광 얻는 법

폴라로이드(polaroid : 탄화수소 포함)에 의한 빛의 흡수

(2) 투과광의 세기 I

① 편광자와 검광자의 두 투과축이 Θ각을 이룰 때 x방향으로 빛이 진행하는 경우,

투과광의 세기 : $\frac{1}{2} I_0 \cos^2\theta$

y방향의 투과축을 갖는 폴라라이드판에 x방향으로 빛이 입사할 때 y방향의 E를 갖는

광속만 투과하여 투과광은 직선편광이 된다. $E_y = Ecos\theta$, $E_z = Esin\theta$

② 말루스(Malus)의 법칙
Z방향으로 빛이 진행할 때의 투과축 방향에 따른 빛의 세기 I는

$$I = \frac{1}{2} I_0 \cos^2\theta \quad \text{------------ (1)}$$

단, 빛의 진행 방향에 관계없다.
여기서 I_o : 입사광의 세기, θ : 편광자와 검광자의 투과축이 이루는 각도

3) 빛의 반사와 편광

(1) 반사에 의한 편광

① 반사광선과 굴절광선이 이루는 각이 90°가 될 때 반사광은 완전 편광이 된다.
㉠ 반사광은 입사면에 수직한 방향의 진동성분만 갖는 완전 직선 편광
㉡ 굴절광은 입사넌에 나란한 방항의 진동성분이 많은 부분 편광

② 편광각과 브루스터(Brewster)의 법칙
㉠ 편광각 θ_B : 반사광과 굴절광이 90°를 이루는 입사각
㉡ 브루스터(Brewster)의 법칙
제 I, II 매질의 굴절률; n1, n2 , 입사각; θB, 굴절각; θ2,
θ_2 = 90°- θ_B (∵ θ_2 + θ_B = 90°)일 때 굴절법칙(스넬법칙)에서
$n_1 \sin \theta_B = n_2 \sin \theta_2 = n_2 \sin(90-\theta_B)$
$n_1 \sin \theta_B = n_2 \cos \theta_B$

$$\therefore \quad \tan\theta_B = \frac{n_2}{n_1} \quad \text{------------ (2)}$$

여기서, 편광각 θ_B는 굴절률에만 관계
이 때 반사광은 입사면에 평행한 방향으로 100% 편광 된다.

(2) 다중 편광판에 의한 투과광의 편광

① **투과광의 편광도** P

$$P = \frac{I_p - I_s}{I_p - I_s} = \frac{m}{m + [\frac{2n}{1-n^2}]^2}$$

여기서 I_p : 입사면에 나란한 진동 편광의 세기
I_s : 입사면에 수직한 진동 편광의 세기

m : 유리판의 수(표면수 : 2 m)
n : 굴절률

② **편광기**

여러 장의 유리판을 포개 놓고 입사각이 편광각이 되도록 만든 기구

4) 복굴절에 의한 편광

(1) 복굴절

한 입사광으로부터 두 개의 굴절광이 만들어지는 현상

① 복굴절체 : 복굴절을 일으키게 하는 물체

② 정상광선(굴절법칙을 따름)과 이상광선(snell법칙을 따르지 않음)은 진동방향이 서로 수직인 편광.

㉠ 정상광선(O-ray) : 구면소파에 접하는 파면에 대응하는 광선

㉡ 이상광선(E-ray) : 타원소파에 접하는 파면에 대응하는 광선

③ 광축에 나란하게 입사시 : 단굴절(정상광선과 이상광선이 일치), O와 E의 속도 동일.

④ 광축에 수직하게 입사시 : 정상광선과 이상광선이 분리되지는 않는다. E의 속도가 O보다 빠르다.

⑤ 광축에 비스듬히 입사시 : 정상광선과 이상광선이 분리→ 복굴절

(2) 이방성 투명체 광물

결정질 광물중 등축정계가 아닌 광물은 복굴절을 일으킨다.

① 복굴절하는 결정속에서 빛의 속도는 방향에 따라 다르고 굴절률도 다르다.

② 복굴절체에서 빛의 입사시 복굴절이 일어나지 않는 방향을 그 결정의 광축(optical axis)이라 한다.

③ nicol prism

㉠ 복굴절에 의한 정상광선과 이상광선중 정상광선은 전반사, 이상광선만 투과시켜 자연광에서 직선 편광을 얻는 장치

㉡ 가장 좋은 편광자이자 검광자이다.

ⓐ 십자 nicol prism : nicol prism의 편광자와 검광자의 투과축이 서로 수직하게 놓인 것

ⓑ 평행 nicol prism : nicol prism의 편광자와 검광자의 투과축이 서로 평행하게 놓인 것

④ 전기석은 정상광선을 흡수하고 이상광선만 통과시키는 광물이다.

5) 빛의 산란과 편광

(1) 빛의 산란

① 빛의 산란 : 빛이 그 파장과 비슷하거나 그 보다 작은 입자에 충돌하면 그 장애물을 중심으로 하여 사방으로 퍼져 나가는 현상

② 산란성 $\propto \dfrac{1}{\lambda^4}$ ……………………………………(3)

여기서, 산란의 정도는 파장이 짧을수록 크다. 즉 파장이 짧은 청색광이 크다.

(예) ㉠ 하늘이 푸르다(∵ 산란성이 강함).

㉡ 아침, 저녁노을이 붉다(∵ 파란색은 모두 산란, 파장이 긴 적색만 통과해오기 때문).

㉢ 구름(눈, 설탕, 소금 등)이 희다(∵ 알갱이가 굵은 입자들은 모든 파장을 똑같이 산란시키므로 흰색으로 보인다).

(2) 산란과 편광

① 산란된 빛도 편광이 된다.

② 입사광선과 산란 광선이 이루는 각 θ에 따라 편광정도는 다르다.

㉠ θ = 0°, 180°전혀 편광되지 않는다.(태양광선 진행방향에 나란하므로)

㉡ θ = 90°, 270°완전 편광(∵ 수직방향)

㉢ 그 외의 각 θ : 부분 편광

③ 실제 태양광선에 90°인 방향에서의 편광이 부분 편광인 이유는

㉠ 다중 산란

㉡ 분자의 이방성 : 전자의 운동은 외부에서 가하는 전기장과 완전히 같은 방향이 아니다.

㉢ 입자의 크기 : 입자가 클수록 편광도 저하

6) 원편광과 타원 편광

(1) 원편광과 타원편광

① 광축에 나란하게 자른 복 굴절성 투명체 광물의 자른 면에 수직하게 자연 광을 입사시키면 제 2면에 도달한 광신 E와 O는 위상차 δ를 갖게 된다. 이때 E, O는 분리되지 않으나 속도가 다르다.

㉠ $\delta = \dfrac{\pi}{2}$의 짝수배 : 선 진동

㉡ $\delta = \dfrac{\pi}{2}$의 홀수배 : 원

ⓒ 그 외의 각 : 타원

② 위상차(δ)를 결정하는 요인

㉠ 빛의 진동수 : 진동수(파장)에 따라 다르다.

㉡ E와 0광에 대한 결정의 굴절률

㉢ 결정(판)의 두께

(2) $\frac{1}{4}$ 파장판과 $\frac{1}{2}$파장판

① $\frac{1}{4}$파장판 : 제 2면에 도달하는 E와 O의 위상차가 $\frac{\pi}{2}$인 판

→ 원 편광, 검광자 1회전시 밝기의 변화가 없다.

② $\frac{1}{2}$파장판 : 제 2면에 도달하는 E와 O의 위상차가 π인 판

→ 직선 편광, 검광자 1회전시 완전히 어두운 곳이 2번 발생(90°, 270°)

③ 그 이외의 파장 판에서는 검광자를 1회전시 : 밝기 변화 발생

7) 선광

(1) 선광

직선편광을 결정이나 액체속을 통과시키면 진동방향이 변하는 현상(∵편광면의 회전)

(2) 선광성 물질(광학적 활성체)

선광성을 가지는 물질

① 우(右)선 물질 : 진행 방향으로 볼 때 우 쪽으로 진동면이 회전하는 것

② 좌(左)선 물질 : 진행 방향으로 볼 때 좌 쪽으로 진동면이 회전하는 것

(3) 선광각

선광성에 의해 진동 방향이 회전한 각

① 온도와 파장에 관계

② 빛이 통과한 선광성 물질의 두께에 비례

③ 묽은 용액의 농도에 비례

8) 복사선

고온의 발광체에서 나오는 빛을 조사하여 보면, 우리 눈에 보이는 가시광선과 그 외에 적외선, 자외선이 있다. 이것들을 모두 복사선 또는 넓은 뜻으로 햇빛임.

(1) 가시광선

파장이 대략 400 ~ 800 nm의 전자파를 사람의 눈은 밝게 느낀다. 이 범위의 전자파를 가시광선임. 태양으로부터의 자연광은 여러 가지 파장이 혼합된 빛으로 무색임.

(2) 적외선

파장범위가 800 ~ 400,000 nm인 광선으로 열작용이 강하고 화학작용은 거의 없으며, 물, 유리, 등에 잘 흡수되고, 산소, 수소, 질소, 공기, 등에는 거의 흡수되지 않는다. 또한 자외선에 비해서 파장이 길기 때문에 공기중의 먼지나 다른 미립자에 부딪혀도 잘 산란되지 않는다.

(3) 자외선

파장범위가 400 ~ 14 nm인 광선으로 화학작용이 강하여 화학선임. 자외선은 사진기의 필름에 잘 감광, 색소를 퇴색 또는 변색. 자외선은 생리적 영향이 크다. 살균력이 세고 어떤 물질에 형광을 일으킴. 유리, 수증기, 공기, 등에 흡수되기 쉬다.

9) 물체의 색

(1) 백색광

햇빛과 같이 둘 이상의 단색광이 혼합되어 있으나 눈에는 색의 감각을 주지 않는 빛. 햇빛 또는 햇빛과 같은 비율로 혼합된 빛은 백색광인데 이 혼합비율의 균형이 무너지게 되면 색깔을 띤 빛으로 나타나게 된다.

예를 들면, 파랑이나 초록이 대단히 세고 빨강이나 주황이 약할 때는 푸르스름하게 보이게 된다.

(2) 여색(보색)

색의 감각을 일으키지 않는 빛은 비단 햇빛만이 아니다. 일반적으로 두 색광을 혼합했을 때 백색광이 되면 이 두색광은 서로 여색광이라 한다. 예를 들면, 빨강과 초록, 파랑과 주황, 황록과 보라 등을 서로 여색광의 관계를 이루게 된다.

(3) 물체의 색

① 불투명체의 색 : 백색광이 불투명체에 입사하게 되면 물체 표면에서 어느 특정한 색깔의 빛만 흡수(선택흡수)되고 나머지 색깔의 빛은 반사하게 된다.
이때 불투명체의 표면색은 반사된 색광의 혼합색으로 보이게 된다. 즉, 흡수된 색광의 여색으로 보이게 된다.

㉠ 희게 보이는 물체 : 거의 모든 파장에 해당하는 색광이 반사될 때 표면색은 흰색으로 보인다.

㉡ 검게 보이는 물체 : 거의 모든 파장에 해당되는 색광을 흡수함으로써 반사광이 매우 미약할 때 표면색은 검게 보인다.

㉢ 녹색으로 보이는 물체 : 물체 표면에서 반사되는 색광의 혼합색이 녹색이다.

② 투명체의 색 : 백색광이 투명체에 입사하게 되면 물체를 통과하는 과정에서 특정한 색깔의 빛만 흡수(선택흡수)되고 나머지 색깔의 빛은 투과하게 된다. 이 때 투명체의 색은 투과광의 혼합색(즉, 흡수된 색광의 여색)으로 나타난다.

㉠ 빨강 유리판 : 다른 색은 흡수 또는 산란되고 주로 빨강색만 투과하게 된다.

㉡ 흰색 유리판 : 거의 모든 파장의 색광을 투과하게 될 때 흰색으로 보인다.

(4) 색의 혼합

① 색광의 혼합 : 몇 가지 색광을 혼합함으로써 여러 가지 색으로 나타낼 수 있다.
예를 들면, 빨강, 초록, 파랑의 3가지 색광을 그의 세기를 적당히 변화시켜 혼합하면 모든 색을 나타낼 수가 있다. 이 3색광을 빛의 3원색이라 한다.

㉠ 색상환표에서 대각선상의 두 색광은 여색(보색)관계를 이룬다.

㉡ 빛의 3원색을 고루 섞으면 백색광이 된다.

② 물감의 혼합 : 물감을 혼합하면 이들 물감의 어느 것에 의해서도 흡수되지 않는 색으로 보인다.

㉠ 빨강, 노랑, 파랑의 물감을 알맞게 혼합하면 여러 가지 색을 얻을 수 있으므로 이 3가지 색을 물감의 3원색이라고 한다.

㉡ 물감의 3원색을 고루 섞으면 검은색이 된다.

정 리 문 제

〈A 형 문항방식〉

※ 아래 각 문항의 물음에 대한 옳은 답 하나를 ① ~ ⑤ 에서 선택하시오.

01 편광에 대한 다음 설명 중 옳지 <u>않은</u> 것은?

① 하나의 폴라로이드판을 통과한 빛과 같이 한쪽 방향으로만 진동하는 빛을 직선 편광이라 한다.
② 폴라로이드에서 사슬고리방향을 투과축이라 한다.
③ 폴라로이드 실험에서 광원 쪽의 편광소자를 편광자, 관측자 쪽의 편광소자를 검광자라 한다.
④ 말루스(Malus) 법칙은 빛의 흡수에 의한 편광과 관계있다.
⑤ 브루스터(Brewster) 법칙에서 투과광선은 부분적으로 편광된 빛이다.

☞ 폴라로이드에서 사슬고리에 수직인 방향을 투과축이라 한다.

정답 1. ②

02 다음 중 편광을 일으키는 네 가지 기전에 속하지 **않는** 것은?

① 빛의 흡수 ② 빛의 반사 ③ 빛의 회절 ④ 복굴절 ⑤ 빛의 산란

☞ 편광을 일으키는 네 가지 기전 – 흡수, 반사, 복굴절, 산란

03 입사광의 세기가 I_0인 빛이 x축 방향으로 입사하여 편광자와 검광자의 투과축이 이루는 각도가 0°일 때 최종 투과광의 세기는?

① I_0 / 8 ② I_0 / 6 ③ I_0 / 4 ④ I_0 / 2 ⑤ I_0

☞ $I = \frac{1}{2}I_0\cos^2\theta = \frac{1}{2}I_0$: Malus의 법칙

04 파장 632.8 nm인 단색광 굴절률 1.732인 유리로 입사시킬 때 이 빛을 완전편광이 되도록 하려면 입사각을 얼마로 하여야 하는가?

① 0° ② 30° ③ 45° ④ 60° ⑤ 90°

☞ $\tan\theta_B = \frac{n_2}{n_1} = \frac{1.732}{1} = 1.732 = \sqrt{3}$ $\theta_B = 60$: Brewster 법칙

05 다음 중 빛이 종파가 아니라 횡파라는 사실을 증명할 수 있는 것은?

① 빛이 예리한 칼끝에서 회절한다.
② 두 개의 파동이 보강 및 상쇄 간섭을 한다.
③ 빛이 프리즘을 지나 굴절한다.
④ 빛이 공기 중을 직선으로 진행한다.
⑤ 공기 중을 진행하는 빛이 유리를 만나 편광된 빛이 반사된다.

☞ 빛이 횡파임을 증명할 수 있는 물리현상 : 편광

06 복굴절 현상에서 정상광선과 이상광선은 다음 어떤 현상에 의하여 일어나는가?

① 반사 ② 굴질 ③ 휘어짐 ④ 회질 ⑤ 편광

☞ 서로 직각인 직각 편광현상이 일어난다.

07 굴절률이 1.498인 CR-39 렌즈의 공기 중에서의 편광각 크기는?

① 33.1° ② 45.3° ③ 56.3° ④ 68.9° ⑤ 79.6°

☞ 편광각은 입사광선과 반사광선이 이루는 각이 90°가 되어야 하므로
$\frac{\sin i}{\sin(90-i)} = \frac{1.498}{1.0}$ $\tan i = 1.498,\ i = \tan^{-1}(1.498)$ $\therefore i = 56.3°$

정답 2. ③ 3. ④ 4. ④ 5. ⑤ 6. ⑤ 7. ③

08 동공의 지름이 6 mm일 때 500 nm 파장의 최소 해상각은? 단, 눈의 굴절률은 1.3으로 하고 레일레이의 기준식을 사용한다.

① 1.02×10^{-4} ② 1.68×10^{-4} ③ 1.68×10^{-4}
④ 1.29×10^{-4} ⑤ 1.00×10^{-4}

09 광선을 금속에 쪼여 전자방출이 일어날 때 에너지가 가장 큰 것은?

① 자외선 ② 가시광선 ③ 적외선 ④ X선 ⑤ 라디오파

☞ 파장이 짧을수록 에너지가 크다.

10 다음은 빛의 산란 현상을 설명한 것이다. 이 중에서 옳지 **않은** 것은?

① 파장이 긴 빛이 잘 산란한다. ② 무지개가 형성된다.
③ 산란된 빛은 편광이 일어난다. ④ 붉은 빛은 잘 산란되지 않는다.
⑤ 진동수가 큰 빛은 잘 산란되지 않는다.

11 다음 중 편광 현상과 가장 거리가 먼 것은?

① 왜곡검사기 ② 복굴절현상 ③ 반사
④ 브루스터 각 ⑤ 산란

12 빛의 편광현상과 가장 관계가 깊은 것으로 짝 지워진 항은?

① Fermat 원리, 방해석 ② Fizau 광속 측정장치, 폴라로이드
③ 색수차, 방해석 ④ 편광자, 폴라로이드
⑤ 겉보기 깊이, 전기석

13 2 m 떨어져 있는 광원에서 작은 평면으로 입사하는 빛의 입사각이 60° 일 때 이 면의 조도는 50 Lux 이다. 이 광원의 광도는?

① 100 cd ② 200 cd ③ (400 / 1.732) cd
④ 400 cd ⑤ 25 cd

☞ $L = \frac{I}{r^2} cos\theta$ 에서 $I = \frac{Lr^2}{\cos\theta}$ $\therefore I = 50 \times 4 \times 2 = 400\ cd$

14 굴절률이 1.523인 크라운 유리의 공기 중에서 편광각의 크기는?

① 33.1° ② 45.3° ③ 56.7° ④ 68.9° ⑤ 79.6°

☞ 편광각은 입사광선과 반사광선이 이루는 각이 90°가 되어야 하므로
$\frac{\sin i}{\sin(90-i)} = \frac{1.523}{1.0}$ $\tan i = 1.523,\ i = \tan^{-1}(1.523)$ $\therefore i = 56.7°$

정답 8. ① 9. ④ 10. ④ 11. ① 12. ④ 13. ④ 14. ③

15 방해석으로 물질을 보면 이중상으로 보인다. 이 현상은 빛의 어떤 성질로 설명되는가?

① 회절　② 편광　③ 간섭　④ 반사　⑤ 산란

☞ 방해석은 복굴절현상이 있다.

16 저녁 하늘에 노을이 생기는 이유와 관련 있는 현상은?

① 붉은색이 반사가 잘 되기 때문이다.
② 굴절현상이 심하기 때문이다.
③ 빨간색 파장의 빛이 많이 굴절되기 때문이다.
④ 저녁에는 햇빛이 진행하는 거리가 길어져 산란현상이 심하게 일어나기 때문이다.
⑤ 저녁노을의 붉은색이 푸른색보다 산란이 더 잘되기 때문이다.

☞ 저녁노을은 산란현상 때문이다.

17 다음 중에서 자연광에서 편광을 얻을 수 있는 방법이 <u>아닌</u> 것은?

① 흡수　② 반사　③ 복굴절　④ 산란　⑤ 간섭

☞ 편광을 발생시킬 수 있는 파원이 되는 것은 반사, 흡수, 산란, 복굴절, 폴라로이드(polaroid) 등이다.

18 하늘이 푸르게 보이는 현상은 빛의 무슨 성질과 관계가 있는가?

① 굴절　② 반사　③ 흡수　④ 산란　⑤ 복굴절

☞ 작은 입자의 난반사 현상인 산란에 의함.

19 다음 중 빛의 현상에서 서로 연관이 있는 것은?

① 달무리-간섭　② 뉴턴의 원무늬-산란　③ 푸른 하늘-간섭
④ 코팅렌즈-산란　⑤ 붉은 노을-산란

20 다음 중 편광현상과 직접적인 관계가 <u>적은</u> 것은?

① 복굴절　② 방해석　③ 말루스의 법칙
④ 브루스터 법칙　⑤ 호이겐스의 원리

21 햇빛이 프리즘을 통과하면 스크린에 무지개 색상이 나타나는데 이 현상과 관계 깊은 것으로 짝지어진 것은?

① 간섭, 분산　② 간섭, 산란　③ 분산, 산란
④ 분산, 굴절　⑤ 산란, 굴절

정답
15. ②　16. ④　17. ⑤　18. ④　19. ⑤　20. ⑤　21. ④

22 신기루 현상과 이 현상에 의한 진위를 구별하기 위해 이용되는 현상으로 짝지어진 것은?

① 굴절, 간섭 ② 굴절, 편광 ③ 간섭, 회절
④ 간섭, 편광 ⑤ 간섭, 회절

〈R 형 문항방식〉

※ 아래 각 문항의 설명에 대하여 가장 적절한 관계가 있는 것을 답가지(1~10)중에서 하나씩 고르시오.

〈답가지〉

1. 간섭	2. 굴절	3. 산란	4. 말루스의 법칙	5. 브루스터 법칙
6. 선광	7. 프라운호퍼 회절	8. 프레넬 회절	9. 원편광	10. 복굴절

23 파동이 진행해 나아갈 때 파동의 크기, 또는 그 보다 작은 장애물을 만나면 그 장애물을 중심으로 하여 사방으로 퍼져 나가는 것. (　　)

24 어떤 물질의 편광각이 그 물질과 주변의 굴절률에 의해 결정된다는 것. (　　)

25 직선편광을 결정이나 액체속을 통과시키면 직선편광의 진동방향이 변하는 것. (　　)

26 하나의 입사광선으로부터 두 개의 굴절광이 만들어지는 것. (　　)

정답 22. ② 23. ③ 24. ⑤ 25. ⑥ 26. ⑩

제 2 편

시광학 응용 및 실무

제 8 장

❖ 안경조제 및 가공학

제8장 안경조제 및 가공학

1 안경 처방서 해석

기 본 정 리

1) 안경 처방서

: 굴절 이상의 교정, 안위 이상 및 시기능 이상의 보정 등 시기능 검사의 종합적인 교정 및 판정 결과를 나타냄.

2) 안경 처방서의 명기 사항

(1) 구면렌즈의 상측정점굴절력
(2) 원주렌즈의 상측정점굴절력과 축방향
(3) 프리즘 굴절력과 기저방향
(4) 용도별 거리(원용, 중간거리용, 근용)
(5) 동공간 거리(P.D.)
(6) 정점간 거리(동양인 : 12 mm)

3) 안경 처방서의 약속 사항

(1) 광학중심점의 높이 - 광학적 조정
(2) 휫팅(fitting) -형상적 조정
(3) 필요 렌즈의 최소 지름 ø = FPD - PD + X

☞ FPD : 안경테 eye size + bridge size
PD : 동공간 거리 X : 안경테 eye rim의 최대 지름(홈 깊이 포함)

4) 용도의 표시

(1) 원용 : 3 ~ 5 m(근시, 원시, 난시, 교정안경, 굴절력 있는 선글라스)
→ 표기 : For Dist, For Distance, 원용
(2) 중간거리용 : 0.5 ~ 1 m(음악가, 항법사, 의사 등 특수 직업용) → 표기: For 1 m

(3) 근용 : 30 cm ~ 50 cm(독서용) → 표기 : For Reading, 근용

5) 구면렌즈의 굴절력

(1) 구면렌즈의 상측정점굴절력 (2) 표기 : 「Sph」, 「S」, 0.25 Dptr 단위

6) 원주렌즈의 굴절력과 축 방향

(1) 원주렌즈의 축 방향은 굴절력은 0.00 Dptr
(2) 표기 : 「Cyl」, 「C」, 0.25 Dptr 단위
(3) 축 표기 : TABO식으로 180°범위 내에서 표기한 것.
일반적으로 5°단위 표기(1°까지 유효)
Axis, Ax, A, 축(90°→ Vert, V, ↑ 180°→ Hor, H, →)

7) 프리즘 굴절력 및 기저 방향

(1) 프리즘 굴절력은 입사광선 또는 시선이 1 m 거리에서 1 cm 편향될 때 1프리즘 디옵터라 한다.
(2) 기저방향 : 범위는 360°(1° 단위까지 표기)
① 기저내방 : Base In(B.I.) ② 기저외방 : Base Out(B.O.)
③ 기저상방 : Base Up(B.U.) ④ 기저하방 : Base Down(B.D.)

8) 처방서 기타 표기 약어

(1) 우안 : R, Re, O.D.(Oculus Dexter)
(2) 좌안 : L, Le, O.S.(Oculus Sinister)
(3) 양안 : O.U.(Oculus Utergue) : 양안 처방이 같을 때 표기 방법
예) "O.U. : S -5.00 D = 3 △ B.O.
= O.D. : S -5.00 D = 3.00 △ B.O, O.S. : S -5.00 D = 3.00 △ B.O.
(4) 평면렌즈 : 「plane」, 「plano」
(5) 차폐렌즈 : O.C.C(Occuluder)

9) T.A.B.O.식 표기

검사자가 피검사자를 바라보는 입장에서 좌우 동공을 이은 수평선의 우측을 0도, 좌측을 180도로 하고 시계 반대 방향으로 각도를 측정한다.

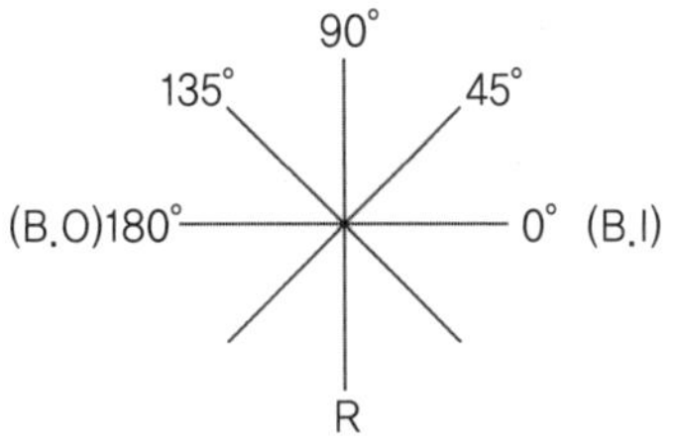

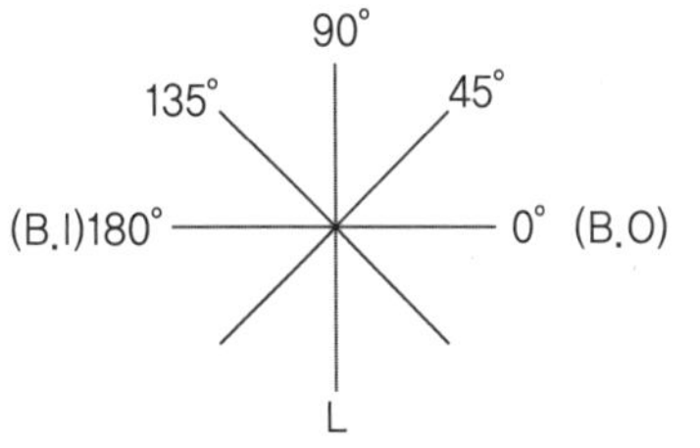

우안 : B.I. - 타보식 방향각 0도, B.O. - 타보식 방향각 180도
좌안 : B.I. - 타보식 방향각 180도, B.O. - 타보식 방향각 0도

10) 구 만국식 표기

검사자가 피검사자를 바라보는 입장에서 좌·우안 모두 피검사자의 코 쪽은 0도, 귀 쪽은 180도로 측정한다.

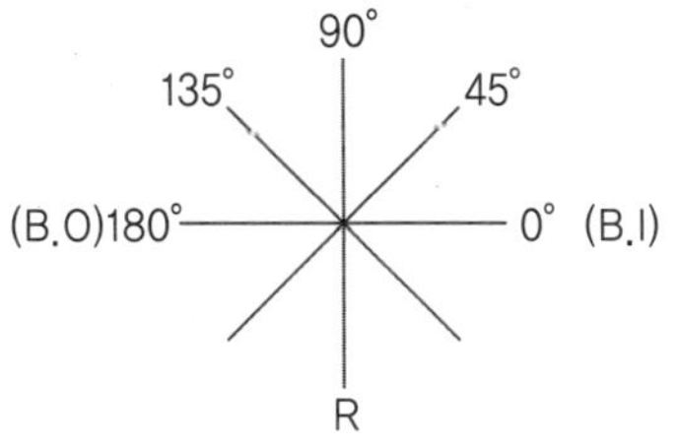

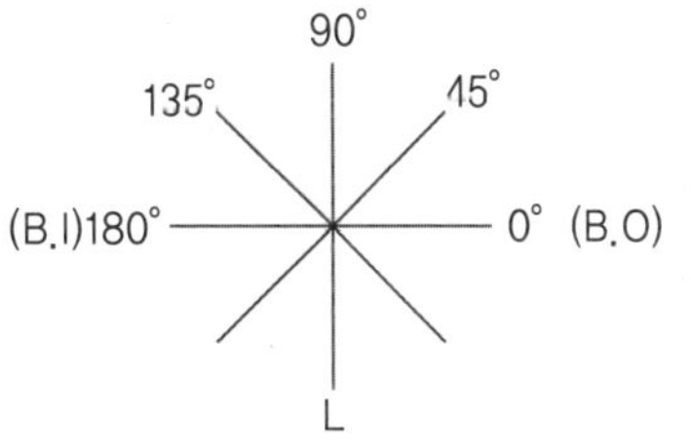

예) 우안의 TABO식 표기 135° = 우안의 구 만국식 표기 135°
좌안의 TABO식 표기 45° = 좌안의 구 만국식 표기 135°

11) 정점간 거리(vertex distance : V.D.)

안경렌즈의 상측 정점에서 각막 정점까지 거리(12 mm)

12) 경사각

측면에서 봤을 때의 연직 방향이 안경테의 렌즈 삽입부분의 테두리선(rim)과 이루는 각. (원용 : 10° ~ 15°, 근용 : 15° ~ 25°)

※ 안경테 경사각 구하는 공식 : $\tan \theta$ = y(지면에서 눈높이까지 길이)/ x(주시거리)

※ 주시선과 안경렌즈 후면(-면)이 수직으로 교차하여 사광선의 난시 효과 제거.

13) 측정 기준 P.D.

각막 정점에서 후방으로 13 mm에 위치한 좌우 안구 회선점간 거리 = 좌우 동공 중심간 거리(양 시선이 평행 할 때 측정)

14) 조제 가공 P.D.

각막 정점에서 12 mm 떨어진 좌우 안경렌즈의 광학중심점간 거리
※ 프리즘 처방을 제외한 안경조제시 측정기준 P.D.와 조제가공P.D.는 같다.

15) 주시 거리별 P.D.

주시하는 위치에 따라 P.D.가 변함
※ 측정 기준 P.D.와 주시거리별 P.D.의 관계식
P.D.(주시거리) = P.D.(측정기준) × (d-12/d+13)
※ 편위량 : 측정기준P.D. - 주시거리 P.D.
편위량(a) = P.D.(측정기준) × 25 / d +13 (d 는 주시거리, 단위 mm)

16) 원용 P.D. 측정법(안경자에 의한 방법)

(1) 피검사자와 검사자는 50 cm위치, 평행하게 마주본다.
(2) 피검사자 상안검에 안경자를 댄다.
(3) 피검사자를 검사자 좌안을 보게 하고 안경자 0의 눈금을 피검자 우안 동공중심에 맞춘다(움직이지 않음).
(4) (3)의 상태에서 피검사자를 검사자 우안을 보게 하고 피검자 좌안 동공중심과 일치하는 눈금을 읽는다.

17) 근용 P.D. 측정법

(1) 피검사자와 검사자의 거리는 30 ~ 40 cm
(2) 피검사자는 검사자의 코(볼펜 등)를 보게 한다
(3) 안경자를 피검사자 각막정점에서 12 mm 떨어진 하안검에 위치시켜 눈금을 읽는다.

18) 사시의 P.D. 측정법

(1) 우안을 측정할 때는 피검사자의 좌안을 가린다.
(2) 좌안을 측정할 때는 피검사자의 우안을 가린다.

19) 프리즘 렌즈 처방에 따른 측정기준 P.D.와 조제 가공 P.D.

〈프렌티스(Prentice) 공식〉
P(△) = h × (　) Dptr / 10 = h(cm) × (　) Dptr
여기서 P(△) : 프리즘 디옵터, h : 광학 중심점에서 입사점까지 거리(mm)

D : 렌즈 굴절력의 절대치,　　h = 10 × P(△) / (　) Dptr

20) 광학중심점 높이(Oh) 측정

(1) 수평시에 의한 방법 : 인점 위치-경사각 보정거리

※ 수평시 측정에서 경사각 보정거리(d)

∴ $d = 25\sin\theta = 25\cos\theta\tan\theta$

(2) 상방시에 의한 방법 : 인점 위치 = 광학중심점 높이(OhF)

21) 정점간 거리(V.D.) 변화시 굴절력 증가와 감소

$D' = D\ /\ 1-(\ell - \ell_0) \times D$

여기서, D' : 변화된 굴절력,　D : 변화 전 굴절력

ℓ : 변화된 정점간 거리(단위 m, 부호 -)

ℓ_0 : 변화 전 정점간 거리(단위 m, 부호 -)

※ 정점간 거리가 길어지면

┌ (-)렌즈 : 저교정 상태(교정 효과가 감소)

└ (+)렌즈 : 과교정 상태(교정 효과가 증가)

22) 중간경선의 굴절력 구하는 공식

$D' = S + \{ C\ \sin^2 (\Phi - \theta) \}$

여기서　S : 구면렌즈 굴절력,　C : 원주렌즈 굴절력,

Φ : 처방서 축방향　　θ : 지시방향 각

(예제) S −3.00 D ◯ C −2.00 D, Ax 90° 의 처방에서 T.A.B.O. 방향각 30° 경선의 굴절력은 얼마인가?

(풀이) $D'(30°) = -3.00 + \{ -2.00\ \sin^2(90 - 30) \}$

$= -4.50\ D$

23) 편심렌즈의 유효 지름

예) 필요렌즈 최소 지름 70 Φ가 필요한 조제가공에서 65 Φ렌즈를 사용할 때

→ 2.5 mm 편심하여 주문하면 70 mm로 사용가능

정 리 문 제

〈A 형 문항방식〉

※ 아래 각 문항의 물음에 대한 옳은 답 하나를 ① ~ ⑤ 에서 선택하시오.

01 PD 64 mm, 착용 안경테 : 60□16, 140, 렌즈삽입부 최대 지름 60 mm(홈 깊이 포함), 렌즈 지름 65 mm 사용할 때 최소 편심량은?

① 3 mm ② 3.5 mm ③ 5 mm ④ 6 mm ⑤ 7 mm

> ☞ · 76(FPD) − 64(PD) + 60｛렌즈삽입부 최대지름(홈깊이포함 1 mm)｝= 72 mm 렌즈 필요
> · 72 − 65 = 7 ÷ 2 = 3.5 mm

02 주시거리가 30 cm 일 때 주시거리 P.D. 가 59.8 mm 였다. 원용 측정기준 P.D. 로 맞는 것은?

① 68.77 mm ② 65.87 mm ③ 64.99 mm ④ 63.34 mm ⑤ 62.77 mm

> ☞ 측정기준 P.D.와 주시거리별 P.D.의 관계식
> P.D.(주시거리) = P.D.(측정기준) × (d − 12 / d + 13) : d(단위 mm)

03 측정 기준 P.D./R이 38 mm인 사람이 주시거리 340 mm를 보려는 근용 안경을 사용하려고 한다. 측정 기준 P.D.에서 오른쪽 단안 편위량으로 맞는 것은?
단, 그 값은 소수 셋째 자리에서 반올림한다.

① 2.69 mm ② 3.22 mm ③ 3.75 mm ④ 4.22 mm ⑤ 4.89 mm

> ☞ 편위량 : 단안측정기준P.D.에서 주시거리에 따라 이동된 P.D.량
> 편위량(a) = P.D.(측정기준) × 25 / d +13

04 측정기준 양안 P.D.가 63 mm인 사람을 조제가공 P.D.를 68 mm로 하였다면, 다음 처방의(　　)에 프리즘 굴절력과 기저 방향으로 맞는 것은?

"For Dist : OU : Sph −5.00 Dptr ⊃ (　　△) (　　　)

① 2.5, B.O ② 2.5, B.I ③ 1.25, B.O ④ 1.25, B.I ⑤ 2.0, B.I

> ☞ · 프렌티스 공식
> : P(△) = h× | Dptr | / 10 = h(cm)× | Dptr |
> 여기서 P(△) : 프리즘 디옵터　　h : 광학중심점에서 입사점까지 거리(mm)
> | D | : 렌즈굴절력의 절대치　h = 10 × P(△) / | Dptr |
> · O.U. : 양안 처방이 같을 때 표기

정답 1. ② 2. ③ 3. ① 4. ④

05 상측정점에서 초점까지 거리가 20 cm 인 안경렌즈에서 광학적 중심점으로부터 4 cm 떨어진 위치의 프리즘 영향은?

① 2 △ ② 8 △ ③ 16 △ ④ 20 △ ⑤ 80 △

☞ · 상측정점에서 초점까지 거리가 20 cm 이면 굴절력은 5.00 D이다.
· 프렌티스(Prentice) 공식 : P(△) = h× | Dptr | / 10 = h(cm)× | Dptr |

06 A학생은 지면에서 눈 높이까지 150 cm이고 주시거리는 4 m 일 때, 안경테의 경사각은? 단, 얼굴의 경사각은 3° 이고 소수 셋째자리에서 반올림한다.

① 15.81° ② 17.56° ③ 19.28° ④ 21.04° ⑤ 23.85°

☞ 〈 경사각 〉 tan θ = y / x , x : 400, y : 150

07 B학생의 안경을 처방한 결과, O.U, Sph +4.00 Dptr ◯ Cyl +1.00 Dptr, Ax 180° ◯ 2△ B.U. 이었고, 예비과정에서 광학중심점의 높이를 수평시 측정방법으로 측정한 결과 경사각이 12° 일 때 안경테 하부 림에서 동공까지 높이가 20 mm 이였다.
위 처방과 같이 안경을 조제하였다면 안경테 하부 림에서 광학중심점까지 수직 높이는? 단, cos12° = 0.98, tan12° = 0.21, sin12° = 0.20 이다.

① 약 16 mm ② 약 19 mm ③ 약 21 mm ④ 약 24 mm ⑤ 약 26 mm

☞ · 수평시 측정에서 내릴 보정거리(d)
d = 25sin θ = 25 cos θ tan θ
· 프렌티스(Prentice) 공식
P(△) = h× | Dptr | / 10 = h(cm)× | Dptr |

08 안경렌즈의 지름이 65 mm을 사용하여 아래와 같은 내용으로 안경을 조제할 경우 최소 몇 mm의 편심 렌즈가 필요한가?

- 안경테의 크기가 58 □ 16
- 안경렌즈 삽입부의 최장 길이가 60 mm(홈 깊이 포함)
- 조제가공 P.D.는 64 mm 이다.

① 2.5 mm 편심렌즈 ② 3 mm 편심렌즈 ③ 4.5 mm 편심렌즈
④ 5 mm 편심렌즈 ⑤ 9 mm 편심렌즈

☞ 필요렌즈 최소 지름 구하기 = FPD − PD + 렌즈삽입부의 최대 지름(홈 깊이 포함 1 mm)

정답 5. ④ 6. ② 7. ② 8. ①

09 (−)구면렌즈의 경사각이 지나치게 커서 앞으로 기울때 정사각형이 어떻게 보일까?

① 변화 없이 정사각형 ② 상하로 긴 직사각형 ③ 삼각형
④ 좌우로 긴 직사각형 ⑤ 마름모꼴

☞ · (−)구면렌즈가 경사각이 지나치게 커서 앞으로 기울 때 – 좌우로 긴 직사각형
· (+)구면렌즈가 경사각이 지나치게 커서 앞으로 기울 때 – 상하로 긴 직사각형

10 안경 조제 및 가공은 크게 세 가지의 중요한 요소로 나누어진다. 이 중에서 해부 · 역학적 요소에 해당하는 것은?

① 조가 Oh ② 경사각 (pantoscopic angle)
③ 정점간 거리 ④ 앞 수평면 휨각 ⑤ 휫팅 (fitting)

☞ 휫팅은 해부 · 역학적 요소이다.

11 다음 중 안경 처방서의 명기 사항에 해당하는 내용이 <u>아닌</u> 것은?

① 동공 거리 ② 가입도 ③ 원용, 중간 거리용, 근용 등의 용도
④ 프리즘 굴절력 ⑤ 경사각

☞ 경사각은 약속 사항이다.

12 동공간 거리인 P.D.에 대한 설명으로 옳지 <u>않은</u> 것은?

① 원용양안 P.D. : 원거리를 보고 있을 때의 mm로 잰 좌우 동공 중심점간 거리
② 근용양안 P.D. : 근거리를 보고 있을 때의 안경렌즈 면에서 mm로 잰 좌우 동공 중심간 거리
③ 원용단안 P.D. : 원거리를 볼 때 비량의 정중앙 점을 기준으로 좌우 동공 중심점까지의 수평 거리
④ 근용단안 P.D. : 근거리를 볼 때 비량의 정중앙점을 기준으로 좌우 동공 중심점까지의 수평 거리
⑤ 기준 P.D. : 안구 회전점간의 거리를 재는 것이 원칙이나 실무에서는 5 m 전방을 보고 있을 때 좌우 동공 중심간 거리를 재어 사용한다.

☞ 기준 P.D. : 차선책으로 직 전방 무한대를 보고 있을 때 좌우 동공 중심간 거리를 재어 사용한다.

정답 9. ④ 10. ⑤ 11. ⑤ 12. ⑤

13 처방서 작성시보다 자세한 검사 기록을 하여야 할 때 다양한 내용의 기호들을 사용할 수 있다. 각 기호들과 설명이 옳게 연결된 것은?

① D.E. : 우안
② N.R.V. : 근거리 우안 시력
③ N.P.C. : 조절 근점
④ N.P.A. : 폭주 근점
⑤ P.R.C. : 양성 상대 조절

☞ D.E. (Dominant Eye) : 우세안
N.R.V. (Near Right Vision) : 근거리 우안 시력
N.P.C. (Near Point of Convergence) : 폭주 근점
N.P.A. (Near Point of Accommodation) : 조절 근점
P.R.C. (Positive Relative Convergence) : 양성 상대 폭주

14 손님 눈의 조준선, 즉 주시선이 지나는 좌우 각막 반사상(corneal reflex) 간의 거리를 나타내는 것은?

① 동공중심선 P.D.
② 동공연 P.D.
③ 각막윤부 P.D.
④ 생리학적 P.D.
⑤ 해부학적 P.D.

☞ 생리학적 P.D. 즉 조준선 P.D.를 나타내는 것이다.

15 안경 처방시 축 방향 측정 약속에 대한 설명으로 맞는 것은?

① T.A.B.O.식 측정은 안경 착용자 입장에서 시계 반대방향으로 각도를 측정하는 것이다.
② T.A.B.O.식은 검사자 입장에서 시계방향으로 각도를 측정하는 것이다.
③ T.A.B.O.식으로 R쪽은 귀에서 코 쪽으로, L쪽은 코에서 귀 쪽으로 각도를 측정한다.
④ 오른쪽 안경은 T.A.B.O.식 측정 약속과 구 만국식 측정 약속이 같다.
⑤ 구 만국식은 방향각 크기를 재는 기점이 좌우안 공히 귀쪽이다.

☞ T.A.B.O.는 R쪽이 코에서 귀 쪽으로, L쪽은 귀에서 코 쪽으로 각도를 측정한다.

정답
13. ② 14. ④ 15. ③

16 다음 처방의 내용에서 근용 안경만을 조제하려고 한다. 옳은 처방은?

처방 : Sph +1.00 Dptr ◯ Cyl -1.00 Dptr, Ax 90° Add +2.00 Dptr

① Cyl +2.00 Dptr, Ax 90° ◯ Cyl +3.00 Dptr, Ax 180°
② Sph +3.00 Dptr ◯ Cyl -1.00 Dptr, Ax 180°
③ Sph +2.00 Dptr ◯ Cyl+1.00 D. Ax 90°
④ Cyl +1.00 Dptr, Ax 180°
⑤ Sph +1.00 Dptr ◯ Cyl -1.00 Dptr, Ax 90°

☞ · 가입도는 원용 구면굴절력에 더 추가해야 할 굴절력(도수)
· 근용부 굴절력 = 원용 구면굴절력 + 가입도
· Sph +1.00 Dptr ◯ Cyl -1.00 Dptr, Ax 90° + Add +2.00 D

Sph +3.00 Dptr ◯ Cyl -1.00 Dptr, Ax 90° 이고,
S + C, C, C 표기로 나타낼 수 있어야 함.

17 다음 중 안경에 관한 용어 설명으로 옳은 것은?

① 정점간 거리-안경렌즈의 물측 정점과 각막의 정점 사이를 mm단위로 나타낸 것
② 경사각-측면에서 봤을 때 안경테의 삽입부분의 테두리선과 수직방향이 이루는 각 (상방시일 때)
③ 가입도-원주굴절력에 더 추가해야 할 굴절력
④ 원주도수-굴절력이 있는 강주경선의 상측정점 굴절력을 Diopter단위로 표시한 것
⑤ 축방향-토릭렌즈에서 강주경선 굴절력 방향

☞ · 정점간 거리 : 안경렌즈의 상측정점과 각막의 정점 사이를 mm단위로 나타낸 것.
· 가입도 : 원용 구면굴절력에 더 추가해야 할 굴절력(도수)

18 다음 안경 처방서의 약속 사항으로 옳은 것은?

① 원용, 근용, 상용 혹은 독서용 등의 용도별 거리 표시.
② 광학적 중심 높이.
③ 정점간 거리.
④ 프리즘 렌즈의 기저 방향
⑤ 동공간 거리

☞ · 약속 사항은 안경테 선별 후 안경사가 지켜야 할 내용이다.
· 명기 사항 : 구면렌즈 상측 정점굴절력, 원주렌즈 상측 정점굴절력과 축 방향,
프리즘 굴절력 및 기저 방향, 용도별 거리표시, 동공간 거리, 정점간 거리

정답 16. ① 17. ④ 18. ②

19 안경 처방시 축 방향 및 프리즘 표기 설명으로 옳지 않은 것은?

① 프리즘 처방시 프리즘 기저하방을 Base 270°로 표기 할 수 있다.
② 원주렌즈 축 방향이 200°일 경우 Ax 20°로 표기하고, 축 20° 라고 읽는다.
③ 프리즘 처방시 프리즘 기저방향 표기는 360°까지 유효하다.
④ 축 표기는 360°까지 유효하다.
⑤ 프리즘 처방시 좌안 기저내방을 Base 180°로 표기할 수 있다.

☞ 〈원주렌즈의 굴절력과 축방향〉
· 표기 : 「Cyl」, 「C」, 0.25 Dptr 단위
· 축 표기 : TABO식으로 180° 범위내에서 표기한 것. 일반적으로 5° 단위표기(1°까지 유효)
Axis, Ax, A, 축(90° → Vert, V, ↑ 180° → Hor, H, →)
〈프리즘 렌즈의 굴절력〉
· 기저방향 : 범위는 360° (1° 단위까지 표기)
① 기저내방 : Base In (B.I.) = R(0°), L(180°)
② 기저외방 : Base Out (B.O.) = R(180°), L(0)
③ 기저상방 : Base Up (B.U.) = 90°
④ 기저하방 : Base Down (B.D.) = 270°

20 처방 "O.U. : S -5.00 D ◯ 3 △ B.O." 처방과 같은 내용은?

① O.D. : S -5.00 D ◯ 1.50 △ Base 0°, O.S. : S -5.00 D ◯ 1.5 △ Base 180°
② O.D. : S -5.00 D ◯ 1.50 △ Base 180°, O.S. : S -5.00 D ◯ 1.5 △ Base 0°
③ O.D. : S -5.00 D ◯ 3.00 △ Base 0°, O.S. : S -5.00 D ◯ 3.00 △ Base 180°
④ O.D. : S -5.00 D ◯ 3.00 △ Base 180°, O.S. : S -5.00 D ◯ 3.00 △ Base 0°
⑤ O.D. : S -2.50 D ◯ 1.50 △ Base 180°, O.S. : S -2.50 D ◯ 1.5 △ Base 0°

☞ · O.U : 양안처방이 같을 때 표기-O.D : S -5.00 D ◯ 3 △ B.O, O.S : S -5.00 D ◯ 3 △ B.O.
· 기저내방 : Base In (B.I.) ◯ R(0°), L(180°)
· 기저외방 : Base Out (B.O.) ◯ R(180°), L(0)

21 다음 중 렌즈 굴절력의 크기가 다른 것은?

① Sph 0.00 D
② Plane
③ plano
④ O.C.C
⑤ Cyl +1.00 Dptr, Ax 180° ◯ Cyl -1.00 Dptr, Ax 180°

☞ · 평면 렌즈 : 「plane」, 「plano」
· 차폐 렌즈 : O.C.C(Occuluder) - 약시 환자 치료용

정답
19. ④ 20. ④ 21.④

22 삼중 초점 렌즈를 렌즈 메터(lens meter)로 측정한 결과, 원용부 굴절력은 Cyl +0.25 Dptr, Ax 50° ⌒ Cyl −0.75 Dptr, Ax 140°, 근용부 굴절력은 Sph +4.75 Dptr ⌒ Cyl −1.00 Dptr, Ax 140°로 측정되었다. 중간부 굴절력으로 맞는 것은?
단, 중간부 가입도는 근용 가입도의 1/2 이다.

① Sph +2.50 Dptr ⌒ Cyl -1.00 Dptr, Ax 50°
② Sph +1.50 Dptr ⌒ Cyl +1.00 Dptr, Ax 140°
③ Sph +2.50 Dptr ⌒ Cyl +1.00 Dptr, Ax 140°
④ Cyl +2.50 Dptr, Ax 50° ⌒ Cyl +1.50 Dptr, Ax 140°
⑤ Sph +2.50 Dptr ⌒ Cyl +1.00 Dptr, Ax 50°

☞ · 원용부와 근용부 표기 전환 일치 할 것
· 원용부 굴절력을 S-C 표기 전환 : S +0.25 D ⌒ C-1.00D, A 140°
· 근용가입도 = 근용 구면굴절력-원용 구면굴절력 { 4.50 D = +4.75 D − (+0.25 D) }
· 중간부 가입도 = +4.50 D/2 = +2.25 D
· 중간부 굴절력 = S +0.25 D ⌒ C −1.00 D, A 140° (원용부 굴절력)
+ S +2.25 D
―――――――――――
S +2.50 D ⌒ C −1.00 D, A 140°, S + C, C.C 표기로 전환

23 다음 중 조제시 광학적 중심 높이(OhF)가 5 mm이상 크게 **잘못**되어도 좋은 처방은?

① S −1.50 D ⌒ C +1.50 D, A 90°
② S −3.00 D
③ S +0.50 D ⌒ C -0.50 D, A 180°
④ S +2.50 D ⌒ C +1.50 D, A 90°
⑤ C +2.00 D, A 180°

☞ 수직 경선의 굴절력이 가장 약한 것을 찾는다.

24 PD 65 mm인 사람이 58□16, 140인 안경테를 착용하려 한다. 정확한 조제를 위한 렌즈의 필요한 최소 지름은 얼마가 되어야 하는가?
단, 렌즈삽입부의 최대 지름은 60 mm(홈 깊이 포함)이다.

① 65 mmø를 1 mm 편심렌즈
② 65 mmø를 4 mm 편심렌즈
③ 69 mm
④ 70 mm
⑤ 67 mm

☞ 필요 렌즈 최소 지름 구하기 = FPD − PD + 렌즈삽입부의 최대 지름(홈깊이 포함 1 mm).

정답 22. ④ 23. ③ 24. ③

25 다음은 "조제 및 가공 P.D."에 관한 내용에서 그 설명이 옳지 **않은** 것은?

① 좌, 우 안경 렌즈의 광학적 중심점간 거리.
② 일반 안경 렌즈로 프리즘처방시 (+)렌즈에서 B.I.은 측정 기준 P.D.보다 조제 가공 P.D.가 작아진다.
③ 일반 안경 렌즈로 프리즘처방시-렌즈에서 B.I.은 측정 기준 P.D.보다 조제 가공 P.D.가 커진다.
④ 일반 안경 렌즈로 프리즘 처방시 안경렌즈의 굴절력이 클수록 측정 기준 P.D.와 조제 가공 P.D.의 차이는 커진다.
⑤ 완성된 안경의 좌우 렌즈 광학중심점간 거리를 의미한다.

☞ 필요렌즈 최소 지름 구하기 = FPD − PD + 렌즈삽입부의 최대지름(홈깊이 포함 1 mm).

구 분	B. I.	B. O.
(-) 렌즈	측정기준 P.D < 조제가공P.D	측정기준 P.D > 조제가공P.D
(+) 렌즈	측정기준 P.D > 조제가공P.D	측정기준 P.D < 조제가공P.D

26 다음 안경 처방서 해석을 위한 용어 설명 중 그 내용이 맞지 **않는** 것은?

① 안경테의 경사각은 주시선과 렌즈 면이 수직으로 교차하도록 조정해 주어야 하므로 원용은 10° ~ 15°정도, 근용은 15° ~ 25°범위로 조정해 주는 것이 보통이다.
② 광학중심점 높이는 수평시 상태에서는 동공 높이 측정값에서 안경테의 경사각에 따라 각기 다르게 보정해서 조제해야 한다.
③ 사시의 경우 우안 PD 측정시 피검자의 좌안을 가리고 좌안 PD측정시는 우안을 가린 다음 측정해야 정확하다.
④ 정점간거리는 렌즈의 물측 정점에서 각막 정점까지 거리를 말하며 외관, 안경렌즈의 설계, 시야 등에 따라 거리가 약간 조정되어야 하나 한국인의 경우, 통상 12 mm로 해준다.
⑤ 턱상방시로 광학중심점 높이를 측정하면 경사각 보정을 해주지 않아도 된다.

☞ · 정점간 거리 : 안경렌즈의 상측정점과 각막의 정점 사이의 거리(mm 단위).

27 양안 각각 동공중앙에 2.0 △의 기저외방으로 주게 하고, T.A.B.O.식 방향각으로 90° 경선에는 −1.50, 180° 에는 +1.25 D의 영향이 미치게 하라는 처방 표기로 맞는 것은?

① O.U. : S +1.25 D ◯ C −1.50 D, A 180° ◯ 2.0 △, B.O.
② O.U. : C +1.25 D, A 90° ◯ C−1.50 D, A 180° ◯ 2.0 △, B.O.
③ O.U. : S −1.50 D ◯ C +2.75 D, A 90° ◯ 1.0 △, B.O.
④ O.U. : S +1.25 D ◯ C −2.75 D, A 180° ◯ 1.0 △, B.O.
⑤ O.U. : C −1.50 D, A 90° ◯ C +1.25 D, A 180° ◯ 1.0 △, B.O.

☞ · O.U. : 양안 처방이 같을 때 표기 · 기저내방 : Base In (B.I.)
· 기저외방 : Base Out (B.O.)

정답 25. ④ 26. ④ 27. ②

28 정점 간거리 12 mm에서 완전교정 원용굴절력이 +6.00 D인 사람에게 정점 간거리 15 mm에서 +6.00 D 의 안경을 착용한 경우 눈의 상태로 옳은 것은?

① 원시를 과교정한 상태이다.
② 근시를 저교정한 상태이다.
③ 이색 검사시 녹색바탕에 검정원이 선명하게 보인다
④ 안경을 끼지 않을 경우 조절을 유발하는 상태이다.
⑤ 정적굴절상태에서 상정보가 망막 뒤쪽에 맺히는 상태이다.

☞ · 정점간 거리(V.D.) 변화시 굴절력 증가와 감소
D' = D / 1-(ℓ -ℓ_0)×D　여기서 D' : 변화된 굴절력, D : 변화 전 굴절력,
ℓ : 변화된 정점간 거리, ℓ_0 : 정점간 거리. · (ℓ , ℓ_0의 단위 : m, 부호 : -)
· 정점간 거리가 길어지면 (-)렌즈 : 저교정 상태(교정 효과가 감소)
(+)렌즈 : 과교정 상태(교정 효과가 증가)
· 근시 과교정 : 이색 검사시 적색바탕에 검정원이 선명하게 보인다(원시로 이행).
· 원시 과교정 : 이색 검사시 녹색바탕에 검정원이 선명하게 보인다(근시로 이행).

29 안경의 경사각에 대한 내용으로 옳지 <u>않은</u> 것은?

① 안경의 경사각은 주시하는 거리가 짧을수록 경사각은 커져야 한다.
② 안경의 경사각은 지면에서 눈높이까지 큰 사람일수록 커져야 한다.
③ 경사각의 기본 원칙은 주시선과 렌즈의 후면 (-면)과 직교하도록 하는데 있다.
④ 안경테의 경사각 산출시 얼굴의 기울기 약 3°~5°를 감하여야 한다.
⑤ 단색광 수차 중 구면수차를 제거하는데 목적이 있다.

☞ · 머리 측면에서 봤을 때 이루는 각 (원용 : 10° ~ 15°, 근용 : 15° ~ 25°)
· 주시선과 안경렌즈 후면(-면)이 수직으로 교차하여 사광선의 난시 효과를 없애기 위함.
· 안경의 경사각은 주시하는 거리가 짧을수록, 지면에서 눈 높이까지 큰 사람일수록 커져야 한다.

정답 28. ① 29. ⑤

2 안경 조제 가공 제 1과정 : 렌즈 인점 찍기와 정점굴절력계 사용

기 본 정 리

1) 렌즈 미터(정점굴절력계)의 용도

렌즈 미터는 주로 안경렌즈 및 콘택트렌즈의 상측정점굴절력을 측정하는 기기.

(1) 구면렌즈의 굴절력 측정 및 광학중심점 인점.

(2) 원주렌즈와 토릭렌즈의 양주경선의 굴절력 측정 및 주경선방향 (축방향) 측정.

(3) 프리즘 굴절력 측정과 기저방향 결정.

2) 구 조

(1) 조명계(광원)

(2) 콜리미터부 : 측정렌즈를 통과한 광선속을 평행광선속으로 만든다.

(3) 망원경부 : 평행광선속을 스크린에 결상시킴.

(4) 접안렌즈부 : 측정자의 망막에 선명하게 상을 결상시킴(망원경식 렌즈 미터에만 있다)

3) 망원경식과 투영식 렌즈미터의 비교(접안렌즈의 유무)

구 분	망원경식	투영식
시도조절	필요	불필요
관찰자	한사람만 가능(시도조절 때문)	복수의 관찰자
안경 착용자	관찰이 불편함	관찰가능
사 석	낮다	높다
기 구	간편함, 소형, 조절력에 영향을 받음	크기가 크고 기동성 없다. 기구가 복잡

4) 타켓트(target) 모양에 따라

(1) 코로나 타켓트 렌즈미터 : 점원모양 타켓트

- 점원의 모양으로 방향성 없음
- 약한 굴절력 토릭렌즈 측정시 정확도 떨어짐

(2) 크로스라인 타켓트 렌즈미터

- 주주경선(3선), 주경선(2선)이 직교하는 십자선 방향.
- 타켓트 회전 조작하는 번거로움, 축의 측정정도가 높다.

(3) 혼합식 : (1)+(2)

5) 망원경식에서 눈금의 위치에 따라

(1) 내부 눈금식 : 눈금의 표시가 내부 스크린 상에 표시
(2) 외부 눈금시 : 디옵터 눈금이 외부에 각인 - 시차발생, 눈금마모로 오차발생의 단점

6) 렌즈미터 사용 전 필수 점검사항

(1) 시도 조절 : 시도 조절 환을 시계반대방향(최대) →시계방향으로 조정
(2) 타켓트의 최고 선명위치와 눈금제로의 일치확인
(3) 타켓트의 중앙위치(프리즘 컴펜세이터 부착용 렌즈미터는 프리즘 눈금 0'확인)와 + 스크린 십자선 중심의 일치확인
(4) 인점 핀의 평행도 확인
(5) 렌즈 및 테 받침대의 평행도 확인

7) 렌즈의 셋팅 및 측정

(1) 렌즈의 후면(-)면을 렌즈 받침부에 닿도록 한다
(2) 융착형 이중초점렌즈 가입도 측정 시는 안경렌즈의 전면(+)면을 측정한다.

8) 타켓트 상의 검출

(1) 구면 렌즈 : 코로나 점원 상을 그대로 유지
(2) 토릭 렌즈 : 코로나 상이 일정방향으로 길어져 원통형 선상으로 나타남

9) 렌즈미터의 굴절력 측정

측정자 눈의 조절개입을 막기 위해서 (-)방향에서 (+)방향으로 측정핸들을 돌려 선명한 상을 만든다.

· (+)방향 : (+)수차가 커지는 방향
· (-)방향 : (-)수차가 커지는 방향

10) 토릭 렌즈의 검출<조제를 시작할 때>

(1) 기준 주경선 방향 셋팅

렌즈미터 주경선 방향 환을 돌려 스크린 상의 십자선의 긴 선을 처방서가 지시하는 기준

경선 방향의 각도에 맞춘다

(2) 타켓트 회전 다이얼을 돌려 처방서가 지시하는 기준경선 방향의 각도에 맞춘다.

(3) 광학중심점 잡기

디켓트 상이 렌즈미터 십자선의 중심에 오도록 안경렌즈를 상하좌우로 움직인다.

※ 렌즈미터 상에서 선명한 초선이 가리키는 방향과 검사렌즈의 주경선 방향은 서로 직각 반대방향이다

(4) 인점 찍기

「Sph」굴절력에서 「Cyl」로 이동된 나머지 주경선의 굴절력이 만든 초선의 방향을 Ax방향과 일치시켜 인점한다.

11) 중화법

비교적 약한 굴절력을 가진 렌즈의 (+), (-)의 구별

(1) 렌즈의 구별

· (+)렌즈 : 상의 이동을 렌즈의 반대 방향
· (-)렌즈 : 상의 이동을 렌즈와 같은 방향

(2) 굴절력 측정

굴절력을 알고 있는 표준 시험렌즈로 측정 렌즈와 부호가 반대되는 표준 렌즈를 중첩시켜 상의 이동이 없을 때 표준 렌즈의 굴절력이 측정 렌즈의 굴절력이 된다. (단, 부호는 반대)

(3) 광학 중심점 결정

2 m이상 떨어진 +모양 물체를 렌즈를 통해 보면서 렌즈 밖의 +자와 렌즈를 통해 본 +자가 일치되는 +의 중심점

정 리 문 제

〈A 형 문항방식〉

※ 아래 각 문항의 물음에 대한 옳은 답 하나를 ① ~ ⑤ 에서 선택하시오.

01 +5.00 D의 안경렌즈를 눈으로부터 20 cm 이상 떨어뜨리고 6 m 이상의 물체를 볼 때 설명으로 옳은 것은?

① 정립상으로 보이고, 상의 움직임과 렌즈의 움직임은 같은 방향으로 움직인다.
② 정립상으로 보이고, 상의 움직임과 렌즈의 움직임은 반대 방향으로 움직인다.
③ 도립상으로 보이고, 상의 움직임과 렌즈의 움직임은 같은 방향으로 움직인다.
④ 도립상으로 보이고, 상의 움직임과 렌즈의 움직임은 반대 방향으로 움직인다.
⑤ 정립상으로 보이고, 상의 움직임이 없다.

☞ +5.00 D의 안경렌즈의 초점거리는 20 cm 이다. 안경렌즈를 눈으로부터 초점거리 보다 멀리하여 관측하면 도립상으로 보이고, 상의 움직임과 렌즈의 움직임은 같은 방향으로 움직인다.

02 렌즈미터의 구조 및 사용 방법에 대한 설명으로 옳지 <u>않은</u> 것은?

① 안경렌즈 및 콘택트렌즈의 상측 정점굴절력을 주로 측정한다.
② 망원경식 렌즈미터는 투영식에 비해 장치가 간단하다.
③ 투영식 렌즈미터는 시도조정을 할 필요가 없다.
④ 코로나 타겟트상 렌즈미터는 크로스라인 타겟트 회전 핸들이 없다.
⑤ 눈의 조절력 개입을 방지하기 위해서 (-) 방향으로 측정 핸들을 돌려 측정한다.

☞ 눈의 조절력 개입을 방지하기 위해서 (+) 방향으로 측정 핸들을 돌린다.

03 S −1.00 D ◯ C −2.00 D, A 180° 의 설명은?

① 강주경선 -2.00 D, 약주경선 -1.00 D로서 약주경선이 90°방향
② 강주경선 -2.00 D, 약주경선 -1.00 D로서 약주경선이 180°방향
③ 강주경선 -3.00 D, 약주경선 -1.00 D로서 약주경선이 90°방향
④ 강주경선 -3.00 D, 약주경선 -1.00 D로서 약주경선이 180°방향
⑤ 강주경선 -3.00 D, 약주경선 +1.00 D로서 약주경선이 180°방향

정답 1. ③ 2. ⑤ 3. ④

04 중화법에서 시험 렌즈 -1.50 D와 안경 렌즈를 겹쳐 보았을 때 상의 이동 방향이 렌즈의 이동 방향과 반대로 이동하였다면 안경렌즈의 굴절력은?

① -1.50 D보다 굴절력이 큰 -렌즈
② -1.50 D보다 굴절력이 작은 -렌즈
③ +1.50 D보다 굴절력이 큰 +렌즈
④ +1.50 D보다 굴절력이 작은 +렌즈
⑤ +1.50 D의 렌즈이다.

☞ · 중화법 – 비교적 약한 굴절력을 가진 렌즈의(+), (–)의 구별
① 렌즈의 구별
· (+)렌즈 : 상의 이동은 렌즈의 반대방향 · (–)렌즈 : 상의 이동은 렌즈와 같은 방향
② 굴절력 측정
굴절력을 알고 있는 표준시험렌즈로 측정렌즈와 부호가 반대되는 표준 렌즈를 중첩시켜 상의 이동이 없을 때 표준렌즈의 굴절력이 측정렌즈의 굴절력이 된다. (단, 부호는 반대)
③ 광학중심점 결정
2 m이상 떨어진 +모양 물체를 렌즈를 통해 보면서 렌즈 밖의 +자와 렌즈를 통해 본 +자가 일치되는 +의 중심점.

05 렌즈미터의 구조에서 '물점에서 나온 광선이 안경렌즈를 통과한 후 평행광선으로' 바꾸어 주는 것은?

① 표준 렌즈부 ② 콜리 메터부 ③ 망원경부 ④ 접안 렌즈부 ⑤ 대물 렌즈부

☞ 콜리메터(collimator)→(시준의)평행광선을 만드는 광학계 즉 렌즈의 초점에 광원을 두고 그 광선을 렌즈에 입사시켜 평행광선으로 하고 다른 광학계에 입사시키는 역할.

06 망원경식 정점굴절력계에서 접안렌즈를 필요 이상으로 대물렌즈 쪽으로 삽입한 상태에서 피검 렌즈의 상측정점굴절력을 측정하였을 때 측정된 Dptr 눈금은 실제와 어떻게 달라지는가?

① (-) 렌즈는 실제보다 낮은 굴절력으로, (+) 렌즈는 실제보다 높은 굴절력으로 나타난다.
② (-) 렌즈는 실제보다 높은 굴절력으로, (+) 렌즈는 실제보다 낮은 굴절력으로 나타난다.
③ (-), (+) 렌즈 모두 실제보다 낮은 굴절력으로 나타난다.
④ (-), (+) 렌즈 모두 실제보다 높은 굴절력으로 나타난다.
⑤ (-), (+) 렌즈 모두 실제와 같은 굴절력으로 나타난다.

07 융착형 이중 초점렌즈의 가입도 측정 요령은?

① (+) 면 원용부 굴절력과 (-)면 근용부 굴절력 차이
② (-) 면 원용부 굴절력과 (-)면 근용부 굴절력 차이
③ (-) 면 원용부 굴절력과 (+)면 근용부 굴절력 차이
④ (+) 면 근용부 굴절력과 (+)면 원용부 굴절력 차이
⑤ ②, ④

☞ 융착형 이중초점렌즈 가입도 측정시는 안경렌즈의 전면 (+)면을 측정한다.

정답
4. ③ 5. ② 6. ② 7. ④

08 S −1.00 D ○ C −0.50 D, A 180° 인 처방서에 맞게 렌즈를 인점하고자 할 때 양 초선의 방향이 올바른 것은?

① 1차 초선 : -1.00 D 시 180°방향, 2차 초선 : -0.50시 90°방향
② 1차 초선 : -0.50 D 시 180°방향, 2차 초선 : -1.00시 90°방향
③ 1차 초선 : -1.50 D 시 180°방향, 2차 초선 : +0.50시 90°방향
④ 1차 초선 : -1.00 D 시 90°방향, 2차 초선 : -1.50시 180°방향
⑤ 1차 초선 : -1.50 D 시 90°방향, 2차 초선 : -1.00시 180°방향

09 EX형 이중초점렌즈(bifocal lens)의 가입도 측정 요령은?

① (+) 면 원용부와 (-)면 근용부 굴절력 차이
② (-) 면 근용부와 (+)면 원용부 굴절력 차이
③ (-) 면 근용부와 (-)면 원용부 굴절력 차이
④ (+) 면 근용부와 (-)면 원용부 굴절력 차이
⑤ ③, ④

10 융착형 이중초점렌즈의 근용부에서 렌즈 미터로 인점이 되는 곳은?

① 근용부의 광학중심점　② 원용부의 광학중심점　③ 가상광학중심점
④ 프리즘량　⑤ 합성광학 중심점

11 표준 렌즈의 굴절력이 +23 Dptr인 렌즈 미터에서 피검 렌즈 1 Dptr당 표적 Q의 가동거리는 몇 mm인가?

① 1.3　② 1.5　③ 1.7　④ 1.9　⑤ 2.1

☞ 1 / 23 x 23 = 0.00189 x 1000 = 1.9

12 다음의 처방에 대한 가입도는?

원용 : S -1.50　C -1.00　A 180°	근용 : S +2.00　C +1.00　A 90°

① 0.5 D　② 1.5 D　③ 3 D　④ 3.5 D　⑤ 4.5 D

☞ 근용 혹은 원용의 표기 통일 - 근용을 S-C 표기로 전환 S +3.00 ○ C -1.00 A 180°
: 근용 구면굴절력 - 원용 구면굴절력 = Add

13 양주경선의 굴절력이 +1.00 D와 +1.50 D인 난시교정용 토릭 렌즈의 표기가 <u>아닌</u> 것은?

① S +1.00 D ○ C +0.50 D　② S +1.50 D ○ C -0.50 D
③ C +1.00 D ○ C +1.50 D　④ C +1.50 D ○ C +1.00 D
⑤ S +1.00 D ○ C +1.50 D

☞ 표기 전환(transposition) 문제

정답
8. ④　9. ③　10. ⑤　11. ④　12. ⑤　13. ⑤

14 정점굴절력계(lensmeter)의 기능으로 옳지 **않은** 것은?

① 구면굴절력 측정　　② 토릭렌즈의 굴절력 측정
③ 프리즘 기저방향결정　　④ 경사각 측정
⑤ 광학중심점 인점

☞ · 렌즈 미터(정점 굴절계)
① 구면렌즈의 굴절력 측정 및 광학중심점 인점
② 원주, 토릭렌즈의 양주경선의 굴절력 측정
③ 축 방향 결정
④ 프리즘 굴절력 측정과 기저방향 결정

15 다음 중 렌즈 미터 사용 전 점검사항으로 옳지 **않은** 것은?

① 타켓트의 중심이 스크린의 십자선 중앙에 일하는가 여부
② 인점 핀 평행 여부
③ 렌즈 및 테 받침대 수평 여부
④ 스크린의 십자선 색상의 확인
⑤ 시도조절

☞ · 렌즈 미터 사용 전 필수점검 사항
① 시도조절 : 조절 환을 시계반대방향(최대) →시계방향으로 조정
② 타켓트의 최고 선명위치와 눈금제로의 일치확인
③ 타켓트의 중앙 위치와 +스크린 십자선 중심의 일치확인
④ 인점 핀의 평행도 확인
⑤ 렌즈 및 테 받침대의 평행도 확인

16 정점굴절력계(lensmeter) 설명으로 옳은 것은?

① 망원경식 정점굴절력계는 표준렌즈의 상측 초점을 0.00 D를 기준으로 설계되어 있다.
② 망원경식 정점굴절력계는 표준렌즈의 물측초점과 측정렌즈(피검렌즈)상측정점이 일치하도록 설계되어 있다.
③ 표준렌즈의 물측 초점을 기준하여 타켓트 Q가 광원 쪽으로 이동하였을 때 선명하면 피검렌즈는 -렌즈이다.
④ 망원경식 정점굴절력계는 표준렌즈 굴절력이 약할수록 1.00 D당 타켓트 Q의 이동거리 는 짧다.
⑤ 투영식 정점굴절력계는 사용전 반드시 시도조절을 하여야 한다.

☞ 표준렌즈의 굴절력이 약할수록 1.00 D당 타켓트 Q의 이동거리는 길다.

정답
14. ④　15. ④　16. ③

17 코로나 타켓트 렌즈미터에 비해 크로스 라인 타켓트 렌즈 미터의 장점은?

① 구면 굴절력의 정확한 측정
② 평면 렌즈의 정확한 측정
③ 프리즘 굴절력의 정확한 측정
④ 난시축의 정확한 측정
⑤ 신속한 기준경선 방향측정

☞ · 타켓트 모양에 따라
① corona target lensmeter : 점원 모양의 타켓트
· 방향성 없음, 신속한 토릭렌즈 굴절력과 기준경선의 방향측정 가능.
· 약한 굴절력의 토릭렌즈 측정시 정확도 떨어짐.
② cross line target lensmeter
· 주주경선(3선), 주경선(2선)이 직교하는 십자선 모양의 타켓트.
· 타켓트 회전 조작하는 번거로움, 축의 측정 정도(精度)가 높다.
③ 혼합식 : ①+②

18 타켓트의 상이 제일 선명할 때의 눈금이 0일 때 중앙 위치에서 타켓트의 상이 편위가 되는 경우로 짝지어진 것은?

㉮ 프리즘 컴펜세이터의 눈금이 0이 아닐 때	㉯ 측정핸들이 헛돌 때
㉰ 렌즈 미터의 광축이 편위되었을 때	㉱ 주경선 방향 환이 고정되어 있을 때

① ㉮㉯ ② ㉮㉰ ③ ㉯㉱ ② ㉮㉱ ⑤ ㉰㉱

☞ · 프리즘 컴펜세이터(prism compensator)의 눈금이 0이 아닐 때
· 렌즈 미터의 광축이 편위되었을 때 · 렌즈미터의 내부스크린 +자선이 편위되었을 때

19 세 핀(pin)이 렌즈 받침대(lens table)에 평행하지 <u>**않을 때**</u> 생기는 오차는?

① 구면굴절력의 오차
② 난시굴절력의 오차
③ 프리즘 굴절력의 오차
④ 시도조절의 오차
⑤ 난시축의 오차

20 렌즈 미터의 타켓트상이 중앙에 오지 <u>**않았을 때**</u> 측정하여 인점했다면 <u>**잘못된**</u> 것은?

① 광학 중심점의 위치
② 토릭렌즈의 강주경선의 굴절력
③ 토릭렌즈의 약주경선의 굴절력
④ 렌즈의 부호
⑤ 구면렌즈의 상측정점 굴절력

21 투영식 정점 굴절력계에 대한 망원경식 정점굴절력계의 장점이 <u>아닌</u> 것은?

① 부피가 작다.
② 큰 면적을 차지하지 않는다.
③ 값이 저렴하여 경제적이다.
④ 광원의 빛이 약해도 선명하게 볼 수 있다.
⑤ 여러 사람이 동시에 확인이 가능하다.

정답 17. ④ 18. ② 19. ⑤ 20. ① 21. ⑤

22 S −1.00 D ◯ C −0.50 D, A 32° 로 표기되는 난시교정용 토릭렌즈의 양초선의 위치는?

㉮ -1.00 D 32°방향 ㉯ -1.50 D 32°방향 ㉰ -0.50 D 122°방향 ㉱ -1.00 D 122°방향

① ㉮㉰ ② ㉮㉱ ③ ㉯㉰ ④ ㉯㉱ ⑤ ㉮㉯

23 렌즈메타의 측정 스크린에 굴절력이 +0.50 D을 나타낼 때 선명한 초선의 방향은 45° 이였고, −0.50 D을 나타낼 때의 초선의 방향은 135° 이였을 때의 표기는?

① S −0.50 D ◯ C +1.00 D, A 135°
② S +0.50 D ◯ C -1.00 D, A 45°
③ C +0.50 D, A 45° ◯ C -0.50, A 135°
④ S −0.50 D ◯ C +0.50 D, A 45°
⑤ S +0.50 D ◯ C -0.50 D, A 135°

24 양주경선의 굴절력이 각각 +1.00 D와 +2.00 D를 가지는 토릭렌즈를 +1.00 D의 주경선을 타보방향각 크기 180° 로 위치시키라는 뜻과 같은 표기는?

① C +1.000 D, A 90° ◯ C +2.00, A 180°
② S +2.00 D ◯ C +1.00 D, A 180°
③ S +1.00 D ◯ C +2.00 D, A 180°
④ S +2.00 D ◯ C -1.00 D, A 180°
⑤ S +1.00 D ◯ C +1.00 D, A 90°

25 다음 중 원시성 복성 직난시를 교정할 수 있는 처방은?

① C +1.00 D, A 90° ◯ C +2.00, A 180°
② S +2.00 D ◯ C -1.00 D, A 180°
③ S +1.00 D ◯ C -1.00 D, A 180°
④ C +3.000 D, A 180° ◯ C +2.00, A 90°
⑤ S +2.00 D ◯ C -2.00 D, A 90°

☞ · 직난시 : 눈에서 강주경선 방향이 수직방향(75° – 105°)
· 도난시 : 〃 〃 수평방향(±15°) · 사난시 : 눈에서 강주경선 사방향
· 단성난시 –주경선의 한 축은 정시이고, 다른 축은 근시 혹은 원시
· 복성난시 –주경선의 양방향 모두 근시 혹은 원시
· 혼합난시 (잡성 난시) –주경선의 한 축은 근시이고, 다른 축은 원시
· 위 문제에서는 원시성복성임으로 양축 모두 (+)교정도수로 교정되며, 눈의 강주경선이 90° 에 있으므로 직난시이고 약한 (+)도수로 교정, 약주경선이 180° 이고 강한 (+)교정 도수로 처방하여야 함.

26 다음 중 근시성 복성 도난시를 교정할 수 있는 처방은?

① C −3.00 D, A 180° ◯ C −2.00, A 90°
② S −4.00 D ◯ C +1.00 D, A 90°
③ S −1.00 D ◯ C −1.00 D, A 90°
④ C −1.00 D, A 90° ◯ C −2.00, A 180°
⑤ S −2.00 D ◯ C +2.00 D, A 180°

정답

22. ④ 23. ③ 24. ① 25. ② 26. ③

☞ · 위 문제에서는 근시성 복성임으로 양축 모두 (-)교정굴절력으로 교정되며, 눈의 강주경선이 180° 에 있으므로 도난시이고 강한 (-)굴절력으로 교정, 약주경선이 90° 이고 약한 (-)교정굴절력으로 처방하여야 함.

27 S +1.00 D의 구면렌즈와 -1.00 D, 축 90° 의 원주렌즈와 1 △ B.U.의 프리즘 렌즈를 순서대로 밀착시킨 한 장의 안경렌즈 처방은?

① S +1.00 D ⌒ C -1.00 D, Ax 90° ⌒ 1 △ B.U.
② S +1.00 D ⌒ C +1.00 D, Ax 90° ⌒ 1 △ B.U.
③ C +1.00, Ax 90° ⌒ 1 △ B.U.
④ C -1.00 D, Ax 90° ⌒ 1 △ B.U.
⑤ C +1.00 D, Ax 180° ⌒ 1 △ Base 180°

28 아래 그림과 같이 토릭렌즈을 정점굴절력계를 이용하여 인점을 찍었다 다음 중 맞는 처방은?

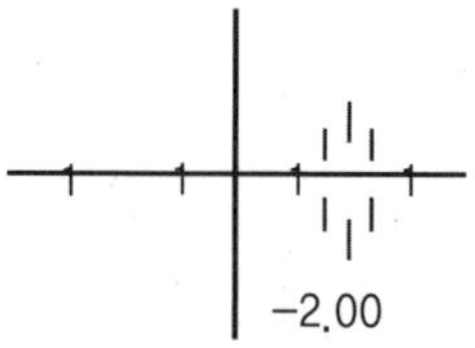

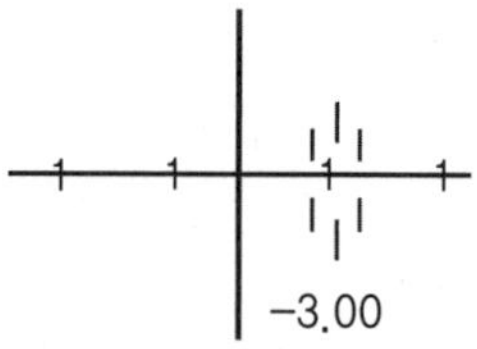

① O.D. : S -3.00 D ⌒ C -1.00 D, Ax 90° ⌒ 1.0 △, B.I.
② O.D. : C -2.00 D, Ax 90° ⌒ C-3.00 D, Ax 180° ⌒ 1.0 △, B.O
③ O.S. : S -3.00 D ⌒ C +1.00 D, Ax 180° ⌒ 1.0 △, B.I
④ O.S. : S -2.00 D ⌒ C -1.00 D, Ax 180° ⌒ 1.0 △, B.I
⑤ O.S. : S -3.00 D ⌒ C +1.00 D, Ax 90° ⌒ 1.0 △, B.O

29 정점굴절력계에 부착된 프리즘 컴펜세이터를 이용하여 타켓트를 T.A.B.O식 방향 각 230° 방향으로 2 프리즘만큼 편위시킨 상태에서 아래 그림과 같이 토릭렌즈를 인점하였다면 그 처방은?

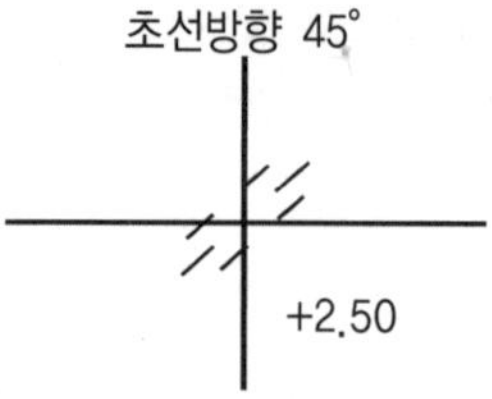

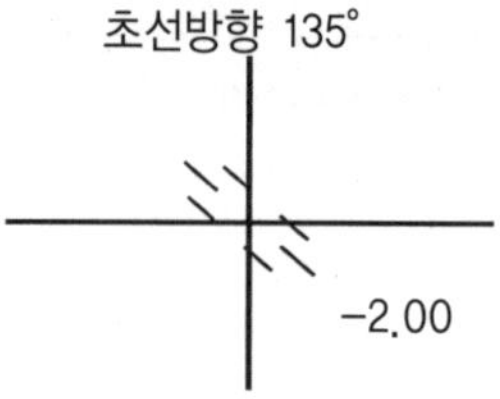

① S +2.50 D ⌒ C -4.50 D, A 135° ⌒ 2.0 △, base 230°
② C +2.50 D, A 45。⌒ C -2.00 D, A 135° ⌒ 2.0 △, base 230°
③ C -2.00 D, A 135° ⌒ C +2.50 D, A 45° ⌒ 2.0 △, base 50°
④ S -2.00 D ⌒ C +4.50 D, A 45°, base 230°
⑤ S +2.50 D ⌒ C -4.50 D, A 45° ⌒ 2.0 △, base 40°

27. ① 28. ⑤ 29. ③

☞ 프리즘 컴펜세이터를 이용하여 미리 타켓트상을 지시하는 프리즘기저 반대방향으로 프리즘 양만큼 이동시킨 후 스크린 중앙에 타켓트상이 왔을 때 인접하면 된다.

30 다음 중에서 중화법의 설명으로 옳지 **않은** 것은?

① 약한 굴절력의 +, - 렌즈 판별
② 시험렌즈(trial lens)를 이용하여 굴절력 판별
③ 대략적인 광학적 중심점 결정
④ 대략적인 토릭렌즈의 양주경선의 위치 결정
⑤ +, - 렌즈를 합해서 상하좌우로 움직여 볼 때 같은 방향으로 외계의 물체가 움직이면 +렌즈의 굴절력이 더 강함

☞ · 중화법 – 비교적 약한 굴절력을 가진 렌즈의(+), (–)의 구별
① 렌즈의 구별
· (+)렌즈 : 상의 이동은 렌즈의 반대방향 · (–)렌즈 : 상의 이동은 렌즈와 같은 방향
② 굴절력 측정
굴절력을 알고 있는 표준시험렌즈로 측정렌즈와 부호가 반대되는 표준 렌즈를 중첩시켜 상의 이동이 없을 때 표준렌즈의 굴절력이 측정렌즈의 굴절력이 된다. (단, 부호는 반대)
③ 광학중심점 결정
2 m이상 떨어진 +모양 물체를 렌즈를 통해 보면서 렌즈 밖의 +자와 렌즈를 통해 본 +자가 일치되는 +의 중심점.

31 처방 For Dist ; C –2.00 D, A 45° ◯ C +0.50 D, A 135° 이고 근용가입도 +2.00 D 일 때 삼중 초점렌즈에서 중간 부분의 처방은?
단. 중간부 가입도는 근용가입도의 1/2 이다.

① C –1.00 D, A 45° ◯ C +1.50, A 135°
② S +2.50 D ◯ C –2.50 D, A 45°
③ S +2.50 D ◯ C –2.50 D, A 135°
④ C +2.50, A 135°
⑤ S –1.00 D ◯ C +2.50 D, A 45°

☞ · 중간부 가입도는 근용 가입도의 1/2 이므로 중간부 가입도는 +1.00 D
· 원용부 굴절력 C –2.00 D, A 45° ◯ C +0.50 D, A 135° 에 +1.00 D를 더 한다.
· 중간부 굴절력은 C –1.00 D, A 45° ◯ C +1.50 D, A 135°

정답 30. ⑤ 31. ①

3 안경 조제 가공 제 2, 3과정 형판 만들기와 설계

기본정리

1) 안경테 크기의 요소

(1) 렌즈 삽입부의 크기(eye size)
(2) 연결부의 크기(bridge size)
(3) 수직간 거리(height)
(4) 기준점의 위치(center point)
(5) 안경다리의 크기(temple size)

2) 안경 조제 가공에 이용되는 크기 요소

(1) 렌즈 삽입부의 크기(eye size)
(2) 연결부의 크기(bridge size)

3) 안경테 계측

(1) 데이텀 라인 시스템 : 가장 역사가 오래된 규약(영국, 프랑스)

① eye size : 렌즈모양의 상부곡선과 하부곡선의 최고 돌출부의 수평접선을 긋고 상하 수평 접선간 높이의 2등분선이 렌즈 좌우 삽입부분의 가장자리 선과 만나는 좌우 교점간의 거리.

② bridge size : 수평접선 2등분선의 좌우 교점 중 코 방향 교점간 거리.

③ temple size : 다리를 일직선으로 편 상태에서 다리의 경첩나사 조인트 부분 중앙에서 다리 끝까지 거리.

(2) 복싱 시스템 : 독일, 미국

① eye size : 렌즈의 가장자리곡선의 상하좌우의 최고 돌출부에서 접선을 그어 직사각형의 가로 길이.

② bridge size : 좌우렌즈의 직사각형간의 간격.

③ temple size : 다리를 일직선으로 편 상태에서 다리의 경첩나사 조인트 부분 중앙에서 다리 끝까지 거리.

(3) 상공련 시스템 : 일본

① eye size : 렌즈삽입부의 실질적 면적 중심점을 지나는 수평선 중 좌우렌즈 가장자리와 만나는 교점간 거리.

② bridge size : 렌즈 가장자리와 수평기준선과의 좌우렌즈의 코 부분 교점간 거리.

③ temple size : 다리를 일직선으로 편 상태에서 다리 끝까지 거리 끝까지 거리.

계측방법	eye size	기호	bridge size	채택국가	표기(예)
Boxing system	52	□	16	독일, 미국	52□16
Datumline system	52	/ , ×	16	영국, 프랑스	52×16 52/16
상공련 system	52	—	16	일본	52-16

4) 계측 방법의 비교(boston형 안경테 기준)

(1) eye size(렌즈 삽입부 크기) : boxing 〉 datum 〉 상공련
(2) bridge size(연결부 크기) : datum 〉 상공련 〉boxing
  (단, 사각형, 원형의 안경테는 렌즈삽입부, 연결부의 크기가 동일하다.)
(3) F.P.D.(DBC) 크기 : datum 〉 상공련 〉 boxing
(4) 수직간 거리의 크기 : boxing 〉 datum 〉 상공련
※ 수치의 차이는 상하 대칭적인 보스턴형, 웰링톤형에서는 작고, 폭스형, 계란형에서는 크게 난다.

5) 정식 계측에 의한 설계

· 한 형판의 편위량 = F.P.D. - P.D. / 2 (단안 PD가 같을 경우)
· 한 형판의 편위량 = F.P.D. / 2 - 단안 PD (단안 PD가 다른 경우)
· 편위량 값이 (+)값이면 설계점을 기준점에서 코 방향으로 이동
· 편위량 값이 (-)값이면 설계점을 기준점에서 귀 방향으로 이동

(예제) PD가 65 mm인 사람이 54□14 크기의 안경테를 착용할 경우 기준점으로 부터 설계점까지 귀 또는 코 방향으로 얼마나 이동해야 하는가?

(풀이) F.P.D. = 68 - 65 = 3 mm (좌우 각각 기준점에서 코방향으로 1.5 mm 이동)

6) 평면렌즈(plano lens) 설계

(1) 광학 중심점이 존재

→ 전, 후면의 면굴절력이 차이가 나면 곡률 중심의 위치가 다르므로 광축이 존재하고 광축의 정의는 두면의 곡률반경 중심을 연결한 직선이고, 렌즈의 광학중심점은 렌즈 형상과 광축이 만나는 위치이므로 광학중심점이 존재한다.

(2) 0 Dptr 가 되지 않는 (+) 렌즈이다

→ $D' = D_1' + D_2'$에서 $r_1 = r_2$의 메니스커스 렌즈이면 렌즈의 전체 굴절력은 $D' = 0$이 되지만 전면 곡률반경 r_1과 후면 곡률반경 r_2는 렌즈의 중심두께만큼 떨어져 있으므로 (+)렌즈의 형상을 한다. 따라서 안경렌즈가 D'= 0 Dptr이 되기 위해서는 후면의 면굴절력이 전면의 면굴절력보다 약간 커야 한다. 엄격히 말해서 '0' Dptr가 되지 않는 (+)렌즈이다.

(3) 가상광학 중심점에 설계점을 설정

→ 프리즘의 오차방향이 좌 우안 같은 방향으로 설계(수평방향으로)
→ 0.50 D 이하는 가상 광학 중심점을 설정해도 무방하다.
(광학중심점이 많이 편위되었을 때).

(4) 동심원 조합 렌즈

· 렌즈의 만곡이 심해 미용상 좋지 않다.
· 곡률이 심하여 만들기 어렵다.
· 평행 광선속에서 두께(t)가 크면 클수록 가장자리 부분은 발산한다.
· 렌즈표면이 광학중심점이 되어 프리즘(△)효과는 없으나 주광선이외의 광선을 엄밀히 발산되어 (-)렌즈 형상을 가진다.

7) 편광렌즈의 설계

편광 렌즈(주문)의 수평라인과 형판의 수평기준선과 수평이 되도록 해서 설계.

8) 2매의 렌즈가 중첩된 안경(복식 알바이트 테, 뒷 걸림 테)의 설계

→ 주 렌즈의 프리즘 영향을 파악해서 프리즘 영향을 상쇄시키는 합성 광학 중심점 (프리즘 영향이 '0')의 위치를 찾을 것
· 주 렌즈 → 동공중심에 광심이 오도록 설계
· 중첩 렌즈 → 합성광학중심점이 동공중심과 일치되도록 광심의 위치를 계산하여 설계
· ┌ 앞 걸림테(복식 알바이트테) : 주 렌즈(근용)
  └ 뒷 걸림테 : 주 렌즈(원용)

9) 하프톤 렌즈

색 농도가 윗부분일수록 진한 렌즈(미용 목적의 패션용)
· 하프라인 - 광학중심점 아래로 8 ~ 10 mm 에 설정.

(안구 회전각이 20 ~ 25° 일 때는 9 ~ 11 mm 근거리 시선)
· 설계 - 형판 수평기준선과 하프라인이 평행하게 조제 가공.

10) 이중 초점 렌즈 설계

· 근용부 상부 경계선과 설계점 일치
→ 미용상, 근용부 상부 경계선의 위치를 좌우 대칭적으로 위치시킴, 원·근 양쪽에 동일한 오차
· 근용부 상부 경계선에서 상방 4 mm, 귀 방향 2.5 mm점이 모 렌즈 광학중심점
· 조제 가공 PD는 근용 PD를 우선으로 취한다.
· 근용부 상부 경계선 중앙을 근용 PD와 일치시킨다.
· 원용부 굴절력 〉 근용부 굴절력 일 때 - 원용 광학중심점을 원용 PD에 일치
· 원용부 굴절력 〈 근용부 굴절력 일 때 - 근용 광학중심점을 근용 PD에 일치
· 원용을 주로 사용 - 근용부 상부 경계선 중앙점을 하안검선보다 2 ~ 4 mm 내린다.
· 근용을 주로 사용 - 근용부 상부 경계선 중앙점을 하안검선보다 1 ~ 2 mm 올린다.
· 광학적 중심 높이에 일치시킬 렌즈의 기준점을 근용부 상부 경계선 중앙점을 취하고 설계점 높이는 안경테 하부 림에 하안검까지로 한다.

11) 슬래브 업 가공(slab up)

· 부동시(anisometropia)가 융착형 이중 초점 렌즈를 착용할 경우
· 좌우 렌즈 중 한쪽의 원용부 광학중심점의 위치를 이동시켜 연마하는 것
· base up 가공한다.
· (-)렌즈는 굴절력이 큰 쪽, (+) 렌즈는 굴절력이 작은 쪽을 base up 가공을 한다.
· 근용부 경계면에 평행하게 좌우로 슬래브라인이 형성되므로 융착형 2중 초점 렌즈의 종류는 B형보다 A형이 미관상 좋다.

12) 근용부 합성광학 중심점 계산

→ 자렌즈의 프리즘 굴절력과 근용부에 겹치는 모렌즈의 프리즘 굴절력이 서로 상쇄되어 근용부 전체의 프리즘 굴절력이 0 △이 되는 점.
· Sph +0.50 D Add +3.50 Dptr
(근용광학중심점은 원용광학중심점에서 코쪽으로 2.5 mm, 아래로 9 mm에 있는 경우)
i) $P_1 = 0.5 \times x / 10$(B.O.)
$P_2 = 3.5 \times (2.5-x) / 10$(B.I.)
$0.5x / 10 = 3.5 \times (2.5-x) / 10$
여기서 x = 2.2 mm 즉, 모렌즈의 광학 중심점에서 코방향으로 2.2 mm

ii) $P_1 = 0.5 \times x / 10$ (B.U.)
$P_2 = 3.5 \times (9-x) / 10$ (B.D.)
$0.5x / 10 = 3.5 \times (9-x) / 10$
여기서 x = 7.9 mm 즉, 모렌즈의 광학 중심점에서 아래로 7.9 mm

14) 삼중 초점 렌즈 설계

· 좌우 중간부 자렌즈의 상부경계선 중앙점을 근용 조제가공 PD에 일치시킨다.
· 설계점 높이 : 안경테 하부림에서 하부 동공연까지의 길이.
· 가입도 (Add) : 중간부 가입도는 근용부가입도의 1/2의 굴절력.

15) 누진 다초점 렌즈

· 원용안경의 경우 동공중심과 아이 포인트에 일치시킨다.
· 근용PD가 근용부 아이 포인트와 일치하지 않을 경우 근용 PD와 근용부 아이 포인트를 우선적으로 일치시킨다(근용부와 중간누진부의 유효면적이 좁기 때문).
· 안구회선각이 30°가 넘는 근용부의 구조이기 때문에 아이 포인트를 약간만 낮추어도 근용부의 사용이 어렵다.
· 누진 다초점 렌즈는 두께의 감소를 위해서 B.D. 가공을 한다.
· 누진 다초점 렌즈 조제 가공용 안경테
i) 동공 중심에서 렌즈 삽입부 상단까지 수직간 거리가 13 mm이상 확보
ii) 조제가공 광학적 높이가 23 mm이상
iii) 반드시 코받침 지지대가 있는 안경테 사용(조제 가공후 미세조정 때문)

정 리 문 제

〈A 형 문항방식〉

※ 아래 각 문항의 물음에 대한 옳은 답 하나를 ① ~ ⑤ 에서 선택하시오.

01 보스톤(Boston)형 안경테에서 렌즈삽입부의 수치가 가장 크게 표기되는 방법은?

① 데이텀 라인 시스템 ② 복싱 시스템 ③ 상공련 시스템
④ 표준 시스템 ⑤ 일반 시스템

☞ · FPD(DBC)의 크기 : 데이텀 〉 상공련 〉 복싱 · bridge size의 크기 : 데이텀 〉 상공련 〉 복싱
· eye size의 크기 : 복싱 〉 데이텀 〉 상공련

정답
1. ②

02 안경테의 계측방법 중에서 보스톤(Boston)형 같은 안경테의 연결부(bridge size) 수치가 가장 짧게 표기되는 것은?

① 데이텀 라인 시스템
② 복싱 시스템
③ 상공련 시스템
④ 표준 시스템
⑤ 일반 시스템

03 안경테의 계측방법 가운데에서 안경테를 수평으로 위치시킨 상태에서 삽입될 렌즈 모양의 상 · 하부 최고 돌출부에서 수평접선을 그리고 수평접선간 높이의 이등분선이 렌즈 좌, 우 가장자리의 홈선과 만나는 교접간의 좌우 거리를 취해 렌즈삽입부 크기를 정하는 계측방법은?

① 데이텀 라인 시스템
② 복싱 시스템
③ 상공련 시스템
④ 표준 시스템
⑤ 일반 시스템

☞ **안경테의 계측 방법**

(1) 안경테 크기의 요소
① 렌즈삽입부의 크기(eye size)
② 연결부의 크기(bridge size)
③ 수직간 거리(height)
④ 기준점의 위치(center point)
⑤ 안경다리의 크기(temple size)

(2) 조제가공에 이용되는 것
① 렌즈 삽입부의 크기(eye size)
② 연결부의 크기(bridge size)

(3) 데이텀 라인 시스템 : 영국, 프랑스(가장 역사가 오래된 규약)
① eye size : 렌즈모양의 상부곡선과 하부곡선의 최고 돌출부의 수평접선을 긋고 상하 수평 접선간 높이의 2등분선이 렌즈 좌 · 우 삽입부분의 가장자리 선과 만나는 좌 · 우 교점간의 거리
② bridge size : 수평접선 2등분선의 좌우 교점 중 코방향 교점간 거리

(4) 복싱 시스템 : 독일, 미국
① eye size : 렌즈의 가장자리곡선의 상하 좌우의 최고 돌출부에서 접선을 그어 직사각형의 가로길이
② bridge size : 좌우렌즈의 직사각형간의 간격

(5) 상공련 시스템 : 일본
① eye size : 렌즈삽입부의 실질적 면적 중심점을 지나는 수평선중 좌우렌즈 가상자리와 만나는 교점간 거리
② bridge size : 렌즈가장자리와 수평기준선과의 좌우렌즈의 코부분 교점간 거리

정답 2. ② 3. ①

04 안경테 모양이 원형일 때 렌즈삽입부 크기와 연결부 크기에 대해서 설명한 것 가운데 옳은 것은?

① Boxing system 의 연결부가 가장 크다.
② datum line system 의 연결부가 가장 크다.
③ 상공련 system 의 연결부가 가장 크다.
④ Boxing system이 datum line system 과 상공련 system 의 연결부 크기보다 크다.
⑤ 모두 동일하다.

☞ 사각형, 원형, 타원형의 렌즈삽입부(eye size)와 연결부(bridge size)의 크기는 동일.

05 안경테의 계측 방법 가운데에서 다리 길이(temple length)를 다리를 일직선으로 뻗쳤을 때 다리 끝에서 끝까지의 직선 길이로 택하는 것은?

① 데이텀 라인 시스템
② 복싱 시스템
③ 상공련 시스템
④ 표준 시스템
⑤ 정식 시스템

☞ 【문 3】 해설 참조

06 정식 계측 방법에 의한 설계에서 안경 착용자 P.D/R 37 mm, P.D/L 32 mm 인 사람이 '54□14' 크기의 안경테를 착용할 경우 좌우 안경테 기준점에서 설계점까지 이동량은?

① 오른쪽 귀 방향으로 3 mm, 왼쪽 귀 방향 2 mm
② 오른쪽 코 방향으로 3 mm, 왼쪽 귀 방향 2 mm
③ 오른쪽 귀 방향으로 3 mm, 왼쪽 코 방향 2 mm
④ 오른쪽 귀 방향으로 2 mm, 왼쪽 귀 방향 3 mm
⑤ 오른쪽 귀 방향으로 2 mm, 왼쪽 코 방향 3 mm

☞ · 한 형판의 편위량 = F.P.D. − P.D / 2(단안 PD가 같을 경우)
· 단안 PD가 다른 경우 = F.P.D. / 2 − 단안 PD
여기서 편위량 값이 (+)값이면 설계점을 기준점에서 코 방향으로 이동,
편위량 값이 (−)값이면 설계점을 기준점에서 귀 방향으로 이동.

07 PD 67 mm인 사람이 54□16 안경테를 착용하고자 할 경우 형판 설계시, 설계점은 기준점(D.B.C.)에서 단안 이동량은?

① 3 mm씩 코 쪽으로
② 3 mm씩 귀 쪽으로
③ 이동하지 않아도 된다.
④ 1.5 mm씩 귀 쪽으로
⑤ 1.5 mm씩 코 쪽으로

☞ 【문 6】 해설 참조

정답 4. ⑤ 5. ③ 6. ③ 7. ⑤

08 턱을 상방으로 올려서 안경테의 측면 림의 경사각이 0도가 되었을 때 테의 하부 림에서 동공 중심까지 높이가 22 mm이었다. 조제 가공시 광학적 중심 높이는? 단, 프리즘 처방은 없다.

① 20 mm ② 22 mm ③ 24 mm ④ 26 mm ⑤ 28 mm

☞ 상방시 측정방법 – 동공 중심까지 높이가 곧 광학적 중심점 높이이다.

09 다음 ( )안에 알맞은 말을 배열한 것은?

〈보기〉 S -4.00 D의 렌즈로 한쪽 눈에만 1프리즘 기저내방의 영향을 미치게 하려면 동공 중심에서 ( )방향으로 ( )mm떨어진 곳에 렌즈의 광학 중심점이 있어야 한다.

① 코, 2.5 ② 귀, 2.5 ③ 코, 2 ④ 귀, 4 ⑤ 귀, 5

☞ 거리 = P(△) * D/10, (-)렌즈 B.I.은 P.D가 커짐.

10 안경 조제 가공에서 설계하기 전에 전 휫팅을 실시하는데 그 목적으로 옳은 것은?

① 경사각과 광학적 중심높이를 구하기 위하여
② 필요렌즈의 지름을 구하기 위하여
③ 안경테의 무게를 알기 위하여
④ 가공을 되도록 빨리 하기 위하여
⑤ 얼굴에 맞게 하기 위해서

☞ 조제 가공시 전 휫팅은 광학중심 위치를 정확히 하기 위함.

11 PD가 65 mm인 사람의 원용 안경 조제시 안경테가 큰 관계로 렌즈의 광학 중심점간 거리가 70 mm로 잘못 조제된 안경을 착용하고 물체를 보면 안구는 어느 방향으로 회전하도록 강요당하는가? 단, 오목교정렌즈일 경우이다.

① 양안 귀쪽
② 양안 코쪽
③ 우안 코쪽, 좌안 코쪽
④ 우안 귀쪽, 좌안 코쪽
⑤ ③이나 ④

☞ 회선을 강요당하는 방향은 프리즘 정점 쪽이다.

12 굴절률 1.498인 메니스커스(meniscus)형태의 CR –39 렌즈의 중심 두께가 3 mm이고 전면의 호칭 굴절력이 6.00 D 일 때 전면의 실제 굴절력과 곡률 반경은?

① -5.98 D, 0.081 m
② +6.00 D, 0.084 m
③ +5.93 D, 0.084 m
④ -6.00 D, 0.081 m
⑤ +6.07 D, 0.084 m

☞ $D_1' = \dfrac{D_N'}{1+\dfrac{t}{n}\times D_N'}$ $r = \dfrac{n-1}{D'}$

정답 8. ② 9. ② 10. ① 11. ① 12. ③

13 하프톤 렌즈에서 하프라인의 적당한 위치?

① 광학 중심점
② 광학 중심점 위 2 mm
③ 광학 중심점 아래 4 ~ 6 mm
④ 광학 중심점 아래 8 ~ 10 mm
⑤ 광학 중심점 아래 6 ~ 8 mm

14 원용 처방굴절력가 양안 S −2.00 D ⊃ C −0.50 D, Ax 90° 이고 근용 처방굴절력가 양안 S +0.25 D ⊃ C +0.50 D, Ax 180° 일 때 복식 알바이트 안경을 조제하고자 한다. 앞부분의 굴절력은 얼마로 해야 원 · 근 양용이 될 수 있는가?

① S −2.25 D ⊃ C −0.50 D, Ax 90°
② S −2.75 D ⊃ C +0.50 D, Ax 180°
③ S −2.75 D ⊃ C −0.50 D, Ax 90°
④ S −2.25 D
⑤ S −2.75 D

☞ 원용굴절력= x + (근용굴절력)

15 원용이 O.U : S −4.50 D, PD : 66 mm, 근용이 O.U : S −1.50 D, PD : 62 mm인 경우, 뒷 걸림테로 조제할 때 원용 안경이 S −4.50 D, PD : 66 mm로 조제되었으면 뒷 걸림테의 굴절력 및 PD는 얼마로 해야 하는가?

① S +3.00 D, 56 mm
② S +3.00 D, 62 mm
③ S −3.00 D, 68 mm
④ S +3.00 D, 56 mm
⑤ S +3.00 D, 68 mm

☞ 1) 주렌즈┌ 원용 −4.50 D(주렌즈)
　　　　　└ 근용 +3.00 D(−1.50 = x + (−4.50)
2) 고정된 주렌즈의 프리즘 영향 파악 → $\frac{4.50\times4}{10}$ = 1.8 △ B.I. 효과
3) 1.8△ B.O.으로 상쇄(원용 프리즘 = 근용 프리즘) → 1.8 = $\frac{3\times h}{10}$ → ∴ h = 6
∴ 62 + 6 = 68 mm

16 평면 렌즈의 광학 중심점이 렌즈 한 쪽 방향으로 너무나 많이 편심되었기 때문에 도저히 PD를 맞출 수 **없는** 상황이다. 다음 중 가장 바람직한 조제 상태는? 단, 원용 안경이다.

① 우안 : 1.0△B.I, 좌안 : 0.5△B.I
② 우안 : 1.0△B.D, 좌안 : 0.5△B.U
③ 우안 : 1.0△B.U, 좌안 : 0.5△B.D
④ 우안 : 1.0△B.I, 좌안 : 0.5△B.O
⑤ 우안 : 1.0△B.O, 좌안 : 0.5△B.I

☞ 안경의 용도를 구분할 것(원용, 근용), 오차방향이 좌우 같은 방향일 것

정답 13. ④ 14. ⑤ 15. ⑤ 16. ⑤ 17. ②

17 삼중 초점 렌즈(trifocal lens) 안경 조제시 수직 높이를 설정할 때 기준이 되는 부분은?

① 원용부 광학 중심점
② 중간 거리부 상부 경계선
③ 근용부 상부 경계선
④ 근용부 광학 중심점
⑤ 원용부 광학 중심점과 근용부 광학 중심점의 중간

18 처방이 For Dist : O.D. Sph -4.00 D, O.S. Sph -2.00 D
For Reading : O.D. Sph -2.00 D, O.S. Sph Plano 이며 근용시점의 위치가 원용 광학중심에서 아래로 9 mm일 때 어느 쪽 렌즈의 광학 중심을 어느 방향으로 얼마를 옮겨야 양안시에서의 프리즘 영향을 받지 않겠는가?

① 오른 쪽, 위, 4.5 mm
② 오른 쪽, 아래, 4.5 mm
③ 왼쪽, 위, 4.5 mm
④ 왼쪽, 아래, 4.5 mm
⑤ 왼쪽, 아래, 9 mm

19 다음 괄호에 들어갈 내용이 순서대로 맞게 나열된 것은?

> "안경테 선택시 F.P.D.와 P.D.의 크기를 고려해야 한다. P.D.에 비해 F.P.D.가 너무크면 (㉮)처럼 보이고, F.P.D.가 너무 작으면 (㉯)처럼 보일 수 있다."

① ㉮ 상사시, ㉯ 하사시
② ㉮ 하사시, ㉯ 상사시
③ ㉮ 내사시, ㉯ 외사시
④ ㉮ 외사시, ㉯ 내사시
⑤ ㉮ 외사시, ㉯ 하사시

20 S -2.00 D 렌즈의 광학 중심점에서 5 mm 떨어진 곳을 지나는 광선은 어느 방향으로 몇 △ 굴절하는가?

① 광학 중심점 방향으로 1△
② 광학 중심점 방향으로 2△
③ 가장자리 방향으로 1△
④ 가장자리 방향으로 2△
⑤ 꺾이지 않고 직진한다.

☞ 프리즘을 지난 광선은 기저 방향으로 꺾인다. (-)렌즈는 기저가 가장자리 방향이고 프렌티스(Prentice) 공식을 사용하면 1△이 됨을 알 수 있다.

21 조제 및 가공 상의 오차로 인하여 우안에 2△, B.I. 그리고 좌안에 2△, B.O. 의 프리즘 오차가 각각 생겼다면 이 안경을 착용하고 양안시를 했을 때 영향을 미치는 총 프리즘 굴절력은?

① 4△, B.I
② 4△, B.O
③ 2△, B.I
④ 2△, B.O
⑤ 0△

☞ 오차의 방향이 같은 쪽이므로 양안시에 미치는 영향은 0△이다.

정답 18. ② 19. ③ 20. ③ 21. ⑤

22 처방서가 For Dist : O.U, Sph -1.00 D, P.D. 64 mm, For reading : O.U, Sph +1.00 D, P.D. 60 mm인 복식 알바이트테에서 눈에 프리즘 효과를 미치지 않으려면 전면렌즈의 광학 중심높이를 어느 쪽으로 얼마만큼 이동시켜야 하는가? 단, 근용에서 원용 주시시 4 mm 상방을 주시한다.

① 위로 5 mm ② 아래로 5 mm ③ 위로 2.5 mm
④ 아래로 2.0 mm ⑤ 아래로 2.5 mm

☞ 원용부 프리즘 영향 = 근용부 프리즘 영향

23 동일한 안경테를 Boxing system과 Datum line system으로 계측했을때 차이가 날 수 있는 부분이 <u>아닌</u> 것은?

① 렌즈삽입부 크기 ② 연결부 크기 ③ 기준점 위치
④ F.P.D ⑤ 수직간 거리

☞ 【문 3】 해설 참조

24 보스톤형 안경에서 안경테의 계측 방법에 대한 설명으로 옳은 것은?

① 복싱 시스템은 다른 측정 방법보다 렌즈 삽입부의 크기는 크고, 연결부의 크기는 작다.
② 데이텀 라인 시스템은 다른 측정 방법보다 렌즈 삽입부의 크기는 크고, 연결부의 크기는 작다.
③ 상공련 시스템은 다른 측정 방법보다 렌즈 삽입부의 크기는 작다.
④ 복싱 시스템은 다른 측정 방법보다 렌즈 삽입부의 크기는 작다.
⑤ 상공련 시스템은 다른 측정 방법보다 다리 길이가 짧다.

☞ · 기준점간 거리(D.B.C. = F.P.D.) → 데이텀 라인 〉 상공련 〉 복싱시스템

25 다음 동심원 조합 렌즈의 특징으로 옳지 <u>않은</u> 것은?

① 렌즈의 만곡이 심하여 미용상 좋지 않다.
② 렌즈의 두께가 두꺼울수록 (-)렌즈 형상을 한다.
③ 동심원 조합 렌즈는 광학 중심점이 렌즈 전 표면에 포함되어 프리즘 효과는 없다.
④ 평면 안경 렌즈로 많이 사용되고 있다
⑤ 곡률이 심하면 만들기 어렵다.

☞ · 동심원 렌즈
· 렌즈의 만곡이 심해 미용상 좋지 않다.
· 곡률이 심하면 만들기 어렵다.
· 평행광선속에서 두께(t)가 크면 클수록 가장자리 부분을 발산한다.
· 렌즈 표면이 광학 중심점이 되어 프리즘(△)효과는 없으나 주광선 이외의 광선을 엄밀히 발산되어 (-)렌즈 형상을 가진다.

정답 22. ④ 23. ⑤ 23. ⑤ 24. ① 25. ④

26 안경 제작용 평면 렌즈에 관한 설명으로 옳은 것은?

① 평면 렌즈를 만들기 위해서는 후면의 면굴절력이 전면의 면굴절력보다 절대값이 커야한다.
② 평면 렌즈에서는 광학 중심점이 존재하지 않는다.
③ 평면 렌즈의 중심두께가 두꺼우면 두꺼울수록 전면의 면굴절력은 후면의 면굴절력보다 절대값이 커야 한다.
④ 평면 렌즈에서 광학적 중심점 이외의 위치에서는 프리즘 영향이 없다.
⑤ 평면 렌즈로 안경 제작시 오차방향이 좌우 모두 코방향에 있도록 설계한다.

☞ 평면 렌즈 (plano lens) : $D' = D_1' + D_2'$ 에서 $r_1 = r_2$의 메니스커스 렌즈이면 렌즈의 전체 굴절력은 $D' = 0$ 이 되지만 전면의 곡률반경 r_1과 후면의 곡률반경 r_2는 렌즈의 중심두께만큼 떨어져 있으므로 (+)렌즈의 형상을 한다. 따라서 안경렌즈가
$D' = 0$ Dptr이 되기 위해서 후면의 면굴절력이 전면의 면굴절력보다 약간 커야 한다.

27 다음 슬래브 업(slab off) 가공에 관한 내용에서 옳지 **않은** 것은?

① 슬래브 업 가공은 융착형 이중초점 렌즈에서 좌우 렌즈 한쪽의 원용부 광학 중심점의 위치를 이동시켜 연마한 렌즈이다.
② 심한 부동시 환자가 이중초점 렌즈를 착용 할 경우 좌우렌즈의 근용부 위치에서 상하 프리즘 굴절력 차를 제거한 렌즈이다.
③ 슬래브업 가공 렌즈로는 융착형 이중초점 렌즈에서 B형보다 A형이 미관상 좋다.
④ 슬래브업 가공은 원용부 굴절력이 -방향으로 굴절력이 큰 렌즈 쪽에 슬래브업 가공을 한다.
⑤ 슬래브업 가공은 기본적으로 base down 처방을 한다.

☞ **슬래브 업 가공(slab up)**
- 부동시 (anisometropia)가 융착형 이중 초점 렌즈를 착용할 경우
- 좌우 렌즈중 한쪽의 원용부 광학 중심점의 위치를 이동시켜 연마하는 것
- base up 처방을 한다.
  (–)렌즈는 굴절력이 큰 쪽, (+)렌즈는 굴절력이 작은 쪽을 base up 처방을 한다.
- 근용부 경계면에 평행하게 좌우로 슬래브 라인이 형성되므로 융착형 이중초점 렌즈의 종류는 B형보다 A형이 미관상 좋다.

정답 26. ① 27. ⑤

4 안경 조제 가공 제 4, 5, 6과정 자르기와 다듬기, 가장자리 갈기 및 산각 세우기, 렌즈

기 본 정 리

1) 자르기

(1) 다이야 컷트(cutter) : 연필 잡듯이 잡아당기는 방향(45°)
(2) 롤러 컷트 : 주먹 쥐듯이 미는 방향(10 ~ 20°)
(3) Sph −6.00 Dptr(65 mm θ) 이상은 예비선을 긋고 다듬기한 다음 자르기를 한다.
(4) 집게 사용(힘의 방향)
 · 유리 렌즈 : 잡아당긴 후 꺾는다.(인장강도〈 압축강도)
 · CR-39렌즈 : 수직방향으로 꺾고 밖으로 잡아당긴다.(압축강도〈인장강도)

2) 다듬기(trimming)

· 다듬 상자(유리 렌즈만) 사용
· 미세파편 모음상자, 다듬봉, 렌즈 지지부로 구성
(1) 순서 : (-)면→(+)면을 교대로 다듬기
(2) 렌즈는 30° ~ 40°정도로 뉘여서 작업
(3) (+)면 다듬기 : 렌즈와 지지부에 간격이 생기지 않게 밀착
(4) (-)렌즈 : 좌우부분 먼저 → 상하부분 다듬기(얇아서 파손 우려)
 (+)렌즈 : 되도록 렌즈를 세워 다듬기

3) 수동 옥습기

(1) 세라믹 휠(면 다듬기에 유용함)

· 주성분 : 용융 알루미나(Al_2O_3)
· 휠 수정 : 다이아몬드 핀으로 수정

(2) 인조 다이아몬드 휠(절삭용에 유용함)

· 주성분 : 청동, 철 등의 금속에 결합
· 휠 수정 : 금강사 봉(막대)으로 수정

(3) 수평식

· 고산각, 역산각은 가공할 수 없다.
· 렌즈와 휠의 회전 방향이 반대

(4) 수직식

· 전산각의 가공이 가능

· 렌즈와 회전 방향이 같다(후방회전)

4) 가장자리 갈기

렌즈의 (-)면부터 갈기, 긴 곡선부분은 한 번에 힘을 가해서 동일 각도로 갈기, 모서리의 각진 부분은 힘을 뺀다. 산줄기 간격은 (+)면으로부터 일정 간격을 유지

5) 왜곡 검사기

편광의 성질을 이용한 것으로 편광자와 검광자 사이에 렌즈를 삽입한 안경을 넣어 렌즈의 내부 왜곡 상태 검사.

(1) 왜곡 발생 원인

① 렌즈 크기가 테의 렌즈 삽입부보다 크다.

② 형판모양과 렌즈 형상이 같지 않다.

③ 림(rim)의 커브와 렌즈의 커브가 일치하지 않는다.

④ 테의 홈의 각도와 렌즈의 산각의 각도가 일치하지 않는다.

6) 산각세우기

110° ~ 120°정도의 산각을 만드는 것

(1) 평산각(높이 : 0, 산각 : 180°) : 무테, 포인트 테(point frame).

(2) 중산각(높이 : 0.7 mm, 산각 : 120°) : 가장자리 굵은 플라스틱 테, 얇은 렌즈 가공 때.

(3) 고산각(높이 : 0.5 mm, 산각 : 110°) : 메탈테, 컴비네이션테 등 림이 가는 테, 두꺼운 렌즈 가공 때

(4) 역산각 (높이 : -0.25 mm, 산각 : 45°) : 나이롤 테(nyrol frame)

(5) 산각세우기의 주의사항

① 림 모양에 따라 전면으로 0.5 mm정도 노출되면 적당, -면에 두께가 나오도록 설정

② 셀룰로이드(celluroid), 아세테이트 테(acetate frame)

· 홈 깊이의 차이가 심하므로 주의할 것

· 형판보다 약간 크게 에징(edging)한 후 산각을 세운다.

③ 옵틸 테(optyl frame)

· 산각이 110°이상이면 이탈이 쉬우므로 높은 산각을 세운다.

· 형판보다 약간 크게 Edging 한 후 산각을 세운다.

④ 메탈 테(metal frame)

· 산각이 둔각이면 이탈이 쉽고, 산각이 높으면 파손이 쉽다.(110°가 적당)

· 렌즈크기를 맞출 때 림 조정나사를 약간만 풀어놓고 맞춘다.

(6) 산줄기 형성

① 일반적인 렌즈

- (-)렌즈, 내면 토릭렌즈 : (+)면에 평행하게 산각
- (+)렌즈, 외면 토릭렌즈 : (-)면에 평행하게 산각

② 프리즘 처방렌즈의 경우

- (-)렌즈 : (-)면과 평행하게
- (+)렌즈 : (+)면과 평행하게

③ (-)렌즈 산줄기 위치 절충안

- -6.00 D 〈 D : (+)면에 산줄기 위치 - 외관상을 중시
- -3.00 D 〈 D ≤ -6.00 D : 중간에
- D ≤ -3.00 : (-)면에 평행하게

④ 근용 안경에서

- 기저 **내방(BI)** ; (+), (-)렌즈 모두 **전면(+면)에**

(+)면 산각을 평행하게 (−)면 산각을 평행하게

법선과 이루는 각이 적은 (+)면에 평행하게 산각 세움(θ_1 〈 θ_2)

- 기저 **외방(BO)** ; (+),(-)렌즈 모두 **후면(-면)에**

(+)면 산각을 평행하게 (−)면 산각을 평행하게

법선과 이루는 각이 적은 (−)면에 평행하게 산각 세움(θ_1 〉 θ_2)

⑤ 렌즈 크기 맞춰 보기(상부 림의 수평을 유지한 상태에서 시행)

- 플라스틱 테 : 코 → 상 → 하 → 귀 방향 순
- 메탈 테 : 상 → 코 → 귀 → 하 방향 순

7) 면 다듬기

가장자리 미세 파손 방지, 하얀 불규칙 반사 매끄럽게, 외관상 보기 좋게

8) 자동 옥습기

(1) 자동 옥습기 휠의 종류

구 분	메탈 본드 휠	전착 본드 휠
구 성	구리, 주석의 금속 분말 + 다이아몬드 분말	니켈 등의 합금 도금액 + 다이아몬드 분말을 분산 전기도금(휠표면에 전착)
사용시간	장시간 사용	장시간 사용 불가
다이아몬드층	두껍다	얇다
수 정	수정후 원상태 회복, WA지석, 세라믹봉	녹색 세라믹 봉 (G.C.)

(2) 렌즈 크기 설정 : 실제 형판보다 0.2 mm 크게 해서 미조정
(3) 고무 흡입반 금속판의 빨간 점이 위로 향하도록 고정
(4) 좌우 렌즈 가공시 형판의 위치에 주의
(5) 스텝 회전(연속회전) :일정방향으로 회전-가장사리가 얇은 렌즈, 자르기가 끝난 렌즈
(6) 리턴 회전 : 렌즈 고정봉이 반전
 - 가장자리 두꺼운 렌즈, 자르기 하지 않은 렌즈
(7) 커브 눈금(0 ~ 9커브) : 통상5커브에 일치
 · 플라스틱 테 - (+)렌즈는 5커브보다 크게, (-)렌즈는 5커브보다 작게
 · 메탈 테 - 안경테 커브와 일치
(8) 산각위치 : 렌즈 가장자리 가운데 가장 얇은 위치를 기준
 · (-)렌즈 : 렌즈의 윗 방향을 기준
 · (+)렌즈 : 렌즈의 귀 방향 상부모서리를 기준

9) 자동 취형기

(1) 수평 고정식 : 테를 셋팅하는데 오래 시간이 걸린다(귀갑테 등을 사용).
(2) 수직 고정식 : 강력한 압력으로 테의 변형이 생기기 쉽다.
(3) 편위 형판 : 형판의 중심점이 설계점.
 - 목적 : 산줄기 위치의 균일성을 유지하기 위해서
(4) 일반 형판 : 형판의 중심점이 기하학적 중심점

10) 가열기

(1) 열풍기 : 셀룰로이드, 옵틸, 아세테이트, 저렴한 사출 형태 - 가장 권장함.
(2) 글래스피스(모래알식) : 신속하게 연화
 - 흠이 나기 쉽고 값싼 사출 형태는 자국이 남는다.

11) 렌즈 끼워 넣기

(1) 셀룰로이드, 아세테이트 테

- 연화 온도 : 60 ~ 70 ℃
- 플라스틱 테는 홈에 넣을 때 렌즈의 두께가 얇은 쪽부터 넣는다(코 방향 먼저).
- 사각형 등 각진 테는 모서리 각진 부분부터 넣는다.

(2) 옵틸테

- 연화점 80℃, 유연성은 있지만 수축성은 없다.
- 가공점 : 100 ℃ ~ 120 ℃ (불연성으로 300 ℃까지 견딤) 복원력이 크므로 1 mm 정도 크게 가공한다.

(3) 브로우 라인 테, 메탈 테

- 신축성이 없다 → 크기 및 형태 정확
- 브로우라인 테 → 윗 덮개 분리 후 림의 좌우 모양이 똑같게 조정

※ 브로우라인 테의 윗 덮개 결합시 불량 요인

① 림(rim)의 형상이 변형
→ 림의 형태 고친다(근소한 변형 시 후레임 라이닝으로 조정).

② 림과 렌즈 커브 불일치 → 산각 커브에 맞게 림 커브 조정

③ 림과 윗 덮개의 커브 불일치
→ 가열기를 이용 뒷 덮개의 커브를 림의 커브와 맞춘다.

④ 렌즈 산각이 윗 덮개 뒷 부분에 강하게 접촉 → 산각의 (-)면 예각 처리

정리문제

〈A 형 문항방식〉

※ 아래 각 문항의 물음에 대한 옳은 답 하나를 ① ~ ⑤ 에서 선택하시오.

01 렌즈 컷팅(cutting) 요령에 관한 설명이다. 다음 중 **틀린** 것은?

① 다이야 컷터는 연필을 쥐는 자세, 힘을 가하는 방향은 잡아당기는 방향이다.
② 롤러 컷터는 주먹을 쥐는 자세, 힘을 가하는 방향은 미는 방향이다.
③ 구면 렌즈의 경우 형판의 수평 기준점과 렌즈의 세인점이 완전히 평행을 유지하지 않더라도 설계 점과 안경렌즈의 광학적 중심점만 일치시키면 된다.
④ 자르기를 행할 때 안경렌즈 전면(+)면에 형판을 대고 직접 cutting하거나, 유성 싸인펜으로 외주선을 긋고 컷팅한다.
⑤ 다이야 컷터를 사용시 선긋기를 끝마치는 부분에서 힘을 순간적으로 빼고 컷터를 위로 올린다.

☞ 자르기를 행할 때 안경렌즈 전면(−)면에 형판을 대고 직접 cutting하거나, 유성 싸인으로 외주선을 긋고 컷팅한다.

02 다음 수동 옥습기에 관한 설명으로 **틀린** 것은?

① 수직식 수동 옥습기는 전 산각(고,평,중,역산각)을 세울 수 있다.
② 수직식 수동 옥습기의 휠의 회전방향은 후방회전 형식을 취하고 렌즈도 후방회전을 시키는 편이 안정된 위치이다.
③ 휠의 수정은 유리렌즈 보다 플라스틱렌즈 가공 시 더 자주 수정하여야 한다.
④ 인조 다이아몬드 휠이 절삭력은 우수하나 면 다듬기는 세라믹 휠을 사용하는 것이 좋다.
⑤ 수평식 수동 옥습기는 평산각과 역산각을 세울 때 편리하다.

03 다이아몬드 휠을 가진 수동 옥습기의 경우 휠의 수정이 필요하다 수정에 설명으로 것은?

① 유리렌즈를 지속적으로 가공한 후 수정한다.
② 세라믹 휠보다 자주행하는 것은 좋지 않다
③ 수정용 수정기를 반드시 사용한다.
④ 수정시기가 따로 정해지지 않는다
⑤ 연삭렌즈의 표면이 곱게 될 때 수정한다.

정답 1. ④ 2. ⑤ 3. ⑤

04 완성된 안경을 왜곡 검사기로 확인을 보니 왜곡이 발생되었다. 왜곡이 발생되는 주된 원인으로 옳지 **않은** 것은?

① 렌즈의 크기　② 형판의 모양　③ 림(rim)의 커브
④ 렌즈의 산각　⑤ 설계 점과의 일치도

05 왜곡 검사기(strainer)를 사용하여 왜곡검사시 왜곡이 발생하는 원인이 **아닌** 것은?

① 렌즈의 크기가 테의 렌즈 삽입부에 비해 큰 경우.
② 형판의 모양과 렌즈의 형상이 같지 않다.
③ 렌즈의 크기가 테의 렌즈 삽입부에 비해 작은 경우.
④ 림(rim)의 커브와 렌즈의 커브가 일치하지 않는다.
⑤ 테의 홈의 각도와 렌즈 산각의 커브가 일치하지 않을 때.

06 자르기와 다듬기 공정에 대한 설명으로 옳은 것은?

① 수동형식에서 외주선긋기는 유성사인펜으로 렌즈의 (+)면에 형판을 댄 외주선 따라 긋는다.
② 그어진 외주선에 컷터선 긋기를 한다.
③ 유리렌즈는 수직방향으로 꺾은 다음 밖으로 당긴다.
④ 플라스틱렌즈는 밖으로 잡아당긴 후 꺾으면 쉽게 떼어낼 수 있다.
⑤ 다듬기를 할 때는 먼저 (-)면을 다듬고 난후에 (+)면을 다듬는다.

07 산각세우기 요령에 대한 설명으로 옳지 **않은** 것은?

① 렌즈를 절삭면에 가깝게 많이 기울려 갈면 산각줄기의 높이는 높게 된다.
② 렌즈를 절삭면에 가깝게 기울이지 않고 세워서 갈수록 산각 크기는 작게 된다.
③ 고산각은 휠의 V 홈을 이용해서 세울 수 있다.
④ (-)렌즈는 (+)면과 평행하게 산각을 세운다.
⑤ 외면 토릭렌즈는 (-)면과 평행하게 산각을 세운다.

☞ 렌즈를 절삭면에 가깝게 기울이지 않고 세워서 갈수록 산각크기는 크게 된다.

08 근용 프리즘 처방렌즈의 산각 세우기 요령에 대한 설명으로 옳은 것은?

① 기저내방의 처방이면 (+)렌즈는 앞면, (-)렌즈는 뒷면에 평행하게 산각 줄기를 세운다.
② 기저내방의 처방이면 (+)렌즈는 뒷면, (-)렌즈는 앞면에 평행하게 산각 줄기를 세운다.
③ 기저내방의 처방이면 (+), (-)렌즈 모두 앞면에 평행하게 산각 줄기를 세운다.
④ 기저외방의 처방이면 (+)렌즈는 앞면, (-)렌즈는 뒷면에 평행하게 산각 줄기를 세운다.
⑤ 기저외방의 처방이면 (+)렌즈는 뒷면, (-)렌즈는 앞면에 평행하게 산각 줄기를 세운다.

☞ 기저내방의 처방이면 모두 앞면, 기저외방의 처방이면 모두 뒷면에 평행하게 세운다.

정답

4. ⑤　5. ③　6. ⑤　7. ①　8. ③

09 다음 상자(trimming box)를 이용하여 다듬기 작업시 옳지 **않은** 것은?

① 다듬기는 가장자리가 두꺼운 유리렌즈를 썰어 없애므로 집게(plier) 사용시 렌즈파손, 상해를 막을 수 있다.
② 다듬기 작업시 렌즈의 (-)면을 먼저 다듬고 (+)면은 후에 다듬는다.
③ (-)렌즈의 경우 좌우 부분보다 상하부분이 가장자리가 얇고 파손되기 쉬워 렌즈를 세워서 다듬기를 한다.
④ 다듬기 작업시 렌즈 파손은 렌즈의 (-)면을 다듬을 때 보다 (+)면을 다듬을 때가 파손율이 크다.
⑤ (-)렌즈는 상하 부분을 먼저 다듬고 좌우 부분을 다듬어야 한다.

☞ 다듬 상자 : 유리렌즈만 사용(미세 파편 모음 상자, 다듬봉, 렌즈 지지부로 구성)
　i) 순서 : (−)면 → (+)면을 교대로 다듬기
　ii) 렌즈는 30° ~ 40° 정도로 뉘여서 작업.
　iii) (+)면 다듬기 : 렌즈와 지지부에 간격이 생기지 않게 밀착.
　iv) (−)렌즈 : 좌우부분 먼저 → 상하부분 다듬기, (+)렌즈 : 되도록 렌즈를 세운다.

10 다음 산줄기 형성에 관한 설명 중 맞는 것은?

① (-)렌즈 산줄기는 렌즈 "-"면과 평행 하게 산각을 세운다.
② (+)렌즈 산줄기는 렌즈 "+"면과 평행 하게 산각을 세운다.
③ 근용 렌즈에서 기저내방 처방일 때 (+), (-)렌즈 모두 전면 (+)면에 평행하게 산각을 세운다.
④ 프리즘 처방 렌즈에서 (-)렌즈일 경우 렌즈의 (+) 면과 평행하게 산각을 세우면 광학적으로 수차가 적어져 우수하다.
⑤ 외면 토릭렌즈는 "+"면과 평행하게 산각을 세운다.

☞ · 산줄기 형성
　− (−)렌즈, 내면 토릭렌즈 : (+)면과 동일한 간격
　− (+)렌즈, 외면 토릭렌즈 : (−)면과 동일한 간격
　− 프리즘처방렌즈의 경우 ; (−)렌즈−(−)면과 평행하게, (+)렌즈−(+)면과 평행하게
· 근용 렌즈에서 기저 내방(Base In) 처방일 때 (+), (−)렌즈 모두 전면 (+)면에 평행하게 산각을 세운다.

11 다음 자동 취형기의 설명으로 옳지 **않은** 것은?

① 테의 변형이 쉬운 안경테는 수평 고정식 취형기를 사용하는 것이 좋다.
② 일반 형판은 안경테의 기하학적 중심점이 형판의 중심점이 되는 것이다.
③ 편위 형판은 형판의 중심점이 설계점이 되는 형판이다.
④ 일반 형판을 제작하는 목적은 산줄기의 위치를 균일성 있게 하기 위함이다.
⑤ 형판의 수평 기준선은 토릭렌즈의 기준 주경선을 잡는데 중요하다.

정답 9. ⑤ 10. ③ 11. ④

5 안경 조제 가공 제7 과정 : 검사 및 수정

기본정리

1) 광학적 요소의 검사

(1) 렌즈의 굴절력 확인(렌즈 미터)
(2) 조제 및 가공 PD 확인(렌즈 미터, 설계차트) : 반드시 PD/R, PD/L 따로 측정
→ 양안시 프리즘 굴절력이 0.5△이 넘지 않게 할 것
(3) 광학적 중심높이 확인(렌즈미터, 설계차트) : 0.25△ 허용오차
(4) 기준경선의 방향(렌즈 미터)
(5) 프리즘 굴절력과 기저방향

2) 안경의 사용 용도에 따라 허용 오차 범위

(1) 원용 안경 : 폭주력의 여유가 존재하고 개산력의 여유는 없다.
허용오차가 큰 방향 → 폭주 강요(B.O.)
허용오차가 작은 방향 → 개산 강요(B.I.)
(2) 근용 안경 : 개산력의 여유가 존재하고 폭주력의 여유는 없다.
허용오차가 작은 방향 → B.O.　허용오차가 큰 방향 → B.I.

※ 원용 안경
· (-)렌즈 : 같은 조건에서 조제가공 PD가 늘어난 경우보다 줄어든 경우가 더 좋다. (B.O.영향)
· (+)렌즈 : 같은 조건에서 조제가공 PD가 줄어든 경우 보다 늘어난 경우가 더 좋다. (B.O.영향)

※ 근용 안경
· (-)렌즈 : 같은 조건에서 조제가공 PD가 줄어든 경우 보다 늘어난 경우가 더 좋다. (B.I.영향)
· (+)렌즈 : 같은 조건에서 조제가공 PD가 늘어난 경우 보다 줄어든 경우가 더 좋다. (B.I.영향)

3) 독일 RAL-915

굴절력의 범위	수 평		수 직
	허용오차 작은 방향	허용오차 큰 방향	
0.25 < D ≦ 1.00	0.25 Δ	0.50 Δ	0.25 Δ
1.00 < D ≦ 6.00	0.50 Δ	1.00 Δ	0.25 Δ
6.00 < D ≦ 12.00	0.50 Δ	1.00 Δ	0.50 Δ
12.00 < D	1.00 Δ	1.50 Δ	0.50 Δ
	원용(B.I.), 근용(B.O.)	원용(B.O.), 근용(B.I.)	

정 리 문 제

〈A 형 문항방식〉

※ 아래 각 문항의 물음에 대한 옳은 답 하나를 ① ~ ⑤ 에서 선택하시오.

01 독일 규격에서 S -2.00 D인 경우 조제 가공시 광학 중심점간 수직거리의 오차 한계는?

① 0.5 mm ② 1 mm ③ 1.25 mm
④ 2.5 mm ⑤ 5 mm

☞ 프렌티스(Prentice) 공식 이용, $\frac{2\times h}{10}$ = 0.25Δ ∴ h = 1.25

02 "검사 및 수정단계에서 원용 안경 수평방향 프리즘 오차는 기저방향이 ( )으로 되지 않도록 유념하고 근용 안경은 ( )이 되지 않도록 한다." 여기서 순서대로 ( ) 속에 들어가야 할 내용으로 표기된 것은?

① B.I., B.O. ② B.O., B.I. ③ B.U., B.D.
④ B.D., B.U. ⑤ B.O., B.D.

03 Sph +5.00 D ◯ Cyl −0.50 D, Ax 90° 으로 교정되는 안경을 조제 가공 후에 검사 및 수정단계를 통해 확인해 본 결과 정점간 거리가 짧아졌다. 이때 발생한 오차에 대한 설명으로 옳은 것은?

① +Dptr가 강한 렌즈가 필요한 상태. ② +Dptr의 약한 렌즈가 필요한 상태.
③ -Dptr가 강한 렌즈가 필요한 상태. ④ -Dptr가 약한 렌즈가 필요한 상태.
⑤ 과교정된 상태.

정답 1. ③ 2. ① 3. ①

04 기준 경선의 방향 확인에서 C ±1.25 D 이상의 허용 오차량은?

① 1° ② 2° ③ 3° ④ 4° ⑤ 5°

☞ Cyl ±1.00 D → 2°, Cyl ±1.25 D 이상 → 1°

05 허용 오차 범위를 결정하는 단위는 양안시의 무엇을 근거로 계산하는가?

① 운동성 융합량 ② 폭주성 융합량 ③ 조절성 운동량
④ 근접성 운동량 ⑤ 답이 없음

06 허용 오차량은 무엇에 따라 구분해야 하는가?

① 안경의 사용 용도 ② 안경 착용자의 나이 ③ 안경력
④ 사위량 ⑤ 폭주량

07 독일(RAL-915)규정에 의해 아래 안경 중 허용 오차 범위에 있는 안경은?

① 원용O.U. : S +2.00 Dptr, P.D. 60 mm → 완성후 조제가공 P.D. 55 mm
② 근용O.U. : S +3.00 Dptr, P.D. 60 mm → 완성후 조제가공 P.D. 62 mm
③ 근용O.U. : S -2.00 Dptr, P.D. 60 mm → 완성후 조제가공 P.D. 56 mm
④ 근용O.U. : S +4.00 Dptr, P.D. 60 mm → 완성후 조제가공 P.D. 63 mm
⑤ 원용O.U. : S -1.00 Dptr, P.D. 60 mm → 완성후 조제가공 P.D. 52 mm

☞ 1) 1.0△ B.I.-개산 강요(원용 허용 오차 작은 방향).
2) 0.6△ B.O.-폭주 강요(근용 허용 오차 작은 방향).
3) 0.8△ B.I.-폭주 강요(근용 허용 오차 적은 방향).
4) 1.2△ B.O.-개산 강요(근용 허용 오차 큰 방향).
5) 0.8△ B.O.-폭주 강요(원용 허용 오차 큰 방향).

08 독일(RAL-915)규정에 의해 아래 안경 중 허용 오차 범위에 있는 안경은?

① 원용O.U. : S -1.00 Dptr P.D. 60 mm 가공 P.D. 54 mm
② 근용O.U. : S -1.00 Dptr P.D. 60 mm 가공 P.D. 54 mm
③ 원용O.U. : S +1.50 Dptr P.D. 60 mm 가공 P.D. 56 mm
④ 근용O.U. : S +1.50 Dptr P.D. 60 mm 가공 P.D. 56 mm
⑤ 원용O.U. : S -3.00 Dptr P.D. 64 mm 가공 P.D. 60 mm

☞ 1) 0.6△ B.O.-폭주 강요(원용 허용 오차 큰 방향).
2) 0.6△ B.O-폭주 강요(근용 허용 오차 작은 방향).
3) 0.6△ B.I.-개산 강요(원용 허용 오차 적은 방향).
4) 0.6△ B.I.-개산 강요(근용 허용 오차 큰 방향).
5) 1.2△ B.O.- 폭주 강요(원용 허용 오차 큰 방향).

정답 4. ① 5. ① 6. ① 7. ⑤ 8. ④

09 어떠한 근시성 노안의 안경 처방이 다음과 같다.
O.U. : Sph −3.00 D ◯ Cyl −1.00 D, Ax 180°, Add 1.00 D, 원용 P.D. 64 mm, 근용 P.D. 60 mm인 사람의 안경을 조제할 때 이전에 노안이 되기 전 원용 안경을 착용하고 근거리 물체를 볼 때 눈에 미쳤던 프리즘 효과와 동일한 양이 미치도록 근용 렌즈의 수평방향 광심간 거리를 얼마로 해야 될까?

① 54 mm ② 58 mm ③ 60 mm ④ 64 mm ⑤ 66 mm

☞ 원용 안경 착용시 근용 시점에서 눈에 미치는 프리즘 영향 : 3 D × 4 mm / 10 = 1.2△ B.I.
근용 안경 조제시 광학 중심간 거리는 : 2 D × H / 10 = 1.2△ B.I ∴ H = 6 mm
∴ 6 mm + 60 mm = 66 mm

10 처방 for 5 m, O.U. : S −5.00 D, PD 62 mm를 A, B 두 사람이 조제한 결과, 조제 및 가공 P.D.는 A가 64 mm, B가 60 mm가 되었다. A, B의 안경 중 어느 것이 더 편한 안경이 되겠는가? 단, 광학적 중심 높이의 오차는 없다.

① A ② B ③ A, B
④ 둘 다 아니다. ⑤ 답이 없음

11 For Dist O.U., S −2.00, PD 60 mm를 완성해 보니 조제 가공 PD 가 PD/R 28 mm, PD/L 28 mm 로 <u>잘못</u>되었다. 이때의 프리즘의 기저 방향과 양 유발 사위는?

① 0.8△ B.I., 내사위 유발 ② 0.8△ B.O. 외사위 유발
③ 0.8△ B.I., 외사위 유발 ④ 0.8△ B.O., 내사위 유발
⑤ 8△ B.O., 외사위 유발

12 For Dist O.U., S +2.00 D ◯ C −1.00 D, A 45° PD 60 mm 일 때 완성된 안경의 조제 가공 PD는 PD/R : 28 mm, PD/L : 28 mm이였다. 이 양안의 프리즘의 양과 방향은?

① 0.6△ B.O. ② 0.6△ B.I. ③ 0.4△ B.I.
④ 0.4△ B.O. ⑤ 0.8△ B.O.

13 S −4.00 D ◯ C −1.00 D, A 180° 인 렌즈의 광학 중심으로부터 수직방향으로 5 mm 위에 있는 점이 갖는 프리즘 효과는?

① 2.5 프리즘 기저 상방 ② 2.5 프리즘 기저 하방
③ 0.25 프리즘 기저 하방 ④ 2.0 프리즘 기저 상방
⑤ 0.25 프리즘 기저 상방

☞ 90° 경신 굴절력 −5.00 D

정답 9. ⑤ 10. ② 11. ② 12. ② 13. ①

14 For Dist : S −1.00 D, Add 3.00의 처방에서 자렌즈의 광학 중심점이 상부 경계선 아래 4 mm에 위치한 융착형 이중 초점 렌즈를 통한 시선이 모렌즈에서 근용의 상부 경계선을 지날 때 상의 도약의 크기와 상의 이동 방향은?

① 0.5 cm 위 ② 0.5 cm 아래 ③ 2.0 cm 위
④ 2.0 cm 아래 ⑤ 1.2 cm 위

☞ 상의 도약량은 가입도와 상부 경계선에서 자렌즈의 광학중심까지 거리

15 아래 조제 및 가공의 순서에서 ( )에 맞는 것을 순서대로 배열한 것은?

〈보기〉 처방서 해석 - 예비과정(광학적 중심높이, 필요렌즈 지름) - 인점 찍기
〈아래〉 - 형판 만들기 - ( ) - 자르기와 다듬기 - ( ) - 렌즈 끼우기 - ( ) - ( ).

① 설계 - 가장자리 갈기와 산각 세우기 - 검사 및 수정 - 휫팅
② 설계 - 가장자리 갈기와 산각 세우기 - 휫팅 - 검사 및 수정
③ 가장자리 및 산각 세우기 - 설계 - 검사 및 수정 - 휫팅
④ 설계 - 휫팅- 가장자리 갈기와 산각 세우기 - 검사 및 수정
⑤ 검사 및 수정 - 설계 - 가장자리 갈기와 산각 세우기 - 휫팅

16 다음 좋은 안경으로서 제일 조건은?

① 굴절 이상의 교정 ② 조절력 보정
③ 양안시가 편안한 안경 ④ 잘 보이는 안경 ⑤ 광학적 중심높이 정확

17 다음 안경 완성 후 검사 내용에 해당하지 **않는** 것은?

① 광학 중심점 위치
② 토릭 렌즈의 경우, 축 방향
③ 이중초점렌즈의 경우, 세그먼트(segment)의 위치
④ 프리즘 처방시 프리즘 굴절력과 기저방향
⑤ 구면렌즈 조제가공 후 기준 경선의 방향 (Ax)

☞ · 광학적 요소의 검사
- 렌즈의 굴절력 확인(렌즈 미터)
- 조제 및 가공 PD 확인(렌즈 미터, 설계 차트) : 반드시 PD/R, PD/L 따로 측정
- 양안시 프리즘 굴절력이 0.5△이 넘지 않게 할 것
- 광학적 중심높이 확인(렌즈 미터, 설계 차트) : 0.25△ 허용오차
- 기준경선의 방향 (렌즈 미터)
- 프리즘 굴절력과 기저방향

정답 14. ⑤ 15. ① 16. ③ 17. ⑤

18 다음 안경의 사용 용도에 따른 허용 오차 범위 중 맞는 것은?

① 원용 안경의 경우, 오차 허용 범위가 상대적으로 작은 B.O. 상태가 되지 않도록 조제해야 한다.

② 근용 안경의 경우, 오차 허용 범위가 상대적으로 작은 B.I. 상태가 되지 않도록 조제해야 한다.

③ 조제 시 PD 와 렌즈의 광학 중심점간 거리가 같도록 해야 하는 것이 원칙이며 오차 허용 범위는 양안시에 얼마나 프리즘 영향을 미치느냐가 기준이 된다.

④ 원용 안경의 경우 눈을 개산시키는 프리즘 영향에 대한 오차 허용 범위가 폭주시키는 방향보다 크다.

⑤ 평면 렌즈로 제작된 원용 안경의 경우 프리즘 영향을 고려하지 않아도 된다.

☞ 원용 안경은 눈을 개산 시키는 프리즘 영향에 대한 오차 허용 범위가 폭주시키는 방향보다 작다.

19 다음 원용 안경의 오차 범위에서 옳은 것은?

① 가급적 B.O.이 안 되게 해야 한다.

② 폭주를 강요하지 않아야 한다.

③ 개산을 강요하는 오차와 허용 범위는 크다.

④ B.O.의 허용 범위가 작다.

⑤ 폭주 방향으로의 허용범위가 크다.

정답 18. ③ 19. ⑤

6 안경 조제 가공 제8과정 : 조정(fitting)

기 본 정 리

1) 조정(fitting)의 개념

: 얼굴의 귀, 코 양측면의 세 접합면 (휫팅의 삼각면)에 균형이 잡히고 테의 중력이 균일하게 배분되게 하여, 테가 흘러내리거나 접합부에 아프지 않도록 접촉시키는 작업.

2) 휫팅(조정)의 종류

(1) 전 휫팅(Pre fitting) : 광학적 중심높이, 경사각, 정점간 거리를 측정.
- 예비과정(광학적 휫팅)

(2) 본 휫팅 : 8과정에서 실시 - 코, 귀, 측면, 윗면, 후면의 상태를 바르게 조정.

3) 휫팅의 주요 관점

(1) 자연스런 시야 확보.
(2) 접촉부에 균일한 중력, 유동성이 없으면서 압박감이 없다
(3) 얼굴 형태와 조화 - 코 받침을 코 받침지지의 위치, 동공선으로부터 아래로 10 mm, 비골 능선에서 평행되고 좌우대칭으로 7 ~ 8 mm정도.
(4) 모드(mode)와 멋

4) 안경테 착용 상태 점검

(1) 정면 관측 : 좌우 수평이 맞지 않을 때
- 원인 : 다리(temple)의 경사각이 어긋났을 때
- 처치 : 상 방향으로 올라간 쪽 다리를 올리거나 하 방향으로 내려온 다리를 내린다.

(2) 측면 관측 : 좌우 어느 한 쪽이 돌출되었을 때
- 원인 : 좌우 다리 벌림각이 어긋났을 때. 벌림각이 작은 쪽의 정점간거리는 길어지고 귀 바퀴의 압박감이 심하다.
- 처치 : 안으로 들어간 쪽 다리 벌림각을 작게 하거나 돌출된 쪽의 다리 벌림각을 크게 한다.

(3) 정면 관측 : 안경테가 올라가거나 내려온 경우
- 원인 : 코 받침 좌우간격이 좁다(올라감)혹은 넓다(내려감). 코 받침 지지

의 높이가 낮다(올라감). 경첩나사 죠인트 부분에서부터 다리의 꺾임부 위치가 짧다(올라감). 길다(내려감)

- 처치 : 코 받침 간격 조정, 코 받침지지 높이 조정, 플라스틱 테-덧붙임 패드를 붙일 것

5) 얼굴 모양과 안경테

(1) 계란형 : 이상적, 거의 모든 테 어울림, 각진테(사각, 8각)는 피한다.
(2) 둥근형 : 비대함 -가늘고 각진 테, 무테, 반무테.
(3) 각진형(장반형) : 딱딱함 - 부드러운 선의 안경테
(4) 삼각형 : 타원형이 적합
(5) 역삼각형 : 각진형은 피한다.

정리문제

〈A 형 문항방식〉

※ 아래 각 문항의 물음에 대한 옳은 답 하나를 ① ~ ⑤ 에서 선택하시오.

01 다음 얼굴에서 동공의 위치는?

① 테의 기하학적 중심에서 코 방향 약간 위　② 테의 기하학적 중심에서 귀 방향 약간 위
③ 테의 기하학적 중심에서 코 방향 약간 아래　④ 테의 기하학적 중심에서 귀 방향 약간 아래
⑤ 어느 곳이든 상관없다.

02 다음 중 얼굴에서 코 받침의 가장 좋은 위치는?

① 코 받침 지지의 위치가 동공선에서 아래로 5 mm로 비골능선에 평행하고 대칭적으로 7 ~ 8 mm 정도의 위치.
② 코 받침 지지의 위치가 동공선에서 아래로 10 mm로 비골능선에 평행하고 대칭적으로 7 ~ 8 mm 정도의 위치.
③ 코 받침 지지의 위치가 동공선에서 아래로 15 mm로 비골능선에 평행하고 대칭적으로 7 ~ 8 mm 정도의 위치.
④ 코 받침 지지의 위치가 동공선에서 아래로 20 mm로 비골능선에 평행하고 대칭적으로 7 ~ 8 mm 정도의 위치.
⑤ 코 받침 지지의 위치가 동공선에서 아래로 25 mm로 비골능선에 평행하고 대칭적으로 7 ~ 8 mm 정도의 위치.

정답
1. ①　2. ②

03 본 휫팅(fitting)에서 정면 관측 시 좌우 수평이 맞지 **않는** 원인은?

① 다리부의 경사각 어긋남
② 다리부의 벌림각이 어긋남
③ 좌우 코 받침의 간격차이
④ 좌우 코 받침의 높이 차이
⑤ 답이 없음

☞ · 정면 관측 : 좌우 수평이 맞지 않을 때
· 원인 : temple의 경사각이 어긋났을 때
· 처치 : 상 방향으로 올라간 편 다리를 올리거나 하 방향으로 내려온 다리를 내린다.

04 본 휫팅(fitting)에서 정면 관측시 오른쪽 안경이 위로 올라갔다면 처치는? 단, 왼쪽 안경다리는 정상이다.

① 왼쪽 다리를 올린다.
② 오른쪽 다리를 내린다.
③ 왼쪽 다리를 내린다.
④ 오른쪽 다리를 올린다.
⑤ 오른쪽 다리는 내리고 왼쪽 다리는 올린다.

☞ 【문 3】 해설 참조

05 측면관측에서 좌우 어느 한 쪽이 돌출 되었을 때의 원인은?

① 좌우다리의 경사각이 어긋날 때
② 코 받침 부분의 간격이 좁을 때
③ 코 받침 부분의 높이가 어긋날 때
④ 좌우다리의 벌린 각이 어긋날 때
⑤ 코 받침 부분의 간격이 좁을 때

☞ · 측면 관측 : 좌우 어느 한 쪽이 돌출되었을 때
· 원인 : 좌우 다리의 벌림각이 어긋났을 때
· 처치 : 안으로 들어간 쪽의 다리 벌림각을 작게 하거나 돌출된 쪽의 다리 벌림각을 크게 한다.

06 안경테의 왼쪽 렌즈삽입부가 심하게 돌출 되었을 때 우선해야 될 휫팅 처치로 바른 것은? 단, 오른쪽은 정상이다.

① 오른쪽 다리와 전면부가 이루는 벌림각을 크게 한다.
② 오른쪽 다리와 전면부가 이루는 벌림각을 작게 한다.
③ 왼쪽 다리와 전면부가 이루는 벌림각을 크게 한다.
④ 왼쪽 다리와 전면부가 이루는 벌림각을 작게 한다.
⑤ 왼쪽의 다리를 올려준다.

정답 3. ① 4. ④ 5. ④ 6. ③

07 각 요소의 휫팅 조건중 광학적요소의 휫팅 조건에 대한 내용으로 옳지 **않는** 것은?

① 좌우 조가 P.D.와 안경렌즈의 Oh를 바르게 하여 양안시를 하는데 불편이 없도록 한다.
② 바른 경사각으로 눈의 조준선이 렌즈 면에 수직으로 지나 비점수차량이 최소가 되도록 한다.
③ 정점간거리를 바르게 하여 프리즘굴절력의 오차가 생기지 않도록 한다.
④ 테의 좌우 다리 벌림각이 적절해서 안경을 쓴 느낌이 좋아야 한다.
⑤ 좌우 렌즈면이 균형 잡힌 내칭상태로 있지 않고 뒤틀리면 비점수차와 왜곡수차가 커지고 시야 및 배율에도 좋지 않은 변화가 생긴다.

☞ 정점간거리가 바르지 않으면 교정굴절력에 오차가 생길 수 있다.

08 코 받침(nose pad)이 놓일 눈의 내안각 및 코 주위의 근육에 대한 설명으로 옳은 것은?

① 안륜근 - 눈을 감는 운동을 함
② 윗입술과 코 날개 끌어올림근 - 눈을 찌프릴 때 운동함
③ 코 날개근 - 눈썹 안쪽을 아래쪽으로 당기는 운동을 함
④ 추미근 - 코 구멍을 크게 함
⑤ 코 뿌리근 - 코 구멍을 크게 함

☞ · 추미근 – 눈을 찌프릴 때 운동
· 코 뿌리근 – 눈썹 안쪽을 아래쪽으로 당기는 운동을 함
· 윗입술과 코 날개 끌어올림근, 코 날개근 – 코 구멍을 크게 함

09 조제 가공된 안경을 얼굴에 맞게 조정하는 휫팅은 순서에 따라 5가지 과정으로 나뉜다. 이 중 정면관측에서 좌우 코 받침의 감촉이 같도록 하고, 좌우 측면관측으로 귀 바퀴와 옆머리 부위의 안경다리부의 감촉이 같도록 하는 것은 어떤 과정에 대한 설명인가?

① 표준상태로 조정하기　② 기본 휫팅　③ 미세부분 조정
④ 응용 휫팅　⑤ 자각 휫팅

10 코 받침 휫팅에 관한 내용 중 코끝의 콧등에서 코 날개 끝을 잇는 직선의 기울기에 해당하는 것은?

① 코능각　② 코 받침 능각　③ 콧등 돌출각
④ 코받침 경사각　⑤ 코옆 퍼짐각

정답 7. ③　8. ①　9. ③　10. ①

11 다음 괄호에 들어갈 내용이 순서대로 맞게 나열된 것은?

> "안경테를 썼을 때 코 받침 위치는 코받침 상자의 중앙이 좌우동공중심을 잇는 수평선 아래쪽으로 약 (㉮)mm, 그리고 비량의 콧마루 중앙선에서 좌우로 약 (㉯)mm 정도에 위치하는 것이 보기에 좋다."

① ㉮ 5, ㉯ 7　② ㉮ 7, ㉯ 5　③ ㉮ 10, ㉯ 3
④ ㉮ 15, ㉯ 5　⑤ ㉮ 10, ㉯ 7

12 다리 휫팅에 대한 설명 중 옳지 **않은** 것은?

① 다리는 테를 벗었을 때 양쪽이 균등하게 약간 안쪽으로 휘어져 있는 것이 좋다.
② 관자놀이 부위는 얇은 종이를 끼울 정도의 사이를 두어 거의 닿지 않도록 한다.
③ 티탄으로 된 다리는 잘 휘어지지 않으므로 좀 더 많은 힘을 가해서 조정한다.
④ 다리본대가 짧으면 안경전체가 뒤쪽으로 당겨져 전면에서는 안경테가 위로 올라 가게 된다.
⑤ 귀 받침부를 잘 휫팅하기 위해서는 귀바퀴 뒤의 돌출부 중간에 있는 약간 오목한 부분에 고루 접촉되도록 하는 것이다.

☞ 티탄으로 된 다리는 힘을 너무 가하면 필요 이상으로 휘어지므로 주의해야 한다.

13 유리알식 히터(salt pan heater)를 사용할 때 유의할 점으로 옳지 **않은** 것은?

① 히터에 테를 넣기 전에 충분히 저어서 모든 유리알의 온도가 균등하도록 한다.
② 가열기의 바닥에 테가 닿지 않도록 경사지게 유리알 속으로 넣는다.
③ 좌우 또는 상하로 반복하여 천천히 움직이거나 회전 운동을 하면서 가열한다.
④ 활석가루 등을 넣어 안경테에 유리알 알갱이가 붙거나 박히지 않도록 한다.
⑤ 급랭시키려고 일단 물에 넣어 젖은 안경테를 다시 가열할 때는 열풍식가열기를 사용한다.

☞ 가열기의 바닥에 테가 닿지 않도록 경사지게 유리알 속으로 넣지 않도록 한다.

14 안경테의 측면에서 관측하여 좌우 렌즈삽입부의 렌즈면이 평행하게 일치되지 **않은** 것을 무엇이라 하는가?

① 좌우 상하 뒤틀림　② 전후 뒤틀림
③ 림 커브 뒤틀림　④ X자형 뒤틀림
⑤ 8자형 뒤틀림

정답
11. ⑤　12. ③　13. ②　14. ④

15 앞 수평면 휨각에 대한 설명 중 옳지 **않은** 것은?

① 4개 접점검사(four-point touch check)를 통해 알 수 있다.
② 이 각이 180° 보다 크면 뒷 쏠림 상태라고 한다.
③ 일반적으로 원용, 근용 모두 180°로 조정한다.
④ 광학적으로 이상적인 휫팅은 앞 쏠림상태이다.
⑤ 너무 뒷쏠림 상태로 휫팅하면 안경테의 상하림이 얼굴에 접촉되어 불쾌감 있다.

☞ 일반적으로 원용에서 180°, 근용에서 170° 이다.

16 다음 괄호에 들어갈 내용이 순서대로 맞게 나열된 것은?

"표준상태에서 다리 벌림각(temple spread)의 크기는 (㉮) 사이에 있고, 손님이 썼을 때는 (㉯)가 좋다."

① ㉮ 85~90°, ㉯ 85°
② ㉮ 85~90°, ㉯ 90°
③ ㉮ 90~95°, ㉯ 90°
④ ㉮ 90~95°, ㉯ 95°
⑤ ㉮ 95~100°, ㉯ 95°

17 안경테의 전면부 높이는 코 받침을 통해서 조정이 가능하다. 이 중 전면부가 너무 올라갔을 때 올바른 처치는?

① 양 코 받침을 같은 정도로 내리거나 폭을 넓힌다.
② 양 코 받침을 같은 정도로 내리거나 폭을 좁힌다.
③ 양 코 받침을 같은 정도로 올리거나 폭을 넓힌다.
④ 양 코 받침을 같은 정도로 올리거나 폭을 좁힌다.
⑤ 모든 코 받침각을 크게 한다.

18 안경 조제 가공에서 설계를 하기 전에 전 휫팅을 실시하는데 그 목적으로 옳은 것은?

① 경사각 구하기 위하여
② 정점간 거리를 구하기 위하여
③ 광학적 중심높이를 구하기 위하여
④ 가공을 되도록 빨리 하기 위하여
⑤ 안경에서 설계점의 위치를 찾기 위하여

☞ 조제 가공시 전 휫팅은 광학중심 위치, 경사각, 정점간거리를 정확히 하기 위함.

19 다음 중 본 휫팅의 주요 관점이 **아닌** 것은?

① 자연스러운 시야 이용
② 얼굴 형태와의 조화
③ mode와 멋
④ 유동성이 없으며 압박감이 없어야 한다.
⑤ 정확한 정점간 거리 측정

정답 15. ③ 16. ④ 17. ③ 18. ④ 19. ⑤

20 다음 중 안경테 휫팅의 기본사항이 아닌 것은?

① 좌우 렌즈 면을 측면에서 보아서 평행, 위에서 보아서 림(rim) 커버가 동일하도록 조정
② 좌우 안경다리의 벌린 각이 똑같이 유지 되도록 조정
③ 좌우 경사각을 동일하게 조정
④ 좌우 코 받침의 높이, 각도, 모양의 일치
⑤ 좌우 광학중심 높이의 일치

21 좌우 다리의 벌린 각이 어긋났을 경우 벌린 각이 작은 쪽은?

① 안경테의 경사각이 커진다.
② 정점간 거리가 짧아진다.
③ 안경테가 위로 올라간다.
④ 얼굴 측면부 압박감이 있다.
⑤ 근시용 안경의 경우 과교정의 효과가 생길 수 있다.

22 안경테의 전면삽입부를 올리는 휫팅 처치로 적합한 것은?

① 좌우 코 받침 폭을 짧게 한다.
② 경칩나사 조인트 부분에서부터 다리(temple)의 꺾임부 위치가 길게 한다.
③ 좌우 코 받침을 위로 올린다.
④ 좌우 안경다리를 귀 방향으로 벌림각을 크게 한다.
⑤ 다리 벌림각을 조정하는 것이 가장 큰 효과를 줄 수 있다.

정답 20. ⑤ 21. ④ 22. ①

7 특수렌즈 조제 및 가공

기 본 정 리

1) 융착형 이중초점 렌즈

(1) 분류 - · 근용부 분철(segment)의 크기, 모양에 따라 구분.
· 융착형 : 원용부-크라운 글래스, 근용부-후린트, 바륨 후린트 유리.
· 원피스형 : 동일한 재질로 구성.
· A25, C28, D35 : 분철(segment) 윗부분 직선 길이(mm)

(2) 종류

융착형 이중초점렌즈	원피스형 이중초점렌즈
i) A형(S형, D형) - 상부 경계선이 직선 - 원형보다 image jump가 적다. - 경계면이 돋보인다. - 색수차 적다.	i) EX형 - 경계면이 직선이다. - 근용부 시야가 넓다. - 상의 점프가 거의 없다. - 색수차 거의 없다. - 경계면이 돋보인다. - 광학적으로 가장 우수하다.
ii) B형 (C형) - 상부 경계선이 곡선 - 원형보다 image jump가 적다. - A형보다 경계면이 돋보이지 않는다.	ii) ER형 - EX형과 같다. - 경계면이 EX형보다 돋보이지 않는다.
iii) P형 - 상부경계선 모서리가 곡선 처리 - image jump 현상이 적다. - 경계면이 돋보이지 않는다.	iii) Ultax형 - 색수차 거의 없다. - 상이 점프가 크다.
iv) 원형(Kryp Tok형) - 가격이 저렴하다. - image jump가 크고 색수차가 있다.	iv) Bitax형 - Ultax형과 같으나 근용부가 더 크다.
	v) Simless형 - 근용부 경계선이 눈에 뛰지 않는다. - 색수차 없고 상의 점프가 있다.

(3) 인점 찍기

· 원용부 광학중심점 인점 : 근용부 상부경계선과 평행한지 확인
· 근용부 상부경계선 중앙점 : 근용부 가상적 광학중심점

(4) 설계

· 원용 우선 : 원용부 굴절력 〉 근용부 굴절력
· 근용 우선 : 원용부 굴절력 〈 근용부 굴절력
· 광학 중심점 높이 : 상방시에서 동공중심에서 코 쪽으로 2.5 mm 벗어난 안경테 하부 림으로부터 하안검까지의 수직 길이
· 조제가공 시 수평위치 기준은 근용부 상부 경계선.

(5) 조제 및 가공

· 근용부 상부 경계선의 수평유지
· 약간 크게 가공 수동 미조정을 한다.

(6) 좌우렌즈 경계선의 평행 비교(미조정)

· 자 렌즈 경계선의 높이가 높거나 낮을 때
 - 높을 때 : 렌즈 아랫부분의 에징. - 낮을 때 : 렌즈 윗부분의 에징.
· 경계선의 수평평행도가 어긋났을 때
 : 경계면이 낮은 쪽 가장자리 모서리부분(1)과 그대각선 모서리부분(2)을 에징한다.
 이때 (2) 부분을 더 많이 에징하고 나머지는 아주 약하게 에징한다.

2) EX형 렌즈 설계

· 원용우선 : 원용부 굴절력 〉 근용부 굴절력
· 근용 우선 : 원용부 굴절력 〈 근용부 굴절력
· 원용과 근용PD의 평균치를 원용부에 일치시킨다.
· EX형 산각위치 : 근용부를 기준으로 산줄기의 평행도를 형성.

3) 삼중 초점렌즈 설계

· 가입도 : 근용부 가입도의 1/2 굴절력
· 설계점(광학적 중심점의 높이) : 중간부 분철(segment)의 상부 경계선 중앙점과 눈의 하부 동공연이 일치(상방시 동공 중심에서 코 쪽으로 2.5 mm 벗어난 안경테 하부 림에서 하부 동공연까지의 수직거리).

4) 누진 다초점 렌즈 설계

(1) 특징

① 원거리에서 근거리까지 불 명시역의 갭이 없다.

② 상의 도약, 색수차 없다.
③ B. D프리즘처리(두께의 감소를 위해)
④ 경계선이 없어 외관상 보기 좋다.
⑤ 누진대 측방의 왜곡 및 비점수차로 측방시 상의 흔들림
⑥ 누진대 폭이 좁아 장시간 사용할 때 안정피로가 온다.
⑦ 근용부 시야가 협소하다.

(2) 장점

① 외관상 미용적 결함 해소
② 모든 거리에 해당되는 조절력 보정을 위한 굴절력이 누진적으로 배치
③ 상의 도약(image jump) 없이 원거리에서 근거리까지 불명시역의 차이가 없다.
④ 원피스 형으로 색수차가 없다.

(3) 단점

① 적응 기간이 필요
② 누진부 근용부 면적이 좁다(원, 근용부의 정확한 위치 선정이 필요함).
즉, 전체적으로 시야가 좁다.
③ 조제 가공시 주의 점이 많다.
④ 안경테 선택의 폭이 좁다.
⑤ 측방시의 경우 비점수차, 왜곡수차로 상의 선명도가 저하 됨.

(4) 종류

① VarilluxⅡ(V2) : 좌우 비대칭 설계
② ultra vue : 좌우대칭 설계 → 조제 가공시 10° 기울여서 한다.

(5) 누진 다초점(VarilluxⅡ(V2)) 렌즈의 설계

① 필요 렌즈의 최소 지름과 안경테 선정
· 유효렌즈 면이 동공중심에서 상 방향으로 13 mm 수직 하방으로 23 mm이상 확보
· 코 받침이 있는 안경테 선정
② 전 휫팅(pre-fitting)
· 정점간 거리 조정(11 ~ 13 mm)
· 우위 안을 우선 교정
· 머리 위치 확인
· 경사각은 15°표준(근용 우선시 15°보다 크게 원용 우선시 15°보다 작게)
· 코 받침있는 안경테 선정
· 착용자 폭주기능 확인(정상 인지)

③ PD 및 Oh 측정
- 안경자에 의한 측정
- 투명 형판에 인점.
- 사진 촬영(아이 포인터, 센트로매틱, 포토센트론)
  → 단, 인점, 사진촬영 시는 무한대 원방시의 동공위치유지, 경사각을 15°로 두고 Oh 높이 측정

④ 설계
- 근용부 설계의 확인과 휫팅 미조정 → 거울 검사법(mirror test)
- 폭주 장애 및 양안시 장애가 있을 때
  → 근용 우선 설계(근용PD와 근용 아이 포인트 점 일치)

⑤ 조제 가공후 미조정 : 정점간 거리, 경사각, 두경부 자세 등 미조정

⇒ 좌우 동공이 똑같이 근용부 아이 포인트 중심보다 코 방향으로 밀려있을 때
- 원인 : 정점간 거리가 크거나 경사각이 작을 때
- 처방 : 정점간 거리는 작게 경사각은 크게

⇒ 좌우 동공이 똑같이 근용부 아이 포인트 중심보다 귀 방향으로 밀려있을 때
- 정점간 거리를 크게 한다.

⇒ 좌우 동공이 똑같이 아이 포인트보다 상 방향 혹은 하방향으로 밀려 있을 때
- 경사각을 크게(상방향 오차)
- 경사각이 정상일 때는 코받침을 내려서 안경테를 전체적으로 위로 올린다.

⇒ 좌우 동공이 똑같이 좌측 또는 우측으로 밀려 있을 때
- 원인 : 안경테 휫팅, PD의 측정의 오류

┌ 원용 아이 포인트와 근용 아이 포인트가 동공 위치에서 모두 같은 방향으로 밀려 있을 때 → 안경테의 벌림각이 좌우 한 쪽 방향이 클 때

└ 원용 아이 포인트는 정상이고 근용 아이 포인트만 어긋난 있는 경우 → 폭주의 이상

(6) 울트라 뷰(ultra vue)의 설계

① 표준 높이 : 동공 중심에 렌즈에 표시된 원용 참조 십자선을 위치하도록 한다.

② 근용부 우선 설계시의 높이 : (+)선을 2 mm 위로 올려 (+)선하단이 동공 중심에 위치

③ 원용부 우선 설계시의 높이 : (+)자선을 2 mm 아래로 내려서 설계

5) 강도렌즈의 가공

(1) PD의 결정 : 반드시 단안 PD 측정(구 안경 조제 가공 PD우선)

(2) 테와 렌즈의 선택

① 테 : 렌즈삽입부가 큰 테는 피한다, 편위량이 적은 테, 산각 부분이 커버될 수 있는 두꺼운 테

S + C = -4.50 D 이하 → eye size 56 mm인 테
S + C = -4.50 D ~ -8.00 D → eye size 54 mm인 테
S + C = -8.00 D 이상 → eye size 50 ~ 52 mm인 테

② 렌즈 : 코팅처리가 되고 약간 색이 들어있는 고굴절 렌즈

※ 나이프 에징(knife edging) : (+)렌즈는 최소한의 필요직경을 구하여 중량의 감소를 위해서 메이커에 특별 주문.

(3) 형판 : 편위형판 ~ 산줄기의 균일성을 유지

※ 일반 형판일 경우 ∴ FPD 〉 PD인 경우 : (-)렌즈는 광학 중심에서 거리가 먼 귀쪽 방향을 산각 위치가 (-)면에 쏠리어 외관상 좋지 않다.
· FPD 〈 PD인 경우 : 코쪽 방향에 (-)면이 쏠린다.

(4) 산줄기 위치 결정

① 플라스틱테 : 렌즈의 (+)면이 안경테로부터 돌출되지 않는 위치에 산각을 세운다. (돌출 범위 0.5 mm정도)

※ 가공된 렌즈(S + C = -6.00 D 이상)는 산각 부분에 2B, 3B 연필로 까맣게 칠해 렌즈의 반사 줄기를 줄인다.

② 메탈테 : 산각의 면 배분 - 3 : 7 또는 4 : 6

※ 면 커팅 : (-)면의 두꺼운 것을 없애기 위해서 (-)면의 2/10정도를 균등하게 면 커팅을 한다.

※ Sph -15.00 Dptr이상의 극강도의 굴절력 렌즈 - 좌우(귀, 코방향) - 평산각
상하 - 고산각에 면 커팅 → 반사줄기 눈에 띄지 않고 외관이 깨끗함.

6) 플라스틱렌즈 가공의 유의점 : 〈CR-39〉

(1) 장점 : ① 가볍다(유리 렌즈의 1/2).
② 강화 안전 렌즈이다.
③ 염색이 가능하다.
④ 자외선이 차단(파장 350 mm이하 자외선).
⑤ 김 서림이 적다.

(2) 단점 : ① 두께가 유리보다 두껍다.
② 내부 왜곡이 생기기 쉽다.
③ 흠이 생기기 쉽다.

(3) CR - 39 염색

① 염색 침투 깊이 : 0.03 mm ~ 0.1 mm

② 염색 온도 : 80℃ ~ 90℃

③ 소요 시간 : 멸광율 15%의 염색 농도 - 20 ~ 30초,
멸광율 75%의 염색 농도 - 30 ~ 40분

④ 탈색 : 80 ~ 90℃보다 약간 높은 온도에서 탈색.
⑤ 혼합색 : 염색 속도가 느린 색조부터 염색한다.
⑥ 혼합 기본색(green, gray, brown) → blue - pink - yellow 순
⑦ 하프선 : 렌즈 광학 중심보다 10 ~ 20 mm 아래에 위치(최초 1초간 렌즈 전면을 염색액에 넣었다가 빼낸 다음 하프 염색을 한다)

(4) 탈색

① 약간 농도가 진할 때 : 알콜에 적신 화장지, 헝겊으로 닦는다.
② 농도가 진할 때 : 탈색액(표백제)에 담구어 탈색.
※ 완전 탈색은 불가능(특히 50%이상의 농도)
· 염색 기구 : 세척 용기, 알콜, 타이머, 온도계.

7) 강화 렌즈 조제 가공

(1) 라미네이트법

: 항공기 유리창, 자동차 방탄창-유리와 유리사이에 P.V.C.를 삽입

(2) 열 강화법

① 유리렌즈를 700 ~ 800℃ 가열 → 급속히 냉각
② 가장자리 갈기 및 산각 세우기를 끝난 후 강화
③ 렌즈 내면에 내부 응력

(3) 화학 강화법 (이온 교환법)

① 유리렌즈에 있는 Na+이온 → K+이온으로 치환
② 렌즈 표면에 압축 응력층
③ 강화층 두께 : 0.05 mm정도
※ 유의점
① 가장자리 갈기시 많은 균열이 생겨 마이크로 록이 형성 → 외부 충격에 파손되기 쉽다.
② 마이크로 록 제거 → 세라믹 휠로 재 에징(edging). 이때 많은 연삭액을 사용
③ 재 에징 부분은 상하 20 ~ 30 mm부분

8) 방습 렌즈

(1) 소재

: CR-39 플라스틱 렌즈에 경질의 “펠 코트 AF 멜라민” 수지를 코팅
→ 계면 활성제가 수분을 발산시킨다.

(2) 특성

① 표면의 내마모성 - 크라운 유리보다 약간 경도가 크다.
② 투과율 - CR-39의 92%보다 낮다(87%).
③ 방습 코팅 막의 부착강도 낮다.
④ 대전 방지성(정전기가 거의 없다).
⑤ 내산, 알칼리성(수산화나트륨, 염산, 황산 5% → 코팅 막 벗겨진다).
⑥ 화장품에 유의 (치약, 화장용 크림, 헤어 스프레이)

(3) 가공시 유의점

(코팅막 → 수분 흡수한다)
① 렌즈 표면 닦을 때 : 화장지 사용(색이 들어있지 않은 것)
② 렌즈 미터 인점 : 보호막을 사용, 유성으로 사용.
③ 초음파 세척기 사용 금지(진동으로 인해 펠코트 AF 멜라민 수지가 빠져나온다).
④ 렌즈 표면 잉크 묻었을 때 신속히 물로 씻어낸다.
⑤ 자동기기에 셋팅시 → 보호막 장치 충분히 할 것.

정 리 문 제

〈A 형 문항방식〉

※ 아래 각 문항의 물음에 대한 옳은 답 하나를 ① ~ ⑤ 에서 선택하시오.

01 융착형 이중초점에서 A25가 뜻하는 것은?

① 분절(segment)의 상부 경계선 모양이 직선이며 그 길이가 25 mm
② 분절(segment)의 상부 경계선 모양이 곡선이며 그 길이가 25 mm
③ 분절(segment)의 상부 경계선 모양이 원형이며 그 지름이 25 mm
④ 분절(segment)의 상부 경계선 모양이 직선이며 그 높이가 25 mm
⑤ 분절(segment)의 상부 경계선 모양이 곡선이며 그 둘레가 25 mm

02 (+)렌즈의 중심 두께를 얇게 가공하여 미용적이고 무게를 줄이는 가공을 무엇이라 하는가?

① 편심 가공　② slab-off 가공　③ prism thinning 가공
④ METS 가공　⑤ base down 가공

☞ minimum edge thickness system

정답
1. ①　2. ④

03 이중 초점 렌즈 사용시 원방시에서 상부 경계선에 시선이 걸려 불편할 때 근용부 세그먼트 상부 경계선을 내리는 조작으로 옳지 **않은** 것은?

① 경사각을 작게 한다. ② 정점간 거리를 짧게 한다.
③ 코받침을 좌우로 벌린다. ④ 코받침 지지를 위로 올린다.
⑤ 코받침 위치를 위로 가게 한다.

☞ 경사각을 크게 한다.

04 융착형 이중초점 렌즈의 인점 찍기에서 **틀린** 것은?

① 원용부 광학중심점을 인점한다.
② 토릭 렌즈의 경우, 축의 인점과 근용부 상부 경계선이 평행한지를 확인한다.
③ 프리즘 렌즈의 경우 모렌즈에서 처방 된 기저방향을 인점한다.
④ 근용부의 근용부 광학적 중심에 인점한다.
⑤ 안경자를 이용하여 근용부 상부 경계선의 중앙점 즉, 가상광학 중심점에 인점한다.

☞ 융착형 이중초점 렌즈의 근용 부분을 렌즈미터로 측정시, 합성광학 중심점이 인점되며, 이중 초점 렌즈 인점시 안경자를 이용하여 근용부 상부 경계선의 중앙점 즉, 가상 광학 중심점에 인점한다.

05 이중초점 렌즈에서 자렌즈의 경계선의 높이가 낮을 때의 처치는?

① 렌즈 가장자리 윗부분을 에징(edging) 한다.
② 렌즈 가장자리 아래 부분을 에징(edging) 한다.
③ 높이와 상관없이 모양을 맞춘다.
④ 렌즈의 코쪽 부분을 에징(edging) 한다.
⑤ 렌즈의 귀쪽 부분을 에징(edging) 한다.

06 EX형 이중초점 렌즈에서 조제 가공 P.D.의 설명으로 맞는 것은?

① 원용부 굴절력이 근용부보다 클 경우 근용 PD우선으로 설계한다.
② 원용부 굴절력과 근용부 굴절력이 같을 경우 원용 PD우선으로 설계한다.
③ 원용부 굴절력이 근용부 굴절력과 같을 경우 근용 PD우선으로 설계한다.
④ 원용부 굴절력이 근용부보다 클 경우 원용 PD우선으로 설계한다.
⑤ 근용부 굴절력이 원용부 굴절력보다 절대값이 2 Dptr 이상 클 경우 원용 PD우선으로 설계한다.

☞ ※ EX형 렌즈설계
· 원용 우선 : 원용부 굴절력 〉 근용부 굴절력
· 근용 우선 : 원용부 굴절력 〈 근용부 굴절력(근용부 굴절력이 원용부 굴절력보다 절대 값이 2 Dptr 이상 클 경우 근용 PD 우선으로 설계한다.
· 원용부 굴절력과 근용부 굴절력의 절대값이 같을 경우 : 원용과 근용PD의 평균치를 원용 광학 중심점에 일치시킨다.

정답 3. ① 4. ④ 5. ① 6. ④

07 원용부 굴절력이 S +1.75 D ◯ C −1.00 D, A 180° 이고, 근용부 굴절력이 S +4.75 D ◯ C +1.00 D, A 90° 일 때 삼중 초점 렌즈의 중간부 굴절력은?
단, 중간부 가입도는 근용 가입도의 1/2이다.

① S +2.00 D ◯ C -1.00 D, A 180°
② S +2.75 D ◯ C -1.00 D, A 180°
③ S +0.75 D ◯ C -1.00 D, A 180°
④ S -0.75 D ◯ C -1.00 D, A 180°
⑤ S +1.75 D ◯ C -1.00 D, A 90°

08 삼중초점 렌즈의 설계점의 높이는 중간부 세그먼트의 상부 경계선 중앙부와 피측정자의 어디를 맞추는가?

① 상 동공연
② 동공 중심
③ 하 동공연
④ 상안검
⑤ 하안검

09 전 휘팅(pre-fitting)한 상태에서 동공 수직 아래 테의 림(rim)에서 하부 동공연까지를 **'조제 및 가공의 광학적 중심점 높이'** 의 값으로 취하는 안경은?

① 단순 보안경
② 단초점 렌즈로 된 근시 교정용 안경
③ 이중초점 렌즈 안경
④ 삼중초점 렌즈 안경
⑤ 프레넬막 렌즈

10 원용부를 주로 사용하는 삼중초점 렌즈의 설계점의 높이 설정을 어떻게 하는 것이 착용감이 좋은가?

① 중간부 segment의 상부 경계선 중앙점과 피측정자 눈의 하부 동공연과 일치시킨다.
② 중간부 segment의 상부 경계선 중앙점과 피측정자 눈의 하부 동공중심과 일치시킨다.
③ 중간부 segment의 상부 경계선 중앙점과 피측정자 눈의 하부 동공연보다 약간 낮게 일치시킨다.
④ 중간부 segment의 상부 경계선 중앙점과 피측정자 눈의 하부 동공중심보다 약간 높게 한다.
⑤ 원용부 광학 중심점과 피측정자 눈의 하부 동공연을 일치시킨다.

11 Add 1.00 D인 융착형 이중초점 렌즈를 쓰고 근거리 물체를 볼 때 근용 시선(near visual point)이 원용 중심으로부터 2 mm, 이래쪽 8 mm 인 곳을 지난다면 이때 유발 사위도는? 단, 근용 (세그멘트) 광심은 원용 광심으로부터 코쪽 4 mm, 아래쪽 15 mm 떨어져 있다고 가정한다.

① 0.05 프리즘 내사위
② 0.05 프리즘 외사위
③ 0.15 프리즘 내사위
④ 0.15 프리즘 외사위
⑤ 0.30 프리즘 내사위

☞ B.I.(내사위), B.O.(외사위)

정답 7. ② 8. ③ 9. ④ 10. ③ 11. ③

12 원용 : 양안 S -5.00 D PD 60 mm 근용 : 양안 S -4.00 D PD 56 mm 위와 같은 처방이 주어진 근시성 노안인 사람이 노안이 되기전 원용 안경을 쓰고 근거리 물체를 보던 때와, 근용 안경을 쓰고 근거리 물체를 볼 때 똑같은 정도로 폭주 상태를 유지할 수 있도록 하려면 근용 안경의 광학적 중심간 거리를 얼마로 해야 되는가? 단, 눈으로부터 33 cm 떨어진 물체를 볼 때를 기준으로 한다.

① 56 mm ② 59 mm ③ 60 mm ④ 61 mm ⑤ 62 mm

13 삼중초점 렌즈 설계시 이용되는 렌즈의 위치와 눈의 위치는?

① 근용부분 자렌즈의 하부 경계선의 중앙점과 하부 동공연
② 중간부분 자렌즈의 상부 경계선의 중앙점과 하부 동공연
③ 근용부분 자렌즈의 상부 경계선의 중앙점과 하부 동공연
④ 중간부분 자렌즈의 상부 경계선의 중앙점과 상부 동공연
⑤ 중간부분 자렌즈의 광학 중심점과 하부 동공연

14 V2 누진 다초점 렌즈의 자르기와 다듬기(cutting & triming)요령으로서 옳은 것은?

① 형판의 설계점과 V2렌즈의 근용부 아이 포인트 위치를 일치시켜 외주선을 긋는다.
② 형판의 설계점과 V2렌즈의 수평 기준선의 중앙점을 일치시켜 외주선을 긋는다.
③ 형판의 설계점과 V2렌즈의 원용부 아이 포인트 위치를 일치시켜 외주선을 긋는다.
④ 형판의 설계점과 V2렌즈의 기하학적 중앙점을 일치시켜 외주선을 긋는다.
⑤ 형판의 설계점과 V2렌즈의 수직 기준선의 중앙점을 일치시켜 외주선을 긋는다.

15 표준 삼중초점 렌즈는, 중간거리용 부분의 상부 경계선에서 위로 ( )mm 상방에 근용부 중심에서 코 방향으로 ( )mm에 원용부의 O.C.에 설계되었다. 이 괄호 안에 알맞은 값은?

① 4, 5 ② 2.5, 2.5 ③ 2, 2 ④ 4, 2.5 ⑤ 2, 2.5

16 누진 다초점 렌즈의 표준 사양은 아이 포인트에서 근용부 중심원까지의 수평폭과 근용부 중심까지의 수직 거리가 평균 얼마인가 ?

① 2, 9 ② 2.5, 9 ③ 2.5, 7 ④ 2.5, 16 ⑤ 2, 14

17 EX형 이중 초점 렌즈에서 원용부 굴절력의 절대치가 근용부 굴절력의 절대치보다 클 경우에 조제 및 가공 P.D.는?

① 원용부 광학 중심점을 근용 P.D.에 맞춘다.
② 원용부 광학 중심점을 원용 P.D.에 맞춘다.
③ 근용부 광학 중심점을 근용 P.D.에 맞춘다.
④ 근용부 광학 중심점을 원용 P.D.에 맞춘다.
⑤ 원용부 광학 중심점을 원용 P.D.에 근용 P.D의 평균치에 맞춘다.

정답

12. ④ 13. ② 14. ③ 15. ④ 16. ④ 17. ②

18 일반적인 누진 다초점 렌즈의 착용에 관한 설명 가운데 **잘못된** 것은?

① 누진 다초점 렌즈를 처음 착용하는 사람은 적응이 느리다.
② 물체를 볼 때 눈을 이동해서 보기보다는 머리를 이동해서 보는 것이 적응하기 쉽다.
③ 주변부의 비점수차는 누진대의 길이에 비례한다.
④ Add 도수가 강하면 비점수차가 커지고 근용 시야가 좁아진다.
⑤ 누진대의 길이가 짧으면 Add의 도수가 강하다.

19 누진 다초점 렌즈의 필요한 안경테의 크기는?

① 동공 중심에서 상 13 mm 이상, 하 22 mm 이상
② 하공공연에서 상 13 mm 이상, 하 22 mm 이상
③ 상공중심에서 상 13 mm 이상, 하 22 mm 이상
④ 하안 검사에서 상 13 mm 이상, 하 22 mm 이상
⑤ 상안 검사에서 상 13 mm 이상, 하 22 mm 이상

☞ · 유효 렌즈면이 동공 중심에서 상 방향으로 13 mm 수직 하방으로 22～23 ㎜ 이상 확보.
· 코 받침이 있는 안경테 선정.

20 거울 검사법(mirror test)에서 좌우 동공이 똑같이 아이 포인트(eye point)보다 하방향으로 밀려 있을 때의 처치는?

① 경사각을 크게 한다. ② 코 받침을 아래로 내린다.
③ V.D.를 크게 한다. ④ V.D.를 작게 한다. ⑤ 경사각을 줄인다.

21 미러 검사법(mirror test)에서 누진 다초점렌즈 안경 착용자의 동공이 좌우 모두 근용 아이 포인트의 중심에서 코 방향으로 약간 벗어나 있을 때 미조정할 곳은? 단, 정점간 거리는 정상이다.

① V.D ② 안경다리의 벌림각 ③ 경사각 ④ 코 받침 ⑤ 안경다리 꺾임부

☞ – 조제 가공후 미조정 : 정절간거리, 경사가, 두경부 자세 등 미조정
· 좌우 동공이 똑같이 근용부 아이 포인트 중심보다 코 방향으로 밀려 있을 때
→ 원인 : 성섬간 거리가 크거나 경사각이 작을 때,
정점간 거리는 작게, 경사각은 크게
· 좌우 동공이 똑같이 근용부 아이 포인트 중심보다 귀 방향으로 밀려 있을 때
→ 정점간 거리를 크게 한다.
· 좌우 동공이 똑같이 아이 포인트보다 상방향 혹은 하방향으로 밀려 있을 때
→ 경사긱을 크게(싱방항 오차)
경사각이 정상– 코 받침을 내린다.
· 좌우 동공이 똑같이 좌측 또는 우측으로 밀려 있을 때
→ 안경테 휫팅, PD의 측정이 잘못
→ 안경테 전면을 수평으로 재조정
폭주 이상일 경우 아이 포인트 위치 이동(근용 우선 설계)

정답 18. ② 19. ① 20. ⑤ 21. ③

22 융착형 이중초점 렌즈의 설계에서 근용부의 자렌즈 굴절력이 원용부 굴절력보다 클 경우, 옳은 설명은?

① 근용 P.D.값으로 좌우 근용부 자렌즈의 상부 경계선 중앙점을 형판의 설계점에 맞춘다.
② 원용 P.D.값으로 좌우 근용부 자렌즈의 상부 경계선 중앙점간 거리로 한다.
③ 근용 P.D.값으로 좌우 모렌즈의 광학적 중심점간 거리로 취한다.
④ 원용 P.D.값을 모렌즈의 광학적 중심점간 거리로 한다.
⑤ 원용 P.D.와 근용 P.D.의 평균값을 조제 가공 P.D.로 한다.

23 Ultra vue 누진 다초점 렌즈에서 근용 우선일 경우 동공 중심과 일치시켜야 하는 것은?

① 렌즈에 표시된 원용 참조 십자선의 중심
② 렌즈에 표시된 원용 참조 십자선의 수평선 상단부
③ 렌즈에 표시된 원용 참조 십자선의 수평선 하단부
④ 렌즈에 표시된 원용 참조 십자선의 수직선 중간부
⑤ 렌즈에 표시된 원용 참조 십자선의 수직선 상단부

24 twin segment type lens가 가장 절실하게 필요한 직업은?

① 항법사　② 목사　③ 교수　④ 소설가　⑤ 목수

25 다초점 렌즈의 상의 도약의 크기와 방향에 영향을 주는 요소로 묶어진 것은?

① 모렌즈의 굴절력, 가입도, 근용 부위 시야
② 자렌즈의 굴절력, 모렌즈의 형상, 가입도
③ 자렌즈의 형상, 가입도, 근용 부위 형상
④ 모렌즈의 굴절력, 가입도, 자렌즈의 형상
⑤ 가입도, 자렌즈의 굴절력, 모렌즈의 굴절력

26 누진 다초점 렌즈 미러 검사법(mirror test)에서 좌우 동공이 똑같이 근용부 아이 포인트 중심보다 귀 방향에 밀려 있을 때의 처치는?

① VD를 작게 한다.　② VD를 크게 한다.
③ 두경부의 위치를 똑바로 한다.　④ 두경부의 위치를 경사지게 한다.
⑤ 경사각을 크게 한다.

27 강도 렌즈 가공에서 테의 선택시 총굴절력이 -4.50 D ~ -8.00 D 일 경우 적당한 아이 포인트의 크기는?

① 58 mm　② 56 mm　③ 54 mm　④ 52 mm　⑤ 50 mm

☞ -4.50 D ~ -8.00 D → 54 mm, -8.00 D이상 → 50 ~ 52 mm

정답
22. ①　23. ③　24. ①　25. ⑤　26. ②　27. ③

28 다음 강도 렌즈 가공에서 <u>틀린</u> 것은?

① 안경테 전면부의 림을 두꺼운 테로 선택한다.
② 고굴절 렌즈에 코팅처리 된 것이 좋다.
③ 렌즈에 색이 있는 것이 좋다.
④ (+)렌즈의 경우, 나이프 에징(knife edging) 제작한다.
⑤ 자동옥습기 사용시 강도렌즈는 일반 형판을 사용한다.

☞ knife edging → 주문시 필요 렌즈 최소 지름을 반드시 구함, 중량 감소의 목적

29 강도 렌즈 가공에서 자동옥습기에서 에징(edging)시 기준점과 설계점을 일치시키는 형판을 무엇이라고 하는가?

① 기준 형판 ② 편위 형판 ③ 표준 형판
④ 설계 형판 ⑤ 일반 형판

30 강도 렌즈 에징(edging)이 끝난 상태에서 산각 부분과 면 다듬은 부분을 굉덱(buffing) 해 주는 이유는?

① 광택을 내기 위해서 ② 산각 부분을 감추기 위해서
③ 반사 줄기가 눈에 안 띄게 하기 위해서 ④ 답이 없다.
⑤ 모두 해당

31 다음 중 방습 렌즈의 특징으로 <u>틀린</u> 것은?

① 표면의 경도가 크라운 유리보다 약간 크다.
② CR-39 렌즈보다 투과율이 낮은 87%이다.
③ 반사 방지 코팅을 할 수 없다.
④ 정전기가 거의 없다.
⑤ 방습 코팅 막의 부착 강도가 강하다.

☞ 정전기가 거의 없다. 내산 내 알카리성. 화장품 및 헤어스프레이 부착시 흔적이 남는다. 코팅물질 용액 중에 렌즈를 넣어 부착하는 형식으로 부착 강도가 약하다.

32 열강화 렌즈의 조제 가공 중 강화시켜야 할 때는?

① '가장자리 갈기와 산각 세우기' 과정 이전에
② 소제 가공 전에 강화되어져 있어야 한다.
③ 렌즈를 네에 끼워 넣기 직전에
④ '인점 찍기' 후에
⑤ 자르기와 다듬기가 끝난 후에

정답 28. ⑤ 29. ② 30. ③ 31. ⑤ 32. ③

33 전면부분이 없고 렌즈에 구멍을 뚫어 브릿지와 템플을 나사로 고정시킨 안경은?

① 나이롤 테 ② low point 테 ③ slim fold 테
④ 걸림 테 ⑤ 알바이트 테

34 자동옥습기로 가장자리 갈기를 할 때 자동 편위 형판을 사용할 렌즈는? 단, 안경테의 크기는 56□16 으로 동일하다.

① S +1 D
② S -0.5 D ◯ C +3.00 A 90°
③ S -0.5 D ◯ C -5 D, A 90°
④ C -0.25 D, A 45°
⑤ S -0.5 D ◯ C -0.5 D, A 90°

35 다음 중 고순도 티타니움 안경테의 부품을 땜질할 때 이용되는 기체는?

① 수소 ② 산소 ③ 아르곤
④ 헬리움 ⑤ 염소

36 아래 렌즈 중 가장자리 갈기를 할 때 가장자리 휘는 것을 방해하기 위해 물을 가장 많이 사용해야 하는 렌즈는?

① 아크릴 렌즈 ② CR-39 렌즈 ③ 고굴절 렌즈
④ 크라운 렌즈 ⑤ 일반 유리렌즈

37 안경 렌즈의 가장자리면의 전체 혹은 일부분에 홈을 파서(역산각), 안경테에 끼울 수 있는 형태의 테는 무엇인가?

① 무테 ② 반 무테 ③ 알바이트 테
④ 접는 테 ⑤ 뒷 걸림 테

38 유리 렌즈의 화학적 강화 처리에서 교환되는 이온은?

① Fe-Ce ② Si-Al ③ Na^{+}-K^{+}
④ Ag-Au ⑤ F-C

39 다음 중 강도 렌즈에서 볼 수 있는 현상이 <u>아닌</u> 것은?

① 가장자리가 두껍다. ② 광학적 정도가 저하 된다.
③ 반사 줄기가 나타난다. ④ 중량이 증가한다.
⑤ (-)렌즈의 경우 포인트 테 제작에 적합하다.

정답 33. ② 34. ③ 35. ③ 36. ③ 37. ② 38. ③ 39. ⑤

40 화학강화법으로 렌즈의 가장자리 끝 부분이 파손되는 것을 막기 위해서 처리하는 과정 중 옳은 것은?

① 귀 열을 없애준다(가장자리 모서리 부분 재 에징).
② 렌즈 표면 강화 층의 두께를 높여준다.
③ 가장자리 갈기 시에 연산액을 적게 사용한다.
④ 다이아몬드 휠을 사용하여 가장자리 마무리를 잘 처리한다.
⑤ 화학강화법은 반드시 가장자리 갈기 이후에 실시하여야 한다.

☞ 산각부분 힘의 불균형으로 외부충격에 파손-재 에징 산각부분의 주변부를 부드럽게 깎아내어 광택이 날 때가지 연마, 시간적으로 장시간이 걸리므로 상하 20 ~ 30 cm 정도 재 에징하여도 된다.

41 융착형 이중초점 렌즈 설계에서 광학 중심점 높이 설정으로 옳지 <u>않은</u> 것은?

① 일반적으로 근용부 상부 경계선 중앙점과 하안검을 일치시켜 설계한다.
② 원용을 주로 사용하는 경우 상부 경계선의 중앙점을 하안검보다 2 ~ 4 mm 내리는 것이 좋다.
③ 근용을 주로 사용하는 경우 상부 경계선의 중앙점을 하안검보다 1 ~ 2 mm 올리는 것이 좋다.
④ 상방시 측정 방법으로 안경테 하부 림에서 동공 중심까지 높이와 근용부 상부 경계선의 중앙점을 일치시켜 설계한다.
⑤ 세그 높이가 이중초점 렌즈의 가상 광학 중심점 높이가 된다.

42 융착형 이중초점 렌즈에서 경계선의 수평 평행도가 어긋났을 때의 처치 중 옳은 것으로 짝지어진 것은?

㉮ 경계선의 높이가 낮은 쪽 가장자리 모서리를 많이 에징(edging)한다. ㉯ 경계선 높이가 높은 쪽 가장자리 모서리를 많이 에징(edging)한다. ㉰ 경계선 높이가 낮은 쪽의 가장자리 대각선 모서리를 많이 에징(edging)한다. ㉱ 경계선 높이가 높은 쪽의 가장자리 대각선 모서리를 많이 에징(edging)한다.

① ㉮㉯ ② ㉮㉰ ③ ㉯㉱ ④ ㉮㉱ ⑤ ㉰㉱

☞ 경계선의 높이가 낮은 쪽 가장자리 모서리와 그 대각선을 많이 에징(edging)한다.

43 EX형 가장자리 갈기와 산각 세우기에서 맞지 <u>않은</u> 것은?

① 원용부는 근용부의 두께 차이가 있는 관계로 힘의 배분을 적당히 조절한다.
② 산각 세울 때 산줄기의 위치는 원용부의 (-)면에 가깝게 위치시킨다
③ 산각 세울 때 산각 줄기는 두께가 얇은 근용부를 기준하여 산각을 세운다.
④ 정면에서 보아 원용부 산각 줄기가 보이지 않게 한다.
⑤ 산각 줄기의 위치는 대략 원용부의 중앙면에 위치하도록 한다.

☞ 산각 줄기의 위치는 원용부의 (-)면에 가깝게 위치시켜, 근용부의 중앙면에 위치하도록 한다.

정답 40. ① 41. ④ 42. ② 43. ⑤

44 V2 누진 다초점 렌즈의 경우 전 휫팅(pre-fitting)에서 점검할 사항으로 옳지 **않은** 것은?

① 안경 착용자가 두경부를 옆으로 기울이는 습관이 있는지 확인한다.
② 근용부를 우선으로 사용할 경우는 경사각을 15°보다 작게 한다.
③ 우세안(dominant eye)을 확인하여 우세안을 먼저 교정한다.
④ 안경 착용자의 폭주 기능이 정상인지를 점검해 본다.
⑤ 정점간 거리를 11 mm ~ 13 mm에서 조정한다.

☞ 단안 P.D.를 한다, 안경 착용자가 습관 점검, 안경테 점검(코받침 지지가 있는 테)

45 Brow line frame의 삽입(inserting)에서 분리된 전면부(front)가 다시 결합할 때 불량 요인과 처치 방법으로 적합하지 **않은** 것은?

① 림의 형상이 작업 도중에 변화되었을 때 불량이 생길 수 있다.
② 림과 렌즈 커브가 일치되지 않을 때 불량이 생길 수 있다.
③ 림과 렌즈 커브가 일치되지 않을 경우 림 커브에 산각을 맞추도록 조정한다.
④ 렌즈의 가장자리 산각이 전면부의 뒷부분에 강하게 접촉되었을 때 불량이 된다.
⑤ 렌즈 산각이 윗 덮개 뒷부분에 접촉할 경우 산각의 (-)면을 예각 처리한다.

☞ 브로우 라인 테의 윗 덮개 결합시 불량 요인
i) 림(rim)의 형상이 변형
→ 림의 형태를 고친다(근소한 변형시 후레임 라이닝으로 조정)
ii) 림과 렌즈 커브 불일치 → 산각 커브에 맞게 림 커브 조정
iii) 림과 윗 덮개의 커브 불일치
→ 가열기를 이용 뒷 덮개의 커브를 림의 커브와 맞춘다.
iv) 렌즈 산각이 윗 덮개 뒷 부분에 강하게 접촉 → 산각의 (-)면 예각 처리

46 땜납에서 사용되는 융제(flux)가 **아닌** 것은?

① 붕사 ② 염화칼륨 ③ 붕산 ④ 염화리튬 ⑤ 불화가리

☞ 붕사, 붕산, 염화리치움, 불화가리

47 메탈 테를 사용하는 강도 렌즈에 대한 설명으로 **틀린** 것은?

① 무게를 줄이는데 중점을 두고 가공한다.
② (-)면의 1/5 두께를 면 커팅(cutting)한다.
③ 렌즈 삽입부 크기(eye size)가 작은 테를 사용한다.
④ 산줄기 형성 시 전면과 후면의 두께 배분을 7 : 3 혹은 6 : 4로 한다.
⑤ 가능한 림의 두께가 큰 테를 선택한다.

☞ 산줄기 형성은 3 : 7 또는 4 : 6의 배분을 한다.

정답
44. ② 45. ③ 46. ② 47. ④

48 강도 렌즈 가공할 때 면 커팅(cutting)을 하는 이유가 <u>아닌</u> 것은?

① 렌즈의 후면(-)의 파손을 방지할 수 있다.
② 두께가 줄어든다.
③ 중량이 줄어든다.
④ 반사 줄기가 줄어든다.
⑤ 정면에서 봤을 때 미관상 좋다.

☞ 산각 줄기 위치결정
· 플라스틱 테 ; 렌즈의 (+)면이 안경테로부터 돌출되지 않는 위치에 산각을 세운다.
(돌출범위 0.5 mm 정도)
※ 가공된 렌즈(S + C = −6.00 D 이상)는 산각 부분에 2B, 3B 연필로 까맣게 칠해 렌즈의 반사 줄기를 줄인다.
· 메탈 테 ; 산각의 면 배분 − 3 : 7 또는 4 : 6
※ 면 커팅 : (−)면의 두꺼운 것을 없애기 위해서 (−)변의 2/10정도를 균등하게 면 커팅을 한다.

49 S −15.00 D이상의 극강도 굴절력을 가진 렌즈 가공 방법으로 옳은 조합은?

㉮ 귀방향은 평산각으로	㉯ 코방향은 고산각으로
㉰ 상방향은 고산각으로	㉱ 하방향은 평산각으로

① ㉮㉯ ② ㉮㉰ ③ ㉰㉱
④ ㉯㉱ ⑤ ㉮㉱

☞ 코방향을 고산각으로 하면 템플(temple)이 접히지 않는다. 하방향 − 고산각

50 플라스틱 렌즈의 염색에 대한 다음의 설명 중 맞지 <u>않은</u> 것은?

① 염색되는 방법은 주로 침투 착색법이다.
② 염색에 필요한 공구는 세척용기, 알콜, 타이머, 온도계이다.
③ 일반적으로 염색액의 온도는 80 ~ 90°C가 좋다.
④ 염색의 소요 시간은 염색액의 온도에 비례한다.
⑤ 고농도는 불가하지만 저농도 염색의 경우 완전한 탈색이 가능하다.

☞ 염색의 소요 시간은 염색액의 온도에 비례한다.

정답 48. ⑤ 49. ② 50. ⑤

51 플라스틱 렌즈의 염색에 대한 다음의 설명 중 맞지 <u>않는</u> 것은?

① 두꺼운 렌즈는 뜨거운 물에 미리 예열한 후 염색하면 염색 시간을 단축시킬 수 있다.
② 혼합색을 염색할 경우 염색 속도가 느린 색부터 염색한다.
③ 강한 굴절력 (-)렌즈는 가공 후 염색하는 편이 반사 줄기를 막을 수 있으나, 가장자리가 약간 진하게 된다.
④ 하프 또는 더블 하프 염색시 토릭렌즈을 제외한 구면렌즈와 프리즘렌즈는 기준축의 인점과 평행하게 고정하지 않아도 된다.
⑤ 회색은 갈색과 파랑색을 섞어 혼합된 염색액을 사용한다.

☞ · 혼합색을 염색할 경우 염색 속도가 느린 색부터 염색한다.
〈혼합 기본색(녹색-갈색-회색)-파랑-빨강-노랑 순으로 염색〉
· 하프 또는 더블 하프 염색시 구면 렌즈를 제외한 토릭 렌즈와 프리즘 렌즈는 기준 축의 인점과 평행하게 고정하여 염색하여야 한다.

52 방습 렌즈를 가공할 때 유의점으로 옳지 <u>않은</u> 것은?

① 렌즈 표면을 닦을 때 무색의 화장지로 닦을 것.
② 렌즈 미터 인점 시 보호막 부착 후 유성 인점 잉크를 사용한다.
③ 초음파 세척기를 사용하여 세척하지 않는다.
④ 렌즈 표면에 잉크 등이 묻었을 경우 신속히 물로 씻은 후 화장지로 닦을 것.
⑤ 렌즈 표면에 묻은 유성 인점은 알코올을 이용해서 제거한다.

53 땜납에서 사용되는 용제(flux)를 사용하는 이유가 <u>아닌</u> 것은?

① 접합부 표면의 청정 작용
② 접합력 향상
③ 땜납의 확산성, 유동성 향상
④ 산화 피막 생성 방지
⑤ 납땜 온도 상승 작용

☞ 불순물의 용해, 납땜(brazing) 온도의 저하 등

54 다음 중에서 금장 테의 땜납은?

㉠ 연질 땜납	㉡ 경질 땜납	㉢ 용융온도 400℃ 이하
㉣ 은납(silver solder)	㉤ 용융온도 400℃ 이상	

① ㉠, ㉢ ② ㉠, ㉣ ③ ㉠, ㉤ ④ ㉡, ㉢ ⑤ ㉡, ㉤

☞ 금장 테의 땜납은 융점 400° 이상의 땜납을 한다.

정답 51. ④ 52. ⑤ 53. ⑤ 54. ⑤

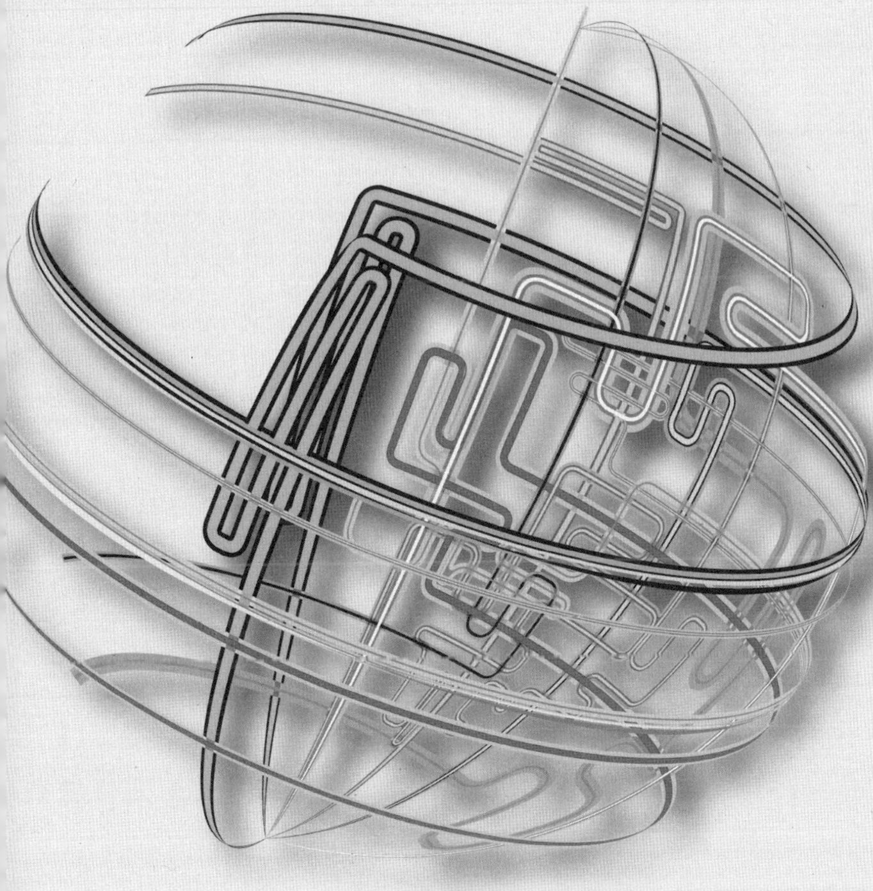

제 9 장

❖ 굴절검사 및 시기능 이상

제9장 굴절검사 및 시기능이상(양안시 검사)

1 굴절검사

기본정리

1) 시력

정의 : 물체의 존재 및 그 형태를 인식하는 능력, 눈의 가장 본질적인 기능
중심 시력(중심와, 추체) +주변 시력(간체)

종류 : (1) 가시 최소력(minimum visible)
· 눈으로 느낄 수 있는 최소 광선량이며 물체나 대상의 유무를 알 수 있는 능력
· 시각이 정상인 경우 0.5 ~ 1.0초의 능력을 가지고 있다.

(2) 분리 최소력(minimum separable)
· 2점 혹은 2선을 식별하는 역치이며 읽고 판단할 수 있는 문자 또는 형태의 최소 크기
· 정상인의 최소 분리역치는 30초 ~ 1분의 능력을 가지고 있다.

(3) 판별 시력(minimum discriminable)
· 물체의 위치, 배열 및 움직임의 상태, 기울기 등을 판별할 수 있는 능력

(4) 가독 최소력(minimum legible)
읽고 판단할 수 있는 문자 혹은 형태의 크기

※1 "지름 7.5mm, 폭 1.5mm의 고리에 1.5mm의 간격을 둔 것을 표준 시표로 하고 이를 5m 거리에서 식별하는 눈의 시력을 1.0으로 하였다(Landolt ring)"
→ 즉 일정한 밝기 기준(시력표 조도 500lx, 검사실 조도 50lx)에서 일정한 규격 시표의 1분각을 구분하는 시력

※2 Snellen 시표(검사 거리〈ft〉 / 시표 번호): 분수로 나타냄
원거리 = 20/20 또는 6/6(6m or 20feet) 근거리 14/14[inch] 참고: 1feet=30cm

※3 일반적으로 양안 시력은 단안 시력보다 10% 양호하다

※4 시력에 영향을 주는 인자

(1) 굴절 이상도 (2) 대비(contrast)의 정도 (3) 동공의 크기 (4) 주변의 조명
(5) 주시 상태: 정면 주시, 측면 주시 (6) 망막 편위

2) 시각(visual angle)

외경의 물체가 눈에 비치는 각을 의미하며 통상적인 시각은 주시하고 있는 두 점에서 안구의 절점에서 만나는 각도를 의미한다〈시각 = 1/시력〉

(1) 정상적인 눈의 최소 시각(1min of arc)
(2) 정상 시력: 일상생활을 하는데 지장이 없는 시력(1.2 ~ 1.5)
→ 실제로 눈에는 여러 가지 광학적 결합으로 인하여 정상인이 식별할 수 있는 두 점의 최소 시각은 1분으로 하고 있다.

3) 원거리 시력 측정법

(1) 환자의 눈 높이에 시시력표의 1.0이 걸림, 조명 50 lux, 시표 조명 200 lux이상을 표준
(2) 5 m(또는 3 m)거리에서 측정
(3) 우안 검사 먼저 실시 후 좌안 검사
(4) 큰 시표에서 작은 시표 순으로(2/3이상 읽으면 합격, 3초 이내 답변)
(5) 찌푸리지 말고 조절 개입하지 않는 상태에서 측정
(6) 0.1 이하이면 거리를 단축시켜 측정
① 0.1시표가 보일 때 까지 걸어 나온다.
· 보이는 거리까지 오면 그때의 시력: 0.1 × 시표 판독거리 / 5m
② 안전지수 시력〈F.C, F.Z, n.d〉: 손가락 개수를 판별하는 방법
③ 안전수동 시력〈H.M, H.B, mm〉: 손을 흔들어 판별하는 것
④ 광각 시력〈L.P, L.S, s.l〉: 광각, 빛 감지
⑤ 빛도 구별 못할 때: "맹", 안경 교정 불능(ins)

4) 시력 기재 방법

· 시력: V(vision) 또는 Visus〈독〉
· 우안: R, OD 우안 시력: Vd, VOD, Rv 좌안: L, OS 좌안 시력: Vs, VOS, Lv
· 안전 지수: n.d, F.C 안전 수동: m.m, H.M
· 광각: Sl, P.L 교정 불능: ins, N.C
예) R.V = 0.1 (1.2X - 2.00D): 나안 시력 0.1, 교정 시력 1.2
→ 나안 시력 0.1인 사람을 S-2.00D 으로 하니까 교정시력이 1.2이다.

5) 약시

눈에 아무런 병변이 없는데 시력이 0.3이상 나오지 않는 경우

(1) 선천성 약시 : 부전 발육, 태생기 세포 잔유, 시로의 부전 발육
(2) 폐용성 약시 : 유년기에 눈을 사용하지 않아 발생하는 시력의 감소
사시에서 발생, 조기 치료 가능
· 7세 이하: 차안법
· 8세 이상: 약시 훈련
(3) 히스테리성 약시 : 나선형 시야 변화
(4) 중독성 약시 : vitamin B결핍, 영양성 약시
(5) 일과성 흑내장 : 급성, 혈관의 일시적 폐쇄
(6) 기질성 약시 : 치료 불가, 선천성 안구 이상
(7) 부동시성 약시 : 가장 많음, 약시 원인의 1/2이상 차지

※ 약시 진단에서의 고려사항

① 조절성 래그(약시환자는 약시가 아닌 환자보다 조절성 래그가 크다)
② 시력 이상(가장자리 글자와 독립적인 글자가 중간에 있는 글자보다 판별하기 쉽다)
: crowding 효과
③ 중심부 암점
④ 색각시 결함
⑤ 대비 감도(명암의 차이)

※ 약시 안경 처방시 주의점

① 배율　② 시야　③ 작업거리

6) 시력 장애의 원인

(1) 매체의 이상(광선 통로에 혼탁 및 불규칙적 굴절 상태)
(2) 시로의 이상(시각전달의 장애)
(3) 안압의 이상(평균: 15-16 mmHg)
(4) 굴절 이상 및 조절 이상
(5) 시기능 장애, 히스테리, 신경증

7) 자각적 시력 장애

(1) 수명 : 각막 질환, 백내장
(2) 비문증 : 초자체 혼탁, 백내장 초기
(3) 변시증 : 난시, 중심성 망막증

(4) 소시증: 조절. 폭주 마비, 근시 과교정, 망막 부종
(5) 대시증: 조절. 폭주 경련
(6) 홍시증(등불: 무지개색의 원으로 보임) → 녹내장, 각막염

8) 안정 피로

근거리 작업시 안구통, 두통, 복시 등의 피로 상태
(1) 조절성 안정 피로: 난시, 노시, 부동시
(2) 근성 안정 피로: 사위, 사시, 폭주 이상
(3) 증후성 안정 피로: 결막, 안검, 각막 등의 질환 또는 녹내장
(4) 신경성 안정 피로: 히스테리, 신경쇠약, 신경증
(5) 부등상성 안정 피로: 동일 물체의 좌, 우안 크기가 다름

9) 시야

눈으로 한 점을 주시하고 있을 때 그 눈이 볼 수 있는 외계의 범위
(1) 시야의 범위: 외 〉 하 〉 내 〉 상 (황반부 중심이 귀쪽으로 약 6° 에 있기 때문)
· 색시야: 백색 〉 청색 〉 적색 〉 녹색
(2) 아이솝터(isopter): 동등한 시력을 가진 점을 연결한 선
예) 3/330　　백색: 3mm직경의 백색 시표를 330mm에서 측정한 시야
(3) Mariotte 맹점(암점)〈Mariott's blind spot〉
· 주시점에서 15.5° 외측 약간 아래 폭이 5.5° 높이 7.5° 되는 난원형의 시야 결손부
· 평면 시야계를 사용할 때 Mariotte 암점 부분부터 측정

10) 시야 측정법

(1) 중심부(25° 이내), 중간부(25°~50°), 주변부(50° 이상): 최소한 3개의 isopter 측정
(2) 주변부 〉 중간부 〉 중심부 순으로 측정
(3) 백색 시표: 움직임을 인식
색시표: 고유색을 인식
(4) 중심부 시야: 평면 시야계
중간부, 주변부: 주변 시야계 또는 반구형 시야계
(5) 최소한 8개, 가능하면 12개 경선에서 측정한다.

11) 시야에 영향을 주는 인자

(1) 나이↑〉시야↓(감도 저하)

(2) 동공의 크기: 3mm보다 적을 때 시야↓
(3) 눈의 투명도: 각막, 수정체, 초자체 혼탁
(4) 굴절 상태: 교정시력 검출 후 시야 측정
(5) 배경과 조명: 조명이 밝을수록 시야↑
(6) 시표 크기(시표의 노출 시간과는 영향 ×)
(7) 심리적 상태

12) 시야 검사법

(1) 동적 시야 검사: 주변시야 검사 시 주로 사용, 시야 전체를 파악
타켓트를 주변부에서 중심부로 이동시키면서 검사(Goldmann 시야계)
(2) 정적 시야 검사: 중심시야 측정시, 정밀한 시야 검사 시 사용
어떤 일정한 부위에 일정한 크기의 시표를 이용하여 시표 밝기에 변화를 주면서 검사(tubinger 시야계: 매우 정밀한 시야계로 정적시야 측정에는 매우 우수한 기계)
(3) 대면법: 대략적 시야측정(주변시야) → 측정자의 시야가 정상이어야 한다.
(4) 시야의 변화: ① 시야 협착(contraction) ② 감도 저하(depression) ③ 암점(scotoma)

13) 광각

(1) 퍼킨즈(Pukinje) 현상: 낮 동안에는 황록색이 가장 밝게, 청색이 어둡게 보임
석양에서는 청색이 밝게 보임
(2) 명순응: 명순응 상태에서 555nm 파장에 황록색이 가장 밝게 느낌
(3) 암순응: 암순응 상태에서 510nm 파장에 청색이 가장 밝게 느낌

14) 야맹의 원인

(1) 특발성 (2) 소구병(오구시병) (3) 백점상 망막염 (4) 망막 색소 변성
(5) 비타민 A 결핍 (6) 맥락막 및 망막의 질환 (7) 일광에 과다 노출

15) 주맹의 원인

(1) 축성 시신경염 (2) 백내장 (3) 각막 중앙부 혼탁 (4) 전색맹

16) 색각 장애

· 상염색체 열성 유전, 대부분 선천적

· 전 인구의 남자 5-8%, 여자 0.5%

(1) 후천성 색각 장애

- 시신경 위축: 전반적인 색각 장애
- 시세포 장애: 청색각
- 시신경 섬유 질환: 적색각

(2) 선천성 색각 장애

① 전색맹(일색형 색각): 색을 느끼는 감각이 전혀 없는 것
색의 감각 결손 흑, 회, 백색으로 느낌
② 부분 색맹(2색형 색각): 색각의 일부 결여되어 있는 색각
두 가지 시세포만 있다〈적 녹색맹, 청 황색맹〉
③ 색약(이상 3색형 색각): 색각 기능이 불완전하다.

(3) 색각 장애 검사의 목적

① 정확한 본질을 파악
② 직업 선정

17) 색각 장애의 검사법

(1) 등화법 (2) 털실법(wool test) (3) 가성동 색표
(4) Farnswarth-Munsell법 (5) Nagel의 anomaloscope

18) 색시증

(1) 적시증: 강한 광선에 조사된 후
(2) 청시증: 백내장 수술 후 황색의 수정체가 제거 시.
(3) 황시증: santonin 중독, 황달시
(4) 자시증: 망막 동맥 폐쇄에서 회복되는 시점

19) 색각 검사표 사용 시 주의점

(1) 실내(200-500 lux)에서 행할 것
(2) 검사 시표는 전방 75 cm거리에서 시선과 수직
(3) 검사 시표는 손가락이나 볼펜을 사용하지 말 것
(4) 직사 광선에 노출하면 안 됨.

20) 외안근의 작용

외안근	지배 신경	주작용	보조 작용
상직근	동안(3)	상전	내회선, 내전
하직근	동안(3)	하전	외회선, 내전
내직근	동안(3)	내전(폭주)	
외직근	외전(6)	외전	
상사근	활차(4)	내회선	하전, 외전
하사근	동안(3)	외회선	상전, 외전

※ 쉐링톤 법칙 및 헤링의 법칙

1) 협동근(synergist): 안구 운동에는 6개의 안근이 모두 관여 하는데 한 근의 작용을 다른 근이 돕는 경우 이 두 근을 협력근

2) 길항근(antagonist): 한근의 작용과 반대 방향으로 작용하는 근
ex) 상전작용시: 상직근과 하사근

3) 동향근(yoke muscle): 양안 운동시 반대편 눈에서 같은 방향으로 움직이는 기능을 갖는 외안근
ex) 우측주시시: 우안 외직근과 좌안 내직근

· <u>쉐링톤의 법칙(Sherington's Law)</u>
단안 운동시 한 근이 자극되면 그 길항근은 동시에 동일강도로 억제
ex) 좌안 주시: 우안 내직근 수축, 동시에 외직근이 같은 강도로 억제되어 이완
좌안 외직근 수축, 동시에 내직근이 같은 강도로 억제되어 이완

· <u>헤링의 법칙(Hering's Law)</u>
양안 운동시 두 눈의 동향근에 같은 강도의 신경 자극 전달

21) 누액 분비 검사

(1) Schirmer test: 10-30 mm가 정상, 10 mm이하면 비정상
(2) Break up test(B.U.T.): 청색 필터 사용,
fluorescein 용액 파열 시간 측정(평균 13초, 10초 이하면 비정상)

22) 세극등 현미경(slit lamp/biomicroscopy)

조명계와 관찰계를 이용하여 눈의 전반적인 이상을 검사
〈측정 범위〉 : 안검, 결막, 각막, 전안방, 동공, 수정체 등 눈의 전면부의 건강 상태 검사

부수적인 렌즈(Hruby Les 또는 3-mirror)를 결합할 경우 전방각과 망막(안저까지 관찰)을 관찰 할 수 있고 콘택트렌즈의 평가와 정기 검사의 본질적인 검사이다.

(1) 조명계: 빛의 세기 조정과 여러 가지 필터를 사용하여 검사할 수 있다.
① 슬릿빔 조절 ② 필터

(2) 관찰계: 일반적으로 6배에서 40배까지 확대할 수 있다.
① 접안렌즈 ② 배율 조절

(3) 조명의 유형

① **확산 조명법**: 넓은 시야, 저배율 관찰

② **직접 조명법**: 전안부의 조직을 관찰하는데 쓰이는 것으로 현미경으로 직접 관찰부위를 관찰(콘택트렌즈 관련) → 모든 사이즈나 빔 모양을 사용

③ **간접 조명법**: 조명계로 비추는 부위 말고 그 주위를 관찰
조명된 부위만 관찰하는 것이 아니라 그 외의 부위에서 관찰하는 것

④ **역 조명법**: 간접 조명법의 다른 형태, 홍채에서 반사되는 것은 망막을 관찰, 망막에서 반사되는 빛으로는 수정체를 관찰

⑤ **경면 반사법**: 입사각과 반사각의 크기가 같아야 한다.
빛은 각막 전면부(눈물과 상피) 혹은 후면부(내피)를 관찰할 수 있다.

⑥ **공막 산란 조명법**: 전체적인 내부 반사의 원리를 사용한다. 빛의 산란으로 나타난다.
→ 각막 부종 유무, 정도 관찰 각막편운, 침전물, 흉터 관찰

23) 동공 반응

축동제나 산동제 점안하기 전에 검사

(1) 직접 대광 반응: 빛이 들어간 눈이 축동

(2) 간접 대광 반응: 반대편 눈도 같이 축동

(3) 근방〈근접〉 반사: 조절 + 폭주 + 축동

24) 안압 측정

안압은 방수의 생성과 유출 및 상공막 정맥에 의해 결정되므로 기구의 작동 원리와 사용방법 및 한계성에 관해서 자세히 알아두어야 함

(1) 촉진법: 손으로 안구를 촉진(정성적 검사) → 정확성이 떨어져 많은 경험이 필요

(2) Schiφtz 안압계(함입 안압계) : 일정한 중량으로 얼마나 깊이 각막을 누를 수 있는지를 알아보고 안압을 측정하는 방법으로 추를 눌러서 나온 수치에 따라 안압 측정

(3) 압평 안압계(Goldmann 안압계) : 가장 정확한 측정 방법

· 0.5%의 fluorescein용액으로 염색한 후 세극등 현미경의 청색광을 조사시켜 녹색 반원의 내면과 외면을 일치시켜 측정.

(4) 비접촉성 안압계 : 점안 마취가 필요 없으며 접촉으로 인한 각막 손상이 없고 병균 전염의 위험이 없고 측정 방법이 쉬워 집단 검사에 사용할 수 있는 장점(air pump 이용)

(5) manometer : 임상 해부학적으로 가장 정확함, 안내압 측정시 사용,
일반 환자는 사용 불가

*** 정상 안압 : 평균 15~16mmHg**

① 21mmHg↑: 안압 상승(녹내장, 급성녹내장)

② 10mmHg↓: 안압 하강(안구 위축, 심한 탈수, 당뇨, 망막 맥락막 박리, 안구 천공)

*** 안압 : 아침에 가장 높고, 오후에 낮다.**

25) 검안경 검사

눈의 기저부와 매질을 검사하는데 사용

(1) 평면경 검사

(2) 도상 검사법 (+13.00 ~ +14.00D의 볼록 렌즈 사용: 5배 확대)

: 안저의 전반적인 상태 관찰이 필요할 때 시행, 주변부 안저 검사에 적합, 초자체 망막 수술중에 사용되며 어린이 및 협조가 어려운 환자에게 검사가 가능

→ 눈 매체에 혼탁이 있어도 검사가 가능

(3) 직상 검사법

: 일반적인 검안경 검사이며 확대율이 15배이므로 유두, 망막혈관 황반부를 중심으로 한 후극부의 세밀한 관찰에 적합(높은 배율로 안저의 좁은 부위를 관찰 할 수 있다)

→ 시신경 유두부분을 가장 먼저 검사

+20D : 각막, +15D : 전방과 홍채, +8D ~ 12D : 수정체, 0D : 일반 안저

2 시기능 이상 <조절과 폭주>

1) 조절

(1) 조절에 관여된 안내 조직 : 수정체, 모양 소대, 모양체근

	모양체근	모양 소대	수정체
원견시	이완	수정체 견인	얇아진다
근견시	긴장(수축)	이완	두꺼워진다

(2) 조절시의 생리적 변동

① 동공의 변화: **근견시 → 조절, 폭주, 축동**
축동: 부교감 신경 지배, 동공 괄약근
② 수정체의 변화: 두께의 변동 → 전체 10%내외, 중앙부가 융기
③ 안압의 변동: 상승 경향

(3) 조절력: 명시역을 Dptr 단위로 표시한 것

① 원점: 조절을 휴지하고 있는 정적굴절상태에서 망막의 중심와에 상을 맺는 안축상에 있는 외계 물점의 위치
정시: 눈 앞 무한 거리, **근시**: 눈 앞 유한거리, **원시**: 눈 뒤 유한 거리
② 근점: 수정체의 조절을 최대했을 때 즉 최대 동적 굴절상태에서 망막의 중심와에 상을 맺는 안축 상에 있는 외계의 물점을 말함
근점 거리: 근시 〈 정시 〈 원시
③ 조절력: 원점 굴절도(1/a) - 근점 굴절도(1/b)
- 피곤하면 조절력이 감소하여 근점거리가 멀어진다.
- 양안시 조절력이 단안시보다 0.5D 크다 → 단안의 근점거리가 더 멀다.
- 이안쪽 눈의 조절력이 더 크다.

(4) 조절력 검사

① **푸쉬업 기법(Push-up)** : 40 cm 거리에서 1.0의 시표가 희미하게 보인다고 할 때까지 당겨서 포롭터와 시표까지의 거리를 측정하여 디옵터로 환산한다.
② Push-away : 눈 앞에서 시표를 뒤로 밀어 첫 번째 선명하게 보일 때를 측정한다.
③ **마이너스 렌즈 부가법** : 40 cm 거리에서 시표 1.0 혹은 0.8을 고정시켜 놓고 포롭터

에서 글씨를 알아보지 못할 때까지 렌즈를 증가시켜서 값을 구한다.

단일시력: 완전 흐린점- 자각적 굴절검사값 = 값(부호 생략) + (+2.50) = 조절력

(5) 조절 용이성 검사

① **플리퍼 렌즈 검사(flipper lens test)**

: 노안이 아닌 경우에 실시하며 ± 2.00D 렌즈를 사용하여 "+" 렌즈 한번 "-" 렌즈 한번 왕복 회전수 기록 → 양안 조절 용이에 이상이 있고 단안 조절 용이가 정상이라면 폭주 및 개산의 안구 운동으로 인한 문제로 판정

※ 조절 용이성 검사의 진단

· 조절 부족 : (-)렌즈에 어려움

· 조절 과다 : (+)렌즈에 어려움

· 조절 불용이성 : (+) & (-)렌즈에 어려움

· 조절 피로 : (-)렌즈에 어려움

(6) 조절 반응 검사

① MEM(monocular estimation method): 동적 검영법

② 양안 크로스 실린더 검사(binocular cross cylinder): 자각적

: 40cm 십자 시표 주시해서 수평선과 수직선이 동일하게 보인다고 할 때까지 "+" 또는 "-" 구면 렌즈 가입

(7) 조절 마비제 (부교감 신경 마비제) 및 지속시간

① 아트로핀(atropin): 지속시간이 가장 길다〈3-5일정도〉

② 스코폴라민(scopolamin), 호마트로핀(homatropin): 2-3일

③ 미드리아실(mydriacyl): 지속시간이 가장 짧다(6시간)

④ 사이크로질(cyclogel): 24시간

(8) 조절 장해

① 노안 : 약 45세를 전후하여 수정체의 탄력성 감소로 근거리 작업 장애가 오며, 노안이 되면 근점이 멀어진다.

※$_1$ **노안경이 필요치 않는 노인** : -3.00D 전후의 근시인 자, 초기 백내장, 당뇨병에 의한 일시적 근시 현상

※$_2$ **근용 도수 = 원용 +가입도**

· 근거리를 선명하게 보려는데 부족한 조절력만큼의 도수를 더해주는 굴절력값

· 가입도 검사 방법: 근점 거리계, 포롭터, 신문이나 책

· 근용안경의 굴절력 = 원점의 굴절도 $-\frac{조절력}{2}$ −사용거리의 굴절도(1/3만 적용할 경우)

② 조절 마비: 모양체근의 마비, 근점이 멀어짐, 근시안에서는 장애가 되지 않음

※ 조절 마비 하에서 굴절검사를 해야 할 사람

- 동공 산동시 검영기 사용
- 정확한 굴절 이상 검사
- 자각적 굴절 검사가 안 되는 사람 (어린이, 정박아)
- 사시 또는 약시환자
- 굴절 후의 측정치가 변동이 심한 경우
- 20세 이하 굴절 검사 시(조절력이 왕성)

③ 조절 경련: 일시적인 가성 근시, 학교 근시, 안정 피로

④ 조절 쇠약: 근업 종사자, 난시 미교정, 근시 과교정

⑤ 조절 긴장: 긴장 시간이 1초 이상일 때(원-->근)
이완 시간이 0.5초 이상일 때(근-->원)

(9) 노안 가입도 측정방법

① 〈NRA + PRA〉 / 2

② MEM값

③ 양안 크로스 실린더 값

④ 전통적인 방법(나이에 따른 임의적인 값)

2) 폭주

양안의 주시선을 외계의 한 점에 집중시키는 기능

(1) 대칭성 폭주 : 정중선의 일점에 폭주

(2) 비대칭성 폭주 : 정중선 이외의 일점에 폭주

※1 조절과 폭주 비는 같다고 할 수 없다(각 안구회선점의 거리가 다르기 때문)
※2 폭주 단위(M.A)와 프리즘 디옵터 상관 관계식 : △=M.A × P.D(cm)

(3) 폭주 근점 : 폭주를 극도로 행했을 때의 위치

(4) 폭주의 분석

① 긴장성 폭주 : 측정 불가능, 수면과 마취 때는 없다.

② 조절성 폭주 : 근견시 부족한 상태가 많다. 생리적 외사시, AC/A비

③ 융합성 폭주 : 조절성 폭주의 보조
④ 근접성 폭주 : 물체가 가까이 있다는 감각에 의해 야기

※1 가장 이상적인 폭주는 : 긴장성 폭주 + 조절성 폭주
※2 긴장성, 조절성의 합에 따라 융합성 폭주가 (+)가 될 수도 있고 (-)가 될 수도 있다.

⑤ 근견시
- 근시 : 가까운 곳을 볼 때 조절 불필요, 명시 가능, 외사위 형태
- 원시 : 근거리 명시시 조절력이 많이 필요, 근견시 내사위로 진행

⑥ 원용 안경 착용하고 근견시 할 때 폭주각의 변화
※ 변화폭주각(θ) = 굴절력 변화 × 조절력 × P.D(cm)
단, 굴절력 변화 = 1 / (1-(D′/40))
- (-)렌즈 착용시 근견시 폭주량은 작아진다.
- (+)렌즈 착용시 근견시 폭주량은 안경을 쓰지 않을 때보다 커진다.

(5) 폭주와 개산의 장해

① 폭주 마비 : 내사시, 외사시 있을 때
② 폭주 부전 : 폭주가 잘 안됨, 원인-근시를 미교정 상태 방치시, 중등도 이상 근시 (근견시 B.I. 효과)
③ 폭주 쇠약
④ 폭주 과다

※1 상대 폭주량 (조절량은 고정)
- **실성 상대 폭주량 : B. O으로 검사**
- **허성 상대 폭주량 : B. I으로 검사**

※2 상대 조절량 (폭주량은 고정)
- **실성 상대 조절 : (-) 렌즈로 측정**
- **허성 상대 조절 : (+) 렌즈로 측정**

3 눈의 굴절 상태

1) 근시(myopia)

눈의 정적 굴절상태에서, 원거리의 평행광선속의 상이 망막 앞에 결상되어 상의 상측초점이 망막의 전방에 결상

(1) 축성 근시 : 안축(~24 mm)이 1 mm연장 : 약 3D의 근시
안구의 굴절력에 비해 안축이 길다.

(2) 굴절성 근시 : 각막 또는 수정체의 굴절력이 큼

(3) 증상
① 약도 근시 : 원방시에 대한 장해, 안정 피로, 외사(시)
② 최강도 근시 : 비문증, 시야 이상, 야맹
③ 극도 근시 : 안구돌출
※ 외사시중 근시의 합병률 60%, 정시 20%, 원시 20%

(4) 근시안의 안저 증상
① 근시성 conus(이측 conus) ② 표문상 안저 ③ 근시 맥락막 위축
④ 황반부 흑색반 ⑤ 진성 후공막 포도종
⑥ 망막 박리 (65%가 근시가 원인) 가장 위험한 합병증

2) 원시(hyperopia)

정적 조절 상태에서 망막 후방에 상측 초점이 결상함

(1) 축성 원시

① 선천성 축성 원시 : 안축의 발육 부진
② 후천성 축성 원시 : 안와 종창에 의한 압박, 공막염 후의 안구의 형태 변화,

(2) 굴절성 원시

① 망막 곡률 반경이 큰 것 : 선천적
② 각막 실질염 후의 반흔성 변화 : 후천적
③ 익상편, 수정체 탈구, 무수정체(백내장 수술 후)

(3) 현성 원시 : 자신의 조절력이나 +렌즈로 교정되는 원시

① 수의 원시 : 자신의 조절력에 의해 명시 가능
② 절대 원시 : 원시도에 비해 조절력이 감소
③ 상대 원시 : 조절도가 원시도보다 큰 경우 → 내사시, 내사위가 올 수 있다,
과조절로 명시 가능
④ 잠복 원시 : 자기 조절력으로 교정되는 원시

(4) 현재 원시 : 조절 마비제 사용 없이 정상 시력이 나오는 최강의 볼록렌즈 도수

(5) 전원시 : 조절마비 후 정상 시력이 나오는 최강의 볼록렌즈 도수

※ 안전 유한의 목표를 보는 조절의 도는 폭주의 도 보다 원시도 만큼 많다.
· 내사시에 대한 원시의 합병증은 66~81%,
· 내사시를 야기한 원시도는 +2.00 ~ +5.00D

예제 1) 정위이고 근시인 사람한테 조제 가공 PD를 측정 기준 PD보다 크게 했을 경우 일어나는 현상은?
- "B.O 영향: 실성 상대 폭주"

예제 2) 정시인 사람에게 (-)렌즈를 착용시켰다면 어떤 효과가 일어나는가?
- "실성 상대 조절력과 같은 효과"

(6) 원시의 타각 증상(안저 소견) : 축성 시신경염, 소안구, 약시, 녹내장(폐쇄각 녹내장)

(7) 원시의 치료법

① 수의 원시 : 현재 원시만 교정　　② 상대 원시 : 전 원시의 근사치
③ 절대 원시(노안) : 전 원시의 완전 교정

3) 무수정체안(aphakia) : 백내장에서 수정체를 적출한 눈.

(1) 강도의 원시(약11D)
(2) 수정체 적출 시 청시증 호소 : 갈색 계통의 렌즈 선택
(3) 수정체 적출 후 암점 해소를 위해(Jack in the box) : I.O.L.렌즈
(인공수정체 : intra ocular lens)

※ 무수정체안을 안경으로 교정하면,
· 비점 수차와 근용 가입도의 차이　　· 부등상시
· 측방시가 부자유　　· 시야 협소

4) 난시

(1) 난시 구분

정난시 : 각 경선의 굴절력이 다른 토릭면을 가진 난시
강주경선 & 약주경선은 서로 직교

부정난시 : 각 경선의 굴절력이 다르다. 난시 교정용 토릭 렌즈로 교정이 불가능
원추 각막, 각막염, 각막의 궤양, 각막의 이상, 수정체의 불규칙
하드 콘택트렌즈로 처방을 하며 진단은 placido disk, keratometer

(2) 난시안 특징

· 시력 장애의 정도(도난시>직난시)

· 혼합 난시의 경우 시력 장애는 심하지 않다.
· 난시도가 약할수록 안정 피로량은 심하다.
· 난시도가 강할수록 시력 장애가 크다.

(3) 난시의 검사법

① 방사선 시표를 이용하는 검사법(운무 상태)
② 라우비체크 시표에 의한 검사법(운무 상태)
③ 열공판을 사용하는 검사법(운무 상태)
④ 크로스 실린더(cross cylinder) 사용법(최소 착란원을 망막에 위치 시켜 검사)

5) 부동시

좌우 양안의 굴절 이상의 정도가 서로 다른 양안시
통상 2.00Dptr 이상이면 해당됨

(1) 종류

① 이종 부동시 : 한쪽 눈이 근시이고 타안이 정시 또는 원시
② 동종 부동시 : 양안이 근시 또는 원시와 같이 동일한 굴절 상태지만 그 굴절력의 정도가 다른 것 (근시성 부동시 많음)
③ 축성 부동시 : 안경으로 교정
④ 굴절성 부동시 : 콘택트렌즈로 교정

6) 융합

① 정의 : 좌우안의 망막상이 단일시 되는 것
② 감각성 융합 : 망막의 대응점에서 좌우안의 망막상이 한 개로 합침
③ 운동성 융합 : 안구의 운동으로 감각성 융합을 함

4 사위와 프리즘 처방

※ 양안시 기능 이상의 원인

① 굴절 부동시(anisometropia)
② 부등상시(aniseikonia)
③ 약시(amblyopia)

④ 사시(heteropia)와 사위(heterophoria)
⑤ 조절과 폭주이상 등

1) 사위 검사

(1) 자각적 사위각 측정법

① Maddox rod법
② 편광법(pola tset)
③ 정절 스카라법(tangent-scalar)
④ Von Graefe법

(2) 타각적 사위각 측정법

① A.P.C.T.(교대 프리즘 차폐법)　② 대형 약시경
③ P.D.H.(phase difference haploscope)

(3) cover test

① 차폐법(cover test ; C.T) : 정위와 사시의 판별, 차폐되지 않은 눈을 관찰
예) · 우안 차폐, 좌안 정상
· 좌안 차폐, 우안이 코 쪽으로 이동 → 좌안 고시 우안 외사시
* 어느 쪽을 차폐해도 다른 눈이 모두 움직인다면 → 교대성 사시

② 차폐. 비차폐법(cover uncover test ; C.U.T.) : 정위와 사위의 구별
· 차폐한 눈을 검사(차폐하였다가 제거하였을 때의 눈의 움직임을 관찰)
예) 우안차폐 후 떼었을 때 우안이 귀 쪽으로 움직였을 때 → 우안 내사위
③ 교대 차폐법 (alternate cover test ; A.C.T.) : 안위 이상의 유무를 총체적으로 검사
※ 차폐(3-4초)는 길게, 교대는 신속히, 좌·우안을 교대로 가려서 눈의 움직임을 관찰

```
┌안전 융합 제거사위 ┌─교대 차폐법
│                  ├ Maddox rod법
│                  └ Von Graefe법
└일부 융합 제거 사위-편광법(Pola test)
```

(4) 사위 검사 주의점

① 양안 굴절 이상을 완전 교정한 후 양안 균형 검사까지 마친 상태에서 검사
② 조명은 일상시의 보통 밝기
③ 측정 PD와 검사 렌즈 광학 중심거리를 일치시켜 프리즘 영향이 없게 한다.
④ 사위 처방

- 내사위 : 동측성 복시, B.O 처방
- 외사위 : 교차성 복시, B.I 처방

※1 안정 피로는 외사위보다 내사위에서 많다.
※2 회선 사위 검사 : Maddox double rod test
: Pola test(편광법) -십자 시계침, 편광 시표
※3 회선 운동성 융합의 폭 : 외방 교정 운동 7°
: 내방 교정 운동 3.5°
※4 본태적 회선 사위 : 수술로 치료
※5 광학적 회선 사위 : 안경으로 교정

2) 처방

(1) 프리즘 처방

① Percival's method(퍼시발 방법)
P = G - 2L / 3 (G : 융합여력 중 큰 값, L : 융합여력 중 작은 값)
→ 처방 프리즘의 방향은 측정 프리즘의 base 방향으로 한다.

② Sheard's method(쉐어드 방법)
P = (2P-R) / 3 (P : 측정 프리즘 량, R : 개산 또는 폭주여력)
→ 처방 프리즘의 방향은 측정 프리즘 방향과 같다.

※ 자각적 굴절 검사 방법 : 안광학 기기학 참조

정 리 문 제

〈A 형 문항방식〉

※ 아래 각 문항의 물음에 대한 옳은 답 하나를 ① ~ ⑤ 에서 선택하시오.

01 다음 중 시력에 대한 설명으로 옳지 <u>않은</u> 것은?

① 시력은 최소 시각에 반비례한다.
② 란돌트 고리 시력표의 표준 검사 거리는 5 m 이다.
③ 2 m 거리에서 5 m용 0.1 시표를 판독한다면 그 시력은 0.04이다.
④ 근거리 정상 시력은 14/14이다.
⑤ 란돌트 고리 시력표에서 0.1 시표의 틈 간격은 1.5 mm 이다.

02 다음 중 시각에 대한 설명으로 옳은 것은?

① 물체의 존재 및 그 형태를 인식하는 능력을 말한다.
② 물체의 위치, 배열 및 움직임의 상태 등을 판별할 수 있는 능력을 말한다.
③ 주시하고 있는 두 점에서 안구의 절점에서 만나는 것을 의미한다.
④ 2점 혹은 2선을 식별하는 역치를 말한다.
⑤ 눈으로 한점을 주하고 있을 때 그 눈이 볼 수 있는 외계의 범위를 말한다.

03 사위에 대한 설명으로 옳은 것은?

① 융합자극이 차단된 상태에서 양안의 시선이 동일한 주시 물체를 향하지 않은 상태
② 양안 융합자극이 있는 상태에서 양안의 시선이 동일한 주시 물체를 향하지 않은 상태
③ 안위의 이상적인 상태로 융합에 관계없이 항상 양안의 시선이 동일한 주시 물체를 향하는 상태
④ 실제 안위는 정위이지만 외견상 사시 같이 보이는 상태
⑤ 내안구의 기능 저하로 인해 근거리 물체를 선명하게 볼 수 없는 상태

04 외안근의 양안동명성 운동 검사시 우상측을 주시하게 하였다면 나음 중 어느 외안근의 기능을 주로 보고자 하는 것인가?

① 우상직근, 좌하사근 ② 우상직근, 좌하사근 ③ 우상사근, 좌하직근
④ 우하직근, 좌상사근 ⑤ 우상사근, 좌하사근

05 굴절성 이상 유무 및 안질환의 유무를 판단하기 위해 사용되는 것은?

① 핀홀(pin hole) ② 크로스 실린더 렌즈(cross cylinder lens)
③ 마독스 로드(maddox rod) ④ 라우비체크(raubtschek) 시표
⑤ 열공판(stenopaeic slit)

정답
1. ⑤ 2. ③ 3. ① 4. ① 5. ①

06 폭주 부족인 경우 효과가 가장 좋은 처방은?

① 구면 굴절력 조정　② 시기능 훈련　③ 수술
④ 정확한 근용안경 처방　⑤ 프리즘 처방

07 간헐성 외사시와 관계가 **없는** 것은?

① 밝은 곳에 나가면 복시를 피하기 위해 한 눈을 감는다.
② 근본 치료는 외안근의 수술이다.
③ 폭주는 정상이다.
④ 외사시의 과반수(1/2) 이상을 차지한다.
⑤ 가까운 곳을 볼 때 외사시가 더욱 뚜렷해진다.

08 카파각(kapa angle)에 대한 설명 중 옳은 것은?

① 10도 이하의 음성 카파각은 정상 범위이다.
② 정상인에서는 양성 카파각이 많으며, 카파각이 5도 이하인 경우를 말한다.
③ 보통 광축과 시축이 눈의 절점에서 이루는 각을 측정한다.
④ 큰 양성 카파각이 있으면 내사시를 알 수 있다.
⑤ 음성 카파각은 외사시를 알 수 있다.

09 안전 수동이란?

① 눈에 광선을 비추는 것을 인식한다.
② 광각이 없는 경우를 말한다.
③ 1m 이하의 거리에서 손가락의 형태를 인식한다.
④ 1m 이하의 거리에서 손의 움직임을 인식한다.
⑤ 시력이 불량하여 5m에서 큰 시력표를 인식하지 못하는 경우를 말한다.

10 다음 중 밀집현상(crowding phenomenon)과 관계가 있는 것은?

① 근시　② 원시　③ 약시　④ 난시　⑤ 정시

11 소아의 조절성 내사시에 대한 설명으로 옳은 것은?

① 굴절성 조절 내사시는 정도가 +2.50D이하인 경우이다.
② 발생은 보통 생후 18개월부터이다.
③ 교정은 우선으로 수술로 교정하여야 한다.
④ 원인은 폭주의 불균형으로 인한 것이다.
⑤ 비굴절성 조절 내사시는 정도가 +2.50 이상인 경우이다.

12 다음 중 가장 나쁜 시력은 어느 것인가?

① 안전 수동　② 광각　③ 0.05의 시력
④ 안전 지수 30 cm　⑤ 안전 지수 50 cm

정답
06. ②　07. ⑤　08. ②　09. ④　10. ③　11. ②　12. ②

13 포롭터(phoropter)의 보조 렌즈에 포함되어 있는 ±0.50은 어디에 사용되는가?

① 사위 검사 ② 난시축 검사 ③ 난시량 검사
④ 근용 가입도 검사 ⑤ 양안 균형 검사

14 다음 중 선천성 내사시의 설명으로 **틀린** 것은?

① 대개 6개월 내에 발생한다.
② 굴절 이상은 대개 +2.00D 이하이다.
③ 즉시 수술해야 한다.
④ 한쪽 눈에만 국한된 경우 약시가 동반될 수 있다.
⑤ 양쪽 교대성일 경우 시력이 좋지 않다.

15 색각 장애의 설명 중 옳은 것은?

① 남성이 여성보다 적다.
② 비유전성이다.
③ 시신경 위축시에는 전반적인 색각장애를 나타낸다.
④ 선천성 색각 장애는 훈련을 통해 교정이 가능하다.
⑤ 후천성 색각 장애는 간체 세포의 손상이다.

16 융합력 검사 중 원거리에서 흐린위치(blur point)를 거쳐 분리점(break point)이 관찰되었다면 어떤 검사를 하고 있는가?

① 개산 여력 ② 양성 상대조절 ③ 폭주 여력
④ 조절성 폭주비 ⑤ 수직 융합력

17 시력이 0.5이면 최소 시각은?

① 2분각 ② 5분각 ③ 10분각 ④ 4분각 ⑤ 1분각

18 색각 장애의 설명 중 옳은 것은?

① 남성이 여성보다 적다.
② 비유전성이다.
③ 선천성 색각 장애는 훈련을 통해 교정이 가능하다.
④ 시신경 위축시에는 전반적인 색각 장애를 나타낸다.
⑤ 후천성 색각 장애는 간체 세포의 손상이다.

19 시력표를 이용한 원거리 시력 검사에서 나안 시력이 2.0으로 양호하게 나왔다. 옳은 것은?

① 시력이 좋으므로 정시이다. ② 굴절이상이 아니기에 교정 안경이 필요 없다.
③ 악노의 근시일 가능성이 있나. ④ 원시의 눈이다.
⑤ 정시 또는 원시 중의 하나이다.

정답
13. ④ 14. ⑤ 15. ③ 16. ③ 17. ① 18. ④ 19. ⑤

20 색맹은 주로 무슨 세포의 이상인가?

① 양극 세포 ② 추체 세포 ③ 간체 세포 ④ 신경절 세포 ⑤ 수평 세포

21 양안 조절 효율 검사에서 (+)렌즈를 눈에 대었을 때 반응 속도가 느려 비정상적인 결과를 얻었다. 이 결과로 예측할 수 있는 시기능 이상은?

① 조절부족/폭주부족 ② 조절부족/폭주과다 ③ 조절과다/폭주과다
④ 조절정상/폭주과다 ⑤ 조절과다/폭주부족

22 다음 중 <u>억제</u> 진단 방법은?

① 교대 차폐법(ACT) ② Worth's 4-dot test ③ Maddox rod test
④ 프리즘 분리법 ⑤ 이중 마독스 봉 검사

23 안광학계의 축(axis)에 대한 설명으로 올바른 것은?

① 주시선은 고시점과 절점을 지나 망막을 지난다.
② 카파(κ)각은 광축과 시각의 차이를 측정할 때 사용하는 각이다.
③ 알파(α)각은 주시선과 광축이 눈의 안구 회선점에서 이루는 각이다
④ 감마(γ)각은 주시선과 안축이 눈의 절점에서 이루는 각이다.
⑤ 중심와는 코 방향에 5°정도 약간 비껴있다

24 바골리니 렌즈 검사(Bagolini striated lens test)에 관한 설명으로 <u>틀린</u> 것은?

① 시표는 광원 또는 점광원이다.
② 근거리, 원거리 모두에서 검사할 수 있다.
③ 판정은 광원의 수와 위치, 선조의 수 등을 답하게 한다.
④ 양안에 바골리니 렌즈를 수평으로 장착시킨 후 검사를 행한다.
⑤ 시력에 영향을 주지 않는다.

25 포롭터의 보조렌즈에 있는 Cross cylinder lens로 측정할 수 <u>없는</u> 것은?

① 난시 유무 검사 ② 난시 교정 (-)원주렌즈의 축 방향 검사
③ 난시 도수의 정확한 검사 ④ 사위의 유무 및 기저 방향 검사
⑤ 노안의 가입도 검사

26 우측안의 나안 시력이 0.3, S −1.75D ◯ C −1.00D, A 45° 인 교정 굴절력을 착용한 교정 시력이 1.0일 때의 표기 중 맞는 것은?

① 0.D =1.0(0.3×S-1.75D ◯ C-1.00D, A 45°)
② 0.S =0.3(1.0×S-1.75D ◯ C-1.00D, A 45°)
③ 0.D =(0.3)×(1.0)×(S-1.75D ◯ C-1.00D, A 45°)
④ 0.D =0.3(1.0×S-1.75D ◯ C-1.00D, A 45°)
⑤ 0.S =1.0(0.3×S-1.75D ◯ C-1.00D, A 45°)

정답
20. ② 21. ⑤ 22. ② 23. ⑤ 24. ④ 25. ④ 26. ④

27 사시각의 측정 방법에 속한 것으로 구성된 것은?

① 초음파 검사법 ② 입체시 검사 ③ 양안균형 검사
④ 프리즘 반사법 ⑤ 편광 검사

28 사시 검사에서 객관적 타각 검사에 해당되는 것은?

① 크로스 실린더법 ② MEM 검사법 ③ 마독스 크로스 검사
④ prism 검사법 ⑤ 동적 검영법

29 다음 중 약시의 종류로 맞는 것은?

① 사위성 약시 ② 유용성 약시 ③ 부동동공성 약시
④ 유전성 약시 ⑤ 시자극 결핍성 약시

30 마비성 사시 검사에 해당되는 것은?

① 교차성 검사 ② 양안 운동 검사 ③ 색각 검사
④ 빈홀 검사 ⑤ 두부경 검사

31 유아 내사시의 발병 시기는?

① 출생 직후에서 6개월 이내 ② 만 6세 ③ 사춘기 ④ 생후 18 ⑤ 10세

32 간헐성 외사시의 설명이 바르게 된 것으로 구성된 것은?

① 전 외사시의 1/3 ② 생후 2 ~ 3세 이후에 발생
③ 굴절 이상과 깊은 관계 ④ 융합, 폭주가 불량하다.
⑤ 두부 이상과 관련

33 열공판(stanopaeic slit)의 용도는?

① 차폐판에 일정한 선상의 구멍이 뚫린 것으로 난시의 축 검사에 사용된다.
② 핀 홀과 같은 것으로, 눈의 굴절 이상 및 안질환 유무 검사에 사용된다.
③ 차폐판으로서 눈의 기능을 억제하는 역할을 한다.
④ 차폐판에 일정한 십자 구멍이 있는 것으로, 정점간 거리와 동공 위치 측정에 사용된다.
⑤ 사위 검사에 쓰이는 Maddox rod를 말한다.

34 어떤 환자가 단안 운동은 거의 정상이나 양안 운동 중 근거리 주시 때는 수렴 장애로서 교차성 복시를 호소할 경우 가정 될 수 있는 사시는?

① 내사시 ② 외사시 ③ 상사시 ④ 하사시 ⑤ 가성 내사시

35 양안시의 과정 중 양안 시차에 의해 생기는 현상은?

① 동시시 ② 단일시 ③ 입체시 ④ 억제 ⑤ 혼란시

정답
27. ④ 28. ④ 29. ⑤ 30. ⑤ 31. ① 32. ② 33. ① 34. ② 35. ③

36 난시 검사를 위해 주로 사용되는 것은?

① 핀 홀
② 시계침 시표
③ 크로스 실린더
④ 마독스 봉
⑤ 적록시표

37 주시 물점과 양 눈의 절점으로 이루어진 삼각형의 외접원을 무엇이라 하는가?

① Panum의 융합 감각권
② 착란원
③ 근축 영역
④ 심시력
⑤ 포롭터원

38 방사선 시표를 이용하여 난시 검사를 하려고 한다. 옳은 것은?

① 방사선 시표의 농담이 2시 방향이 진하게 보인다면 (-)원주렌즈 축은 타보각으로 65°이다
② 방사선 시표를 이용하여 난시 검사를 하려면 교정 시력이 0.5~0.6인 상태에서 행한다.
③ 난시도 검사는 방사선 시표에서 이미 검출된 축에서 수직 교차되는 곳이 (-)원주렌즈 축이 된다.
④ 난시도는 검사는 이미 검출된 축에 (-)원주렌즈 축을 일치시킨 후 방사선 시표의 농담이 전체가 균등하게 보일 때 까지 (+)원주렌즈 굴절력을 올려 주면 된다.
⑤ 미교정 원시와 근시의 방사선 시표의 농담에 따른 축의 값은 같다.

39 크로스 실린더를 사용하여 난시 축 정밀 검사를 하려고 한다. 옳은 것은?

① 이미 검출된 난시 축과 크로스 실린더의 적점 축을 일치 시킨다.
② 적점 쪽이 잘 보인다는 쪽으로 처음엔 5° 돌린다.
③ 반전 시킬 때는 천천히 행한다.
④ 반전 시켜도 점군 시표의 선명도가 거의 균등하면 난시축 검사는 완료 된 것이다.
⑤ 크로스실린더로 난시도를 교정한 후 점군 시표로 난시 축을 교정한다.

40 양안 균형 검사에서 설명으로 옳은 것은?

① 본 검사를 행하는 이유는 과교정을 방지하기 위한 검사이다.
② 잘 보인다는 쪽의 굴절력을 올려준다.
③ 잘 안 보이는 쪽의 굴절력을 내려준다.
④ 굴절력 수정을 하여도 양안 균형이 잘 이루어지지 않을 때는 이안(우위안)인 쪽의 눈이 잘 보이도록 한다.
⑤ 양안 균형이 맞을 때까지 계속 굴절력 변화를 준다.

41 다음은 처방전의 약자(略字)에 대한 설명이다. 옳은 것은?

① O.C.C. 는 약시 렌즈를 뜻한다.
② O.D. 오른쪽 눈을 뜻한다.
③ H.M.은 안전 지수를 뜻한다.
④ 우안 시력; V.O.S.를 뜻한다.
⑤ Px 처방전을 뜻한다.

정답

36. ③ 37. ⑤ 38. ② 39. ④ 40. ④ 41. ②

42 반드시 조절 마비를 한 상태에서 굴절 검사를 하지 않아도 **무방한** 경우는?

① 노안경을 처방할 때 ② 학생 안경을 처방할 때
③ 가성 근시가 의심되는 경우 ④ 사시 및 약시가 있을 때
⑤ 어린이, 정신박약아 등 자각 검사가 불가능 할 때

43 정상적 맹점(Mariotte blind spot)의 위치는 주시점에서?

① 내측 25°~30° ② 외측 13°~18° ③ 내측 13°~18°
④ 외측 25°~30° ⑤ 외측 18~125°

44 시야 측정 원칙 중 **틀린** 것은?

① 최소한 중심부, 중간부, 주변부 3개의 아이솝터로 측정해야 한다.
② 시표는 주시점에서 보이지 않는 부분으로 움직인다.
③ 백색 시표는 움직임을 인식하는 섬, 색 시표는 고유색을 인식하는 점을 시야의 한계로 삼는다.
④ 중심부 시야는 평면 시야계, 중간부와 주변부는 주변 시야계로 측정한다.
⑤ 최수한 8개 이상 경선에서 측정한다.

45 포롭터의 보조 렌즈에 있는 Cross cylinder lens로 측정할 수 **없는** 것은?

① 난시 유무 검사 ② 난시 교정 (-)원주렌즈의 축 방향 검사
③ 난시 도수의 정확한 검사 ④ 노안의 가입도 검사
⑤ 사위의 유무 및 기저 방향 검사

46 양안 단일시(binocular single vision)에서 양안 망막의 시방향이 같은 점을 무엇이라 하나?

① 주시(fixation) ② 융합(fusion)
③ 대응점(corresponding point) ④ 복시(diplopia)
⑤ 시야투쟁(retinal rivalry)

47 양안시 분석 중 그래프 분석에 기입되지 **않는** 검사는?

① 원거리와 근거리 사위 ② 상내 폭주 ③ 상대 소설
④ 단안 최대 조절력 ⑤ 조절 효율 검사

48 사위를 구면 굴절력 / 프리즘 처방으로 조정할 때 아래 어느 폭주를 이용하려는 것인가?

① 융합성 폭주 / 조절성 폭주 ② 조절성 폭주 / 긴장성 폭주
③ 긴장성 폭주 / 근접성 폭주 ④ 조절성 폭주 / 융합성 폭주
⑤ 융합성 폭주 / 긴장성 폭주

정답

42. ① 43. ② 44. ② 45. ⑤ 46. ③ 47. ⑤ 48. ④

49 나안 시력 검사시 통일해야 할 조건은?

① 차안기의 크기
② 시표 조도와 검사실의 조명
③ 우안을 우선 검사
④ 시시력표와 검사 거리
⑤ 환자와 검사자의 키

50 다음은 융합력에 대한 설명이다. 그 내용이 **틀린** 것은?

① 사위 검사를 먼저하고 융합력 검사를 실시한다.
② 수직 방향의 융합력 저하가 안정 피로를 많이 느낀다.
③ 수직 방향 검사 후 수평 방향 검사를 실시한다.
④ 수평 방향 검사에서 B.O 검사를 먼저 실시한다.
⑤ 수평 방향 원거리 개산 검사(BI)는 흐린점 없이 바로 분리점이 나타난다.

51 조절 반응 검사 시 정상적인 조절랙(조절지체) 값은?

① +0.25D ~ +0.75D
② +1.00D ~ +1.50D
③ Plano
④ -0.25D ~ -1.00D
⑤ -1.00D ~ -1.50D

52 사시에서 많이 나타나며 조기에는 치료가 가능한 약시는?

① 선천성 약시
② 폐용성 약시
③ 히스테리성 약시
④ 중독성 약시
⑤ 영양성 약시

53 시야법 중 검사자의 시야가 정상이라는 전제 하에 실시하는 것은?

① 대면법
② 주변 시야계법
③ 평면 시야계법
④ 중심 시야계법
⑤ 정밀한 시야계법

54 다음 복시, 혼란시와 억제 현상에 대한 설명 중에서 **틀린** 것은?

① 성인이 되어 사시가 발생하면 복시 현상으로 몹시 괴로워 하지만 만 6-7세 이하의 어린이들은 한쪽 눈을 감기도 하고 쉽게 억제되기 때문에 복시를 호소하지 않는다.
② 혼란시란 주시안과 마비안의 중심와에 각각 다른 물체가 결상되어 같은 위치에 두 가지 물체가 있는 것으로 느끼는 현상
③ 억제는 양안시에서만 나타나고 주시안을 가리면 나타나지 않는다.
④ 억제 현상은 유년기에는 일어나기 힘들고 성인은 신속하고도 넓은 범위에서 일어난다.
⑤ 억제는 망막 대응이 정상이든 정상이 아니든 관계없이 나타난다.

55 사위검사 결과 원거리에서 정위이고 근거리에서 10△ 외사위다. AC/A비는 정상보다 낮았다. 이 사람의 예상되는 폭주 이상은?

① 개산 과다　② 개산 부족　③ 폭주 과다　④ 폭주 부족　⑤ 정상

정답
49. ④　50. ④　51. ①　52. ②　53. ①　54. ④　55. ④

56 다음 양안시 그래프 분석 중 폭주 과다의 그래프는?
단) 점선은 돈더 라인(D.L)이고 실선은 사위선을 나타낸다.

①
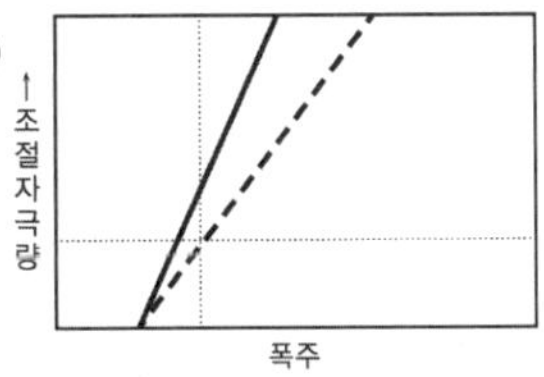

②
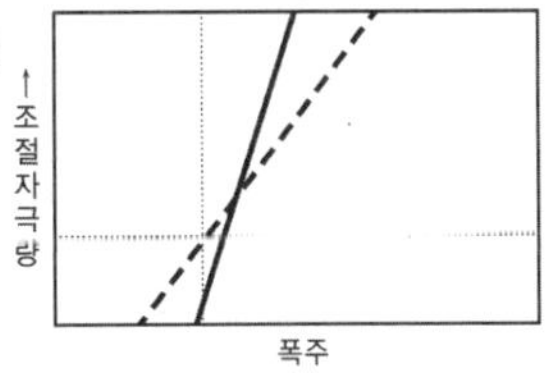

③
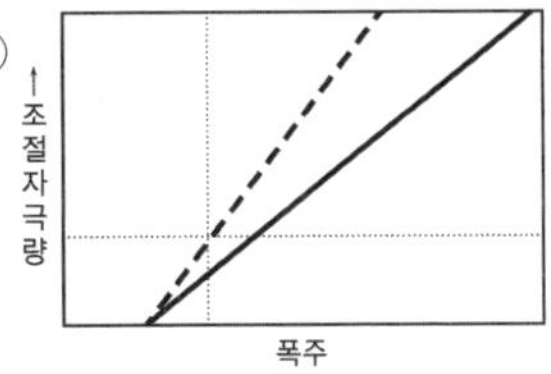

④
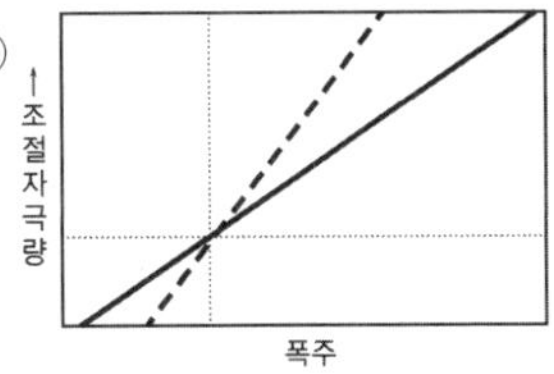

⑤
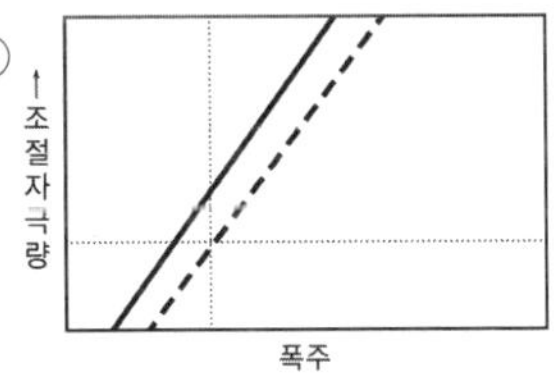

57 다음 AC/A비 측정값은?

원거리 사위량 EXO: 2△	근거리 사위량 EXO: 7△
측정거리에 대한 조절량: 40 cm	동공간 거리(PD): 60 mm

① 2△/D ② 3△/D ③ 4△/D ④ 5△/D ⑤ 6△/D

58 간헐성 외사시의 설명이 바르게 된 것으로 구성된 것은?

① 전 외사시의 1/3
② 생후 2 ~ 3세 이후에 발생
③ 굴절 이상과 깊은 관계
④ 융합, 폭주가 불량하다.
⑤ 두부 이상과 관련

59 여러 개의 적색 유리봉을 장축으로 평행하게 배열한 렌즈로서 사위 및 사시 판별용으로 사용되는 것은?

① 핀홀 렌즈 ② 마독스 로드 ③ 6△ B.U
④ ±0.50렌즈 ⑤ 열공판

60 S −5.00D ◯ C −2.50D의 등가구면굴절력은?

① S -4.25D ② S -5.25D ③ S -6.25D ④ S -7.25D ⑤ S -8.25D

정답 56. ③ 57. ③ 58. ② 59. ② 60. ③

61 간편하게 회선 사시의 유무를 검사할 수 있는 방법은?

① 차폐법　② 각막 반사법　③ 마독스 이중 프리즘 검사
④ 프리즘 차폐법　⑤ 마독스 봉 검사

※ 다음은 원거리 융합력 검사에 대한 결과이다. 아래 그림을 보고 (문62~68)의 물음에 답하여라.

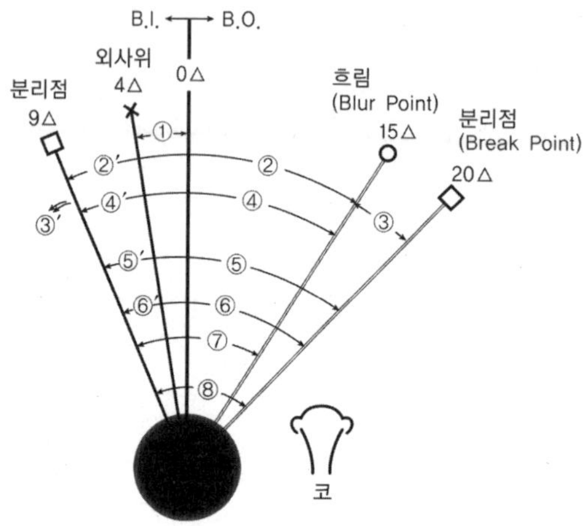

62 폭주 여력(양성 상대 폭주: P. R. C.)은 얼마인가?

① 5△　② 9△　③ 15△　④ 20△　⑤ 존재하지 않는다.

63 양성 조절성 폭주(P. A. C.)는 얼마인가?

① 5△　② 9△　③ 15△　④ 20△　⑤ 존재하지 않는다.

64 양성 융합성 폭주(P. F. C.)는 얼마인가?

① 5△　② 존재하지 않는다.　③ 15△
④ 19△　⑤ 24△

65 개산 여력(음성 상대 폭주:N. R. C.)은 얼마인가?

① 4△　② 9△　③ 존재하지 않는다.
④ 20△　⑤ 24△

66 전체(전) 음성 폭주(T. N. C.)는 얼마인가?

① 4△　② 5△　③ 9△　④ 20△　⑤ 존재하지 않는다.

67 음성 조절성 폭주(N. A. C.)는 얼마인가?

① 4△　② 9△　③ 20△　④ 24△　⑤ 존재하지 않는다.

정답

61. ③　62. ③　63. ①　64. ④　65. ②　66. ②　67. ⑤

68 전체 폭주(T. R. C.)는 얼마인가?

① 9△ ② 15△ ③ 20△ ④ 24△ ⑤ 29△

69 내사위를 프리즘 처방으로 처치하는 까닭으로 가장 가까운 것은?

① 과도한 조절 부담을 덜기 위해서
② 과도한 축동을 피하려고
③ 과도한 폭주 부담을 덜기 위해서
④ 과도한 개산 부담을 널기 위해서
⑤ 과도한 산동을 피하려고

70 다음 양안시에 대한 설명 중에서 틀린 것은?

① 양안시란 사물의 원근감, 입체감, 속도감을 정확히 얻을 수 있도록 합쳐진 상태
② 양안시 기능의 발달은 동시시 → 융합 → 입체시 순서로 발달한다.
③ 양안시를 할 수 있는 시야 내에서 시력 장애가 있는 경우에는 다른 쪽의 정상적인 눈의 상이 그 장애를 대신한다.
④ 시야 검사법에는 대면법, 주변 시야법, 평면 시야법 등이 있다.
⑤ 백색 시표는 고유색을 인식 할 수 있는 한계까지를 시야로 인식한다.

71 다음 중 양안시 일부분 융합 제거 안위를 만드는 검사는?

① maddox rod법 ② cross cylinder법 ③ 로타리 프리즘법
④ 편광법1 ⑤ 교대 차폐법

72 실성 상대 폭주와 실성 상대 조절을 측정하기 위해 사용되는 것으로 바르게 된 것은?

① B.I 프리즘, (-)렌즈 ② B.O 프리즘, (+)렌즈 ③ B.O 프리즘, (-)렌즈
④ B.I 프리즘, (+)렌즈 ⑤ B.D 프리즘, (-)렌즈

73 다음은 입체시에 대한 설명 중에서 옳지 <u>않은</u> 것은?

① 좌우 망막상은 동공 거리로 인해 비대응 결상을 하게 된다.
② 입체시 능력 검사의 기준은 심시력이다.
③ 우리 눈이 공간 상에서 분리되어 있기 때문에 입체적 물체를 볼 때 좌우안의 망막상이 형태가 틀리다.
④ 일정한 범위를 넘은 비대응 결상은 입체시가 된다.
⑤ Panum의 융합감각권 비대응 결상이 융합되어지면 입체시가 된다.

74 포롭터에서 보소 렌즈 다이얼 가운데 어느 표시의 렌즈를 사용해야 검영을 할 수 있는가?

① "P"또는 " PF "표시의 편광 렌즈
② "0"표시의 평면렌즈
③ ±0.5표시의 렌즈
④ "R"표시의 S+2.00D 또는 S+1.50D렌즈
⑤ "P.H" 표시의 핀홀 렌즈

정답
68. ⑤ 69. ④ 70. ⑤ 71. ④ 72. ③ 73. ④ 74. ④

75 1D의 근시로 1D의 조절력을 가진 사람의 명시역은 어느 것인가?

① 무한원에서 안전 1 m까지
② 안전 2 m에서 안전 1 m까지
③ 안전 1 m에서 안전 50 cm까지
④ 안전 1 m에서 안전 10 cm까지
⑤ 나안에서는 명시역이 없다.

76 폭주량 검사에서 폭주 근점에서 나타나는 현상이 아닌 것은?

① 양안의 안구 운동은 정지한다.
② 자각적으로 복시현상이 일어난다.
③ 동공이 산동 한다.
④ 한쪽 혹은 양안이 개산된다.
⑤ 근견 반사가 일어나서 조절력이 증가한다.

77 크로스 실린더로 난시축 정밀 검사가 끝난 상태에서의 교정 굴절력이 S−2.50D ⌒ C−0.50D, A 45° 였다. 이때 난시 굴절력의 정밀검사를 위해 교정 렌즈 축인 45° 에 크로스 실린더 (−)축을 일치시켰을 때가 (+)축을 일치시켰을 때 보다 시표가 더 선명하게 보였다면 다음에 취해야 할 행동에 대한 설명 중 옳은 것은?

① 원주 렌즈의 축 방향을 55° 정도로 맞춘다.
② 원주 렌즈의 축 방향을 35° 정도로 맞춘다.
③ 구면 렌즈 굴절력을 -2.25D, 난시굴절력을 -0.75D로 한다.
④ 축과 구면렌즈는 그대로 하고 난시굴절력만 -0.75D로 한다.
⑤ 검사를 마친다.

78 폰그라페 법(Von grafe test)에 의한 사위 검사에 관한 설명으로 틀린 것은?

① 원거리 및 근거리 모두에서 검사할 수 있으나 주로 근거리 사위 검사에 사용한다.
② 근거리 사위 측정시 포롭터로 검사할 경우 원용에서 근용 P.D로 조정한다.
③ 수직 사위 검사시 포롭터의 왼쪽 보조 렌즈 너브(knob)를 10△ B.I에 고정하여 시표를 분리한다.
④ 수평 사위 검사시 포롭터의 오른쪽 보조 렌즈 너브(knob)를 6△B.O에 고정하여 시표를 분리한다.
⑤ 수직 사위의 전편위량을 측정하기 위해 rotary prism의 화살표(지시침)을 "0"에 맞춘 후 코 방향으로 돌려 고정한 후 편위량을 측정한다.

79 포롭터의 보조 렌즈(±50)를 이용한 정확한 구면 굴절력 검사를 위하여 Cr.의 적색점을 수직으로 위치시키고 피검사자에게 십자 시표를 보였더니 수직 방향이 선명하다고 응답하였다. 그 옳은 설명은?

① 근시 미교정 상태이므로 구면 렌즈를 (-)방향으로 올린다.
② 원시 미교정 상태이므로 구면 렌즈를 (+)방향으로 올린다.
③ Cr.를 반전시켜도 수직 방향이 선명하다면 근시이다.
④ 수직 방향이 선명하므로 난시가 미교정 상태이다.
⑤ 수평 방향이 선명하므로 난시가 미교정 상태이다.

정답
75. ③ 76. ⑤ 77. ④ 78. ④ 79. ①

80 -3.00D의 근시인 사람이 조절력이 10.00D 일때 원점과 근점은?

① 원점: 눈 앞 33cm, 근점: 눈 뒤 7.7cm
② 원점: 눈 앞 33cm, 근점: 눈 앞 7.7cm
③ 원점: 눈 앞 33cm, 근점: 눈 뒤 7.7cm
④ 원점: 눈 앞 7.7cm, 근점: 눈 뒤 33cm
⑤ 원점: 눈 앞 7.7cm, 근점: 눈 뒤 33cm

81 다음 중 예비 검사시 행하는 우위안 검사와 거리가 먼 것은?

① Rosen Bach법
② Hole card법
③ 이 때는 동적물체 추적시의 우위안이다.
④ 왼손 잡이는 모두 왼쪽 눈이 우위안이다.

82 정시 안에서 모양체 근이 수축되면 어떤 현상이 일어날 수 있는가?

① 수정체가 두꺼워진다.
② 모양체의 굴절력이 감소한다.
③ 모양소대가 긴장된다.
④ 책이나 신문을 보기가 힘들어진다.
⑤ 동공이 산대된다.

83 밝기에 따라서 색을 흑색, 회색, 빛 백색으로만 느끼는 색각 이상을 무엇이라 하는가?

① 이상 3원색형 색각 ② 2원 색각형 색각 ③ 일색형 색각
④ 부분 색맹 ⑤ 제 1 색약

84 자각식 원용안경 처방에서 운무법은?

① 약한 원시성 상태로 만들어 강한 근시성으로 이동시키는 검사
② 주경선 균형 상태의 혼합성 난시 상태로 검사를 하는 방법
③ 모든 피검사자의 초기 검사렌즈를 0.00D로 하는 검사
④ 강한 근시성 상태로 만들어 검사 렌즈의 교환은 (-)방향으로 하는 검사
⑤ 강한 원시성 상태로 만들어 검사 렌즈의 교환은 (+)방향으로 하는 검사

85 워트 4등검사(Worth's 4 dot test)에서 피검자의 오른 쪽에는 적색 렌즈를, 왼 쪽에는 녹 색렌즈를 통해서 보았다. 그 결과 5개의 점으로 보였으며 3개의 녹색점이 2개의 적색점의 오른 쪽에 보였다면 이 안위 이상은?

① 내편위 ② 외편위 ③ 조화성이상막 대응 또는 정상
④ 우안 억제 ⑤ 좌안 억제

정답: 80. ② 81. ④ 82. ① 83. ③ 84. ④ 85. ②

86 오른쪽 눈에 4△ BO 프리즘을 대었을 때 양안이 모두 움직임이 없었다. 그러나 왼쪽 눈에 4△ BO 을 대었을 때에는 왼쪽 눈이 코 쪽으로, 오른쪽 눈은 귀 쪽으로 움직이고 정지하였다. 시기능 이상은?

① 우안의 중심억제 ② 우안의 주변억제 ③ 좌안의 중심 억제
④ 좌안의 주변억제 ⑤ 정상

87 조절성 폭주비 검사에 대한 설명으로 옳은 것은?

① 1m 주시할 때 폭주량과 조절량을 측정하여 비교한 값이다.
② 1D 조절에 따른 조절성 폭주량이다.
③ 1미터각(MA)마다의 작용하는 조절성 폭주량이다.
④ 1cm씩 주시거리를 감소시킬 때마다 작용하는 조절성폭주량이다.
⑤ 우안과 좌안에서 측정한 조절성폭주의 차이이다.

88 상대 조절에 대한 설명으로 옳은 것은?

① 오른쪽 눈과 왼쪽 눈에서 상대적인 조절양의 차이를 측정하는 검사이다.
② 조절이 일정한 상태에서 오른쪽 눈과 왼쪽 눈에서 추가적으로 작용하는 있는 조절력이다.
③ 폭주가 일정한 상태에서 조절의 변화에 대한 자극량과 이완량을 측정하는 검사이다.
④ 조절 자극량과 조절 반응량의 차이를 측정하는 검사이다.
⑤ 주시 거리에 따른 조절력을 측정하는 검사이다.

89 이중 마독스간 검사의 가장 좋은 장점은?

① 회선 사위를 알 수 있다. ② 외사위를 알 수 있다.
③ 내사시를 잘 알 수 있다. ④ 잠복 안진을 알 수 있다.
⑤ 사시와 사위의 구별을 알 수 있다.

90 사시를 가진 환자를 검사한 결과 동공연과 각막 윤부 사이에 반사광이 있다. 가정되는 이 사람의 사시 각은?

① 10° ② 20° ③ 15° ④ 60° ⑤ 30°

91 카파(kappa)각에 대한 설명 중 맞는 것은?

① 양성 카파(kappa)각은 내사시처럼 보인다.
② 큰 양성 카파(kappa)각이 있으면 내사시의 존재를 모를 수 있다.
③ 양성 카파(kappa)각은 동공 중심의 이측부에 각막 반사가 있는 경우이다.
④ 10도 이하의 음성 카파(kappa)각은 정상 범위이다.
⑤ 보통 광축과 시축이 눈의 절점에서 이루는 각을 측정한다.

정답

86. ① 87. ② 88. ③ 89. ① 90. ④ 91. ②

92 양안 단일시(binocular single vision)에서 양안 망막의 시방향이 같은 점을 무엇이라 하는가?

① 주시(fixation)
② 융합(fusion)
③ 대응점(corresponding point)
④ 복시(diplopia)
⑤ 시야 투쟁(retinal rivalry)

93 퍼킨즈 현상에서 선명하게 느껴지는 색은?

① 황록색 ② 청색 ③ 적색 ④ 흰색 ⑤ 검정색

94 양안시에서 주시점 전후에 있는 물체들이 가장 예민한 거리감을 가져다 준다. 이 때 기여하는 결정적인 것은?

① 감각성 융합
② 운동성 융합
③ 생리적 복시
④ 억제
⑤ 혼란시

95 포롭터에 있는 보조 렌즈 중에서 편광 필터의 용도로 옳지 <u>않은</u> 것은?

① 양안 균형 검사
② 사위 검사
③ 적녹 검사
④ 노안 가입도 검사
⑤ 입체시 검사

96 편광 시표를 사용하여 입체시 검사를 하였다. 근치감을 느끼지 못하였다. 그 원인은?

① 내사위의 미교정
② 외사위의 미교정
③ 상사위의 미교정
④ 근시의 과교정
⑤ 원시의 과교정

97 다음은 조절력 검사에 관한 내용이다. <u>틀린</u> 것은?

① push-up 검사는 1.0 시표가 희미하게 보인다고 할 때까지 당겨서 포롭터와 시표까지의 거리를 측정하여 디옵터로 환산하는 검사 방법이다.
② (-)렌즈 부가 검사법은 40cm 거리에서 시표 1.0 혹은 0.8을 고정시켜 놓고 포롭터에서 글씨를 알아보지 못할 때까지 마이너스 렌즈를 부가하는 검사 방법이다.
③ push-up 검사는 단안이 아닌 양안 검사 시에는 폭주력이 생겨서 검사값은 더 많이 나올 수가 있다.
④ push-up 과 push-away 검사법은 조절력 값이 비슷하게 나오지만 (-)렌즈 부가 검사법은 근접성 조절 저하로 인해 이들 두 방법보다 약 2.00D정도 낮게 나타난다.
⑤ push-away 검사는 40cm 이상에서 시표를 옮겨 첫 번째 희미하게 보일 때를 측정하여 디옵터로 환산하는 검사 방법이다.

98 35세의 −3.00D 의 근시 환자(단일 시력), 완전 흐린 점의 값은 −5.00D 이라면, 이 사람의 조절력 값은? 단, 검사 거리는 40 cm이다.

① 4.50D ② 5.00D ③ 5.50D ④ 5.75D ⑤ 6.00D

정답
92. ③ 93. ② 94. ③ 95. ④ 96. ① 97. ⑤ 98. ①

99 조절 마비제 이용한 굴절 검사로써 원거리보다 근거리에서 내편위가 크고 필요한 경우 B.O. 프리즘 처방을 하고 시기능 훈련으로 B.I. 프리즘 훈련을 하는 양안시 이상은?

① 폭주 부족 ② 폭주 과다 ③ 기본 내사위 ④ 기본 외사위 ⑤ 폭주 결함

100 피검사자의 조절력 개입을 최소화 하기 위하여 사용하는 검사 방법은?

① 운무법 ② 적록 검사법 ③ 크로스 실린더
④ 조절 래그 ⑤ 상대 조절 검사

〈R 형 문항방식〉

※ 아래 각 문항 (101 ~ 107) 의 설명에 대하여 가장 적합한 조절의 특성을 <u>제시하는 숫자</u> 만큼 아래 답가지 (① ~ ⑧) 중에서 고르시오.

〈답가지〉

① push - up	② MEM	③ 음성(허성) 상대 조절
④ push -away	⑤ 크로스 실린더 렌즈	⑥ 양성(실성) 상대 조절
⑦ 플리퍼 렌즈	⑧ 마이너스 렌즈 부가법	

101 다음 중 조절력을 측정할 수 있는 방법인 것은? <u>(세 가지)</u>

【답: 】

102 시표가 흐려질 때까지 마이너스 굴절력을 부가하는 검사 방법은? <u>(한 가지)</u>

【답: 】

103 다음 중 조절 반응 검사이면서 동시에 노안 가입도 검사도 할 수 있는 방법은? <u>(두 가지)</u>

【답: 】

104 노안이 아닌 경우에 실시하며 단안 또는 양안 상태에서 조절의 정확도 및 속도가 어느 정도 인지를 알아보기 위하여 실시하는 검사 방법은? <u>(한 가지)</u>

【답: 】

105 다음 중 양안시 상태 하에서 폭주의 자극이 일정할 때 수축 및 이완 능력을 알아보기 위해 실시하는 검사인 것은? <u>(두 가지)</u>

【답: 】

정답: 99. ② 100. ① 101. ①, ④, ⑧ 102. ⑥ 103. ②, ⑤ 104. ⑦ 105. ③, ⑥

106 수평선과 수직선이 동일하게 보인다고 할 때까지 +구면 렌즈 또는 −구면 렌즈를 가입하는 검사 방법은? (한 가지)

【답: 】

107 조절력 검사 방법 중 가장 안정적인 조절력 검사 방법은? (한 가지)

【답: 】

※ 문제 (108～114)에서 사위와 관련된 검사를 아래 답가지(① ～ ⑩) 중에서 **하나씩** 고르시오.

〈답가지〉

① Worth's 4- dot test	② 4△ B.O.	③ 마독스 로드
④ 폰그라페 검사	⑤ 편광 렌즈(pola test)	⑥ 이중 마독스 로드
⑦ Schober 검사	⑧ 바골리니 선조 렌즈	⑨ 빨강 휠터 검사
⑩ 차폐 검사		

108 작은 중심성 억제 암점의 유무를 알 수 있는 집단 검사법으로서 억제를 알 수 있고 미소각 사시의 진단에 유용한 검사 방법은?

【답: 】

109 다른 검사와 달리 분리되지 않는 상태에서 검사하며 굴절력이 없는 평면 렌즈로 검사하는 사위 방법은?

【답: 】

110 프리즘을 분리시켜서 행하는 검사 방법이며 6△ B.U. 또는 10△ B.I. 를 장착해서 검사하는 방법은?

【답: 】

111 적 · 녹 필터를 장착한 사위 검사로 원안에 "+" 의 위치를 보고 사위을 판정하는 검사방법은?

【답: 】

112 간편하게 회선 사사위의 유무를 검사할 수 있는 방법은?

【답: 】

정답 106. ⑤ 107. ⑧ 108. ② 109. ⑧ 110. ④ 111. ⑦ 112. ⑥

113 순수 사위의 간단한 정성적 검사로 안구 편위의 유무와 사시, 잠복성 사시를 감별하는 방법은?

【답: 】

114 여러 개의 적색 유리봉을 장축으로 평행하게 배열한 렌즈로서 사위 및 사시 판별용으로 사용되는 것은?

【답: 】

※ 문제 (115 ~ 119) 에서 폭주와 가장 관계가 있는 것을 아래 답가지 (① ~ ⑧) 중에서 <u>제시하는 숫자</u> 만큼 고르시오.

〈답가지〉

① 융합성 폭주	② 긴장성 폭주	③ 근접성 폭주
④ 폭주 여력	⑤ 음성 상대 폭주	⑥ 조절성 폭주
⑦ 양성 상대 폭주	⑧ 전체 폭주	

115 사위를 구면 굴절력과 프리즘 처방으로 조정할 때 어느 폭주를 이용하려는 것인가? <u>(두 가지)</u>

【답: 】

116 원거리에서 흐린 위치를 거쳐 분리점이 관찰되었다면 어떤 검사를 하고 있는가? <u>(한 가지)</u>

【답: 】

117 B.O. 프리즘을 증가시켜 흐린점/ 분리점 / 회복점을 검사하는 방법은? <u>(한 가지)</u>

【답: 】

118 폭주의 4요소는? <u>(네 가지)</u>

【답: 】

119 다음 중 상대 이향운동 검사(융합력 검사)는? <u>(두 가지)</u>

【답: 】

113. ⑩ 114. ③ 115. ①, ⑥ 116. ④ 117. ⑦ 118. ①, ②, ③, ⑥ 119. ⑤, ⑦

※ 문항 (120 ~ 129)의 설명에 대하여 가장 적절한 관계가 있는 것을 아래 답가지 (① ~ ⑮) 중에서 **제시하는 숫자 만큼** 고르시오.

〈답가지〉

① ±0.50D	② 크로스 실린더 렌즈	③ 로타리 프리즘
④ 핀홀	⑤ 교대프리즘 차폐법	⑥ 대형 약시경
⑦ 열공판	⑧ 라우비체크 시표	⑨ 구면렌즈
⑩ 마독스 로드	⑪ 편광법	⑫ 방사선 시표
⑬ 운무법	⑭ Von Graefe 법	⑮ (-) 원주렌즈

120 다음 중 피검사자의 조절력 개입을 최소화하기 위하여 사용하는 검사 방법은? (한 가지)

【답: 】

121 안위 이상의 정량적 검사에서 자각적 사위각의 측정 방법은? (세 가지)

【답: 】

122 난시 검사 방법 중 운무상태에서 하는 난시 검사 방법은? (세 가지)

【답: 】

123 타각적 굴절 검사값에 구면도수 약 +3.00D를 가입해서 굴절력을 결정하는 방법은? (한 가지)

【답: 】

124 차폐판에 일정한 선상의 구멍이 뚫린 것으로 난시의 축 검사에 쓰이는 것은? (한 가지)

【답: 】

125 양안 균형 검사 후 선명도의 차이가 있을 때 필요한 것은 ? (한 가지)

【답: 】

126 최소 착란원을 이용한 것으로 혼합난시 상태로 만들어 관련하는 난시 검사는? (한 가지)

【답: 】

정답 120. ⑬ 121. ⑩, ⑪, ⑭ 122. ⑦, ⑧, ⑫ 123. ⑬ 124. ⑦ 125. ⑨ 126. ②

127 안위 이상의 정량적 검사에서 타각적 사위각의 측정 방법은? (두 가지)

【답:　　　】

128 조절 반응 검사이면서 동시에 근용 가입도 검사는 ? (한 가지)

【답:　　　】

129 두 개의 포물선 중 포물선의 진한 여부에 따라 같은 진하기로 될 때 까지 화살표를 가리키는 방향이 축 방향인 난시 검사 방법은? (한 가지)

【답:　　　】

※ 문제 (130 ~ 135)의 비사시성 양안시 이상의 설명에 대하여 가장 적절한 관계가 있는 것을 아래 답가지 (① ~ ⑱) 중에서 **제시하는 숫자 만큼** 고르시오.

① AC/A 낮다	② 폭주근점이 10cm 보다 크다	③ NPC 측정치가 5보다 적다
④ AC/A 높다	⑤ MEM 값이 크다	⑥ 허성 상대 폭주값이 낮다
⑦ MEM 값이 작다	⑧ 플러스 렌즈를 선명하게 하기가 어렵다	⑨ 실성 상대 폭주값이 낮다
⑩ 그래디언트	⑪ 원, 근거리 모두 낮은 실성상대 폭주	⑫ 외사위가 근거리보다 원거리에서 크다
⑬ AC/A 중간	⑭ 원, 근거리 모두 낮은 허성상대 폭주	⑮ (-) 도수 처방
⑯ B.O 프리즘 처방	⑰ B. I 프리즘 처방	⑱ (+) 도수 처방

130 폭주 과다의 징후에 대해서 고르시오 ? (네 가지)

【답:　　　】

131 기본 내사위의 징후에 대해서 고르시오? (두 가지)

【답:　　　】

132 폭주 부족의 징후에 대해서 고르시오? (네 가지)

【답:　　　】

133 기본 외사위의 징후에 대해서 고르시오? (세 가지)

【답:　　　】

정답 127. ⑤, ⑥ 128. ① 129. ⑧ 130. ③, ④, ⑤, ⑥ 131. ⑬, ⑭ 132. ①, ②, ⑦, ⑨ 133. ⑦, ⑩, ⑬

134 폭주 부족의 처방에 대해서 고르시오? (두 가지)

【답: 】

135 폭주 과다의 처방에 대해서 고르시오? (두 가지)

【답: 】

※ 아래 각 문항 (136 ~ 144)의 용어에 대하여 적절한 관계가 있는 것을 아래 답가지(① ~ ⑭) 중에서 **하나씩** 고르시오.

〈답가지〉

① 약시	② 역설 복시	③ 대응점
④ 사위	⑤ 융합	⑥ 입체시
⑦ 부동시	⑧ 시야투쟁	⑨ 복시
⑩ 저시력	⑪ 억제	⑫ 주시 시차
⑬ 헤링의 법칙	⑭ 쉐링톤의 법칙	

136 양안 단일시에서 양안 망막의 시방향이 같은 점을 무엇이라 하는가?

【답: 】

137 양안시 하에서 아주 경미하게 양안 중심와 시축이 어긋나 있는 상태를 무엇이라 하는가?

【답: 】

138 양안시로 어떤 물체를 주시할 때 하나의 물체가 동시에 두 개의 상으로 겹쳐 보이는 현상을 무엇이라 하는가?

【답: 】

139 이상 망막 대응점이 중심와인 것처럼 행동하는 것으로 중심와에 맺히는 상을 오히려 빗겨져 있다고 느끼는 현상은?

【답: 】

140 양안이 동시에 자극 될 때 한쪽 눈의 특정 부위에 결상된 상을 무시하는 과정이며 복시나 시각 혼란을 피하려는 적응 현상은?

【답: 】

정답 134. ⑮, ⑰ 135. ⑯, ⑱ 136. ③ 137. ⑫ 138. ⑨ 139. ② 140. ⑩

141 양안 각각에서 들어온 상이 한 개의 상으로 합쳐지는(망막 정상 대응) 것은?

【답: 】

142 단안 운동에서 작용근과 그에 대한 대항근은 같은 정도의 신경 자극으로 수축과 이완이 일어나는 것은?

【답: 】

143 양안시의 최종 목적이며 상의 망막 시차를 이용하여 느낄 수 있는 거리 감각을 말하는 것은?

【답: 】

144 특별한 안광학적, 기질적인 변화 없이 시력 장애가 있는 눈은?

【답: 】

141. ⑤ 142. ⑭ 143. ⑥ 144. ①

정 리 문 제 (실무)

〈A 형 문항방식〉

※ 아래 각 문항의 물음에 대한 옳은 답 하나를 ① ~ ⑤ 에서 선택하시오.

01 청색의 원과 적색의 " + "로 구성된 그림의 시표에 대한 설명으로 <u>틀린</u> 것은?

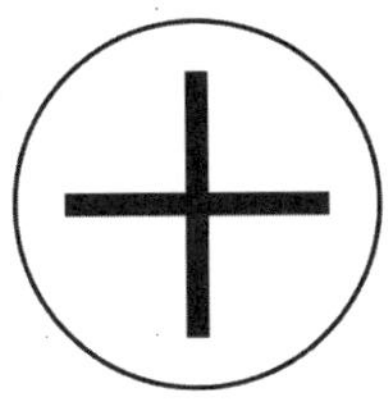

① 사위 검사에 사용된다.
② 우안과 좌안에 각각 적녹 렌즈를 착용하고 검사한다.
③ "+" 가 오른쪽으로 이동해 있으면 내사위 이다.
④ 원거리, 근거리 사위 검사 모두 가능하다.
⑤ "+" 가 아래로 이동해 있으면 좌안은 하사위이다.

02 순수 사위의 간단한 정성적 검사로 적합한 것은?

① 가림 검사 ② 가림 - 개방 검사 ③ 교대 가림 검사
④ 등가 교차 원주렌즈법 ⑤ 이색 검사

03 정상 시력이 나타나는 최초의 시기는 언제부터 인가?

① 출생 후 6세 ② 출생 시 ③ 출생 후 3개월
④ 출생 후 1년 ⑤ 출생 전

04 약시 환자에서 시력에 가장 큰 영향을 미치는 것은?

① 동공의 크기 ② 노화 ③ 눈의 움직임
④ 간섭 현상 ⑤ 굴절 이상

05 비조절성 내사시에 대한 설명이 바르지 <u>못한</u> 것은?

① 원인은 주로 조절과는 거의 관계가 적다.
② 전신의 열병과 관계가 있다.
③ 원거리 주시와 근거리 주시때 사시각이 거의 같으면 기본 내사시라고 한다.
④ 굴절검사는 조절 마비제의 사용
⑤ 주로 출생 6개월 이전에 발생한다.

정답
1. ④ 2. ② 3. ① 4. ④ 5. ⑤

06 다음에서 사위 환자를 검사하는 방법이 <u>아닌</u> 것은?

① 마독스 간 검사 ② 프리즘 검사 ③ 차폐법
④ 티트무스 검사 ⑤ 바골리니 렌즈 검사

07 이중 마독스간 검사의 가장 좋은 장점은?

① 회선 사위를 검사할 수 있다. ② 외사위를 검사할 수 있다.
③ 내사위를 검사할 수 있다. ④ 잠복 안진을 알 수 있다.
⑤ 사시와 사위를 구별 할 수 있다.

08 폭주 검사에서 폭주 근점이 매우 멀며, 폭주가 되는 과정에서 갑자기 개산을 하는 눈을 가졌다면 눈은 어떤 상태를 가지는가?

① 외사시 ② 내사시 ③ 상사시 ④ 하사시 ⑤ 가성 내사시

09 시력과 관계있는 사항으로 옳지 <u>않은</u> 것은?

① 란돌트 고리 시력표의 표준 검사거리는 5m 이다.
② 시력은 최소 시각에 반비례한다.
③ 란돌트 고리 시력표에서 0.1 시표의 틈 간격은 1.5mm 이다.
④ 2m 거리에서 5미터용 0.1 시표를 판독한다면 그 시력은 0.04이다.
⑤ 근거리 정상 시력은 14/14 이다.

10 나안 시력 측정에 대한 설명이 <u>아닌</u> 것은?

① 시시력표의 조명은 200룩스
② 시시력표와 피검자의 사이는 5미터 정도 떨어짐
③ 통상 우안 시력 측정 후 좌안 시력 측정
④ 큰 시력표에서 작은 시력표로 읽게 함
⑤ 손가락의 움직임을 보고 느끼는 것을 광각이라 함

11 입체시 검사로 구성된 것이 <u>아닌</u> 것은?

① 랑 검사 ② 티트무스 검사 ③ 난점 E 검사
④ 티엔오(TNO) 검사 ⑤ 4프리즘 B.O 검사

12 선천성 색각 이상에 대한 설명으로 옳지 <u>않은</u> 것은?

① 항상 양안성이고 이상의 정도도 거의 같다.
② 시력, 시야 등 다른 기능에 영향을 미친다.
③ 색명의 착오를 명확하게 범한다.
④ 생애를 통해 안정적이다.
⑤ 색각 검사에서 색각 이상을 명확하게 판단할 수 있다.

정답
6. ④ 7. ① 8. ① 9. ③ 10. ⑤ 11. ⑤ 12. ②

13 동향 운동 검사에서 오른쪽 위(우상방)를 주시할 때는 어느 외안근의 기능을 주로 보고자 하는 것인가?

① 우안 상직근과 좌안 하사근
② 우안 상직근과 좌안 하직근
③ 우안 상사근과 좌안 하직근
④ 우안 하직근과 좌안 상사근
⑤ 우안 상사근과 좌안 하사근

14 억제와 이상 망막 대응을 검사하는 방법이 <u>아닌</u> 것은?

① 빨강 휠터 검사
② 잔상 검사
③ 약시경 검사
④ 바골리니 렌즈 검사
⑤ 차폐 검사

15 편광법에 의한 사위 검사 초기에 편광 십자 시표가 피검자에게 다음 그림처럼 보였다. 피검자의 현재 복시 상태와 사위의 종류는?

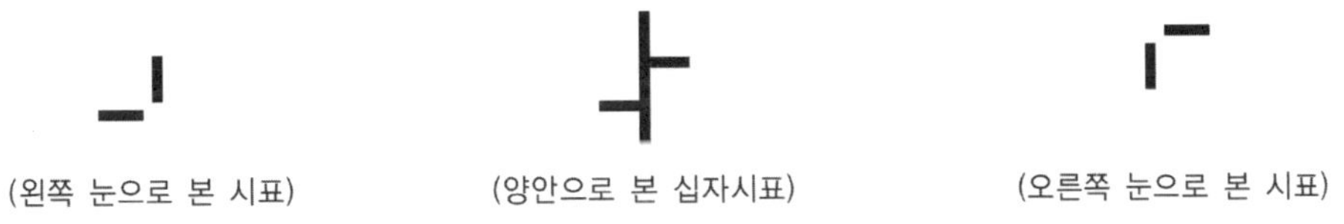

① 교차성 복시로 내사위
② 교차성 복시로 외사위
③ 좌안 기준 우안 상사위
④ 좌안 기준 우안 하사위
⑤ 우안 기준 좌안 하사위

16 아래 그림의 시표는 어떤 검사에 사용하는가?

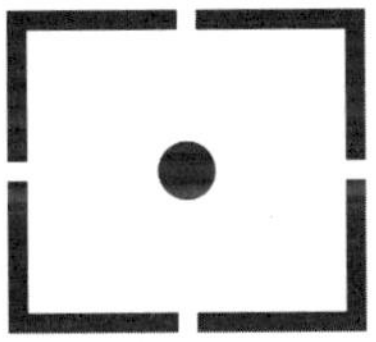

① 난시 굴절력과 정확한 구면 굴절력 검사
② 회선 사위와 입체시 검사
③ 사위 및 부등상시 검사
④ CL을 이용한 조절력 검사
⑤ 입체시 검사와 배율 검사

17 다음 핀홀 검사에 대한 설명 중 <u>틀린</u> 것은?

① 초점 심도를 이용한 검사 방법이다.
② 피사체 심도가 깊어지면 시력이 향상된다.
③ 굴절성 근시가 굴절성 원시보다 핀홀 효과가 잘 나타난다.
④ 혼합 난시 환자는 시력 향상이 있다.
⑤ 부정 난시 환자는 시력 향상이 없다.

정답 13. ① 14. ⑤ 15. ④ 16. ③ 17. ⑤

18 포롭터의 보조렌즈에 있는 cross cylinder lens로 측정할 수 없는 것은?

① 난시 유무 검사
② 난시 교정 (-)원주렌즈의 축 방향 검사
③ 난시 굴절력의 정확한 검사
④ 노안의 가입도 검사
⑤ 사위의 유무 및 기저 방향 검사

19 아래 그림에 대한 설명으로 옳은 것은?

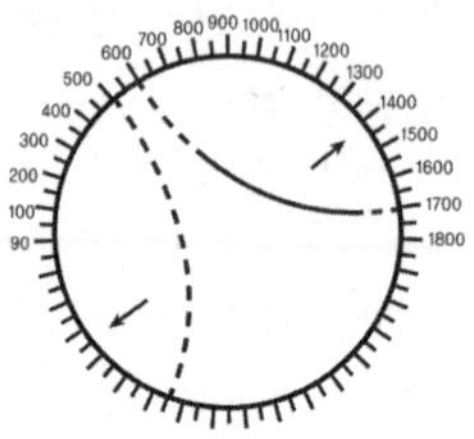

① 시표는 연한 부분의 접선 방향으로 돌린다
② 이 시표에서 알 수 있는 난시축은 50°이다
③ 이 시표를 이용한 검사는 최소 착란원을 망막 위에 두고 한다
④ 시표를 왼쪽(10축이 표시된 부분)으로 회전시킨다
⑤ 시표를 오른쪽(180축이 표시된 부분)으로 회전시킨다

20 포롭터에 있는 보조렌즈 중에서(± 0.50)의 사용 용도는?

① 사위 검사
② 폭주력 검사
③ 개산력 검사
④ 근용 가입도 검사
⑤ 입체시 검사

21 사람이 눈에서 조절하지 <u>않은</u> 상태, 즉 조절 휴지 상태는 다음 중 어느 때인가?

① 원시안이 교정된 원시 안경을 끼고 책을 읽을 때
② 정상안이 책을 읽을 때
③ 원시안이 원거리를 볼 때
④ 근시안이 교정된 근시 안경을 끼고 원거리를 볼 때
⑤ 정답이 없다

22 검사 거리 40cm에서 (-)렌즈 부가법으로 최대 조절력을 측정하였을 때 원용 안경 처방의 S값으로부터 부가된 크기는 4.00D 였다. 최대 조절력은?

① 6.00D ② 6.50D ③ 7.00D ④ 7.50D ⑤ 8.00D

23 가장 안정적인 단안 최대 조절력 검사법은?

① 푸쉬업법
② 마이너스 렌즈 부가법
③ M.E.M법
④ Nott법
⑤ Bell법

정답

18. ⑤ 19. ④ 20. ④ 21. ④ 22. ② 23. ②

24 크로스 실린더 법에 의한 가입도 검사에서 구면 검사 렌즈가 S+2.00D 일때 십자시표의 수직, 수평선의 선명도가 같았다. 이론적 잠정 가입도는?
단, 원용완전교정 처방은 O.U.: S+0.50D 이다.

① 1.00D ② 1.50D ③ 2.00D ④ 2.50D ⑤ 3.00D

25 동공간 거리가 70mm, 원거리 사위량이 5△B.I, 근거리(40cm) 사위량이 5△B.O.일때 heterophoria 법에 의한 AC/A비는?

① 5(△/D) ② 7(△/D) ③ 9(△/D) ④ 11(△/D) ⑤ 13(△/D)

26 조절성 폭주비 검사에 대한 설명으로 옳은 것은?

① 1m 를 주시할 때 폭주량과 조절량을 측정하여 비교한 값이다.
② 1D 조절에 따른 조절성 폭주량이다.
③ 1미터각(MA) 마다의 작용하는 조절성 폭주량이다.
④ 1cm씩 주시 거리를 감소시킬 때마다 작용하는 조절성 폭주량이다.
⑤ 우안과 좌안에서 측정한 조절성 폭주의 차이이다.

27 폭주 근점을 측정하는데 눈 앞 5cm 에서 오른쪽 눈이 외전되었다. 이에 대한 설명으로 옳은 것은?

① 폭주 근점이 짧은 것은 폭주 부족이기 때문이다.
② 오른쪽 눈 외사시를 의심할 수 있어 추가 검사를 실시해야 한다.
③ 오른쪽 눈이 외전되면 생리적 억제가 발생하였기 때문이다.
④ 단안으로 측정하면 양안보다 폭주 근점이 짧게 측정된다.
⑤ 오른쪽 눈이 시기능이 약한 비우세안이다.

28 AC/A 비에 대한 설명으로 맞지 <u>않는</u> 것은?

① 단위는 △/D이다.
② 시표를 표준 거리보다 멀게하면 조절 자극이 저하된다.
③ 조절 자극의 변화에 대해 어느 정도 양안시 상태가 변화하는가를 알아보기 위함이다.
④ 조절 자극이 변화는 마이너스 구면 굴절력을 가하면 조절 자극이 증가되어 BO이 강화된다.
⑤ 계산 방법은 두 종류인데 heterophoria(calculated)법은 “PD(cm)×(근거리 사위량 - 원거리 사위량) / 조절자극 변화량” 이다.

29 폭주 과다의 타각 증상에 대한 설명으로 <u>틀린</u> 것은?

① 조절성 폭주비(AC/A ratio)가 크다
② 근거리에서 음성 융합성 폭주 범위가 작게 측정된다.
③ 근거리 양안 조절 효율 검사할 때 (-)렌즈 반응 시간이 길어진다.
④ 양성 상대 조절(P. R .A)의 범위가 작게 측정된다.
⑤ 조절 래그량이 적다.

정답
24. ② 25. ④ 26. ② 27. ③ 28. ⑤ 29. ⑤

30 일반적으로 사위 검사할 때 안위는?

① 융합 제거 안위 ② 제1양안시 안위 ③ 해부학적 안정안위
④ 조절성 폭주후 안위 ⑤ 근방 양안시 안위

31 편광법에 의한 시표가 제 2(네 개)의 시계침이 이루는 각이 서로 직각이고 수평선은 2시와 8시 방향에, 수직선은 5시와 11시 방향에 있다면 그 형태는?

① 외사위 + 우안 하사위 ② 내사위 + 우안상 사위 ③ 외사위 + 우안상 사위
④ 본태적 회선 사위 ⑤ 광학적 회선 사위

32 양안 각각에 2△ B. I. 의 프리즘을 착용시켰다. **틀린** 것은?

① 착용 전에 비해 양안은 개산된다.
② 눈으로 들어가는 빛은 코 방향으로 약 0.02rad 만큼 꺽인다.
③ 사위를 교정해주는 프리즘이라면 이 눈은 외사위이다.
④ 정위에게 착용시킨 것이면 착용한 상태는 내사위 상태이다.
⑤ (-)렌즈와 연관이 있다.

33 가장 완전하게 융합 제거 안위로 만들 수 있는 방법은?

① 매독스 로드법(maddox rod) ② 폰그래페법(Von Graefe Test)
③ 가림 검사법(cover test) ④ 그래디언트법(gradient method)
⑤ 편광법(pola test)

34 사위에 대한 설명이 바르지 **못한** 것은?

① 사위는 양안시 기능이 가능하나, 융합이 되지 않으면 안위 이상이 발생된다.
② 내사위는 동측성 복시를 가지며, 이때 눈은 폭주된 상태이다.
③ 차폐 검사에서 차폐된 눈에서 안구가 외측방이면 외사위이다.
④ 마독스간 검사에서 사위 검사가 가능하나 차폐-비차폐 검사에서는 어렵다.
⑤ 좌안의 하직근 이상에 의한 상사위는 좌안의 B. D.으로 처방이 가능하다.

35 다음 그림의 시표와 연관이 **없는** 것은?

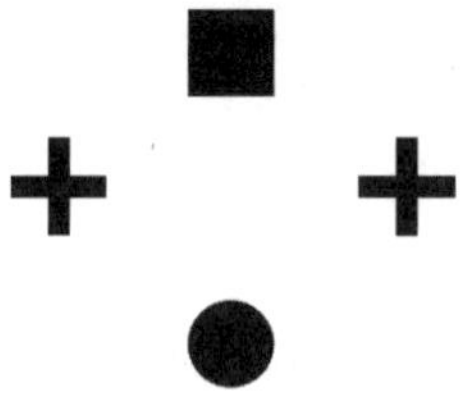

① RL, GL 보조 렌즈 ② 사위 검사
③ 입체시 검사 ④ 억제 검사
⑤ 우위안 검사

정답: 30. ① 31. ④ 32. ⑤ 33. ③ 34. ④ 35. ③

36 사시각을 결정하는 마독스간 검사는?

① 환자가 비협조적일 때 사용하는 자각적 검사
② 환자가 협조적일 때 사용하는 타각적 검사
③ 환자가 협조적일 때 사용하는 자각적 검사
④ 환자가 비협조적일 때 사용하는 타각적 검사
⑤ 한쪽 눈은 가린 상태에서 검사

37 가림 검사에서 오른쪽 눈을 가렸을 때 왼쪽 눈이 코쪽으로 이동하고, 왼쪽 눈을 가렸을 때에는 오른쪽 눈의 움직임은 없었다. 가림-벗김 검사에서는 두 눈에서의 움직임이 없었고, 교대 가림 검사에서 양안이 모두 코쪽으로 움직였다. 안위 이상은?

① 좌안 내사시 ② 우안 외사시 ③ 교대 내사시
④ 교대 외사시 ⑤ 좌안 외사시

38 포롭터의 오른쪽 눈 앞에 장착된 로타리 프리즘을 아래 그림과 같이 조작했을 때 눈에 미치는 프리즘 영향은? 단, 왼쪽 눈에는 프리즘 처방을 하지 않았다.

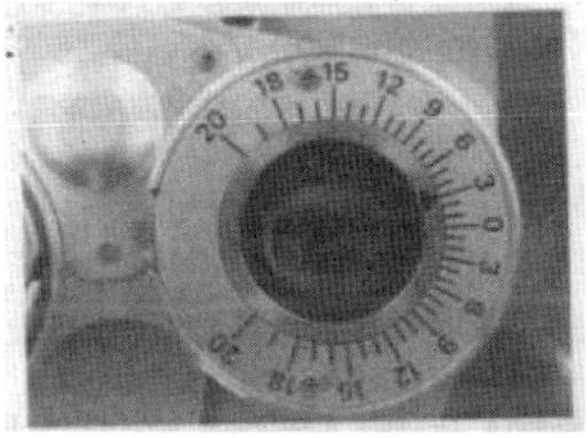

① 3△, B.I ② 3△, B.O ③ 3△, B.U ④ 3△, B.D

39 다음 융합에 대한 설명으로 옳은 것은?

① 양안 동시시가 가능해야 융합이 일어날 수 있다.
② 감각성 융합이 작용하여 양안 단일 선명시를 획득하기 위해서는 대응점 결상이 이루어져야 한다.
③ 비대응점 결상이 되면 감각성 융합이 작용하게 되고 운동성 융합에 의해 양안 단일시가 이루어진다.
④ 파눔의 융합 감각권에 주시 물체의 상이 위치할 때만 운동성 융합에 의해 양안단일시가 이루어진다.
⑤ 망막에 결상되는 주시 물체의 모든 상은 감각 기관인 눈의 고유 능력에 의해 양안 단일시가 이루어진다.

40 다음 융합 발달을 저해할 수 있는 것은?

① 정시화 현상 ② 생리적 안진 ③ 부등상시
④ 기계 근시 ⑤ 우세안의 저교정

정답
36. ③ 37. ④ 38. ③ 39. ① 40. ③

41 중심와 융합 자극점이 있는 편광 십자시표로 측정한 사위 교정 프리즘이 5.0△B.O이고 일반 편광 십자시표로 측정한 교정값이 4.0△ B.O. 이었다. 이때 주시시차(fixation disparity)의 교정 값은?

① 1.0△ B.O. ② 0△ ③ 1.0△ B.I. ④ 0.5△ B.O. ⑤ 0.5△ B.I.

42 정시로 교정한 후 근거리에 있는 세로열 시표를 양안으로 주시하게 하고 양안에 동시에 B.I 프리즘 굴절력을 순차적으로 높여가고 있다. 무슨 검사를 하고 있는가?

① 개산 여력 ② 양성 상대 조절력 ③ 폭주 여력
④ 조절성 폭주비 ⑤ 수직 융합력

43 편광 시표를 이용한 입체시 검사에서 근치감을 느끼지 <u>**못하였다.**</u> 원인은?

① 내사위의 미교정 ② 외사위의 미교정 ③ 상사위의 미교정
④ 근시의 과교정 ⑤ 원시의 과교정

44 다음 설명과 관계있는 것은?

양안시가 가능한 사시에서 복시를 피하기 위해 사시 안에서 중심와 이외의 부위가 중심와와 같은 시방향을 가지게 되며 만약 조화적인 이상 망막대응을 사시 수술로 교정할 때에 나타나는 증상이다.

① 억제 ② 중심외주시 ③ 복시 ④ 역설 복시 ⑤ 생리적 복시

45 주시 물점과 양 눈의 절점으로 이루어진 삼각형의 외접원을 무엇이라 하는가?

① Panum의 융합 감각권 ② 착란원 ③ 근축 영역
④ 심시력 ⑤ 포롭터원

46 바골리니 렌즈 검사(Bagolini Striated Lens Test)에 관한 설명으로 <u>**틀린**</u> 것은?

① 시표는 광원 또는 점광원이다.
② 근거리, 원거리 모두에서 검사할 수 있다.
③ 판정은 광원의 수와 위치, 선조의 수 등을 답하게 한다.
④ 양안에 바골리니 렌즈를 수평으로 장착시킨 후 검사를 행한다.
⑤ 렌즈의 구조적 특성은 도수가 없는 평면에 가는 줄(선)을 넣었으므로, 시력에 전혀 영향을 주지 않는다.

47 주시점 주위를 끊임없이 이동하는 생리적 안진을 가능하게 하는 것은?

① 양안시차 ② 협동안 운동 ③ 포롭터 원
④ 양안망막대응점 ⑤ 파놈역

정답
40. ③ 41. ① 42. ⑤ 43. ① 44. ④ 45. ⑤ 46. ④ 47. ⑤

48 양안 조절 효율성 검사(accommodative Facility) 결과는 8 cpm 이고, 단안 조절 효율성 검사는 2 cpm이었다. 단안에서는 (+) 렌즈에서 반응 속도가 느렸다. 이 결과로 예측할 수 있는 양안시 이상은?

① 조절 과다 ② 조절 부족 ③ 폭주 과다 ④ 폭주 부족 ⑤ 개산 부족

49 양안시 이상 분석 중 그래프 분석 방법에 필요하지 않는 검사는?

① 원거리와 근거리의 사위량 ② 단안 최대 조절력 ③ 조절 효율 검사
④ 상대 폭주 ⑤ 상대 조절

50 다음은 융합력에 대한 설명이다. 내용이 틀린 것은?

① 사위 검사를 먼저하고 융합력 검사를 실시한다.
② 수직 방향의 융합력 저하가 안정 피로를 많이 느낀다.
③ 수직 방향 검사 후 수평 방향 검사를 실시한다.
④ 수평 방향 검사에서 B.O. 검사를 먼저 실시한다.
⑤ 수평 방향 원거리 개산 검사(BI)는 흐린점 없이 바로 분리점이 나타난다.

51 적색 매독스 로드를 오른쪽 눈앞에 장착하고 수평 사위와 수직 사위를 측정하였다. 수평사위를 측정할 때 선광원이 왼쪽에 위치하였고 수직 사위를 측정할 때는 점광원보다 위에 위치하였다. 어떤 사위인가?

① 외사위와 우안 상사위 ② 내사위와 우안 상사위 ③ 외사위와 좌안 상사위
④ 내사위와 좌안 상사위 ⑤ 외사시와 좌안 상사시

52 다음 중 1분(′) 시각이 되는 것은?

① 5 m 거리에서 7.5 mm 간격
② 5 m 거리에서 1.5 mm 간격
③ 5 m 거리에서 5 mm 간격
④ 5 m 거리에서 1.0 cm 간격
⑤ 5 m 거리에서 7.5 cm 간격

53 정상 시야에 대한 설명 중 틀린 것은?

① 정상 시야는 시표의 색체 변화와 관련이 있다.
② 시야 주변부의 아이숍터는 외측 한계가 가장 넓고 상내측이 가장 좁다
③ 시야 중심부의 아이솝터는 거의 원형이다.
④ 망막에서 시신경 유두에는 간체 세포가 분포하여 물체의 상은 감지할 수 있다.
⑤ 주변시는 물체의 움직임에 예민하며 어떤 움직이는 물체가 나타나면 그것을 느끼게 한다.

정답 48. ① 49. ③ 50. ④ 51. ③ 52. ② 53. ④

54 완전 교정된 원용 안경을 착용하고 근거리 물체를 보았다. **잘못된** 항은?

① 근시 안경 착용자의 눈의 조절은 나안으로 볼 때 보다 많아진다.
② 원시 안경 착용자의 눈의 조절은 나안으로 볼 때 보다 적어진다.
③ 근시 안경 착용자의 양안 폭주는 나안으로 볼 때 보다 적어진다.
④ 원시 안경 착용자의 양안 폭주는 나안으로 볼 때 보다 많아진다.
⑤ 근시 안경 착용자의 눈의 조절은 정시보다 많아진다.

55 교정 방법에 따른 조절과 폭주에 대한 설명 중 **틀린** 것은?

① 근시안은 안경보다 콘택트렌즈에서 더 조절을 해야 한다.
② 근시안이 근거리 물체를 볼 때 기저 내방 프리즘이 유발된다.
③ 원시안은 콘택트렌즈에서 적은양의 폭주로 단일시 할 수 있다.
④ 근시안은 안경에서 적은 양의 폭주로 물체를 융합할 수 있다.
⑤ 원시안은 안경에서 적은 양의 조절이 필요하다.

56 −3.00D의 근시인 사람이 조절력이 10.00D 일때 원점과 근점은?

① 원점: 눈 앞 33 cm, 근점: 눈 뒤 7.7 cm
② 원점: 눈 앞 33 cm, 근점: 눈 앞 7.7 cm
③ 원점: 눈 앞 33 cm, 근점: 눈 뒤 7.7 cm
④ 원점: 눈 앞 7.7 cm, 근점: 눈 뒤 33 cm
⑤ 원점: 눈 앞 7.7 cm, 근점: 눈 뒤 33 cm

57 실성 상대 폭주와 실성 상대 조절을 측정하기 위해 사용되는 것으로 바르게 된 것은?

① B.I. 프리즘, (-)렌즈　② B.O. 프리즘, (+)렌즈　③ B.O. 프리즘, (-)렌즈
④ B.I. 프리즘, (+)렌즈　⑤ B.D. 프리즘, (-)렌즈

〈R형 문항방식〉

※ 아래 각 문항 (58 ~ 62)의 설명에 대하여 가장 적절한 관계가 있는 것을 제시하는 숫자 만큼 아래 답가지 (① ~ ⑨) 중에서 고르시오.

〈답가지〉

① (+) 렌즈 부가법	② 마이너스 렌즈 부가법	③ push-up 검사
④ 동적 검영법	⑤ 적록 검사법	⑥ 플리퍼 렌즈 검사
⑦ push-away 검사법	⑧ 크로스 실린더 법	⑨ 음성 상대 조절

정답　54. ⑤　55. ⑤　56. ②　57. ③

58 다음 중 노안 가입도 검사 방법인 것은? (네 가지)

【답: 】

59 다음 중 조절력 검사 방법인 것은? (세 가지)

【답: 】

60 다음 중 조절 래그 검사 방법인 것은? (두 가지)

【답: 】

61 양안시 평가를 위한 심층 검사인 것은? (한 가지)

【답: 】

62 양안시 유무 및 균형 검사를 할 수 있는 것은? (한 가지)

【답: 】

※ 문제(63)의 설명에 대하여 가장 적절한 관계가 있는 것을 제시하는 숫자 만큼 아래 답가지 (① ~ ⑨) 중에서 고르시오.

〈답가지〉

① 양안의 안구운동이 정지된다.	② 양안의 폭주 현상이 일어난다.
③ 자각적으로 복시가 일어난다.	④ 양안이 단일시가 된다.
⑤ 융합이 일어난다.	⑥ 동공이 산동 한다.

63 폭주 근점에서 나타나는 현상은 어느 것인가? (세 가지)

【답: 】

※ 문제(64와 65)의 설명에 대하여 가장 적절한 관계가 있는 것을 제시하는 숫자 만큼 아래 답가지 (① ~ ④) 중에서 고르시오.

〈답가지〉

① 교대 가림법	② 편광법	③ 프리즘 분리법
④ 마독스 로드 사용법		

정답

58. ①, ④, ⑤, ⑧ 59. ②, ③, ⑦ 60. ④, ⑧ 61. ⑨ 62. ⑤ 63. ①, ③, ⑥

64 사위 측정법 중 일부 융합 제거 사위 측정법은? (한 가지)

【답: 】

65 사위 측정법 중 융합 제거 사위 측정법은? (세 가지)

【답: 】

※ 각 문항 (66~81) 의 설명에 대하여 가장 적절한 관계가 있는 것을 제시하는 숫자 만큼 아래 답가지 (①~⑱) 중에서 고르시오.

〈답가지〉

① 편광렌즈 검사	② titmus 검사	③ 빨강 휠터 검사
④ 이중 마독스 로드 검사	⑤ TNO 검사	⑥ 폰그라페 검사
⑦ 4△ base out test	⑧ 바골리니 렌즈 검사	⑨ 편광 입체시표 검사
⑩ 차폐 검사	⑪ Worth 4-dots test	⑫ MTS 검사
⑬ Lang stereo test	⑭ 편광 쌍디근자("ㄷ") 검사	⑮ 마독스 로드 검사
⑯ 그래디언트법 검사	⑰ 주시 시차 검사	⑱ Schober 검사

66 다음 중 조절성 폭주비(AC/A) 검사 방법은? (한 가지)

【답: 】

67 다음 중 입체시 검사 방법은? (다섯 가지)

【답: 】

68 다음 중 적녹 안경을 착용하고 검사하는 방법은? (네 가지)

【답: 】

69 헤링의 법칙과 관련이 있는 검사 방법은? (한 가지)

【답: 】

70 회절 격자와 관련이 있는 입체시 검사는? (한 가지)

【답: 】

71 회선 편위도를 정량적으로 측정할 수 있는 검사는? (한 가지)

【답: 】

정답 64. ② 65. ①, ③, ④ 66. ⑯ 67. ②, ⑤, ⑨, ⑫, ⑬ 68. ⑤, ⑪, ⑫, ⑱ 69. ⑫
70. ⑬ 71. ④

72 다음 중 역설복시와 관련이 있는 검사 방법은? (한 가지)

【답: 】

73 다음 중 근치감, 원치감과 관련이 있는 검사 방법은? (한 가지)

【답: 】

74 입체시 검사 중 편광 안경을 장용하는 검사 방법은? (두 가지)

【답: 】

75 사위 검사 중 프리즘을 분리시켜(6△ B.U., 10△ B.I.) 행하는 검사방법은? (한 가지)

【답: 】

76 적녹 필터를 장용하고 원거리에서만 검사할 수 있는 사위 측정법은? (한 가지)

【답: 】

77 두 눈이 자연스럽게 보이고 분리되지 **않는** 상태에서 검사하면서 평면 렌즈로 검사하는 사위 측정법은 ? (한 가지)

【답: 】

78 입체시 검사 중 적녹 안경을 착용하는 검사 방법은? (두 가지)

【답: 】

79 사위 검사 중 " + " 시표로 검사하는 방법은? (한 가지)

【답: 】

80 사위 검사도 가능하며 동시에 부등상시도 검사할 수 있는 방법은? (한 가지)

【답: 】

81 아주 경미하게 시축이 어긋나 있는 상태를 검사할 수 있는 방법은? (한 가지)

【답: 】

정답 72. ③ 73. ⑨ 74. ②, ⑨ 75. ⑥ 76. ⑱ 77. ⑧ 78. ⑤, ⑫ 79. ① 80. ⑭ 81. ⑰

※ 아래 각 문제 (82 ~ 86)의 설명에 대하여 가장 적절한 관계가 있는 것을 아래 답가지 (① ~ ⑧) 중에서 하나씩 고르시오.

〈답가지〉

① 양안 크로스 실린더 렌즈(F.C.C)	② 음성(허성) 상대 조절(NRA)
③ 양성(실성) 상대 조절(PRA)	④ 폭주근점 검사(NPC)
⑤ 헤테로포리아(Heterophoria)법	⑥ 양성(실성) 상대 폭주(PRC)
⑦ 음성(허성) 상대 폭주(NRC)	⑧ 그래디언트(Gradient)법

82 피검자에게 물어서 시표가 두 개로 보이는 지점에 시표를 멈추고 양안 중앙점에서 멈춘 지점까지의 거리를 측정하는 검사는?

【답: 】

83 근거리 사위에서만 검사하는 조절성 폭주비(AC/A)는?

【답: 】

84 글자가 "최초 지속 흐림" 이 발생할 때 까지 (+)굴절력을 부가하는 검사 방법은?

【답: 】

85 수평선과 수직선이 동일하게 보인다고 할 때까지 굴절력을 부가하는 방법은?

【답: 】

86 양안에 프리즘 B.O.을 부가해서 흐린점/ 분리점/ 회복점을 찾는 검사방법은?

【답: 】

정답

82. ④ 83. ⑧ 84. ② 85. ① 86. ⑥

제 10 장

❖ 콘택트렌즈 광학

제 10장 콘택트렌즈 광학

1 콘택트렌즈의 역사

1) 세계사

(1) 1508년 - 레오나르도 다빈치(Leonardo da Vinci) : 콘택트렌즈의 기원
(2) 1930년대 초까지 콘택트렌즈의 재질 : 유리
(3) 1947년 - 전체 플라스틱(PMMA)렌즈 처음 제조
(4) 1950년대 후반 - HEMA(친수성소프트렌즈) 재질 개발
(5) 1971년 - 미국 FDA에서 처음 소프트콘택트렌즈 승인
(6) 1978년 - 미국 FDA에서 CAB 렌즈 승인

2) 국내사

(1) 1957년 - 공병우 : 미국에서 콘택트렌즈 기술 도입
(2) 1959년 - 김응수 : 최초의 하드렌즈 제조

2 각막의 해부와 생리

1) 각막의 생리

(1) 구조적 특이성

① 매끈한 표면
② 무혈관
③ 상피세포의 규칙적인 배열
④ 규칙적이고 확실하게 배열된 실질의 교원 섬유

(2) 생리적인 특이성

① 함수율이 78% 정도로 일정
② 투명함

(3) 각막 투명도에 관한 이론

① 격자 이론(the lattice theory) : Maurice의 격자(lattice)설
 · 각막 실질의 교원 섬유가 격자처럼 규칙적으로 배열
 · 섬유 사이의 공간이 빛의 파장보다 좁기 때문에 각막이 정상적인 투명도 유지
② 삼투압 이론(corgan and kinsey osmotic theory)
 · 유루에 의하여 누액의 오스몰 농도가 정상값보다 낮아지면 각막으로 수분이 유입되어 각막부종 유발 (콘택트렌즈 착용자에게서 적응기간에 나타날 수 있어 고려해야 함)
③ 펌프 이론(pump theory)
 · 내피 세포의 신진대사 펌프의 작용에 의해 물과 전해질 이온은 각막 실질 층에서 밖으로 배출

(4) 탈수에 의한 각막 투명도의 설명

① 각막 내피와 각막 상피의 해부학적인 완전성
 - 각막 내피 손상시 각막 탈수 기능에 중대한 영향
② 전해질 이온과 삼투압 평형
 - 각막 상피세포와 내피세포의 펌프작용
③ 각막의 대사 과정
 - 에너지는 상피가 재생되거나 각막이 탈수 상태를 유지하는데 필요
 - 에너지 생성에 필요한 주원료
  · 포도당(glucose)과 글리코겐
 - 포도당의 공급경로
  · 대부분 방수
  · 각막 윤부(simple diffusion), 눈물막
 - 각막 상피에 많은 글리코겐 저장
  · 해당계(glycolysis)와 TCA회로 : 해당 작용은 산소가 필요없는 혐기성 반응,
   TCA회로는 산소가 필요한 호기성 반응
  · 글리코겐의 합성 경로(glycogen cycle) : 각막 상피에 저장된 에너지원
④ 누액내의 수분의 증발량
 - 누액내의 수분이 증발되면 누액의 농도가 높아짐
⑤ 안압(intraocular pressure)
 - 안압 50 mmHg나 그 이상인 경우 각막 부종

· 각막의 영양공급 : 방수, 누액 각막윤부의 혈관
· 각막의 산소공급 : 대기, 누액, 각막윤부의 혈관
· 대사과정 : 각막은 눈물, 방수, 혈관망을 통해 얻어진 포도당을 분해하여 얻은 에너지를 재생과 각막의 투명도, 탈수 상태 유지하는 데 사용
· 각막 : 통각, 냉각, 촉각, 온각

(5) 각막 곡률계(keratometer, ophthalmometer)

① 각막 전면의 곡률측정
② 콘택트렌즈의 베이스커브(제2면의 만곡)를 측정하는데 있어서 없어서는 안 될 필수품
③ 각막 곡률 측정은 Placido disc로도 측정 가능하며, 최근 각막 지형도 검사(corneal topography)를 이용하여 더 다양한 검사가 가능

(6) 각막 지형도

① 각막 지형도를 사용하여 각막을 측정하게 되면 각막 지형도를 얻게 되며, 이를 통해 가마의 굴절상태 및 명평한 정도를 3D그래프를 통해 쉽게 일 수 있음
② 원추각막의 진단, 원추의 위치와 크기, 콘택트렌즈의 휫팅에 관한 정보 획득이 용이

(7) 전체 지름과 광학부 지름 측정

① 마이크로미터가 부착 된 루페
② V 채널 게이지

(8) 콘택트렌즈의 BC 측정

① 케라토미터
② 광학 스페로미터(optical spherometer) : 레디우스코프(radiuscope) 또는 콘택트렌즈 게이지

(9) 중심 두께 측정

① 다이얼 게이지

3 누액의 해부와 생리

1) 누액의 성분

- 혈장의 성분과 유사하나 혈장 보다 수분이 많고 단백질(알부민, 글로불린)의 양은 적음

- 누액은 표면장력이 낮기 때문에 각막 상피에 골고루 퍼질 수 있어 촉촉한 상태유지

2) 누액층

	분비위치	기능
지방층	마이봄샘	누액 증발 방지
		광학적으로 균일한 표면 유지
		윤활 작용
수성층	주눈물샘, 덧눈물샘	공기 중의 산소용해
		항균 단백질 분포(lysozyme) : 각막을 세균으로부터 보호
점액층	결막의 배상 세포	미세융모 사이에 점액 성분이 침투되어 상피 표면을 친수성으로 변화시켜 누액이 쉽게 퍼지도록 함

3) 눈물 평가

① 쉬르머검사: 와트만 No. 41, 5분 이내에 10 ~ 15 mm 이상 젖으면 정상

② 페놀 붉은 실 검사(Phenol red thread test) : 페놀레드는 pH에 민감하고 눈물에 젖었을 때 노란색에서 빨간색으로 변함

③ tear prism(tear meniscus)
- 세극등을 이용하여 하안검연에 고여 있는 눈물띠의 연속성 및 높이를 관찰

④ 눈물 파괴 시간검사(TBUT) : 평균 15 ~ 20초
- 플루레신으로 눈물을 염색시킨 후 코발트 블루 빛 아래에서 관찰하여 측정
- blue filter로 관찰하여 마지막으로 눈을 깜빡인 후 눈물막에 최초로 검은점이 나타나는 시간을 측정(노란색 필터를 끼우면 관찰이 보다 용이)

⑤ 비침입성 눈물 파괴 시간(non-invasive break-up time ; NIBUT)
- 눈물막을 침범하지 않고 눈물 파괴 시간을 측정하는 방법
- 마이어가 동심원인 케라토미터를 사용하여 마이어가 왜곡되는 시간을 측정
- 정상 범위 : 30 ~ 40초
- 10초 미만이면 건성안 의심

⑥ Rose Bengal
- 죽거나 변성된 상피 세포를 붉은색으로 염색
- slit lamp의 백색광으로 관찰 - 건성 각결막염 진단에 유용

4) 눈깜박임의 기능

① 이물질 침입으로부터 눈을 보호
② 누액의 펌핑 작용
③ 노폐물 배출
④ 약 12회 / 1분(4 ~ 5초마다 1회)
⑤ 3시 ~ 9시 염색 : 불완전한 순목으로 인하여 누액의 펌프 작용이 촉진되지 않아서 건조반(dry spot)이 생긴 결과

4 콘택트렌즈의 구조와 명칭

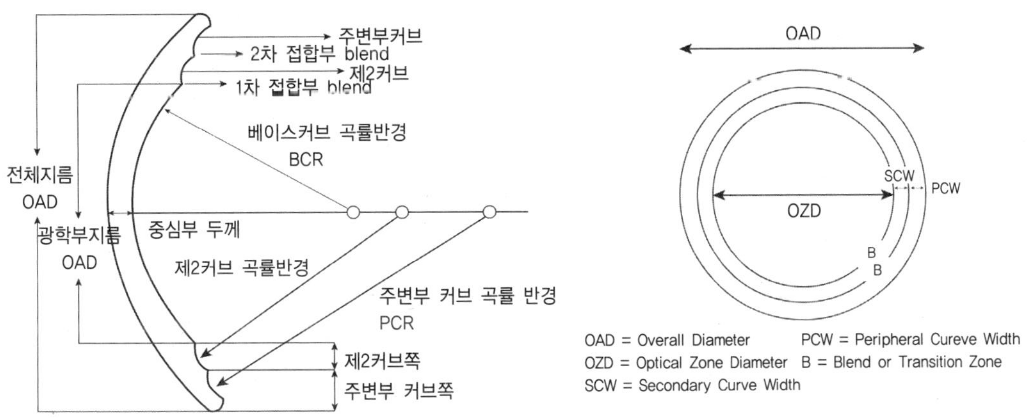

<삼중 커브 렌즈>

1) 후면 커브 posterior curve

(1) 기본 커브 Base curve : 콘택트렌즈 후면의 광학부optical zone에 해당하는 곡선

① 구면
ⓐ BCR(base curve radius) : BCR 0.1 mm 변화시 굴절력은 0.50 D 변화

② 비구면
ⓐ PAR(posterior apical radius, 후부극 곡률 반경)
ⓑ 편심률(eccentricity or e-value) : 주변부로 갈수록 편평해지는 정도

구(sphere)	e = 0 ,	타원(ellipse)	e < 1
포물선(parabola)	e = 1 ,	쌍곡선(hyperbola)	e > 1

(2) 주변부 커브 peripheral curve(posterior bevel)

① 렌즈의 가장 바깥 커브
② 렌즈후면의 가장자리 근처에서 휘어져 올라가면서 전면 쪽으로 기울어지는 부분
③ 누액 교환과 관련된 주된 작용으로 누액이 흐를 수 있는 통로 렌즈의 록킹(Rocking) 작용, 누액이 저장되도록 하는 작용
※ 단일 커브는 각막의 생리와 무관한 커브이며 함수율이 높은 재질에 적합

2) 전면 커브 anterior curve

(1) power curve : 콘택트렌즈 전면의 광학부에 형성된 곡선

(2) front curve(front bevel) : 콘택트렌즈 전면 광학부에서 바깥쪽 부분 곡면

3) 콘택트렌즈 지름 diameter

(1) 전체 지름(overall diameter ; OAD)

- OAD = OZD + 2 × PCW
- 가시홍채 지름(visible iris diameter ; VID)을 측정 : 수평 방향의 지름 측정

(2) 광학부 지름(optical zone diameter ; OZD)

- base curve에 해당하는 부위
- 동공이 크거나 각막 곡률이 편평하면 광학부 지름 크게

4) 접합부 junction, blend

- 접합부 : 렌즈 커브와 커브 사이가 경계를 이루는 부분
- 브렌드 : 접합부(이행부)를 매끄럽게 처리한 것

5) 가장자리 edge : 눈물 교환에 가장 중요한 역할

- 콘택트렌즈의 가장자리 부에서 전면과 후면이 접하는 부분
- 렌즈 바깥에 있는 눈물이 렌즈 밑으로 쉽게 들어가 눈물의 교환이 원활해지도록 베벨 bevel 부착

(1) edge apex

- 위치 : 전면으로부터 ⅔ 또는 후면으로부터 ⅓ 떨어진 곳에 위치

- 정점이 이보다 더 전면쪽으로 이동된 상태라면 순목시마다 edge가 안검에 닿아서 불쾌감을 줌

(2) edge lift

- 렌즈를 착용했을 때 렌즈의 가장자리는 각막 위에 약간 떠있는 상태, 이 사이를 가장자리 들림(edge lift)이라고 함

  ① edge lift 가 큰 경우 : PCR flat 또는 PCW 이 넓음

  〈장점〉 ⓐ 눈물 순환이 잘 됨
  ⓑ 노폐물 배출이 용이

  〈단점〉 ⓐ 렌즈 중심이탈(decentration) : 상방 이탈 - 가장자리 들림
  ⓑ 이물감이나 각막 탈수(corneal desiccation)가 증가
  ⓒ 3시 9시 탈수(3 and 9 o'clock desiccation of cornea)
  ⓓ 과다한 렌즈 움직임

  ② edge lift가 낮은 경우 : PCR steep 또는 PCW 이 좁음

  〈장점〉 ⓐ 이물감이 적음
  ⓑ 중심에 잘 위치

  〈단점〉 ⓐ 렌즈 움직임이 적음-눈물교환 불충분 함
  ⓑ 렌즈 제거하기 어려움
  ⓒ 노폐물 축적
  ⓓ 각막염 생길 확률 높음
  ⓔ 렌즈 고착

6) lenticular curve : 전면 광학부 바깥쪽 부분의 곡면

(1) 플러스 렌즈 모양 디자인(plus lenticular design, hyperflange)

① -5.00 D 이상의 CL에서 두꺼운 가장자리 부뷰을 플러스렌즈 처럼 얇게 만드는 것
② 렌즈가 위로 올라가는 것을 방지
③ 상안검 밑으로 렌즈의 움직임을 좋게 하여 착용감 증가
④ 렌즈의 부피 줄어 듬

(2) 마이너스 렌즈 모양 디자인(minus lenticular design, myoflange)

① 원시용 렌즈와 -1.50 D 이하의 콘택트렌즈에서 얇은 가장자리를 마치 마이너스 렌즈 처럼 두껍게 만드는 것
② 렌즈가 아래로 처지는 것을 방지하고 중심 잡기에 좋음

7) 콘택트렌즈의 중심두께

① 굴절력, 지름, 재질 등에 의해 결정
② 산소 투과성(Dk) 높으면 중심 두께 약간 증가시킴
③ 각막 난시 많을 때 굴곡을 방지하기 위해 중심두께 두껍게 처리함
④ 중심 두께가 너무 얇으면 난시 교정 효과가 떨어지며 렌즈가 뒤틀리거나 파손되기 쉬움
⑤ 중심 두께가 너무 두꺼우면 렌즈가 아래로 처지게 되어 시력이 불안정해지고 착용감이 나쁨

8) 누액 렌즈 tear lens

- 하드 렌즈와 각막 사이에 생기는 눈물층
- 렌즈가 'K'값보다 flat 할 때 눈물층 : 마이너스(-)렌즈 효과
  'K'값보다 steep 할 때 눈물층 : 플러스(+)렌즈 효과

5 콘택트렌즈의 물리적 특성

1) 산소 투과성(= 산소 침투성) oxygen permeability ; Dk

- 렌즈 재질 자체의 물리적 성질이며 산소를 통과시킬 수 있는 능력

(1) D : 렌즈 재질 자체의 산소에 대한 확산 계수(diffusion coefficient)
(2) K : 렌즈 재질의 산소 용해 계수(solubility coefficient)
(3) 산소 투과성 : ① 렌즈 재질의 형태나 두께와 무관
② 온도가 높을수록 Dk값은 높음
③ 소프트 콘택트렌즈는 함수율의 증가에 따라 로그(log)함수에 의해 증가

※ 함수율 38% -Dk 9, 함수율 55% -Dk 18, 함수율 75% -Dk 36, 가장 높은 Dk 40

2) 산소 전달률(= 산소 투과성) oxygen transmissibility ; Dk/t

(1) 콘택트렌즈를 통해 전달되는 산소의 양을 나타내는 값
(2) 산소 투과성(Dk)을 콘택트렌즈의 중심 두께(t)로 나눈 값
[단위는 10^{-9}(cm × mℓ O_2)/(sec × mℓ × mmHg)]

$$\text{산소 전달률(Dk/t)} = \text{산소 투과성(Dk)} \times \frac{0.1\text{ mm}}{\text{콘택트렌즈의 중심두께(mm)}}$$

(3) Dk/t 를 증가 시키려면
① 함수율 증가
② 렌즈의 중심 두께를 얇게(연속 착용렌즈 시 사용)

3) 당량 산소 백분율 equivalent oxygen percentage ; EOP

(1) 각막과 콘택트렌스 사이의 눈물에 녹아 있는 산소량을 대기 중 산소의 %로 표시한 값
- 콘택트렌즈 밑의 각막 표면에 존재하는 산소량과 관계
- 콘택트렌즈를 착용하지 않은 각막이 대기 중 이용할 수 있는 산소량(EOP) : 20.9%
- 렌즈가 대기 중의 모든 산소를 다 투과시키면 EOP : 20.9%

(2) 렌즈 재질의 특성 및 렌즈의 디자인까지도 고려한 값
(3) 임상에서 중요한 의미 : 렌즈 착용 시 각막 표면에 얼마만큼의 산소가 도달하는가를 나타냄

※ 각막의 산소 공급과 산소 분압
① 눈을 뜬 상태
ⓐ 눈물, 윤부 혈관, 결막 혈관 등에서 산소를 공급 받음
ⓑ 주로 대기 중 산소가 눈물에 녹아 산소 공급을 받음
ⓒ 각막의 산소 분압이 약 155 mmHg인 대기와 접촉(EOP 20.9%)
② 눈을 감은 상태
ⓐ 상검 결막의 혈관
ⓑ 각막 표면의 산소 분압은 약 55 mmHg 정도(EOP 약 8%에 해당)

※ 7시간 수면시 약 4%의 각막 부종
- 눈을 뜨고 한 시간 정도 지나면 각막 부종 없어짐

※ 콘택트렌즈 착용 시 각막의 산소 공급
① RGP 렌즈
ⓐ 콘택트렌즈를 통해 산소가 전달
ⓑ 눈물 교환(약 10 ~ 20%)
② Soft 렌즈
ⓐ 콘택트렌즈를 통해 전달되는 산소에만 의존
ⓑ 눈물 교환(약 1%)

※ 각막에 대한 산소 공급에 영향을 주는 요인
ⓐ 콘택트렌즈의 크기
ⓑ 가장자리 디자인
ⓒ 콘택트렌즈가 움직이는 정도
ⓓ 콘택트렌즈에 침착물이 붙은 정도 등

※ 매일 착용 렌즈와 각막 부종

① 각막 부종이 없도록 하려면 각막 표면의 산소 분압이 약 75 mmHg

② 낮에 각막 부종을 방지하기 위해서는 EOP 9.9%, Dk/t 24 이상이어야 함

③ 매일 착용 시 각막의 부종이 생기지 않는 산소 투과성

ⓐ t = 0.06 mm(Dk 15)

ⓑ t = 0.12 mm(Dk 30)

ⓒ t = 0.25 mm(Dk 60)

※ 연속착용 렌즈와 각막 부종

① 밤중에 각막 팽윤 8%로 유지하려면 EOP 12.1%, Dk/t 34.3 이상이어야 함

② 밤중에 각막 팽윤 4%로 유지하려면 EOP 17.9%, Dk/t 87 이상이어야 함

※ 저산소증 (hypoxia)으로 인한 각막의 변화

① 각막에 저산소증이 지속

② 각막 상피 세포의 대사가 변화

③ 각막 실질에 락트산(lactic acid)축적

④ 이산화탄소가 축척

⑤ 각막 실질의 pH감소와 삼투압 증가

▶ 각막 변화

i 각막 실질의 부종

ii 각막 신생 혈관의 생성

iii 각막 내피 세포면적의 변화 : polymegathism

iv 상피의 두께 감소와 상피 세포의 유착이 약해짐 : 만성적, 오랫동안 지속될 경우

4) 함수율 water content

$$함수율\ (\%) = \frac{함수\ 상태의\ 렌즈무게 - 탈수\ 상태의\ 렌즈무게}{함수\ 상태의\ 렌즈무게} \times 100$$

(1) 함수율이 증가하면

① 렌즈 재질 강도 감소

② 굴절률 감소

③ 침착물 잘 생김

④ 산소 투과성과 렌즈 재질의 구멍 크기(pore size)는 증가

(2) 소프트 콘택트렌즈의 함수율(38 ~ 79%)

① 분류

ⓐ 초저함수율 20%이하
ⓑ 저함수율 20 ~ 40%이하
ⓒ 중함수율 40 ~ 60%
ⓓ 고함수율 60%이상

② 저함수 렌즈와 고함수 렌즈의 비교

	저함수	고함수
장점	수명이 길고 파손의 우려가 적음	적응 기간이 짧음
	눈에서 렌즈의 탈수가 적음	렌즈 착용 시간을 늘일 수 있음
	렌즈 관리 용액으로 야기되는 문제가 적음	재료의 부드러움 때문에 착용감이 좋음
	사용에 따른 렌즈의 변색이 적음	취급이 용이하고 가끔 착용하기에 적합
단점		수명이 짧음
	산소 투과성이 나쁨	침전물의 양 증가
	각막 부종 유발 가능성	시력이 일정하지 않고 변색이 많음
	장시간 사용에 따른 신생혈관	관리 용액에 의한 문제가 더 발생
		안구 건조 환자에게 부적합

5) 표면의 습윤성 surface wettability

① 고체의 표면에 액체를 한 방울 떨어뜨렸을 때, 액체가 표면에 퍼지는 정도
② 각막 앞에서 퍼진 눈물층의 유지를 위해서 매우 중요
③ 렌즈와 환자 눈의 생리적인 적응에 일차적인 요건으로 인식

(1) 접촉각(angle of contact), 습윤각 : 고체 표면과 액체 표면이 이루는 각

ⓐ 보통 도(°) 단위로 표시
ⓑ 습윤성을 나타내는데 사용

(2) 렌즈 표면의 특성에 따라 접촉각이 달라짐

ⓐ 친수성(hydrophilic)이 강할수록 0°
ⓑ 소수성(hydrophobic)이 강할수록 180°

▶ 접촉각 ↓ - 습윤성 ↑

▶ 접촉각 ↑ - 습윤성 ↓

- PMMA - 60°
- 실리콘 - 110°
- FSA - 10~30°

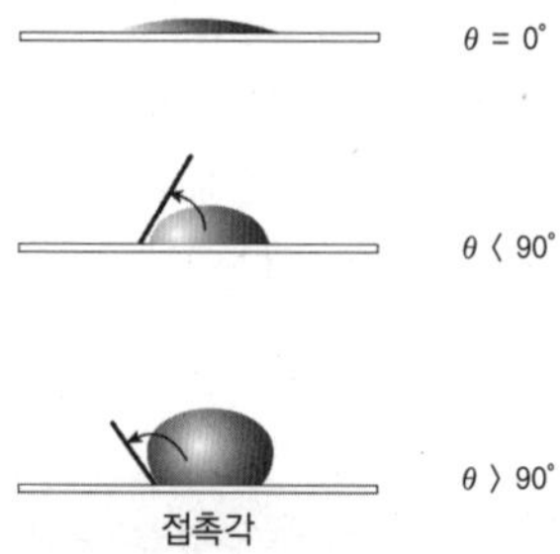

6) 렌즈의 굴곡 flexure

콘택트렌즈를 착용하고 있는 동안에만 나타나는 일시적인 현상

① RGP 렌즈의 기본 만곡이 가파른 경우

② 렌즈의 중심두께가 얇은 경우

③ 광학부 지름이 큰 경우

④ 렌즈 재질이 약한 경우

⑤ 각막 난시가 심한 경우 : 눈피로(asthenopia)증상

7) 렌즈의 뒤틀림 warpage : RGP 렌즈가 완전히 변형된 상태

8) 비중 specific gravity : 일정한 온도에서 물의 밀도에 대한 다른 물체의 상대 밀도

9) 굴절률 refractive index

- 각막 - 1.376
- 누액 - 1.336
- 방수 - 1.336
- PMMA - 1.491
- HEMA - 1.430
- RGP렌즈 - 1.47~1.49

10) 밀도 density : 부피에 대한 질량의 비

6 콘택트렌즈의 제조 방법

▶ 선반 절삭법 lathe cutting : RGP 렌즈, 소프트 콘택트렌즈
▶ 회전 주조법 spin casting : 소프트 콘택트렌즈
▶ 주형 주조법 cast molding : 소프트 콘택트렌즈

1) 회전 주조법 spin casting

(1) 원리

- 회전하는 틀(주형, mold)에 액체상태의 모노머를 주입시키고 원심력에 의해 폴리머가 가장자리로 퍼지게 하고 동시에 자외선으로 중합시키는 방법

(2) 특징

① 렌즈 전면은 구면, 후면은 비구면으로 형성
② 렌즈 크기와 형상은 3가지 변수와 3가지 정수에 의해 그 모양이 결정
- 3가지 변수 : 주형의 형상, 주형의 회전속도, 모노머의 양
- 3가지 정수 : 표면 장력, 재질의 농도, 중력
③ 틀의 회전 속도가 빠를수록 후면의 곡선이 더 가파르며, 근시 굴절력 증가

(3) 장점

① 렌즈 표면 처리가 매끈하여 이물질의 침착이 적음
② 가장자리 처리가 얇고, 부드러워 착용감 양호 : 안검이 팽팽한 사람
③ 휫팅 시 렌즈의 지름 크기만 고려하므로 피팅이 간단함
④ 가장 효율적인 렌즈 제작 방법으로 대량 생산이 가능함
⑤ 제조 단가가 비교적 저렴

(4) 단점

① 낮은 굴절력의 경우 렌즈 가장자리가 얇고 부드러워 취급 시 잘 울거나 찢어짐
② 각막 커브에 꼭 맞게 하기가 어려움
③ 비구면 처리되어 순목 시 렌즈의 움직임이 구면 처리된 렌즈 보다 적음
④ 시험 착용 렌즈가 불가능함
⑤ 근시 굴절력이 높을 경우 가장자리가 두꺼워짐

2) 선반 절삭법 lathe cutting

(1) 원리

- 주로 하드 콘택트렌즈를 제조할 때 쓰이는 방법으로, 단추 모양의 고체로 된 재료(blank)를 가공, 선반으로 절삭한 뒤 수화(hydration)시킴

(2) 특징

① 기본 만곡, 주변부 만곡에 따라 후면을 만들고 콘택트렌즈의 굴절력을 고려하여 전면을 절삭함
② 근시 굴절력에 따라 가장자리 두께가 달라짐
③ 렌즈의 내면은 구면

(3) 장점

① 일정한 기본 커브 base curve로 중심잡기 및 움직임이 양호
② 각막 곡률에 알맞는 각기 다른 커브로 굴절력을 만듬
③ 다양한 렌즈를 만들 수 있고 정교하게 가공이 가능함
④ 가장자리 처리 시 고도 근시의 경우 lenticular design 제작이 가능함

(4) 단점

① 대량 생산의 어려움
② 렌즈 표면의 광택 효과가 떨어짐

▶ **소프트렌즈 선반 절삭 제조 공정**
재료 성형(Blank) - 후면 절삭 및 연마 - 곡률 및 후면의 표면검사 - 붙이기 - <u>전면 절삭 및 연마</u>
콘택트렌즈의 굴절력 결정

- 1차 검사 - 가장자리 연마 - 세척 및 소독 - 2차 검사 - 도수 선별 및 마크표시 - 포장 및 출고

3) 주형 주조법 cast molding

(1) 원리

- 렌즈의 앞면과 뒷면의 형태를 가진 주형 속에 액체 상태의 모노머를 주입하고 열과 압력을 가하여 중화

(2) 특징

① 여러 개의 틀을 사용하여 한 번에 여러 개의 많은 렌즈 제작 가능

② 렌즈의 전면과 후면을 독립적으로 제작 가능

(3) 장점

① 렌즈의 제작이 쉽고, 생산비가 저렴
② 렌즈의 전면과 후면을 자유롭게 설계 가능
③ 균일한 품질의 렌즈를 대량 생산 가능

(4) 단점

① 다양한 디자인을 가진 콘택트렌즈를 제작하는 것은 어려움

7 콘택트렌즈의 분류

1) 콘택트렌즈의 분류

(1) 제조 manufacture

① 재료 material
② 디자인 design
③ 지름 size
④ 제조법 process

(2) 휫팅 fitting

① 목적
② 사용 방식

(3) 사용 목적에 따른 분류

① 광학적 용도
② 의학적 용도

구분	항목	분류	세부	재질
제조	재 료 material	hard	산소불투과성	PMMA
			산소투과성	CAB
				siloxanyl /methacrylate
				Silicon resin
		soft	중함수 (매일착용렌즈)	HEMA MA MMA
			고함수 (연속착용렌즈)	
			실리콘하이드로겔	
		탄성렌즈	silicon rubber	
	디자인	구면렌즈	단일커브렌즈	
			이중커브렌즈	
			삼중커브렌즈	
			다중커브렌즈	
		비구면렌즈		
		토릭렌즈	전면토릭렌즈	
			후면토릭렌즈	
			양면토릭렌즈	
		이중초점 혹은 다중초점 렌즈		
		역기하 렌즈 reverse geometry lens		
	지 름 size	corneal lens		
		semi-scleral lens		
		scleral lens		

구분	항목	분류	세부
제조	제조법	선반절삭법 lathe cutting method	
		회전주조법 spin casting method	
		주형주조법 cast moulding method	
피팅	목 적	광학적 optical	구면렌즈
			토릭렌즈
			노안렌즈
		의학적 medical	
		미용용 cosmetic	
	사용 방식	매일착용 daily wear	
		연속착용 extened wear	
		겸용착용 flexible wear	
		일회용 disposable	
사용 목적	광학적 용도	시력보정용	
		직업용	
		스포츠용	
		미용용	
	의학적 용도	각막의 부정난시 및 부동상 교정용	
		치료용	
		성형용	
		검사용	

PMMA : polymethyl methacrylate, CAB : cellulose acetate butyrate,
HEMA : 2-Hydroxyethel methacrylate
MA : methacrylic acid, MMA: methylmethacrylate

8 콘택트렌즈의 재질

1) 소프트 콘택트렌즈

- 여러 가지 단량체(monomer)를 교차 결합(cross-linking)시켜 만든 중합체(polymer)가 물을 함유하여 소프트 콘택트렌즈의 재질이 됨
- FDA의 함수율(50% 기준)에 따른 분류
  - 1군 저함수(〈50%) 비이온 중합체
  - 2군 고함수(〉50%) 비이온 중합체
  - 3군 저함수(〈50%) 이온 중합체
  - 4군 고함수(〉50%) 이온 중합체

(1) HEMA(= 2-hydroxy-ethyl methacrylate)

① 1960년경 최초로 수화된 소프트렌즈
② 소프트 렌즈에 기본적으로 쓰이는 재질 : 온도, pH, 삼투압 등에 매우 안정
③ 함수율 38% : 저함수로 만들 때

▶ 저함수

ⓐ MMA(methylmethacrylate) 첨가 : 함수율을 낮춤, 견고성 및 강도성 증가
ⓑ 스티렌 (styrene) 첨가 : 불수용성, 굴절률을 증가, 함수율 낮춤

▶ 고함수

ⓐ NVP(N-vinyl pyrrolidone) 첨가 : 습윤성, 쉽게 이용 가능, 함수율 증가
ⓑ MAA(methacrylic acid=MAA) : 단단함, 쉽게 이용 가능, 함수율 증가

(2) GMA(glycerol methacrylate)

① 렌즈 표면에 침착물이 잘 생기지 않음
② 습윤성, 함수율, 산소 투과율 양호

(3) 가교제(교차 결합제, cross-linking agent)

① Polymer chain을 유지시켜 주며, 적은 양으로도 렌즈 재질의 일반적인 성질에 많은 영향을 미침 (강도 : 강해짐, 함수율 : 낮아짐)
② 종류

ⓐ EGDMA(ethylene glycol dimethacrylate) : 가장 많이 사용
ⓑ DBV(divinyl benzene)
ⓒ TEGDM(tetraethylene glycol dimethacrylate)
ⓓ TMPTM(trimethylpropane trimethacrylate)

2) 하드 콘택트렌즈

(1) PMMA(polymethylmethacrylate)

① 각막 콘택트렌즈가 1949년 처음으로 소개되었을 때 사용된 재질
② 특성
ⓐ 광학적으로 투명(인공수정체에도 사용)
ⓑ 재질이 단단하고 잘 휘거나 깨지지 않음
ⓒ 습윤성이 떨어짐
ⓓ 침착물이 잘 생기나 쉽게 세척
ⓔ 산소투과성이 매우 낮음
ⓕ 눈물 교환에 의한 각막에 산소 공급
ⓖ 각막 부종, 각막 미란, 각막 형태의 변화 등이 잘 생김

(2) CAB(Cellulose acetate butyrate)

① FDA 공인을 받은 최초의 산소 투과성 재질
② 특성
ⓐ Dk 10 ~ 15
ⓑ 습윤성 낮음
ⓒ 재질이 불안정하고, 잘 휘고 흠집이 잘 생김
ⓓ 렌즈 두께가 두껍고 침착물도 잘 생겨 요즘은 거의 사용 안함

(3) 실리콘(silicone)

① 특성
ⓐ Dk가 매우 높음(B&L사의 Silsoft 렌즈 Dk 340)
ⓑ 재질이 소수성
ⓒ 연속 착용하는 렌즈의 재질로 사용(무수정체안)

(4) 실리콘 아크릴레이트(silicone-acrylate, siloxane-methacrylate)

① 실리콘과 산소로 실록산(siloxane)을 만들고 콘택트렌즈의 형태 유지를 위해 PMMA와 중합하여 만든 재질
② 습윤성이 좋지 않아 MA나 다른 친수성 모노머 첨가
③ 특성
ⓐ Dk 양호(Dk 10 ~ 90)
ⓑ 재질이 단단함
ⓒ 실리콘의 양이 많아질수록
i. 재질이 약해져 잘 휨

ⅱ. 흠집이나 침착 물 잘 생김
ⅲ. 물에 잘 젖지 않으므로 건조감이 심함
ⓓ 이를 극복하려면 렌즈 두께를 증가시킴(Dk/t 저하)
ⓔ 열소독시 렌즈 변형

(5) 플루오르 실리콘 아크릴레이트(fluorosilicone-acrylate ; FSA)

① 불소화된 단량체를 실리콘 아크릴레이트에 첨가하여 만듬
② 특성
ⓐ 가장 널리 쓰이는 재질
ⓑ 눈물막의 점액과 친화성 있음
ⓒ 침착물이 잘 생기지 않음
ⓓ 눈의 충혈이 적고, 건성안 환자도 비교적 잘 착용
ⓔ 산소 투과성(25 ~ 50 정도 낮은 Dk, 50이 넘으면 높은 Dk)

(6) 연성 불소 중합체(flexible fluoropolymer; FFP)

① 실리콘 없이 불소(fluorine)만 45 ~ 50% 함유
② 특성
ⓐ 산소 투과성 높음
ⓑ 습윤성이 좋음
ⓒ 오염 물질이 잘 붙지 않음
ⓓ 재질이 매우 부드러움
ⓔ 값이 비싸고 각막 난시의 교정이 잘 되지 않음
ⓕ 널리 쓰이지 않음

(7) 스티렌(styrene)

① 굴절률(n = 1.59)이 높고, 비중은 낮음
② 중심부는 RGP, 주변부는 소프트렌즈 재질로 된 소프트펌 렌즈(softperm, Saturn II)의 중심부 재질루 사용
③ 특성
ⓐ 부정 난시 사용(원추각막, 각막 외상)
ⓑ 값이 고가이고 중심부와 주변부 사이가 잘 찢어짐
ⓒ chlorohexidine을 함유한 용액 사용 시 렌즈 표면이 뿌옇게 됨
지질단백 침전물의 형성을 촉진

9 콘택트렌즈의 장점과 단점

1) 안경에 대한 콘택트렌즈의 장 · 단점

(1) 장점

① 망막에 맺히는 상 크기의 변화가 나안으로 볼 때와 거의 같음
② 안경테로 인한 불편함이 없고 안경보다 시야가 넓음
③ 안경 렌즈처럼 깨지지 않아 안전
④ 주로 광학 중심점을 통해서 보기 때문에 수차가 적음
⑤ 두 눈의 굴절 상태의 차이가 많아도 양안시가 가능함
⑥ 부정 난시는 안경보다 시력 교정이 더 잘 됨

(2) 단점

① 착용과 관리가 불편(가장 큰 단점)
② 각막과 결막에 질병을 초래할 위험이 있음
③ 안경과 병행하여 사용하여야 함

2) R.G.P 렌즈와 소프트 콘택트렌즈의 비교

	R.G.P 렌즈	소프트 콘택트렌즈
재질의 함수	수분이 거의 없다	수분을 함유한다.
재질의 강도	강해서 수명이 길다.	약해서 수명이 짧다.
산소 투과율	높다.	낮다.
지름	9.3 mm	13.0 ~ 14.5 mm
초기 착용감	나쁘다.	좋다.
적응기간	길다.	짧다.
검사시간	오래 거린다.	짧다.
각막난시교정	잘 된다.	토릭렌즈가 필요하다.
불규칙 각막난시교정	잘 된다.	잘 안된다.
소독 및 취급	쉽고 비용이 적게 든다.	복잡하고 비용이 많이 든다.
이물감	많다.	적다.
눈물의 순환	잘 된다.	잘 안된다.
침착물	덜 생긴다.	잘 생긴다.
미생물에 의한 오염	적다	많다.
각막, 결막의 합병증	적다.	많다.

3) 산소 투과성 R.G.P 렌즈와 PMMA 하드 렌즈의 비교

	R.G.P 렌즈	PMMA 렌즈
산소 투과율	높다.	매우 낮다.
착용감	좋다.	나쁘다.
착용시간	길다.	짧다
적응기간	짧다.	길다.
각막의 합병증	적다.	많다.
spectacle blur(안경 불명료)	드물다.	잘 생긴다.
지름	더 크다(8.8 ~ 9.8 mm)	작다(8.0 ~ 8.8 mm)
재질	약해서 잘 휘거나 깨지고 흠집이 잘 생긴다.	강하다.
침착물(deposit)	잘 생긴다.	덜 생기고 쉽게 제거된다.

10 콘택트렌즈 광학

1) 콘택트렌즈의 굴절력

① 두꺼운 렌즈 공식($t \neq 0$) : 렌즈 면의 곡률 반경이 매우 짧음

② 콘택트렌즈의 굴절력 표기법 : 렌즈 미터로 측정, 후정점 굴절력(back vertex power)

③ 교정 굴절력과 각막 정점간 거리의 관계 : 각막 정점에서의 굴절 이상도(±4.00 Dptr 이상에서 적용)

$$F_c = \frac{F_s}{1 - d \times F'_s}$$

2) 누액 렌즈

① 콘택트렌즈의 곡률 반경과 각막의 곡률 반경이 달라서 생기는 굴절력 효과

② 휫딩시 steep, flat 한 휫빙에 따라 저방할 굴절력에 누액렌즈 효과를 가감해야 함

i. 콘택트렌즈 BC(D) 〈 각막의 만곡도(D) : 마이너스 누액렌즈

ii. 콘택트렌즈 BC(D) = 각막의 만곡도(D) : 평면 누액렌즈

iii. 콘택트렌즈 BC(D) 〉 각막의 만곡도(D) : 플러스 누액렌즈

3) 조절과 폭주

① 근시안 : 안경을 착용했을 때보다 더 많은 양의 조절과 폭주 필요
② 원시안 : 안경을 착용했을 때보다 적은 양의 조절과 폭주 필요

4) 배율 효과

(1) 망막상의 크기 변화요인

① 정점간 거리
② 렌즈면의 곡률 반경
③ 렌즈의 중심 두께
④ 렌즈의 굴절력

(2) 자기 배율 spectacle magnification(SM)

① 교정된 비정시안의 망막상의 크기와 교정되지 않은 상태에서 망막상의 크기의 비(%)

$$SM = \frac{1}{1 - a \times F}$$

a : 교정렌즈에서 입사동까지의 거리(콘택트렌즈 : a = 3 mm, 안경 : a = 15 mm)

② 안경과 CL 교정 방법에서의 망막상의 크기 비교

$$\triangle SM = 1 - d \times F_s$$

(3) 상대 배율 relative spectacle magnification(RSM)

① 교정된 망막상의 크기와 표준 정시안의 망막상의 크기를 비교
② 축성 비정시(axial ametropia)

$$RSM = \frac{1}{1 + g \times F}$$

g : 눈의 전초점에서 교정 렌즈까지의 거리(m), Gullstrand : 15 mm
; 콘택트렌즈 부등상시 초래

③ 굴절성 비정시(refractive ametropia)

$$RSM = \frac{1}{1 - d \times F}$$

d : 주점 평면에서 교정 렌즈까지의 거리(m), Gullstrand : 1.35 mm

11 세극등 현미경 slit lamp microscope, biomicroscope

현미경과 광원, 필터로 구성, 콘택트렌즈 휫팅 평가 및 착용 중 검사와 눈꺼풀, 눈꺼풀결막, 공막, 눈물, 각막 관찰

1) 세극등의 관찰 조명법

(1) 확산 조명법

- 눈의 전반적인 관찰에 사용되는 방법(구결막, 공막, 홍채, 안검연, 검결막 등)
- 발산 광선을 사용하여 광선의 폭은 넓게 하여 저배율로 넓은 부위를 관찰
- 조명부와 관찰부는 약 45° 정도의 각도로 위치시켜 넓은 지역 관찰

(2) 직접 조명법

- 가장 기본적인 방법으로 관찰하려는 부위를 직접 조명시켜서 관찰하는 방법
- 광선폭을 좁게 하여 세밀한 관찰과 광선폭을 넓게 하여 넓은 부위 관찰이 가능
- 콘택트렌즈의 휫팅 상태를 관찰하는데 유용

① 미세극 광선 또는 광학적 단편(optic section)
- 각막의 횡단면에서 각막 두께의 변화와 각막형상의 왜곡유무를 관찰
- 각막에 이물질 침입정도와 혼탁 관찰
- 방수내의 부유물 관찰
- 우각과 수정체 관찰
- 실질의 횡단면 관찰

② 폭넓은 광선 또는 각막 평행육면체(prallelepiped)
- 각막의 전면과 후면의 상태 관찰
- 내피와 스트라이에(striae/줄무늬)의 형성 여부를 관찰
- 형광액 주입 후 C.L의 휫팅 상태 관찰
- 각막 반흔, 박리, 편운, 혈관, 데스막의 주름과 각막내피의 부종관찰

③ conical beam - 전방의 성분을 관찰

(3) 간접 조명법

- 직접 조명된 부위의 바로 인접한 부위를 관찰
- 홍채의 병리 상태를 관찰
- 각막 상피의 미세한 수포발생 상태 관찰
- 동공 괄약근의 바깥쪽 테두리 관찰

(4) 역조명법 retro illumination

- 홍채로부터 반사된 빛을 이용하여 각막을 검사하는 조명법

(5) 경면 반사법 specular reflection

- 안축을 중심으로 조명빔의 입사각과 관찰계의 축이 이루는 각을 동일하게 조정하여 각막내피의 침전물 관찰
- 각막 내피의 전반적인 이상 상태 관찰

(6) 공막 산란법 sclerotic scatter

- 귀쪽 윤부 근처의 공막에 빛을 조명하여 관찰, 각막 부종의 유무 및 각막의 혼탁 상태 관찰

(7) 접선 조명 tangential illumination

- 홍채의 종양이나 작은 반점 관찰

(8) 반헤릭 전방각 추정

- 전방각 깊이

(9) 세극등을 이용한 콘택트렌즈 휫팅 상태 관찰

- 정적(렌즈와 각막의 접촉정도)휫팅 상태를 조사하기 위해 플루레신 용액 점안
- 편광필터(코발트블루 필터, 황색 필터) 사용
- 세극등 조명법 : 직접 조명법

① flat한 휫팅 상태 : 중심부 염색 연하고, 주변부 염색 진함
  - 콘택트렌즈 base curve의 곡률 반경이 각막의 곡률 반경보다 큰 상태
  - 콘택트렌즈 후면의 중심부는 각막과 접촉되어 있는 상태이지만 주변부는 떨어진 상태

② steep한 휫팅 상태 : 중심부 염색 진하고, 주변부 염색 연함
  - 콘택트렌즈의 base curve의 곡률 반경이 각막의 곡률 반경보다 작은 상태
  - 콘택트렌즈 후면의 중심부는 각막과 떨어진 상태이지만 주변부는 접촉되어 있는 상태

③ normal한 휫팅 상태 : 눈물이 각막 전체에 걸쳐 고르게 퍼져 전체적으로 염색 진하게 나타남
  - 콘택트렌즈의 base curve의 곡률 반경과 각막의 곡률 반경이 거의 일치한 상태

2) 페놀(phenol, fluorescein paper) 시험지

(1) 검사 목적

① 정적 패턴 - 렌즈와 각막의 접촉 정도(bearing)
② 동적 패턴 - 렌즈밑의 누액이 교환되는 정도

(2) 페놀세인 용액 : 2% 페놀세인 나트륨(주황색의 결정 분말)

(3) 눈물에 산성 반응 : Cobalt blue 필터, 자외선(ultraviolet) : 녹색, 오렌지색

(4) 염색(Stain) : 정상적인 각막 상피 세포 염색되지 않음

(5) 무균 페놀세인 시험지 사용 : 미생물(녹농균) 감염 방지

(6) 주의 사항 : 소프트 렌즈를 착용한 상태에서 사용 금지

12 소프트 콘택트렌즈의 처방

1) 소프트 콘택트렌즈 휫팅에 영향을 주는 요소

: 렌즈의 재질, 디자인(중심 두께, 렌즈의 크기, 렌즈의 전·후면 형상), 제조법

(1) 재질 : 렌즈의 함수율이 높을수록 유연성이 증가

ⅰ. 초저함수율 20%이하　　ⅱ. 저함수율 20 ~ 40%이하
ⅲ. 중함수율 40 ~ 60%　　ⅳ. 고함수율 60%이상

(2) 렌즈의 디자인

A 중심 두께
① 중심 두께 ↑ - 유연성 ↓
② 중심 두께 ↑ - 산소 투과율 ↓
③ 중심 두께 ↑ - 착용감 ↓
④ 중심 두께 ↑ - 강도 ↓
※ 렌즈의 두께가 얇을수록 산소 투과율이 증가하고 렌즈의 움직임이 적어지기 때문에 착용감이 더욱 좋아지나 강도는 저하한다.

B **렌즈의 크기** : 렌즈 휫팅에 가장 큰 영향을 미치는 변수
① 렌즈 크기 변화

- 렌즈의 움직임과 위치를 조절 할 수 있음
  (렌즈의 지름이 변하게 되면 렌즈 sagittal depth가 변하기 때문)

② 렌즈의 지름
- 수평 방향의 가시 홍채 지름(HVID)을 기초로 결정
- S.C.L. : 각막의 크기 보다 2.0 ~ 3.0 mm 큰 평균 14 mm(하드 렌즈 : 약 10 mm)
- 지름에 따른 분류
  ⅰ. Paralimbal Lens : 렌즈의 엣지가 0.5 mm 이상 윤부를 벗어난 S.C.L.
  ⅱ. Limbal Lens : 렌즈의 엣지가 윤부 안쪽 0.5 mm 이내에 위치한 S.C.L.
  ⅲ. Intracorneal Lens : 렌즈의 엣지가 윤부 안쪽 0.5 mm 이상 위치하는 S.C.L.

C 렌즈의 전·후면 형상(lens construction)

① 단일 커브 소프트 콘택트렌즈
  ⓐ 각막 생리와 무관한 커브
  ⓑ 함수율이 높은 재질에 적합
  ⓒ 지름이 크고 저함수율 렌즈에 부적합

② 이중 커브 소프트 콘택트렌즈(베이스 커브와 주변부 커브)
  ⓐ 단일 커브 보다 광학부 지름 작음
  ⓑ 저함수율 렌즈에 적합

③ 다중 커브 소프트 콘택트렌즈

④ 비구면 커브 소프트 콘택트렌즈

2) 소프트렌즈 착용자 선택

(1) 고려할 사항

① 난시의 유형과 정도
② 소프트 렌즈로 얻을 수 있는 시력
③ 실제로 환자가 요구하는 시력

(2) 소프트렌즈 착용이 적합한 경우

① 하드 렌즈 적응 실패
② 지름이 작은 각막 렌즈 착용 시 플레어가 나타나는 경우
③ RGP 재질을 사용하더라도 부종으로 인한 문제점을 해결할 수 없는 경우
④ 렌즈의 과다한 움직임으로 불편을 겪는 원시나 약한 근시
⑤ 해부학적으로 형태가 비정상적인 경우
- 동공 크기가 큰 경우 - 안구가 돌출된 경우
- 하안검의 위치가 낮은 경우 - 각막 정점이 편심된 경우

3) 소프트 렌즈의 휫팅 상태

관찰 상태	양호	Steep	Flat
시 력	양호함	불량하고 변동됨 순목 시 순간적으로 개선	변동적임 순목 후 주시하면 개선될 수 있음
centration	양호함 (각막을 완전히 덮음)	대체적으로 양호함 편심될 수 있음(순목시 회복불가)	불량함
순목시 움직임	1.0 mm	0.5 mm이하	과다함(2.0 mm 이상)
상방(측방)주시 때 움직임	1.5 mm	거의 없거나 전무함	과다함(3.0 mm 이상)
착용감	양호함	착용 초기에 양호함	불량함
검영시 반사	순목 전후 반사광이 선명함	불량하고 변동됨 순목시 순간적으로 개선됨	변동됨 주변부 왜곡되고 중심부 선명함
정착후 세극등 검사	윤부 충혈이나 공막의 함입부 없음	결막이나 윤부 충혈, 공막 함입부 존재	국소 윤부 충혈, 가장자리 말릴 수 있음
kratometer mire 상	선명함 순목 전후 안정됨	불규칙적임 순목시 순간적으로 개선	변동적이고 편심상태, 순목시 변화됨
Over-Refraction	끝점이 명료함	끝점이 불명료	교정굴절력 변동됨

4) 렌즈의 크기 선택

- 수평 방향의 가시홍채 지름을 기초로 결정
- 각막을 완전히 덮음(HVID +2.0 ~ 3.0 mm)

5) 반공막(semi-sclera) 렌즈

- 가시 홍채 지름보다 훨씬 더 크게 휫팅
- 전체 지름 13.5 ~ 16.0 mm(주로 14.0 ~ 15.0 mm)

(1) 휫팅법

A. BC(base curve) 선택

① HEMA 렌즈 : 가장 플랫한 K값보다 0.7 ~ 1.3 mm 정도 더 플랫한 베이스커브 선택
② 고함수 재질 : 보다 약간 steep하게 휫팅(0.3 ~ 0.1 mm flat)
③ 평균 K + 4 D 플랫하게

④ 일반적으로 베이스커브는 플랫한 K값에 1.1을 곱하여 선택하기도 함

B. 지름 선택

수평 방향의 가시 홍채 지름보다 2 ~ 3 mm 정도 더 큰 것을 선택

C. sagittal depth

- 반공막 렌즈에 대하여 곡률 반경을 0.3 mm 변화시키면 전체 지름을 0.5 mm 변화시키는 것과 대등하게 휫팅 상태를 변화시킬 수 있음

① 곡률 반경 0.3 mm 변화 = 전체 지름 0.5 mm

〈Cooke의 sag값과 전체 지름의 비〉

BC 8.40 : 14.0, 8.70 : 14.5, 9.00 : 15.0

ⓐ steep fitting ⇨ flat fitting

: sag 값 감소시킴 (곡률 반경 더 flat, 지름 더 작은 렌즈 선택)

ex) 8.70 : 14.5인 렌즈가 너무 steep하다면

8.70 : 14.0, 9.00 : 14.5, 9.00 : 14.0

ⓑ flat fitting ⇨ steep fitting

: sag 값 증가시킴(곡률 반경 더 steep, 지름 더 큰 렌즈 선택)

ex) 8.70 : 14.00 렌즈가 너무 flat

8.70 : 14.50, 8.40 : 14.0, 8.40 : 14.50

6) 렌즈 도수의 선택

① 난시가 있는 경우(1.00 D 이하) : 구면 렌즈 대응 값을 이용하여 굴절력 선택

② 구면 굴절력이 ±4.00 D 이상인 경우 정점간 거리를 고려하여 환산

7) 휫팅법

① 개별 주문법 : 안경 교정 굴절력과 케라토미터 측정값이 필요, 재고부담이 적음

② 시험 렌즈법 : 시험 렌즈 착용 후 적합한 렌즈 디자인 결정 후 오버리프랙션으로 콘택트렌즈의 처방 굴절력을 결정한 후 주문하는 방법

③ 재고법 : 이상적인 방법이나 재고를 갖추는데 비용이 들며 소독 및 보관이 번거로움

8) 소프트렌즈 휫팅 시 고려 사항

① 소프트렌즈 휫팅 상태의 동적 평가

② Push-up test : 동적 평가의 중요 요소

- 손가락으로 하안검을 살짝 밀어 올리면서 렌즈가 상부로 밀리는 정도와 회복 속도 평가

- 적절한 휫팅 상태 : 하안검의 압력으로 쉽게 움직이고 난 다음 처음의 위치로 가볍게 내려옴

9) 근거리 시력에 문제를 일으키는 요인

① 조절과 폭주 관계의 변동
② 검열의 크기 감소
③ 렌즈의 편심
④ 폭주하는 동안 각막 곡률의 변동
⑤ 렌즈 표면을 건조시키는 원인이 되는 순목 횟수의 감소

10) 연속착용 렌즈를 장기간 착용한 결과

내사 작용의 변화, 삼념, 각막 누께의 얇아짐, 내피 폴리메거티즘(endothelial polymegathism), 신생 혈관

11) 소프트렌즈 휫팅 특징

① Steep = 타이트(tight) = 가파르다 ⇛ 콘택트렌즈의 곡률이 커서(곡률반경이 작아) 각막을 조임
② Flat = 루즈(loose) = 평평하다 ⇛ 콘택트렌즈가 곡률이 작아(곡률반경이 커서) 각막에서 이동이 큼

Steep한 휫팅 ⇨ Flat한 휫팅	Flat한 휫팅 ⇨ Steep한 휫팅
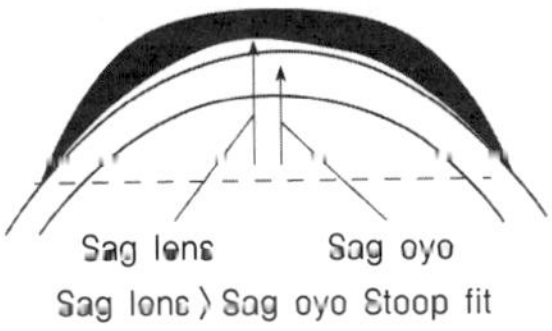 sag - 감소 곡률반경 - 증가 지름 - 감소 주변부 곡률반경 - 증가	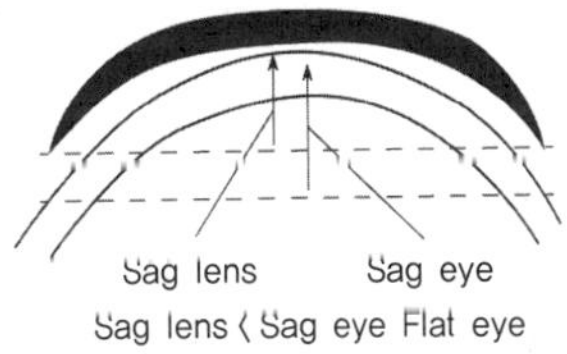 sag - 증가 곡률반경 - 감소 지름 - 증가 주변부 곡률반경 - 감소

12) 알맞은 휫팅

① 알맞은 휫팅은 렌즈가 각막을 완전히 덮고, 움직임이 좋으며, 좋은 시력을 제공하고 착용감이 우수함(소프트 콘택트렌즈의 휫팅 평가는 렌즈 착용 후 20 ~ 30분 뒤 실시)
② 정면 주시에서 눈을 깜박거릴 때 수직 움직임이 1 mm 정도
③ 상측과 측면 주시 때 움직임이 1.5 mm 정도
④ 렌즈의 중심안정이 좋음
⑤ 순목 전후 검영기 반사광이 선명함
⑥ 안정된 후 세극등검사 시 윤부 충혈과 공막의 함입부 없음

13 고함수 소프트 렌즈

1) 장점

① Dk 값이 높음
② 착용감이 양호
③ 장시간 착용 가능
④ 빨리 적응
⑤ 연속 착용 가능
⑥ 취급이 용이(저함수 렌즈 보다 더 두껍기 때문에 다루기가 훨씬 용이)
⑦ 양호한 시력
⑧ 가끔 착용하기에 적합

2) 단점

① 외부의 환경에 민감
② 파손되기 쉬움(재질의 강도가 약함)
③ 백색침전이 형성되기 쉬움
④ 변색되기 쉬움
⑤ 소독하기가 까다롭다
⑥ 재생산성이 양호하지 못함
⑦ 시력 변동이 심함
⑧ 휫팅하는데 많은 시간이 소요됨
⑨ 건조로 인한 문제점 있음

14 1회용 렌즈의 장 · 단점

1) 장점

① 표면의 침전물이 적기 때문에 충혈이 적고, 시야가 깨끗하여 장시간 착용 시 편안함
② 거대 유두 결막염의 발생 빈도 적음
③ 여분의 렌즈 사용
④ 세척 시 요구되는 시간 적음
⑤ 관리 용액 필요 없음
⑥ 휫팅 용이
⑦ 어린이에게 용이

2) 단점

① 휫팅 변수와 굴절력 범위가 제한적
② 복잡한 디자인이 부적합(토릭 렌즈, bifocal 등)함
③ 많은 경비 소요(1년 단위)
④ 렌즈 착용 후 임상적인 문제점 관리가 어려움

15 소프트 콘택트렌즈의 탈수

① Dk 값 감소 및 변수 변화
② 휫팅 특성 변화
③ 침전물 증가
④ 착용감 저하
⑤ 비정상적인 눈물막
⑥ BUT 감소(정상적인 눈물막)

16 소프트 콘택트렌즈의 두께와 얇은 렌즈

- -3.00 D 표준 두께를 가진 HEMA재질의 대표적인 중심 두께 : 0.10 ~ 0.15 mm
- ultrathin : 중심 두께가 0.10 mm이하인 렌즈

- hyperthin : 중심 두께가 0.05 mm이하인 렌즈

1) 얇은 소프트 렌즈의 장점

① 각막 부종 발생 빈도 낮음
② 안검에 대한 자극이 약함
③ 렌즈가 약간 크게 휫팅되므로 윤부에 대한 자극이 감소
④ 중심 잡기가 양호한 휫팅 상태를 가짐
⑤ 유연성이 커서 피팅이 용이
⑥ 오래 착용하더라도 안전함

2) 얇은 소프트 렌즈의 단점

① 굴절력이 낮은 경우(-2.00 D 이하) 취급하기 어려움
② 표준 두께의 렌즈보다 손상되는 비율이 다소 높음
③ 수명이 짧음(열소독시)
④ 토릭형 각막의 경우 표준 두께의 렌즈보다 시력 교정 불만족
⑤ 얇은 렌즈가 눈 위에서 더 탈수되고 각막 앞의 눈물막이 더 장애를 받음

17 비구면 렌즈의 장점과 단점

1) 장점

① 각막면에 보다 정확하게 맞출 수 있음
② 압력이 골고루 분산
③ 가장자리 들림 값이 낮아서 착용감 양호
④ 4.00 D의 각막 난시까지 교정 할 수 있음
⑤ 노안 교정에 이용

2) 단점

① 제조 공법이 복잡
② 처방이 어려움
③ 편평하게 처방하면 중심 이탈이 될 수 있음

18 소프트 토릭 렌즈의 처방

1) 소프트 토릭 콘택트렌즈의 휫팅 원리

① 렌즈가 각막 중심부의 형태대로 완전하게 변형
② 렌즈 착용 시 각 경선의 굴절력이 난시를 교정할 수 있도록 제공
③ 렌즈의 정확한 위치 유지
④ 렌즈가 안정되고 회전되지 않아야 함

2) 난시 정도

① 난시도가 구면 교정 굴절력의 25% 이하
- 등가구면 법칙에 의한 구면 렌즈 처방 (단, 난시굴절력 1.50 D 이하인 경우)

② 구면 렌즈로 인한 각막 난시 교정 효과
- 굴절력이 높은 렌즈
- 중심 두께가 두꺼운 렌즈
- 신축성이 없는 재질의 렌즈

③ 구면 렌즈로 시력 저하를 호소할 경우
- 구면 굴절 이상도가 낮으며 0.75 D 이상의 난시를 가진 환자

3) 안검의 형상과 해부

(1) 이상적인 경우

① 안검폭이 넓은 경우
② 하안검이 각막 하측 윤부 보다 낮게 위치하고 수평 모양
③ 안검 장력이 적당한 경우
④ 순목시 안검이 완전하게 폐쇄되는 경우

(2) 고려해야 할 경우

① 안검폭이 좁고 tight한 경우
② 하안검이 각막 위로 2 mm이상 높게 위치하는 경우
③ 아래 안검 모양이 각이 많이 진 경우는 렌즈의 축 고정이 어려워 시력 변동이 심함
④ 순목시 안검이 완전하게 폐쇄되지 않는 경우
⑤ 눈물의 양이 감소되거나 눈물막이 안정되지 못한 경우

4) 난시 종류에 따른 선택법

① 안경 처방 난시 〈 각막 난시 → R.G.P
② 안경 처방 난시 〉 각막 난시 → soft toric
③ 각막상의 축 ≠ 안경 처방축 → R.G.P
④ 부정난시, 원추 각막 난시 → R.G.P

5) 축 고정 방법에 따른 렌즈의 디자인

(1) prism ballast

① 0.75 ~ 2.00△ B.D.(기저 하방) 적용
② 프리즘이 렌즈의 중력 중심을 아래쪽으로 이동시켜서 안정화
③ 수박씨 이론(watermelon seed principle)으로 설명
④ 프리즘이 광학 중심부에 들어가지 않고 주변부에만 들어감
⑤ 장점
- 트런케이션(truncation) 안정기법보다 이물감이 적음
- 사난시의 경우 적정한 렌즈 안정법으로 선택될 수 있음
- 프리즘 부분이 적게 드러나 미용상으로 양호

⑥ 단점
- 렌즈 방위를 평가하기 위하여 세심한 세극등 현미경 관찰이 요구
- 렌즈가 두껍고 저함수율 렌즈에서 각막 부종의 위험이 큼
- 만약 한쪽 눈만 토릭 렌즈로 처방되었다면 바람직하지 못한 수직 프리즘 효과가 발생하기도 함
- 프리즘 안정형 소프트 토릭 콘택트렌즈는 원심 회전 주조법으로 생산할 수 없음

(2) truncation

① 다른 안정 기법에서 불만족스러운 결과가 나왔을 때 시도할 수 있는 최후의 과정
② 렌즈 아랫 부분의 가장자리를 약 0.5 ~ 1.5 mm(1.0 mm) 정도 절단
③ prism ballasting을 truncation과 혼합 사용
④ 장점
- 하안 검연에 의해 렌즈가 회전되지 않음
- 쉽게 관찰할 수 있음
- 절단된 부위를 따라서 눈물 메니스커스가 형성되어 눈물 순환 촉진

⑤ 단점
- 이물감이 다소 있음
- 미용상으로 좋지 않음

- 사난시의 경우 적합하지 않음
- 잘려진 가장자리 부분에서 침전물이 증가함
- 안검의 각도를 측정하기가 어렵고 정확하지 않을 수 있음

(3) thin zone(dynamic stabilization, double slab-off)

① 렌즈 상하 부분의 두께를 얇게 하여, 이 부분이 안정 지역으로서 상안검과 하안검의 아래에 놓이게 됨
② 소프트 토릭 렌즈의 기법으로 가장 흔히 사용
③ 렌즈의 안정은 순목 운동 작용에 의해 유지
④ 장점
- 렌즈가 전체적으로 얇음
- 얇은 가장자리로 착용감이 좋음
- 미용상 외관이 좋음

⑤ 단점
- 렌즈 방위를 평가하기 위하여 세심한 세극등 현미경 관찰이 요구
- 처방할 수 있는 원주 렌즈 굴절력(대략 4.00 D)이 제한적임
- 렌즈의 고정이 불량

6) 축의 위치 확인 후 축교정 실시

- 교정자의 위치에서 LARS(left addition right subtract)
  - 왼쪽 회전(시계 방향)시 회전 값을 안경 축에서 더해줌
  - 오른쪽 회전(시계 반대 방향)시 회전 값을 안경 축에서 빼줌

7) 각막 난시와 잔여 난시

(1) 구면 교정 굴절력을 갖는 구형 각막

- 안경 처방 굴절력
  - Sph −3.00 D
  - K값 7.85 mm(43.00 D) 180°, 7.85 mm(43.00 D) 90°
    ➔ 하드 렌즈, 소프트 렌즈 동일한 시력

(2) 난시 교정 굴절력을 갖는 구형 각막

- 안경 처방 굴절력
  - Sph −3.00 D ◯ Cyl −1.75 Ax 90°
  - K값 7.85 mm(43.00 D) 180°, 7.90 mm(42.75 D) 90°

- 수정체성 난시
- 하드 렌즈, 소프트 렌즈 동일한 시력(이때 1.50 D 잔여 난시)
  ➔ 1.50 D의 잔여 난시를 교정하기 위해 전면이 토릭형인 렌즈 선택

(3) 난시 교정 굴절력을 갖는 토릭형 각막

- 안경 처방 굴절력
  - Sph −3.00 D ⊃ Cyl −1.75 D Ax 180°
  - K값 : 7.80 mm(43.25 D) 180°, 7.50 mm(45.00 D) 90°
- 각막 난시
  ➔ 구면의 하드 렌즈나, 소프트 토릭 렌즈 선택

(4) 구면 교정 굴절력을 갖는 토릭형 각막(굴절성 난시가 없고, 각막 난시가 있는 경우)

- 안경 처방 굴절력
  - Sph −3.00 D
  - K값 : 7.80 mm(43.25 D) 180°, 7.50 mm(45.00 D) 90°
- 1.75 D 직난시성 각막 난시, 1.75 D 도난시성 수정체성 난시
- 하드 렌즈 착용시 C -1.75 D @ 90° 잔여 난시가 남음
  ➔ 소프트 렌즈 선택

8) 휫팅 예

(1) 전면 토릭 렌즈

- 안경 처방 : O.D. Sph −3.00 D ⊃ Cyl −1.25 D Ax 85°
  K-reading : H 7.85 mm(43.00 D) V 7.85 mm(43.00 D)
- 수정체성 난시, 전면 토릭렌즈
- 최적 휫팅렌즈 : BC 8.90 : Dia 14.50 : power −3.00 D
- Over-refraction : plano / -1.25 @ 85°
- 시험렌즈 : 시계 반대 방향으로 5 ° 회전
- 구비된 렌즈 디자인 : Cyl −1.00 D, Cyl −1.75 D
  Cyl -1.00 D 선택
- 축방향 : 80° 선택
- 최종렌즈 변수 : BC : 8.90 Dia : 14.50 : Power : Sph −3.00 D ⊃ Cyl −1.00 D @80°

(2) 후면 토릭 렌즈

- 안경 처방 : O.D. Sph −1.25 D ⊃ Cyl −2.50 D Ax 20°
  K-reading : O.D. 7.96 mm 20° (42.50 D), 7.50 mm 110° (45.00 D)

- 각막 난시
- 최적 휫팅 렌즈 : BC 8.80 : Dia 14.50 : Power −1.50 D
- Over-refraction : +0.25 / -2.25 @ 20°
- 시험 렌즈 : 시계 반대 방향으로 5 °회전
- 최종 렌즈 변수 : BC : 8.80 Dia : 14.50 : Power Sph −1.25 D ⊃ Cyl −2.25 D Ax 15°

9) 소프트 토릭 렌즈의 생리적 문제점 : 두꺼운 부분으로 인한 산소투과율 저하

(1) 표층 점모양 각막염(SPK : superficial unctate deratitis)과 각막부종

원인 : ① 토릭렌즈가 국소적으로 탈수되는 부분(주로 아래)
② 순목 패턴이 불완전한 환자
③ 눈물내의 파편(debris)이 잘 씻기지 못함

증상 : 상피 staining

(2) 결막이나 공막의 함입

원인 : ① 렌즈의 지름이 큰 경우
② 가장자리(edge)가 두꺼운 경우
③ tight하게 휫팅 된 경우
④ 렌즈의 노화로 베이스커브가 steep해진 경우
⑤ 렌즈의 가장자리가 각막을 압박하는 경우

증상 : ① 기계적인 압박이 윤부 근처의 충혈
② 윤부 팽윤
③ 급성 충혈

19 하드 렌즈의 처방

1) 휫팅 개념

(1) apical clearance

콘택트렌즈의 베이스 커브가 K(약주경선)값보다 약간 steep한 휫팅

(2) apical alignment

① 콘택트렌즈의 베이스 커브가 각막 면을 따라 가듯이 렌즈를 휫팅하는 방법
② 렌즈와 각막사이의 이상적인 관계

2) 렌즈의 위치와 움직임에 작용하는 역학적 요인

① 액체 견인력(fluid attraction) : 액체 분자끼리 끌어당기는 힘
- 렌즈와 각막 사이에서 누액이 갖는 표면 장력은 누액층의 두께에 반비례함

② 중력 중심(gravity)
렌즈의 중력 중심이 전면 쪽으로 이동할수록 렌즈가 각막 중심위에 위치하기가 어려움
콘택트렌즈의 중심 중력은 굴절력, 렌즈의 직경, 렌즈 두께, 렌즈의 곡률에 의해 영향을 받음

	(+) 렌즈 중심 중력이 전면으로 이동	(-) 렌즈 중심 중력이 후면으로 이동
굴절력	증가	증가
렌즈 지름	감소	증가
렌즈 두께	증가	감소
BCR	Flat	Steep

③ 안검력(lid force) : 순목시 상안검이 렌즈에 가하는 힘
④ 마찰력(frictional force) : 눈물의 점도에 의해 생기는 마찰력

3) 각막 위에서 렌즈의 정지 상태를 증가시키려면

① OZD 또는 OAD를 크게 함
② BC의 곡률 반경을 짧게 함
③ 주변부 곡률 반경을 짧게 함
④ 렌즈의 두께를 얇게 함

4) 렌즈의 전체 지름(OAD)결정시 고려할 사항

① 각막의 지름 : 가시 홍채 지름(HVID)
② 안검 : 안검열 크기(palpebral aperture size), 안검의 위치(lid position), 안검 장력(lid tension)
③ 동공 크기(pupil size)
④ 각막 만곡도(corneal curvature)
⑤ 렌즈 굴절력

5) RGP 렌즈의 초기 베이스 커브 선택

각막난시	베이스 커브 진단렌즈
0.00 ~ 0.50 D	0.50 ~ 0.75 D flatter than K
0.75 ~ 1.25 D	0.25 ~ 0.50 D flatter than K
1.50 D	On K
1.75 ~ 2.00 D	0.25 D steeper than K
2.25 ~ 2.75 D	0.50 D steeper than K
3.00 ~ 3.50 D	0.75 D steeper than K

① 기본 베이스커브를 결정했더라도 광학부 지름의 크기를 필요에 의해 바꿀 경우 기본 곡률 반경이 달라짐
② 광학부 지름이 0.5 mm 증가 ⇨ 곡률 반경은 0.25 D flat하게 처방
③ 광학부 지름이 0.5 mm 감소 ⇨ 곡률 반경은 0.25 D steep하게 처방
④ 원시인 경우 BC를 flat-K값보다 steep하게 처방
⑤ 각막 굴절력이 41 D 이하인 경우 : 전체 지름이 큰 것 선택
⑥ 각막 굴절력이 45 D 이상인 경우 : 전체 지름이 작은 것 선택

6) RGP 렌즈의 power 결정

- 마이너스 누액 렌즈 : 렌즈의 BC가 각막의 플랫한 K 보다 더 플랫하게 휫팅된 경우
- 플러스 누액 렌즈 : 렌즈의 BC가 각막의 플랫 K보다 더 스티프하게 휫팅된 경우

안경처방 : S -4.00D K값 : 42.25D(8.00 mm) Ax 180°, 42.50 D(7.95 mm) Ax 90°

① 후면 광학부 곡률 반경(BC) : 8.10 mm(41.75 D)
  - 시험 렌즈 : -3.00 D 누액 렌즈 : -0.50 D
  - 덧댐 굴절 검사 : -0.50 D
  - 최종 렌즈 굴절력 : -3.50 D

② 후면 광학부 곡률 반경(BC) : 8.00 mm(42.25 D)
  - 시험 렌즈 : -3.00 D 누액 렌즈 : plano
  - 덧댐 굴절 검사 : -1.00 D
  - 최종 렌즈 굴절력 : -4.00 D

③ 후면 광학부 곡률 반경(BC) : 7.90 mm(42.75 D)
  - 시험 렌즈 : -3.00 D 누액 렌즈 : +0.50 D
  - 덧댐 굴절 검사 : -1.50 D

- 최종 렌즈 굴절력 : -4.50 D

※ 렌즈의 곡률은 0.05 mm 변화시킬 때마다 렌즈 굴절력이 0.25 D 씩 변화

7) 진단적 휫팅과 경험적 휫팅

(1) 진단적(시험 렌즈/트라이얼) 휫팅

베이스커브, 렌즈 지름이 결정된 후 시험 렌즈(-3.00 D)를 착용시킨 후 덧댐 굴절 검사를 하여 처방할 렌즈의 굴절력을 결정 → 덧댐 굴절검사를 한 굴절력이 ±4.00 D 이상이면 정점간 거리를 보정하여 처방

(2) 경험적(산술적) 휫팅

눈물 렌즈와 정점 거리를 보정한 렌즈 굴절력(정확한 굴절 검사와 각막 곡률 검사 필수)

8) 휫팅 상태 검사

(1) 자각적 검사 사항 : 렌즈 착용 후 불쾌감이 있는지 물음

(2) 타각적 검사 사항 : 렌즈의 위치, 렌즈의 움직임, 렌즈의 lag, 플루레신 패턴

① 렌즈의 위치

- 이상적인 휫팅 : 원거리를 정면으로 바라보는 상태에서 렌즈가 각막중심부에 위치할 때
- 이상적인 위치가 아니더라도 동공의 3/4 정도 광학부로 덮혀 있으면 시력에는 거의 영향 없음

② 렌즈의 움직임

- 이상적인 휫팅 : 렌즈는 눈 깜박임과 동시에 렌즈가 움직이고 눈 깜박임이 끝나면 각막 중심부로 돌아옴
- 렌즈 움직임의 부적절한 원인

렌즈 파라미터	tight fitting	loose fitting
B.C.	너무 steep한 경우	너무 flat한 경우
O.Z.D.	너무 큰 경우	너무 작은 경우
O.A.D.	너무 큰 경우	너무 작은 경우
P.C.W.	너무 좁은 경우	너무 넓은 경우
P.C.R.	너무 짧은 경우	너무 긴 경우

③ 렌즈의 lag

ⓐ 정적 래그 static lag

- 정면을 주시한 상태에서 관찰
  - 이상적인 휫팅 상태 : 동공 중심부에서 1 ~ 2 mm 정도의 움직임 상태 관찰
  - loose한 휫팅 상태 : 상하 안검을 넓혔을 때 아래 쪽으로 흘러내림
  - tight한 휫팅 상태 : 거의 움직임이 없음

ⓑ 동적 래그 excursion lag

안구가 움직일 때 렌즈의 움직임이 지연되어 약간 늦게 따라 움직이는 상태

- 이상적인 휫팅 상태 : 렌즈의 움직임이 1 ~ 2 mm 정도 늦어짐

④ 플루레신 염색 양상

- 렌즈와 각막의 접촉 정도 bearing와 누액 교환 정도를 알아보는 것

ⓐ 정적 패턴 : 원거리를 정면으로 주시할 때 렌즈와 각막이 접촉되는 정도

ⓑ 동적 패턴 : 눈 깜박일 때 눈물이 교환되는 패턴

ⓒ 각막 난시 1 D 미만 플루레신 패턴 관찰

- 이상적인 구면 형태
  - 중심부 : 희미한 초록색
  - 중간 주변부 : 검게 보임
  - 주변부 - 밝은 초록색

ⓓ 각막 난시가 1 D 이상 플루레신 패턴 관찰

- 이상적인 구면 형태
  - 주변부 - 밝은 초록색
  - 중심부 - 편평한 경선을 따라 검은 띠 혹은 아령 모양 형태
  - 나머지 부위 - 희미한 초록색

9) 중심 이탈

	원인	처치
하방 안정	안검이 느슨하거나 하안검이 위치가 낮은 경우	두께가 더 얇은 렌즈 사용
	도난시성 가마	비구면형 렌즈 사용
	불완전한 순목상태	광학부 시름이 너 큰 렌즈 사용
	렌즈의 형상 특히 고도(+)렌즈	
상방 안정	상안검의 작용	가장자리가 얇은 렌즈 사용
		지름이 더 큰 렌즈 사용
좌우 쏠림	각막 정점이 쏠려 있음	지름이 더 큰 렌즈 사용
	안검의 위치가 렌즈를 쏠리게 함	가장자리의 두께를 얇게 함

10) 굴곡

- 상안검 견인력에 의해서 순목시 렌즈가 휘어져 렌즈에 난시도가 생기는 것
- 원인 : 고도의 직난시, 가파른 휫팅, 중심 두께 얇은 렌즈, 크기가 큰 렌즈, 부드러운 재질

11) RGP 렌즈 착용 시 초기 증상

(1) 정상 적응 증상

- 렌즈 착용 시 약간 이물감
- 눈깜박임 횟수 증가
- 초기에 흐리게 보이는 것은 눈물이 많이 나기 때문이며 눈물이 안정되면 없어짐
- 가벼운 눈부심(photophobia), 상의 퍼짐(flare)

(1) 이상 증상

- 예리한 통증
- 스펙타클 블러(spectacle blur) 현상이 오랫동안 지속됨(1시간 이상)
- 착용 곤란
- 안검이 무겁게 느껴지거나 충혈

12) 정기 검사에서 볼 수 있는 증상

(1) 렌즈 밑에서 눈물이 정상적으로 교환되지 못하는 경우의 원인

- rocking 작용이 없도록 휫팅된 경우, steep한 휫팅, centration이 양호하지 못한 경우
- 주변부 커브가 필요 이상으로 steep한 경우, 상안검이 렌즈에 압력을 가하거나 렌즈 상부를 너무 덮도록 휫팅된 경우

(2) 각막에 기계적으로 압박이 가해지는 경우의 원인

- flat한 휫팅 상태, 베이스 커브가 너무 steep한 상태, 고도의 각막 난시

20 관리 용액

1) 소프트 콘택트렌즈의 관리법

① 소프트 콘택트렌즈 관리용액 : 식염수, 세척액, 소독액, 단백질 분해 효소제, 윤활제
② 관리 용액의 산도 : 누액의 산도 pH 7.2 ~ 7.6 유지
③ 관리 용액의 삼투압 농도
- 각막의 수분 함량과 콘택트렌즈의 함수율에 영향
- 등장액으로 제조
  - 각막 탈수 : 관리 용액의 삼투압 농도 고장액
  - 각막 부종 : 관리 용액의 삼투압 농도 저장액

(1) 식염수saline solution : 누액과 동일한 삼투압과 산도(pH)로 조제

① 성분
- 용매 : 멸균된 증류수(acanthamoeba 등 세균 세서) 사용
- 삼투압 조절제 : 염화나트륨(NaCl) 사용
- 완충제 : 용액의 급격한 pH의 변화를 막아주는 역할
  붕산(boric acid), 인산(phosphoric acid), 구연산(citric acid) 등
- 방부제 : 세균이 관리 용액 내에서 번식하는 것을 방지해 주는 약제
  솔베이트(sorbate), 치메로살(thimerosal), 폴리쿼드(polyquad), 다이메드 (dymed) 등

② 식염수의 종류
ⓐ 방부제가 없는 식염수
- 눈에 직접 사용하지 말 것
- 렌즈를 장기간 보존 시 사용하지 말 것
- 방부제가 들어간 식염수에 예민한 반응을 나타내는 렌즈 착용자에게 사용 가능
  → 개봉 후 일정기간만 사용(장기간 사용 시 감염의 위험성 증가)
  - 일회용 식염수
  - 일정기간 사용 식염수
  - 분무형 식염수

ⓑ 방부제가 들어 있는 식염수
- 하드렌즈 관리 용액에 사용되는 방부제는 소프트 렌즈에 사용 금지

③ 용도
- 보관액(렌즈 수화 상태)
- 열소독시 용매

- 헹굼액
- 효소 세척액 녹일 때
- 눈을 세척 할 때(방부제가 들어간 식염수만 사용 가능)

(2) 세척액 cleaning solution

A. 렌즈 침전물의 종류

① 단백질 침전물

- 소프트 렌즈에 주로 부착

ⓐ 침전 단백질의 95%를 차지하는 라이소자임(lysozyme)

- 항균 작용
- 누액에 18% 존재 : 분자 크기 매우 작음
- 단백질 표면에 양전하를 갖기 때문에 렌즈의 표면과 강하게 결합하며 렌즈 구멍으로 쉽게 들어가 렌즈 내부에도 단백질 침전물 형성
  ➔ 알레르기 반응, GPC 유발

② 지방 침전물

ⓐ 주로 RGP에 부착, 렌즈 표면에 회색

ⓑ 지방 침전은 단백질과 결합하여 지질단백(lipoprotein) 침전물을 형성하여 시력 저하 유발

- 렌즈 표면을 건조시켜 착용감 저하
- 방부제(chlorohexidine)성분이 촉진

ⓒ 지방 침전물이 많은 착용자

- 건안 환자
- 건조한 환경 근무자
- 손을 통한 침착 : 로션, 화장품, 비누

③ 칼슘 침전물

ⓐ 칼슘 침점물이 많은 착용자

- 순목이 적은 사람
- TBUT가 짧은 사람
- 누액이 충분하지 못한 사람
- 고함수 콘택트렌즈, 연속 착용 렌즈

※ jelly bump : 단백질, 칼슘, 지방 등 복합적인 침전물

④ 환경에 의한 침전물 먼지, 기포성 화학 물질, 화장품, 니코틴, 방부제

ⓐ 먼지 : 작고 붉은색

ⓑ 담배 연기(니코틴) : 갈색, 노란색

ⓒ chlorhexidine, sorbic acid : 황색

ⓓ thimerosal : 회백색

B. 렌즈 침전물에 의한 부작용

① 시력 저하
② 습윤성 저하
③ 감염 위험성 증가
④ 알레르기 반응 : 거대 유두 결막염
⑤ 착용감 저하
⑥ 렌즈 변색

C. 렌즈에 부착되는 침전물에 영향을 주는 요인

- 착용자의 체질, 렌즈의 재질, 소독 방법, 주위 환경

D. 세척액의 종류

① 계면 활성 크리너(surfactant cleaner)
- 렌즈 표면에 부착된 지질이나 약하게 붙어 있는 단백질 및 기타 이물질을 계면활성제가 포함된 세척제(cleaner)를 사용하여 착용 전후에 매일 씻는 것
- 높은 세척력과 자극성이 적은 비이온성(non-ionic)이나 양쪽성(amphoteric) 계면 활성제가 많이 사용
- 계면 활성제 : 친수성기와 소수성기를 가지는 화합물로 소수성 부분이 지방, 침착되지 않은 칼슘 침전물, 화장품 및 변성되지 않은 단백질 침전물과 마이셀(micelle)을 형성하여 침전물 제거
  - 비이온 계면 활성제 : 소프트 렌즈에 적합(화합물 : Poloxamers, Tweens, Poloxamines)
  - 양이온 계면 활성제 : 하드 렌즈에 적합
- 완충 용액(buffer) : 용액의 산도 pH 6.5 ~ 8.0 유지, 붕산(살균 효과), 인산
- 킬레이팅제(chelating agent) : 보존제의 항균성 증가, 칼슘 침전 억제(EDTA)
- 삼투압 조절제 : 등장액, 0.9% NaCl 용액 사용
- 방부제 : 미생물 성장 억제
- 점성 유지제 : 렌즈와 크리너 사이의 접촉시간 늘려 세척 효과 증대
- 세척 강화제 : 고체 폴리머 알갱이 첨가, 알코올 첨가(지방 제거)

② 효소 분해제 세척액(enzymatic cleaners)
- 일정 기간마다(1주일 ~ 2주일) 효소 분해제 사용
- 강하게 결합된 단백질 침전물 제거
- 완전히 제거되지 않음

▶ **효소 분해 세척액의 성분**
- 효소(Enzymes) : 단백질 분해 효소 papain, pronase, pancreatin, subtilisin
- bulking agent : 다루기 쉬운 크기로 조제하기 위하여 첨가하는 성분, 세척 효과와는 무관, 소금(NaCl), 유당(lactose) 등이 이용

- 거품 형성제 : 식염수에 쉽게 녹게 해줌, 타타르산, 탄산나트륨
- 완충 용액 : 단백질 분해효소가 가장 활성을 나타낼 수 있는 pH 조건을 만들어 줌
- 윤활 성분 : 효소 분해제의 제조 과정을 용이하게 하기 위해 사용됨, 폴리에틸렌 글라이콜

▶ 효소 분해 세척액 사용법

- 렌즈를 효소 세척액에 일정시간 담가둔 후 꺼내어 계면 활성 세척액으로 다시 세척을 하고 식염수로 충분히 헹구고 소독을 한 후 렌즈를 착용함

(1) 소독법

A. 열 소독 thermal disinfection

- 가장 오래된 방법
- 세포막의 지방 성분(인지질)을 녹여 세포막 파괴
- 세균의 종류에 관계없이 효과적임

① 열 소독 시간 및 방법

- 열 소독 시간
    - FDA 80℃ : 1분 소독, 70℃ : 5분 소독
    - 소프트 렌즈 85℃ 이하의 온도에서 안정
- 열 소독 방법
    - 열 소독기 : 20~30분(80℃까지 올라가는 시간)
    - 중탕 : 끓는 물속에 렌즈 케이스를 넣고 30분 중탕

② 열 소독의 장점과 단점

- 열 소독의 장점
    - 확실한 소독 효과
    - 저렴한 비용
    - 알레르기 반응 없음(무방부제 식염수 사용시)
- 열 소독 단점
    - 감염의 위험성
    - 렌즈 표면에 단백질 변성 : 거대 유두 결막염
    - 렌즈 수명 단축

B. 화학 소독

- **화학 소독의 조건**
    - 4~6시간 이내에 렌즈를 소독
    - 소독액의 항생제는 단백질 침전물과 재질에 반응하지 않음
    - 눈에 독성이 없어야 함
    - 염도는 누액과 같은 등장액, pH도 누액과 유사한 상태 유지

• 소독액 열에 잘 견딤

- 비특이성 반응에 의한 살균제 : 과산화수소 소독법

① 방법

• 3% 과산화수소 용액(pH 4.0 ~ 5.0)에 10 ~ 20분간 담가둠

• 진균류 소독할 경우 : 1 ~ 4시간 정도 담가둠

② 중화시키는 방법

• 백금에 의한 중화법 : 현재 가장 많이 사용, 소독과 동시에 중화

• 케타레이즈(catalase)에 의한 방법

• 피르브산(pyruvic acid), 이황산나트륨(sodium thiosulphate)에 의한 중화법

③ 장점

• 살균 효과가 좋음

• 렌즈 변색 가능성이 적음

④ 단점

• 여분의 과산화수소 용액에 의한 약한 독성 반응(충혈, 불편감, 각막 미란)

- 세포막 단백질 특이성 살균제

: 세포막 단백질과 결합하여 세포막의 기능을 방해함으로써 살균 효과를 나타내는 살균제

① 살균제

• 치메로살(thimerosal)

• phenylmercuric nitrate

② alkyl triethanol ammonium chloride(thimerosal+ammonium)

• 살균 효과 우수

• 수은(Hg) 함유 : 눈에 들어가면 자극감, 렌즈를 회백색으로 변색

- 세포막 선택성 항생제

: 세포막의 인지질과 결합하여 세포를 파괴하는 살균제

① 살균제의 종류

• BAK(benzalkonium chloride) : 미생물 세포 내부로 쉽게 침투하여 죽이는 작용

ⓐ 소프트 콘택트렌즈 소독액으로 사용 금지(이유 : 양이온으로 렌즈 재질 친수성기와 결합하여 눈에 독성)

ⓑ BAK 농도 0.004 ~ 0.01%

ⓒ 식염수나 침윤액에 사용

• Chlohexidine(CHG) : 원형질 막의 인지질과 결합하여 살균 효과를 나타냄

ⓐ 치메로살 보다 독성 적고, 살균 효과 좋음

ⓑ 많은 사람들이 CHG가 포함된 소독액에 과민 반응

ⓒ 소프트 렌즈의 단백질 침전물과 결합하여 자극감과 렌즈 변색 유발

- benzyl alchool(phenylmethanol) : 고농도 사용 시 마취 효과
  ⓐ 0.1% 용액 사용
  ⓑ 독성 없음
  ⓒ 녹농균에 살균효과 없음 → 현재 시판중인 제품은 EDTA나 sorbic acid 가 포함됨
- dymed : 세포막의 음이온과 결합하여 세포를 파괴시킴
  ⓐ 살균 효과 우수
  ⓑ 0.00004% 용액
  ⓒ 눈에 독성이 거의 없음
  ⓓ 최근 가장 많이 사용
- polyquad : 양이온으로 렌즈 재질(methacrylic acid)과 반응
  ⓐ 함수율 45%이하인 렌즈 소독에 적합
  ⓑ 고함수 렌즈 부적합 (최근 제품은 상관없이 사용)
- sorbate/sorbic acid
  ⓐ 여러 가지 용액에 방부제로 사용되는 항생 물질
  ⓑ 공기 중에서 보관하면 살균 효과 상당히 저하
  ⓒ 눈에 독성은 적으나 살균 효과가 적어 혼합 소독액의 형태로 시판(CHG, EDTA, thimerosal 등의 화합물)

- 화학 소독의 장점
- 소독 방법이 간편
- 여행시 사용
- 미생물 살균 효과가 좋음
- 렌즈 수명이 단축되지 않음
- 점액 단백질 부착 감소

- 화학 소독의 단점
- 여분의 항생 물질로 부작용
- 자극감 유발(4 ~ 10%)
- 비용이 많이 듬
- 오랜 시간 소요(6 ~ 8시간)
- 일부 소독액은 특정 렌즈의 재질에만 적합

C. **다목적 용액**(multi-purpose solution, MPS)

① 세척과 헹굼, 소독과 보관 모두 할 수 있는 용액
- 살균제 : polyquad, dymed
- 완충 용액 : 붕산, 인산

- 염도 조정제 : 0.9% 염화나트륨
- 세척액 성분 : poloxamer, tweens 등의 비이온성 계면 활성제 포함
- 칼슘제거제 : EDTA

② 일주일에 한번 효소 분해제 사용

③ 과민성 눈을 가진 사람 알레르기 반응 유발

D. 관리 용품에 따른 렌즈 관리 방법

① 식염수, 계면 활성 세척액, 화학 소독액의 관리 용액을 사용하는 경우

ⓐ 렌즈를 뺀 후 손바닥에 놓음

ⓑ 계면 활성제 세척액을 떨어뜨린 후 20초간 문질러 줌(양쪽면 모두)

ⓒ 식염수로 헹구어 줌

ⓓ 렌즈를 렌즈 케이스에 넣고 소독액을 채움

ⓔ 적어도 4시간이상 담가 둠

ⓕ 식염수(방부제)로 헹군 후 착용

② 효소 세척액을 사용하는 경우

ⓐ 세척 용기(렌즈 케이스)에 효소 세척액을 넣고 식염수를 부어 효소세를 녹임

ⓑ 렌즈를 넣고 제조회사에 권하는 시간 동안(15분 ~ 1시간) 방치

ⓒ 계면 활성제 세척

ⓓ 식염수로 충분히 헹굼

ⓔ 소독 방법에 따라 적합하게 렌즈 소독

③ 침전물 형태에 따른 착용자의 관리 방법

ⓐ 단백질 침전물이 많은 착용자

- 화학 소독(과산화수소 소독법)법 사용
- 계면 활성 세척액 사용
- 열소독을 할 경우에는 낮은 온도에서 열소독이 되는 제품을 사용
- 효소 세척액 사용(일주일에 한번)
- 비이온성 재질 사용(HEMA계열)

ⓑ 지방 침전물이 많은 착용자

- 열 소독을 권함
- 클로로헥시딘이 포함된 소독액 사용금지
- 지방 분해 효소가 포함된 효소 세척액이나 계면 활성 세척액 사용

ⓒ 칼슘 침전물이 많은 착용자

- 열 소독을 권함
- 과산화수소 소독
- 일주일에 한번씩 효소 세척액 사용
- 약간 flat하게 휫팅

- glyceryl methyl methacrylate(CSI) 재질 사용
- 필요시 윤활제 사용

ⓓ 렌즈가 변색 되는 착용자
- · NVP 재질 렌즈의 열 소독에 의한 변색 → 화학 소독으로 바꿈, 다른 재질로 교체
- · 흡연에 의한 변색 → 금연
- · 단백질 침전에 의한 변색 → 단백질 침전 안되게 처방
- · 열 소독에 의한 렌즈 변색 → 치메로살이 포함되지 않은 식염수 사용
- · 내복약에 의한 변색 → 내복약 복용 여부 확인

ⓔ 건안 착용자
- · 희석된 식염수 사용
- · 윤활제 사용(비타민 A가 포함된 용액 사용하면 좋음)
- · 여벌의 렌즈 준비 : 재수화(약 15 ~ 30분 정도 재수화 시킨 후 착용)
- · 건안의 증상 약화를 위해 성능이 좋은 세척액 사용
- · 열소독 피함
- · 비이온성, 저함수 렌즈 사용
- · 고함수 렌즈 및 얇은 렌즈 피함

ⓕ 임신 중인 착용자
- · 단백질, 칼슘의 양이 증가하므로 성능이 좋은 세척액 권함
- · 비이온성 재질의 렌즈 권함
- · 각막 부종이 나타나면 렌즈착용 중단

2) 하드 콘택트렌즈의 관리법

(1) 세척액

① 지방이나 단백질 등을 제거
② 성분
- 방부제 : 치메로살. 클로로부탄올
- 계면 활성제

(2) 습윤액

① 소수성인 렌즈 표면을 일시적으로 친수성으로 바꾸어줌
② 렌즈와 각막 사이에 완충작용
③ 착용할 때 손가락에 있는 지방 성분이 렌즈에 달라 붙지 않도록 함
④ 성분
- 살균제 : 염화벤잘코늄(benzalchonium chloride, BAK), 치메로살(thimerosal), EDTA
- 습윤액 : 메틸셀루로오스(methylcellulose), 폴리비닐 알코올(polyvinyl alcohol)

(3) 침윤액(soaking solution)

① 지방이나 단백질을 일부 제거
② 친수성 유지
③ 소독하여 감염 예방, 최소 1주일에 2회 정도 교체
④ 성분
- 살균제 : 염화벤잘코늄(benzalchonium chloride, BAK), 클로로부탄올(chlorobutanol), EDTA

※ 염화 벤잘코늄 : 양이온을 갖고 있어 렌즈 재질의 친수성기와 결합하여 독성을 유발하기 때문에 BAK가 포함된 소독액은 소프트 렌즈의 소독액으로 사용하지 않음

21 소프트 콘택트렌즈의 합병증

1) 징후(signs)와 증상(symptoms)

① 부종(edema) : 시력 저하
② 유두(papillae) : 가려움증(itching)
③ 혈관 신생(vascularization) : 없거나 약한 시력 저하
④ 충혈(injection) : 자극감
⑤ 상피 침착(epitherial straining) : 건조감 또는 자극감
⑥ 궤양(ulcer) : 통증

2) 각막 부종(corneal edema)

- 누액 교환 장애시 나타남
- 원인
  ① BC가 steep한 경우
  ② 지름이 큰 경우
  ③ 움직임이 없는 휫팅 상태의 경우
  ④ 중심잡기 양호하지 못한 경우

3) 급성 충혈된 눈(acute red eye)

(1) 증상 : 연속 착용자에게 흔하게 나타남

① 렌즈 착용 후 갑자기 2 ~ 4시간 후에 나타남(저녁 또는 수면 중에 갑자기 발생)

② 유루 현상, 눈부심 및 착용감의 불편을 호소

(2) 원인

① 저 산소증
② 감염
③ 관리 용액에 대한 과민 반응
④ 렌즈 침전물이 많은 렌즈
⑤ 너무 타이트한 휫팅 상태

(3) 처치

① 증상이 사라질 때까지 렌즈의 착용을 중지
② 알레르기 반응에 의한 경우에는 렌즈를 새것으로 교환
③ 증상이 자주 반복되면 렌즈 착용을 중지시킴

4) 거대 유두 결막염(giant papillary conjunctivitis, GPC)

(1) 증상

① 상안검의 결막에 염증성 반응(여포, 유두, 충혈)이 나타남
② 렌즈의 움직임 많아짐
③ 분비물 많아짐
④ 가려움증

(2) 원인

① 렌즈 침전물에 의한 과민 반응
② 관리 용액과 렌즈 침전물의 반응에 의한 알레르기

(3) 처치

① 렌즈 착용을 중지
② 결막염의 증상이 치유된 후 RGP 렌즈로 휫팅 시도
③ 과산화수소 소독을 권함
④ 렌즈를 1 ~ 3개월 마다 교환하게 함

5) 상윤부 각 결막염(superior limbic keratoconjunctivitis, SLK)

(1) 증상

① 상윤부의 충혈

② 상윤부 구결막 및 각막 상부의 염증
③ 각막 얼룩(staining)
④ 신생 혈관
⑤ 가려움증
⑥ 열감
⑦ 눈부심

(2) 원인

① 저 산소증
② 관리 용액에 의한 과민 반응
③ 기계적인 자극감

(3) 처치

① 렌즈 착용을 중지(몇 주일 지나야 증상이 없어지며 이 기간에 항생제를 투여하기도 함)
② 렌즈와 관리 용품을 교체

6) 각막 상피 얼룩(epithelial staining)

(1) 증상

① 형광 용액으로 염색한 후 세극등으로 관찰하면 쉽게 관찰됨
② 정도가 다양

(2) 원인

① 렌즈 관리 용액에 의한 과민 반응
② 렌즈에 침전물이 많은 경우
③ 렌즈의 휫팅 상태가 부적절한 경우
④ 건안
⑤ 이물질

(3) 처치

① 상피가 재생 될 때까지 렌즈 착용을 중지
② 원인에 따라 처치

7) 각막 궤양

(1) 증상

① 심한 통증

② 눈부심
③ 유루, 분비물
④ 충혈
⑤ 시력 저하

(2) 원인

① 각막 상피 손상
② 세균의 감염

(3) 처치

① 콘택트렌즈의 착용을 중지시킴
② 안과 치료를 받게 함

8) 각막 부종

(1) 증상

① 각막 상피가 뿌옇게 보임
② 각막이 부풀어 오름
③ 통증은 없으나 눈물 흘림
④ 눈부심
⑤ 시력 저하
⑥ 감염이 쉽게 될 수 있음

(2) 원인

① 저 산소증
② 누액의 낮은 삼투압

(3) 치료

① 산소 투과율이 더 높은 렌즈로 다시 휫팅

9) 각막 맥리 또는 주름(corneal striae and folds)

(1) 증상

① 데스멧 막에서 수직선이나 주름이 관찰
② 각막 부종이 6% 이상일 때 생김
③ 증상은 뚜렷이 없음

(2) 원인

① 저 산소증
② 누액의 낮은 삼투압

(3) 치료

① 산소 투과율이 더 높은 렌즈로 다시 휫팅

10) 각막의 신생혈관

(1) 증상

① 혈관이 각막에 침투함
② 각막의 상피층이나 실질층까지 침범하기도 함
③ 신생 혈관이 시축을 통과하지 않으면 증상은 없음

(2) 원인

① 만성 저 산소증
② 각막 상피의 손상, 감염

(3) 치료

① 심한 경우에는 렌즈 착용을 중지
② 산소 투과율이 더 높은 렌즈로 다시 휫팅
③ 연속 착용자의 경우에는 연속 착용을 중지시키고 착용 시간을 단축시킴

11) endothelium polymegathism

(1) 증상

① 각막 내피의 크기가 다양하게 증가됨
② 연속 착용자에게 흔하게 나타남
③ 발견하기 어려움
④ 증상이 없는 경우가 많음

(2) 원인

① 각막 내피의 파괴에 의하여 주위의 세포가 그 자리를 메꿔준 것
② 만성 저 산소증

(3) 치료

① 산소 투과율이 더 높은 렌즈로 다시 휫팅
② 치료의 중요성이 아직 불확실함

22 RGP 렌즈의 합병증

1) 재질에 의한 합병증

(1) 저산소증

① 상피 미세 낭종
② 각막 내주름과 각막 내선
③ polymeratism

(2) 렌즈의 뒤틀림과 굴곡

2) 렌즈 휫팅에 의한 합병증

(1) 착색(staining)

① 주변부 각막 건조증
② 기계적 손상에 의한 착색
③ 결막 착색

(2) 렌즈의 부착

(3) 염증

① 윤부 각막염
② 급성안 충혈

3) 감염

4) 콘택트렌즈와 관련된 각막 침윤

① 무균적 각막 침윤
② 원형 침윤 웨슬리 형

5) 안검과 그 부속기 합병증

① 콘택트렌즈 유두 결막염
② 안검 하수
③ 안검염
④ 안건조증

6) 환경 인자에 의한 합병증

① 콘택트렌즈 오염
② 지질에 의한 오염
③ 공기, 습도, 위도
④ 환경 독소

7) 보존액과 관계된 합병증

① 급성 독성 반응 : 각막 중독
② 과민 반응
③ 독성

정리문제

〈A 형 문항방식〉

※ 아래 각 문항의 물음에 대한 옳은 답 하나를 ① ~ ⑤ 에서 선택하시오.

01 콘택트렌즈의 역사에 있어 기원으로 알려진 사람은?

① 플라톤　② 레오나르도 다빈치　③ 갈릴레오
④ 데카르트　⑤ 슐처

02 우리나라에 처음으로 콘택트렌즈를 소개한 사람은?

① 김응수　② 이무걸　③ 김재호　④ 공병우　⑤ 이승만

03 산소 전달률(Dk/t)에 대한 설명 중 <u>틀린</u> 것은?

① 콘택트렌즈를 통해 전달되는 산소의 양을 나타낸 값이다.
② 산소투과성(Dk)을 콘택트렌즈의 중심 두께로 나눈 값이다.
③ 단위는 10^{-9}(cm×mlO_2)/(sec×ml×mmHg)이다.
④ 소프트 렌즈의 산소 전달률을 증가시키려면 중심 두께를 얇게 한다.
⑤ 근시용 콘택트렌즈는 도수가 높을수록 각막에 전달되는 산소량이 많아진다.

> ☞ 소프트 렌즈의 Dk/t 를 증가시키려면 함수율을 증가시키거나, 렌즈의 중심 두께를 얇게 한다. 근시용 콘택트렌즈는 도수가 높을수록 렌즈의 중심 두께는 얇아지지만 전체 두께가 두꺼워지므로 실제 각막에 전달되는 산소량이 적어진다.

04 당량 산소 백분율(EOP)에 대한 설명으로 <u>틀린</u> 것은?

① 렌즈 사이즈가 작을수록 당량 산소 백분율(EOP)이 커진다.
② 산소 투과성이 큰 소재일수록 당량 산소 백분율(EOP)이 커진다.
③ 각막과 콘택트렌즈 사이의 눈물에 녹아 있는 산소량을 대기 중 산소의 %로 표시한 값이다.
④ 산소공급을 완전차단하면 당량 산소 백분율(EOP)은 기본 값으로 12.1%이다.
⑤ 렌즈가 각막에 없을 때 당량 산소 백분율(EOP)은 20.9%이다.

> ☞ 콘택트렌즈의 산소 공급을 완전 차단하면, 당량 산소 백분율은 0%이다.

05 당량 산소 백분율(EOP)을 크게 하는 방법으로 옳은 것은?

① 함수율이 낮을수록 좋다.　② 산소 투과성이 작은 소재일수록 크다.
③ 렌즈 사이즈는 약간 클수록 좋다.　④ 렌즈 두께는 얇은 것이 좋다.
⑤ 습윤성이 좋을수록 작아진다.

정답: 1. ②　2. ④　3. ⑤　4. ④　5. ④

06 함수율(water content)에 관한 다음 설명 중 옳은 것은?

① 렌즈 재질 자체의 산소에 대한 확산 계수이다.
② 고체 표면이 액체에 젖는 정도를 말한다.
③ 일정 온도에서 같은 부피의 물의 무게에 대한 RGP 렌즈의 무게를 말한다.
④ 소프트 콘택트렌즈의 무게 대한 물의 무게의 비를 말한다.
⑤ 눈을 깜박일 때 눈물의 점액층이 렌즈에 골고루 묻을 수 있는 성질을 말한다.

☞ $\text{함수율(\%)} = \dfrac{\text{함수 상태의 렌즈 무게} - \text{탈수 상태의 렌즈 무게}}{\text{소프트 콘택트렌즈의 무게}} \times 100$

07 콘택트렌즈 표면의 습윤성에 대한 설명으로 옳은 것은?

① 친수성이 강할수록 각막에 이롭다.
② 소수성이 강할수록 각막에 이롭다.
③ 접촉각이 작을수록 각막에는 좋지 않다.
④ 습윤성이 높으면 콘택트렌즈에 오염물질이 붙기 쉽다.
⑤ 습윤성이 낮으면 렌즈의 변형이 심하다.

☞ 습윤성은 고체 표면이 액체에 젖는 정도를 말하며 한 방울의 액체표면과 고체표면이 이루는 접촉각으로 표시한다. 친수성이 강할수록 접촉각은 작아지며, 눈물이 고르게 묻을 수 있어 오염물질이 붙기 어려워진다.

08 렌즈의 굴곡이 잘 생기는 경우로 <u>틀린</u> 것은?

① RGP 렌즈의 기본 만곡이 가파른 경우
② 렌즈의 중심 두께가 얇은 경우
③ 렌즈 재질이 약한 경우
④ 광학부 지름이 작은 경우
⑤ 각막 난시가 심한 경우

09 다음 RGP 렌즈에 대한 설명으로 옳은 것은?

① 렌즈의 굴곡은 뒤틀리어 변형된 상태이다.
② 렌즈의 굴곡은 완전히 변형된 상태이다.
③ 렌즈의 뒤틀림은 상안검에 의해 눌려 일시적으로 굴곡 되는 성질이다.
④ 렌즈의 굴곡은 렌즈의 기본 만곡이 가파른 경우 생기기 쉽다.
⑤ 렌즈의 굴곡은 렌즈를 끼고 빼거나 세척할 때 렌즈에 무리한 힘을 가해서 생긴다.

☞ RGP 렌즈의 뒤틀리어 변형된 상태를 렌즈의 뒤틀림이라 하며, 렌즈가 완전히 변형된 상태로 렌즈를 끼고 빼거나 세척할 때 렌즈에 무리한 힘을 가해서 주로 생긴다.

정답 6. ④ 7. ① 8. ④ 9. ④

10 콘택트렌즈의 물리적 성질에 대한 설명 중 옳은 것은?

① 습윤각은 친수성이 강할수록 90°에 가깝다.
② 고체 표면이 액체에 젖는 정도를 습윤성이라 한다.
③ PMMA의 습윤각은 60°, 실리콘은 10 ~ 30° 정도 된다.
④ 대부분의 RGP 렌즈는 굴절률이 1.370이다.
⑤ RGP 렌즈의 비중이 1.20 이하이면 비중이 낮다고 한다.

☞ 습윤각은 소수성이 강할수록 180°에 가깝고, PMMA는 60°, 실리콘은 110°이다. 대부분의 RGP 렌즈는 1.47 ~ 1.49의 굴절률을 가지며, 비중이 1.10 이하이면 낮다고 한다.

11 콘택트렌즈의 물리적 특성에서 산소 투과성(oxygen permeability ; Dk)에 대한 설명으로 옳은 것은?

① D는 렌즈 재질 자체의 용해 계수를 말한다.
② 같은 재질이라도 온도가 높으면 산소 투과성이 낮아진다.
③ 소프트 콘택트렌즈에서는 함수율이 증가하면 산소 투과성(Dk)이 낮아진다.
④ 콘택트렌즈의 모양이나 크기와 관계가 없다.
⑤ 소프트 콘택트렌즈에서 가장 높은 산소 투과성은 약 20으로 RGP 렌즈 중 가장 높은 산소 투과성의 약 25% 정도이다.

☞ 같은 재질이라도 온도가 높으면 산소 투과성(*Dk*)이 높아지며, 소프트 콘택트렌즈에서는 함수율의 증가에 따라 산소 투과성이 로그(log)함수에 의해 증가한다.

12 다음 중 하드 콘택트렌즈의 재질 중 틀린 것은?

① 스티렌(styrene)
② 플루오로 실리콘 아크릴레이트(FSA)
③ cellulose acetate butyrate(CAB)
④ 불연성 불소 중합체
⑤ 실리콘 아크릴레이트

☞ 하드 콘택트렌즈의 재질 : PMMA(폴리메틸메타아크릴레이트), cellulose acetate butyrate (CAB), 플루오로 실리콘 아크릴레이트, 실리콘, 실리콘 아크릴레이트, 연성 불소 중합체, 스티렌(styrene)

13 콘택트렌즈의 구조와 세부 명칭에 대한 설명 중 틀린 것은?

① 기본 만곡(base curve)을 표현할 때는 그 굴절력을 디옵터 단위로 나타낼 수 있지만 대개는 이 만곡의 반경인 기본 만곡 반경을 mm 단위로 나타낸다.
② 기본 만곡 반경이 0.1 mm씩 증가할 때마다 기본 만곡의 굴절력은 대략 0.75 D씩 감소한다.
③ 주변부 만곡은 광학부 바깥 부분에 해당하는 만곡이다.
④ 광학부 지름(OZD)은 기본 만곡에 해당하는 부위의 지름으로 렌즈 전체 지름의 65 ~ 85%를 차지한다.
⑤ 브렌드(blend)는 렌즈 뒷면의 각 만곡 사이를 완만하게 처리한 경계부이다.

정답 10. ② 11. ④ 12. ④ 13. ②

☞ 기본 만곡 반경이 0.1 mm 씩 증가할 때 마다 기본 만곡의 굴절력은 대략 0.50 D 씩 감소한다.

14 소프트 콘택트렌즈에 대한 RGP 렌즈의 장점과 단점에 대한 설명으로 옳은 것은?

① 콘택트렌즈의 지름이 더 크고, 움직임이 많아 눈물 순환이 더 잘된다.
② 착용감이 더 좋고, 적응하는데 시간이 더 오래 걸린다.
③ 합병증이 잘 생긴다.
④ 미생물에 의해 오염되는 일이 더 많고, 각막염도 더 많다.
⑤ 각막난시, 불규칙 각막 난시 등의 교정이 잘된다.

☞ 소프트 콘택트렌즈에 대한 RGP 렌즈의 단점 : 더욱 정확한 처방이 요구된고 시간이 더 많이 걸린다. 렌즈의 분실 가능성 더 많다.

15 콘택트렌즈를 착용했을 때와 안경을 착용했을 때의 조절과 폭주에 관한 설명이다. 다음 중 옳은 것은?

① 근시안은 콘택트렌즈를 착용하고 근거리 물체를 주시할 때 안경을 착용했을 떼보다 더 적은 양의 소설을 해야 한나.
② 원시안이 콘택트렌즈를 착용하고 가까운 물체를 볼 때 안경을 착용했을 때보다 더 많은 조절이 요구된다.
③ 고도의 마이너스 굴절력의 안경을 착용하였던 환자가 콘택트렌즈를 착용하고 근거리 작업을 할 때에 더 많은 양의 조절이 요구된다.
④ 근시안이 안경을 착용하고 근거리를 볼 때 주로 기저 내방(BI) 프리즘이 유발되기 때문에 정시안보다 더 많은 양의 폭주를 하고서 일정한 거리의 물체를 융합할 수 있다.
⑤ 원시안인 경우 콘택트렌즈를 착용하고 근거리 물체를 주시할 때 안경을 착용했을 때와 같은 양의 폭주로 볼 수 있다.

☞ 고도의 마이너스 굴절력 안경을 착용했던 환자가 콘택트렌즈를 착용하고 근거리 작업을 할 때 안경보다 BI 프리즘 작용이 없어지므로 더 많은 양의 조절이 요구된다.

16 렌즈 세척(cleaning)에 관한 설명 중 옳은 것은?

① 저녁에 렌즈를 빼서 보관하기 전에 반드시 식염수로 헹궈서 렌즈 케이스에 보관한다.
② 렌즈 세정은 손바닥 위에 올려놓고 다른 손 검지로 5초 정도 부드럽게 non-circular pattern 으로 닦게 해야 한다.
③ 실록산의 농도가 낮을수록 지방은 주요한 침착 성분이 된다.
④ 연속 착용 환자나 약간의 건조한 눈을 가진 환자들은 매주 효소를 이용한 세척액(enzymatic cleaner)으로 세정해 주는 것이 좋다.
⑤ 렌즈 세정의 다른 방법은 렌즈를 두 손가락 사이에 끼워서 닦으면 잘된다.

☞ 하이드로겔렌즈(hydrogel lens)에서 발견되는 지방의 양은 대개 소량이다 렌즈를 두 손가락 사이에 끼워서 닦으면 렌즈의 굴곡, 휨 등이 발생할 수 있다.

정답
14. ⑤ 15. ③ 16. ④

17 콘택트렌즈 세척제에 대한 설명 중 옳은 것은?

① 서브틸리신 효소 세척제는 지방 성분을 제거시키는데 사용된다.
② 침착물 파괴 인자를 이용한 연마 세척제는 RGP 렌즈에 붙은 단단한 부착물을 렌즈에 상처를 주지 않고 문질러서 떨어뜨리는데 사용한다.
③ 단백질 효소 분해제는 papain, pancreatin, subtilisin, pronase, sodium carbonate 이다.
④ 파파인 효소 세척제는 papaya에서 추출한 protease 효소를 포함하고 있어 렌즈 표면의 지방 성분 제거에 유효하다.
⑤ Dymed는 킬레이트제제로서 보존제의 항균성을 증가시키고 칼슘 침전물 제거 효과가 있다.

☞ 1) papain 효소
- papaya 나무에서 추출
- protease 성분만 제거

2) pronase 효소
- 돼지의 췌장에서 추출
- protease, lipase, amylase 성분 제거

3) subtillisin 효소
-간균(bacillus bacteria)에서 추출
- protease 성분만 제거

4) pronase 효소
- 방사선균(steptomycis griseus)에서 추출
- 단백질과 펩티드, 당단백질인 점액을 가수분해

18 소프트 렌즈의 함수율을 낮추고 소수성이며 불용성이 재질은?

① HEMA ② EGDMA ③ NVP
④ MA ⑤ stylene

☞ stylene은 소수성이며 굴절률 증가와 함수율을 낮추며, 친수성 콘택트렌즈에 사용되는 모노머이다.

19 1회용 렌즈의 장점 중 틀린 것은?

① 렌즈에 침전물이 많이 형성되는 단계까지 착용하지 않는다.
② 1년 단위로 계산했을 때 경비가 적게 든다.
③ 대다수의 연속 착용 렌즈에 비하여 더욱 안전하고 양호하다.
④ 관리 용액을 구입하지 않아도 된다.
⑤ 거대 유두 결막염의 발생 빈도가 적다.

정답 17. ② 18. ⑤ 19. ②

20 다음은 습윤성과 침투성에 관한 설명 중에서 틀린 것은?

① 소프트 콘택트렌즈는 비침투성(non-permeable)으로 표면에 흠집이 없으면 구멍이 없는 (non-porous) 상태라고 간주한다.
② 침투성은 분자구조의 배열 상태가 느슨하게 되면 구멍의 크기가 커져서 산소가 잘 침투하게 된다.
③ 분사 구조 사이의 구멍의 크기로 렌즈의 침투성과 다공성을 결정할 수 있다.
④ 습윤성이란 어떤 고체의 표면에 액체를 떨어뜨렸을 때 액체가 표면에 퍼지는 정도를 말한다.
⑤ 접촉각이 0°인 경우는 친수성, 접촉각이 0 ~ 90°사이인 경우는 약한 친수성, 접촉각이 180°인 경우는 소수성의 특성을 갖게 된다.

21 하드 콘택트렌즈의 처방에서 이상적인 휫팅 조건에 대한 설명 중 틀린 것은?

① 광학적으로 볼 때 렌즈가 동공의 중심부에 위치하고 렌즈의 광학부 지름이 동공을 완전하게 덮는 상태가 이상적이다.
② 원거리 물체를 바라볼 때 콘택트렌즈가 동공 중심부에 위치한다.
③ 순목시 렌즈의 움직임은 1 ~ 2 mm 정도가 적당하다.
④ 순목 운동이 적절하고, 눈물 순환이 잘 되어야 한다.
⑤ 렌즈의 움직임이 원활하지 않으면 각막에 산소와 영양분이 공급되지 않아 각막 부종이 나타난다.

☞ 렌즈가 동공을 완전하게 덮지 못하고 3/4 정도만 덮고 있더라도 시력은 거의 영향을 받지 않는다. 순목 시 하드 렌즈는 움직임은 3 ~ 4 mm 정도가 적당하다.

22 소프트 콘택트렌즈 휫팅에 관할 설명 중에서 틀린 것은?

① 휫팅 상태의 관찰방법은 세극등 또는 펜라이트로 렌즈의 움직임을 관찰할 수 있다.
② 휫팅법은 크게 3가지 즉, 개별 주문법, 시험 렌즈법, 재고법이다.
③ 이상적인 렌즈의 위치는 윤부로 부터 벗어난 정도가 좌우 거의 동일한 상태이다.
④ 이상적인 렌즈의 움직임은 소프트 렌즈를 착용한 후 정면을 주시하고 순목 할 때 마다 3 ~ 5 mm 정도의 상하 움직임을 보인다.
⑤ 이상적으로 휫팅 된 렌즈는 윗쪽을 바라볼 때 1 ~ 3 mm 정도의 래그(lag)를 나타낸다.

☞ 이상적인 렌즈의 움직임은 소프트 렌즈를 착용한 후 정면을 주시하고 순목할 때 마다 0.5 ~ 1 mm 정도의 상하 움직임을 보인다.

23 콘택트렌즈 침전물의 부작용에 대한 설명 중 틀린 것은?

① 콘택트렌즈의 광학적 특성이 변하여 시력을 저하시킨다.
② 치메로살, 클로로헥시딘 등의 방부제가 침전물과 결합하여 렌즈가 변색된다.
③ 렌즈의 습윤성을 감소시킨다.
④ 렌즈의 휫팅 상태를 타이트하게 변화시키므로 착용감을 저하시킨다.
⑤ 침전물은 렌즈의 중앙부분에 많이 부착된다.

정답 20. ① 21. ③ 22. ④ 23. ⑤

☞ 침전물은 렌즈의 가장자리에 많이 부착된다.

24 소프트 콘택트렌즈의 장점 중 틀린 것은?

① 각막부종의 발생빈도가 높다.
② 치료목적으로도 쓸 수 있다.
③ 운동시에 적합하다.
④ 렌즈 밑에 먼지나 이물질이 잘 들어가지 않는다.
⑤ 각막의 감각이 비교적 정상적으로 유지된다.

25 고함수 소프트렌즈의 장점 중 틀린 것은?

① 착용 시간이 길다.
② 가끔 착용하기에 적합하며 휫팅하는 데 짧은 시간이 소요된다.
③ 양호한 시력을 얻을 수 있다.
④ 빨리 적응한다.
⑤ 산소 투과성(Dk) 값이 높다.

26 소프트 연속 착용 렌즈로 발생할 수 있으며, 주원인은 주로 침전물과 봄철 알러지 반응이며, 저 · 고함수 렌즈를 열소독하는 경우 발생 빈도가 높은 안 질환은?

① 감염　② 유두 결막염　③ 신생혈관　④ 상피 미세낭종　⑤ 침전

27 식염수의 용도에 대한 설명이다. 이 중에서 틀린 것은?

① 침전물을 세척할 때 사용하는 세척액(cleaner)이다.
② 단백질을 제거하기 위하여 사용하는 효소 세척액을 녹일 때 사용한다.
③ 렌즈의 수화 상태를 유지시켜주는 보관액으로 사용한다.
④ 열소독을 할 때 렌즈 케이스에 넣는 용매로 사용한다.
⑤ 눈을 세척할 때 사용한다.

☞ 식염수의 용도 : 눈을 세척할 때에는 반드시 방부제가 들어간 식염수만 사용, 렌즈의 습윤 상태를 유지해주는 보관액, 열 소독시 렌즈 케이스에 놓는 용매, 세척 후 헹굼액, 효소 세척액을 녹일 때 사용.

28 다음 소독법에 대한 설명 중에서 틀린 것은?

① RGP 렌즈는 열소독이 좋다.
② 열소독은 화학적 소독에 과민 반응을 일으키는 환자에게 좋다.
③ 대부분의 소프트 렌즈 재질은 85 ℃ 이하의 온도에서 안정적이다.
④ 미국의 FDA에서는 열소독에 필요한 시간을 80 ℃에서 1분, 70 ℃에서 5분 정도로 정하고 있다.
⑤ 화학 소독은 대부분의 미생물에 살균 효과를 갖는다.

정답
24. ①　25. ②　26. ②　27. ①　28. ①

☞ 열소독은 세균의 종류에 관계없이 효과적이며, 화학 소독은 대부분의 미생물에 살균 효과를 갖는다.

29 소프트 콘택트렌즈의 소독과 세척에 영향을 주는 요인 중 틀린 것은?

① 한 쪽 눈을 백내장 수술한 환자
② 과민성 환자
③ 착용자의 지능
④ 착용자의 건강과 약물복용
⑤ 착용자가 거주하는 기후

☞ 소독과 세척에 영향을 주는 요인
- 렌즈의 재질
- 과민성 환자
- 착용자의 지능
- 착용자의 건강과 약물 복용
- 세척액이나 소독액이 적합하지 못하여 발생되는 부작용
- 매일착용 또는 연속 착용 렌즈
- 착용하는 직업과 취미 활동
- 착용자가 거주하는 기후
- 누액의 양과 질

30 착용자에 따른 콘택트렌즈 관리 방법의 선정에 대한 설명 중 틀린 것은?

① 단백질 침전물이 많은 착용자에게는 열소독보다는 화학 소독이 더 좋다.
② 지방 침전물이 많은 착용자는 화학 소독을 권한다.
③ 칼슘 침전물이 많은 착용자는 열 소독을 권한다.
④ 건성안 착용자는 비이온성 저함수 렌즈나 침전물이 적게 부착되는 렌즈를 권한다.
⑤ 임신 중인 착용자에게서 각막 부종이 나타나는 경우에는 렌즈의 착용을 중단하도록 권한다.

31 소프트 콘택트렌즈의 재질에 대한 다음 설명 중 틀린 것은?

① 고함수 중합체의 렌즈는 열 소독을 하면 재질이 쉽게 손상된다.
② 여러 가지 단량체를 교차 결합시키는 물질로 결합하여 중합체를 만든다.
③ HEMA의 함수율은 38%이다.
④ 스티렌 같은 소수성 단량체와 중합될수록 함수율은 낮아진다.
⑤ 기본적인 재질로 PMMA가 많이 쓰인다.

32 콘택트렌즈 착용 시 각막의 산소 공급에 대한 설명으로 틀린 것은?

① RGP 렌즈는 콘택트렌즈를 통해 산소가 전달된다.
② 소프트 콘택트렌즈는 눈을 깜박일 때 렌즈 밑의 눈물이 교환된다.
③ RGP 렌즈와 각막사이의 눈물이 약 10 ~ 20% 교환되어 산소가 공급된다.
④ 각막에 대한 산소공급은 렌즈 크기에 영향을 받는다.
⑤ 렌즈 가장자리 디자인에 의하여 산소 공급은 영향을 받는다.

33 각막의 저산소증으로 인한 안 질환으로 옳은 것은?

① 각막 반흔 ② 각막 침윤 ③ 각막 궤양 ④ 각막염 ⑤ 각막 신생 혈관 생성

정답
29. ① 30. ② 31. ⑤ 32. ① 32. ② 33. ⑤

34 콘택트렌즈의 제조 방법을 설명한 것 중 옳은 것은?

① 대부분의 소프트 콘택트렌즈는 선반 절삭법으로 만든다.
② 회전 주조법은 가장 효율적인 렌즈 제작 방법으로 대량 생산이 가능하다.
③ 선반 절삭법은 일회용 렌즈 생산에 사용된다.
④ 제조 비용으로는 회전 주조법이 많이 든다.
⑤ 주형 주조법으로는 다양한 디자인을 만들기에 적합하다.

☞ 소프트 렌즈 : 회전 주조법, 선반 절삭법, 주형 주조법
RGP 렌즈 : 선반 절삭법
회전 주조법 : 일회용 렌즈 생산에 사용, 제조 단가 비교적 저렴

35 회전 주조법에 대한 다음 설명 중 틀린 것은?

① 렌즈 가장자리 부분이 얇고 착용감이 좋다.
② 대량 생산이 가능하다.
③ 일회용 렌즈 생산에 사용된다.
④ 제조 단가가 비교적 저렴하다.
⑤ 렌즈의 내면이 구면이다.

36 콘택트렌즈 제조 방법 중 선반 절삭법에 대하여 옳은 것은?

① 한 번에 여러 개의 렌즈를 만들 수 있다.
② 근시 굴절력에 따라 가장자리 두께가 달라진다.
③ 렌즈의 내면은 비구면이다.
④ 다양한 형태의 렌즈를 제조할 수 없다.
⑤ 대량 생산이 가능하다.

☞ 선반 절삭법으로 만든 렌즈는 내면이 구면이며, 정교하고 다양한 형태의 렌즈를 제조할 수 있으나 대량 생산에 어려움이 있다.

37 주형 주조법에 대한 다음 설명 중 옳은 것은?

① 렌즈 제작이 어렵고, 생산비가 많이 든다.
② 단추 모양의 고체로 된 재료를 사용한다.
③ 다양한 디자인의 렌즈를 만들 수 있다.
④ 여러 개의 틀을 사용하여 대량 생산 할 수 있다.
⑤ 액상의 모노머만 사용한다.

☞ 주형 주조법은 고운 가루(powder) 또는 얇은 플라스틱을 사용한다. 여러 개의 렌즈를 만들 수 있어 렌즈 제작이 쉽고 생산비가 저렴하며, 다양한 디자인의 렌즈를 만들지는 못한다.

정답

34. ② 35. ⑤ 36. ② 37. ④

38 콘택트렌즈의 기본 만곡(base curve)과 주변부 만곡(periheral curve)에 대한 설명 중 **틀린** 것은?

① 기본 커브는 콘택트렌즈 후면의 광학부에 해당하는 곡선이다.
② 단위는 기본 만곡 반경을 mm 단위로 나타낸다.
③ 기본 만곡 반경이 증가하면 기본 만곡 굴절력은 감소한다.
④ 기본 만곡 반경이 0.1 mm 씩 증가할 때 마다 기본만곡의 굴절력은 대략 0.50 D 씩 감소한다.
⑤ 기본 커브와 주변부 커브가 만나는 부분을 베벨이라고 한다.

39 RGP 렌즈의 구조에 대한 설명 중 **틀린** 것은?

① 전체 지름은 9.2 ~ 9.4 mm의 전체 지름이 널리 사용된다.
② 광학부 지름은 렌즈 전체 지름의 약 65% ~ 80%를 차지한다.
③ 렌즈의 가장자리가 얇을수록 착용감이 좋다.
④ 블렌드는 콘택트렌즈가 각막 위에서 잘 움직이도록 한다.
⑤ 5.0 D 이상의 근시용 콘택트렌즈에서 두꺼운 가장자리를 얇게 만들어 착용감이 좋게 한다.

☞ 렌즈의 가장자리가 너무 얇으면 칼날처럼 느껴져 이물감을 느끼게 된다.

40 RGP 렌즈의 특징에 관한 설명 중 옳은 것은?

① 재질의 산소 투과성(Dk)이 소프트 렌즈에 비해 낮다.
② 렌즈의 산소 전달율(Dk/t)이 소프트 렌즈에 비해 낮다.
③ 소프트 렌즈보다 눈물의 교환이 잘 이루어지지 않는다.
④ 각막 및 결막의 합병증이 적다.
⑤ 콘택트렌즈 표면에 침착물이 잘 생긴다.

☞ RGP 렌즈는 재질의 산소 투과성(Dk)이 높으며, 산소 전달율(Dk/t)이 높으며, 눈물의 교환이 잘된다. 각막 난시의 교정이 잘되며, 각막 및 결막의 합병증이 적다. 또한, 렌즈 표면에 침착물이 잘 생기지 않으며, 렌즈 관리가 용이하다, 렌즈 수명이 길다.

41 콘택트렌즈의 제조법에 관한 설명으로 옳은 것은?

① 회전 주조법은 전면이 비구면이다.
② 회전 주조법에서 렌즈의 후면의 모양은 항상 일정하다.
③ 렌즈 앞면과 뒷면의 형태를 가진 틀 속에 렌즈의 원료를 주입하여 콘택트렌즈를 제조하는 방법을 주형 주조법이라 한다.
④ 선반 절삭법에서 후면 커브가 power 커브이다.
⑤ 선반 절삭법에서 콘택트렌즈 굴절력이 들어가는 제조 공정은 후면 절삭 및 연마 과정이다.

정답 38. ⑤ 39. ③ 40. ④ 41. ③

42 안경에 대한 RGP 렌즈의 장 · 단점에 대한 다음 설명 중 옳은 것은?

① 렌즈 주변부로 들어오는 광수차가 적다. ② 근시의 경우 망막상이 작아진다.
③ 시야가 좁아진다. ④ 양안부등시인 경우 시력 교정이 불량하다.
⑤ 불규칙 난시의 교정은 안경이 우수하다.

43 비구면 하드 콘택트렌즈의 장점으로 **틀린** 것은?

① 제조 공법이 구면 렌즈에 비해 용이하다. ② 각막면에 대한 압력이 골고루 분산된다.
③ 노안 교정에 이용된다. ④ 4.00 D 의 각막 난시까지 교정할 수 있다.
⑤ 각막면에 보다 더 정확히 맞출 수 있다.

44 소프트 콘택트렌즈에 대한 RGP 렌즈의 장점으로 옳은 것은?

① 산소 투과성(*Dk*)이 낮다. ② 렌즈의 움직임이 적다.
③ 처음 착용 시 착용감이 양호하다. ④ 미생물에 의한 각막염이 적다.
⑤ 소독 및 취급이 복잡하다.

☞ RGP 렌즈는 처음 착용 시 착용감이 나쁘고, 적응하는데 시간이 오래 걸린다. 처방할 때 더욱 정확한 처방이 요구되고, 시간이 많이 걸린다.

45 PMMA 렌즈와 RGP 렌즈의 비교이다. 설명 중 옳은 것은?

① 산소 투과성(Dk)이 훨씬 더 높은 PMMA 렌즈가 각막 합병증이 덜 생긴다.
② PMMA 렌즈가 표면의 습윤성이 좋아 착용감이 더 좋다.
③ RGP 렌즈의 재질이 강하다.
④ PMMA 렌즈의 제작이 더 어렵다.
⑤ RGP 렌즈의 가격이 더 저렴하다.

46 콘택트렌즈의 처방전 검사로서 문진에 해당하지 **않는** 것은?

① 전신 질환 ② 나이 ③ 학력 ④ 직업 ⑤ 눈의 이상 유무

☞ 콘택트렌즈 처방전 검사로 문진으로는 나이, 콘택트렌즈 착용 경험, 직업, 눈의 이상 유무, 전신 질환 유무 등이 있다.

47 콘택트렌즈 처방 전 검사에 속하지 **않는** 것은?

① 문진 ② 외안부 검사 ③ 세극등 검사
④ 굴절 검사 ⑤ 시야 검사

☞ 처방전 검사로는 문진, 외안부 검사 및 세극등 검사, 굴절 검사, 각막 형태 검사, 눈물 검사, 양안시 기능과 조절 검사가 있다.

42. ① 43. ① 44. ④ 45. ⑤ 46. ③ 47. ⑤

48 콘택트렌즈의 처방 전 검사에 대한 설명으로 옳은 것은?

① 눈꺼풀 검사에서 눈 깜박임의 횟수를 관찰한다.
② 동공의 지름을 밝은 곳에서 측정한다.
③ 각막의 중심부와 주변부의 가장 편평한 축과 가장 가파른 축의 각막 곡률 값을 구한다.
④ 눈물막 파괴시간이 10초 이하이면 콘택트렌즈를 끼지 않는 것이 좋다.
⑤ 근시안이 안경에서 콘택트렌즈로 바꾸면 가까운 곳을 볼 때 조절을 덜 하게 된다.

☞ 동공의 지름은 어두운 곳에서 측정, 각막의 중심부의 가장 편평한 축과 가장 가파른 축의 각막곡률 값을 구한다. 눈물막 파괴 시간이 10초 이하면 콘택트렌즈의 연속 착용은 피하고, 근시안이 안경에서 렌즈로 바꾸게 되면 조절을 더 많이 해야 한다.

49 렌즈의 처방 전 검사에 대한 설명으로 옳은 것은?

① 중등도 이상의 원시인 40대 초반의 사람이 콘택트렌즈를 착용하면 노안을 일찍 느끼게 된다.
② 상안검이 팽팽할 경우 콘택트렌즈를 잡아당기므로 지름이 작은 것이 좋다.
③ 검열반이나 작은 군날개가 있으면 RGP 렌즈를 착용 할 수 없다.
④ RGP 렌즈의 처방 시 각막의 만곡도가 45.00 D가 넘으면 광학부 지름이 큰 렌즈가 필요하다.
⑤ 건성안에서 소프트 콘택트렌즈는 너무 얇지 않고 함수율이 낮은 콘택트렌즈를 선택한다.

☞ 중등도 이상의 근시인 40대 초반은 노안은 일찍 느끼게 되며, 상안검이 팽팽할 경우에는 지름이 큰 것이 좋다. 검열반이나 작은 군날개가 있으면 RGP 렌즈를 착용해 볼 수 있으며, 각막의 만곡도가 45.00 D가 넘으면 중심 잡기를 위하여 광학부 지름이 작은 렌즈가 필요하다.

50 RGP 렌즈로 난시를 교정할 때의 설명으로 옳은 것은?

① 임상에서 잔여 난시는 난시용 콘택트렌즈를 끼우고 덧댐 굴절 검사를 시행하여 측정한다.
② 굴절 난시에서 각막 난시를 뺀 나머지를 잔여 난시라 한다.
③ 구면 RGP렌즈는 비구면 RGP렌즈보다 중심 잡기가 잘 된다.
④ 난시가 2.50 D 이하이면 소프트 렌즈만으로 교정이 가능하다.
⑤ 불규칙 각막 난시에는 토릭 RGP 렌즈가 좋다.

☞ 같은 굴절력의 난시에서 근시 굴절력이 높으면 난시 교정의 필요성이 덜 하다.
난시가 2.50 D 이하이면 구면 RGP, 비구면 RGP, 소프트 토릭렌즈로 교정할 수 있고, 난시가 2.50 D 이상이면 비구면 RGP가 적당하다.
토릭 RGP는 각막 난시가 심한 경우 사용하지만 불규칙 각막 난시에는 사용하지 않는다.

정답 48. ① 49. ⑤ 50. ②

51 RGP 렌즈의 기본 만곡 반경 결정에 대한 설명이다. 옳은 것은?

① 광학부 지름의 크기가 0.5 mm 감소하면 기본 만곡 반경을 0.25 D 플랫(flat)하게 처방한다.
② 원시인 경우 기본만곡반경을 'K'보다 플랫(flat)하게 처방한다.
③ 각막 난시가 심한 경우(2D 이상) 'K'보다 가파르게 처방한다.
④ 눈깜박임시 렌즈의 수평 움직임은 1 ~ 3 mm 가 좋다.
⑤ 눈깜박임시 렌즈의 움직임이 너무 많으면 이물질의 배출이 곤란하거나 각막 부종이 생기기 쉽다.

☞ 원시의 렌즈는 중심 두께가 두껍고 무겁기 때문에 하방으로 위치하는 경향이 있으므로 'K' 보다 가파르게 처방한다.

52 눈물 교환을 원활히 할 수 있는 방법에 대한 설명이다. 옳은 것은?

① 록킹(Rocking) 작용이 없도록 휫팅한다.
② 주변부 커브의 곡률 반경을 증가시킨다.
③ 렌즈의 두께를 감소시킨다.
④ 전체 지름을 크게 한다.
⑤ 광학부 지름을 크게 한다.

53 불완전한 눈 깜박임 습관으로 인한 안소견이 <u>아닌</u> 것은?

① 렌즈가 상방으로 올라간다.
② 크리스탈 침착물이 렌즈 표면에 낀다.
③ 3시와 9시 방향의 각막 미란이 생긴다.
④ 각막 부종이 관찰된다.
⑤ 각막 하측의 미란이 발생한다.

☞ 눈깜박임 운동이 불완전하게 이루어지는 경우에는 렌즈가 아래로 처지게 된다.

54 RGP 렌즈의 처방에 대한 설명으로 <u>틀린</u> 것은?

① 검열이 크면 큰 지름의 렌즈를 처방한다.
② 렌즈 착용 후 정면을 주시할 때 렌즈 상단면이 상안검 바로 밑에 약간 들어가는 것이 착용감이 좋다.
③ 동공 크기는 어두운 조명에서 측정해야 한다.
④ 느슨한 안검의 경우 전체 지름을 크게 하는 것이 좋다.
⑤ 각막 난시가 심한 경우 편평하게 처방하는 것이 좋다.

정답

51. ③ 52. ② 53. ① 54. ⑤

55 각막 난시가 1D 이상인 경우 플루레신 염색 양상에 대한 설명으로 옳은 것은?

① 이상적인 형태는 중심부가 희미한 초록색으로 보인다.
② 이상적인 형태는 중심부가 편평한 경선을 따라 검은 띠 혹은 아령 모양의 형태를 띤다.
③ 이상적인 형태로 중심부가 검은색의 타원형 모양이다.
④ 이상적인 형태로 중심부가 초승달 모양의 검은 부위가 생긴다.
⑤ 이상적인 형태로 중심부가 검게, 주변부가 밝은 초록색을 띤다.

56 다음 중 각막 미란의 플루레신 염색 양상으로 **틀린** 것은?

① 선형 염색　② 점모양 염색　③ 3시 및 9시 방향의 각막 미란
④ 기포　⑤ 타원형 염색

☞ 각막 미란의 플루레신 염색 양상은 선형 염색, 점모양 염색, 3시 및 9시 방향의 각막 미란, 기포, 찰과상으로 나눌 수 있다.

57 눈깜박임 운동에 대한 다음 설명 중 **틀린** 것은?

① 눈깜박임은 각막 표면의 눈물막의 퍼짐을 돕는다.
② 자연적인 습윤을 유지한다.
③ 눈깜박임이 불완전하면 시력 장애를 일으킨다.
④ 눈깜박임이 불완전하면 각막 중심에 기포가 발생되는 것이 관찰된다.
⑤ 눈깜박임이 불완전하면 각막 부종을 일으킨다.

☞ 콘택트렌즈가 위로 올라가거나 각막 중심에 렌즈와 각막 사이의 틈이 큰 경우에 기포가 발생한다.

58 RGP 렌즈의 처방시 시력 감소의 원인에 대한 설명으로 **틀린** 것은?

① 휫팅의 오차　② 습윤력의 감소　③ RGP 렌즈의 부적응
④ 잔여 난시　⑤ 중심 이탈

☞ RGP 렌즈의 부적응이 시력 감소의 원인이 될 수는 없다.

59 소프트 렌스에서 RGP 렌즈로의 재휫팅(refitting)의 적응증으로 옳은 것은?

① 지속적인 각막 부종　② 호기심　③ 친구의 권유
④ 새로운 렌즈에 대한 관심　⑤ 안검열이 큰 경우

☞ RGP 렌즈로의 refitting에 대한 적응증 : 잔여 난시, 렌즈표면 침착 및 각막 부종, 난시 교정용 소프트 렌즈가 잘 맞지 않아 시력 저하가 생길 때, 안검열이 작아서 소프트 렌즈를 빼고 끼우기 힘든 경우 등이다.

정답
55. ②　56. ⑤　57. ④　58. ③　59. ①

60 렌즈의 하방 이탈의 원인으로 **틀린** 것은?

① 안검 장력이 너무 낮을 때
② 무거운 콘택트렌즈
③ 비중이 높은 재질의 렌즈
④ 렌즈 가장자리가 너무 두꺼울 경우
⑤ 고도 근시

☞ 고도 근시에서는 상방 중심 이탈이 일어난다.

61 소프트 콘택트렌즈 착용자의 눈물층 이상에 대한 증상으로 **틀린** 것은?

① 콘택트렌즈의 탈수
② 각막 상피 손상
③ 렌즈 부착
④ 3시 9시 착색
⑤ 렌즈 침착물

☞ 소프트 콘택트렌즈 사용자의 눈물층 이상의 증상 : 렌즈의 탈수, 각막 상피 손상, 렌즈 부착, 렌즈 침착물, 결막 변화 등

62 소프트 콘택트렌즈의 탈수가 잘 일어나는 경우가 **아닌** 것은?

① 얇은 렌즈
② 높은 주위 온도
③ 함수율이 낮은 렌즈
④ 낮은 습도
⑤ 많은 바람

☞ 콘택트렌즈의 탈수는 렌즈가 얇을수록, 주위 온도가 높을수록, 함수율이 높은 렌즈, 주위 습도가 낮을수록, 바람이 많이 불수록 많은 양의 탈수가 일어난다.

63 안구 건조증의 증상이 **아닌** 것은?

① 이물감
② 눈 출혈
③ 작열감
④ 눈물 증가
⑤ 눈부심

☞ 안구 건조증의 증상 : 이물감, 작열감, 눈충혈, 눈물 증가, 눈 분비물 증가, 눈부심, 건조감

64 안구 건조증의 치료 및 예방의 방법으로 적당한 것은?

① 눈꺼풀 염이나 마이봄샘 염의 치료
② 눈물점 폐쇄
③ 눈물샘 자극
④ 습윤 용액의 잦은 점안
⑤ 덧눈물샘 수술

☞ 안구 건조증의 치료 및 예방의 방법 : 안검염 등 질병 치료와 습윤 용액의 사용, 렌즈 담금, 콘택트렌즈와 용액의 교체 등

정답: 60. ⑤ 61. ④ 62. ③ 63. ② 64. ①

65 콘택트렌즈의 관리에 대한 다음 설명 중 **틀린** 것은?

① 소프트 콘택트렌즈는 최근 열 소독이 권장된다.
② RGP렌즈는 세척 후 최소 4시간 이상은 담가 두는 화학 소독제를 사용한다.
③ 효소 세척제는 콘택트렌즈 표면의 단백질을 유화시키는데 사용된다.
④ 함수율이 높은 소프트 콘택트렌즈는 열 소독을 해서는 안 된다.
⑤ 렌즈 세척은 non-circular 방식으로 한다.

66 콘택트렌즈의 소독에 관한 다음 설명 중 옳은 것은?

① RGP 렌즈는 열 소독이 우수하다.
② RGP 렌즈의 화학 소독제는 최소 1시간은 담구어 두어야 한다.
③ 소프트 콘택트렌즈는 최근 열 소독이 권장된다.
④ 함수율이 높은 소프트 콘택트렌즈는 특히 열 소독을 해야 한다.
⑤ 과산화수소에 의한 소프트 콘택트렌즈 소독은 필히 중화 과정을 거쳐야 한다.

☞ RGP 렌즈의 화학 소독제는 최소 4시간 이상은 담구어 두어야 하며, 최근 소프트 콘택트렌즈의 열 소독은 단백질을 익히는 경향이 있어 권장하는 방법이 아니다.

67 RGP 렌즈의 세척에 대한 다음 설명 중 **틀린** 것은?

① 저녁에 렌즈를 빼서 보관하기 전에 반드시 계면 활성 세척액으로 닦는다.
② 다음날 아침에 세척액으로 닦아서 바로 눈에 낀다.
③ 렌즈 세정은 손바닥 위에 올려놓고 한다.
④ 매주 효소 세척제로 세정해주는 것이 좋다.
⑤ 가을 겨울철에 렌즈를 씻어도 뿌옇게 되는 수가 있다.

☞ 렌즈 보관 후 다음 날 아침에 낄 때 세척액으로 닦지 말고 습윤 용액이나 적심 용액에서 빼서 바로 눈에 낀다.

68 RGP 렌즈 착용에 관한 설명 중 **틀린** 것은?

① 렌즈 케이스는 3 ~ 6개월에 한번 정도는 교체해 주다.
② 수영할 때 렌즈를 착용하므로 수경이 필요 없다.
③ 렌즈를 낀 후 화장을 하여야 한다.
④ 착용은 스케줄에 따라 서서히 적응시켜나가야 한다.
⑤ 1주 정도 쉬고 난 후에는 다시 처음 착용 시간과 같은 시간으로 되돌아가야 한다.

69 RGP 렌즈의 정상적인 적응 증상으로 옳은 것은?

① 불빛 주변에 계속 달무리가 나타난다.
② 심한 충혈이 있을 수 있다.
③ 렌즈를 뺀 후 1시간 이상 흐릿하다.
④ 눈물이 난다.
⑤ 눈의 분비물이 많다.

정답

65. ① 66. ⑤ 67. ② 68. ② 69. ④

70 RGP 렌즈 착용 시 흐림 현상이 나타나는 경우로 <u>틀린</u> 것은?

① 콘택트렌즈의 광학부가 움직인다.
② 중심 잡기가 안 된다.
③ 부적당한 광학부의 크기에 의한 경우 광학부 지름을 줄여준다.
④ 콘택트렌즈가 너무 편평한 경우
⑤ 콘택트렌즈가 과하게 움직일 경우, 지름이 크고 가파른 렌즈를 처방

☞ 부적당한 광학부의 크기에 의한 흐림이 유발될 경우 광학부 지름을 증가시키거나 렌즈 지름을 늘려준다.

71 비구면 콘택트렌즈에 대한 설명으로 <u>틀린</u> 것은?

① 편안한 착용감 ② 노안 교정 효과 ③ 눈물 순환 양호
④ 처방이 쉬움 ⑤ 보다 편평하게 처방하면 중심 이탈이 될 수 있다.

☞ 비구면 렌즈는 구면 렌즈에 비하여 시력이 덜하며, 처방이 어렵다. 맞춤이 다소 어렵지만 주변 시야의 흔들림은 덜하다. 노안교정 효과. 눈물 순환이 양호. 편안한 착용감. 보다 편평하게 처방하면 중심 이탈이 될 수 있다. 구면 렌즈는 렌즈 변형이 흔하게 생긴다.

72 비구면 렌즈의 임상 적응증으로 옳은 것은?

① 구면 렌즈를 사용하는 환자는 적응하기 힘들다.
② 고도 난시의 경우 구면 렌즈가 우수하다.
③ 장시간 착용할 수 있다.
④ 원추 각막에서는 사용하기 힘들다.
⑤ 노안 교정은 구면 렌즈가 월등하다.

☞ 비구면 렌즈의 임상 적응증 : 구면 렌즈를 사용할 수 있는 모든 환자도 비구면 렌즈의 적응증이 되며, 중등도나 고도의 각막 난시가 있는 환자, 원추 각막, 각막 이식 수술 후, 외상 후 불규칙한 각막을 가진 환자, 노안이 있는 환자, 잔여 난시가 있는 환자 등에서 비구면 렌즈를 사용할 수 있다.

73 콘택트렌즈에 의한 노안 교정 방법으로 옳은 것은?

① 단안시 ② 하이드로겔 렌즈 ③ 역기하 렌즈
④ 소프트펌 렌즈 ⑤ 토릭 렌즈

74 고함수 소프트 렌즈에 대한 저함수 소프트 렌즈의 특성에 대한 설명으로 <u>틀린</u> 것은?

① 침착물에 대한 저항성이 높다. ② 각막 난시의 교정이 잘된다.
③ 산소 투과율이 낮다. ④ 착용감이 좋다.
⑤ 유연성이 적다.

정답
70. ③ 71. ④ 72. ③ 73. ① 74. ④

☞ 감염성 각막염은 절대로 저절로 나을 수는 없다.

75 환자 자신에 의한 콘택트렌즈의 불편함의 원인으로 **틀린** 것은?

① 안검의 긴장 ② 안검열의 크기 ③ 민감한 눈
④ 부정적 생각 ⑤ 긴 속눈썹

76 콘택트렌즈의 종류 중 바르게 구성된 것은?

① 하드 콘택트렌즈 : PMMA 렌즈, 일회용 렌즈
② 소프트 콘택트렌즈 : 연속 착용 렌즈, 매일 착용 렌즈
③ 하드 콘택트렌즈 : PMMA 렌즈, 공막 렌즈
④ 소프트 콘택트렌즈 : 매일 착용 렌즈, RGP 렌즈
⑤ 하드 콘택트렌즈 : 매일 착용 렌즈, 일회용 렌즈

77 콘택트렌즈의 물리적 특성에 대한 설명으로 **틀린** 것은?

① 산소 투과성(Dk)에서 D는 재질 자체의 산소에 대한 확산 계수이다.
② 산소 전달률(Dk/t)은 콘택트렌즈를 통해 전달되는 산소의 양을 나타내는 값이다.
③ 당량 산소 백분율(EOP)은 각막과 콘택트렌즈 사이의 눈물에 녹아있는 산소량을 대기 중 산소의 %로 표시한 값이다.
④ 대기중 산소를 모두 투과시키는 당량 산소 백분율(EOP)은 20.9%이다.
⑤ 소프트 렌즈의 산소 전달률(Dk/t)을 증가시키려면 중심 두께를 두껍게 한다.

78 당량 산소 백분율(equivalent oxygen percentage ; EOP)에 대한 설명으로 **틀린** 것은?

① 콘택트렌즈의 산소 투과성(Dk)을 대기 중 산소의 %로 표시한 값이다.
② EOP는 렌즈 재질의 특성과 렌즈의 디자인까지도 고려한 값이다.
③ 콘택트렌즈가 산소 공급을 차단하여 각막 표면에 얼마만큼의 산소가 도달하는가를 나타낸다.
④ 각막과 콘택트렌즈 사이의 눈물에 녹아있는 산소량을 대기 중 산소의 %로 표시한 값이다.
⑤ 실제 임상에서 중요한 의미가 있다.

79 콘택트렌즈의 함수율에 대한 설명으로 **틀린** 것은?

① 재질의 강도, 침착물이 잘 생기는 정도, 산소 투과성(Dk) 등은 함수율에 따라 달라진다.
② 함수율이 증가하면 렌즈 재질의 강도와 굴절률은 증가한다.
③ 함수율이 증가하면 산소 투과성과 재질의 구멍 크기가 증가한다.
④ 소프트 콘택트렌즈는 38~78%의 함수율을 가진다.
⑤ 함수율이 증가하면 침착물이 잘 생긴다.

정답 75. ⑤ 76. ② 77. ⑤ 78. ① 79. ②

80 다음 하드 콘택트렌즈 재질에 대한 조합으로 옳은 것은?

① FFP, HEMA, MA ② PMMA, FSA, silicone rubbe
③ styrene, PMMA, FSA, HEMA ④ 실리콘 아크릴레이트, silicone rubber, PMMA
⑤ PMMA, FSA, FFP

☞ 하드 콘택트렌즈의 재질 : 폴리메틸메타아크릴레이트(PMMA), 스티렌(styrene), 플루오로실리콘 아크릴레이트(FSA), 연성 불소 중합체(FFP), cellulose acetate butyrate(CAB), 실리콘(silicone), 실리콘 아크릴레이트 등

81 PMMA 하드 콘택트렌즈에 대한 설명으로 <u>틀린</u> 것은?

① 습윤성이 좋지 않다. ② 산소 투과성이 뛰어나다.
③ 광학적으로 투명하다. ④ RGP 렌즈에 비해 제조가 용이하다.
⑤ 유연성이 떨어진다.

82 Keratometer를 사용하여 콘택트렌즈의 베이스 커브를 측정할 때 주의해야 할 사항에 대한 설명으로 <u>틀린</u> 것은?

① 홀더 안에 액체를 충분히 채워야 한다.
② 콘택트렌즈를 지탱할 수 있는 홀더를 부착해야 한다.
③ 충분히 렌즈가 젖은 상태에서 측정해야 한다.
④ 주경선의 측정값이 차이가 난다면 구면이라고 볼 수 없다.
⑤ 렌즈가 비틀린 상태에서 측정하지 않아야 한다.

83 소프트 콘택트렌즈를 착용한 후 덧댐 굴절 검사(over-refraction)을 실시하였을 경우 가파른(steep)휫팅 상태의 결과는?

① 눈깜박임 직후 일시적으로 시력이 불량하다.
② 눈깜박임 직후 검영반사상이 순간적으로 개선된다.
③ 케라토미터 마이어상이 눈깜박임 전후에 선명하다.
④ 덧댐 굴절 검사에서 누액 렌즈가 - 효과를 보인다.
⑤ placido disc가 순목전후 규칙적이다.

84 렌즈의 움직임이 적어 렌즈의 매개 변수를 바꾸고자 한다. <u>틀린</u> 설명은?

① 렌즈의 전체 지름을 감소시킨다.
② 렌즈의 두께를 증가시킨다.
③ 기본 커브(base curve)의 곡률을 작게 한다.
④ 주변부 커브의 곡률 반경을 감소시킨다.
⑤ 렌즈의 광학부 지름을 감소시킨다.

정답 80. ⑤ 81. ② 82. ③ 83. ② 84. ④

85 교차결합제로 사용되는 물질이 <u>아닌</u> 것은?

① EGDMA ② DVB ③ TEGDM ④ CAB ⑤ TMPTMA

86 콘택트렌즈의 화학적 소독 방법이 가지는 특성으로 <u>틀린</u> 것은?

① 장기간 사용 시 비용이 많이 든다.
② 렌즈의 수명을 단축시킬 수 있다.
③ 최근에는 대부분 화학 소독을 하고 있다.
④ 자극감이 유발될 수 있다.
⑤ 대부분의 미생물에 살균 효과를 갖는다.

87 다음 데이터에서 누액 렌즈의 굴절력은?

· 케라토미터 측정값 : 43.00 D (양주경선 모두)
· 콘택트렌즈 베이스커브 : 44.50 D · 완전 교성 굴절력 : -3.50 D

① -0.50 D ② -1.00 D ③ -1.50 D ④ +1.00 D ⑤ +1.50 D

88 각막의 저산소증으로 인한 각막의 변화로 <u>틀린</u> 것은?

① 각막 실질에 락트산의 축적 ② 각막 실질의 pH 감소
③ 각막 부종 ④ 원추 각막
⑤ 각막 내피 세포의 변화

☞ 저산소증으로 인한 각막 질환 : 각막 실질에 락트산과 이산화탄소의 축적, 각막 실질의 pH 감소, 삼투압 증가, 각막 실질의 부종, 각막 신생 혈관의 생성, 각막 내피 세포 변화가 초래된다.

89 콘택트렌즈의 후부 만곡에 대한 설명으로 옳은 것은?

① 기본 곡률 반경이 증가하면 기본 만곡 굴절력은 증가한다.
② 기본 만곡 굴절력이 감소하면 기본 만곡이 가파르게(steep) 되었다고 한다.
③ 기본 만곡 반경이 0.1 mm 씩 증가할 때마다 기본 만곡의 굴절력은 대략 0.50 D 씩 감소한다.
④ 주변부 만곡이 너무 편평하면 콘택트렌즈 가장자리 들림이 감소한다.
⑤ 주변부 만곡은 뒷면의 광학부에 해당하는 곡선이다.

90 직업에 따른 렌즈 선택이 <u>잘못된</u> 것은?

① 축구, 야구, 농구 - 소프트 렌즈 ② 사격 - RGP 렌즈
③ 수중 스포츠 - 일회용 소프트 렌즈 ④ 비행기 승무원 - 함수율이 높고 얇은 소프트 렌즈
⑤ 골프, 낚시 - 자외선 차단용 렌즈

☞ 건조한 곳에서는 얇고, 함수율이 낮은 소프트 렌즈가 적당하다.

정답 85. ④ 86. ② 87. ⑤ 88. ④ 89. ③ 90. ④

91 진단적 휫팅에 관한 다음 설명 중 **틀린** 것은?

① 휫팅(fitting) 렌즈 세트를 갖추어 놓고 환자에게 휫팅한다.
② 진료 시간이 오래 걸린다.
③ 교정이 가능하다.
④ 정확성이 떨어진다.
⑤ 환자가 RGP 렌즈에 대한 이해에 도움이 된다.

☞ 경험적 휫팅은 진료 시간이 단축되고 정확성이 떨어진다.

92 소프트 렌즈에서 RGP 렌즈로의 refitting 의 적응증으로 **틀린** 것은?

① 거대 유두 결막염으로 인한 점액 분비물의 증가
② 안검열이 너무 작아서 소프트 렌즈를 끼우고 빼기 힘들 때
③ 각막 부종으로 인한 시력 저하
④ 이물감의 증가
⑤ 잔여 난시

☞ 소프트 렌즈에서 RGP 렌즈로의 refitting의 적응증
1) 잔여 난시, 렌즈 표면의 침착 및 각막 부종으로 인한 시력 저하가 생길 때
2) 거대 유두 결막염으로 인한 점액 분비물 증가할 때, 착용 시간의 감소, 시력 저하, 충혈, 작열감이 나타날 때
3) 지속적인 각막 부종, 침윤성 각막염, 신생 혈관 생길 때
4) 소프트 렌즈를 잘 다루지 못하거나 안검열이 너무 작아서 소프트 렌즈를 끼우고 빼기 힘들 때 등

93 RGP 렌즈의 상방 중심 이탈의 원인으로 **틀린** 것은?

① 안검 장력이 큰 경우
② 고도의 직난시
③ 가장자리 들림이 큰 경우
④ 렌즈가 너무 가파른 경우
⑤ 고도근시

☞ RGP 렌즈의 상방 이탈의 원인 : 고도 근시, 고도의 직난시, 렌즈가 너무 편평한 경우, 렌즈 크기가 너무 크거나 너무 작을 때, 가장자리 들림이 큰 경우, 약한 건성안, 불완전한 눈깜박임 등

94 RGP 렌즈의 3시, 9시 착색의 치료 및 예방법으로 **틀린** 것은?

① 렌즈 주위 두께를 줄임
② 렌즈 전체 크기를 늘림
③ 친수성 렌즈로 교환
④ 렌즈 광학부 크기를 늘림
⑤ 렌즈 착용 시 중심을 잘 맞춤

☞ 3시, 9시 착색의 치료 및 예방법 : 렌즈 착용 시 중심을 잘 맞춤, 렌즈 주위 두께를 줄임, 렌즈의 광학부 크기를 줄임, 렌즈 전체 크기를 늘림, 친수성이 강한 렌즈로 교환, 소프트 콘택트렌즈로 교환하는 방법

정답
91. ④ 92. ④ 93. ④ 94. ④

95 하드 콘택트렌즈가 상방으로 이탈된 경우 해결 방법으로 틀린 것은?

① 근시인 경우 플러스 렌티큘러 디자인을 사용한다.
② 렌즈의 중심 두께를 두껍게 한다.
③ 가장자리 들림을 크게 한다.
④ 약한 건성안의 경우 습윤 용액을 사용한다.
⑤ 비중이 낮은 재질을 사용한다.

96 렌즈 착용에 대한 다음 설명 중 틀린 것은?

① RGP 렌즈는 산소 투과성이 최소한 25는 되어야 매일 착용 시 각막 부종이 생기지 않는다.
② 연속 착용을 하려면 렌즈의 당량 산소 백분율이 최소한 12.1%가 되어야 한다.
③ 콘택트렌즈를 낮에만 낄 때 각막 부종이 없도록 하려면 각막 표면의 산소 전달률(Dk/t) 24는 되어야 한다.
④ 콘택트렌즈를 낮에만 낄 때 각막 부종이 없도록 하려면 각막 표면의 산소 분압이 약 75 mmHg가 되어야 한다.
⑤ 콘택트렌즈를 밤에 착용하고 잠을 자도 각막 부종이 거의 생기지 않으려면 산소 전달률(Dk/t) 34.3은 되어야 한다.

☞ 콘택트렌즈를 낮에만 낄 때 각막 부종이 없도록 하려면 각막 표면의 산소 선달률은 24가 된다. 밤에 잠을 자도 각막 부종이 거의 생기지 않으려면 당량 산소 백분율이 17.9%, 산소 전달률은 87이 되어야 한다.

97 계면 활성 크리너의 성분으로 틀린 것은?

① 삼투압 조절제　② 방부제　③ 킬레이팅제
④ 과산화수소　⑤ 완충 용액

☞ 계면활성 크리너의 성분 : 점성 유지제, 방부제, 계면 활성제, 완충 용액, 세척제, 삼투압 조절제, 킬레이팅제

98 효소 부혜 세척액의 성분이 아닌 것은?

① 윤활 성분　② 거품 형성세　③ Bulking agent
④ 킬레이팅제　⑤ 효소

99 하드 콘택트렌즈의 하방이탈 휫팅에 대한 설명이다. 틀린 것은?

① 렌즈이 준심 두께가 두꺼운 경우
② 가벼운 콘택트 렌즈를 착용했을 때
③ 중간 주변부에 약한 베어링(bearing)
④ 정점부가 스티프한 형광 용액 패턴(apical steep)
⑤ 안검장력이 너무 낮을 때

정답 95. ⑤　96. ⑤　97. ④　98. ④　99. ②

100 S.C.L. 관리 용액의 삼투압 농도가 누액보다 높을 때 유발될 수 있는 증세는?

① 각막 부종　② 수정체 혼탁　③ 거대 유두 결막염(GPC)
④ 각막 탈수　⑤ 급성 충혈

101 각막 형태 검사에 대한 설명으로 **틀린** 것은?

① 가장 많이 쓰이는 타입은 Placido disk를 반사시켜 검사한다.
② 주로 색상 지도를 사용하며 파란색 계통은 각막이 steep함을 말한다.
③ 각막 형태 검사가 가장 필요한 눈은 원추 각막이다.
④ 주변부와 중간 주변부의 평균값도 알 수 있다.
⑤ keratometer를 이용한 각막 곡률 측정값은 각막 중심에서 3 mm 떨어진 곳의 데이터들을 측정한 값이다.

102 각막 형태 검사가 필요하지 **않은** 경우는?

① C.L. 착용자의 노안교정 때　② 각막 이식 받은 환자
③ C.L. 휫팅할 때　④ 각막 표면을 분석할 때
⑤ 원추 각막인 환자

103 각막 지름에 관한 설명 중 옳은 것은?

① 가시 홍채 지름과 만곡도는 비례한다.
② 각막의 수직 방향이 수평 방향보다 약 1 mm정도 더 길다.
③ 각막 지름을 정확하게 측정하기 쉽다.
④ 수직 방향의 가시 홍채 지름을 측정하여 이용한다.
⑤ 가시 홍채 지름을 측정하여 콘택트렌즈의 전체 지름을 결정한다.

104 각막 투명도에 관한 이론 중 "각막 실질의 교원 섬유가 규칙적으로 배열되어 있어서 빛이 입사할 때 교원 섬유 내에서 빛이 상호 간섭하여 산란광의 양을 줄인다"는 이론은?

① 각막대사 이론　② 펌프 이론　③ 격자 이론
④ 삼투압 이론　⑤ 각막 상피 이론

105 각막이 느낄 수 있는 4가지 감각 중 다른 감각에 비해 예민하지 **못한** 감각은?

① 온각, 통각　② 통각, 촉각　③ 냉각, 온각
④ 촉각, 온각　⑤ 냉각, 촉각

정답
100. ④　101. ②　102. ③　103. ⑤　104. ③　105. ④

106 누액층에 관한 설명으로 **틀린** 것은?

① 각막에 산소와 영양공급, 항균작용, 윤활 작용을 한다.
② 누액층의 pH는 7.4로 약알칼리성(0.9%NaCl) 등장액이다.
③ 누액의 구성성분 중 물이 98.2%정도 차지한다.
④ 누액층은 지방층, 수성층, 점액층으로 이루어져 있다.
⑤ 누액의 굴절률은 약 1.37이다.

107 결막에 점안 마취 후 결막의 자극으로 오는 반사 눈물 분비를 제거한 누액 검사법은?

① 기초 눈물 분비 검사
② 쉬르머 Ⅰ검사
③ 쉬르머 Ⅱ검사
④ 쉬르머 Ⅲ검사
⑤ tear film break-up time(T.B.U.T.)검사

108 쉬르머 검사(Schirmer's test)에 관한 설명으로 옳은 것은?

① Wattman No. 64 여과지를 사용한다.
② 10분 뒤 눈물이 젖은 정도가 5 mm 이하이면 건성안이다.
③ 누액량이 정상인 경우 눈물이 젖은 정도는 10 ~ 15 mm 나 그 이상이다.
④ 쉬르머 Ⅰ검사는 비강을 자극하여 반사된 눈물 분비의 정도를 검사한다.
⑤ 점액층에 건조반이 나타날 때까지의 시간을 측정한다.

109 1분간 평균 순목(눈깜박임)횟수와 1회의 순목에 소요되는 시간은?

① 약 7회, 약 0.8 ~ 1.0초
② 약 12회, 약 0.2 ~ 0.3초
③ 약 21회, 약 0.5 ~ 0.6초
④ 약 22회, 약 0.01초 ~ 0.1초
⑤ 약 26회, 약 0.7 ~ 0.8초

110 하드 콘택트렌즈 재질에 관한 설명으로 **틀린** 것은?

① CAB(cellulose acetate butyrate)는 습윤성이 좋다.
② 실리콘은 Dk가 매우 높으며 소수성이다.
③ 심리콘 아크릴레이트는 열 소독시 렌즈가 변형된다.
④ F.S.A.는 산소 투과성(Dk)이 50이 넘으면 높은 Dk라 한다.
⑤ 스티렌(styrene)은 굴절률이 높고 비중이 낮아 물에 뜬다.

정답 106. ⑤ 107. ① 108. ③ 109. ② 110. ⑤

111 미국 식품의약청(FDA)에서 SCL렌즈를 4군으로 분류한 표에서 polymacon(39, 9)와 같이 재료명 옆 ( )속에 있는 숫자들의 의미는?

① 비중, 당량 산소 백분율(EOP)
② 함수율, 산소 투과성(Dk)
③ 함수율, 비중
④ 산소 투과성(Dk), 함수율
⑤ 굴절률, 산소 전달률(Dk/t)

112 RGP 처방을 위해 검사한 결과이다. 눈물렌즈의 굴절력과 최종 주문할 콘택트렌즈의 처방 굴절력으로 옳은 것은?

원용안경 처방 값 OU : S -2.50 D C -0.50 D, Ax 180° K-reading : 43.00 Ax 180° 43.50 Ax 90° BCR(베이스커브 곡률) : 42.50 D

① 눈물 렌즈 굴절력 : -0.50 D, 주문할 RGP 렌즈 굴절력 : S -2.00 D
② 눈물 렌즈 굴절력 : -0.25 D, 주문할 RGP 렌즈 굴절력 : S -2.25 D
③ 눈물 렌즈 굴절력 : -0.50 D, 주문할 RGP 렌즈 굴절력 : S -2.50 D
④ 눈물 렌즈 굴절력 : -0.75 D, 주문할 RGP 렌즈 굴절력 : S -2.00 D
⑤ 눈물 렌즈 굴절력 : -0.00 D, 주문할 RGP 렌즈 굴절력 : S -2.25 D

113 난시가 없는 근시안인 피검자에게 구면굴절력이 0.25 D 과교정된 소프트 콘택트렌즈를 착용시켜 덧댐 굴절 검사를 행하였을 경우 자동 안굴절력계에서 나타나는 결과 값은?

① S +0.25 D ② S -0.25 D ③ 0.00 D ④ C -0.25 D ⑤ C +0.25 D

114 굴절 이상도가 S -4.00 D, 양주경선의 곡률 반경이 7.8 mm인 안경 착용자가 S -3.00 D인 RGP렌즈를 시험 착용하고 덧댐 굴절 검사를 실시하였더니 덧댐 굴절력이 S -0.50 D였다. 시험 렌즈의 기본 커브는?

① 7.80 mm ② 7.85 mm ③ 7.90 mm ④ 7.95 mm ⑤ 8.00 mm

115 각막 부종의 유무와 그 정도를 판정하는 데 좋은 세극등 검사 조명법은?

① 간접 조명법
② 공막 산란 조명법
③ 경면 반사법
④ 확산 조명법
⑤ 직접 조명법

116 세극등 조명법 중 조명계와 관찰계가 이루는 각을 동일하게 일치시켜 관찰하는 조명법은?

① 역 조명법
② 공막 산란 조명법
③ 경면 반사법
④ 확산조 명법
⑤ 직접 조명법

정답
111. ③ 112. ① 113. ① 114. ③ 115. ② 116. ③

117 콘택트렌즈 처방을 위한 검사 데이터가 아래와 같다. 옳은 것은?

원용 안경 굴절력 S -3.00 D ⊃ C -0.25 D, Ax 180° 각막 곡률값 : 43.00 Ax 180° 43.25 Ax 90° R.G.P.렌즈의 B.C. : 42.50 D

① 각막 난시가 0.75 D 있다.
② 수정체 난시가 있다.
③ 전면 토릭 렌즈가 적합하다.
④ -누액 렌즈를 가진다.
⑤ 토릭 RGP 렌즈가 필요하다.

118 RGP 렌즈에서 근시와 원시 렌즈 처방 시 차이점으로 옳은 것은?

① 근시의 전체 지름(OAD)은 원시보다 크게 한다.
② 일반적으로 원시는 근시보다 flat하게 처방한다.
③ S-1.50 D이하의 근시렌즈는 플러스(+)렌즈모양 디자인을 선택한다.
④ 근시는 K값보다 flat하게 처방한다.
⑤ 원시는 모든 굴절력에 플러스(+) 렌즈 디자인을 한다.

119 호의 수직 깊이(sagittal depth)에 관한 설명으로 옳은 것은?

① 새그(sag)는 렌즈 후면 곡선의 중앙과 edge 를 이은 선 사이의 직각 거리를 말한다.
② 새그(sag) 값을 감소시키기 위해서는 곡률 반경을 짧게 한다.
③ 휫팅 상태가 flat하면 주변부 곡률 반경을 길게 한다.
④ 새그(sag) 값을 증가시키기 위해서는 지름이 작은 것을 선택한다.
⑤ 휫팅 상태가 flat하면 지름이 더 작은 렌즈를 선택한다.

120 RGP 렌즈 지름이 9.1 mm이고, 환자의 수직 안검폭이 평균보다 0.5 mm 좁은 경우 RGP 렌즈 전체 지름을 몇 mm로 해야 되는가?

① 8.9 mm ② 9.0 mm ③ 9.1 mm ④ 9.2 mm ⑤ 9.3 mm

121 광학부 지름이 7.5 mm일 때 기본 만곡 반경이 43.00 D인 RGP렌즈이다. 만약 광학부 지름을 7.0 mm로 증가시키면 기본 만곡 반경의 처방은?

① 43.00 D로 steep해진다.
② 42.75 D로 flat해진다.
③ 43.25 D로 steep해진다.
④ 42.50 D로 flat해진다.
⑤ 43.50 D로 steep해진다.

☞ 광학부 지름이 0.5 mm 감소하면 기본 만곡 반경을 0.25 D 가파르게 처방한다.

122 RGP렌즈 처방 시 시력 감소의 문제점과 관련이 <u>없는</u> 것은?

① 굴곡 ② 잔여 난시 ③ 감소된 습윤력
④ 각막 난시 ⑤ 중심 이탈

정답 117. ④ 118. ④ 119. ① 120. ① 121. ③ 122. ④

> ☞ RGP 렌즈 처방에 있어 시력 감소의 문제점은 휫팅 및 처방에서의 오차, 감소된 습윤력, 착용중의 도수 변화, 잔여 난시, 굴곡, 휨과 뒤틀림, 중심 이탈(상방 중심 이탈, 하방 중심 이탈, 귀쪽 중심 이탈)

123 소프트 콘택트렌즈가 적당하지 <u>않은</u> 눈은?

① 동공의 크기가 큰 경우
② 하안검 위치가 높은 경우
③ HCL 착용 시 플레어가 나타나는 경우
④ 안구가 돌출된 경우
⑤ 각막 정점이 편심된 경우

124 B.C가 8.7 mm 렌즈지름이 14.0 mm인 S.C.L.를 지름 13.5 mm의 새로운 C.L로 이와 동일한 휫팅 상태를 유지하려면 새로운 C.L의 B.C로 적당한 것은?

① 8.40 mm ② 8.70 mm ③ 9.00 mm ④ 9.20 mm ⑤ 9.30 mm

> ☞ 반공막 렌즈의 대부분은 곡률 반경을 0.3 mm 변화시키면 전체 지름을 0.5 mm 변화시키는 것과 대등하게 휫팅 상태를 변화시킬 수 있다.

125 항생제, 이뇨제 등의 약제를 복용 시 C.L. 착용자에게 어떤 증세를 유발하는가?

① 거대 유두 결막염 ② 진균 각막염 ③ 결막 변화
④ 3시 9시 미세 낭종 ⑤ 안구 건조증

126 포물선렌즈의 편심률(e-value)은?

① e 〉 1 ② e = 0.5 ③ e 〈 1 ④ e = 0 ⑤ e = 1

127 건성안의 안구 표면 상피 세포의 병리를 관찰하는데 일반적으로 사용되는 방법은?

① 로즈벵갈 염색법(rose bengal staining)
② 눈물막 파괴 검사(TBUT)
③ 눈물막 높이 평가법(tear prism height evaluation)
④ 쉬르머 검사법(schimer tear test)
⑤ 눈물띠 검사(tear meniscus test)

128 C.L. 착용자의 노안교정에 관한 설명으로 <u>틀린</u> 것은?

① 이중 초점 콘택트렌즈를 착용시킨다.
② 이중 초점 콘택트렌즈 디자인 중 원근 교대 보기 디자인은 동공이 작은 사람에게 좋다.
③ 노안 초기로 근시인 사람은 근시굴절력을 낮추어주면 노안 문제가 해결된다.
④ 40대 초반의 근시인 사람은 콘택트렌즈를 착용하면 안경을 착용할 때보다 노안을 더 빨리 느낀다.
⑤ 단안시 방법은 우세안은 먼 곳을 보고 반대쪽 눈은 가까운 곳을 보도록 콘택트렌즈를 처방한다.

정답
123. ② 124. ① 125. ⑤ 126. ⑤ 127. ① 128. ②

129 각막 정점과 수평 경선의 중간 주변부(mid-periphery) 두 지점에 가벼운 touch가 되도록 디자인한 렌즈는?

① 마이너스 렌즈 디자인 렌즈　② 플러스 렌즈 디자인 렌즈
③ 역기하 렌즈　④ 정점부 틈새 디자인 렌즈
⑤ three-point touch 디자인 렌즈

130 중심부 각막의 굴절력이 47 D 이상이고, 각막 중심부의 3 mm 위와 3 mm 아래의 굴절력 차이가 3 D 이상인 증상은?

① 수정체 난시의 환자　② 굴절 수술 받은 환자　③ 각막 이식 환자
④ 원추 각막인 환자　⑤ 각막 난시가 심한 환자

131 원추 각막의 증상 및 징후에 관한 설명으로 <u>틀린</u> 것은?

① 병력으로 눈 부심과 잦은 굴절 변화가 있다.
② 유령상(ghost of images)이 나타난다.
③ 각막 곡률계 검사 시 각막 만곡도가 증가되고 가늠자(mire)의 왜곡이 발견된다.
④ 검영법 검사 시 가위 움직임 상이 나타난다.
⑤ 검안경 검사 시 선명한 상을 관찰 할 수 있다.

132 역기하 렌즈(RGP)를 임상적으로 사용할 수 <u>없는</u> 것은?

① 각막 이식 수술 후　② 수정체 난시가 있는 눈　③ 각막 굴절 교정술
④ 원추 각막인 눈　⑤ 각막 굴절 수술 후

133 칼슘 침전은 렌즈의 표면을 손상시키기 때문에 칼슘 침전은 렌즈의 수명을 감소시키는 원인이 된다. 다음 중 칼슘 침전 현상을 막아주는 킬레이팅제는?

① 클로로헥시딘(chlorhexidine)　② 붕산(boric Acid)　③ EDTA
④ 다이메드(dymed)　⑤ 구연산

134 콘택드렌즈를 연속 착용한 상태에서 수면 중 각막 부종이 8% 이하 유시하기 위한 당량 산소 백분율(EOP)은?

① 4%　② 8%　③ 9.9%　④ 12.1%　⑤ 17.9%

135 정점간 거리 12 mm로 S −12.00 D의 안경을 콘택트렌즈로 처방할 경우 굴절력은?

① S −9.50 D　② S −10.00 D　③ S −10.50 D
④ S −11.00D　⑤ S −11.50 D

정답 129. ⑤　130. ④　131. ⑤　132. ②　133. ③　134. ④　135. ③

136 콘택트렌즈 처방을 위한 검사 데이터가 다음과 같을 때 다음 설명 중 <u>틀린</u> 것은?

> 처방 : -3.00 D ⊃ C -1.75 D Ax 90°
> K 값 : 7.85 mm(43.00 D) 180° / 7.85 mm(43.00 D) 90°
> 검사용 토릭 렌즈 휫팅 평가 : 축경선 기준표시 시계방향으로 10° 회전

① 축경선은 100°로 한다.
② 구면 소프트 렌즈 처방 시 예상할 수 있는 잔여 난시는 C -1.75 D Ax 90° 이다.
③ 전면 토릭 렌즈가 적합하다.
④ 이 눈은 -1.75 D 직난시성 수정체 난시가 있다.
⑤ 이 눈은 각막 난시가 존재하지 않는다.

137 헤마(HEMA)렌즈(A)와 고함수 렌즈(B)의 베이스커브 선택으로 옳은 것은?

① A : 가장 편평한 각막 곡률값(K)보다 1.0 ~ 3.0 mm 정도 긴 값
B : 가장 편평한 각막 곡률값(K)보다 0.7 ~ 1.3 mm 정도 긴 값
② A : 가장 가파른 각막 곡률값(K)보다 0.7 ~ 1.3 mm 정도 긴 값
B : 가장 가파른 각막 곡률값(K)보다 1.0 ~ 3.0 mm 정도 긴 값
③ A : 가장 편평한 각막 곡률값(K)보다 0.7 ~ 1.3 mm 정도 긴 값
B : 가장 편평한 각막 곡률값(K)보다 0.3 ~ 1.0 mm 정도 긴 값
④ A : 가장 가파른 각막 곡률값(K)보다 0.3 ~ 1.0 mm 정도 긴 값
B : 가장 가파른 각막 곡률값(K)보다 0.7 ~ 1.3 mm 정도 긴 값
⑤ A : 가장 편평한 각막 곡률값(K)보다 0.7 ~ 1.3 mm 정도 긴 값
B : 가장 가파른 각막 곡률값(K)보다 0.3 ~ 1.0 mm 정도 긴 값

138 P.M.M.A. 재질의 가장 큰 <u>단점</u>은?

① 비중 ② 침착물 ③ 단단함 ④ 투명성 ⑤ 산소 투과성

〈R 형 문항방식〉

※ 아래 각 문항(139 ~ 144)의 설명에 대하여 가장 가능성이 있는 콘택트렌즈의 물리적인 특성을 답가지(1 ~ 11) 중에서 하나씩 고르시오.

① 산소 투과성(Dk)	② 산소 전달률(Dk/t)	③ 당량 산소 백분률(EOP)
④ 함수율	⑤ 표면의 습윤성	⑥ 렌즈의 굴곡
⑦ 렌즈의 뒤틀림	⑧ 비중	⑨ 굴절률
⑩ 재질의 경도	⑪ 모듈러스(modulus)	

139 렌즈 재질의 특성 뿐 만 아니라 렌즈의 디자인까지도 고려한 값으로 실제 임상에서 중요한 의미가 있는 물리적 특성은?

【답: 】

140 렌즈에 힘을 가해 렌즈가 변형될 때까지의 힘의 기울기로 측정되며, 렌즈의 굴곡에 대한 저항성과 각막 난시를 교정하는 효과와 관련된 물리적 특성은?

【답: 】

141 콘택트렌즈의 모양이나 크기와 관계없이 재질 자체의 물리적인 특성이며, 소프트 콘택트렌즈에서는 함수율의 증가에 따라 로그(log)함수에 의해 증가하는 물리적 특성은?

【답: 】

142 눈을 깜박였을 때 눈물의 점액층이 콘택트렌즈 표면에 골고루 잘 묻어 있을 수 있는 성질을 나타내는 물리적 특성은?

【답: 】

143 콘택트렌즈가 완전히 변형된 상태로 렌즈를 끼고 빼거나 세척할 때 렌즈에 무리한 힘을 가해서 주로 생기는 물리적 특성은?

【답: 】

144 콘택트렌즈를 통해 전달되는 산소의 양을 나타내는 물리적 특성은?

【답: 】

정답 139. ③ 140. ⑪ 141. ① 142. ⑤ 143. ⑦ 144. ②

※ 아래 각 문항(145 ~ 151)의 설명에 대하여 가능성 있는 콘택트렌즈의 재질을 제시하는 숫자 만큼 답가지(1 ~ 12) 중에서 고르시오.

① HEMA	② PMMA	③ CAB
④ 실리콘(silicone)	⑤ 실리콘 아크릴레이트	⑥ MAA(methacrylic acid = MA)
⑦ 스티렌(styrene)	⑧ MMA(metnylmethacrylate)	⑨ NVP(N-vinyl pyrrolidone)
⑩ FSA	⑪ GMA	⑫ 연성 불소 중합체(FFP)

145 소프트 렌즈의 함수율을 낮추고 소수성이며 불용성인 재질 두 가지를 고르시오.

【답: 】

146 산소 투과성 하드 콘택트렌즈 재질 다섯 가지를 고르시오.

【답: 】

147 최초 소프트 콘택트렌즈 재질로 사용되었던 친수성 재질 한 가지를 고르시오.

【답: 】

148 산소 투과성 하드 렌즈의 재료 중 가장 일찍 실용화된 재료로 광학적으로 우수하나 교차 결합이 되지 않아 가끔 틀어지는 현상이 일어나는 재질 한 가지를 고르시오.

【답: 】

149 산소 불투과성 하드 렌즈의 재질로 광학적으로 투명하고 제조가 용이하나 습윤성이 좋지 않은 재질 한 가지를 고르시오.

【답: 】

150 친수성 모노머로 소프트 렌즈의 함수율을 증가시키기 위해 사용되는 원료 두 가지를 고르시오.

【답: 】

151 실리콘 없이 불소만 45 ~ 50% 함유하고 산소 투과성이 높고 매우 부드러우며 표면 처리를 하지 않아도 렌즈 표면이 물에 잘 젖고 오염 물질이 잘 붙지 않는 재질 한 가지를 고르시오.

【답: 】

정답

145. ⑦, ⑧　146. ③, ④, ⑤, ⑩, ⑫　147. ①　148. ③　149. ②　150. ⑥, ⑨　151. ⑫

※ 아래 각 문항(152 ~ 157)의 설명에 대하여 가능성 있는 콘택트렌즈의 변수를 답가지(1 ~ 9) 중에서 하나씩 고르시오.

① 기본 커브(base curve)	② 주변부 커브(peripheral curve)	③ 전체 지름(OAD)
④ 블렌드(blend)	⑤ 전면 커브(front curve)	⑥ 광학부 지름(OZD)
⑦ Edge	⑧ 파워 커브(power curve)	⑨ 베벨(Bevel)

152 각막 곡률계로 측정한 값과 일치시키는 콘택트렌즈의 변수는?

【답: 】

153 콘택트렌즈의 기본 커브와 주변부 커브가 만나는 콘택트렌즈의 변수는?

【답: 】

154 안경자를 이용하여 가시 홍채 지름을 측정하였다면 가장 관련이 있는 콘택트렌즈의 변수는?

【답: 】

155 RGP 렌즈 착용자가 야간에 시력 장애가 있다고 할 때 가장 관련이 있는 콘택트렌즈의 변수는?

【답: 】

156 하드 콘택트렌즈의 구조에서 렌즈의 착용감과 가장 관련이 있는 콘택트렌즈의 변수는?

【답: 】

157 콘택트렌즈 후면 기본커브 호의 직선 길이에 해당하는 콘택트렌즈의 변수는?

【답: 】

정답: 152. ① 153. ④ 154. ③ 155. ⑥ 156. ⑦ 157. ⑥

※ 아래 각 문항(158~5)의 설명에 대하여 콘택트렌즈 착용으로 인하여 발생할 수 있는 가장 가능성이 있는 질환을 답가지(1~11) 중에서 하나씩 고르시오.

① 세균성 각막염	② 각막 가장자리 충혈	③ 상부 상피 활모양병변(SEAL)
④ 상윤부각 결막염(SLK)	⑤ 진균성 각막염	⑥ 각막 침윤
⑦ 아칸트아메바 각막염	⑧ 거대 유두 결막염(GPC)	⑨ 각막 궤양
⑩ 각막 상피 얼룩	⑪ 녹농균 각막 궤양	

158 S.C.L 착용자가 심한 통증, 눈물 흘림, 충혈, 눈부심 및 농성 삼출물이 나타나고 황백색 실질 침윤과 함께 침윤 부위에 해당하는 각막 중심부 상피의 결손이 관찰되면 가장 의심이 되는 원인 질환은?

【답: 】

159 세균 각막염에 비해서는 드물게 발생하며, 치료 목적의 소프트 콘택트렌즈를 착용하는 사람에게 흔히 발생하는 질환은?

【답: 】

160 소프트 콘택트렌즈 착용자에게서 흔히 발생하고, 오염된 물이나 집에서 만든 생리식염수로 콘택트렌즈를 씻는 경우 혹은 수영장 물 등에 의해 감염되는 질환은?

【답: 】

161 실리콘 하이드로겔 렌즈에서 발생빈도가 증가되며 콘택트렌즈의 유연성과 관련이 있는 질환이다. 하이드로겔 렌즈의 디자인이 상안검에 의한 압력으로 기계적인 외상이 발생하는 것으로 각막에 특징적인(10시~2시 방향) 스테이닝을 만드는 질환은?

【답: 】

162 소프트 콘택트렌즈 착용자가 자극이 심해 안경원을 방문하였다. 눈을 관찰한 결과 V 모양으로 상부 각막으로부터 진행하는 혈관망이 관찰되었다. 이와 관련된 가장 의심이 되는 질환은?

【답: 】

163 주로 소프트 렌즈 착용자의 렌즈 부착물에 관리 용품에 포함된 항생 물질이 결합하여 상안검 결막에 염증성 반응(여포, 유두, 출혈)이 나타나는 알러지성 결막염으로 렌즈 움직임과 분비물이 많아지고 가려움증이 심한 질환은?

【답: 】

정답
158. ① 159. ⑤ 160. ⑦ 161. ③ 162. ④ 163. ⑧

제 11 장

❖ 안광학기기학

제 11 장 안광학기기학

1 검영법(retinoscope = skiasscopy)

1) 검영법의 목적

안구의 동공에 광원을 입사시키고 망막에서 반사되어 나온 광선속이 모이는 상점 즉, 눈의 원점 및 근점의 위치를 찾아 눈의 굴절상태를 타각적으로 측정하는 검사기기

→ 반사광선의 움직임을 통해 눈의 원점 및 근점의 위치를 찾는 타각적 굴절검사

2) 종류

① 선조형 : 수평, 수직으로 회전할 수 있어 난시 및 정확한 축 판별의 대표적인 검영기
→ 검사가 쉽고 광선의 움직임도 비교적 관찰하기 쉬움.

- 선조형 검영기의 종류
  (1) 전구이동식 : 위로 올리면 발산광선
  아래로 내리면 수속광선
  초점이 맺히면 평행광선
  (2) **렌즈이동식** : 위로 올리면 수속광선〈고도 근시, 고도 원시 사용〉
  아래로 내리면 발산광선〈일반적인 검영법〉
  초점이 맺히면 평행광선 〈난시축 검출시〉
  → 가장 많이 사용

② 원형(점상) : 원형이라서 난시 및 축 검사가 어렵다. 거의 사용 안함

3) 구조

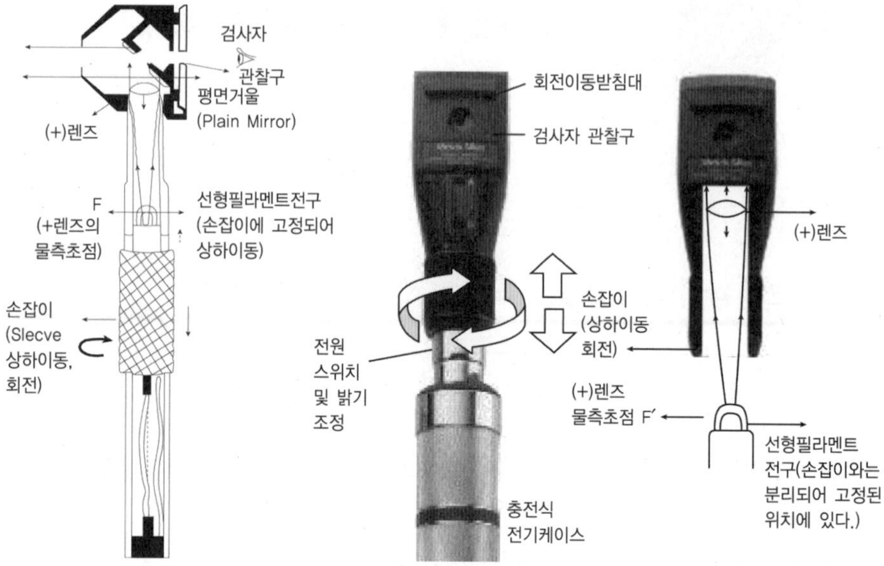

(1) 필라멘트 : 나선형, 직선, 특수 필라멘트.

(2) 집광렌즈 : 빛이 발산되어 나감 (+렌즈)

→ 집광렌즈의 조명의 거리에 따라 빛이 개산하거나 폭주하게 된다.

(3) 회전 손잡이(sleeve)

- 집광렌즈와 필라멘트와의 거리를 조정
- 광선의 모양을 발산, 수속 등으로 변화시킴

(4) 관찰계 : 빛이 환자의 동공으로부터 거울을 통과하여 검사자의 망막에 도달하는 경로.

* 평면거울 효과 : 발산광선이 나옴

- 필라멘트(전구)가 집광렌즈 초점 내측에 위치

* 오목거울 효과 : 수속광선이 나옴

- 필라멘트가 집광렌즈 초점 외측에 위치

4) 굴절 검사 방법

(1) 이동식 검영법

피검사자를 나안으로 두어 그 전방에서 검사자가 검사거리를 변동시켜 원점을 찾는 방법(고도 근시에서 사용)

예) 검사거리 50 cm에서 중화 될 때 : -2.00 D 근시
검사거리 33 cm에서 중화 될 때 : -3.00 D 근시

(2) 고정식 검영법

피검사자와 검사자의 거리를 고정시켜 판부 렌즈를 이용하여 검사하는 방법
예) 50 cm(동양인) ~ 67 cm(서양인) → 원시와 정시일 때 사용

(3) 망막 반사 방향 (사입광과의 관계) : 발산광선, 검사거리 50 cm

① **동행** : 빛의 이동방향과 반사광의 이동방향이 같은 것(피검사자의 원점거리가 검사거리보다 길어 검사자의 눈뒤에 피검사자의 원점이 있는 경우)
- 정시, 원시 -2.00 D 미만의 근시

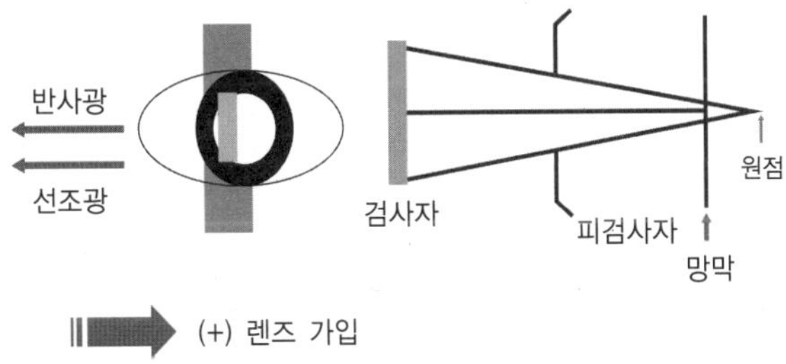

② **역행** : 빛의 이동방향과 반사광의 이동방향이 반대로 움직이는 것(검사거리가 피검사자의 원점거리보다 길어 피검사자의 원점이 검사자와 피검사자의 사이에 있는 경우) -2.00 D 초과의 근시

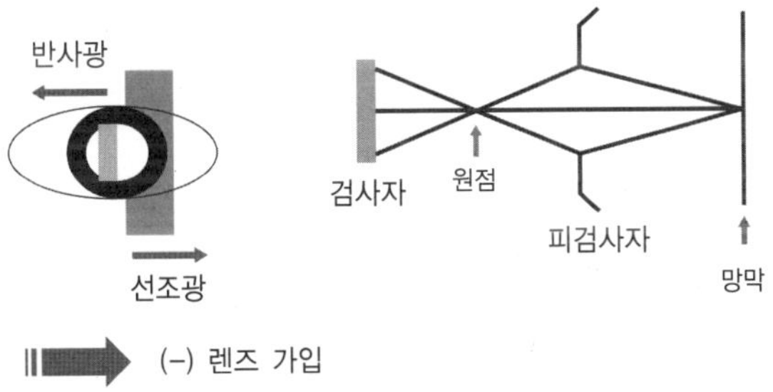

③ **중화** : 움직임이 전혀 없거나 동행으로 가다가 역행(검사거리와 원점거리가 같은 위치, 반사광이 정지해 보이는 상태 -2.00 D 의 근시(밝은 오렌지 빛)

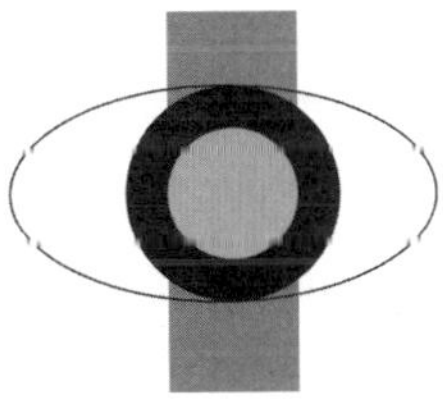

반사광 = 선조광

※ 수속 광속으로 검영할 때는 발산광속으로 검영할 때와는 반대현상이 일어난다.

광선	동행	역행	중화
발산광선	정시, 원시 -2.00 D 미만 근시 (+)판부렌즈 장용	-2.00 D 초과근시 (-) 판부렌즈 장용	-2.00 D 근시
수속광선	-2.00 D 초과근시 (-) 판부렌즈 장용	정시, 원시 -2.00 D 미만 근시 (+)판부렌즈 장용	

(4) 검사 방법(고정식 검영법을 중심으로)

검사 방법은 눈 앞에 적당한 굴절력의 렌즈(판부 렌즈)를 착용시켜 중화시키는 것이다.
역행하면 : (-)렌즈 쪽으로 굴절력을 높인다.
동행하면 : (+)렌즈 쪽으로 굴절력을 높인다.
검사하여 중화점을 찾은 다음 교정굴절력을 산출한다.
* 교정굴절력 = 중화굴절력 + (-2 D) (50 cm)

★ - 검사거리는 주로 50 cm나 67 cm를 주로 사용한다.
- 검사거리는 피검사자(환자)의 눈앞이므로 버전스로 환산하면
  버전스(D) = 1 / 검사거리(m)
- 검영법은 검사거리를 보정해 주어야 한다.
- 총검영값 : 검사거리를 보정하지 않은 검영한 결과
- 순검영값 : 검사거리를 보정한 결과

예제) 검사거리 50 cm로 하고 중화렌즈의 굴절력이 +1.50 Dptr 일 때 이 사람의 교정 굴절력 (Dv')은?
풀이) Dv' = 1.50 + (-2.00) = -0.50 Dptr

(5) 난시 검영법

검영법에서는 반드시 수평, 수직, 45° 경선의 3방향을 검사하여야 한다.

① 수평방향 검영 : 입사광〈선조광〉을 수직으로 하여 수평방향으로 움직임
② 수직방향 검영 : 입사광〈선조광〉을 수평으로 하여 수직방향으로 움직임
③ 수평, 수직, 사방향의 중화굴절력이 같으면 난시가 없다. 하지만 3경선의 방향 중 적어도 2개의 경선의 검영값이 다를 경우 난시안이다.

※ 각각의 주경선이 망막 반사빛의 방향과 일치하지 않으면 난시안으로 생각하고 이때 나타나는 4가지 현상

① 깨짐 현상(Break phenomenon) : 난시축 방향이 일치하지 않은 상태
② 비틀림 현상(Skew phenomenon) : 선조광과 반사광의 움직임이 나란하지 않음
③ 넓이 현상(Thickness phenomenon) : 난시축과 일치하지 않으면 반사광의 폭이 넓음

④ 밝기 현상(Intensity phenomenon) : 난시축과 일치하지 않으면 반사광이 어두움

예) • 선조광선을 45˚ 방향으로 위치시켜 135 경선을 검영하여 반사광이 -1.00 D 에서 중화

• 선조광선을 135˚ 방향으로 위치시켜 45 경선을 검사하여 반사광이 +3.00 D 에서 중화

이때 검사거리가 50 cm 이다면

135˚ 경선의 검영값 = -1.00 D + (-2.00 D) = -3.00 D

45˚ 경선의 검영값 = +3.00 D + (-2.00 D) = +1.00 D

순 검영값은= Sph + 1.00 Dt = Cyl -4.00 Dt Ax 45

(6) 눈의 조절 유무에 따른 검영법

① 정적 검영법 : 원용안경처방에 사용, 조절 중지.
② 동적 검영법 : 근용안경처방에 사용, 조절력 개입

(7) 중화점이 멀리 또는 가까이 판단.

① 속도 : 원점에서 멀리 있으면 이동속도가 느리고 가까울수록 빠름.
굴절이상이 큰 경우 느리고, 작을 경우 빠름.
② 밝기 : 멀리 있을 때 희미하고, 가까울수록 밝아짐.
③ 폭 : 멀리 있을 때 반사 폭이 좁고, 가까울수록 넓어짐.

(8) 검영법 준비사항

① 시표 : 5 m 전방을 주시하고 0.1시표 또는 더 큰 시표 사용.
② 검사거리(working distance) 확인.
③ 선조광원의 입사광선속은 피검사자의 시선과 평행하도록 눈높이를 맞춤.
④ 우안을 측정할 때는 오른손에 검영기를 쥐고 검사자의 오른쪽 귀를 통해서 피검자의 시선을 시표로 유도. 좌안을 측정할 때는 왼손에 검영기를 쥐고 검사자의 왼쪽 귀를 통해서 피검사자의 시선을 시표로 유도.
⑤ 검사실의 밝기는 반 암실상태를 유지한다.

(9) 검영법 검사시 유의사항

① 중심와에 검영할 것
② 조절의 이완을 막기 위해서 원방시 시킬 것(원용 처방시)
③ 피검사자의 전방에 반사체를 두지 말 것
④ 구면수차의 영향을 배제하기 위해서 핀홀 3 ~ 4 mm를 사용해서 검사함.
⑤ 검사거리의 오차를 주의할 것
⑥ 눈과 판부렌즈의 거리를 둘 것(통상 10 ~ 15 mm)

⑦ 측정 중에 눈을 찌푸리지 말고 머리는 정위치를 두고 행할 것
⑧ 산동제를 사용해서 검사할 경우는 구면수차가 발생하므로 핀홀을 사용함.
⑨ 사시안의 검영은 한쪽 눈은 차폐 또는 프리즘 렌즈로 고정시키고 검사함.
⑩ 강도의 원시, 근시는 발산광선을 수속광선으로 전환하여 검사함.
⑪ 판부렌즈는 정간거리만큼 유지.
⑫ 모형 안으로 충분히 연습.

(10) 안모형 렌즈통 처방값

☞ 기준선 +2.00 D의 눈금이 오게 한 다음 모형안 앞에 Cyl -1.00 D, Ax 90° 상태일 때를 처방하면

⇒ Sph +2.00 D = Cyl +1.00 D, Ax 90°

정 리 문 제

〈A 형 문항방식〉

※ 아래 각 문항의 물음에 대한 옳은 답 하나를 ① ~ ⑤ 에서 선택하시오.

01 검영법을 정확하게 하기 위한 설명 중 <u>틀린</u> 것은?

① 중심와에 검영하도록 한다.
② 강도원시, 강도근시 때는 수속광선을 발산광선으로 전환한다.
③ 판부렌즈와 각막 정점간 거리에 주의해야 한다.
④ 산동제를 사용한 검영은 관측이 용이하나 구면수차의 영향으로 부정확한 결과를 초래할 수도 있다.
⑤ 중화점에 가까워졌을 때 속도는 빠르고 밝기는 밝고 폭은 넓어진다.

02 다음 중 안저 관찰과 관련이 없고 각막 반사를 통해 보는 검사기기는?

① 검영기(retinoscopy)
② 안 굴절계(refractometer)
③ 검안경(ophthalmoscope)
④ 각막 굴절력계(keratometer)
⑤ 자동 안굴절계(auto-refractometer)

03 호롭터에 검영법을 위한 보조렌즈를 setting하고 검영한 결과 beam의 방향이 45° 일 때 +2.00 D, 135° 일 때 +1.00 D로 중화되었다. 이 눈의 교정렌즈 굴절력은?
단, 검사거리 보정렌즈의 굴절력은 +2.00 D이고 검사거리는 50 cm이며 발산광선속을 사용하였다.

① S +2.00 D ◯ C +1.00 D, A 45°
② S +2.00 D ◯ C -1.00 D, A 135°
③ S -1.00 D ◯ C +1.00 D, A 135
④ S +1.00 D ◯ C -1.00 D, A 135°
⑤ S -1.00 D ◯ C -1.00 D, A 45°

04 검사 거리를 50 cm로 고정하고 피검자의 나안을 정적 굴절상태에서 발산광선속으로 검영 하였을 때 역행을 볼 수 있었다면 피검자의 눈은?

① 교정 굴절력이 -2.00 D인 근시안
② 교정 굴절력이 -2.00 D보다 강한 근시
③ 교정 굴절력이 -2.00 D보다 약한 근시
④ 교정 굴절력이 -2.00 D보다 강한 원시
⑤ 교정 굴절력이- 2.00 D보다 약한 원시

05 안모형통 기준선에 뒷통 눈금을 "+1" 로 맞추고 앞통의 렌즈 받침대에 "C +1.00 D, Ax 90° 의 원주렌즈를 놓았다. 어떤 눈인가?

① 근시성 단성 직난시
② 주경선 균형상태의 혼합 도난시
③ 원시성 단성 도난시
④ 주경선 균형상태의 혼합 직난시
⑤ 원시경향의 혼합 직난시

정답
1. ② 2. ④ 3. ② 4. ② 5. ③

06 검사 거리 50 cm에서 발산광선속으로 검영법을 실시한 결과, 수평 경선이 -0.50 D, 수직경선이 -2.00 D로 중화되었다. 순검영값은?

① S -1.50 D ◯ C -1.50 D, A 180° ② S -2.00 D ◯ C -0.50 D, A 180°
③ S -0.50 D ◯ C -2.50 D, A 90° ④ S -2.50 D ◯ C -1.50 D, A 180°
⑤ S -2.00 D ◯ C -0.50 D, A 90°

07 검영법에 관한 내용으로 <u>틀린</u> 것은?

① 이동식 검영법은 검사거리를 이동하여 검사하는 방법으로 고도 근시 및 고도 원시에서 용할 수 있다.
② 정적 검영법은 원용 처방시 사용된다.
③ 고정식 검영법은 일반적인 검영법으로 검사 거리를 일정하게 유지하고 판부 렌즈를 사용하여 검영한다.
④ 동적 검영법은 근용 처방시 사용된다.
⑤ 판부 렌즈는 가급적 피검자의 눈에 가까이 대어 검안한다(통상 12 mm)

08 검영기의 구조에 관한 설명으로 <u>틀린</u> 것은?

① 전구는 직선 및 나선의 특수 필라멘트로 되어 있다.
② 전구를 이동시켜 집광렌즈(+렌즈) 의 초점 내측에서 광원을 보내면 발산 광선이 된다.
③ 수속광선은 평면거울의 효과가 있다.
④ 회전 손잡이(Sleeve)는 광선의 모양을 발산, 수속 등으로 변화시키는 역할을 한다.
⑤ 선조형 검영기 중 렌즈이동식은 아래로 내리면 발산광선 역할을 한다.

09 수속 광선속(이동식 정적 검영법)을 사용하여 동행이 관찰되었다. 피검사자의 원점의 위치는?

① 검사자 위치 ② 검사자와 피검사자 사이 ③ 검사자 뒤
④ 피검사자 위치 ⑤ 검사자 앞

10 눈에 -1.00 D의 시험 렌즈를 착용시키고 검영기를 수평 방향으로 흔들었더니 중화되었고, +1.00 D의 시험 렌즈를 착용시키고 수직 방향으로 흔들었더니 중화되었다. 이 눈을 완전 교정해 주는 렌즈는? 단, 발산광선속으로 40 cm에서 검영하였다.

① C -3.50 D, A 90° ◯ C -1.50 D, A 180°
② C +3.50 D, A 90° ◯ C +3.50 D, A 0°
③ C +3.50 D, A 90° ◯ C +1.50 D, A 0°
④ C -1.50 D, A 90° ◯ C -3.50 D, A 0°
⑤ C -3.00 D ◯ C +2.00 D, A 0°

정답: 6. ④ 7. ① 8. ③ 9. ② 10. ①

11 검사 거리 50 cm에서 교정 굴절력이 −4.50 D의 근시 환자의 눈 앞에 −6.50 D의 시험 렌즈를 갖다 대고 발산광선으로 검영하였을 때 검영기의 반사 방향은?

① 중화 ② 동행 ③ 역행
④ 움직임이 없음 ⑤ 동행과 역행 모두

12 안모형 렌즈통의 뒤 통 기준선에 −3이 일치하고 모형통 렌즈 받침대에 "C −0.50 D A 180° 으로 세팅된 눈을 검영할 때 중화되는 굴절력은?
단, 발산광선으로 40 cm 거리에서 검영하였다.

① S −3.00 D ◯ C −0.50 D A 180° ② S −2.50 D ◯ C −0.50 D A 180°
③ S −2.50 D ◯ C −0.50 D A 90° ④ S −0.50 D ◯ C −0.50 D A 180°
⑤ S −0.00 D ◯ C −0.50 D A 90°

13 다음은 검영법의 문제점들에 대한 해결 방법이다. 옳은 것은?

① 동공의 크기가 너무 작은 경우는 구면 수차의 영향을 받아 검영시 검사 거리를 짧게 해야 한다.
② 원추각막이나 부정난시도 검영법으로 검사할 수 있다.
③ 사시안의 검영은 어려우므로 사시안 차폐 후 건강한 눈만 검영한다.
④ 동공의 크기가 너무 작은 경우는 핀홀을 장용시켜 검영한다.
⑤ 가위 현상은 중화점에 가까워졌을 때 나타난다.

14 다음 검영법 초기에 수속 광선속을 사용할 눈은?

① Sph −1.00 D 로 교정될 근시 ② Sph −1.00 D = Cyl −0.50 D의 토릭렌즈
③ Sph +1.00 D 로 교정될 원시 ④ Sph +5.00 D 로 교정될 원시
⑤ 정시

15 검영법에서 안저 반사상의 움직임이 〈가위 운동〉으로 나타날 수 있는 경우에 대한 설명으로 **틀린** 것은?

① 피검사자의 눈이 구면 수차 또는 왜곡 수차 등이 있는 경우
② 입사 광선속이 동공에 심한 경사각으로 검영할 때
③ 피검사자의 각막면이 불규칙한 경우
④ 피검사자의 각막 곡률 반경이 정상보다 짧을 때
⑤ 수정체가 경사되었을 때

16 검영법에 대한 설명으로 옳지 **않은** 것은?

① 50cm에서 중화 되었다면 2.00 D의 근시안
② 발산 광선속으로 검사하여 역행하면 (-)렌즈 장입
③ 발산 광선속으로 검사하여 동행하면 수속광선속일 때는 역행한다.
④ 동행하면 검사 거리를 가깝게 하여 피검사자의 원점을 찾는다.
⑤ 역행하면 피검사자의 원점은 검사자와 피검사자 사이에 있다.

정답
11. ② 12. ⑤ 13. ⑤ 14. ④ 15. ④ 16. ④

17 검영법을 시행하였을 때 정확한 검사를 위해서 피검사자의 안저의 어느 곳에 검영기의 빛이 닿아야 하는가?

① 망막 황반부 주위 ② 망막 주변부 ③ 시신경 유두
④ 중심와 ⑤ 상관없다.

〈R 형 문항방식〉

※ 아래 각 문항 (18 ~ 20) 의 설명에 대하여 가장 적절한 관계가 있는 것을 **제시하는 숫자** 만큼 답가지(① ~ ⑪) 중에서 고르시오.

〈답가지〉

① 동행	② 정시	③ -2.00 D 초과의 근시
④ 중화	⑤ 원시	⑥ -2.00 D 의 근시
⑦ 역행	⑧ -2.00 D 미만의 근시	⑨ (+) 판부 렌즈 착용
⑩ (-) 판부 렌즈 착용	⑪ 밝은 오렌지 빛	

18 발산 광선(50 cm)으로 검영할 때 빛의 이동 방향과 반사광의 이동 방향이 같이 일어날 경우 눈의 상태와 처방을 보기에서 고르시오? (다섯 가지)

【답: 】

19 발산 광선(50 cm)으로 검영할 때 검사 거리와 원점 거리가 같은 위치일 때 눈의 상태에 대해서 고르시오? (세 가지)

【답: 】

20 발산 광선(50 cm)으로 검영할 때 빛의 이동 방향과 반사광의 이동 방향이 반대로 움직일 경우 눈의 상태와 처방을 보기에서 고르시오? (세 가지)

【답: 】

정답 17. ④ 18. ①, ②, ⑤, ⑧, ⑨ 19. ④, ⑥, ⑪ 20. ③, ⑦, ⑩

※ 아래 각 문항 (21 ~ 24) 의 설명에 대하여 가장 적절한 관계가 있는 것을 답가지 (①~⑥) 중에서 **하나씩** 고르시오.

〈답가지〉

① 밝기(intensity)	② 회전 손잡이(sleeve)	③ 평면 거울
④ 오목 거울	⑤ 깨짐(break)	⑥ 집광 렌즈

21 난시축 방향이 일치하지 않은 상태와 관련이 있는 것은?

【답: 】

22 수속 광선과 관련이 있는 것은?

【답: 】

23 집광 렌즈와 필라벤트와의 거리를 조성하며 광선의 모양을 발산, 수속 등으로 변화시키는 것은?

【답: 】

24 조명의 거리에 따라 빛이 개산하거나 폭주하게 되는 것은?

【답: 】

정답 21. ⑤ 22. ④ 23. ② 24. ⑥

2 안 굴절계(Refractometer)

비정시의 교정안경의 정점굴절력을 타각적으로 측정하는 기기
초보자라도 누구나 간단하고 신속하게 측정할 수 있는 장점

(1) 피검자 눈의 원점거리를 알면 → 원용안경의 상측정점 굴절력을 구할 수 있다.

(2) 타게트(Target)의 선명상을 찾는 방법에 따라

① **상합치식(합상식)** : 타게트에서 나온 입사광선속의 광로를 둘로 분리시켜 상을 맺게 함으로써 분리된 상이 완전히 하나로 합치되는 점이 정확한 상점이 된다.
② **결상식** : 타게트의 선명도로서 정확한 상점을 구하는 방법

1) 상 합치형 안굴절계

(1) 상 합치형 안굴절계 사용법

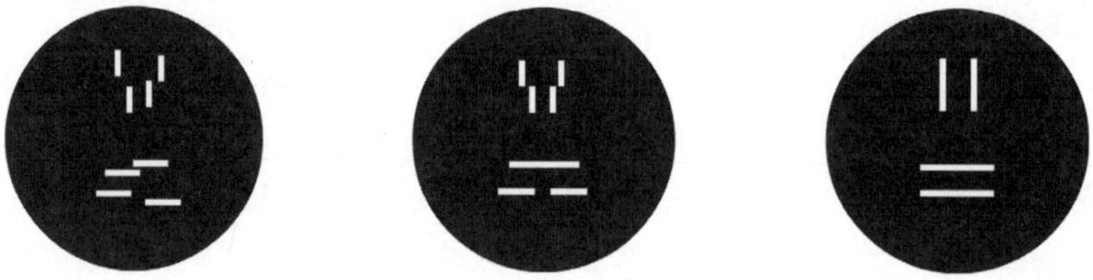
(a) (b) (c)

수평 타게트 = 각 주경선의 위치
수직 타게트 = 그 주경선의 굴절력

① 검사 타게트가 그림 (a)와 같이 수평선 상과 수직선 상 모두 어긋나 있으면 피검자는 난시가 있다.
② 측정 핸들(Dptr 손잡이)을 돌려 검사 타게트 상이 확실하게 보이는 시점에서 그림 (b)와 같이 좌우 방향만 어긋나게 하고, 회전핸들 (축 조정 손잡이)을 돌려 수평 방향을 일치시킨다(그림(b)의 상태는 근시 원시에서 교정굴절력(D) 수치가 일치하지 않은 상태이다).
③ 그림 (c)와 같이 측정핸들을 돌려 수직 수평선을 일치시킨다. 이렇게 하면 한 주경선의 교정 굴절력이 된다.
④ 다시 회전핸들을 90°반대 방향으로 돌려 측정핸들을 조정하여 그림 (c)와 같은 상태로 맞추면 다른 주경선의 교정 굴절력이 된다.
※ 굴절력 구할 때 수직 타깃트의 아래 부분을 안쪽으로 좁혀 놓고 서서히 밖으로 이

동시키면서 정렬하여야 하는데 이는 눈의 조절을 막기 위해서이다.
(측정 핸들을 돌릴 때 (+) D 측으로부터 (-)방향으로 돌려야 한다)

※ 피검사자가 난시가 없는 경우 회전 핸들을 돌려 검사 타키트 상의 변화가 없는 경우에는 각도 눈금은 의미가 없고 수직선 상의 어긋남만 맞추면 측정이 끝이 난다.

※ 타각적 측정시 조절력의 개입으로 신뢰도가 떨어진다. 피검사자가 조절이 개입된 상태에서 측정되면 근시의 경우 (-)값이 크게, 원시의 경우 (+)값이 적게 측정되기 쉽다.

※ 그림 (c) 와 같은 상태에서 회전핸들 각도눈금 20°일 때 - 교정굴절력 −1.50 D, 회전핸들 각도눈금 110°일 때 - 교정굴절력 −2.50 D 이었다면 타각적 교정 굴절력은 Sph −1.50 D = Cyl -1.00 D Ax 20° 이다

※ 〈참고〉 측정핸들을 돌릴 때 예: -2.00 D

① 렌즈미터 : -4.00 D, -3.00 D, -2.00 D → (-) 방향에서 (+) 방향으로
② 안굴절계 : 0.00 D, -1.00 D, -2.00 D → (+)방향에서 (-) 방향으로
≡ "조절 개입을 막기 위해서"

(2) 결상식 안 굴절계

결상형은 타케트가 포물선과 십자시표로 된 형태로 난시일 경우에 토릭렌즈에 의한 렌즈미터의 코로나 상과 같이 나타난다.

2) 타게트

① 라우비체크 포물선 시표와 십자선 시표로 구성
② 점선으로 된 포물선 시표 : 난시 주경선 방향 측정에 사용
　십자선시표 : 원용안경의 교정굴절력 측정에 사용
③ 측정 핸들을 돌려 검사 타게트상이 선명하게 보일 때 회전 핸들을 돌리면 검사 타게트의 상도 회전
- 시표에 변화가 없으면 → 근시 또는 원시
- 시표에 변화가 있으면 → 난시

3) 결상식 안 굴절계

결상형은 타케트가 포물선과 십자시표로된 형태로 난시일 경우에 토릭렌즈에 의한 렌즈미터의 코로나 상과 같이 나타난다.

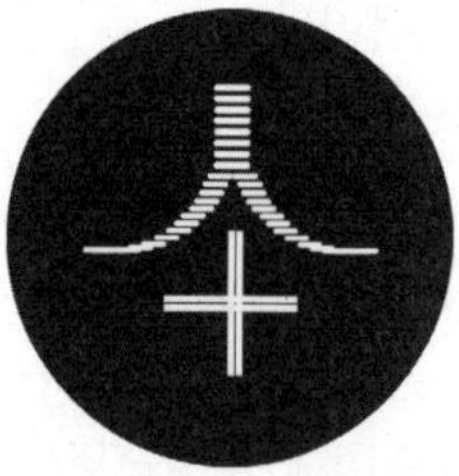

<난시가 없는 경우>

점원으로 나타난다.

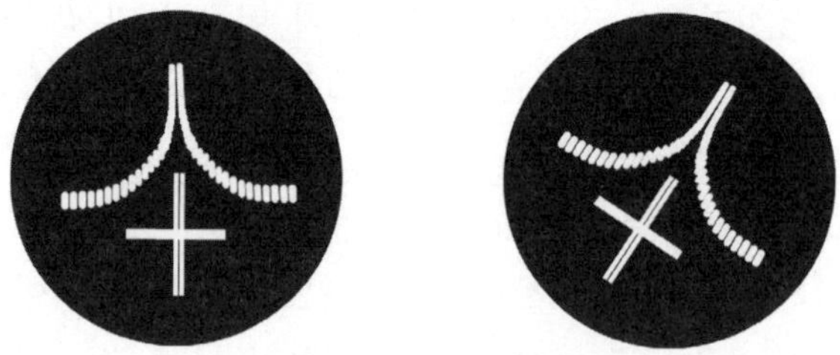

<난시가 있는 경우>

각각의 점이 선상으로 나타나거나 십자시표의 상의 상태에 변화가 있으면 난시가 있다.

① 그림 (a)와 같이 나타나면 회전 핸들(축 조정 손잡이)을 돌려 그림 (b)와 같이 포물선 시표의 초선방향과 십자시표의 수직방향이 선명하도록 맞춘다.
② 계속하여 십자시표의 수직방향이 가장 선명할 때까지 측정 핸들(굴절력 손잡이)을 돌려서 굴절력을 측정한다.
③ 십자시표의 수평경선이 선명할 때까지 측정 핸들을 돌려서 나머지 경선의 굴절력을 측정한다.

※ 측정시 포물선 시표의 초선 방향이 60° 일 때 : Dptr 수치가 -3.00 D
측정시 포물선 시표의 초선 방향이 150° 일 때 : Dptr 수치가 -4.00 D 이었다면
타각적 측정 교정 굴절력은 Sph -3.00 D = Cyl - 1.00 D Ax 150°이다.
(초선의 방향과 주경선의 방향 혼동하지 말 것)

3) 안 굴절계 측정 범위 및 측정시 주의점

① 안 굴절계는 자각적 검사가 정확히 안 되는 소아, 약시 및 심한 굴절이상이 있는 사람에게 좋은 결과를 얻을 수 있고, 양안시 기능검사, 사위, 사시검사를 할 수 없다.
② 돋보기 측정은 불가능하다 → 원용 밖에 측정이 불가능.
③ 측정시 조절개입 제거를 위해 동공이 축동에서 산동되는 시점에서 측정(자동안굴절계).
④ 3회 이상 측정하여 평균값을 취한다.

정 리 문 제

〈A 형 문항방식〉

※ 아래 각 문항의 물음에 대한 옳은 답 하나를 ① ~ ⑤ 에서 선택하시오.

01 상합치식(합상식) 안 굴절계(refractometer)에 대한 설명 중 내용이 <u>틀린</u> 것은?

① 결상식 보다 측정이 쉽다.
② 수평 타켓트는 각 주경선 방향을 결정하고 수직 타켓트는 양 주경선의 굴절력을 측정하는 것이다.
③ 난시도 및 축, 사난시 축 결정시 아주 정밀하다.
④ 조절의 영향을 피하기 위하여 측정 핸들을 (-) 쪽에서 (+) 쪽으로 측정하여야 한다.
⑤ 세극등을 정확하게 동공 중앙에 오도록 하여야 한다.

02 안 굴절계 내부에는 고도의 (+) 렌즈가 장입되어 피검사자의 원점의 위치를 이동시키는데 타겟이 (+) 렌즈의 물측초섬 뒤에 있을 때 선명하였다면 눈의 상태는?

① 근시 ② 정시 ③ 노안 ④ 원시 ⑤ 사시

03 다음 안 굴절력계의 설명으로 <u>틀린</u> 것은?

① 결상 방법에는 상합치식과 결상식이 있다.
② 검영기에 비하여 사용 방법을 익히는데 숙련을 필요로 한다.
③ 타각적 굴절검사 기기이다.
④ 피검사자의 눈의 원점 위치를 찾는 것은 검영법의 광학적 원리와 같다.
⑤ 사위등의 양안시 기능 검사는 할 수 없다.

04 상합치식 안 굴절계에서 회전 핸들 각도 눈금 10° 일 때 교정굴절력 +1.50 D, 회전 핸들 각도 눈금 100° 일 때 교정 굴절력 -1.50 D, 이었다면 타각적 교정 굴절력은?

① Sph +1.50 D ◯ Cyl -1.50 D Ax 10°
② Sph +1.50 D ◯ Cyl -1.50 D Ax 100°
③ Sph +1.50 D ◯ Cyl -3.00 D Ax 100°
④ Sph -1.50 D ◯ Cyl +1.50 D Ax 10°
⑤ Sph +1.50 D ◯ Cyl -3.00 D Ax 10°

정답: 01. ④ 02. ④ 03. ② 04. ⑤

05 결상식 안 굴절계 측정시 포물선 시표의 초선 방향이 30° 일 때 Dptr 수치가 +0.50 D, 포물선 시표의 초선 방향이 120° 일 때 Dptr 수치가 −1.25 D 이었다면 타각적 측정 교정 굴절력은?

① Sph +0.50 D ◯ Cyl −1.25 D Ax 30°
② Sph +0.50 D ◯ Cyl −0.75 D Ax 120°
③ Sph +0.50 D ◯ Cyl −1.75 D Ax 120°
④ Sph −1.25 D ◯ Cyl +1.75 D Ax 120°
⑤ Sph −1.25 D ◯ Cyl +0.75 D Ax 30°

06 다음은 자동 굴절 검안기(auto-refractometer)에 대한 설명이다. 맞는 것은?

① 양안시 기능 검사를 할 수 있다.
② 이중초점렌즈를 사용하려는 사람에게 원용과 근용 처방할 수 있다.
③ 자각적 굴절검사로써 소아, 약시 및 심한 굴절이상이 있는 사람에게는 부적당하다.
④ 측정시 모니터에 나타나는 동공이 축동에서 산동으로 되는 시점에서 측정하면 조절 개입이 되지 않는다.
⑤ 약시 환자에게 사용하기에 좋지 않다.

07 타각적 굴절검사 기기인 자동 안 굴절력계의 사용 목적으로 옳은 것은?

① 원용 교정 굴절력의 타각적 측정
② 사위 교정 프리즘 굴절력 측정
③ 근용 교정 굴절력의 타각적 측정
④ 안구의 편위도 측정
⑤ 수정체 굴절력의 타각적 측정

정답: 05. ③ 06. ④ 07. ①

3 각막 굴절력계(ophthalmometer-keratometer)

눈의 조절과 관련이 없다.

1) 각막 굴절력계 사용 목적

① 각막 곡률 반경 측정
② 각막난시 측정
③ 부정 난시의 각막 이상 검사
④ 콘택트렌즈의 전·후면 곡률 반경 측정
⑤ 난시 안경의 결정에 있어 참고 자료
⑥ 각막의 이상상태 확인

2) 원리

① 빛의 반사와 각막 전면의 곡률 반경
- 각막 전면의 곡률을 측정할 경우 각막이 볼록 구면경 역할을 하게 된다.
- 상의 크기
  (1) 각막이 편평(flat)할 경우 곡률 반경이 크고 굴절력이 작다.
  → 마이어 상의 크기가 크다
  (2) 각막이 볼록(steep)할 경우 곡률 반경이 작고 굴절력이 크다.
  → 마이어상의 크기가 작다.

3) 구조

※ bausch/Lomb사 keratometer의 광로

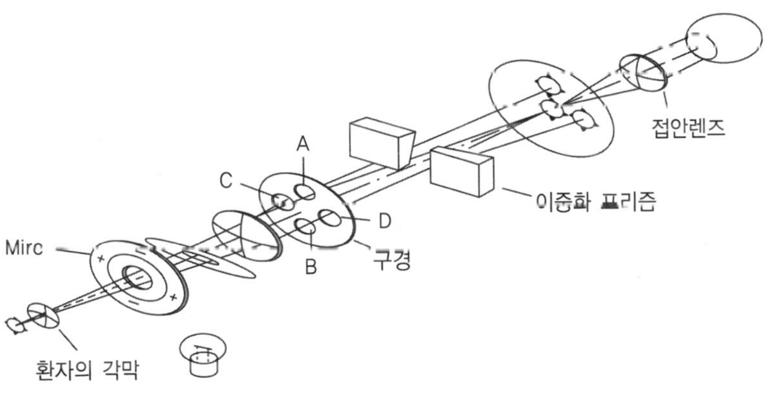

(1) 좌측 구멍 통과 광선 : 기저상방 프리즘에 의해 상은 상방으로 형성
(2) 우측 구멍 통과 광선 : 기저외방 프리즘에 의해 상은 횡방향에 형성
(3) 상, 하 구멍 통과 광선 : 편심되지 않음

≡ 광원 → 거울 → 마이어 → 각막에 마이어상 형성 → 대물 렌즈 → 4개구멍의 격판 → 2매의 프리즘(B.O · B.U) → 3개의 마이어상

4) 조작 방법

① 시도 조절 → 십자시표가 선명하게 보이도록 접안렌즈를 돌린다.
② 겹쳐져 있는 마이어상이 십자시표 중심에 오도록 본체를 움직여 거리를 조정한다.
③ 흐린 마이어상을 손잡이로 조정하여 초점을 마춘다.
④ 사난시가 발견된 경우 본체를 회전시켜 +가 위치할 때까지 조정한다.
⑤ 수평 곡률 측정용 손잡이로 +를 일치, 수직 곡률 측정용 손잡이로 -를 일치시킨다.
※ 각막 곡률 반경에 의한 면굴절력 계산 = n-1 ／ r

5) 측정 시 주의사항

① 측정 범위 : 각막 중심부 3 mm만 측정
② 각막 전면의 곡률 반경 측정은 조절의 영향을 받지 않는다.
③ 3회 이상 측정하여 평균값을 취한다.
④ 각막과 공막을 압박하지 않는다.

6) 안구의 전체 난시와 각막 난시와의 관계

① 각막은 직난시 형태로 수직 커브가 수평 커브보다 볼록하며 굴절력이 0.5 D ~ 1.26 D 정도 높다
② 수정체 Curve : 각막과 반대이며 도난시 형태
③ 전체 난시 = 각막 난시 + 잔여 난시

· 각막 난시 : 대부분 직난시〈수직의 굴절력이 크다 약 70%→ 케라토미터에서만 측정〉
· 잔여 난시 : 대부분 수정체난시(도난시)〈수평의 굴절력이 크다 약 30%〉

④ 각막 난시가 전난시와 일치하지 않는 이유
(1) 생리적 수정체 난시
(2) 각막 후면의 난시
(3) 각막의 굴절률(1.376)과 케라토미터의 적용 굴절률이 다르기 때문에
(4) 안방수의 굴절 효과
(5) 측정시 시선의 편위

(6) 정점간 거리에 따른 굴절력 차

(7) 케라토미터에 의한 각막 측정 면적(각막 중심에서 3 mm)이 동공의 면적보다 작기 때문이다.

⑤ 각막 난시를 근거로 한 전난시 예측 방법

(1) 일반적인 예측 방법 : 사난시에는 적용하지 않음

① **각막 난시 : 0.50 D 직난시**

② **수정체 난시 : 0.50 D 도난시**

→ 전체난시가 없는 경우

(2) 각막 난시에 근거한 Javal 법칙

① **각막 직난시의 교정 원주렌즈 굴절력 = 각막난시 × 1.25 - 0.50 → 각막이 직난시인 경우**

② **각막 도난시의 교정 원주렌즈 굴절력 = 각막난시 × 1.25 + 0.50 → 각막이 도난시인 경우**

⑥ 각막 굴절력과 곡률 반경 측정

· **면굴절력식(D')**

$$(D') = 1000(n-1) / r$$

D : 각막 굴절력(Dptr)

r : 각막 전면의 곡률 반경(mm)

n : 각막의 굴절률 (n = 1.3375)

7) 회사별 마이어 상의 분류

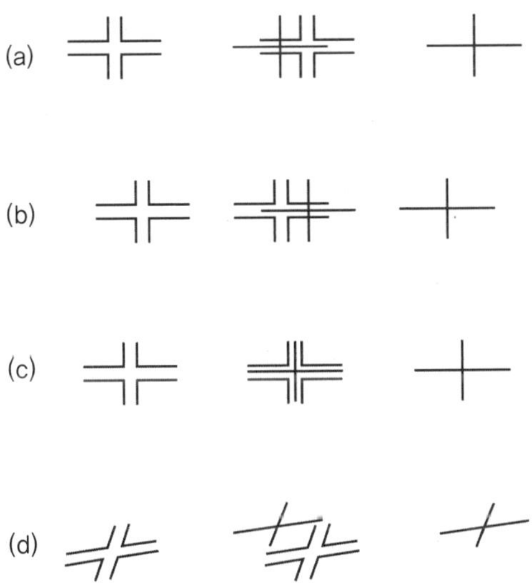

Zeiss사 Mire 상

<Bausch & Lomb사>

a. 수직방향의 이중화 정도는 정확하나 수평방향의 이중화 정도가 부정확한 경우

b. 수평방향의 이중화 정도는 정확하나 수직방향의 이중화 정도가 너무 큰 경우

c. 수직 및 수평방향의 이중화 정도가 모두 정확한 경우

d. 난시성 각막의 두 주경선과 케라토미터의 축이 일치하지 않은 상태에서 난시성 각막에 의해 반사된 Mire상

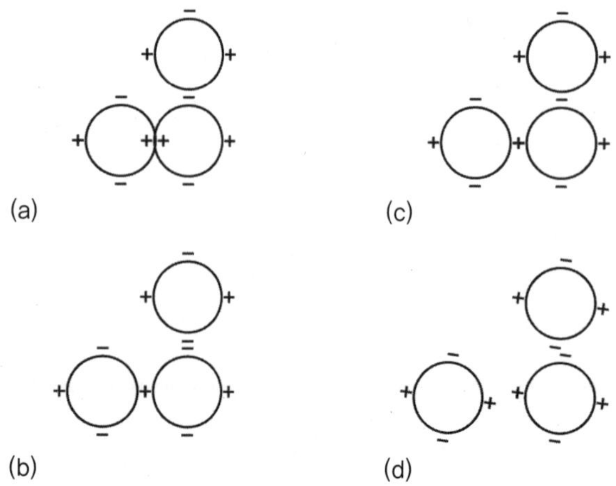

B&L사 Mire 상

< Zeiss사 >

a. Mire의 이중화가 부족한 경우

b. Mire의 이중화가 과잉인 경우

c. Mire의 이중화가 정확한 경우

d. 난시성 각막의 주경선과 keratometer의 축이 일치하지 않는 경우

\

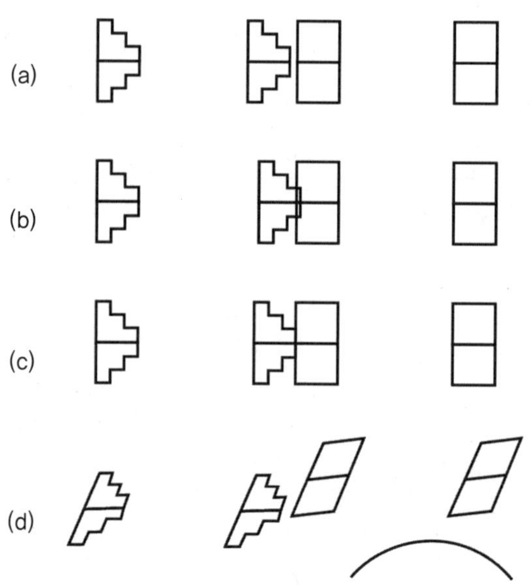

Zaval-Schiotz사 Mire 상

<Javal-Schoitz사>

a. Mire의 분리상태가 너무 클 때

b. Mire의 분리상태가 너무 적을 때

c. Mire의 분리상태가 정확할 때

d. 난시안의 주경선이 케라토미터의 축과 일치하지 않은 상태에서 각막에 의해 반사된 Mire의 모습(사난시)

8) 다른 각막측정법 : 플레시도(placido) 각막계

플레시도(부정 난시 검사 -> 포토그래피) -> 표면이 매끄럽지 못하면 원이 찌그러짐.

정 리 문 제

〈A 형 문항방식〉

※ 아래 각 문항의 물음에 대한 옳은 답 하나를 ① ~ ⑤ 에서 선택하시오.

01 케라토미터 구조에서 순서대로 맞는 것은 ?

광원 → 거울 → 마이어 → 각막에 마이어 형성 → ㉮ → ㉯ → ㉰ → 3개의 마이어상 → 접안렌즈 → 검사자 눈

① ㉮ : 대물렌즈 → ㉯ : 4개구멍의 격판 → ㉰ : 2매의 프리즘(BO, BD)
② ㉮ : 대물렌즈 → ㉯ : 2매의 프리즘(BO, BU) → ㉰ : 4개구멍의 격판
③ ㉮ : 대물렌즈 → ㉯ : 4개구멍의 격판 → ㉰ : 2매의 프리즘(BO, BU)
④ ㉮ : 대물렌즈 → ㉯ : 2매의 프리즘(BO, BD) → ㉰ : 4개구멍의 격판
⑤ ㉮ : 대물렌즈 → ㉯ : 4개구멍의 격판 → ㉰ : 2매의 프리즘(BU, BD)

02 케라토미터(keratometer)로 각막곡률을 측정할 때 이용하는 제1푸르키네 상(purkinje image)은 어디에서 반사된 것인가?

① 각막 전면　② 각막 후면　③ 수정체 전면
④ 수정체 후면　⑤ 각막과 수정체 사이

03 아래 그림과 같을 때 타켓트의 조작으로 옳은 것은?

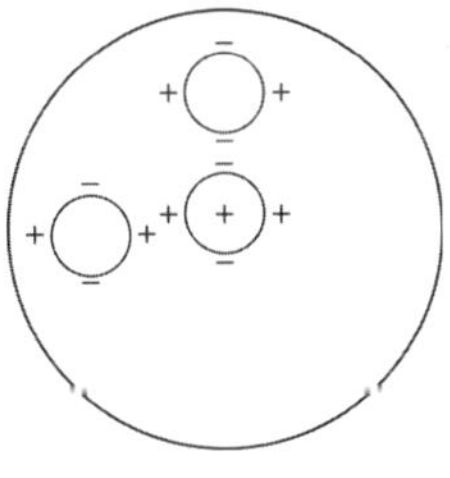

① 수평, 수직 측성 다이얼을 회선시켜서 시표에 위 아래의 한 개 (+)의 시표로 일치시킨다.
② 본체를 피검자사 방향으로 이동하여 중앙 타켓트 원과 한 개 (+)가 되게 (+)원을 일치시킨다.
③ 본체를 검사자 방향으로 당겨서 중앙 타켓트 원과 한 개 (+)가 되게 (+)원을 일치시킨다.
④ 본체를 회전시켜 (+) 부호가 연장선에 위치하도록 조정한다.
⑤ 본체를 아래로 내려서 중앙 타켓트 원과 좌측 원을 일치시킨다

정답 01. ③ 02. ① 03. ④

04 다음 케라토미터의 설명 중 <u>틀린</u> 것은?

① 피검사자가 정적굴절상태에서 검사하여야 한다.
② 각막 곡률계의 측정부위는 각막 중심부(3 mm) 이내에서 측정하는 것이 정확하다.
③ 각막 곡률 반경이 클수록 각막굴절력은 작아진다.
④ 난시가 있는 경우 난시의 축을 먼저 찾은 후 각막의 굴절력을 찾아야 한다.
⑤ 각막 난시와 전체 난시는 일치하지 않는다.

05 각막 곡률계(Keratometer)의 사용 목적으로 <u>틀린</u> 것은?

① 각막의 곡률반경 측정
② 부정 난시의 각막 이상 검사
③ 콘택트렌즈의 앞 뒷면의 곡률 반경 측정
④ 누액 분비량 검사시 활용
⑤ 안구 전체 난시 축

06 각막 곡률계(keratometer)를 측정했을 때 설명으로 옳은 것은?

① 각막이 볼록(steep)할 경우 곡률반경이 크다.
② 볼록(steep)한 각막일수록 마이어상은 크게 된다.
③ 각막 곡률계는 눈의 조절과 관련이 있다.
④ 각막난시는 대부분 도난시다.
⑤ placido 각막계를 통해서 보면 도난시는 수평이 좁게 나타난다.

07 karatometer의 내부 스크린 상이 그림과 같이 나타난다. 다음 조정 순서는?

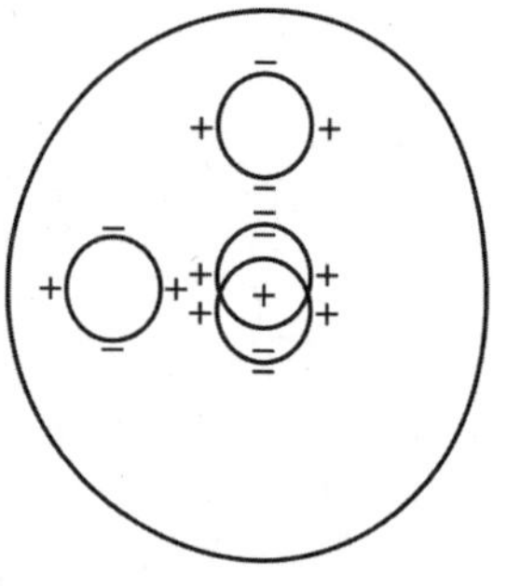

① 수평 조정핸들을 돌린다.
② 수직 조정핸들을 돌린다.
③ 본체 높이를 조정한다.
④ 축을 회전한다.
⑤ 본체를 전·후 이동한다.

08 각막곡률계로 각막곡률을 측정한 결과 수직경선(V)이 7.30 mm 수평경선(H)이 7.50 mm 였다. 각막전면의 난시도는? 단, 각막의 굴절률은 1.337이다.

① 약 0.53 D
② 약 1.00 D
③ 약 1.23 D
④ 약 1.75 D
⑤ 약 3.72 D

정답 04. ① 05. ⑤ 06. ⑤ 07. ⑤ 08. ③

〈R형 문항방식〉

※ 아래 각 문항 (9 ~ 10) 의 설명에 대하여 가장 적절한 관계가 있는 것을 **제시하는 숫자 만큼** 답가지(① ~ ⑩) 중에서 고르시오.

〈답가지〉

① B.I	② B.U	③ B.O
④ B.D	⑤ 마이어 상의 크기 작다	⑥ 마이어 상의 크기 크다
⑦ 곡률 반경 작다	⑧ 굴절력이 크다	⑨ 굴절력이 작다
⑩ 곡률 반경 크다		

09 케라도미터에 내장된 이중화 프리즘의 구성으로 옳은 것은? (두 기지)

【답: 】

10 각막이 볼록(steep)할 경우로 옳은 것은? (세 가지)

【답: 】

11 각막이 편평(flat)할 경우 옳은 것은? (세 가지)

【답: 】

정답 09. ②, ③ 10. ⑤, ⑦, ⑧ 11. ⑥, ⑨, ⑩

4 검안경(ophthalmoscope)

눈의 기저부와 매질을 검사하는 데 사용된다.

1) 직상 검안경

(1) 직상 검안경 특징

① 환자의 망막 자체를 직접 관찰할 수 있고 관찰구 크기는 3 ~ 4 mm.
② 상은 정립상.
③ 관찰범위 좁다 : 10 ~ 12°
④ 배율 : 15 ~ 16배 - 높은 배율로 안저의 좁은 부위를 관찰가능.
⑤ 도상경에 비해 구조가 간단하며 소형.

(2) 직상 검안경 구조

① 조명계 : 광원, 집광 렌즈, 조리개, 필터, 투영 렌즈, 반사기기
② 관찰계 : 집속 렌즈와 관찰구
③ 굴절력 범위 ~ ±45 D

(3) 사용 방법

① 검안경과 환자와 검사거리 10 cm이내에서 검사.
② 환자의 황반부 관찰시 관찰구 크기는 3 mm 관찰범위 12°
③ 검사자가 환자에 가까이 갈수록 분리각도 커지고 각막반사가 관찰측(시야중심)으로부터 더욱 멀어져서 황반부 관찰이 용이.
④ 관찰구의 지름이 감소할수록 거리가 가까울수록 각막반사도 감소.
⑤ 신경 조직층의 진단 등에는 녹색 필터(green filter)를 사용.
※ 조명계에 녹색 필터를 사용하는 경우
· 망막 혈관과 주위 배경사이의 대비(contrast)를 증가
· 망막의 병변 부위는 검게. 맥락막의 병변 부위는 회색.

(4) 안저 관찰 순서

① 시신경 유두의 형태, 크기, 색깔, 경계부, 유두함몰, C/D ratio, 정맥박동 등을 관찰한다.
② 상비, 하비, 상이, 하이측의 네 부분으로 주해하는 망막 혈관을 따라 시야를 순서적으로 이동시킨다.
③ 시신경 유두에서 귀쪽으로 약 2배의 유두경 거리에 있는 황반부의 반사나 부종 등을 본다.

④ 망막의 주변부를 볼 때에는 굴절 상태가 달라지므로 렌즈 원반을 돌려 초점을 맞추어야 한다.
정시 안에 3 D의 차는 약 1 mm의 융기에 해당된다.

2) 도상 검안경

(1) 도상 검안경의 특징

① 검안경 렌즈에 의해 생긴 환자의 망막 상을 도립상으로 관찰.
② 검안경 렌즈 : 약 40 mm 비구면 렌즈, 굴절력 +14 D, 관찰 범위 32°
배율 3× ~ 6× (낮은 배율로써 넓은 부위의 안저 관찰함)

(2) 도상 검안경의 구조

도상 검안경이 지상 검안경과 다른 점은 검사자가 피검자의 안저를 지접 보는 것이 아니고 검안경 렌즈에 의한 피검자 안저의 상을 관찰하게 되는 것.

① 검안경 렌즈의 굴절력 범위는 +13 ~ +31 Dptr.
② 검안경 렌즈이 초점거리가 짧을수록(렌즈 굴절력이 큰) 배율이 작은 반면 시계는 넓다.
③ 검안경 렌즈와 환자의 동공사이의 거리는 검안경 렌즈의 초점거리와 같다
④ 피검자의 동공에 조명계의 출사동, 관찰계의 입사동이 위치.
⑤ 관찰 범위는 검안경 렌즈의 구경과 초점거리로서 결정.
$\tan\theta = D/f'$ (D, f′는 검안경 렌즈의 구경 및 초점거리)
즉, 검안경 렌즈의 구경이 크고, 초점거리가 짧을수록 관찰 범위(시계)는 넓어진다.

예) 구경이 40 mm이고 굴절력이 +18 Dptr인 검안경 렌즈가 사용되는 도상검안경에서 검안경 렌즈와 피검자의 동공사이의 거리와 관찰 범위는 다음과 같다.
피검자의 동공으로부터 검안경렌즈까지 거리는 검안경렌즈의 초점거리와 같으므로
$f' = 1/D = 1/18 \times 1000 = 55.6\,mm$
관찰범위는 ; $\tan\theta = D/f' = 40/55.6 = 0.72,\ \theta = 35.75°$

정 리 문 제

〈A 형 문항방식〉

※ 아래 각 문항의 물음에 대한 옳은 답 하나를 ① ~ ⑤ 에서 선택하시오.

01 상 검안경에 대한 설명으로 옳지 **않은** 것은?

① 안저를 선명하게 관찰할 수 있다.
② 굴절 이상 보정용 콘택트렌즈를 검안경의 관찰구 앞에 부착시키면 접속 범위의 이동을 방지할 수 있다.
③ 환자와 검사자와의 거리가 되도록 짧아야 각막 반사상이 관찰계에 포함되지 않는다.
④ 조명축과 관찰축이 이루는 각이 적어야 각막 반사상이 관찰계에 포함되지 않는다.
⑤ 망막의 넓은 부위를 관찰할 수 있다.

02 직상 검안경을 사용하는 방법으로 **잘못된** 것은?

① 검사 거리가 가까울수록 분리각은 작아지고 황반부 관찰이 용이함
② 10 cm이내에서 검안경과 환자의 검사거리 유지
③ 환자의 황반부의 관찰시 크기는 3 mm이고 관찰범위는 12°
④ 관찰구 크기가 작을수록 각막 반사도는 감소된다.
⑤ 조명계에 녹색 필터를 사용하는 경우도 있다.

03 검안경 사용시 녹색 필터를 사용하는 목적은?

① 피검사자의 눈부심을 막기 위해서
② 신경 조직 및 망막 혈관 등을 쉽게 관찰하려고
③ 기기의 수명 연장을 위해서
④ 백내장 환자에 사용하면 수정체가 잘 보인다.
⑤ 피검사자의 굴절 상태를 알아보기 위하여

04 직상 검안경의 굴절력 범위와 배율은?

① ±45 D, 10 X ② ±45 D, 15 X ③ ±35 D, 10 X
④ ±35 D, 15 X ⑤ ±45 D, 5 X

05 검안경의 종류 중에서 도상 검안경의 특징으로 **잘못된** 것은?

① 관찰범위는 검안경 렌즈의 구경과 초점거리로써 결정된다.
② 검안경 렌즈의 굴절력 범위는 +13 Dptr ~ +31 Dptr이다.
③ 검안경 렌즈와 환자의 동공사이 거리는 검안경 렌즈의 초점거리와 같다.
④ 검안경 렌즈의 초점거리가 길수록 배율이 작은 반면 시계는 넓다.
⑤ 낮은 배율로써 넓은 부위의 안저를 관찰할 수 있다.

정답 01. ⑤ 02. ① 03. ② 04. ② 05. ④

06 망막을 직접 관찰할 수 있는 기기는?

① 검영기 ② 각막두께 측정기 ③ 직상검안경
④ 각막곡률계 ⑤ 도상검안경

07 도상 검안경에서 피검사자의 눈에 조명되는 빔(beam)의 횡단면을 변화시킬 수 있는 장치는?

① 조기개의 구경, 필터의 색깔 ② 조리개의 구경, 접속 렌즈의 굴절력
③ 조리개의 구경, 검안경 렌즈의 굴절력 ④ 관찰구의 지름, 조리개의 구경
⑤ 접속렌즈의 굴절력, 검안경 렌즈의 굴절력

08 직상 검안경에 의한 안저 검사에서 주변부 망막과 6 D 차이의 융기를 보이는 유두부종이 관찰되었다. 이때의 실제 유두종은 몇 mm 인가?

① 1 mm ② 2 mm ③ 3 mm ④ 4 mm ⑤ 5 mm

09 검안경에 대한 설명 중 옳은 것을 고르시오?

① 입체적 관찰이 필요한 경우에는 직상 검안경을 사용한다.
② 초기 백내장의 안저 검사에는 직상 검안경을 사용한다.
③ 직상 검안경법에서 환자의 굴절이상은 완전히 교정한 후 실시한다.
④ 주변부 안저 검사는 도상 검안경을 사용한다.
⑤ 직상 검안경은 낮은 배율로써 넓은 부위의 안저를 관찰한다.

10 검안경으로 안저를 검사할 때 각막 반사를 줄일 수 있는 방법은?

① 검사자와 피검사자의 거리는 길어야 한다.
② 관찰구의 크기는 크기가 커야 한다.
③ 조명축과 관찰축이 이루는 각을 크게 한다.
④ 조명계 내부에 있는 구경스톱의 크기가 커야 한다.
⑤ 주명계와 관찰계를 횡편광시켜 각막 반사를 줄일 수 있다.

11 교정 굴절력이 −8 Dptr인 검사자가 나안으로 −45 Dptr ~ +45 Dptr의 십속 렌스계를 갖는 검안경을 사용하게 될 때 교정 굴절력이 대략적으로 어떤 환자의 안저를 선명하게 관찰할 수 있는가?

① -37 Dptr ~ +45 Dptr ② -37 Dptr ~ +53 Dptr
③ -45 Dptr ~ +37 Dptr ④ -53 Dptr ~ +37 Dptr

정답

06. ③ 07. ③ 08. ② 09. ④ 10. ⑤ 11. ②

〈R형 문항방식〉

※ 아래 각 문항 (12 ~ 14) 의 설명에 대하여 가장 적절한 관계가 있는 것을 **제시하는 숫자** 만큼 답가지(① ~ ⑩) 중에서 고르시오.

〈답가지〉

① 광원	② 집속 렌즈	③ 집광 렌즈
④ 시신경 유두	⑤ 조리개	⑥ 관찰구
⑦ 중심와	⑧ +14 D	⑨ +33 D
⑩ ±45 D		

12 직상 검안경의 구조 중 조명계에 해당되는 것은 ? (세 가지)

【답: 】

13 직상 검안경의 굴절력 범위는 ? (한 가지)

【답: 】

14 직상 검안경의 구조 중 관찰계에 해당되는 것은? (두 가지)

【답: 】

정답

12. ①, ③, ⑤ 13. ⑩ 14. ②, ⑥

5 세극등 현미경(slit lamp/biomicroscopy)

→ 조명계와 관찰계를 이용하여 눈의 전반적인 이상을 검사

※ 측정 범위 : 안검, 결막, 각막, 전안방, 동공, 수정체 등 눈의 전면부의 건강상태 검사 부수적인 렌즈(Hruby lens 또는 3-mirror)를 결합할 경우 전방각과 망막(안저까지 관찰)을 관찰 할 수 있고 콘택트렌즈의 평가와 정기검사의 본질적인 검사이다.

1) 조명계

눈 위에다 빛을 투영하고 다양한 크기와 형태로 가질 수 있으며 빛의 세기 조정과 여러 가지 필터를 사용하여 검사 할 수 있다.

(1) 슬릿빔 조절

(2) 필터

2) 관찰계

양안 관찰계는 평행하고 수속식의 접안렌즈로 구성되어 있다.

일반적으로 6배에서 40배까지 확대 할 수 있다.

(1) 접안 렌즈

(2) 배율 조절

3) 조명의 유형

1) 확산 조명법

⇒ 넓은 시야, 저배율 관찰.

(1) 목적

① 각막 반흔 침윤정도 관찰.

② 데스메 막의 주름 생성 관찰.

③ 각막의 신생 혈관 유무 관찰.

④ 각막 부종 발견.

⑤ 안검, 속눈썹, 누구, 공막 혈관 관찰.

2) 직접 조명법

→ 전안부의 조직을 관찰하는데 쓰이는 것으로 현미경으로 직접 관찰부위를 자세히 관찰하고자 하는 부위는 배율을 (10x, 40x) 증가시켜 관찰할 수 있다.

(1) 미세극 광선, 광학적 단편

① 목적 : 각막의 횡단면에서 각막 두께의 변화
각막형성의 왜곡 유무 관찰
이물질의 각막 침입정도
각막의 혼탁된 정도 관찰
각막 실질의 횡단면 관찰
방수내 부유물의 관찰
우각, 수정체 관찰

(2) 폭넓은 광선, 각막 평행육면체

① 목적 : 각막 전후면의 상태 관찰.
각막 실질의 횡단면의 관찰
전면의 불규칙 관찰(각막).
내피와 스트라이에의 형성여부 관찰
각막 반흔, 박리, 편운, 혈관, 데스메 막의 주름, 산경의 상태,
각막내피의 부종 관찰
형광액 주입후 콘택트렌즈의 피팅 상태 관찰
형광액 주입후 상패의 기능장애, 미란, 진무름 등 관찰

(3) 간접 조명법

조명계로 비추는 부위 말고 그 주위를 관찰하는 것
조명된 부위만 관찰할 것이 아니라 그 외의 부위에서 관찰되어지는 것

◆ 측정할 수 있는 부위
① 동공 괄약근의 바깥 경계부　　② 홍채의 구조, 각막 부종, 색소 반점 관찰
③ 각막 상피의 미세한 수포발생 상태 관찰

(4) 역조명법

간접 조명법의 다른 형태이다.
홍채에서 반사되는 것은 망막을 관찰
망막에서 반사되는 빛으로는 수정체를 관찰
반흔, 색소, 혈관은 밝은 배경에서 어두운 색으로 나타난다.
부종과 각막 부유물은 어두운 배경에서는 밝은 색으로 나타난다.

① 목적 : 데스메막의 침전물 관찰, 각막 신생 혈관 조사
상피 부종, 액포, 미세한 상흔 검사
상흔, 색소 혈액이 들어있는 혈관의 검사
상피 부종, 각막 침착물 관찰 - 검은 배경보다 밝음

(5) 경면 반사

입사각과 반사각의 크기가 같아야 한다.
빛은 각막 전면부(눈물과 상피) 혹은 후면부(내피)를 관찰할 수 있다.

① 목적 : 각막 전면의 융기부, 함몰부 관찰 - 밝은 배경에서 어둡게 나타남.
눈물층, 점액, 마이봄선의 분비물 - 눈물내 입자 관찰
각막 후면, 내피, 내피 위의 침선물 관찰

(6) 공막 산란 조명법

전체적인 내부 반사의 원리를 사용하며 빛의 산란으로 나타난다.

◆ 측정 할 수 있는 부위

① 각막 부종 유무, 정도 관찰

② 각막 편운, 침전물, 흉터 관찰

정 리 문 제

〈A 형 문항방식〉

※ 아래 각 문항의 물음에 대한 옳은 답 하나를 ① ~ ⑤ 에서 선택하시오.

01 세극등 현미경(slit-lamp) 검사로 볼 수 **없는** 기관은?
단, 특수렌즈가 부착되어 있지 않은 경우이다.

① 홍채 ② 각막 ③ 수정체 ④ 누점 ⑤ 섬유주

02 세극등 현미경(부속 장치 포함) 검사에 해당되지 **않는** 것은?

① 안압측정을 할 수 있다.
② 수정체 혼탁을 측정 할 수 있다.
③ 우각부까지 상세히 관찰할 수 있다.
④ 안구 전,후의 직경측정이 가능하다.
⑤ 전방각과 망막을 관찰할 수 있다.

03 각막 부종 유무, 정도 관찰, 혼탁 상태 관찰로써 빛의 산란을 이용하여 관찰하는 방법은?

① 확산 조명법 ② 직접 조명법 ③ 역조명
④ 경면 반사 ⑤ 공막 산란 조명법

04 retro illumination〈역조명〉에서 수정체 전면을 관찰하려면 어디에 빛을 조사시켜야 하는가?

① 각막 전면 ② 각막 후면 ③ 홍채와 수정체
④ 수정체 전면과 후면 ⑤ 수정체 후면

05 세극등 현미경을 구성하는 두 개의 중요한 부분은?

① 현미경, 광원 ② 접안 렌즈, 턱받침
③ 상하본체 손잡이, 광원 ④ 접안 렌즈, 가늠자(Mire)
⑤ 현미경, 가늠자(Mire)

정답: 01. ⑤ 02. ④ 03. ⑤ 04. ③ 05. ②

〈R형 문항방식〉

※ 아래 각 문항 (6 ~ 11) 의 설명에 대하여 가장 적절한 관계가 있는 것을 답가지 (① ~ ⑥) 중에서 <u>하나씩</u> 고르시오.

〈답가지〉

① 확산 조명법	② 직접 조명법	③ 간접 조명법
④ 역 조명법	⑤ 경면 반사법	⑥ 공막산란 조명법

06 각막 부종의 유무 및 정도 각막 편운 침전물을 측정할 수 있는 조명법은?

【답: 】

07 간접 조명법의 다른 형태로 홍채에서 반사되는 것은 망막을 관찰할 수 있는 조명법은?

【답: 】

08 입사각과 반사각의 크기가 같아야 하며 각막 전면부 또는 후면부를 관찰할 수 있는 조명법은?

【답: 】

09 넓은 시야, 저배율을 관찰할 수 있는 조명법은?

【답: 】

10 전안부의 조직을 관찰하는데 쓰이는 것으로 망막 표면의 세포증식, 부종 등을 보기에 적합한 조명법은?

【답: 】

11 소병계로 비추는 부위 외에 그 주위를 관찰하는 조명법은?

【답: 】

정답 6. ⑥ 7. ④ 8. ⑤ 9. ① 10. ② 11. ③

6 시야계 및 안압계

★ 시야

· 5 ~ 6세 때면 대략 성인과 같으나 노령기에는 협착해진다.
· 주변시(peripheral vision)로서 외계의 물체를 발견하고 그 상호 위치 관계를 파악할 수 있다.
· 시야 변화를 관찰함으로서 그 병변의 위치, 범위 등을 추측할 수 있기 때문에 시야 검사는 중요한 의의를 가지고 있다.

※ 시야 측정의 목적은 망막 각 부위의 시력 상태의 검사에 있고 시야내 에서 동등한 시력을 가진 점을 연결한 선을 아이솝터(isopter)라 한다.

1) 정상 시야

- 측정은 원형의 시표(test object)로 측정하며 이 시표의 크기는 **눈의 절점에서 만드는 시각(visual angle)에 의하여 결정된다.**
  이를 표현하면 시표의 지름(mm) / 검사거리(mm)에 시표의 색채를 기입한다.
  예) 3/330 백색 → 3 mm 직경의 백색 시표를 사용하여 330 mm 거리에서 측정한 시야

① 눈으로 한 점을 주시하고 있을 때 그 눈이 볼 수 있는 외계의 범위.
② 정상 시야의 범위 : 외 〉 하 〉 내 〉 상(=〉황반부 중심이 귀 쪽으로 약 6°에 있기 때문)
백 〉 청 〉 적 〉 녹 (색시야)
③ 아이솝터(isopter) : 동등한 시력을 가진 점을 연결한 선.
예) 3/330 백색 → 3 mm 지름의 백색 시표를 330 mm에서 측정한 시야
④ Mariotte's blind spot(맹점)
주시점에서 15.5° 외측 약간 아래 폭이 5.5° 높이 7.5° 되는 반원형의 시야 결손부
- 평면 시야계를 사용시 Mariotte 암점 부분부터 측정

2) 시야 측정법

① 중심부(25°이내), 중간부(25° ~ 50°), 주변부(50°이상) - 최소한 3개의 isopter 측정
② 주변부 〉 중간부 〉 중심부 순으로 측정
③ 백색 시표는 움직임을 인식하는 점, 색 시표는 고유색을 인식하는 점을 시야의 한계
④ 중심부 시야는 평면 시야계로 중간부와 주변부는 주변 시야계로 한다.
⑤ 최소한 8개, 가능하면 12개의 경선에서 측정한다.

3) 시야에 영향을 주는 인자

① 나이↑ → 시야↓(감도 저하)
② 동공의 크기 : 3 mm보다 적을 때 시야↓
③ 눈의 투명도 : 각막, 수정체, 초자체 혼탁
④ 굴절상태 : 교정 시력 검출후 시야측정
⑤ 배경과 조명 : 조명이 밝을수록 시야↑
⑥ 시표 크기(시표의 노출시간과는 영향이 없다.)
⑦ 심리적 상태

4) 시야 검사법

① 동적 시야 검사 : 주변 시야 검사시 주로 사용 시야 전체를 파악,
타켓(target)을 주변부에서 중심부로 이동시키면서 검사(Goldmann 시야계)
② 정적 시야 검사 : 중심 시야 측정시, 정밀한 시야 검사시 사용
어떤 일정한 부위에 일정한 크기의 시표를 이용하여 시표 밝기에 변화를 주면서 검사
(Tubinger시야계)
③ 대면법 : 대략적 시야(주변 시야) 측정, 측정자의 시야가 정상이어야 한다.
④ 시세포의 장애 → 청색 시야
시신경 섬유의 장애 → 적색 시야가 더 뚜렷하게 변화
⑤ 시야의 변화 : ① 시야 협착 ② 감도 저하 ③ 암점

◆ 안압 측정

〈정상인의 안압 분포는 10 ~ 21 mmHg〉

- 안압 측정은 가능한 모든 안과적 검사 시에 매번 반드시 시행
- 안압은 방수의 생성과 유출 및 상공막 정맥에 의해 결정되므로 기구의 작동 원리와 사용 방법 및 한계성에 관해서 자세히 알아두는 것이 필요하다

① 촉진법 : 손으로 안구를 촉진 : 정성적 검사
정확성이 떨어져 많은 경험이 필요하게 된다.
② 함입(Schiφtz) 안압계 : 추를 눌러서 나온 수치에 따라 안압 측정
안압(IOP)∝함입된 정도
③ 압평 안압계(Goldmann 안압계) : 가장 정확한 측정방법
0.5%의 fluorescein용액으로 염색한 후 세극등 현미경의 청색광을 조사시켜 녹색 반원의 내면과 외면을 일치시켜 측정.
④ 비접촉성 안압계 : 점안 마취가 필요 없으며 접촉으로 인한 각막 손상이 없고 병균

전염의 위험이 없고 측정방법이 쉬워 집단 검사에 사용할 수 있는 장점(air pump 이용)

⑤ manometer : 임상해부학적으로 가장 정확하지만 일반 환자는 사용 불가

〈참고〉

· 정상 안압 : 평균 15 ~ 16 mmHg
· 21 mmHg ↑→ 안압 상승(녹내장, 급성 녹내장)
· 10 mmHg ↓→ 안압 하강(안구위축, 심한 탈수, 당뇨, 망막 박리, 맥락막 박리, 안구 천공)

→ 안압은 하루 중에서도 오전 6시 경에는 내려가고 오후 2시경에는 상승되며 약 2 ~ 3 mmHg의 차이가 있다.
안압이 가장 높을 때는 새벽녘이며 아침과 야간에 상승하는 예도 있다.

정 리 문 제

〈A 형 문항방식〉

※ 아래 각 문항의 물음에 대한 옳은 답 하나를 ① ~ ⑤ 에서 선택하시오.

01 시야 측정법에 대한 설명 중 옳은 것은?

① 시야 주변부의 아이솝터는 상대측이 가장 넓고 외하측이 가장 좁다.
② 백색 시표는 고유색을 인식하는점, 색시표는 움직임을 인식하는 점을 시야의 한계로 삼는다.
③ 시표는 중심부 순에서 주변부 순으로 측정한다.
④ 중심부 시야는 주변 시야계로 중간부와 주변부는 평면 시야계로 한다.
⑤ 최소한 중심부, 중간부, 주변부 3개의 아이솝터로 측정해야 한다.

02 임상 해부학적으로 가장 정확한 안압 측정법은?

① 촉진법
② SchiØtz 안압계(함입 안압계)
③ 압평 안압계(Goldmann 안압계)
④ 비섭촉성 안압계
⑤ manometer

03 다음 정상 시야에 대한 설명 중에서 옳은 것은?

① 나이가 증가할수록 시야는 넓어진다.
② 시야 중심부의 아이솝터는 거의 원형이다.
③ 같은 크기로 측정할 때 색시야와 백색 시야의 넓이가 같다.
④ 시야 주변부의 아이솝터는 외측 한계가 가장 좁고 상대측이 가장 넓다.
⑤ 같은 크기로 시표를 사용하면 검사 거리가 멀수록 시야가 좁다.

04 다음 중 시야 측정법이 <u>아닌</u> 것은?

① 평면 시야계법
② 등화법
③ 주변 시야계법
④ 대면법
⑤ 정적 시야 측정법

05 시야 검사법에 대한 설명으로 <u>틀린</u> 것은?

① 중심 30° 이내에 있는 아이솝터는 거의 원형이다.
② 시표는 보이지 않는 부분에서 보이는 부분으로 측정한다.
③ 최소한 중심부, 중간부, 주변부 3개의 아이솝터로 측정해야 한다.
④ 대면 시야 검사는 시계를 사용하지 않고 짧은 시간 내에 시행할 수 있는 검사이다.
⑤ 정적 시야 검사는 일정한 세기를 가진 티켓을 환자에게 보이지 않는 주변 시야로부터 중심와를 향해서 점진적으로 이동시키는 검사이다.

정답

1. ⑤ 2. ⑤ 3. ② 4. ② 5. ⑤

7 자각적 굴절검사 방법 및 기기 사용법

1) 호롭터(phoropter)

· 장점(trial lens set와 비교)

① 렌즈의 교환이 간단하여 측정 시간이 단축된다.
② 난시 축을 정확하게 검사 할 수 있다. 축을 ±1°까지 정확히 제어할 수 있다.
③ 사위, 폭주 개산 능력, 조절력, 양안 균형 검사 등을 보다 연속적이고 효과적으로 할 수 있다.
④ 렌즈의 교환이 빠름으로 상의 전후의 비교가 잘 된다.
⑤ 여러 매의 렌즈를 중첩할 때 생기는 굴절력의 오차를 줄일 수 있다.

(2) 호롭터 부착 품목

① 구면렌즈 디스크
② 원주(cylinder)렌즈 디스크 : +원주렌즈는 내장되어 있지 않으나 보조 원주렌즈를 사용하거나 +구면렌즈와 -원주렌즈의 조합으로 원시성 난시 검사를 할 수 있다.
③ 보조렌즈 디스크
· 호롭터 보조렌즈판의 기호와 렌즈
O : 개방 OC : 차폐 PF : 편광 렌즈
PH : 핀 홀 R : 검영법 사용시 보조렌즈 → +2.00 D 또는 +1.50 D 렌즈
④ 크로스 실린더
⑤ 로타리 프리즘
⑥ 근점 롯트
⑦ 마독스 로드
한눈에 마독스 렌즈를 끼우고 한눈은 광점을 보며 사위 검사용이다.

2) 핀홀(pinhole) 및 열 공판(stenopeic slit)

(1) 핀홀

① 눈의 초점 심도가 깊어져 상의 선명도를 향상시킨다.
② 각막, 수정체의 주변부를 가려서 눈의 수차를 적게 한다.
③ 동공을 축소시키는 효과로 눈부심을 막는다.
④ 망막에 도달하는 광선의 량이 감소된다.
⑤ 동공이 너무 축소되면 빛의 회절 현상으로 시력에 영향을 미친다.
⑥ 핀홀과 시력

· 정시안 : 시력 변동이 없거나 저하. · 근시안 : 시력 향상.
· 원시 : 시력 변동이 없거나 저하. · 난시안 : 시력이 향상.
· 부정 난시안 : 시력이 향상.

※ 초점 심도(피사체 심도)가 커지는 조건.
가. 착란원의 크기
나. 눈의 전체 굴절력이 클수록
다. 동공이 작을수록
라. 물체의 거리가 멀리 있을수록

(2) 열 공판

열 공판은 핀홀의 원리를 이용하여 난시의 교정 렌즈의 축 방향을 손쉽게 알아볼 수 있는 방법으로 난시 검사시 축 방향 검사에 유용하게 사용된다.

열공판을 착용하고 시표를 주시하면서 열공판의 방향을 회전하여 가장 선명할 때 열 공판의 열공선의 방향이 교정렌즈의 축 방향이 된다.

열 공판을 이용하여 난시안의 굴절력을 측정할 수 있다.

3) 크로스 실린더 렌즈(cross cylinder lens)

(1) 크로스 실린더 렌즈의 용도

① 난시의 유무 확인 ② 난시 축 확인
③ 난시굴절력 확인 ④ 정확한 구면굴절력 결정
⑤ 근용 가입도 결정

* 크로스 실린더 렌즈의 검사를 하기 위하여 반드시 주경선 균형 상태를 유지하여야 한다.

(2) 사용 방법

① 난시축의 정밀 검사(시표는 방향성이 없는 점군 시표를 사용한다)
㉠ 착용하고 있는 난시 축에 교차 원주렌즈의 중심 축을 일치
㉡ 반전해 가며 정확한 축을 결정(반전하여도 양자에 차가 없을 때는 현재 착용한 난시 축은 정확)
㉢ 차가 있을 때는 교차 원주렌즈의 중간축을 착용하고 있는 난시 축에 합치시켜 반전했을 때 선명하게 보인다고 답하는 방향의 교차 원주렌즈의 (-)축 방향에 난시 축을 15°씩 올리고 역으로 할 때는 5°씩 내린다.
㉣ 교차 원주렌즈를 반전하여 차이가 없으면 정확한 축이다.
② 난시 굴절력의 정밀 검사(시표는 방향성이 없는 점군 시표를 사용한다)
㉠ 교정 축과 교차 원주렌즈의 (-)축 (+)축을 일치시켜 반전하여 상태를 비교.

㉡ 교정 축과 교차 원주렌즈의 (-)축을 일치시킨 것이 잘 보일 경우 난시 굴절력를 높여주고 높인 난시 굴절력의 1/2만큼을 구면 굴절력에서 빼준다.
㉢ 교정 축과 교차 원주렌즈의 (+)축을 일치시킨 것이 잘 보일 경우 난시 굴절력를 낮추고 낮춘 난시 굴절력의 1/2만큼을 구면 굴절력에 더해준다.
㉣ 양자 모두 선명도가 같을 때 정확한 난시 굴절력이 검출된다.

4) 라우비체크(Raubitschek) 포물선 시표

(1) 난시축 검사

라우비체크 포물선 시표의 사용 방법은 두 개의 포물선중 어디엔가 진한 부분이 있다면 진하게 보이는 선의 반대 방향으로 포물선을 이동(회전)하여 포물선의 선단 부분이 같은 진하기로 될 때 화살표가 가리키는 방향이 축방향이다.

(2) 난시 굴절력 검출

축이 정확하게 결정되면 결정된 축방향에 - 원주렌즈의 축방향을 일치시켜 원주렌즈의 굴절력을 증가시켜 포물선의 농도(진하기)가 전체적으로 균일하게 될 때까지 원주렌즈의 굴절력을 증가시켜 나간다. 이때 난시가 교정됨에 따라서 눈과 교정 렌즈의 축이 일치하지(난시의 축을 검사할 때는 난시 굴절력을 교정하지 않아서 100% 신뢰할 수 없음) 않아서 잔류 난시가 발생하여 포물선의 진하기가 다르게 보일 수도 있다. 이때에는 교정 원주렌즈의 축을 약간씩 이동하여 모든 방향이 균등하게 보이도록 조정한다. 이 방향이 최종 난시축이 된다.

(3) 난시 굴절력의 정밀 측정

난시축이 결정되고 난시굴절력으로 결정하였으나 난시 굴절력의 강, 약을 최종적으로 확인할 경우, 라우비체크 포물선을 교정된 축방향(A)에서 20°정도 회전(b)하여 포물선의 농(濃 : 짙음, 진함), 담(淡 : 묽음, 연함)을 검사한다.

① 농(濃), 담(淡)이 같으면(인식 불가능) 난시 굴절력이 바르다.
② 교정된 축 방향쪽 (A)이 선명하면 현재 착용 굴절력이 강하다. — 과교정
③ 교정된 축 방향에서 먼 방향이 선명하면 현재 착용 굴절력이 약하다. — 미교정
  * 위의 방법으로 Cyl ±0.25 D까지 교정할 수 있다.

5) 양안 균형 검사

(1) 프리즘을 사용한 양안 균형 검사

눈의 수직 융합 능력이 작아서 이를 이용하여 눈의 융합 능력을 저해하여 복시 상태로 만들어 좌, 우의 복시 상태에서 두 눈의 선명도를 비교하여 검사하는 방법이다.

① O.D(우안) : 2△ B.U(아래 시표) 으로, O.S(좌안) : 2△ B.D(위 시표)의 프리즘을 착용시킨다.
② 시력표의 시표를 보게 하여 2개로 보인가 확인한다.
③ 2개로 보이는 시표 중 잘 보이는 시표가 있는지 물어본다.
잘 보이는 눈에 +0.25 D를 가한다.

(2) 편광 필터를 사용한 양안 균형 검사

① O.D : 편광 필터축 방향을 45°, O.S : 편광 필터축 방향을 135°로 위치시킨 편광 렌즈를 착용한다.
② 편광 시표의 편광 방향은 위의 것이 45°, 아래가 135°로 되어 있다.
따라서 O.D(우안)은 위, O.S(좌안)은 아래의 시표가 보이는 가 확인한다.
③ 이후의 방법은 프리즘을 사용하여 균형 검사를 하는 방법과 같다.

6) 편광 렌즈에 의한 검사(pole test)

편광 축을 구분하여 형태에 따라 직교(45°축과 135°축)하여 인쇄된 편광 시표를 좌, 우 눈에 편광 축이 서로 직교된 편광 렌즈를 착용하고 시표를 바라보면 오른쪽 눈에 보이는 상은 눈앞에 있는 편광판의 축과 시표의 편광 축이 같은 방향으로 진동하여 투과되는 상은 선명하게 보이지만 렌즈와 편광판의 축이 서로 다른 시표의 형태는 편광판에 차단되어 보이지 않는다.

따라서 피검사자는 양안을 동시에 사용하여 편광 시표를 주시할 경우 실제로는 좌, 우 각각 다른 물체를 보고 있는 것으로 판단한다.

편광 렌즈에 의한 굴절 검사의 특징은 다음과 같다.
① 양안을 동시에 사용하여 자연스러운 상태에서 검사할 수 있다.
② 운동성, 감각성 변화에 따른 사위량도 0.5△까지 측정할 수 있다.
③ 억제된 눈이 있는지 판별할 수 있다.
④ 부등상시와 이에 따른 렌즈의 배율을 검사할 수 있다.
⑤ 회선 사위와 사난시를 교정했을 때의 광학적 회선 사위를 검사하여 축, 난시량 등 미조정이 가능하다.
⑥ 입체시 측정이 가능하다.
안위이상을 검사하기 위해서는 양안 모두 굴절 이상을 완전 교정하고 양안 균형을 취한 다음 검사하여야 한다.

(1) 시계침 편광 시표

우안에는 시계침 좌안에는 시계판이 보이며 감각성 변화에 의한 수평 수직 사위와 회선 사위 검사에 사용된다.

수평 사위의 교정 방법은 중앙의 시계침이 12시 6시와 3시 9시를 정확히 향하고 있는가를 판단하여 프리즘을 사용하여 시계침의 방향을 바르게 유도한다.

회선사위는 본태적 회선 사위와 광학적 회선 사위로 구분하는데 본태적 회선 사위는 안경사가 교정할 수 없는 회선 사위이고 광학적 회선 사위는 난시축에 의한 안경렌즈에 의해서 발생하기 때문에 안경사가 교정하여야 한다.

따라서 사난시로써 좌우 대칭으로 축방향이 검안된 환자의 경우 특히 45°와 135°부근의 난시 축과 원주렌즈의 굴절력이 큰 사람은 최종 처방전 반드시 광학적 회선 사위의 검사가 필요하며 광학적 회선 사위가 발견되면

① 처방된 원주 굴절력을 낮춘다.

② 축 방향을 수평, 수직 쪽으로 각을 이동시킨다.

③ 위의 두 가지 방법을 절충한다.

(2) 'ㄷ'자 편광 시표 검사

'ㄷ'자 편광 시표를 이용하여 수평, 수직 사위와 배율에 의한 부등상시를 검사하는데 사용되며 수평, 수직 사위 측정 방법은 십자시표의 방법과 같기 때문에 생략하고 부등상시만 설명하고자 한다.

기능적 부등상시와 부동시 교정에 의한 광학적 부등상시가 있다.

'ㄷ'자의 시표의 선의 두께 하나만큼의 좌우 크기 차이가 있을 경우 3.5%의 망막상의 크기 차를 나타낸다.

기능적 부등상시의 교정은 싸이즈 렌즈로 교정하고 광학적 부등상시의 교정을 좌, 우 렌즈의 배율을 변화시켜 교정한다.

(3) 입체시 편광 시표

입체시 편광 시표로써 양안의 입체시 기능과 수평, 수직 사위의 미교정 상태를 검사하는데 사용된다.

입체시 기능이 충분하지 못하면 튀어 오른 상태나 뒤로 밀리는 상태를 느끼지 못하거나 그 감각이 늦거나 근치감, 원치감의 거리가 짧게 느껴진다. 이렇게 입체시 기능이 불완전한 것은 굴절 이상의 교정이 불충분 할 때, 사위가 미교정될 때, 부등상시 일 때, 융합 폭이 적을 때이다.

① 시표가 근치감이 길면 외사위

② 시표의 원치감이 길면 내사위

③ 편광 축을 바꾸어 측정하면서 전방으로 튀어나오는 속도가 늦으면 외사위

④ 편광 축을 바꾸어 측정하면서 후방으로 들어가는 속도가 늦으면 내사위

⑤ 편광 축을 바꾸어 측정하면서 전방과 후방으로 속도가 모두 늦으면 상, 하사위

(4) 편광 2색 검사

편광 2색 검사는 오른쪽 눈에는 수직으로 적색 바탕에 9, 녹색바탕에 6자의 검은 글씨의 숫자가 왼쪽 눈에는 수평으로 적색 바탕에 3, 녹색바탕에 3의 숫자가 보임으로 각각 단안의 미교정과 과교정 상태를 2색 검사의 방법으로 검사할 수 있고 양안을 사용하여 양안 균형 검사를 할 수 있다.

7) 마독스 로드(Maddox rod) 검사

(1) 수직 사위 검사

마독스 로드 축을 수직으로 착용

(2) 수평 사위 검사

마독스 로드 축을 수평으로 착용

※ 오른쪽 눈 마독스 로드의 축을 수평으로 착용
① 점광원과 수직 선조광이 일직성 상에 위지-정위
② 수직 선조광이 점광원보다 좌측에 있으면 교차성 외사시
③ 수직 선조광이 점광원보다 우측에 있으면 동측성 외내시

※ 오른쪽 눈 마독스 로드의 축을 수직으로 착용
① 수평 선조광이 점광원보다 위에 오면 우안 상사위(좌안 하사위)
② 수평 선조광이 점광원보다 아래에 오면 우안 하사위(좌안 상사위)

(3) 사위 교정

외사위일 때 - 폭주 부담 - 프리즘 B.I. 착용
내사위일 때 - 개산 부담 - 프리즘 B.O. 착용
우안 상사위 - B.D.으로 착용
좌안 하사위 - B.U.으로 착용

정 리 문 제

〈A 형 문항방식〉

※ 아래 각 문항의 물음에 대한 옳은 답 하나를 ① ~ ⑤ 에서 선택하시오.

01 호롭터에 있는 보조렌즈 중에서 (±0.50)의 사용 용도는?

① 사위 검사 ② 폭주력 검사 ③ 개산력 검사
④ 근용 가입도 검사 ⑤ 입체시 검사

02 다음 핀홀 검사에 대한 설명 중 <u>틀린</u> 것은?

① 피사체 심도가 깊어지면 시력이 향상된다.
② 굴절성 근시가 굴절성 원시보다 핀홀 효과가 잘 나타난다.
③ 초점 심도를 이용한 검사방법이다.
④ 혼합난시 환자는 시력 향상이 없다.
⑤ 약도 원시 환자는 시력 변화가 없거나 저하된다.

03 크로스 실린더(Cr.)를 이용한 난시 굴절력의 정밀한 검사를 위해서 이미 결정된 축 방향과 일치시켜야 할 크로스 실린더(Cr.)의 위치는?

① (-)축 ② (+)축 ③ 중간 기준축
④ (+)축과 (-)축을 교대로 ⑤ 경선에 관계없음

04 외사위를 프리즘 처방으로 처치하는 까닭으로 가장 가까운 것은?

① 과도한 조절 부담을 덜기 위해서
② 과도한 축동을 피하려고
③ 과도한 폭주 부담을 덜기 위해서
④ 과도한 개산 부담을 덜기 위해서
⑤ 과도한 산동을 피하려고

05 입체시 편광 시표를 사용하여 원치감을 느끼지 못하였다. 다음 중 그 원인으로 생각되는 것은?

① 내사위의 미교정 ② 외사위의 미교정 ③ 상사위의 미교정
④ 근시의 과교정 ⑤ 원시의 과교정

06 굴절성 이상 유무 및 안질환의 유무를 판단하기 위해 사용되는 것은?

① 핀홀(pin hole) ② 크로스 실린더 렌즈(cross cylinder lens)
③ 마독스 로드(Maddox rod) ④ 라우비체크(Raubtschek) 시표
⑤ 열 공판(stenopaeic slit)

정답

1. ④ 2. ④ 3. ③ 4. ③ 5. ② 6. ①

07 크로스실린더로 난시축 정밀 검사가 끝난 상태에서의 교정굴절력이 S -2.25 D ◯ C -0.25 D, A 85° 였다. 이때 난시굴절력의 정밀검사를 위해 교정렌즈 축인 85°에 크로스 실린더 (+)축을 일치시켰을 때 크로스 실린더 (-)축을 일이 시켰을 때 보다 시표가 더 선명하게 보였다고 한다면 교정굴절력은 어떻게 조정해야 하는가?

① S -2.50 D ◯ C -0.25 D, A 85°
② S -2.00 D ◯ C -0.25 D, A 85°
③ S -2.25 D ◯ C -0.50 D, A 85°
④ S -2.25 D
⑤ S -2.25 D ◯ C -0.25 D, A 85°

08 호롭터를 이용한 양안 균형검사에서 현재 장입되어 있는 검사 렌즈가 아래와 같고 아래 시표를 보는 눈의 시력이 보다 좋았다. 이 검사 기기의 다음 조작은?
단, 이 사람은 정위이다.

〈보기〉	원용	R: S -2.00 D	2△ B.U.
		L: S -2.50 D	2△ B.D.

① 우안 구면 검사 렌즈를 S -1.75 D로 가입한다.
② 우안 구면 검사 렌즈를 S -2.25 D로 가입한다.
③ 좌안 구면 검사 렌즈를 S -2.25 D로 가입한다.
④ 좌안 구면 검사 렌즈를 S -2.75 D로 가입한다.
⑤ 좌·우안 구면 검사 렌즈를 S -2.25 D로 가입한다.

09 편광법(pola test)에 의한 사위검사의 설명으로 <u>틀린</u> 것은?

① 일상 실생활과 같은 상태에서 검사할 수 있다
② 운동성 뿐만 아니라 감각성 변화에 따른 사위량을 0.3△까지 측정할 수 있다.
③ 억제, 동시시, 융합, 입체시 등의 양안시의 기능을 측정할 수 있다.
④ 부등상시를 검사할 수 있다.
⑤ 회선 사위를 검사할 수 있다.

10 열 공판에 대한 설명으로 옳은 것은?

① 열 공판은 사위 검사에서 사용할 수 있다.
② 안 질환과 굴절 이상을 구별할 수 있다.
③ 난시의 유무를 검사할 수 있다.
④ 눈부심을 방지하기 위하여 사용된다.
⑤ 색 수차를 제거하기 위해 사용된다.

11 난시 유무 검사 및 난시 축 검사에 가장 유용한 시표는?

① 라우비체크 포물선 시표
② 스넬렌 시표
③ 랜돌트 고리 시표
④ 그림 시표
⑤ 문자 시표

정답 7. ④ 8. ① 9. ② 10. ③ 11. ①

12 최소 착란원이 망막 위에 있는 상태에서 검사를 해야 하는 것은?

① keratometer ② cross cylinder lens ③ rotary prism
④ pinhole disk ⑤ polarized lens

13 호롭터의 보조렌즈에 있는 cross cylinder lens로 측정할 수 **없는** 것은?

① 난시 유무 검사 ② 난시 교정 (-)원주렌즈의 축 방향 검사
③ 난시 굴절력의 정확한 검사 ④ 노안의 가입도 검사
⑤ 사위의 유무 및 기저 방향 검사

14 호롭터의 보조 렌즈(±.50)를 이용한 정확한 구면 굴절력 검사를 위하여 Cr.의 적색점을 수직으로 위치시키고 피검사자에게 십자 시표를 보였더니 수직 방향이 선명하다고 응답했다. 옳은 설명은?

① 근시 미교정 상태이므로 구면렌즈를 (-)방향으로 올린다
② 원시 미교정 상태이므로 구면렌즈를 (+)방향으로 올린다
③ Cr.를 반전 시켜도 수직 방향이 선명하다면 근시이다
④ 수직 방향이 선명하므로 난시가 미교정 상태이다

15 순수 사위의 간단한 정성적 검사로 적합한 것은?

① 가림 검사 ② 가림 - 개방 검사 ③ 교대 가림 검사
④ 등가 교차 원주렌즈법 ⑤ 이색 검사

16 검사와 사용 시표의 연결이 **잘못된** 것은?

① 입체시 검사 = 점군 시표 ② 가입도 검사 = 십자 시표
③ 사위 검사 = 편광 시표 ④ 난시 검사 = 방사선 시표
⑤ 난시 검사 = 라우비체크 포물선 시표

17 다음 시표 중 구면 교정굴절력을 정밀하게 확인하기 위해 사용되는 것은?

① 란돌트환 시표 ② 방사선 시표 ③ 적녹 시표
④ 점군 시표 ⑤ 십자 시표

18 눈 앞 40 cm 에 양안으로 시표를 주시하게 하고 프리즘 렌즈를 기저내방(B.I.) 으로 하여 굴절력을 증가시켜 처음으로 시표가 흐려질 때의 프리즘 굴절력의 크기가 나타내는 것은?

① 양성 상대 폭주량(P. R. C) ② 음성 상대 폭주량(N. R. C)
③ 양성 상대 조절량(P. R. A) ④ 음성 상대 조절량(N. R. A)
⑤ 양성 조절성 폭주량(P. A. C)

정답: 12. ② 13. ⑤ 14. ① 15. ② 16. ① 17. ③ 18. ②

19 광학적 회선 사위와 가장 관계 깊은 난시는?

① 직난시 ② 도난시 ③ 사난시 ④ 부정 난시 ⑤ 단난시

20 호롭터를 이용한 난시 검사 방법 중 운무 상태에서 검사하는 방법이 아닌 것은?

① 열공판 ② 방사선 시표 ③ 크로스 실린더 렌즈
④ 라우비 체크 시표 ⑤ 적녹 검사

21 호롭터를 이용한 양안 균형 검사에 이용되는 방법과 거리가 먼 것은?

① (+)렌즈 사용법 ② 편광 필터 이용법 ③ 프리즘 분리법
④ 적녹 시표 이용법 ⑤ 로터리 프리즘 사용법

22 일반적인 시험렌즈 셋트에 있는 렌즈가 아닌 것은?

① 구면렌즈 ② 순수 프리즘 ③ 원주렌즈 ④ 토릭렌즈 ⑤ 평면렌즈

23 5 m용 시 시력표에서 0.7시표의 지름은?

① 8 mm ② 9.7 mm ③ 10.7 mm ④ 11.7 mm ⑤ 12.7 mm

〈R형 문항방식〉

※ 아래 각 문항 (24 ~ 33) 의 설명에 대하여 가장 적절한 관계가 있는 것을 답가지 (① ~ ⑫) 중 에서 하나씩 고르시오.

〈답가지〉

① 음성 상대 조절	② 점군 시표	③ R(+2.00 D)
④ 양성 상대 조절	⑤ 방사선 시표	⑥ (6△B.U, 10△B.I)
⑦ 핀홀(P.H)	⑧ 운무법	⑨ ("ㄷ" 편광시표)
⑩ 열 공판	⑪ 편광 렌즈	⑫ 편광 2색 검사

24 다음 보기 중 검영법과 가장 관련이 있는 것은?

【답: 】

25 난시 검사로써 약주경선 방향이 일치할 때 가장 선명하게 보이는 것은?

【답: 】

정답 19. ③ 20. ③ 21. ① 22. ④ 23. ③ 24. ③ 25. ⑩

26 크로스 실린더 난시 축, 굴절력 검사와 가장 관련이 있는 요소는?

【답: 】

27 (+)렌즈를 부가해서 흐려질 때까지의 검사와 관련이 있는 것은?

【답: 】

28 구면렌즈로 0.5 ~ 0.6 시표까지 측정하고 난뒤 검사하는 것과 관련된 요소는 ?

【답: 】

29 사위 검사 중 폰그라페 법과 관련된 요소는?

【답: 】

30 단안의 미교정과 과교정 상태를 검사할 수 있으며 양안 균형 검사도 할 수 있는 것은?

【답: 】

31 눈의 초점심도와 관련이 있으며 눈의 수차를 <u>적게</u> 하는 것은?

【답: 】

32 조절 개입을 막기 위해 타각적 굴절 검사 후 구면굴절력 (약 +3.00 D) 부가하는 것은?

【답: 】

33 수평, 수직 사위와 배율에 의한 부등상시 검사와 관련이 있는 것은?

【답: 】

정답

26. ② 27. ① 28. ⑤ 29. ⑥ 30. ⑫ 31. ⑦ 32. ⑧ 33. ⑨

❖ 부록

안경사 국가시험 출제 문항수(점수)의 변천

1. 과목별 출제문항수(점수)

과목	1회(1989)~22회(2009)		23회(2010)~26회(2013)		비고
	문항수	점수	문항수	점수	
안광학	30	30	75	75	45문제 증가
안경학	50	50	80	80	30문제 증가
안과학	30	30	45	45	15문제 증가
의료관계법규	20	20	20	20	-
실기시험	50	100	60	120	10문제 증가
합 계	180	230	280	340	100문제 증가

2. 세부과목별 출제 문항수

<table>
<tr><td rowspan="2"></td><td>시험</td><td colspan="2">1회(1989)~22회(2009)</td><td colspan="2">23회(2010)~26회(2013)</td></tr>
<tr><td>과목</td><td>세부과목</td><td>문항수</td><td>세부과목</td><td>문항수</td></tr>
<tr><td rowspan="4">필기
시험</td><td>안
경
학</td><td>안경조제 및 가공(20)
안경학개론(10)
안경재료학(20)
(콘택트렌즈10문항포함)</td><td>50</td><td>안경조제 및 가공(30)
안경학개론(10)
안경재료에 관한 것(40)
〈재료학(20), 콘택트렌즈(20) 포함〉</td><td>80</td></tr>
<tr><td>안
광
학</td><td>안경광학(15)
기하광학(7)
물리광학(3)
안광학기기(5)</td><td>30</td><td>안경광학(50)
〈안경광학(20),굴절검사(20),
양안시 기능검사(10) 포함〉
기하광학(15)
물리광학(5)
안광학기기(5)</td><td>75</td></tr>
<tr><td>안
과
학</td><td>시기해부, 생리학(10)
안질환(10)
시기능이상(10)</td><td>30</td><td>시기해부. 생리학(15)
안질환(15)
시기능 이상(15)</td><td>45</td></tr>
<tr><td>의료
관계
법규</td><td>의료법(10)
의료기사법, 시행령,
시행규칙(10)</td><td>20</td><td>의료법(10)
의료기사법. 시행령.
시행규칙(10)</td><td>20</td></tr>
<tr><td>실기
시험</td><td>실기</td><td>안경조제가공(30)
상품지식(10)
안광학기기기초동작(10)</td><td>50</td><td>안경 조제 가공(25)
상품지식에 관한 것(15)
〈콘택트렌즈(15)포함〉
안광학기기 기초동작에 관한 것(20)
〈굴절검사(13),양안시기능검사(7)포함〉</td><td>60</td></tr>
<tr><td colspan="2">총계</td><td></td><td>180</td><td></td><td>280</td></tr>
</table>

3. 안경사국가시험 출제 문항 수(2014년, 27회 ~)

23회(2010년) ~ 26회(2013년) ; 280 문항

시험과목		세부과목	문항수
필기 (220)	안경학 (80)	안경조제가공	30
		안경학개론 **(2014년 과목 삭제)**	10
		안경재료학(안경렌즈(12), 테(8), 콘택트렌즈(20))	40
	안광학 (75)	안경광학 (안경광학 (20), 굴절검사(20), 양안시검사(10))	50
		기하광학	15
		물리광학	5
		안경광학기기	5
	안과학 (45)	시기해부생리학	15
		시기능이상	15
		안질환	15
	의료관계법규 (20)	의료법 (8), 의료 기사등 (12)	20
실기 (60)	실기 (60)	안경조제가공	25
		상품지식에 관한것 (안경테(3),안경렌즈(4), 콘택트렌즈(8))	15
		안광학기기 기초동작 (굴절검사 (13), 양안시기능검사(5), 추가검사 (2))	20

27회(2014년) ~ ; 250 문항

시험 과목		세부과목	문항수	비고
필기 (190 문항)	시광학 이론 (85 문항)	안경광학	18	2문항 축소
		기하광학	12	3문항 축소
		물리광학	5	
		안질환	13	2문항 축소
		시기해부학	13	2문항 축소
		시기생리학	14	1문항 축소
		안경재료학	10	실기로 이관
	시광학 응용 (85 문항)	안경조제가공	30	
		콘택트렌즈	20	
		굴절검사	20	
		시기능 이상 (양안시 검사)	10	
		안광학기기	5	
	의료관계 법규(20 문항)	의료법 (8), 의료 기사등 (12)	20	
실기 (60 문항)	시광학 실무 (60 문항)	안경조제가공	24	1문항 축소
		상품지식에 관한 것 (안경테(5), 안경렌즈(7), 콘택트렌즈(7))	19	
		굴절검사(12), 양안시기능검사(5)	17	

1. 안경사국가시험 문제 출제 경향

▶ 문항 형태에는 단일정답형(A형), 조합형(K형) 및 확장결합형(R형)이 있고 A형에는 암기형, 해석형, 해결형이 있다. 그 단점으로 A형의 암기형과 K형은 출제되지 않고 있으며 A형의 해석형, 해결형 및 R형이 출제되고 있다.

▶ 문항줄기에서 암기형+암기형+암기형=암기형이고, 해석형+해석형=해결형이며, 자료제시형(사진, 그림, 도표 등)+해석형=해결형이다.

▶ 긍정형 문제를 출제해야 한다. 긍정형 문제 풀이의 습관은 교육적으로 바람직하다.

▶ 부정형 문제는 출제해서는 안 되고 부득이 부정형 문제를 출제해야 한다면 밑줄이나 고딕체로 표시해야 한다.

▶ 계산문제는 선택형 문제에서 출제해서는 안 되고 숫자를 출제할 경우에는 소수점이하를 생략한다.

▶ 하나의 문항줄기에는 하나의 내용만 기재하고 중복되지 않고 상호 독립되게 기술한다.

▶ 문항줄기에서 정답을 찾는 조건을 모두 제공하고 명확한 의미를 갖지 않는 조건(용어)의 설명은 피해야 한다.

▶ 문항줄기에서 문장을 짧게 끊어라. 복잡한 문장은 지양해야 한다. 불필요한 것은 빼고 간단하게 문제를 표현해라. 그러면 문제 신뢰도가 높아진다.

▶ 복잡한 문항줄기의 내용은 그림과 도표 등 실제적 자료를 활용한다.

▶ 답가지에 반복되는 말은 문항줄기에 넣는다.

▶ 수험자는 시험과정을 통해서도 학습을 하고 있으므로 정답을 찾는 단서가 되는 부사어는 사용하지 마라. 예) 결코, 흔히. 등

2. 문항 형태에 대한 이해

1) 단일정답형(A형) 문항의 이해

객관식으로 구성되는 선택형 문항의 대표적인 유형으로서 가장 옳다고 생각되는 답가지 하나를 고르도록 하는 형태.

(1) A형 문항의 형태

하나의 문항줄기와 다섯 개의 답가지로 구성되며, 답가지 중에는 정답에 해당되는 한 개의 정답가지와 네 개의 오답가지가 있다.

(2) A형 문항의 구성에서 주의점

- ■ 문항줄기는 길게, 답가지는 짧게 구성한다.
- ■ 답가지 중 정답 하나만 선택되도록 구성한다.
- ■ 정답을 고르기 위해 같은 측면에서 답가지를 비교할 수 있도록 구성한다.

2) 조합형(K형) 문항

조합형 문항은 객관식으로 구성되는 선택형 시험문항의 한 종류로서 옳은 것으로만 조합된 답가지를 고르는 형태.

(1) K형 문항의 형태

K형 문항의 구성을 보면 문항줄기에 해당되는 물음의 글이 있고 그 아래 네 개 항목의 보기가 제시된다. 이 보기 중 옳다고 생각하는 것을 일단 고르고, 그 선택한 옳은 보기가 모두 조합된 짝 하나를 다섯 개의 답가지 중에서 고르는 형식이다.

[예시 문항 1]는 가장 전형적인 K형 문항의 형태를 갖추고 있다.

[예시 문항 2] 급성으로 재발된 류마치스열을 앓고 있는 어린아이에게서 나타나는 증상은?

가. 적혈구침강속도의 상승	나. 심전도에서 P-R 간격의 연장
다. 항스트렙토라이신 O 측정치의 상승	라. 피부 밑 결절

1) 가, 나, 다　　2) 가, 다　　3) 나, 라　　4) 라　　5) 가, 나, 다, 라

(2) K형 문항의 풀이

- 물음에 대하여 제시된 4개 보기의 옳고 그름을 확인한다.
- 확인한 '옳은 보기 항목'을 조합한다.
- 답가지로 내세운 '짝의 유형'을 고른다.
- A형 문항의 경우처럼 5지 선택의 형식이 된다.

(3) 조합형 문항(K형)의 단점

보기 자체가 얼마나 옳은 것인가를 우선 결정하고 그 다음으로 어느 조합의 보기에 해당되는지 판단해야 한다. 그런데 이 판단은 지식의 정도나 임상 경험의 유무와는 전혀 관계가 없는 작업이다. 게다가 문항을 작성하는 사람이 적절하지 않은 낱말을 사용하여 잘못 구성을 해 놓으면 응시자는 사실인지 여부를 판가름하기보다는 **작성자의 의도를 추정하는 게임**을 벌이게 되기 쉽다. 이런 **교육적인 측면과는 다른 임무를 강요할 수 있으므로 지식의 활용 능력을 평가하는 도구로서는 단점이 된다.** 이러한 특성을 완전히 살리려면 완전히 '옳은 것'과 완전히 '틀린 것'으로만 구성해야 한다. 이런 특성에 적합한 것은 불명확한 것을 피하기 위한 **'단순한 사실'을 강요하기 때문에 이 역시 큰 문제점**이 되고 있다.

3) 확장결합형(R형) 문항

확장결합형 문항은 물음에 대한 보기를 주고 그 중에서 답을 고르도록 하는 선택형 시험문항의 형태.

(1) R형 문항의 구성 – 네 가지 부분으로 구성

■ 주제(theme) ■ 머리글(lead-in) ■ 답가지(options) 리스트 ■ 문항줄기(stems)

이 중 '주제'는 시험지에는 표기하지 않고 문항 카드에만 나타난다.

가. 주제(thema)

주제는 작성할 각 문항의 공통적인 '제목'에 해당된다. R형 문항은 여러 분야의 내용을 연계시켜 만드는 형태이므로 서로 사이에 내용은 달라도 주제는 같아야 한다.

나. 머리글(lead-in)

머리글은 제시되는 각 문항과 답가지 사이의 관계를 나타내주는 부분으로서 질문 사항을 명백하게 해주는 글이다. 즉 문항줄기(stems)를 읽고 수험자가 답가지에서 선택해야 할 사항을 지시하는 "구체적인 지시사항"이다.

[머리글의 실제 예]
각 문제에서 가능성이 큰 [시기능이상]을 답가지(1~14) 중에서 지시하는 수만큼 고르시오.

다. 답가지(options) 리스트

답가지는 각 문항이 요구하는 질문 사항에 따라 선택해야 할 답의 리스트이다. **답가지의 수는 4~26개**까지 나열이 가능하다. 이 답가지는 여러 문항에서 공통으로 쓰이므로 여러 번 선택될 수도 있으며 전혀 선택이 안 될 수도 있다. 답가지의 리스트는 반드시 동질성의 것으로 구성해야 한다.

[답가지 구성]
- 낱말(words)이나 짧은 문구(phrase)로 작성한다.
- 자모순 또는 논리적 순서에 따라 배열해야 한다.
- 동사를 쓰지 않도록 한다.
- 그래프와 사진에 글, 숫자 등은 쓸 수 있다.
- 적절한 답가지는 모두 제시한다.
- 미묘하게 구별되는 것이나 희귀한 것은 쓰지 않는다.

라. 문항줄기(item stems)

문항줄기는 본격적인 질문으로 실제 상황을 이용하는 것이 좋은 문제를 만드는 지름길이다. 이것은 임상 분야뿐만 아니라 기초학문 분야에서도 마찬가지이다.

[문항줄기 구성]
- 꼭 필요한 말만으로 구성하며 짧게 만드는 것이 바람직하다.
- 애매한 표현은 쓰지 않는다.
- 문항줄기가 모두 문구로만 구성되지 않도록 한다.

어느 한 답가지 리스트를 공동으로 쓰게 될 문항 줄기는 최소한 두 개 이상이 바람직하며 이때 두 문항(또는 그 이상에서)의 기술 방법이나 구조는 비슷해야 한다.

(2) R형 문항의 특성

객관식 선택형 문항 중에서 가장 널리 쓰이고 있는 단일정답형 문항인 A형 시험문항과 비교하면 아래와 같이 몇 가지 점에서 차이가 난다.

※ A형 문항과 R형 문항의 차이점

유형 \ 구성	A형	R형
문항의 구성	문항줄기, 답가지	주제, 답가지 리스트, 머리글, 문항줄기
답가지 수	5개	4~26개
답가지 활용	단독 활용	공동 활용
정답가지 수	1개	지정하는 수만큼
문항줄기	1개	최소한 2개 이상

(3) R형 문항 작성의 절차

가. 시험에서 다룰 '주제'를 정한다.
나. 머리글을 작성한다.
다. 정해진 주제에 따라 진단 리스트를 작성한다.
라. 같은 주제를 정한 사람끼리 모여 작성한 리스트를 모두 합친다.
마. 진단명 하나를 골라 문항줄기를 작성한다.
바. 문항줄기를 그룹 전체 모임에서 발표하여 정답을 찾도록 한다.
사. 다른 그룹 사람에게 평가를 부탁한다.
아. 시험 문항을 완성 시킨다.

(4) 복수형 문항(Pick N type items)

표준형 문항에서 변형된 것이 '확대확장결합형 문항인데 줄여서 복수형 문항이라 한다. 즉 기본적인 R형 문항이 답가지 중에서 정답을 '하나만 고르도록 되어 있는데 비하여 둘 이상 때로는 2, 4, 5개까지도 정답을 선택하도록 하는 것이 차이점이다. 복수형 문항에 서도 답가지 수가 26개까지 한정되어 있는 것은 표준형 문항과 같다. 이 형식 때문에 복수형 문항에서는 '선택해야 할 정답의 수'를 매 문항의 문항줄기 끝에 명시해야 한다.

(5) R형 문항의 장·단점

가. 장점

① 동질성이 있는 내용을 여러 측면에서 평가할 수 있다.
② 우연에 의한 득점 기회를 줄일 수 있다.
③ 알고 있는 것만큼 점수를 인정받을 수 있다.
④ 높은 지식수준의 문항 개발이 용이하다.
⑤ 시험 결과의 신뢰성이 높아지는 문항 형태이다.
⑥ 제시된 같은 자료로 여러 개의 문항을 개발할 수 있다.

나. 단점

① 답안지를 별도로 만들어야 한다.
② 문항 개발 때 여러 분야 교수가 모여야 된다.
③ 시간 배정과 배점에 대한 의견이 다를 수 있다.

(6) R형 문항의 예

가. 시광학 이론(시기해부학)

주제	눈의 근육과 신경지배										
머리글	각 문항에서 관련된 근육을 답가지 (1~10) 중에서 지시하는 수만큼 고르시오.										
답가지	1) 내직근						6) 하사근				
	2) 상사근						7) 하직근				
	3) 상직근						8) 동공괄약근				
	4) 안륜근						9) 동공산대근				
	5) 외직근						10) 상안검거근				
문항 줄기	문항1						문항2				
	남자아이의 눈꺼풀이 쳐져 시선을 가리고 자주 머리를 뒤로 젖힌다. (한 가지)						20대 남자가 교통사고로 머리를 다친 후 계단을 내려갈 때나 독서 시에 시각장애가 심하다고 한다. 안구운동 검사 결과 내회선과 하전에 장애가 나타났다. (한 가지)				
정보	지식 수준	해결	정답	10	추정 정답률	70	지식 수준	해결	정답	2	추정 정답률	65

나. 시광학 응용(시기능 이상)

주제	시기능 훈련										
머리글	각 문제에서 시기능 훈련의 적합한 원인을 답가지(1~8) 중에서 고르시오.										
답가지	1) 조절력 부족						5) 근거리 외사위 증가				
	2) 조절력 과다						6) 근거리 외사위 감소				
	3) 폭주력 부족						7) 근거리 내사위 증가				
	4) 폭주력 과다						8) 근거리 내사위 감소				
문항 줄기	문항1						문항2				
	훈련시작 2주후, 폭주근점이 25cm에서 15cm가 되었고 한달 후에는 10cm가 되었다. (두 가지)						원용안경 S+0.75로 교정한 후, 시기능 훈련을 실시 2주후에는 폭주근점이 25cm에서 15cm로 줄어들었고 최대조절력이 7.5D에서 9.0D로 개선되었으며, 1개월 후에는 폭주근점이 10cm로 되었고 피로감 등의 증상이 없어졌다. (세 가지)				
정보	지식 수준	해결	정답	3,5	추정 정답률	60	지식 수준	해결	정답	1,3,5	추정 정답률	60

다. 시광학 실무(안경조제가공)

<table>
<tr><td>주제</td><td colspan="12">테의 휫팅</td></tr>
<tr><td>머리글</td><td colspan="12">각 문제에서 필요한 테의 휫팅을 답가지(1~8) 중에서 두 가지씩 고르시오.</td></tr>
<tr><td rowspan="6">답가지</td><td colspan="6">1) 코받침 위치를 내린다.</td><td colspan="6">5) 앞 수평면 휨각을 크게 한다.</td></tr>
<tr><td colspan="6">2) 코받침 간격을 좁게 한다.</td><td colspan="6">6) 다리경사각을 작게 한다.</td></tr>
<tr><td colspan="6">3) 코받침 능각을 크게 한다.</td><td colspan="6">7) 다리벌림각을 크게 한다.</td></tr>
<tr><td colspan="6">4) 경사각을 크게 한다.</td><td colspan="6">8) 귀받침부 꺾임각을 크게 한다.</td></tr>
<tr><td colspan="6"></td><td colspan="6"></td></tr>
<tr><td colspan="6"></td><td colspan="6"></td></tr>
<tr><td rowspan="2">문항
줄기</td><td colspan="6">문항1</td><td colspan="6">문항2</td></tr>
<tr><td colspan="6">정점간 거리가 정상치보다 짧다.</td><td colspan="6">거울검사 결과 동공중심이 누진다초점 렌즈 근용부 참조원보다 위에 있다.</td></tr>
<tr><td>정보</td><td>지식
수준</td><td>해결</td><td>정답</td><td>2,7</td><td>추정
정답률</td><td>70</td><td>지식
수준</td><td>해결</td><td>정답</td><td>1,2</td><td>추정
정답률</td><td>50</td></tr>
</table>

3. 답안지 작성을 위한 수험생의 유의사항

▶ 필기구의 제한(객관식 시험) ; "컴퓨터용 수성사인펜" 만을 사용해야합니다. (일반 볼펜이나 기타 필기구의 사용은 영점 처리된다.)

▶ 답안 기재 요령(객관식 답안)

① 수험번호와 성명을 기재하지 않은 것은 무효로 한다.

② 정답표기는 정답 1개만을 1회에 한하여 정확히 기재해야 하며 수정된 정답은 영점 처리한다. (백색 타자수정액을 사용하여 수정한 경우에도 영점 처리한다.)

③ 정답의 기재는 문제지에 부여된 번호와 답안지의 번호가 일치되는 번호(기재) 1개만을 선택 표기해야 한다.

④ 정답 작성상 필요하여 사전에 문제지에 정답표기를 할 수 있으나 그 표기의 크기 등을 고의로 크게 하거나 진하게 표시하는 방법으로 좌우, 앞뒤 수험생이 식별할 수 있도록 하는 행위가 발견될 시에는 부정행위로 간주한다.

▶ 답안 카드의 교환(객관식)

① 수험번호, 성명 등의 기재 착오로 오손된 카드는 교환할 수 있습니다.

② 정답 기재란에 1문이라도 해답기재가 된 카드는 일체 교환해 주지 않습니다.

안경광학총론 Ⅲ

2000년 12월 15일 초판발행
2002년 10월 30일 개정판발행
2010년 8월 10일 개정2판발행
2015년 4월 30일 개정3판발행

지은이 : 안경사국가시험문항연구회
펴낸이 : 이상태
펴낸곳 : 청구문화사
주 소 : 120-831 서울특별시 서대문구 성산로 11길 15
전 화 : 02) 332-0541(代) FAX : 02) 337-9577
등 록 : 1990년 11월 2일 제9-247호

정가 34,000원

ISBN 978-89-5616-657-5 93510